MÉMOIRES

DE

SAINT-SIMON

TOME XV

PARIS. — TYPOGRAPHIE A. LAHURE
Rue de Fleurus, 9

LES

GRANDS ÉCRIVAINS

DE LA FRANCE

NOUVELLES ÉDITIONS

PUBLIÉES SOUS LA DIRECTION

DE M. AD. REGNIER

Membre de l'Institut.

MÉMOIRES

DE

SAINT-SIMON

NOUVELLE ÉDITION

COLLATIONNÉE SUR LE MANUSCRIT AUTOGRAPHE

AUGMENTÉE

DES ADDITIONS DE SAINT-SIMON AU JOURNAL DE DANGEAU

et de notes et appendices

PAR A. DE BOISLISLE

Membre de l'Institut

AVEC LA COLLABORATION DE L. LECESTRE

TOME QUINZIÈME

PARIS

LIBRAIRIE HACHETTE ET Cie

BOULEVARD SAINT-GERMAIN, 79

1901

AVERTISSEMENT

De 1879 à 1900, quinze tomes de cette édition ont paru sans discontinuation du travail, et, autant que possible, sans aucun manquement, sans aucune dérogation au programme qui avait été proposé jadis par Montalembert, et adopté de tous points par les éditeurs.

Telle était l'intention formelle de feu Adolphe Regnier lorsqu'il m'appela à l'honneur d'aborder cette lourde tâche; privé de la direction bienveillante de l'illustre érudit, mon premier soin a été de ne point m'écarter du plan primitif.

Quelques détails suffiront à faire connaître au prix de quel labeur la tâche a été remplie jusqu'ici.

Quant au texte lui-même, la revision, répétée par trois fois pour chaque volume, a permis de l'améliorer encore conformément au manuscrit autographe, que Saint-Simon lui-même avait revu et corrigé avec un soin extrême après en avoir fait l'énorme mise au net. Il a été tenu un compte de plus en plus minutieux et des particularités orthographiques ou grammaticales, et de la ponctuation, et de la division en paragraphes.

Quant aux commentaires et à l'annotation, je puis donner des chiffres significatifs.

Le nombre des notes, sur 2361 pages de texte nouveau, dépasse 28 000, à savoir, en chiffres ronds : plus de 4800 pour les notices d'identification première des personnages, plus de 1200 notes de lieux, plus de 1700 notes de langue, plus de 7300 notes de manuscrit, plus de 13 000 notes de choses ou de faits.

Les appendices, dont l'étendue, sinon le nombre, a été réduite par prudence après les premiers volumes, sont actuellement au nombre de 279.

Est-il nécessaire, maintenant, d'expliquer quelles complications entraîne le maniement d'un texte aussi étendu que nos *Mémoires*, où les références d'un endroit à l'autre, les répétitions, les redites abondent à chaque instant? de dire comment, ne fût-ce que pour éviter des doubles emplois ou des contradictions dans le commentaire, à côté du répertoire principal destiné à alimenter le travail jusqu'au bout, il a été nécessaire d'établir des répertoires secondaires, comme celui des noms de personnes, de choses et de lieux déjà annotés, celui des variantes orthographiques de ces noms, celui des Additions au *Journal de Dangeau* avec concordance à leur insertion dans chacun de nos volumes, celui des parties de l'œuvre inédite de Saint-Simon déjà publiées ou à publier, celui des pièces qui ont été transcrites par mesure de prévoyance, celui encore des *Addenda et corrigenda*, qui non seulement pourront servir à l'Errata final, mais nous sont utiles dès à présent quand reparaissent ou des noms, ou des faits, ou des choses?

L'éditeur désigné par Adolphe Regnier aurait été incapable de soutenir une pareille tâche, avec tous ses détails infinis, et de suffire à des efforts de plus en plus complexes, sans le secours qu'il a heureusement trouvé dans le plus dévoué des auxiliaires et des collaborateurs.

M. Léon Lecestre, des Archives nationales, a bien voulu s'adjoindre à moi depuis dix-sept années, c'est-à-dire depuis la mise au jour du tome V, ainsi que j'ai eu l'occasion de le dire dans quelques notes. Il a même dû, par suite, renoncer aux travaux sur l'histoire de temps plus anciens qui l'avaient déjà signalé à l'attention des meilleurs juges, et il s'est consacré tout entier au siècle de Louis XIV. Ses publications personnelles des Mémoires de Gourville et des Mémoires du chevalier de Quincy ont témoigné d'une profonde connaissance des époques et des documents qui nous interessent plus particulièrement, et qui sont, pour ainsi dire, le domaine des commentateurs de Saint-Simon. Il me plaît de penser que cette expérience a été acquise dans notre commerce journalier, et qu'elle est assurée désormais à notre œuvre commune.

Aussi est-ce avec une profonde gratitude, et un plein espoir pour l'avenir, que j'ai proposé que son nom fût désormais inscrit sur le titre de nos volumes.

On me permettra d'ajouter ici une indication qui me semble de nature à rassurer les lecteurs et les travailleurs préoccupés de voir notre entreprise progresser trop lentement à leur gré.

Comme il était permis de l'espérer, le terrain se déblaie peu à peu. Le présent volume en porte lui-même le témoignage, puisque nous sommes parvenus à y faire entrer plus du double, comme texte, de ce que le tome Ier avait absorbé en 1879, et je suis, dès à présent, en mesure d'annoncer que cette proportion sera notablement dépassée dans le tome XVI, qui est en préparation, sans néanmoins qu'il soit manqué en rien aux prescriptions du programme rappelé plus haut.

A. de Boislisle.

MÉMOIRES

DE

SAINT-SIMON

Le prince de Vaudémont ne tarda pas après Médavy[1]. Il s'arrêta dans une maison à quelques lieues de Paris qu'un fermier général lui prêta, où Mlle de Lillebonne et Mme d'Espinoy, ses nièces, l'allèrent attendre, d'où elles le menèrent loger chez Mme de Lillebonne, leur mère et sa sœur, près des Filles de Sainte-Marie de la rue Saint-Antoine[2], à l'hôtel de Mayenne[3], maison précieuse aux Lorrains pour avoir appartenu au fameux chef de la Ligue[4],

(Fin de 1707.)

Arrivée de Vaudémont à Paris et à la cour.

1. Tome XIV, p. 453. Après avoir pensé à s'enfermer dans le château de Milan, M. de Vaudémont avait cru plus utile d'y laisser le vieux marquis de la Florida, avec le lieutenant général Valdefuentès et le maréchal de camp français Saint-Pater, comme Colmenero à Alexandrie et Sartirane à Pavie, pour se retirer lui-même à Mantoue, où il serait à portée d'agir sur le duc régnant. La retraite honteusement imposée au duc d'Orléans le remplit d'indignation. (Pelet, *Mémoires militaires relatifs à la succession d'Espagne*, tome VI, p. 304-306.)
2. Notre tome V, p. 76, note 1.
3. A l'angle de la rue Saint-Antoine et de la rue du Petit-Muse, aujourd'hui n° 21, maison actuellement occupée par les Frères de la Doctrine chrétienne.
4. Charles de Lorraine, duc de Mayenne (1573) : tome V, p. 270,

dont ils lui ont chèrement conservé le nom, les armes et l'inscription au-dessus de la porte[1], et où est une chambre dans laquelle furent enfantées les dernières horreurs de la Ligue, l'assassinat d'Henri III, et le projet de l'élection solidaire de l'infante d'Espagne[2] et du fils du duc de Mayenne[3] pour roi et reine de France, en les mariant, et en[4] excluant à jamais Henri IV et toute la maison de Bourbon[5]. Cette chambre s'appelle encore aujourd'hui la chambre de la Ligue, dont rien n'a été changé depuis, par le res-

Chambre de la Ligue.

et *Écrits inédits*, tomes III, p. 69 et 286-295, et V, p. 230-235 et 245. Sauval, dans l'*Histoire et recherches des antiquités de la ville de Paris*, tome II, p. 123, dit que Mayenne habita cet hôtel, « appelé maintenant hôtel d'Elbeuf, » jusque vers l'époque des Barricades, mais que, devenu lieutenant général de la couronne, il se transporta au Louvre et à l'hôtel de Soissons.

1. Cet hôtel avait été bâti par Ducerceau, pour le duc de Mayenne, sur l'emplacement de l'ancien hôtel d'Étampes où Philibert de l'Orme avait eu son atelier au temps du roi Henri II. Après le prince de Vaudémont, il passa à l'intendant d'Ormesson. A la Révolution, les armes de Lorraine, qui surmontaient le portail, furent brisées, et l'on a remplacé l'écriteau primitif par cette inscription : *Ancien hôtel de Mayenne, de Vaudémont et d'Ormesson*. L'architecture extérieure a été conservée et assez soigneusement restaurée.

2. Isabelle-Claire-Eugénie d'Autriche, l'aînée des deux filles que le roi Philippe II avait eues de son mariage en troisièmes noces avec Élisabeth de France, et par conséquent la nièce de notre roi Henri III, naquit le 12 août 1566, ne fut mariée que le 18 avril 1599, avec l'archiduc Albert, et mourut le 2 décembre 1633, souveraine des Pays-Bas.

3. Henri de Lorraine, né le 20 décembre 1578, dernier duc de Mayenne et duc d'Aiguillon (1599), pair et grand chambellan de France, chevalier des ordres en 1620, gouverneur de Guyenne, ambassadeur extraordinaire pour le mariage de Louis XIII, épousa en 1599 Henriette de Gonzague-Clèves, sœur du duc de Mantoue, et fut tué au siège de Montauban le 15 septembre 1621, ayant pris une part considérable aux révoltes de la Régence et à la guerre contre les huguenots (*Écrits inédits de Saint-Simon*, tome V, p. 234; *Historiettes de Tallemant*, tome I, p. 502-505).

4. Ce second *en* est en interligne.

5. Voyez les *Écrits inédits*, tome V, p. 231-233, la *Satire Ménippée*, et l'article de cette infante dans la *Biographie nationale* de Belgique, tome X, col. 12-20.

pect et l'amour qu'on lui porte[1]. Ce fut là que, sous prétexte de repos, M. de Vaudémont acheva de se concerter avec sa sœur et ses nièces[2]. Il y reçut quelques familiers, s'en alla coucher à l'Étang une nuit, et, le lendemain[3], il salua le Roi avant dîner, à Marly[4], passant de chez Mme de Maintenon chez lui après sa messe[5]. Le Roi le fit entrer dans son cabinet, et le reçut comme un homme qui avoit rendu à lui et au roi son petit-fils les plus grands services, et qui, en dernier lieu[6], lui avoit sauvé vingt mille hommes par le traité qu'il avoit fait avec le prince Eugène pour les ramener en sûreté en lui livrant toute l'Italie[7]. On lui avoit

1. On peut voir encore, dans le bâtiment qui s'élève en face de l'entrée, la salle dont parle notre auteur, éclairée par trois hautes fenêtres sur la cour et autant sur le jardin, mais actuellement dépouillée de ses boiseries et de sa cheminée. Il convient d'ajouter que, selon une autre tradition, la Ligue avait été résolue dans un pavillon du château des archevêques de Rouen, à Gaillon : ci-après, p. 324.

2. Tout ce qu'on vient de lire, depuis la seconde ligne de la page 1, n'est point pris à Dangeau.

3. Le 10 mai 1707. — 4. *A Marly* est ajouté en interligne.

5. *Dangeau*, p. 365; *Sourches*, p. 314. — 6. Tome XIV, p. 447-449.

7. Ceci encore n'est pas pris à Dangeau, qui dit seulement : « Le Roi, avant le conseil de finances, entra chez Mme de Maintenon, et, en sortant de chez elle, M. de Vaudémont, qui avoit couché à l'Étang, lui fit la révérence, et en fut parfaitement bien reçu. Il le fit ensuite entrer dans son cabinet, d'où il sortit charmé des bontés du Roi. Il demeurera ici quelques jours. » Mais les *Mémoires de Sourches* donnent ce détail de la réception (p. 315-316) : « Après la messe, comme le Roi passoit de l'appartement de la marquise de Maintenon pour aller dans le sien tenir son conseil royal de finances, le prince de Vaudémont, qui venoit d'y arriver, s'appuyant sur deux gentilshommes, lui fit la révérence à l'entrée de la porte de sa chambre. Le Roi l'embrassa, l'empêcha de se baisser autant qu'il l'auroit voulu, et le conduisit dans son cabinet, où il lui donna audience tête à tête, le premier valet de chambre de quartier se tenant même à la porte, en dehors, et d'où il ne sortit que lorsque le Roi appela son Conseil. Il y avoit peu de gens qui l'eussent vu à la cour dans la fleur de son âge, où il étoit le cavalier le plus accompli de son temps, et la petite vérole avoit bien changé tous ses traits; cependant, quoiqu'il eût bien de la peine à marcher, en goutteux de profession, il avoit encore une très bonne mine, et il étoit très agréable, sans compter

réservé un logement à Marly[1], et on lui prêta celui du maréchal de Tessé à Versailles, lors absent, comme je l'ai dit ailleurs[2].

Vaudémont et ses nièces; leur union, leur intérêt, leur cabale, leur caractère, leur conduite.

Il faut maintenant se souvenir de ce que j'ai [dit] en divers endroits[3] de ce bâtard de Charles IV, duc de Lorraine, dont il avoit si parfaitement hérité l'esprit, l'artifice[4], la fourberie et l'infidélité, et en qui, de plus, on ne douteroit pas que l'âme du fameux Protée[5] n'eût[6] passé, si on pouvoit s'arrêter aux fables et à la folie de la métempsycose. Il faut aussi avoir présent ce que j'ai dit p. 275[7] de leurs[8] nièces et de leur position également solide et brillante à la cour, de leur union entre elles deux et leur habile mère : c'est peu dire; allons, ce n'est pas trop, jusqu'à l'identité[9], en laquelle Vaudémont fut en quart. Outre l'amitié, soigneusement cultivée par le commerce de lettres, soutenue par les grandes vues, l'intérêt de cette union étoit double : celui de la grandeur, du crédit, de la considération, et celui de l'intérêt depuis que, par la mort du fils unique de Vaudémont, ses nièces étoient devenues ses uniques héritières. Ce fut donc à tant de grands objets tout à la fois qu'ils butèrent. J'ai expliqué p. 276[10] com-

toutes les qualités de son esprit et de son cœur, qui le faisoient aimer et estimer de tout le monde. » Par les lettres de Mme des Ursins à Mme de Maintenon (recueil Bossange, tome IV, p. 27, 32 et 40), on voit que M. de Vaudémont fut aussi fier de cette réception que la cour se montra satisfaite de lui et de sa femme. Malheureusement, les lettres de Mme de Maintenon manquent.

1. Celui de Cavoye, alors malade à Paris : *Sourches*, p. 347.

2. Tome XIV, p. 453.

3. Particulièrement dans nos tomes IV, IX et X.

4. L'article élidé surcharge un *d*.

5. Il écrit : *Prothée*. — C'est le dieu marin, fils de Neptune, qui prenait toute sorte de formes pour échapper à ceux qui le pressaient de questions (Virgile, *Géorgiques*, liv. IV).

6. Le manuscrit porte : *n'eut*, et non *n'eust*.

7. Tome IX, p. 39. *P. 275* est ajouté en interligne. — 8. Lisez : *ses*.

9. Comparez le même mot dans nos tomes VI, p. 197, et XIII, p. 366.

10. Tome IX, p. 39-48.

ment ils se comptèrent très assurés de Chamillart, de M. du Maine, de Mme de Maintenon, de Monseigneur. Ils pouvoient aussi être certains de Mlle Choin et de Madame la Duchesse, et de ce qui, en hommes, approchoit le plus confidemment de Monseigneur[1]. Tessé leur avoit préparé les voies auprès de Mme la duchesse de Bourgogne, et ne leur avoit rien laissé ignorer de ce qui les pouvoit instruire de ce côté-là. M. de Vendôme étoit à eux, et le groupe de la maison de Lorraine; le Roi anciennement prévenu par le maréchal de Villeroy, du temps de sa grande faveur, et entretenu depuis dans la même opinion par les puissants appuis que je viens de nommer[2]. Ils avoient de plus la grâce de la nouveauté, et ce lustre étranger dont le François s'éblouit jusqu'à l'ivresse[3], et qui leur réussit au delà de ce qu'ils pouvoient espérer. Le Roi fit à Vaudémont les honneurs de Marly comme il s'étoit plu à[4] les faire à la princesse des Ursins[5]. Il avoit affaire à un homme qui savoit répondre, s'exclamer, admirer, tantôt grossièrement, tantôt avec délicatesse, par un même artifice. Il ordonna au premier écuyer une calèche et des relais pour que Vaudémont le suivît à la chasse, et de l'y accompagner[6]; il arrêta souvent sa calèche à la sienne pendant les chasses : en un mot, ce fut un second tome de Mme des Ursins. Tout cela étoit beau; mais il en falloit faire usage pour le rang et pour les biens[7]. Mme[8] de Lillebonne avoit l'esprit habile, et tout tourné pour faire un grand personnage dans sa maison, si elle eût vécu au temps de la Ligue.

1. Tome XIV, p. 396-398.

2. Mme de Maintenon et Mme des Ursins étaient aussi très favorables au couple Vaudémont.

3. Voyez le passage cité plus haut des *Mémoires de Sourches*, p. 346.

4. Il a corrigé *plus* en *plû*, et mis *à* en interligne, au-dessus de *de*, biffé.

5. Tome XII, p. 403, 437, etc.

6. *Dangeau*, p. 366 et 367; *Sourches*, p. 347.

7. C'est ce que nous verrons ci-après, p. 42 et suivantes.

8. Ici, changement d'écriture, et sans doute de plume.

Sa fille aînée[1], avec un air tranquille et indifférent au dehors, avec beaucoup de politesse[2], mais choisie et mesurée, et avec[3] les pensées les plus hautes, les plus vastes, et tout le discernement et la connoissance nécessaire pour ne les rendre pas châteaux en Espagne, avoit naturellement une grande hauteur, de[4] la droiture, savoit aimer et haïr; moins de manège que de ménagements et de suite infatigable, avec beaucoup d'esprit, sans bassesse, sans souplesse, mais maîtresse d'elle-même pour se rabaisser quand il étoit à propos, et assez d'esprit pour le faire même avec dignité, et en faire sentir le prix à ceux dont elle avoit besoin, sans les blesser, et se les rendre favorables. Sa sœur[5], avec peu d'esprit, souple et assez souvent basse, non faute de cœur et de hauteur, mais d'esprit, l'avoit tout tourné au manège, avec une politesse moins ménagée que sa sœur, et un air de bonté qui faisoit aisément des dupes. Elle savoit servir et s'attacher des amis. Leur vertu et leur figure étoient d'ailleurs imposantes : l'aînée, très simplement mise et sans beauté, inspiroit du respect; la cadette, belle et gracieuse[6], attiroit. Toutes deux fort grandes et fort bien faites[7]; mais, à qui avoit du nez, l'odeur de la Ligue leur sortoit par les pores. Toutes deux point méchantes pour l'être, et se conduisant au contraire de manière à en ôter le soupçon, mais, lorsqu'il y alloit de leurs vues et de leur intérêt, terribles. Outre

1. Comparez ce qui a déjà été dit de celle-ci au tome IX, p. 39-40.
2. L'*o* de *politesse* surcharge une *l*.
3. *Et avec* est en interligne, au-desssus d'un premier *avec* surchargeant *avoit*.
4. *De* surcharge un *u*.
5. Mme d'Espinoy, la cadette. Son portrait a été fait aussi aux tomes IX, p. 39, et XII, p. 258.
6. C'est de celle-ci que Mme de la Troche disait (*Sévigné*, tome X, p. 440) qu'elle avait de l'air du duc de Lorraine, mais le visage encore plus long et la lèvre inférieure fort grosse. On a un portrait d'elle gravé dans la collection Trouvain (1695), et une copie de la peinture qui est au château d'Eu a été placée au musée de Versailles, n° 3612.
7. *Faitte*, au singulier, dans le manuscrit.

ces dispositions naturelles, elles en avoient bien appris de deux personnes avec lesquelles elles furent intimement unies, les deux de la cour les plus propres à instruire par leur expérience et leur genre d'esprit. Mlle de Lillebonne et le chevalier de Lorraine étoient, de toute leur vie, tellement un, qu'on ne doutoit pas qu'ils[1] ne fussent mariés[2]. On a vu en son lieu quel homme étoit le chevalier de Lorraine[3]. Il étoit, par conséquent, dans la même union avec Mme d'Espinoy. C'est ce qui les avoit si fort liées avec le maréchal de Villeroy, l'ami intime et très humble du chevalier de Lorraine[4], et c'étoit par le maréchal de Villeroy que le Roi, si jaloux de tout ce qui approchoit Monseigneur, non seulement n'en avoit point conçu[5] contre ces deux sœurs, mais avoit pris confiance en elles, étoit bien aise de ce commerce si intime de son fils avec elles[6], et leur marquoit en tout une considération si distinguée, qui dura la même après la mort de Monseigneur : d'où il faut conclure que les deux sœurs, au moins la cadette, firent toute leur vie auprès de Monseigneur le même personnage secret, à l'égard du Roi, que le chevalier[7] de Lorraine se trouva si bien toute sa vie de faire auprès de Monsieur, qu'il gouverna toujours. C'étoit un exemple qu'il étoit à portée de leur confier, et elles[8] de suivre, et dont le maréchal de Villeroy put être aussi quelquefois le canal. Il les avoit mises de même dans la confiance de Mme de Maintenon, dont j'avancerai ici un trait étrange qui n'arriva

1. *Il*, au singulier, dans le manuscrit.

2. Déjà dit en 1701 et 1702 : tome IX, p. 39, et tome X, p. 380.

3. En dernier lieu, tome X, p. 379 et 380.

4. Tome IX, p. 43.

5. N'avait point conçu de jalousie.

6. Ainsi, le 17 mars 1707 (*Sourches*, tome X, p. 274), Monseigneur, allant à Anet avec le duc de Berry et la princesse de Conti, y emmène les deux sœurs ainsi qu'une douzaine de joueurs, de chasseurs et de menins.

7. *Chev.* semble surcharger *Pr.*

8. *Elles* est en interligne.

que depuis, que je sus le lendemain du jour qu'il fut découvert, et qui montrera combien avant étoit cette confiance[1]. Mme[2] la duchesse de Bourgogne s'étoit acquis une telle familiarité avec le Roi et avec Mme de Maintenon, que, tout en leur présence, elle furetoit leurs papiers[3], les lisoit, et ouvroit jusqu'à leurs lettres. Cela s'étoit tourné en badinage et en habitude. Un jour, étant chez Mme de Maintenon, le Roi n'y étant pas, elle se mit à paperasser sur un bureau, tout debout, à quelques pas d'où Mme de Maintenon étoit assise, qui lui cria plus sérieusement qu'à l'ordinaire de laisser là ses papiers. Cela même aiguisa la curiosité de la princesse, qui, toujours bouffonnant, mais allant son train, trouva une lettre ouverte, mais ployée, entre les papiers, où elle vit son nom[4]. Surprise, elle lut une demi-ligne, tourna le feuillet, et vit la signature de Mme d'Espinoy. A cette demi-ligne, et plus encore à la signature, elle rougit et devint interdite. Mme de Maintenon, qui la voyoit faire, et qui apparemment ne l'en empêchoit pas comme elle l'auroit pu, si absolument elle l'eût voulu, ne fut pas apparemment fâchée de la découverte. « Qu'avez-vous donc, mignonne? lui dit-elle[5]; et comme vous voilà! Qu'avez-vous donc vu? » Voilà la princesse encore plus embarrassée. Comme elle ne répondoit point, Mme de Maintenon se leva et s'approcha d'elle, comme pour voir ce qu'elle avoit trouvé.

Étrange découverte de Mme la duchesse de Bourgogne sur Mme d'Espinoy*.

1. Michelet a reproduit cette anecdote dans son *Histoire de France*, éd. 1876, tome XIV, p. 177.

2. *M* surcharge une *m* minuscule, et, ensuite, *acquis* corrige *acquise*.

3. A remarquer cet emploi de *fureter* à l'actif avec régime direct, comme dans la locution *fureter un bois*, *un terrier*, au propre. Le *Dictionnaire de l'Académie* ne le donnait point; mais M. Hatzfeld a relevé dans Regnard *fureter les clefs d'un coffre-fort*.

4. Nous l'avons déjà vue furetant de même dans les papiers du Roi et découvrant un projet de promotion : tome X, p. 42.

5. *Luy dit elle* est ajouté en interligne.

* Avant la manchette, il a biffé ce premier texte : « Me d'Espinoy espion de la conduitte de Me la Duch. de Bo. »

Alors la princesse lui montra la signature. Mme de Maintenon lui dit : « Hé bien! c'est une lettre que Mme d'Espinoy m'écrit. Voilà ce que c'est que d'être si curieuse; on trouve quelquefois ce qu'on ne voudroit pas. » Puis, prenant un autre ton : « Puisque vous l'avez vue, Madame, ajouta-t-elle, voyez-la toute entière, et, si vous êtes sage, profitez-en; » et la força de la lire d'un bout à l'autre. C'étoit un compte que Mme d'Espinoy rendoit à Mme de Maintenon des quatre ou cinq dernières journées de Mme la duchesse de Bourgogne, mot à mot, lieu par lieu, heure par heure, aussi exact que si elle, qui n'en approchoit guères, ne l'eût pas quittée de vue, dans lequel il étoit fort question de Nangis et de beaucoup de manèges et d'imprudences. Tout y étoit nommé, et ce qui est plus surprenant qu'une telle instruction même, c'étoit de signer une lettre de cette nature, et, pour Mme de Maintenon, de ne l'avoir pas brûlée sur-le-champ, ou du moins enfermée[1]. La pauvre princesse pensa s'évanouir et devint de toutes les couleurs. Mme de Maintenon lui fit une forte vesperie[2], lui fit voir que ce qu'elle croyoit cacher étoit vu par toute la cour; elle lui en fit sentir les conséquences. Sans doute qu'elle lui en dit bien davantage; mais Mme de Maintenon lui avoua que, lorsqu'elle lui avoit parlé plusieurs fois, c'étoit par science, et qu'il étoit vrai que Mme d'Espinoy et d'autres encore étoient chargées par elle de suivre secrètement sa conduite, et de lui en rendre un compte exact et fréquent[3]. Au partir[4] d'un lieu si

1. Cette anecdote sera rappelée en 1714 (éd. 1873, tome X, p. 325).

2. *Vesperie*, « au propre, le dernier acte de licence où l'on donne des avis et instructions au répondant; au figuré, se prend quelquefois pour réprimande » (*Académie*, 1718).

3. On trouvera ainsi, aux Additions et corrections, p. 595, le compte rendu d'une journée envoyé par la duchesse du Lude, en forme de lettre, à Mme de Maintenon.

4. Cette locution prépositive avec régime n'était pas donnée par *l'Académie;* mais nous la retrouvons ailleurs sous la plume de

fâcheux, la princesse n'eut rien de plus pressé que de gagner son cabinet, et que d'y appeler Mme de Nogaret, qu'elle appeloit toujours sa *petite bonne* et son *puits*[1], et de lui conter toute sa déconvenue, fondant en larmes, et dans la furie contre Mme d'Espinoy qu'il est aisé d'imaginer. Mme de Nogaret la laissa s'exhaler, puis lui remontra ce qu'elle jugea à propos sur le fonds de la lettre; mais surtout elle lui conseilla très fortement de se garder, sur toutes choses, de rien marquer sur Mme d'Espinoy, et lui représenta qu'elle se perdroit, si elle lui témoignoit moins de familiarité et de considération qu'à l'ordinaire. Le conseil étoit infiniment salutaire, mais difficile à pratiquer. Cependant Mme la duchesse de Bourgogne, qui avoit confiance en l'esprit et en la science du monde et de la cour de Mme de Nogaret, en quoi elle avoit grande raison, la crut, et se conduisit toujours avec Mme d'Espinoy de même qu'auparavant : en sorte qu'elle n'a jamais pu être soupçonnée d'en avoir été découverte. Le lendemain, Mme de Nogaret, avec qui nous étions intimement, Mme de Saint-Simon et moi[2], nous le conta à tous deux précisément comme je viens de l'écrire. Ce trait honteux et affreux, surtout pour une personne de cet état et de cette naissance, montre à découvert jusqu'à quel point, et par quels intimes endroits les deux sœurs, celle-ci surtout, tenoient directement au Roi et à Mme de Maintenon, et tout ce qu'elles s'en pouvoient promettre, surtout avec l'infatuation dont Mme de Maintenon ne se cachoit pas pour les préférences et le rang de la maison de Lorraine. Du côté de Monseigneur, leur règne sur son esprit étoit sans trouble. Mlle Choin, sa Maintenon de tous points excepté le mariage[3], leur étoit dévouée sans réserve. Elle

notre auteur (*Lettres au cardinal Gualterio*, p. 20), et Littré l'a relevée dans les *Mémoires du chevalier de Gramont*, d'Hamilton.

1. Celle de ses dames « à qui elle alloit volontiers au conseil quand elle ne savoit plus où elle en étoit » (notre tome XII, p. 278).

2. *Ibidem*. — 3. Tome XIV, p. 399-400.

n'oublioit pas que, Mme de Lillebonne et ses filles devant tout, leur subsistance, leur introduction dans l'amitié de Monseigneur, le commencement de leur considération, à Mme la princesse de Conti, elles n'avoient pas balancé de la lui sacrifier sans y avoir été conduites par aucun mécontentement, mais par la seule connoissance du goût de Monseigneur, et l'utilité d'avoir seules d'abord avec lui la confiance de leur commerce après la sortie de Mlle Choin de la cour[1]. Elle avoit été trop longtemps témoin aussi de cette confiance et de cette amitié de Monseigneur pour ces deux sœurs, chez qui il alloit presque tous les matins passer en tiers une heure ou deux avec elles, pour se heurter à elles[2], pour ne[3] leur demeurer intimement unie, et Madame la Duchesse, dont l'humeur égale et gaie, et la santé toujours parfaite la rendit toujours la reine des plaisirs, chez qui Monseigneur s'étoit réfugié, chassé par le mésaise[4] que l'aventure de la Choin d'abord, l'ennui ensuite et l'humeur[5] de Mme la princesse de Conti avoit dérangé de chez elle[6], et réduit aux simples bienséances, Madame la Duchesse, dis-je, qui n'avoit ni humeur ni jalousie, et à qui cette habitude et cette familiarité[7] de Monseigneur à venir chez elle n'étoit pas indifférente pour le présent contre les fougues et les sorties de Monsieur le Duc et de Monsieur le Prince même, et moins encore pour le futur, n'avoit garde de choquer ces trois personnes, les[8] plus confidentes et les plus anciennes amies de Monsei-

1. C'est l'aventure de 1694 qui nous a été contée au tome II, p. 183-191. Cependant l'intimité des deux sœurs avec la princesse douairière est restée assez étroite pour qu'en octobre 1699 on leur ait donné deux logements de la grande aile du château qui les rapprochaient du sien (*Sourches*, tome VI, p. 191).

2. Voyez notre tome IX, p. 41-44.

3. *Ne* surcharge *av*[*oir*].

4. *Mésaise*, au sens d'« incommodité dans l'état des affaires, de la fortune, » était déjà considéré comme vieilli en 1718, mais n'en reste pas moins encore au *Dictionnaire de l'Académie*. Nous le retrouverons.

5. *Humeur* surcharge un mot illisible. — 6. Tel est bien le texte.

7. La lettre *m* surcharge une *l*. — 8. *Les* surcharge un *c*.

gneur. Toutes quatre étoient donc, à l'égard de ce prince et de beaucoup d'autres choses communes entre elles, dans une intelligence qui ne se refroidit jamais en rien, s'aidant en tout avec un parfait concert les unes les autres, quittes, après la mort du Roi, si Monseigneur eût survécu, à se supplanter réciproquement pour demeurer les maîtresses sans dépendance de personne, mais, en attendant, unies au dernier point, et tenant sous leur joug commun le peu d'hommes en qui le goût de Monseigneur ou leur industrie auprès de lui pouvoient avoir quelques suites.

Mme de Soubise; son caractère, son industrie. [*Add. St-S. 740*]

L'autre personne des instructions de qui Mlle de Lillebonne et Mme d'Espinoy tirèrent de grands secours fut l'habile Mme de Soubise[1]. Elle étoit sœur de la princesse d'Espinoy belle-mère de celle-ci, et dans toute l'union possible. Avec plus d'esprit qu'elle n'en paroissoit, soutenu de tout ce que l'art du manège, de l'intrigue et de la beauté, aiguisé des besoins, de l'ambition la plus vaste et la plus cachée, et soutenu de tout ce que la politique, la fausseté, l'artifice, ont de plus profond, ses appas l'avoient initiée dans la connoissance la plus intime de l'intérieur du Roi, dans[2] laquelle elle étoit sans cesse entretenue par le commerce qui s'étoit conservé entre eux, et dont elle sut tirer de si utiles partis[3]. Livrée au Roi par ambition tant que la dévotion[4] ne l'arrêta pas, contente de la faveur dès que cette dévotion la répudia, elle sut mettre le Roi à son aise,

1. Il a été longuement parlé de cette princesse dans notre tome V, p. 255-259, et j'ai alors discuté les assertions de Saint-Simon dans un appendice spécial. Elles vont se répéter bien plus en détail; mais ce ne sera pas encore la dernière fois. Voyez surtout le tome XII de l'édition de 1873, p. 88-90, et l'Addition placée ici.

2. Les deux premières lettres de ce *dans* surchargent *où*.

3. Voyez, par exemple, dans notre tome VII, p. 80 : « Mme de Soubise se livra, mais avec le Roi en croupe, qui leur fit parler à l'oreille en maître et en amant, car, bien que le commerce fini, il le demeura toute sa vie, ou en usa comme s'il l'eût encor été. » Comparez notre tome XIV, p. 147, 151-152 et 167.

4. La dévotion du Roi, imitée par la princesse elle-même, sous l'influence de Mme de Maintenon : ci-après, p. 14.

et se servir[1] de cette dévotion même pour maintenir son crédit, sous prétexte de ne pas ouvrir les yeux à son mari, qui les avoit si volontairement fermés, par la différence qu'il en sentiroit, et par l'époque de cette différence. Elle sut gagner Mme de Maintenon[2], et se servir jusque de sa jalousie du goût que le Roi lui conservoit, en lui offrant une capitulation, dans laquelle la nouvelle épouse se crut heureuse d'entrer[3]. Elle fut, de la part de Mme de Soubise, de ne jamais voir le Roi en particulier que pour affaire dont Mme de Maintenon auroit connoissance, d'éviter même ces particuliers quand les billets pourroient y suppléer, de le voir même à la porte de son cabinet quand elle n'auroit qu'un mot court à dire, de n'aller presque jamais à Marly pour éviter toute occasion, de choisir les voyages les plus courts, et de n'y aller qu'autant qu'il seroit nécessaire pour empêcher le monde d'en parler, de n'être jamais d'aucune des parties particulières du Roi, ni même des fêtes de la cour, que lorsqu'étant fort étendues, ce seroit une singularité de n'en être pas; enfin, que, demeurant souvent à Versailles et à Fontainebleau, où ses affaires, sa famille, sa coutume, qu'il ne falloit pas changer aux yeux de son mari, la demandoient, elle n'y chercheroit jamais à rencontrer le Roi, mais se contenteroit, comme toutes les autres dames, de lui faire sa cour à son souper assez souvent, où même, ni au sortir de table, elle trouvoit fort à propos que le Roi ne lui parlât point, non plus qu'il avoit accoutumé de parler aux autres. De son côté, Mme de Maintenon lui promit service sûr, fidèle, ardent, exact, dans tout ce qu'elle pourroit souhaiter du Roi pour sa famille et pour elle-même; et de part et d'autre, elles se sont toutes deux tenu parole avec la plus scrupuleuse intégrité[4]. Rien aussi ne convenoit plus à l'une et à l'autre.

1. *Se* et la première lettre de *servir* surchargent un mot illisible.
2. L'initiale majuscule surcharge *ma*.
3. Il en est parlé dans le tome V, appendice XI, p. 549-553.
4. Où notre auteur a-t-il connu le détail de cette « capitulation » ?

Mme de Maintenon se délivroit de toute inquiétude par celle-là même qui lui en auroit donné de continuelles et d'impossibles à parer, et il ne lui en coûtoit que de la servir en toutes choses qui n'alloient point à les renouveler, et qui d'ailleurs lui étoient parfaitement indifférentes, et entièrement à part de tout ce qu'elle pouvoit souhaiter. En même temps elle se donnoit des occasions de plaire au Roi, au lieu de l'importuner de jalousie, en se montrant amie et[1] servant celle qui lui en auroit pu donner, et pour qui le goût du Roi, qui ne s'est jamais ralenti, s'étoit tourné en bonne amitié et en considération du premier ordre. Mme de Soubise, par cette adresse[2], secondoit la dévotion et les scrupules du Roi, le mettoit à l'aise avec elle, et cultivoit cette affection dans l'autre tour qu'elle avoit pris[3], qui n'en recevoit que plus de force; et, à l'égard de Mme de Maintenon, elle sentoit bien qu'elle lui donnoit des fiches pour de l'argent comptant[4] qu'elle en retiroit, que sa lutte contre elle seroit presque toujours inutile au point où en étoient les choses entre le Roi et elle, sûrement funeste enfin, au lieu qu'avec cette conduite, elle fortifioit son crédit direct auprès du Roi de tout celui de Mme de Maintenon, qu'autrement elle eût eue contre elle à bannière levée[5]. Les mêmes raisons les firent convenir encore de ne se voir jamais sans une nécessité à laquelle rien ne pourroit suppléer, et les billets mouchoient[6] entre elles comme avec le Roi[7]. Telle étoit la situation solide de Mme de Sou-

1. *Se monstrant amie et* est ajouté en interligne, entre *en* et *servant*.

2. *Adresse* est en interligne, au-dessus de *conduitte*, biffé.

3. *Prise*, au féminin, dans le manuscrit.

4. Expression empruntée au vocabulaire du jeu, et dont nous retrouvons l'inverse dans une lettre de notre auteur (notre tome XII, Appendice, p. 524).

5. En hostilité ouverte, à guerre déclarée. On ne trouve pas cette locution figurée dans le *Dictionnaire de l'Académie*.

6. Même emploi que dans le volume précédent, p. 377.

7. Il a déjà été parlé plusieurs fois du commerce de lettres avec le Roi. Par une de celles de Mme de Maintenon qui nous sont parvenues, on voit qu'elle n'admettait pas que la princesse usât de formules res-

bise, qu'elle avoit eu l'art, en saisissant l'occasion si délicate de la dévotion du Roi et de la rupture qui y étoit si conséquente[1], de faire succéder à une situation très hasardeuse. La conduite domestique étoit menée avec la même sagesse et la même adresse. M.[2] de Soubise n'avoit eu de jalousie de sa femme que celle qu'il avoit jugé[3] utile de n'avoir point[4]. Il étoit né[5] pour être un excellent intendant de maison et un très bon maître d'hôtel; il avoit encore la partie d'un admirable écuyer[6]. Être à la cour et ne rien voir, il avoit trop d'esprit pour le croire praticable[7] aux yeux du monde; il avoit donc pris le parti d'y aller rarement, de ne parler au Roi que de sa compagnie des gendarmes, dont, dans les vacances[8] de charges et dans la manutention ordinaire, il sut tirer des trésors, de servir longtemps et bien à la guerre[9], et du reste se tenir enfermé dans sa maison à Paris à y voir peu de monde, tout[10] appliqué à ses affaires et à son ménage, et laisser sa femme, à la cour, se mêler du grand, des grâces et des établissements de sa famille. C'est le partage qui subsista entre eux toute leur vie[11].

pectueuses à son égard. L'original d'une des plus intéressantes de ces lettres, sur la coadjutorerie du bel abbé de Soubise (dans notre tome V, p. 551; la date est 13 décembre 1701, et non 8 mai, comme nous l'avions supposé), se trouve actuellement à Londres, dans la collection Morrison (tome IV du Catalogue, p. 22).

1. Même emploi de *conséquent* que dans notre tome XII, p. 398.

2. *Me* corrigé en *Mr*. — 3. Il a écrit, par mégarde : *jugée*.

4. Comme Mme de Caylus (*Souvenirs*, p. 55), notre auteur dira plus tard, en 1712, que M. de Soubise se gardait de suivre l'exemple dangereux de M. de Montespan.

5. *Né* est en interligne.

6. Comparez la suite des *Mémoires*, éd. 1873, tome IX, p. 331-332.

7. Il écrit : *pratiquable*.

8. *Vacances* est en interligne, au-dessus de *vances* (sic), biffé.

9. Il quitta sans doute l'armée de dépit de ne point arriver au bâton : voyez notre tome XI, p. 59. Bayle l'a affirmé d'après les gazettes de Hollande.

10. *Tout* surcharge un *et*.

11. Comparez notre tome V, appendice XI, p. 563-566.

Mme de Soubise, trop avisée pour ne pas sentir la fragilité du rang que sa beauté avoit conquis, n'étoit occupée qu'à le consolider. Elle songea à l'appuyer de la maison de Lorraine, toute indignée qu'elle en fût, du moment que, par le mariage du prince d'Espinoy son neveu, elle vit jour à s'unir avec Mme de Lillebonne et ses filles. Mme d'Espinoy, sa sœur, qui lui étoit très soumise, car rien de plus impérieux dans sa famille que cette femme qui en faisoit tout l'appui, sa sœur, dis-je, qui, d'abord pour percer par le jeu, s'étoit fort adonnée à la cour de Monsieur, avoit si bien fait la sienne au chevalier de Lorraine, qu'elle étoit devenue son amie intime, et je me souviens que, tout jeune encore, desirant une cure vacante auprès de la Ferté, qu'il nommoit par son abbaye de Saint-Père-en-Vallée[1], je l'eus dans l'instant par le prince d'Espinoy, avec qui j'étois continuellement alors[2]. Mme de Soubise, qui ne négligeoit rien, avoit tâché de s'accrocher par là au chevalier de Lorraine, et, par lui, aux Lillebonne. Ce fut tout autre chose quand le mariage de son neveu fut fait : leur esprit d'intrigue et d'ambition se rapportoit[3], elles connoissoient réciproquement leurs allures, elles sentirent combien elles se pouvoient être réciproquement utiles, elles se lièrent peu à peu, et bientôt l'union devint intime. Elle se resserra dans la suite par l'alliance et la communauté d'intérêts; elle dura autant que leur vie, et passa aux enfants de Mme de Soubise, devenus de grands maîtres à son école, et desquels les deux sœurs tirèrent, dans les suites, l'usure de ce que d'abord elles avoient[4] mis de leur part[5].

1. Le chevalier de Lorraine ayant été gratifié de cette abbaye par son maître (tomes VIII, p. 343, note 1, et X, p. 379), il nommait aux cures qui étaient de sa mouvance. Voyez l'inventaire sommaire des archives de l'abbaye qui vient d'être publié par M. R. Merlet.

2. Voyez notre tome XII, p. 258.

3. Littré a relevé un pareil emploi dans les *Fables de la Fontaine.*

4. *Avoit*, au singulier, corrigé en *avoient.*

5. Nous verrons, en 1714, Mme d'Espinoy marier sa fille avec le petit-fils de Mme de Soubise.

Telles étoient ces liaisons, et leurs puissants appuis, lors de l'arrivée de M. de Vaudémont en France, dont ses nièces ne lui laissèrent rien ignorer, et dans lesquelles elles l'initièrent le plus tôt qu'elles le purent. Elles en avoient de grandes avec M. de Vendôme. On a vu ailleurs[1] que le prince de Conti et lui partageoient la faveur et la cour la plus particulière de Monseigneur. Mlle Choin avoit fait assez d'effort[2] pour rendre entre eux la balance du moins égale. Ses deux amies, qui, pour elle, ou plutôt pour l'intérêt qu'elles y trouvèrent, avoient abandonné la princesse de Conti pour elle[3] en sauvant toujours les apparences tant qu'elles le purent, et toujours assez pour éviter brouillerie[4], étoient, par là même, entraînées vers M. de Vendôme. D'ailleurs, le sang de Lorraine, si ce n'est par force, ne fut jamais pour aimer, encore[5] moins pour s'attacher au sang de Bourbon. Cela me fait souvenir d'une brutalité qui échappa à Monsieur le Grand, et qui, par cela même, montre le fond de l'âme[6]. Il jouoit au lansquenet, dans le salon de Marly, avec Monseigneur, et il étoit très gros et très méchant joueur[7]. Je ne sais par quelle[8] occasion de compliment Madame la Grand-Duchesse[9] y étoit venue de son cou-

Mot étrangement marqué échappé à Monsieur le Grand dans la colère au jeu. [*Add. St S. 741*]

1. Dans nos tomes IV, p. 137-139, et XIV, p. 397.
2. Ce substantif est bien au singulier.
3. *Pour elle* est bien ainsi répété deux fois.
4. Ci-dessus, p. 11.
5. *Encore* surcharge *le sang d[e]*.
6. Saint-Simon a déjà parlé de la brutalité du grand écuyer au tome X, p. 373, et dans l'Addition n° 533, tome XII, p. 473.
7. Ce membre de phrase, depuis *et il estoit*, a été ajouté en interligne. — Monsieur le Grand tenait « un grand jeu toute la journée, où la foule entroit et sortoit toute la journée comme d'une église, » a-t-il dit en 1695 (tome II, p. 247); et l'annotateur des *Mémoires de Sourches* (tome III, p. 10) raconte que sa maison était « la seule où se rallioient tous les courtisans, soit pour jouer, soit pour y trouver bonne compagnie. »
8. Le manuscrit porte : *quel*, au masculin.
9. *Grd Duchesse*, dans le manuscrit, et, plus loin, *G. Duchesse*.

vent, car elle y étoit encore[1], où elle ne devoit retourner qu'après avoir soupé avec le Roi. Le hasard fit qu'elle coupoit Monsieur le Grand[2], et qu'elle lui donna un coupe-gorge[3]. Lui aussitôt donna un coup de poing sur la table, et, se baissant dessus, s'écria tout haut : « La maudite maison[4] ! nous sera-t-elle toujours funeste? » La Grand-Duchesse rougit, sourit, et se tut. Monseigneur et tout ce qui étoit, hommes[5] et femmes, à la table et autour l'entendirent clairement. Le grand écuyer se releva[6] le nez de dessus la table, regarda toute la compagnie toujours bouffant[7]. Personne ne dit mot; mais, à l'oreille, après, on ne s'en contraignit pas. Je ne sais si le Roi le sut; mais ce qu'il y a de certain, c'est qu'il n'en fut autre chose[8], et qu'il n'en fut pas moins bien traité. M.[9] le prince de Conti, de plus, ne donnoit aux deux sœurs que Madame la Duchesse, dont elles étoient bien

1. L'abbaye de Montmartre, que dirigeait alors sa tante de Guise, et qu'elle quitta en juillet 1692 (*Dangeau*, tome IV, p. 127) pour se retirer aux Chanoinesses régulières de Saint-Augustin, rue de Picpus.

2. Nous avons vu ce qu'étaient les coupeurs au lansquenet dans notre tome II, p. 248. Selon le duc de Luynes (*Mémoires*, tomes V, p. 214 et 216, et XI, p. 328), il pouvait y en avoir quatorze ou quinze à une seule table, et même dix-sept. Tallemant des Réaux disait : *coupier* (tome I, p. 197), au lieu de *coupeur*.

3. « Le plus malheureux coup du lansquenet, » dit le *Dictionnaire de Trévoux*, qui cite des exemples de Regnard et de Saint-Évremond, et qui ajoute que c'est la même chose que *coupe-cul*, mais qu'on emploie de préférence le premier.

4. On a vu, à propos de la princesse d'Harcourt (tome X, p. 373), que le comte d'Armagnac était très jaloux de l'honneur de sa maison de Lorraine; ce qu'il appelle « maudite maison » est celle de Bourbon.

5. *Homme*, au singulier, dans le manuscrit.

6. La quatrième lettre de *releva* surcharge un *a*.

7. Nous avons eu le verbe *bouffer* dans le tome VII, p. 102, et *bouffant de colère* dans l'Addition sur M. de Clermont-Tonnerre, tome VIII, p. 432; nous retrouverons encore *bouffant* dans la suite des *Mémoires*, tome XVIII, p. 253 et 288. « *Bouffer* se dit d'un homme fâché, qui montre sa colère par la mine qu'il fait » (*Académie*, 1718).

8. *Chose* est en interligne, et *autre* est répété deux fois.

9. *M.* surcharge *Le*.

assurées d'ailleurs; Vendôme leur donnoit occasion de gagner M. du Maine, et, pour elles, il n'y avoit rien de trop. Elles s'étoient donc[1] liées tant qu'elles avoient pu à Vendôme, et, dans cet esprit, elles avoient[2] fort recommandé à leur cher oncle[3], car c'est ainsi qu'elles l'appeloient et qu'elles en parloient toujours, de ne[4] rien oublier pour engager Vendôme, lorsqu'il alla en Italie, à en revenir assez de ses amis pour qu'ils pussent compter sur lui. Le cher oncle profita bien de la leçon, et y réussit tellement, qu'à son retour, et toujours depuis, elles n'eurent rien à desirer là-dessus, et que Vendôme, elles et Vaudémont, M. du Maine en quart[5], se lièrent le plus étroitement, mais le dernier, selon sa coutume, le plus secrètement. M. du Maine sentoit que Monseigneur ne l'aimoit point. Nulle meilleure voie de l'en rapprocher peu à peu que ses plus confidentes amies; Vendôme n'étoit pas seul bastant[6]. Le Roi avançoit en âge, et Monseigneur vers le trône; M. du Maine en trembloit. Avec de l'esprit[7], je ne dirai pas comme un ange, mais comme un démon, auquel il ressembloit si fort en malignité, en noirceur, en perversité d'âme[8], en desservices[9] à tous, en services à

M. et Mme* du Maine; leur caractère et leur conduite.

1. *Donc* est en interligne. — 2. *Avoit* corrigé en *avoient*.
3. M. de Vaudémont. — 4. *Ne* est en interligne.
5. Locution déjà passée dans notre tome XII, p. 87, et ci-dessus, p. 4, comme, p. 11, *en tiers*.
6. Suffisant : tome II, p. 158.
7. Saint-Simon donnera plus tard (tome XII de 1873, p. 114-115; voyez aussi tome XI, p. 29) un autre portrait du duc du Maine, moins mordant que celui qui va suivre, mais que M. l'abbé Mellier, en tête de son édition des *Méditations sur le sermon de la Montagne* (1883), a critiqué pour son âpreté. Les *Souvenirs de Mme de Caylus* (p. 41), la *Relation de Spanheim* (p. 102-103 et 412-413) et une des *Relazioni* des ambassadeurs vénitiens (série Francia, tome III, p. 541) peignent le duc sous un jour moins noir.
8. « Foible échappé des Guises et de Cromwell, » dira-t-il plus tard.
9. Ce mot a déjà passé dans le tome XI, p. 364.

* *M. et Me* est en interligne, au-dessus de *M.*, biffé, et le premier *leur* corrige *son*.

personne, en marches profondes, en orgueil le plus superbe, en fausseté exquise, en artifices sans nombre, en simulations sans mesure[1], et encore en agréments, en l'art d'amuser, de divertir, de charmer quand il vouloit plaire[2], c'étoit un poltron accompli de cœur et d'esprit[3], et, à force de l'être, le poltron le plus dangereux, et le plus propre, pourvu que ce fût par-dessous terre, à se porter aux plus terribles extrémités pour parer ce qu'il jugeoit avoir à craindre, et se porter aussi à toutes les souplesses et les bassesses[4] les plus rampantes, auxquelles le diable ne perdoit rien. Il étoit de plus poussé par une femme de même trempe[5], dont l'esprit, et elle en avoit aussi infiniment[6], avoit achevé de se gâter et de se corrompre

1. Nous l'avons vu, tome III, p. 330, accusé de ne tenir jamais ses promesses; et cependant Spanheim le dit bon, pieux et généreux.

2. « C'étoit l'homme du monde qui menoit le mieux la parole et toutes sortes de conversations » (tome XII de 1873, p. 406).

3. Il a déjà dénoncé, non seulement le manque absolu de talents militaires, mais une honteuse pusillanimité, dans nos tomes II, p. 316-323, X, p. 194-195, XII, p. 212, et XIII, p. 392. La relation de la campagne de 1702 écrite par le prince lui-même (ms. Nouv. acq. fr. 4349) montre en effet qu'il n'avait ni l'entrain, ni la bravoure irréfléchie du duc de Bourgogne ou de Philippe V, puisqu'il blâme ce dernier de s'être exposé à Luzzara « beaucoup plus qu'un homme comme lui ne doit faire. »

4. La première lettre de *bassesses* surcharge un *p*.

5. On peut comparer au portrait qui va suivre les *Souvenirs de Mme de Caylus*, p. 42 et 177-179, nombre de passages de la correspondance de Madame et de celle de Mme de Maintenon, les *Mémoires du duc de Luynes*, tome XII, p. 344-346, etc. Sainte-Beuve a consacré quelques pages à cette princesse dans ses *Causeries du lundi* (éd. 1851, tome III, p. 160-177), et Gustave Desnoiresterres a parlé d'elle aussi dans le tome III de ses *Cours galantes*, p. 17 et suivantes.

6. Mme de Maintenon s'exprimait ainsi : « Elle a de l'esprit, et, si elle exécute ce qu'elle propose, elle vaudra mieux dans sa petite personne que toutes les autres ensemble. » — « Personne, écrivait Mlle de Launay (*Lettres de Mlle Aïssé*, p. 46, note), n'a jamais parlé avec plus de justesse, de netteté et de rapidité, ni d'une manière plus noble et plus naturelle. Son esprit n'emploie ni tours ni figures, ni rien de tout ce qui s'appelle invention : frappé vivement des objets, il

par la lecture des romans et des pièces de théâtres[1], dans les passions desquelles elle s'abandonnoit tellement, qu'elle a passé des années à les apprendre par cœur et à les jouer publiquement elle-même[2]. Elle avoit du courage à l'excès[3], entreprenante, audacieuse, furieuse[4], ne connoissant que la passion présente[5] et y postposant[6] tout, indignée contre la prudence et les mesures de son mari, qu'elle appeloit misères de foiblesse, à qui elle reprochoit l'honneur qu'elle lui avoit fait de l'épouser, qu'elle rendit petit et souple devant elle en le traitant comme un nègre[7], le ruinant de fond en comble sans qu'il osât proférer une parole, souffrant tout d'elle dans la frayeur qu'il en avoit, et dans la terreur encore que la tête achevât tout à fait de lui tourner[8]. Quoiqu'il lui cachât assez de choses, l'ascendant qu'elle avoit sur lui étoit incroyable, et c'étoit à coups de bâtons[9] qu'elle le poussoit en avant[10]. Nul concert avec le comte de Toulouse[11]. C'étoit[12] un homme fort court, mais l'hon- Comte de Toulouse,

les rend comme la glace d'un miroir les réfléchit, sans ajouter, sans omettre, sans rien changer. »

1. Il y a bien *theatres* au pluriel.
2. Déjà dit plusieurs fois, en dernier lieu au tome XIV, p. 298.
3. *Exés*, dans le manuscrit.
4. On la surnommait *donna Salpetria*.
5. Duclos a dit qu'elle ne gardait que « ce qui peut rester de jugement à un vieil enfant gâté par les louanges de sa petite cour. »
6. *L'Académie* n'admettait pas ce verbe; nous le retrouvons dans les *Écrits inédits*, tome III, p. 163, et ailleurs.
7. On aura ci-après, p. 331, une note sur cette locution.
8. Déjà dit plusieurs fois : tomes X, p. 99, XIII, p. 186, XIV, p. 298.
9. Il y a bien *bastons*, au pluriel, dans le manuscrit.
10. Mme de Caylus reconnait cette mauvaise influence de la femme sur le mari. La duchesse de Lorraine, sœur du Régent, qualifiait l'un et l'autre de « gens abominables » (*Lettres à la marquise d'Aulède*).
11. « Ils se voyoient rarement chez eux, dira notre auteur en 1710 (tome VII de 1873, p. 313-314). Les bienséances étoient gardées; mais l'amitié étoit froide, la confiance nulle, et M. du Maine avoit toujours fait sa grandeur, et conséquemment la sienne, sans le consulter, et même sans lui en parler. »
12. Saint-Simon ne donnera pas d'autre portrait du comte de Tou-

son caractère.

neur, la vertu, la droiture, la vérité, l'équité même[1], avec un accueil aussi gracieux qu'un froid naturel, mais glacial, le pouvoit permettre[2]; de la valeur et de l'envie de faire, mais par les bonnes voies, et en qui le sens droit et juste, pour le très ordinaire, suppléoit[3] à l'esprit[4]; fort appliqué d'ailleurs à savoir sa marine de guerre et de commerce, et l'entendant très bien[5]. Un homme de ce caractère n'étoit pas pour vivre intimement avec son frère et sa belle-sœur. M. du Maine le voyoit aimé et estimé parce qu'il méritoit de l'être[6]; il lui en portoit envie. Le comte de Toulouse, sage, silencieux, mesuré, le sentoit, mais n'en faisoit aucun semblant. Il ne pouvoit souffrir les folies de sa belle-sœur. Elle le voyoit en plein, elle en rageoit, elle ne le pouvoit souffrir à son tour : elle éloignoit encore les deux frères l'un de l'autre[7]. Celui-ci étoit fort bien avec Monseigneur et M. et Mme la duchesse de Bourgogne, qu'il avoit toujours fort ménagés

louse; mais il indiquera fréquemment différents traits de caractère, qui confirmeront ce qu'il va dire ici. D'ailleurs, les contemporains ne semblent pas avoir rien écrit d'important sur ce prince.

1. « Un honnête homme personnellement, » écrivait la duchesse de Lorraine à Mme d'Aulède.

2. Saint-Simon reviendra à plusieurs reprises sur sa froideur et sa « tranquillité glacée » (tomes XI de 1873, p. 191, et XII, p. 187 et 251).

3. *Suppleeoient* corrigé en *suppleeoit*.

4. Madame aussi (*Correspondance*, recueil Jaeglé, tome I, p. 239) lui reconnaissait un bon cœur et de la libéralité, mais peu d'esprit.

5. « La justesse, la précision et la clarté même, » a-t-il dit du Comte en 1703 (notre tome XI, p. 19), en racontant une anecdote du conseil de marine sous la Régence. Peut-être y aurait-il profit à étudier son administration d'après les Papiers de l'Amirauté, ceux de la Marine, ou la correspondance de son secrétaire Valincour.

6. « Adoré et adorable pour son équité » (tome XV de 1873, p. 377). Madame, de son côté, le déclarait digne d'être aimé de tous (*Correspondance*, recueil Jaeglé, tome II, p. 10), et cet aveu a plus de valeur dans sa bouche que dans toute autre, parlant d'un des princes légitimés.

7. Il répétera cette conclusion en 1710 : tome VII, p. 314.

et respectés; il étoit timide avec le Roi, qui s'amusoit beaucoup plus de M. du Maine, le Benjamin de Mme de Maintenon[1], son ancienne gouvernante, à qui il sacrifia Mme de Montespan[2], qui toutes deux ne l'oublièrent jamais[3]. Il avoit eu l'art de persuader au Roi qu'avec beaucoup d'esprit, qu'on ne pouvoit lui méconnoître, il étoit sans aucunes vues, sans nulle ambition, et un idiot de paresse, de solitude, d'application, et la plus grand[4] dupe du monde en tout genre : aussi passoit-il sa vie dans le fonds de son cabinet, mangeoit seul, fuyoit le monde, alloit seul à la chasse, et, de cette vie de sauvage, s'en faisoit un vrai mérite auprès du Roi, qu'il voyoit tous les jours, en toutes ses heures particulières[5]; enfin, suprêmement hypocrite : à la grand messe, à vêpres, au salut toutes les fêtes et dimanches, avec apparat. Il étoit le cœur, l'âme, l'oracle de Mme de Maintenon, de laquelle il faisoit tout ce qu'il vouloit, et qui ne songeoit qu'à tout ce qui lui pouvoit être le plus agréable et le plus avantageux aux dépens de quoi que ce pût être.

Voilà bien de la disgression; mais on verra dans la suite combien elle est nécessaire pour l'éclaircissement et le dévoilement[6] de ce qui se présentera à raconter. Ces personnages remueront bien des choses qui ne se pourroient entendre sans cette clef; je l'ai donnée aux approches du besoin, et lorsque j'en ai trouvé l'occasion. Revenons maintenant à M. de Vaudémont[7].

1. Le duc du Maine « est la tendresse de mon cœur, » écrivait-elle en 1693 (Lavallée, *Lettres historiques*, tome I, p. 314).

2. Au contraire, le comte de Toulouse manifestait pour sa mère beaucoup d'affection et beaucoup d'égards (notre tome III, p. 202).

3. Comparez ci-après, p. 90-91 et 94.

4. Le manuscrit porte *grd*, et non *grde*, et de même six lignes plus loin.

5. Mme de Caylus met sa sauvagerie sur le compte de la timidité; mais Saint-Simon répétera ce jugement à deux reprises : tomes X de 1873, p. 249, et XII, p. 251.

6. « Action par laquelle on découvre ce qui étoit caché sous des voiles « (*Académie*, 1718).

7. Ci-dessus, p. 17-19.

Ce[1] que j'ai expliqué p. 275[2] de ses deux importantes nièces est si éloigné de l'endroit où nous sommes, que j'ai[3] cru devoir les remettre ici devant les yeux sans craindre quelque sorte de répétition[4], par les choses si importantes où on les va voir figurer. La même raison me fait négliger la même crainte sur M. de Vaudémont, pour remettre ici sommairement, sous le même coup d'œil, ce qui se trouve épars en trop de différents endroits[5]. C'est un éclaircissement nécessaire pour répandre la lumière sur ses prétentions par sa naissance, et sur les grâces[6] prodigieuses qu'il tira des cours de France et d'Espagne, qu'il ne dut pas à ce qu'il en avoit mérité.

Succession femelle aux duchés de Lorraine et de Bar.

Charles II, mais ordinairement dit III, duc de Lorraine[7], si connu pour avoir eu l'honneur d'épouser, 1558, la seconde fille d'Henri II et de Catherine de Médicis[8], et plus encore par tout ce que cette reine mit en œuvre pour le faire succéder à la couronne après ses enfants, au préjudice d'Henri IV, son autre gendre[9], et de toute la branche royale de Bourbon[10], eut, sans parler des filles[11], trois fils de ce mariage : Henri[12],

1. L'écriture change, indiquant un arrêt dans le travail.
2. Tome IX, p. 39 et suivantes. — 3. L'élision *j'* surcharge un *c*.
4. Le manuscrit porte : *repetion*. — 5. Ci-dessus, p. 4 et suivantes.
6. *Les graces* surcharge *la conduitte*.
7. Fils aîné du duc François, né le 15 février 1543, devenu duc le 12 juin 1545, mort le 14 mai 1608. — C'est par suite de l'introduction erronée, dans la chronologie des ducs de Lorraine, d'un premier Charles fils du roi Louis d'Outre-Mer, qu'a été admise, à tort, la façon de compter que notre auteur qualifie d' « ordinaire. »
8. Claude de France, née en novembre 1547, mariée au duc Charles III le 5 février 1558, morte le 20 février 1574.
9. Henri de Bourbon, roi de Navarre, avait épousé, le 18 août 1572, Marguerite de Valois, sœur cadette de Claude.
10. Il a parlé plus en détail de ces menées de Catherine de Médicis dans les *Écrits inédits*, tome V, p. 52-53. On peut voir aussi, sur ce sujet, les *Mémoires de Villeroy*, éd. Buchon, p. 572 et suivantes, le livre LXXX de l'*Histoire* du président de Thou, et les *Lettres du duc Charles III relatives aux affaires de la Ligue*, publiées en 1864.
11. Six filles.
12. Tome IV, p. 332. Il n'était alors que duc de Bar.

qu'il eut l'honneur de marier, en 1599, à la sœur d'Henri IV[1], si connu aussi par tout ce qu'il mit en usage pour faire rompre ce mariage[2], que les belles lettres du cardinal d'Ossat[3] expliquent si bien[4], qui la perdit sans enfants en 1604[5], qui se remaria en 1606 à une fille[6] du duc Vincent de Mantoue[7],

1. Catherine de Bourbon, née le 7 février 1558, mariée le 30 janvier 1599, morte sans postérité le 13 février 1604. Voyez les *Écrits inédits*, tomes V, p. 53-54, et VIII, p. 227-228.

2. Sous le prétexte que sa femme, étant protestante, ne se prêtait pas aux efforts qu'il faisait pour la convertir, Henri de Lorraine alla lui-même à Rome pour négocier cette affaire, mais sans succès.

3. Arnaud d'Ossat, né le 20 juillet 1537 dans les Pyrénées, d'une famille de basse extraction, eut, en 1574, une charge de conseiller au présidial de Melun, puis professa le droit à Bourges et fréquenta le barreau. Emmené à Rome comme secrétaire par l'ambassadeur Paul de Foix, archevêque de Toulouse, il s'attacha au cardinal d'Este, protecteur des affaires de France. La part qu'il prit ensuite, avec le cardinal du Perron, à la conversion d'Henri IV et à sa réconciliation avec le Pape fut le point de départ de sa fortune : il reçut l'évêché de Rennes en 1596, fut promu au cardinalat en 1598, et passa en 1601 à l'évêché de Bayeux. Il mourut le 13 mars 1604. M. l'abbé Degert a écrit sa vie en 1894.

4. Le premier recueil des lettres du cardinal d'Ossat est celui qu'Auger de Mauléon fit paraître en 1624, et qui fut réimprimé en 1627. Saint-Simon possédait (Catalogue, n° 722) l'édition donnée en 1679 par Amelot de la Houssaye avec des notes et des éclaircissements, et réimprimée aussi plusieurs fois. De nos jours, M. Tamizey de Larroque en 1873, et M. l'abbé Degert en 1894, ont publié d'autres recueils de lettres inédites du cardinal. — Saint-Simon a utilisé souvent, et toujours cité avec éloge ce que l'on en possédait de son temps, par exemple dans les *Écrits inédits*, tomes III, p. 258 et 297-301, et V, p. 55, et dans les *Projets de gouvernement*, p. 101. Cette correspondance fut longtemps regardée comme un livre classique de diplomatie.

5. C'est cette duchesse de Bar dont les amours avec le comte de Soissons fournirent un sujet de roman.

6. Marguerite de Gonzague, mariée le 26 avril 1606, morte le 27 février 1632. Sa mère était Éléonore de Médicis, seconde femme du duc Vincent et sœur de Marie de Médicis, reine de France depuis l'année 1600.

7. Vincent Ier de Gonzague, né le 21 septembre 1562, devint duc de Mantoue le 14 août 1587, et mourut le 18 février 1612.

d'où est venue à leur[1] postérité la prétention au[2] Montferrat[3]. Il succéda à son père en 1608, et mourut en 1624, ne laissant que deux filles, Nicole et Claude-Françoise[4]. Le second fut Charles[5], cardinal, évêque de Metz et de Strasbourg[6], et le troisième, François[7], comte de Vaudémont[8], qui, d'une Salm[9], eut deux fils, Charles et François[10], et deux filles : l'aînée, si connue, sous le nom de princesse de Phals-
[*Add. St-S. 742*] bourg, par ses intrigues et par tous ses étranges mariages[11];

1. *Venu* est écrit au masculin, et l'initiale de *leur* surcharge *s*[*a*].

2. *Au* corrige *du*, ou inversement. — 3. Tome XIV, p. 451-452.

4. Citées l'une et l'autre dans notre tome IV, p. 332 et 333. MM. Éd. Meaume et Fr. des Robert ont publié en 1889 *la Jeunesse de la duchesse Nicole de Lorraine* (1606-1634).

5. Dans le manuscrit, *Cl. Françoise* et *Ch.*, en abrégé.

6. Voyez sa notice aux Additions et corrections, p. 595.

7. *Fr.*, en abrégé, dans le manuscrit.

8. Tome IV, p. 333, note 1. — Louise de Lorraine, qui épousa notre roi Henri III, s'appelait Mlle de Vaudémont.

9. Catherine, fille unique du comte Paul de Salm et de Mlle de Tillières, mariée le 15 avril 1597, mourut le 9 décembre 1627.

10. *Ch.* et *Fr.*, en abrégé, dans le manuscrit. — Ces deux fils ont déjà passé dans nos tomes III, p. 31, et IV, p. 333. Un autre fils, Henri, aîné des deux précédents, était mort à huit ans.

11. Henriette de Lorraine-Vaudémont, née le 5 avril 1605, épousa : 1° en 1621, Louis, bâtard du cardinal de Guise, prince de Phalsbourg (ici, *Phaltzbourg*) et de Lixin, dont elle se sépara en 1631, et qui mourut à Munich le 4 décembre suivant; 2° Christophe de Moura; 3° Charles de Guasco; 4° N. de Chantelou, lesquels Saint-Simon, dans l'Addition placée ici, traite tous trois d'aventuriers sans nom; 5° Jérôme Grimaldi, génois, à qui elle fit prendre, comme à tous les précédents, le nom de prince de Lixin. Elle mourut enfin le 16 novembre 1660. Son dernier mari lui survécut jusqu'en septembre 1693; elle lui avait laissé en usufruit les domaines de Hombourg et de Saint Avold (*Dangeau*, tome IV, p. 354). C'est à l'occasion de cette mort de 1693 que Saint-Simon a rédigé l'Addition n° 742, et ailleurs il a dit (*Écrits inédits*, tome V, p. 56) que, « hardie, aventurière, pleine d'esprit et d'intrigues, » les aventures de la princesse « composeroient un juste volume. » On en a quelques détails dans les *Mémoires de Mademoiselle*, tome II, p. 430, la *Gazette* de 1634, p. 103, 199, 234 et 582, les *Mémoires de Nicolas Goulas*, tome I, p. 108, 120, 130, 142, 245-246, 251, 257 et 455, les *Lettres de Chapelain*, tome I, p. 61-62, etc.

et la cadette[1], que Monsieur Gaston épousa de la façon que chacun sait[2], et qui n'en a laissé que trois filles : Mlle de Montpensier[3], Mme la grand-duchesse de Toscane et Mme de Guise[4].

Les duchés de Lorraine[5] et de Bar, très constamment féminins, et déjà une fois passés dans la maison d'Anjou, au bon roi René, par une héritière[6], et retournés par une autre héritière d'Anjou dans la maison de Lorraine[7], vinrent de droit à Nicole, fille aînée du duc Henri[8], qui, pour les conserver dans sa maison, la maria, trois ans avant sa mort, à Charles[9], fils aîné de son troisième frère, qui avoit lors vingt et un ans[10], et Nicole treize, en présence du comte

Elle était extrêmement jolie, et son portrait, peint par Van Dyck, a fait l'objet d'une notice parue en 1879 dans le *Journal de la Société d'archéologie lorraine*, p. 244.

1. Marguerite de Lorraine : tome III, p. 59.

2. C'est sa sœur aînée qui avait combiné ce mariage clandestin : voyez l'Addition indiquée ci-dessus et les *Écrits inédits*, tome V, p. 56.

3. Saint-Simon fait ici une erreur : Mlle de Montpensier était fille de la première femme de Gaston, Marie de Bourbon, duchesse de Montpensier. Gaston eut, en effet, trois filles de son second mariage : la grande-duchesse de Toscane, la duchesse de Guise et la première femme de Charles-Emmanuel II, duc de Savoie, qu'il oublie ici, quoique les ayant énumérées toutes trois lors de la mort de Mme de Guise (tome III, p. 59).

4. Ces quatre derniers mots semblent avoir été ajoutés en marge.

5. La première lettre de *Lorraine* surcharge un *B*.

6. René d'Anjou (tome XIV, p. 185) avait épousé, en octobre 1420, Isabelle de Lorraine, fille du duc Charles Ier, qui mourut le 28 février 1452, ayant hérité en 1430 des duchés de Lorraine et de Bar, lesquels lui furent contestés, comme fiefs masculins, par Antoine de Vaudémont, son oncle. Celui-ci, ayant battu René à Bulgnéville, resta en possession des duchés.

7. Yolande d'Anjou, fille de René, qui épousa en 1444 Ferry II de Lorraine, comte de Vaudémont, fils du précédent, et mourut en 1483; leur fils, René II, devint duc de Lorraine en 1473.

8. Ci-contre, p. 26. Nicole était la septième génération depuis le roi René.

9. *Ch.*, en abrégé, comme *H.*, précédemment.

10. Charles, né en 1604, n'avait que dix-sept ans.

et de la comtesse de Vaudémont, père et mère de Charles, qui succéda en 1623, trois ans après son mariage, à son beau-père, par le droit de sa femme[1]. C'est celui qui, sous le nom de Charles IV, est si connu par ses perfidies, dont toute sa vie n'a été qu'un tissu[2], et qui lui fit mener une vie si malheureuse[3] avec beaucoup d'esprit et de valeur, qui lui coûta ses États, et ensuite une longue prison en Espagne[4]. Comme il n'avoit point d'enfants dix ans après son mariage, ils firent celui de François[5], son frère, avec Claude-Françoise, sœur de la duchesse Nicole, pour assurer les deux duchés dans leur maison[6]. De ce dernier mariage est venu le fameux Charles, duc de Lorraine et de Bar, beau-frère de l'empereur Léopold, qui ne vit et ne posséda jamais ses États, qui s'est acquis un si grand nom à la tête des armées impériales[7], dont le fils fut rétabli dans ses États à la paix de Ryswyk[8], lequel[9], d'une fille de Monsieur frère de Louis XIV[10], a laissé deux fils[11], dont

1. Non pas en 1623, mais le 31 juillet 1624, date de la mort de son beau-père.

2. « S'engage à tout le monde..., ne tient rien à personne qu'aux Espagnols, » disait Conrart (*Mémoires*, p. 554).

3. William Temple a retracé dans une page remarquable (*Mémoires*, p. 100) la carrière aventureuse et agitée de ce duc de Lorraine.

4. Il a déjà été question de cette prison dans nos tomes IV, p. 332, et IX, p. 45. C'est le 25 février 1654 que le prince fut arrêté et emmené prisonnier à Tolède, où il resta jusqu'après la conclusion de la paix des Pyrénées, en juillet 1659. Les Espagnols installèrent à sa place en Lorraine son frère François, dont il va être parlé à l'instant, et son armée passa au service de la France. (*Gazette* de 1654, p. 246, 249-256, 378, 572, 656-657, de 1655, p. 1344, 1365 et 1403, et de 1659, p. 762 et 785-786; *Mémoires de Lenet*, p. 617; Mgr le duc d'Aumale, *Histoire des princes de Condé*, tome VI, p. 394-395; le comte de Ségur, *la Jeunesse du maréchal de Luxembourg*, p. 336 et suivantes.)

5. *Fr.*, dans le manuscrit, et, en abrégé, plus loin, *Cl. Fr.*, puis *Ch.*

6. Tome IV, p. 333-334.

7. Tomes III, p. 306, et VI, p. 25. — 8. Tome IV, p. 347-348.

9. *Lequel* est en interligne, au-dessus d'*et qui*, biffé.

10. Mariage fait en 1698 : tome VI, p. 1-5 et 10-14.

11. François-Étienne (ci-après), et Charles, qui, né le 12 décembre

l'aîné, devenu grand-duc de Toscane, a cédé pour toujours les duchés de Lorraine et de Bar à la couronne[1], et a épousé la[2] fille aînée[3] de Charles VI, dernier empereur et dernier mâle de la maison d'Autriche[4].

Charles IV, amoureux de Béatrix de Cusance veuve du comte de Cantecroix[5], et retiré à Bruxelles servant la maison d'Autriche, la fit faire par l'Empereur princesse de l'Empire, se fit annoncer la mort de la duchesse Nicole sa femme, en arbora le plus grand deuil, en reçut tous les compliments à Bruxelles, et en partit subitement pour Besançon, où un valet déguisé en prêtre le maria, dans sa chambre, avec Mme de Cantecroix, le 2 avril 1637. La fourbe fut en peu de jours découverte : la duchesse Nicole n'avoit pas seulement été malade[6]. Son mari eut de Mme de

1712, fut généralissime des troupes impériales pendant la guerre de la succession d'Autriche, feld-maréchal général, gouverneur des Pays-Bas en 1748, grand maître de l'ordre Teutonique en 1761, et mourut le 4 juillet 1780.

1. François-Étienne de Lorraine, né le 8 décembre 1708 et élevé à la cour de Vienne auprès de l'empereur Charles VI, succéda à son père, comme duc de Lorraine, le 27 mars 1729, fut déclaré par l'Empereur lieutenant du royaume de Hongrie en 1732, céda à la France la Lorraine et le Barrois en 1737, recevant en échange le grand-duché de Toscane, fut élu empereur, sous le nom de François Ier, le 14 septembre 1745, fut reconnu par les puissances à la paix de 1748, et mourut le 18 août 1765.

2. *La* surcharge *une ;* ensuite, la première lettre d'*aisnée* corrige *de*.

3. Marie-Thérèse-Walburge-Amélie-Christine, née le 13 mai 1717, mariée le 12 février 1736 au duc François-Étienne de Lorraine, fut proclamée reine de Hongrie et de Bohême à la mort de l'Empereur son père (octobre 1740). Après la fin prématurée du nouvel empereur Charles VII de Bavière, qui avait été soutenu par la France, elle réussit à faire proclamer son mari. Elle mourut le 29 novembre 1780, sous le règne de son fils Joseph II.

4. L'archiduc Charles, compétiteur de Philippe V au trône d'Espagne.

5. Eugène Perrenot de Granvelle : tome IV, p. 335, note 5.

6. Saint-Simon a déjà raconté tout cela en 1697, tome IV, p. 335-336. Le Pape, sur l'instance de la duchesse Nicole, excommunia le duc par bulle du 23 avril 1642 ; Charles IV fit paraître en mai-juin une protestation (*Gazette*, p. 457-462 et 617-620), mais se décida

Cantecroix une fille, en 1639, qui a été Mme de Lillebonne mère de Mlle de Lillebonne et de la princesse d'Espinoy, et, dix ans après, un fils, qui est le prince de Vaudémont[1]. Il faut remarquer que Charles IV n'a jamais attaqué la validité de son mariage avec la duchesse Nicole, et qu'elle n'est morte qu'en 1657, c'est-à-dire plus[2] de dix-sept ans[3] après la naissance de M. de Vaudémont[4]. Charles IV, son père, mourut en 1675, sans enfants légitimes; François, son frère, étoit mort dès 1670, Claude-Françoise, sa femme, sœur de Nicole, dès 1648, sans que François[5] se soit remarié. Ainsi le célèbre Charles qui devint dans la suite beau-frère de l'empereur Léopold[6] et général de ses armées, succéda de droit à son oncle Charles IV, sans que ce droit, qu'il tenoit de sa mère, lui ait été jamais contesté. Charles IV voulut appuyer ses bâtards de sa propre maison. Il trouva M. de Lillebonne, frère du duc d'Elbeuf[7], qui s'attacha à sa fortune, et qui voulut bien épouser sa bâtarde en 1660, laquelle avoit vingt et un ans[8], et, neuf ans après, le

enfin à quitter Mme de Cantecroix. Il obtint alors son absolution, et la cour de Rome défendit à la princesse de se prétendre duchesse de Lorraine (*Gazette* de 1646, p. 80, et de 1648, p. 466). Aux travaux de MM. Pingaud, Gachard et Des Robert, on peut ajouter un article de M. J. Favier, dans la *Revue historique* de mai-juin 1886. Saint-Simon a encore parlé de Mme de Cantecroix dans la notice Guise : *Écrits inédits*, tome V, p. 58.

1. Tome IV, p. 336-337.

2. Le *p* de *plus* surcharge un *b*. — 3. Il a ajouté à tort *1* devant *7*.

4. Elle s'était réfugiée à Paris. Dubuisson-Aubenay (*Journal*, tome II, p. 233) raconte qu'en 1652 le duc, étant venu en cette ville, alla faire visite à sa femme, que, par moquerie, il appelait *dame Nicole* et traitait de *cousine*.

5. Toujours *Fr.* et *Cl. Fr.*, en abrégé; ensuite, *Ch.*

6. *Léopol*, dans le manuscrit.

7. François-Marie de Lorraine (tome I, p. 253), qui s'était mêlé avec son père aux troubles de la Fronde.

8. C'est à propos de ce mariage, en octobre 1660, que Loret disait du fiancé (*Muse historique*, tome III, p. 264) :

Un prince que dame Nature
A fait d'assez belle structure,

même duc d'Elbeuf, qui ne se soucioit [pas[1]] de son fils *le Trembleur*, du premier lit[2], à qui il fit céder son droit d'aînesse au duc d'Elbeuf d'aujourd'hui, fils de son second lit[3], donna sa fille du premier lit à M. de Vaudémont[4]. Elle étoit sœur de mère de la femme du duc de la Rochefoucauld qui a été si bien avec Louis XIV[5]. M. de Vaudémont avoit vingt ans, et sa femme étoit de même âge[6].

État, famille, figure, santé*, fortune et caractère de Vaudémont; ses prétentions et ses artifices. [*Add. St-S. 743*]

On a vu ailleurs[7] tout le parti qu'il sut tirer de sa figure, de son esprit, de sa galanterie[8], et comme le maréchal de Villeroy, épris de ses manières et de le voir si à la mode en France, crut du bel air d'être de ses amis et se piqua toute sa vie d'en être. Vaudémont ne tarda pas à s'apercevoir que ses gentillesses ne le mèneroient à rien de solide

Prince brave, vaillant, adroit,
Prince vigoureux, haut et droit.

1. Saint-Simon a écrit : « ne se soucioit ny de son fils. »

2. De son premier mariage avec Anne-Élisabeth de Lannoy (tome IV, p. 339), Charles III, duc d'Elbeuf, avait eu un fils, Charles de Lorraine, né le 2 novembre 1650, qui entra dans l'ordre de Malte et mourut avant son père, en 1690. Notre auteur a expliqué l'origine du tremblement maladif de ce personnage dans la notice ELBEUF (*Écrits inédits*, tome VIII, p. 27), et il y reviendra en 1709.

3. Il avait épousé en secondes noces Élisabeth de la Tour-d'Auvergne.

4. Anne-Élisabeth de Lorraine-Elbeuf : tome IV, p. 339.

5. *Ibidem.*

6. En raison de ce mariage, notre auteur avait consacré dix pages de la notice ELBEUF, p. 30-39, à M. et Mme de Vaudémont.

7. Tome IV, p. 338-346 (pour les temps antérieurs à 1697), où Saint-Simon a déjà dit tout ce qui va suivre, ainsi que dans l'Addition indiquée ci-contre et dans la notice ELBEUF. Aux références que j'ai données dans le premier endroit, on peut ajouter l'exposé de l'origine et des débuts de Vaudémont fait par Mgr le duc d'Aumale dans le tome VII de son *Histoire des princes de Condé*, p. 495-503.

8. Mademoiselle (*Mémoires*, tome IV, p. 62), à propos de sa première visite à la cour en 1667, dit qu'on le trouva très beau et bien fait, et elle ajoute : « Il se croit légitime ; tous les princes de cette maison le croient bâtard. Je ne déciderai de rien là-dessus. »

* Les quatre premiers mots ont été ajoutés en tête de la manchette.

ici. Il s'en alla aux Pays-Bas, entra au service des ennemis de la France, fit sa cour au prince d'Orange et aux ministres de la maison d'Autriche. Il alla en Espagne, où, appuyé de force patrons qu'il s'étoit ménagés, il obtint une grandesse à vie pour se donner un rang et un état de consistance, puis la Toison d'or pour se décorer [1]. C'étoit en 1677, au temps de la plus forte guerre de la France contre la maison d'Autriche. On a vu en son lieu [2] à quel point il se déchaîna contre elle pour plaire, et avec tant d'insolence, à Rome, où il alla d'Espagne, que le Roi ne dédaigna pas de se montrer piqué sur le personnel qu'il avoit osé attaquer [3], et le fit sortir honteusement de Rome par ordre du Pape. Il alla en Allemagne, où il sut se faire un mérite de cette aventure auprès de l'Empereur, qui le protégea toujours depuis et le fit prince de l'Empire [4], et auprès du prince d'Orange, si personnellement mal avec le Roi. Il sut plaire à ce dernier par ses grâces, par son esprit, par son adresse, par leur haine commune, au point d'entrer dans sa plus intime confiance, qu'il accordoit à si peu de gens. On en a vu des marques à l'occasion de la dernière campagne de Louis XIV en Flandres et de son brusque retour à Versailles en 1693 [5]. Cette affection du roi Guillaume le mit à la tête de l'armée de Flandres, où nous l'avons vu échapper si belle, grâces [6] à M. du Maine, dont le maréchal de Villeroy sut si habilement faire sa cour au Roi [7]. Enfin la protection du roi Guillaume et de

1. C'est en janvier 1675 qu'il reçut les privilèges de grand d'Espagne (*Gazette*, p. 114). Mécontent de n'obtenir que la charge de général de la cavalerie étrangère, il refusa d'abord la Toison, qu'on lui offrait avec une pension de douze mille écus, et quitta même Madrid, mais il se ravisa peu après (*ibidem*, p. 183 et 374, mai 1675).

2. Dans notre tome IV, p. 340-341.

3. « Ne gardant... aucune mesure sur la France, ni aucun respect pour la personne du Roi » (*Écrits inédits*, tome VIII, p. 30).

4. Les sept derniers mots ont été ajoutés en interligne.

5. Tome I, p. 228 et 235. — 6. Ce pluriel est bien au manuscrit.

7. Tome II, p. 314-320.

l'Empereur lui valurent de Charles II le gouvernement général du Milanois[1]. On a vu[2] avec quelle dangereuse dextérité il s'y comporta, après n'avoir osé ne pas y faire proclamer Philippe V, et combien sa soumission fut ici portée, vantée et applaudie. L'aveuglement fut constant sur lui par son adresse et la puissante cabale qui le portoit[3], et on vient de voir qu'après la mort de son fils feld-maréchal des armées impériales et servant en Italie[4], contenu d'ailleurs par Vendôme, dont il redouta les yeux et le poids auprès du Roi, il se rendit[5] plus mesuré, et se l'acquit par ses souplesses[6]. Enfin, l'Italie perdue, il profita du mérite d'en avoir sauvé[7] et ramené par un traité vingt mille hommes qui étoient restés, après la victoire de Médavy, de troupes de France et d'Espagne[8], qui fut mettre le sceau à la honte et au dommage extrême d'avoir remis l'Italie à l'Empereur lorsqu'on pouvoit s'y soutenir, et empêcher[9] par là l'ennemi[10] d'attaquer notre frontière et de pénétrer en France. En y arrivant, il ne tint encore tout de nouveau à notre cour[11] d'ouvrir les yeux[12]. Colmenero étoit l'officier général des troupes du roi d'Espagne servant en Italie le plus intimement dans la confidence de M. de Vaudémont, qui l'avoit avancé à tout, et mis avec M. de Vendôme sur le

Trahison de Colmenero.

1. Tomes IV, p. 331, et IX, p. 46.
2. Tome VII, p. 339; *Écrits inédits*, tome VIII, p. 31; *Mémoires de Catinat*, tome III, p. 150; *Mémoires de Sourches*, tome VI, p. 320.
3. Cependant, en février 1702, on eut quelques soupçons sur sa fidélité, et il se hâta de faire les protestations les plus chaleureuses, que Vendôme appuya (*Michel Chamillart*, par l'abbé Esnault, tome I, p. 192-193, 203-208, 215, 221 et 242-243; *Mémoires militaires*, tome II, p. 191, note; nos tomes X, appendice VII, p. 483-484, et XIV, p. 447-448).
4. Tome XII, p. 124.
5. *Se rendit* est en interligne, au-dessus de *se contint*, biffé.
6. Comparez la notice Elbeuf, p. 31-32.
7. L'initiale de *sauvé* surcharge un *r*. — 8. Déjà dit ci-dessus, p. 3.
9. Avant *empescher*, il a biffé une *l*. — 10. L'élision *l'* corrige un *d*.
11. Les trois mots *à n^e^ cour* ont été ajoutés en interligne.
12. M. le comte d'Haussonville, dans son ouvrage récent sur la duchesse de Bourgogne, incline à rejeter en principe ces accusations.

pied d'avoir part à tout[1]. Nos François soupçonnoient fort sa fidélité, et croyoient avoir des raisons d'être persuadés qu'ils ne s'y trompoient pas ; mais, avec de tels appuis, il fallut se taire. Il avoit rendu Alexandrie, comme on l'a vu en son temps, d'une manière à augmenter tout à fait ce soupçon[2]. M. de Vaudémont le soutint hautement, et M. de Vendôme, revenu d'Italie intimement uni avec lui, et qui étoit souvent dupe[3] de moins habiles en l'art de tromper, prit hautement sa défense. Ils ne persuadèrent personne de ceux qui voyoient les choses de près, mais bien notre cour, accoutumée à les croire à l'aveugle. La surprise y fut donc grande lorsqu'on y apprit, en même temps que Vaudémont y arriva, que le prince Eugène, par ordre de l'Archiduc, avoit donné le gouvernement du château de Milan à Colmenero, qui, en même temps, passa vers lui, et fut conservé chez les Impériaux dans le même grade qu'il avoit dans nos armées[4]. Vaudémont s'en étonna fort, M. de Vendôme aussi, de Mons où il étoit alors, et se sentit piqué de sa méprise; mais ce fut tout, et il n'entra pas seulement dans la pensée de trouver mauvais que Vaudémont l'eût tant vanté. MM. de Vendôme et de Vaudémont avoient passé par la même étamine[5] : Vendôme y avoit laissé presque tout son nez, Vaudémont les os des doigts

1. Tomes VII, p. 370-371, et XIV, p. 84-85.

2. Tome XIV, p. 84 et 89 ; *Journal de Dangeau,* tome XI, p. 214, 228 et 243-245. Alexandrie a capitulé précipitamment le 21 novembre 1706, au moment où une inondation allait emporter les assiégeants, et l'on a cru, sur le premier moment, que M. de Colmenero avait eu la main forcée par les habitants (*Mémoires militaires*, tome VI, p. 344-345).

3. Le *d* de *dupe* surcharge une *m*.

4. *Journal de Dangeau,* tome XI, p. 385 : « Le prince Eugène a donné le gouvernement du château de Milan, par ordre de l'Archiduc, à M. de Colmenero, que M. de Vendôme et M. de Vaudémont croyoient un des plus fidèles sujets du roi d'Espagne, et qui avoit fait de fort bonnes actions ; mais il s'étoit mal défendu dans Alexandrie, et, dès ce temps-là, il fut soupçonné. » On peut voir aussi le *Mercure* d'août, p. 123-124, et la *Gazette d'Amsterdam*, n° LII, 11 juin 1707.

5. « On dit qu'un homme *a passé par l'étamine* pour dire qu'on l'a

de ses pieds et de ses mains, qui n'étoient plus qu'une chair informe sans consistance, qui se rabattoit toute l'une sur l'autre ; ses mains faisoient peine à regarder. Il en avoit eu d'autres suites très fâcheuses, dont les médecins n'avoient pu venir à bout : un empirique le guérit à Bruxelles autant qu'il pouvoit l'être, et le mit en état de se tenir à cheval et sur ses pieds[1]. Ce fut son prétexte, en Italie, de paroître si peu dans les armées et d'y monter si rarement à cheval. Du reste, il avoit conservé toute sa belle figure à son âge, fort droit, grand mine, et une fort bonne santé[2]. On va voir qu'il sut tirer parti d'un état dont la source est si honteuse[3].

M. de Vaudémont et ses nièces étoient fort occupés de sa subsistance et de son rang. Il avoit acquis à Milan des sommes immenses[4], et, dans quelque splendeur qu'il y eût vécu, il lui en étoit resté beaucoup, comme on ne put s'empêcher[5] d'en être convaincu dans la suite; mais il ne falloit pas le laisser apercevoir, et pour obtenir gros, et pour ne pas perdre le mérite d'un homme si grandement établi, et qui revient tout nu. Cela ne leur parut pas[6] le plus difficile, et en effet ils furent si bien servis, que, tout en arrivant, le Roi donna quatre-vingt-dix mille livres[7] de pen-

280 000# de pension de France et d'Espagne à M. et à Mme de Vaudémont, en arrivant.

examiné sur sa doctrine, sur sa conduite, sur ses mœurs, ou qu'il a pris de grands remèdes pour quelques dangereuses maladies » (*Académie*, 1718).

1. Notice ELBEUF, p. 31 : « Soit voile, soit vérité, il tomba dans un état que la chasteté n'attire pas, qui le rendit impotent de tous ses membres et le mit hors d'état de servir; mais il trouva, dans la suite du temps, un charlatan, qu'il n'a jamais revu depuis, qui le remit sur pied. » Voyez, dans la *Gazette d'Amsterdam* de 1705, n° xc, l'annonce d'une nouvelle médication employée en Hollande.

2. Déjà dit aux tomes IV, p. 343-344, IX, p. 51, et XI, p. 307. Le marquis de Franclieu raconte dans ses *Mémoires*, p. 29, qu'il le vit, en 1705, se faisant traîner dans une chaise roulante.

3. Il faut toujours, pour la suite, comparer la notice ELBEUF.

4. La première lettre d'*immenses* surcharge un *s*.

5. L'élision *s'* surcharge une lettre illisible.

6. Avant *pas*, il a biffé un second *parut*. — 7. *900 000* corrigé en *90 000*.

sion à M. de Vaudémont[1], et qu'il écrivit aussi au roi d'Espagne pour lui recommander ses intérêts[2]. Ils se trouvèrent encore en meilleure main[3] auprès de Mme des Ursins, qui, nonobstant l'état fâcheux des finances et des affaires d'Espagne, où tout manquoit, comme on l'a vu à l'occasion des suites de la bataille d'Almanza[4], elle[5] voulut montrer à Mme de Maintenon ce qu'elle pouvoit sur elle, et fit donner, tant à M. qu'à Mme de Vaudémont, cent quatre-vingt-dix mille [livres] de pension[6]. Il avoit fait sa révérence au Roi le 10 mai; le 15 juin, la réponse d'Espagne étoit arrivée[7]. On auroit pu croire que deux[8] cent quatre-

1. Les *Mémoires de Sourches* (p. 326) parlent d'un bruit qui courut que le Roi donnerait une pension de vingt-quatre mille écus; mais Dangeau n'en dit mot. Il ne se trouve aucun brevet dans les registres du Secrétariat de la maison du Roi, ni dans les Papiers du Contrôle général. N'y aurait-il pas double emploi avec la pension qu'accorda Philippe V, comme on va le voir? Cependant l'erreur était déjà dans l'Addition. Dans la notice ELBEUF, il n'y a rien que ces sept mots : « Le Roi lui fit des dons immenses. »

2. *Dangeau*, tome XI, p. 385 : « Le Roi a écrit au roi d'Espagne pour lui recommander les intérêts de M. de Vaudémont; on a accoutumé de donner trente mille écus de pension à ceux qui ont été gouverneurs du Milanois. »

3. « On dit : *avoir quelqu'un en main pour quelque affaire*, pour dire être sûr de quelqu'un qu'on trouvera prêt à exécuter ce qu'on voudra.... On dit figurément qu'*une chose est en bonne main*, pour dire qu'une personne puissante, ou intelligente, ou capable, en a pris soin. » (*Académie*, 1718.)

4. Tome XIV, p. 426-428.

5. Cette répétition du sujet est bien dans le manuscrit.

6. Il doit y avoir encore ici une erreur de chiffre. Le *Journal de Dangeau* (p. 385 et 393), cité ci-dessus, et le *Mercure* de juin, p. 224-228, disent seulement : trente mille écus, ce qui ne ferait que quatre-vingt-dix mille livres, et une lettre de Mme des Ursins (recueil Bossange, tome IV, p. 40) confirme ce chiffre.

7. Dangeau dit à cette date, p. 393 : « Le roi d'Espagne a accordé trente mille écus de pension à M. de Vaudémont.... Dans la lettre du roi d'Espagne au Roi, il lui mande qu'il le remercie de la grâce qu'il lui avoit demandée pour M. de Vaudémont. »

8. Le chiffre *2* semble surcharger un *1*.

vingt mille livres de rente auroient dû suffire et les contenter ; ce ne fut pas tout, et il faut le dire tout de suite, pour ne pas revenir au pécuniaire[1]. M. de Vaudémont avoit eu une patente de prince de l'Empire de l'empereur Léopold, qui lui avoit fait changer son titre de comte de Vaudémont en celui de prince[2]. On a vu ses liaisons[3] si longtemps intimes à Vienne, et, depuis si peu encore, son fils unique mort en Italie feld-maréchal des armées impériales et la seconde personne de celle de Lombardie[4]. Les mêmes liaisons, il les avoit conservées plus à découvert et avec plus de bienséance avec les deux ducs de Lorraine père et fils[5]. Il avoit, en[6] traitant avec le prince Eugène du retour de nos troupes, demandé une pension pour le duc de Mantoue, que l'Empereur dépouilloit totalement[7], et une pour Mme de Mantoue : il fut durement refusé de la première ; il obtint la seconde, et le prince Eugène convint qu'elle seroit de vingt mille écus[8]. Mme de Mantoue partit aussitôt,

60 000# de pension de l'Empereur à la duchesse de Mantoue, qui se retire en Suisse.

1. Par l'article 34 du traité conclu pour l'Italie avec les Impériaux, M. de Vaudémont avait obtenu la liquidation de ses gages ordinaires et extraordinaires, comme gouverneur de Milan, jusqu'au jour de l'entrée des Impériaux : ce qui représentait une somme de cinquante mille écus (*Mémoires militaires*, p. 760-761).

2. Tome IV, p. 342, note 1. — 3. La lettre *o* corrige un *i*.

4. Ci-dessus, p. 33. — 5. Charles V et Léopold.

6. *En* surcharge des lettres effacées du doigt.

7. De juin à octobre 1707, M. de Gergy, chargé des affaires de France auprès du duc, adressa de Venise au Roi plusieurs lettres relatives aux projets qu'avait M. de Mantoue d'envoyer quelque ambassadeur à Vienne pour y plaider sa cause auprès de l'Empereur et essayer d'obtenir la restitution de ses États. Finalement, le prince dépossédé préféra faire intervenir auprès de Joseph Ier le duc de Lorraine, sur les bons offices duquel il fondait beaucoup d'espoir (Arch. nat., K 122, nos 33-37).

8. Voyez ce qui a été dit à ce sujet dans notre tome XIV, p. 450, note 2. Depuis plus d'un an, le duc ayant refusé de tester en sa faveur, Mme de Mantoue était très inquiète de son avenir et réclamait l'intervention de Torcy et du Roi (Affaires étrangères, vol. *Mantoue* 41 et 43). A la mort de son mari, en août 1708, Philippe V lui donna une pension de dix mille écus (*Dangeau*, tome XII, p. 212).

puis dans un couvent à Pont-à-Mousson.

pour aller attendre à Soleure[1] la permission d'aller en Lorraine se mettre aux Filles de Sainte-Marie de Pont-à-Mousson[2], et Mme de Vaudémont, sa sœur de père, l'accompagna dans ce voyage, sous prétexte d'amitié et de bienséance, mais en effet pour négocier de plus près auprès de M. de Lorraine ce qu'on avoit engagé le Roi de lui demander pour M. de Vaudémont, où, par ce peu que dura une négociation qui coûta tant, et pour rien à M. de Lorraine, on soupçonna la cour de Vienne d'être entrée, laquelle pouvoit tout sur lui. Quoi que ce fût, les dames ne séjournèrent pas longtemps à Soleure, passèrent en Lorraine[3]; Mme de Mantoue demeura à Pont-à-Mousson, et Mme de Vaudémont s'en vint à Paris, à l'hôtel de Mayenne. Charles IV, père de M. de Vaudémont, lui avoit donné le comté de Vaudémont[4], dont son père[5] portoit le nom, et qui a été souvent apanage des puînés des ducs de Lorraine

1. *Soleurre*, dans le manuscrit. — La duchesse était partie le 1er avril 1707 avec M. et Mme de Vaudémont. Ces deux dames arrivèrent à Soleure le 27, et s'y arrêtèrent pour attendre les instructions du duc (*Dangeau*, tome XI, p. 343, 350, 359 et 360; Dépôt des affaires étrangères, vol. *Suisse* 178, fol. 173). — Soleure, capitale du onzième canton, était la résidence ordinaire de l'ambassadeur français.

2. *Dangeau*, p. 366. — Cette petite ville de Lorraine, sur la Moselle, avait été érigée en marquisat en 1355, et en cité impériale par l'empereur Charles IV. Le couvent de visitandines, établi sur la prière de Mme d'Haraucourt, en 1626, par la Mère de Chantal, était fort bien fréquenté.

3. Le duc de Lorraine avait d'abord refusé de la recevoir dans ses États; mais on sut le 11 mai que M. de Mantoue avait permis à la duchesse de venir à Pont-à-Mousson, que M. de Lorraine l'y recevrait, et qu'elle avait quitté Soleure le 9 (*Dangeau*, p. 366; *Sourches*, p. 302; *Gazette d'Amsterdam*, n° XLIV; Affaires étrangères, vol. *Suisse* 179, fol. 31).

4. Cette seigneurie, érigée en comté dès le onzième siècle pour un cadet de la maison d'Alsace, était passée en 1314 dans la maison de Joinville, et dans celle de Lorraine en 1394, par le mariage de l'héritière avec Ferry, frère du duc Charles Ier. Au moyen âge, on écrivait : *Vaudaimont*. La principale ville du comté était Vézelise, siège du bailliage, le bourg de Vaudémont ne venant qu'en seconde ligne. La *Gazette* de 1635, p. 713, contient une description de cette dernière localité.

5. François de Lorraine : ci-dessus, p. 26.

quoique la terre[1] ne soit pas considérable. Le même Charles IV avoit acquis du cardinal de Retz la terre de Commercy[2], qu'il avoit eue[3] de sa mère, qui étoit Silly[4], et il la donna aussi à M. de Vaudémont, lequel y succéda au cardinal de Retz[5], qui en avoit retenu la jouissance sa vie durant, et qui s'y étoit retiré en revenant d'Italie, pour payer ses dettes et y faire pénitence de sa vie passée dans la solitude[6]. Dans les suites, le duc Léopold de Lorraine, État

1. Le *t* de *terre* surcharge une *s*.

2. Petite ville sur la Meuse, dans le duché de Bar, à trois lieues S. de Saint-Mihiel et à cinq lieues O. de Toul. C.-E. Dumont a publié en 1843 une *Histoire de la ville et des seigneurs de Commercy*, en trois volumes. Ce n'est pas au duc de Lorraine, mais au prince et à la princesse de Lillebonne (ci-dessus p. 30), que le cardinal céda la nue-propriété seulement, moyennant cinq cent cinquante mille livres dont il avait besoin pour payer ses dettes, se réservant la jouissance d'usufruitier sa vie durant (acte du 29 juillet 1665, publié par Dumont, tome II, p. 211-219). Par une contre-lettre du 17 juillet, les acquéreurs reconnaissaient que le duc de Lorraine avait fourni la plus grande part du prix d'achat et s'engageaient à lui rétrocéder la principauté de Commercy quand il le voudrait, moyennant le remboursement de la part versée par eux. En 1699, le prince et la princesse de Lillebonne cédèrent la principauté à leur fils, Charles de Lorraine, que nous avons vu périr à Luzzara, et qui, le même jour, en avait abandonné le souverain domaine au duc de Lorraine (*ibidem*, p. 220-227). Quand le roi Stanislas en devint possesseur par la mort de la duchesse douairière de Lorraine, il y fit des embellissements dont parle Expilly (tome II, p. 400-402). On trouve dans les Papiers Joly de Fleury, ms. 1372, les comptes du domaine pour les années 1654-1660.

3. Il y a *eu*, au masculin singulier, de même que *donné*, neuf lignes plus bas; mais, un peu plus loin, *possédée* est au féminin.

4. Françoise-Marguerite de Silly, fille d'Antoine, comte de la Rochepot, et de Marie de Lannoy, mariée le 11 juin 1604 à Philippe-Emmanuel de Gondy, comte de Joigny, et morte en 1626, à quarante-deux ans, contribua avec saint Vincent de Paul, précepteur de son fils le futur cardinal, à la fondation de la congrégation de la Mission.

5. Il y a là une erreur. M. de Vaudémont ne posséda pas alors Commercy, qui appartenait pour les trois quarts aux Lillebonne et pour un quart à la famille des Armoises de Spincourt.

6. Les sept derniers mots sont en interligne, au-dessus de *dans la retraitte de sa vie passée*, biffé. — Sur la retraite du cardinal à Com-

de la seigneurie de Commercy.

gendre de Monsieur, acquit Commercy de M. de Vaudémont, et le laissa jouir du revenu, qui n'est pas considérable[1]. Cette seigneurie relevoit constamment de l'évêché de Metz[2]. Ils l'avoient donnée[3] en fief à des seigneurs, sous le nom de damoiseaux[4]. Les comtes de Nassau-Sarrebrück, qui l'ont longtemps possédée[5], en ont toujours reconnu les évêques de Metz et leur en ont rendu leurs devoirs, et, les officiers du Roi du bailliage de Vitry[6] ayant formé des prétentions sur la justice de quelques paroisses de cette terre, son[7] seigneur[8] et le duc Antoine de Lorraine[9] firent

mercy, on peut voir ses *Mémoires*, tomes VIII, p. 164, 201, 369, etc., les *Lettres de Mme de Sévigné*, tome V, p. 366, note, et recueil Capmas, tome I, p. 363, les *Lettres historiques de Pellisson*, tome III, p. 309, enfin l'ouvrage de M. A. Gazier (1875), *les Dernières années du cardinal de Retz*.

1. La donation au prince de Vaudémont ayant été faite pour sa vie durant, et la principauté devant revenir, à sa mort, au duc de Lorraine, il n'y avait pas de raison pour que celui-ci l'achetât, et cette acquisition n'eut en effet pas lieu.

2. Thierry II, duc de Lorraine (1070-1115), en avait fait don aux évêques de Metz. Il y a un mémoire sur cette souveraineté dans le carton des Archives nationales coté K 1194, n°s 1 et 2, et un autre à la Bibliothèque nationale, dans le ms. De Camps 122, fol. 199 et suivants.

3. *Donné*, au masculin, dans le manuscrit.

4. Sur ce titre de *damoiseau* ou *damoisel*, on peut voir Claude Fauchet, *Origine des dignités* (1584), p. 86. Feu M. Giry (*Manuel de diplomatique*, p. 332, note 4) estime que c'est seulement vers le quinzième siècle qu'il fut adopté complètement par les seigneurs de Commercy, qui étaient seuls à s'en servir ainsi.

5. Ce n'est qu'au quatorzième siècle que Commercy vint, par héritage de l'ancienne maison de Saarbrück, alliée aux Rouvroy (notre tome I, p. 417), dans une branche de la maison de Nassau.

6. Vitry-le-François, ou Vitry-en-Perthois, où fut établi en 1545 un bailliage royal très étendu, dont la coutume avait vigueur dans la plus grande partie de la Champagne.

7. La première lettre de *son* surcharge *et*.

8. Le damoiseau, ou plutôt la damoiselle de Commercy était alors Philippe de Saarbrück, mariée en 1504 à Charles de Silly, seigneur de la Rocheguyon, et qui avait hérité Commercy de son père en 1525.

9. *Ant.*, en abrégé. — Antoine de Lorraine-Vaudémont (1490-1544), duc depuis 1508.

lever, en 1540, de la chambre de Vic[1], tous les actes[2], qui démontrèrent que tout Commercy relevoit de l'évêché de Metz, et non pas du Roi en rien[3]. Le[4] cardinal de Lenoncourt[5] en reçut tous les devoirs, comme évêque de Metz, en 1551. Cependant cette seigneurie étoit peu à peu devenue une espèce de petite souveraineté ; il s'y forma une manière de chambre de grands jours, où les procès se jugeoient en dernier ressort[6]. Les Silly la possédèrent en cet état[7] ; mais, en 1680, la Chambre royale de Metz[8] re-

1. Vic, petite ville du pays Messin, sur la Seille, à cinq lieues de Nancy, était le chef-lieu du temporel de l'évêque de Metz et le siège de la chancellerie et du grand bailliage de cet évêché.

2. Ces trois mots sont en interligne.

3. Dumont, dans son *Histoire de Commercy*, ne parle pas de cette affaire de 1540 ; mais il en est question dans le *Grand dictionnaire géographique* de Bruzen de la Martinière, où Saint-Simon semble s'être renseigné — Le bailliage de Vitry se fondait, dans sa réclamation, sur ce que Jean Ier de Saarbrück s'était reconnu vassal du roi de France pour les villages dépendant de sa seigneurie (*Histoire de Commercy*, tomes I, p. 52, et III, p. 155).

4. *Le* surcharge une *n*.

5. Robert de Lenoncourt, évêque de Châlons en 1535, cardinal en 1538, se démit de Châlons en 1549, et eut l'évêché de Metz de 1551 à 1553, ayant beaucoup contribué à l'annexion de cette ville. Il fut nommé archevêque d'Embrun en 1554, d'Arles en 1560, et mourut titulaire de ces deux sièges et de celui de Sabine, le 4 février 1561, à la Charité-sur-Loire, dont il était prieur. Son père était bailli de Vitry, et son oncle, archevêque de Reims, surnommé *le Père des pauvres*, avait sacré François Ier.

6. C'est ce que dit le *Dictionnaire* de la Martinière (ci-dessus, note 3). Cette chambre, ou plutôt cour des grands jours, était composée de deux magistrats nommés chacun par un des deux seigneurs. L'*Histoire de Commercy*, tome III, p. 155-159, en décrit le fonctionnement et donne une liste des magistrats. Évidemment, elle n'avait pas le caractère de commission extraordinaire et ambulatoire propre à nos grands jours.

7. Par le mariage de Charles de Silly avec Philippe de Saarbrück, dernière héritière : ci-dessus, p. 40, note 8.

8. Il n'y eut en réalité qu'une seule chambre de réunion créée spécialement à cet effet, et c'est celle qui fut établie en 1679 auprès du parlement de Metz. En Franche-Comté et en Alsace, le parlement et le conseil souverain furent chargés de prononcer les réunions de fiefs,

connut, nonobstant ces grands jours, et malgré les prétentions du bailliage de Vitry, duquel quelques paroisses relevoient[1], que le droit féodal et direct sur Commercy en entier appartenoit à l'évêque de Metz, et lui fut adjugé[2]. Malgré[3] des empêchements si dirimants, M. de Vaudémont se proposa de se faire donner par le duc de Lorraine la souveraineté de Commercy, à[4] lui qui, de plus, avoit vendu cette terre à ce prince, qui le laissoit jouir du revenu[5], d'y faire joindre par le même des dépendances nouvelles, pour en grossir le revenu et en étendre la souveraineté, et de rendre le Roi protecteur de cette affaire; et on verra bientôt qu'il y réussira, et même à davantage[6].

Vaudémont obstinément refusé de l'ordre du Saint-Esprit; cause de ce refus.

En attendant, il songeoit fort à s'établir un rang distingué[7]. Il avoit celui de grand d'Espagne; mais il n'avoit garde de s'en contenter. Comme prince de l'Empire, il n'en pouvoit espérer; celui de ses grands emplois avoit cessé avec eux, et ce groupe de tant de choses accumulées,

sans qu'il fût institué de chambre particulière (C. Rousset, *Histoire de Louvois*, tome III, p. 19 et suivantes). La chambre établie à Metz fonctionna jusqu'en 1683. L'intendant Desmaretz de Vaubourg a consigné les résultats qu'elle obtint au début de son mémoire sur la Lorraine rédigé en 1698 pour l'instruction du duc de Bourgogne, et l'on avait publié à Paris, en 1681, un recueil de ses arrêts. M. H. Kaufmann vient d'en faire l'objet d'une étude en 1899. Voltaire, dans le chapitre XIV du *Siècle de Louis XIV*, et Fénelon, dans sa lettre au Roi, ont flétri cette institution, ensemble juge et partie, dit le dernier, et qui ajoutait l'insulte et la dérision à l'usurpation et à la violence.

1. Les quatre derniers mots sont en interligne, au-dessus de *reconnut*, biffé. — Notre auteur vient cependant de dire que cette prétention n'était pas justifiée.

2. Voyez la *Correspondance de Bussy-Rabutin*, tome V, p. 108 et 112. — C'est par un arrêt du 15 avril 1681 que la chambre de réunion déclara Commercy domaine de l'évêché de Metz.

3. L'écriture change. — 4. La préposition *à* est en interligne.

5. On a vu ci-dessus, p. 40, note 1, que ceci n'est pas exact. Dès septembre 1706, M. de Vaudémont souhaitait de se retirer à Commercy, comme il a été dit dans notre tome XIV, appendice II, p. 499.

6. Ci-après, p. 54.

7. C'est sur cela que notre auteur s'était étendu dans la notice ELBEUF,

et qui éblouissoient les sots, lui parut trop aisé à désosser[1] pour se pouvoir flatter d'en faire réussir quelque chose de solide. Il avoit tenté, au milieu de sa situation la plus brillante et la plus accréditée en Italie, d'être fait chevalier de l'Ordre ; il l'avoit fait insinuer par ses amis, enfin il l'avoit lui-même formellement demandé : il avoit été refusé à plus d'une reprise, et on ne lui en avoit pas caché la raison, avec force regrets de ne la pouvoir surmonter. Cette raison étoit un statut de l'ordre du Saint-Esprit qui en exclut tous les bâtards, sans aucune autre[2] exception que ceux des rois[3]. Il eut beau insister, piquer l'orgueil en représentant que le Roi étoit maître des dispenses; tout fut inutile. Dès le temps que le roi d'Espagne étoit en Italie, il y employa Louville auprès de Torcy et de M. de Beauvillier, qui me l'a conté[4], et, depuis, il y employa encore Tessé, le maréchal de Villeroy et M. de Vendôme. Tout fut inutile : il n'y eut point de crédit ni de considération qui pût obtenir du Roi d'assimiler un bâtard de Lorraine aux siens en quoi que ce pût être; mais, quoique le refus ne portât que sur cet intérêt si cher au Roi, il ne laissoit pas de montrer à Vaudémont que le Roi ne le prendroit jamais que pour ce qu'il étoit, c'est-à-dire que pour un bâtard de Lorraine, qui, par la raison qui[5] vient d'être expliquée, et que Vaudémont et ses nièces avoient trop

1. Même emploi au figuré que dans les *Projets de gouvernement du duc de Bourgogne*, p. 85 et 239, et dans la suite des *Mémoires*, tome X de 1873, p. 471, où Littré l'a relevé.

2. Il y a *aucun autre*, par mégarde, dans le manuscrit, et, plus loin, *instister* pour *insister*.

3. Les statuts primitifs ne parlaient pas des bâtards. C'est au chapitre tenu à Rouen le 7 janvier 1597 qu'Henri IV décida que nul bâtard ne pourrait être admis dans l'Ordre, si ce n'est ceux des rois reconnus et légitimés. Voyez l'Addition n° 6, sur l'Ordre, dans notre tome I, p. 329-332.

4. A cette époque cependant, Louville n'était pas sûr de M. de Vaudémont : voyez une des lettres données dans l'appendice I de notre tome X, p. 446-447.

5. *Qui* corrige l'abréviation de *que*.

d'esprit pour ne pas sentir, se trouveroit toujours en obstacle à toutes ses[1] prétentions. Ce fut apparemment aussi ce qui lui fit imaginer cette souveraineté de Commercy, et entreprendre encore au delà, comme on le verra[2], pour couvrir sa bâtardise de façon que la raison secrète du Roi en pût être détournée. Mais[3] tout cela n'étoit pas fait, et, en attendant, il falloit être à la cour et dans le monde. N'osant donc hasarder de refus, pour demeurer entier pour quand tout son fait de Commercy, et de plus encore, seroit arrangé, il résolut d'usurper sans avoir l'air de prétendre ou le laisser douteux, et se servir avec adresse des excès d'avances qu'il recevoit de tout ce qu'il y avoit à la cour de plus grand, de plus distingué, de plus accrédité, d'abuser de la sottise du gros du monde, et de cacher ses entreprises sous l'impotence[4] de sa personne, pour, ce qu'il auroit ainsi ténébreusement conquis et tourné adroitement en habitude, le prétendre après en rang qui lui auroit été acquis. Il se fit donc porter en chaise[5] à travers les petits salons jusqu'à la porte du grand, comme, très rarement, il arrivoit aux filles du Roi de le faire, et ne se tenoit debout que devant le Roi. Il évita d'aller chez Monseigneur et chez Messeigneurs ses fils, sous prétexte de ses jambes, sinon, en arrivant, leur faire la révérence, et de même chez Mme la duchesse de Bourgogne et chez Madame. Chez les autres, il se mit sur le premier siège qu'il y trouva, et il

1. *Se*, au manuscrit. — 2. Ci-après, p. 54-55.

3. En face de cette phrase, sans alinéa, Saint-Simon avait écrit la manchette suivante, qui se retrouvera plus loin : « Artifices et adroittes entreprises de Vaudémont. »

4. Ce terme de médecine n'est entré dans le *Dictionnaire de l'Académie* qu'en 1835, mais M. Hatzfeld, dans son *Dictionnaire*, en cite un exemple tiré du *Roman de la Rose*.

5. Il a déjà été dit (tome IX, p. 174) que c'était un privilège des princes étrangers de se faire porter ainsi jusqu'aux salons dans les chaises à leur livrée, tandis que les autres courtisans s'arrêtaient à la salle des Gardes, comme il est raconté dans les *Écrits inédits*, tome III, p. 213-214. Comparez les *Mémoires de Luynes*, tomes I, p. 191, et II, p. 288, et le règlement de 1744 transcrit dans le registre O[1] 88, p. 131.

n'y avoit que des tabourets dans ces appartements de Marly, et, dans le salon, de même. Il s'y plaçoit dans un coin; la plus brillante compagnie s'y rassembloit autour de lui, assise et debout, et, là, il tenoit le dé. Monseigneur en approcha quelquefois : Vaudémont, avec adresse, l'accoutuma à ne se point lever pour lui, et, tout aussitôt après, il en usa de même pour Mme la duchesse de Bourgogne. Tous les ministres furent d'abord chez lui. Il vit seul Mme de Maintenon chez elle; mais cela se réitéra fort peu[1], et il n'y vit jamais le Roi, dont il n'eut presque point d'audience dans son cabinet[2]. Rien de si brillant que ce voyage, et le Roi toujours occupé de lui. Il lui fit donner une calèche à toutes ses chasses[3]; une [de[4]] ses nièces y alloit avec lui : il étoit assez plaisant de les voir tous deux[5] suivre celle du Roi, qui étoit seul dans la sienne avec Mme la duchesse de Bourgogne, et figurer ainsi en deux tête-à-tête, sans autre calèche que celle du capitaine des gardes, car Madame montoit encore alors à cheval. Ce voyage de Marly, où il étoit arrivé, et s'étoit compassé[6] pour cela avec justesse, s'écoula de la sorte à y faire toute l'attention, à y être l'homme uniquement principal, et à reconnoître son

1. Mme de Maintenon rendit ce compte à la princesse des Ursins, le 15 mai (recueil Bossange, tome I, p. 124) : « Il m'a paru très aimable, quoique impotent. C'est la coqueluche de la cour, et tout le monde se le dispute. Le Roi lui fait toute sorte de bons traitements, et il assure qu'il ne sortira pas de Marly qu'on ne le chasse. » Et, quelques jours plus tard (p. 135) : « Il a été bon courtisan jusqu'à marcher sans bâton par l'air de Marly, ce qu'il n'avoit pas fait depuis bien des années. »

2. Outre celle du 10 mai, lors de son arrivée, M. de Vaudémont eut une heure d'audience le 21 (*Dangeau*, p. 365 et 373).

3. *Ibidem*, p. 366, 367, 369 et 376. Déjà dit ci-dessus, p. 5.

4. Préposition oubliée en changeant de ligne.

5. *Deux* surcharge une *l*.

6. « *Compasser*, mesurer avec le compas. Signifie plus ordinairement bien proposer une chose. On dit aussi figurément : *compasser ses actes, ses démarches*, pour dire les bien régler » (*Académie*, 1718). Voyez notre tome V, p. 256.

monde[1]. Il partagea après son temps moins à Versailles qu'à Paris : Versailles étoit plus public, moins ramassé, moins pêle-mêle, les milieux plus difficiles à garder. Il jugea sagement que, son terrain bien sondé, il falloit disparoître pour réveiller le goût et l'empressement, et ne les pas user par l'habitude : au bout d'un mois, il prit congé, et s'en alla à Commercy avec sa sœur[2], ses nièces et sa femme, qui, sous prétexte de fatigue et de santé délicate, n'avoit vu le jour à Paris que par le trou d'une bouteille[3], mais en effet par l'embarras de ses prétentions, qu'elle ne vouloit pas commettre, et savoir, avant de se présenter à la cour, sur quel pied elle s'y conduiroit. Vaudémont, en partant[4], s'assura, puis s'annonça pour le premier voyage de Marly : c'étoit une distinction qu'il lui importoit de ne pas négliger. Trois semaines suffirent à cette course : la santé étoit bonne quand il le falloit, et les jambes ne faisoient jamais rien manquer d'utile. Mme de Lillebonne et Mme de Vaudémont demeurèrent à Paris, l'oncle et les nièces vinrent à Marly[5]. Avant son départ, il y avoit eu une négociation : Mme de Vaudémont, qui ne savoit encore sur quel pied danser[6], vouloit éviter le cérémonial de Versailles et aller droit[7] à Marly, comme son mari avoit fait; le Roi trouvoit cela ridicule, et cela balança[8]. Au retour de M. de

1. Selon Mme de Maintenon (recueil Bossange, tome I, p. 145), il sut se mettre au mieux avec la duchesse de Bourgogne par sa politesse et par son assiduité à jouer avec elle.

2. *Sa sœur* a été ajouté en interligne. — 3. Tome XIV, p. 222.

4. Il prit congé le 22 juin, avant que la cour ne rentrât à Versailles (*Dangeau*, p. 401 ; *Sourches*, p. 348).

5. *Dangeau*, p. 412, 9 juillet; *Sourches*, p. 356.

6. « On dit proverbialement : *ne savoir sur quel pied danser*, pour dire ne savoir quelle contenance tenir, quel parti prendre » (*Académie*, 1718).

7. *Droit* a été ajouté en interligne, ainsi que les mots *co[e] son mary avoit fait.*

8. *Balancer*, au neutre, aussi bien pour les choses que pour les personnes, signifie « être en suspens, pencher tantôt d'un côté, tantôt de l'autre » (*Académie*, 1718).

Vaudémont, il insista si bien, qu'il en résulta une distinction plus grande, parce que le Roi la trouva moindre que de recevoir de plein saut[1] à Marly une femme[2] qu'il n'avoit jamais vue, et qui se tortilloit en prétentions[3]. Vaudémont et ses nièces arrivèrent le samedi à Marly[4] : dans le dimanche, Mme de Maintenon[5] fit agréer au Roi qu'allant, elle, à Saint-Cyr le mercredi, comme elle y alloit de Marly presque tous les jours, que[6], celui-là même, Mme de Vaudémont l'y viendroit voir de Paris; que, sans que Mme de Vaudémont lui parlât de Marly, ce seroit elle qui lui proposeroit de l'y mener. Le Roi y consentit, puis se ravisa; enfin il l'accorda, et ce qui avoit été réglé pour le mercredi ne s'exécuta que le vendredi[7]. Le Roi, entrant le soir chez Mme de Maintenon, y trouva Mme de Vaudémont qui arri-

Mme de Vaudémont à Marly, et comment; ses prétentions, son embarras, son mécontentement, son caractère, sa prompte éclipse.

1. Cette expression a déjà passé dans notre tome I, p. 286. « On dit d'un homme qui a été élevé à une haute dignité sans passer par les degrés inférieurs, qu'il y est monté *d'un saut, d'un plein saut* » (*Académie*, 1718).

2. Après *feme*, Saint-Simon a biffé un second *à Marly* répété par mégarde.

3. Notice ELBEUF, p. 37 : « On la donnoit, en attendant, à Mme de Maintenon, pour une sainte de tant d'esprit et de simplicité, et au Roi pour avoir tant répandu aux officiers et soldats blessés et malades et avoir eu tant de soin d'eux aux hôpitaux, dans leur logis et jusque chez elle, qu'on en faisoit une merveille pour donner envie de la voir et de la traiter à son gré. Mais, quand ils virent que cela ne rendoit pas plus pour elle que le jeu de cul-de-jatte à M. de Vaudémont, et qu'à toutes les grâces qu'il avoit reçues, il n'étoit pas possible qu'elle ne vînt pas, ils l'y résolurent. Elle arriva donc pendant un Marly, et, pour ne pas tout perdre, on suppléa au rang par des distinctions. Elle n'eut pourtant aucun message ni compliment du Roi, ni d'aucune personne royale, à son arrivée, ni depuis.... »

4. Ce qui suit se trouvait moins exactement rapporté dans la notice ELBEUF.

5. Les mots *Me de Maintenon* sont en interligne, au-dessus de *le Roy*, biffé, et, plus loin, *mercredi* est en interligne, au-dessus de *lendemain*, aussi biffé.

6. Nous avons déjà vu de nombreuses répétitions pareilles de la conjonction *que*.

7. *Dangeau*, p. 415; *Sourches*, p. 358.

voit avec elle. L'accueil fut gracieux, mais court[1]; elle ne soupa point, à cause du maigre. Le lendemain, elle fut présentée à Mme la duchesse de Bourgogne comme elle alloit partir pour la messe, et vit un instant Monseigneur et Mgr le duc de Bourgogne chez eux, puis les Princesses fort uniment, mais fort courtement[2]. Elle fut l'après-dînée, avec le Roi et presque toutes les dames, voir la roulette[3], où Mme la duchesse de Bourgogne alloit, puis à une grande collation dans le jardin[4]. Mme de Vaudémont ne fut pas, à

1. « Le soir, disent les *Mémoires de Sourches*, la princesse de Vaudémont arriva à Marly, où le Roi lui donna un appartement, et la reçut avec tous les agréments imaginables. »

2. Dangeau ne parle pas de ces visites; mais Mme de Maintenon en rendit ce compte à la princesse des Ursins (recueil Bossange, tome I, p. 145, 148 et 156) : « Elle voulut me voir à Saint-Cyr auparavant, et que j'eusse l'honneur de la suivre à la première visite qu'elle fit au Roi dans ma chambre (à Marly). Mme la duchesse de Bourgogne y vint sur la fin. Il y a quarante ans que cette princesse est sortie de France, elle ne connoît presque plus personne à la cour, et eut peine à reconnoître ceux qui y étoient de son temps. On fut de même pour elle, et cette scène-là n'a rien qui flatte l'amour-propre. Pour moi, je suis charmée de la vertu de ces gens-là, de la manière dont ils portent le changement de leur fortune. Elle prétend partager sa vie entre la solitude de Commercy et le couvent de Pont-à-Mousson où est Mme de Mantoue, et quelquefois à la cour. Elle a beaucoup de piété; c'est un grand fonds de consolation. » Cette rentrée à la cour, après quarante ans d'absence, avait intrigué Mme de Maintenon : « Jugez, disait-elle, comment on la trouvera, et comment elle trouvera les autres! »

3. La roulette était une sorte de traîneau ou de petite voiture glissant sur des bandes de fer à l'aide de roues ou de galets, le long d'un plan incliné, comme ce qu'on a appelé plus tard montagnes russes; des soldats ou des chevaux remontaient le véhicule à son point de départ. Dangeau en parle dès 1691, et indique qu'il y en avait une à Versailles. (*Journal de Dangeau*, tomes III, p. 385, VII, p. 93 et 105, XI, p. 415 et 416, XIII, p. 214, XIV, p. 411-412 et 452, XVI, p. 8; suite des *Mémoires*, tome X de 1873, p. 16; Dussieux, *Histoire du château de Versailles*, tome II, p. 381.) La roulette s'aperçoit dans les tableaux de P.-D. Martin et d'Étienne Allegrain qui sont au musée de Versailles, n° 755, 756 et 761, et il y en a une gravure dans l'ouvrage de Guillaumot.

4. *Dangeau*, p. 416 : « L'après-dînée, le Roi vit aller Mme la

beaucoup près, si fêtée que son mari[1]. Elle demeura trois jours à Marly, et s'en alla le mardi à Paris[2]. Elle revint sept ou huit[3] jours après à Marly[4], passer quelques jours, et se hâta ensuite de regagner Commercy, peu contente de n'y avoir pu rien usurper en rang et en préférences[5]. C'étoit[6] une personne toute occupée de sa grandeur, de ses chimères, de sa chute du gouvernement du Milanois[7]; elle l'étoit aussi de sa santé, mais beaucoup moins en effet que comme chausse-pied ou couverture[8]; toute empesée, toute composée[9], toute embarrassée; un esprit peu naturel,

duchesse de Bourgogne à la roulette avec beaucoup de dames; Mme la princesse de Vaudémont étoit avec le Roi. Il y eut ensuite grande collation au haut du grand mail. »

1. Cependant les *Mémoires de Sourches* racontent (p. 359) que, le dimanche 17, « sur les six heures du soir, le Roi commença à faire voir à la princesse de Vaudémont les beautés de ses jardins, d'abord à pied, et ensuite dans un petit chariot à deux rangs traîné par des porteurs, dans lequel il la fit asseoir à côté de lui, n'y ayant dans le rang de derrière que la princesse d'Espinoy. »

2. *Dangeau*, p. 418; *Sourches*, p. 360.

3. Le chiffre *8*, oublié d'abord, est en interligne.

4. Le jeudi 28 juillet (*Dangeau*, p. 423).

5. Tout ce qui précède, depuis *peu contente*, a été ajouté en interligne. — On trouvera ci-après, aux Additions et corrections, p. 595-596, deux lettres que la princesse adressa à Mme de Maintenon pour lui témoigner sa gratitude.

6. Saint-Simon confirmera le portrait qui va venir, mais avec moins de détails, en 1714, lors de la mort de Mme de Vaudémont (tome X de 1873, p. 245). Voyez aussi la fin de l'Addition à Dangeau n° 743, ci-après, p. 484.

7. Une « manière de reine, » dira-t-il en 1714. Et, dans la notice Elbeuf, p. 37 : « Sa dévotion bizarre voiloit un orgueil si démesuré, qu'elle ne put se résoudre à ne vivre plus comme elle faisoit à Milan. »

8. Nous avons déjà eu l'expression de *chausse-pied* dans notre tome II, p. 40, et celle de *couverture*, au sens de prétexte, dans le tome VIII, p. 53.

9. D'après le *Dictionnaire de l'Académie* de 1718, on dit figurément *un homme empesé, une femme empesée*, « lorsqu'ils ont un air trop composé et des manières trop affectées, et l'on dit qu'*un homme est composé* pour dire qu'il a ou qu'il affecte d'avoir un air grave, un air sérieux et modeste. »

une dévotion affichée, pleine d'extérieur et de façons[1] : en deux mots, rien d'aimable, rien de sociable, rien de naturel; grande, droite, un air qui vouloit imposer et néanmoins être doux, mais austère et tirant fort sur l'aigre-doux[2]. Personne ne s'en accommoda; elle ne s'accommoda de rien ni de personne : elle fut ravie d'abréger et de s'en aller, et personne n'eut envie de la retenir. Son mari, ployant, insinuant, admirant avec les plus basses flatteries, paroissant s'accommoder à tout, continua à Marly son manège[3]. Il y avoit dans le salon[4] trois sièges à dos, qui, de l'un à l'autre, s'y étoient amassés, et[5] de la même étoffe que les tabourets[6]. Monseigneur, qui avoit fait faire le premier, jouoit dessus; en son absence, Mme la duchesse de Bourgogne s'y mit, puis sur un autre qu'on fit faire pour elle pour ses grossesses. Madame la Duchesse hasarda de demander la permission à Monseigneur d'en faire cacher un semblable dans un coin, et d'y jouer à l'abri d'un paravent. Vaudémont, qui avisa que les trois n'étoient presque

Artifices et adroites entreprises de Vaudémont déconcertées; sa conduite, ses ressources.

1. Elle était dirigée par l'abbé Tiberge, prêtre de la Mission suspect de jansénisme (*Lettres de Mme de Maintenon*, recueil Geffroy, tome II, p. 365).

2. Spanheim (*Relation*, p. 11) prétend qu'elle avait été aimée du Roi.

3. Notice ELBEUF, p. 34-35.

4. Après *salon*, Saint-Simon a effacé du doigt un *d*.

5. Le mot *et* a été ajouté en interligne.

6. La gradation des différents sièges a été indiquée dans notre tome VI, p. 20, note 6. Les chaises à dos, même sans bras, n'étaient pas admises pour les ducs et princes étrangers devant le Roi, devant Monseigneur et devant les petits-fils et petites-filles de France. Sur l'usage de ce genre de siège, on peut voir des exemples, pour différentes époques, dans les *Mémoires de Mademoiselle*, tome III, p. 345, dans ceux *de Louis XIV*, édition Dreyss, tome I, p. 128, dans l'Introduction, par M. le marquis de Vogüé, aux *Mémoires de la cour d'Espagne* du marquis de Villars (éd. 1893), p. XXXII, dans les *Mémoires de Sourches*, tome III, p. 10, enfin dans ceux *du duc de Luynes*, tome I, p. 110-111. Le baron de Breteuil dit en 1713 que l'usage est venu vers 1700 d'avoir chez les princesses des chaises de paille ou de canne, à dos de bois, sans bras, et dorées, qui, pour le cérémonial, étaient regardées comme des tabourets.

jamais occupés ensemble, en prit un[1] d'abord les matins, entre le lever et la messe, où Monseigneur et les deux Princesses n'étoient jamais dans le salon. Il y tint, à son coin ordinaire, ses assises[2], l'exquis de la cour autour de lui sur des tabourets, et, quand il y eut accoutumé le monde, qui, en France, trouve tout bon à condition que ce soient des entreprises, il se licencia de la garder les soirs pendant le jeu. Cela dura deux voyages de la sorte, pendant le second desquels il fit rehausser les[3] pieds de sa chaise, en apparence pour être plus à son aise, parce qu'il étoit grand, en effet pour se l'approprier, et s'établir ainsi la distinction que personne n'avoit, et sans se couvrir d'un paravent comme faisoit Madame la Duchesse. Monseigneur venoit quelquefois lui parler sur cette chaise, quelquefois aussi Mme la duchesse de Bourgogne, en voltigeant par le salon. Il ne se levoit point; sur la fin, il n'en faisoit pas même contenance : il les y avoit accoutumés. Après ces voyages, il voulut aller faire sa cour à Mme la duchesse de Bourgogne, comptant que, l'ayant accoutumée à lui parler assis à Marly, il étoit temps de prétendre de l'être chez elle. Il eut la bonté de s'y contenter d'un tabouret[4], et de n'y prétendre pas plus que les petits-fils de France. La duchesse du Lude, qui craignoit tout le monde, éblouie du grand pied sur lequel il s'étoit mis, eut la foiblesse d'y consentir. Il fallut pourtant le dire à Mme la duchesse de Bourgogne, à qui cela parut fort sauvage[5], et qui le dit à Mgr le duc de

1. *Un* corrige *une*, dans le manuscrit; mais le féminin d'*occupées* n'a pas été biffé.

2. « On dit quelquefois qu'*un homme tient ses assises dans une maison, dans une compagnie*, pour dire qu'il y est fort écouté, fort applaudi, qu'il y domine » (*Académie*, 1718). C'est à peu près l'équivalent de *tenir les plaids*, que nous avons eu au tome XIV, p. 162.

3. *Les* corrige *sa*.

4. On a vu, dans nos tomes V, p. 8, et VI, p. 77-79, que les duchesses trouvaient là leur tabouret, mais elles seules.

5. Nous avons déjà eu des *rimes sauvages*, un *lieu sauvage*, aux tomes III, p. 184, et V, p. 51.

Bourgogne; ce prince le trouva fort mauvais. Voilà la duchesse du Lude dans un étrange embarras : l'affaire étoit engagée au lendemain, elle n'y avoit fait aucune difficulté ; la voilà désolée. Pour la tirer de presse, Mgr le duc de Bourgogne consentit au tabouret pour cette fois; mais il voulut être présent, et ne point s'asseoir lui-même. Cela s'exécuta de la sorte, au grand soulagement de la duchesse du Lude, mais au grand dépit de Vaudémont, qui, ayant compté sur cet artifice pour s'établir un rang très supérieur, se vit réduit à celui de cul-de-jatte, étant assis en présence de Mgr le duc de Bourgogne debout. Mais, de peur de récidive, ce prince[1] jugea à propos de conter le fait au Roi et de prendre ses ordres. En lui en rendant compte, la chaise à dos de Marly, et d'y parler assis à Monseigneur, et sans se lever, et à Mme la duchesse de Bourgogne, entrèrent dans le récit, et mirent le Roi en colère et en garde. Il lava la tête à la duchesse du Lude, et défendit que M. de Vaudémont eût un traitement différent de tous les autres seigneurs chez Mme la duchesse de Bourgogne[2]. Il gronda Blouin de sa facilité sur le siège à dos rehaussé et approprié, puis s'informa si Vaudémont étoit effectivement grand d'Espagne. Dès qu'il en fut certain, et il le fut bientôt, il le fit avertir de ne prétendre rien au delà de ce rang, et qu'il étoit fort étonné du siège à dos qu'il avoit pris à Marly, et de ce qu'il demeuroit assis devant Mme la duchesse de Bourgogne et devant Monseigneur, encore qu'il eût la bonté de le lui commander. Vaudémont avala cet amer calice sans faire semblant de rien, et s'en alla à Commercy[3]. Revenu à Marly, le salon fut surpris de l'y voir[4] en sa même place, mais sur un tabouret dont les pieds étoient rehaussés, et de ce qu'il se levoit dès que Monseigneur passoit, même à sa portée, ou Messeigneurs ses fils et Mme la duchesse de Bourgogne. Il

1. *Ce Prince* a été ajouté en interligne, au-dessus d'*il*, biffé.
2. Comparez notre tome VI, p. 19-20. — 3. Ci-dessus, p. 46.
4. *Le* corrigé en *l'y*.

affecta même de leur aller parler au jeu, et d'y demeurer debout quelque temps avant de revenir à son coin sur son tabouret[1]. Il jugea à propos de ne demander rien, de ployer sur tout, et se nourrit cependant de l'espérance de revenir avec avantage à ceux qu'il s'étoit proposés, quand ce qu'il se ménageoit en Lorraine lui auroit pleinement réussi.

Raison de s'être étendu sur ces tentatives.

Je me suis étendu sur les manèges et les entreprises adroites du prince de Vaudémont parce que toute la cour en [a] été témoin, et souvent sottement complice, parce qu'elles se sont passées sous mes yeux, qui les ont attentivement suivies, et beaucoup plus encore pour rappeler, par ce que chacun y a vu, la manière dont les rangs de princes étrangers[2] se sont établis en France, sans autre titre que de savoir tirer sur le temps[3] et tourner en droit ce qu'ils ont d'abord introduit peu à peu dans les ténèbres avec adresse, et de monter ainsi par échelons. Il faut achever de suite ceux dont Vaudémont s'échafauda[4], pour voir le tout d'une même vue, et n'avoir plus à y revenir. Ce récit ne préviendra son temps que de peu de mois.

Souplesse de Vaudémont.

Il fallut à Vaudémont tout le reste de cette année pour arriver au but qu'il s'étoit proposé, et ce fut au commencement de janvier 1708 qu'il y parvint. Il coula toute cette année 1707 comme il put sur ses prétentions[5]. Comme elles n'avoient pas réussi, il laissa entendre qu'il ne songeoit à déplaire à personne, qu'il étoit grand d'Espagne, et il en prit comme eux le manteau ducal[6] partout à ses armes,

1. Comparez la notice ELBEUF, p. 35.

2. *Prince*, au singulier, par mégarde, dans le manuscrit.

3. Tomes III, p. 81, et VII, p. 316.

4. Le *Dictionnaire de l'Académie* de 1718 ne donne pas ce verbe au mode réfléchi. Notre auteur l'emploiera plusieurs fois dans la suite des *Mémoires*, tomes VI de 1873, p. 250, IX, p. 159, XIII, p. 294, etc.

5. On peut se demander si *couler* est pris ici, comme cinq lignes plus loin, au neutre, avec *sur ses prétentions* pour régime indirect, ou bien à l'actif, avec *toute cette année* pour régime direct.

6. Saint-Simon ne blâme pas M. de Vaudémont de l'avoir mis sur ses armes, puisqu'il était grand d'Espagne, et que l'égalité en tout avait

qui n'avoient aucune marque de bâtardise[1], et, coulant avec adresse, sans s'expliquer s'il se contentoit de ce rang, il ajoutoit que, comblé des bontés du Roi, il ne cherchoit qu'à les mériter, et à s'attirer la bienveillance et la considération de tout le monde. Il ne fit guères que des apparitions à Marly depuis la soustraction de sa chaise à dos et ses autres mécomptes[2]; il fit l'impotent plus que jamais pour éviter d'aller nulle part, et surtout aux lieux de respect, excepté sur ce tabouret dans le salon de Marly, et y voir le Roi sur ses pieds un peu à son lever, qui ne le renvoyoit jamais s'asseoir, mais qui lui parloit toujours avec distinction, et le voir passer pour aller et venir de la messe et de la promenade. Il fit de fréquents voyages à Commercy, sous prétexte de sa femme et de son établissement en ce pays-là, d'y bâtir, d'y percer la forêt[3] pour la chasse en calèche, et avoir là-dessus de quoi entretenir le Roi et fournir à la conversation; mais, au fonds, il alla souvent à Lunéville[4], et couvroit cette assiduité de bienséance, qui en effet n'étoit que pour ses desseins. Y étant au commencement de janvier 1708, tout à coup il y fut déclaré souverain de Commercy par le duc de Lorraine, du consentement du Roi, et de toutes les dépendances de cette seigneurie[5], sans que l'évêque de Metz, qui en avoit la di-

Commercy en souveraineté à vie au prince de Vaudémont, réversible au duc

été réglée entre les grands et les ducs lors de l'avènement de Philippe V à la couronne (notre tome VIII, p. 299).

1. Ci-après, p. 394. Il portait donc les armes pleines de Lorraine : d'or à la bande de gueules chargée de trois alérions d'argent dans le sens de la bande. Avec cela, la même livrée que le duc de Lorraine, en vert doublé de rouge (notice Elbeuf, p. 39).

2. *Dangeau*, tomes XI, p. 412, 415, 416; et XII, p. 63, 133 et 134.

3. Cette forêt s'étendait au sud et à l'ouest de la ville; le roi Stanislas y fit aménager un parc et rétablir la fontaine Royale.

4. Où était la cour de Lorraine : notre tome X, p. 383.

5. Voici le passage par lequel Dangeau annonce cette déclaration (tome XII, p. 52-53, 7 janvier 1708; comparez *Sourches*, tome XI, p. 10) : « M. de Vaudémont a fait un traité avec M. de Lorraine, par lequel il lui cède les droits qu'il a sur Bitche, Hombourg, Fenestrange et autres terres qu'il a dans la Lorraine allemande, et M. de Lorraine

recte[1] et la suzeraineté[2], y fût appellé et y entrât pour rien, réversible, après la mort de M. de Vaudémont et de sa femme, au duc de Lorraine et aux ducs de Lorraine ses successeurs, en même et pleine souveraineté. Incontinent après, M. de Vaudémont abdiqua les chimères de prétention à la souveraineté de la Lorraine dont autrefois il avoit tenté d'éblouir aux Pays-Bas sur ce beau mariage de sa mère[3], et le duc de Lorraine, je ne sais, non pas sur quel fondement, mais sur quelle apparence, le déclara l'aîné, après ses enfants et leur postérité, de la maison de Lorraine, lui donna le rang immédiatement après ses enfants et les leurs[4], et au-dessus du duc d'Elbeuf et de tous les princes de la maison de Lorraine. Avec cet avantage et cette souveraineté, M. de Vaudémont, si bien étayé en France, ne douta plus du succès de tout ce qu'il s'étoit proposé, et qu'y précédant désormais la maison de Lorraine sans difficulté, il n'en

de Lorraine.

M. de Lorraine donne au prince de Vaudémont la préséance, après ses enfants, au-dessus de toute la maison de Lorraine. L'un et l'autre demeure inutile en France à Vaudémont.

cède à M. de Vaudémont tous les droits de souveraineté qu'il avoit sur la terre de Commercy. Par là M. de Vaudémont prendra le titre de prince souverain de Commercy; mais cette souveraineté ne s'étendra que sur la ville et quelques villages à l'entour. » Cet événement ne fut point aussi imprévu que Saint-Simon semble le dire. D'abord, par un traité signé à Metz le 7 mai 1707 (*Corps diplomatique* de Du Mont, tome VIII, 1re partie, p. 216), entre M. de Saint-Contest, intendant de la généralité, au nom du Roi, et les plénipotentiaires du duc de Lorraine, Louis XIV avait renoncé aux droits qu'il pouvait prétendre sur la seigneurie de Commercy et reconnu qu'en vertu du traité de Ryswyk le duc devait en demeurer en pleine possession. Ensuite le duc Léopold fit prévenir Louis XIV que, l'échange étant conclu, il serait obligé d'accorder plus de distinctions à M. de Vaudémont, et que, s'attendant que les princes de sa maison en feraient des plaintes, il souhaitait que le Roi fût informé de la conduite qu'il devait tenir à cet égard (Affaires étrangères, vol. *Lorraine* 69, fol. 304, lettre de M. d'Audiffret, 29 novembre 1707). Dumont a inséré dans son *Histoire de Commercy*, tome II, p. 228-234, le traité du 7 mai 1707, la prise de possession par le duc en vertu du traité, et l'acte de donation au prince de Vaudémont, signé à Lunéville le 31 décembre 1707.

1. « L'étendue du fief d'un seigneur direct. *Cette maison est dans la directe d'un tel* » (*Académie*, 1718). Voyez ci-dessus, p. 42.

2. Ci-dessus, p. 40 et 41. — 3. Ci-dessus, p. 29.

4. Après *leurs*, Saint-Simon a biffé *le cas arrivant*.

trouveroit plus[1], et par ce droit, et par sa souveraineté, à atteindre[2] au rang le plus grandement distingué. Son affaire faite en Lorraine, il y précéda le prince Camille, fils de Monsieur le Grand, qui y étoit établi depuis quelques années avec une grosse pension de M. de Lorraine[3], et, dès qu'il eut ainsi pris possession de ce rang, il accourut en France, pour y en brusquer les fruits avant qu'on eût le temps de se reconnoître. Cette double élévation, si peu attendue du gros du monde, fit à la cour toute l'impression qu'il s'en étoit proposée[4], avec un grand bruit et, parmi les gens sensés, une grande surprise, et beaucoup au delà. En effet, il n'y [a] qu'à voir ce qui vient d'être expliqué de la naissance de M. de Vaudémont d'une part, et de la consistance de la seigneurie de Commercy de l'autre, pour ne pouvoir comprendre ni la souveraineté, ni le premier rang dans la maison de Lorraine. Un seul aussi de cette maison le fit échouer sur l'un et l'autre point. Le grand écuyer, en furie, et accoutumé à tout emporter du Roi d'assaut, alla lui représenter l'injustice que M. de Lorraine leur faisoit, lui dit qu'ils venoient tous de lui en écrire[5], et ajouta, avec force cris et force flatteries sur la différence du Roi au duc de Lorraine, qu'il comptoit bien que son équité et son autorité ne se soumettroient pas aux nouvelles lois qu'il plaisoit à ce dernier de faire, et qu'il ne se figureroit jamais que, par complaisance pour M. de Lorraine et pour M. de Vaudémont, il voulût leur plonger à tous[6] le poignard

1. De difficultés. — 2. *Atteire* corrigé en *atteidre* (sic).

3. Notre tome IV, p. 30. La chose ne se passa pas cependant sans difficulté; aussi M. de Vaudémont, piqué également de ne pouvoir souper avec le duc comme les dames, ne resta qu'un jour à Lunéville (*l'Abbé Dubois*, par le comte de Seilhac, tome I, p. 340).

4. *Proposé*, au masculin, dans le manuscrit.

5. C'est le 15 janvier 1708 que le comte d'Armagnac et le duc d'Elbeuf avaient adressé leurs plaintes au duc de Lorraine (Affaires étrangères, vol. *Lorraine* 70, fol. 24-28). On trouvera aussi dans le recueil de l'abbé Esnault, tome II, p. 172, une lettre de Monsieur le Grand à Chamillart, sur le même sujet.

6. *A tous* a été ajouté en interligne.

dans le sein. Avec cette véhémence, le droit, la raison, la faveur personnelle, Monsieur le Grand tira parole du Roi que ni la souveraineté nouvelle[1], ni le rang nouveau que M. de Lorraine venoit de donner à M. de Vaudémont, ne changeroient rien ici au leur, ni à son état. M. de Lorraine tint ferme, dans sa réponse aux princes de sa maison, à ce qu'il avoit décidé[2]. Eux triomphèrent, Monsieur le Grand surtout de ce qu'il avoit obtenu du Roi, et M. de Vaudémont fut arrêté tout court dès son arrivée[3]. M. de Lorraine avoit écrit au Roi qu'il avoit donné à Vaudémont le premier rang dans sa maison et la préséance sur tous; le Roi lui répondit qu'il étoit le maître de régler chez lui tout ce qu'il lui plaisoit[4]. Il ne lui en dit pas davantage; mais, en même temps, il fit bien entendre à Vaudémont que ni sa nouvelle qualité de souverain, ni sa nouvelle préséance sur la maison de Lorraine ne changeroient rien à sa cour, où il avoit le rang de grand d'Espagne, comme il l'étoit, et qu'il étoit à propos qu'il n'imaginât pas d'y en avoir d'autre, ni aucune préférence au delà en rien. On peut juger de la rage, du dépit, de la honte, de la douleur de l'oncle et des nièces, d'une pareille issue de tant d'habiles excogitations[5], et de tant de soins, de peines et de menées pour parvenir à ce qui venoit de s'exécuter; mais l'art surpassa la nature[6]: ils comprirent tout d'un coup que le mal étoit sans remède, ils en avalèrent le calice tout d'un trait, et eurent assez de sens rassis pour comprendre qu'il ne restoit plus que la faveur et la consi-

1. La première lettre de *nouvelle* surcharge un *d*.

2. Affaires étrangères, vol. *Lorraine* 70, fol. 66-68; *Journal de Dangeau*, tome XII, p. 57 et 63.

3. Le 19 janvier 1708 (*Dangeau*, p. 63; *Sourches*, p. 12-13). Quelques jours auparavant, on lui avait attribué le logement devenu vacant par la mort du marquis de Thiange (ci-après, p. 353).

4. *Dangeau*, p. 57; *Sourches*, p. 10.

5. Ce latinisme ne se trouve ni dans le *Dictionnaire de l'Académie*, de 1718, ni dans le *Dictionnaire de Trévoux*. Littré n'en a pas cité d'autre exemple que celui-ci; mais Godefroy l'a relevé dans une charte de 1364, et plusieurs emplois d'*excogiter* au seizième siècle.

6. *Materiam superabat opus* (Ovide, *Métamorphoses*, livre II, vers 4).

dération première à sauver; que, paroître piqué, mécontent, prétendant, ce seroit en vain montrer sa foiblesse, avec sûreté[1], non seulement de ne pas réussir, mais encore de déplaire, et de se livrer à découvert à beaucoup de choses fâcheuses dès que les bouches, que leur faveur avoit tenues closes, oseroient s'ouvrir; que, d'une conduite contraire et soumise, ils tireroient un gré infini d'un roi qui se plaisoit à se faire obéir sans réplique, et point du tout à être tracassé : conséquemment, une continuation, pour le moins, du même brillant et de la même considération. Pour cette fois ils ne se trompèrent pas : M. de Vaudémont s'ôta enfin tout à coup toutes chimères de la tête; ses jambes, en même temps, s'affermirent[2], il vit le Roi plus assidûment et plus longuement aux heures de cour, il [y] alla d'ailleurs un peu davantage. Le Roi, content d'une conduite qui l'affranchissoit d'importunité, redoubla pour lui d'égards et d'attentions[3], mais de celles qui, sur les prétentions possibles, ne pouvoient pas être douteuses, et qui les exclurent toujours; et le monde fut étonné de voir presque tout à coup un cul-de-jatte ingambe, et marchant au moins à peu près comme un autre, et sans se faire appuyer ni porter[4]. Je vis cela avec plaisir, et ne me contraignis pas d'en rire; mais tout cela ne put apaiser les Lorrains, qui rompirent ouvertement avec lui, et qui tous, excepté sa sœur, ses nièces et la duchesse d'Elbeuf[5], sa

Vaudémont abandonne enfin ses chimères, qui demeure brouillé sans retour avec la maison de Lorraine.

1. Corneille a employé ainsi *sûreté* au sens d'assurance et de certitude.

2. C'est ce que Mme de Maintenon a constaté dès le mois de juin : ci-dessus, p. 45, note 1.

3. *Attention*, au singulier, dans le manuscrit.

4. Les *Mémoires de Sourches* disent, le 19 janvier 1708 (tome XI, p. 12-13) : « Le soir, on vit arriver à Marly le prince de Vaudémont, qui revenoit de Lorraine, et l'on fut surpris de le voir dans une santé si parfaite, n'y ayant que ses jambes qui ne pouvoient pas avoir repris la fermeté de la jeunesse; mais enfin il falloit qu'il se fît soutenir par deux écuyers quand il arriva la première fois à Marly, et alors il marchoit tout seul, et se promenoit même avec assez de facilité. »

5. Mlle de Navailles, troisième femme du duc d'Elbeuf : tome V,

belle-mère, c'est-à-dire de sa femme, et qui demeura neutre, cessèrent tous de le voir, et ne l'ont jamais revu depuis[1]. Ses nièces en demeurèrent brouillées avec eux tous, et Monsieur le Grand ne cessa de jeter feu et flammes. L'affront qu'il prétendoit que son fils avoit reçu en Lorraine par la préséance de Vaudémont qu'il y avoit essuyée[2] l'outroit d'autant plus que, brouillé lui-même avec M. de Lorraine par la hauteur avec laquelle il avoit arrêté ici tout court les prétentions de Vaudémont, et dont il s'étoit élevé contre sa préséance sur eux, il lui devenoit fort embarrassant de laisser son fils à la petite cour de M. de Lorraine, et encore plus amer de lui faire perdre quarante mille livres de rente qu'il en recevoit[3], en le faisant revenir, et ne voulant pas l'en dédommager. Après bien des fougues[4], Mme d'Armagnac, bien moins indifférente que lui à se soulager du prince Camille aux dépens d'autrui, fit en sorte qu'il demeura en Lorraine, mais avec le dégoût d'en disparoître toutes les fois que Vaudémont y venoit, et ce dernier y alloit de tous[5] ses voyages de Commercy, ce qui arrivoit plusieurs fois l'année. Néanmoins, cela subsista toujours depuis ainsi, et Camille, qui n'étoit ni aimable ni aimé en Lorraine[6], y fut sur le pied gauche[7] plus que jamais le reste de sa vie.

Prince Camille mal à son aise en Lorraine.

Qui que ce soit de sens et de raisonnant à la cour n'avoit

Scandale

p. 20. Elle avait dû accompagner le prince s'en retournant, pour voir sa fille Mme de Mantoue (recueil Bossange, tome I, p. 126).

1. *Dangeau*, p. 70. — 2. Ci-dessus, p. 56.

3. Avec la charge de grand maître de la maison du duc, qu'il avoit eue en 1702, au départ de Carlinford (tome X, p. 109-110).

4. Dans le sens d'emportement et de sortie violente, comme ci-dessus, p. 11. Notre auteur a encore employé le même mot, mais au singulier, ci-après, p. 77, puis dans la suite des *Mémoires*, tome XII, p. 325, et dans les *Écrits inédits*, tome VII, p. 194.

5. *De tous* est en interligne, au-dessus d'*en tous*, biffé, qui surchargeait un premier *tous*.

6. « De peu d'esprit, fort glorieux, particulier,... une espèce de fagot d'épines, » a-t-il dit en 1702 (tome X, p. 109-110).

7. Expression déjà employée dans notre tome VIII, p. 333.

de la brillante figure de Vaudémont en France.

pu goûter la solide et brillante figure que Vaudémont y fit par les grâces pécuniaires et par les distinctions de considération; mais les Espagnols surtout, et ce qui avoit servi dans leurs troupes en Italie[1], en étoient surtout indignés. Le duc d'Albe, moins que personne[2], pouvoit comprendre comment ce citoyen de l'univers[3], affranchi[4] des Hollandois, confident du roi Guillaume, créature de la maison d'Autriche, serviteur si attaché et si employé toute sa vie de tous les ennemis personnels du Roi et de la France, et qui les avoit peut-être plus utilement servis depuis que la conservation des grands emplois qu'il leur devoit l'avoit fait changer extérieurement de parti, comment, dis-je, ce Protée pouvoit avoir enchanté si complètement le Roi et tout ce qui avoit le plus d'accès auprès de lui en tout genre. Ce scandale ne trompoit pas le duc d'Albe, ni ceux qui pensoient comme lui. Vaudémont, comblé au point qu'on vient de voir, et avec un intérêt si capital de conserver tout ce qu'il venoit d'obtenir et d'entretenir cette considération éclatante, ne put commencer enfin à devenir fidèle. Le succès de ses artifices lui donna la confiance de les continuer; tout[5] ce qu'il vit et reçut de notre cour ne put le réconcilier avec elle, et ne servit qu'à la lui faire mépriser. Il y[6] resserra de plus en plus ses anciennes et intimes liaisons avec ses ennemis, et, logé dans Paris, au temple de la Haine contre les Bourbons[7], avec des Lorraines si dignes des Guises, lui si digne aussi du trop fameux abbé de

Trahisons continuées de Vaudémont et de ses nièces.

1. Ces deux mots *en Italie* ont été ajoutés en interligne.

2. *Moins que personne* est en interligne, au-dessus de *surtout ne*, biffé.

3. Nos tomes I, p. 277 et 559-560, IX, p. 322. Jean de la Fontaine, en 1687, se qualifiait de « sage citoyen de ce vaste univers » (*Œuvres*, tome IX, p. 409).

4. Comme les affranchis de Rome devenus clients de leur ancien maître.

5. Avant *tout*, Saint-Simon a biffé *et*.

6. Le mot *y* a été ajouté après coup entre *il* et *resserra*.

7. L'hôtel de Mayenne : ci-dessus, p. 1-2 et 38.

Saint-Nicaise[1] dom Claude de Guise[2], ils y[3] passoient leurs vies en trahisons. Barrois[4], depuis le rétablissement du duc de Lorraine son envoyé ici, logeoit avec eux. C'étoit un homme d'esprit, de tête et d'intrigue, qui se fourroit beaucoup, et qui avoit l'art de se faire considérer. Tout ce qu'ils pouvoient découvrir de plus secret sur les affaires, et, soit par la confiance qu'on avoit prise en Vaudémont, soit par l'adresse qu'il avoit, lui, ses nièces et Barrois, par diverses voies, de savoir beaucoup de choses importantes, ils en étoient fort bien informés[5], ils les mandoient au duc de Lorraine, et ce qui étoit trop important pour le confier au papier se disoit à Lunéville dans leurs courts et fréquents voyages, sans toutefois que Barrois bougeât jamais de Paris ou de la cour, tant pour demeurer au fil des affaires, que pour paroître ne se mêler de rien et ne donner aucun soupçon par ses absences. De Lunéville les courriers portoient ces avis à Vienne : le ministre[6] que l'Empereur tenoit auprès du duc de Lorraine entroit avec eux dans ce conseil qu'ils tenoient sur la manière de profiter de leurs découvertes, et de la conduite à tenir pour y mieux réussir[7]. Je

1. Abbaye bénédictine fondée à Reims en 820. Au dix-huitième siècle, elle ne rapportait que quatre mille livres de revenu.

2. Le manuscrit porte : *Cl.* — Claude, bâtard du duc Claude de Guise, d'abord moine à Saint-Denis, puis coadjuteur du cardinal de Lorraine à Cluny en 1562, reçut l'abbaye de Saint-Nicaise en 1567 et succéda au cardinal, comme abbé de Cluny, en 1574. Sa participation à la Ligue força Henri III à nommer en 1575 un vicaire-administrateur pour cette dernière abbaye. Claude n'y fut réintégré qu'en 1594, et mourut le 23 mars 1612, non sans soupçon de poison.

3. Le mot *y* a été ajouté après coup, et *leur* est au singulier dans le manuscrit, quoique *vies* soit au pluriel.

4. François de Barrois Saint-Remy, baron de Manouville, conseiller d'État et maître des requêtes du duc Léopold, avait été accrédité par lui, comme son envoyé ordinaire en France, par lettres des 1er et 2 juillet 1698 (Affaires étrangères, vol. *Lorraine* 48, fol. 39 et 40).

5. Les six derniers mots ont été ajoutés en interligne.

6. La première lettre de *Ministre* surcharge une *m* minuscule.

7. Il a déjà dit (tome XIV, p. 451) que le duc Léopold était tout à l'Empereur.

sus cette dangereuse menée par un ecclésiastique de l'église d'Osnabrück, domestique de l'évêque frère de M. de Lorraine[1], et chargé de ses affaires à Lunéville et à Paris[2]. C'étoit un homme léger et imprudent, qui alloit, quand il en avoit le temps, passer, quelques jours en Beauce, c'est-à-dire un peu au delà d'Étampes, chez un voisin de Louville et son ami particulier. Là, il fit connoissance avec Louville; ils se plurent, ils se convinrent l'un à l'autre, et tant et si bien, que cet ecclésiastique lui conta ce que je viens de rapporter. Il ajouta que M. de Lorraine faisoit sous main des amas de blé et de toutes choses, entretenoit, sans qu'il y parût, un grand nombre d'officiers dans son petit État, pour être tous prêts à lever, au premier ordre, des troupes qui se trouveroient en un instant sur pied sitôt que les[3] conjonctures le pourroient permettre[4]. On verra parmi les Pièces[5], dans la négociation de M. de Torcy,

Mesures secrètes du duc de Lorraine.

1. Tome VI, p. 18. — 2. Suite des *Mémoires*, tome VII, p. 92-93.

3. *Les* surcharge *une*.

4. Dans les *Mémoires de Torcy*, p. 596, 598, 605, 609-610, 632, 654, et dans son *Journal*, p. 81, 206-208, 331, 375-376, 417 et 420-421, on voit comment ces manèges furent découverts par un agent nommé Du Puys, ancien sous-gouverneur du prince de Nassau, employé à cet effet en Angleterre et en Hollande, et par J.-B. d'Audiffret, notre résident en Lorraine. L'agent du duc Léopold à la Haye était, depuis 1707, le comte le Bègue, qui fut ensuite son plénipotentiaire à Utrecht. Dans cette même année 1707, on découvrit (Guerre, vol. 2036, n° 40) que l'aumônier de M. de Vaudémont avait des pratiques avec les agents du Brandebourg et de l'Angleterre.

5. Dans celles relatives aux négociations d'Utrecht. On a déjà vu en trois endroits (tomes X, p. 316, XII, p. 158, et XIII, p. 236-237) que notre auteur, s'étant rapproché de Torcy après la mort de Louis XIV, obtint ainsi la révélation de beaucoup de détails d'affaires et la communication des mémoires du ministre. Il en fit une copie intitulée : « Relation des causes de la guerre commencée en 1701 et de la paix signée à Utrecht en l'année 1713, » et destinée à entrer dans ses « Pièces. » Elle est conservée aujourd'hui au Dépôt des affaires étrangères, vol. *France* 430. Ce sont les mémoires qui ne furent livrés au public qu'en 1757. Torcy communiqua de même les extraits des correspondances ouvertes à la poste sous sa direction, de 1715 à 1718, et nous verrons Saint-Simon en faire usage d'après les copies prises

quelles furent les prétentions de ce duc de Lorraine[1], et avec quelle ténacité elles furent soutenues par tous les alliés, la dissimulation et les artifices de ce prince jusqu'à ce qu'il vît jour au succès par la décadence où les malheurs de la guerre avoient jeté la France, et jusqu'à quel excès et sous quel odieux prétexte[2] il porta et fit appuyer ses demandes. Telle est la reconnoissance de la maison de Lorraine, si grandement et depuis si longtemps établie en France, vivant à ses dépens; tels sont ces louveteaux que le cardinal d'Ossat a dépeints[3] si au naturel dans ses admirables lettres[4]; tel est le peu de profit que nos Rois ont tiré de la prophétie de François Ier, en mourant, à Henri II son fils, que, s'il n'abaissoit la maison de Guise, qu'il avoit trop élevée, elle le mettroit en pourpoint, et ses enfants en chemise[5]. A quoi a-t-il tenu qu'elle n'ait été vérifiée à la lettre, et que n'ont-ils pas fait depuis, tant et toutes les fois qu'ils l'ont pu, sans que nos Rois aient[6] jamais voulu

Courte réflexion.

également par lui. Enfin on voit dans les Papiers Joly de Fleury, ms. 2437, fol. 78, que Torcy fit même pour lui, en 1745, des mémoires sur la guerre de Succession et sur la Constitution. Saint-Simon a expliqué quel parti il a tiré de ces diverses communications dans sa TABLE ALPHABÉTIQUE GÉNÉRALE (tome XX de 1877, p. 469).

1. Il ne demandait rien moins que l'Alsace, comme dédommagement du Montferrat (ci-dessus, p. 26) cédé par l'Empereur à Victor-Amédée.

2. *Quels*, au pluriel, et *prétexte*, au singulier. — 3. *Dépeints* corrige *di*.

4. Ci-dessus, p. 25. C'est des princes savoyards que d'Ossat, en 1597, écrivait (éd. 1698, tome I, p. 422-423) : « On auroit grand besoin de ne pas se surcharger de ces petits louveteaux de Savoie qui ne nous promettent d'être de rien meilleurs que leur père, et qui s'entremangeront un jour. » Notre auteur avait cité ce passage dans le mémoire de 1710 (*Écrits inédits*, tome III, p. 300).

5. Brantôme (*Œuvres*, éd. Lalanne, tome IV, p. 271-272) raconte qu'on attribuait ces paroles, ou d'autres analogues, non pas à François Ier, mais à François II, ce qui est plus vraisemblable; néanmoins, en partisan des Guises, il réfute le propos et le croit apocryphe. Son éditeur a cité en note un passage d'une chanson du temps qui confirmerait l'attribution à François II.

6. Les mots *que nos Rois ayent* ont été ajoutés en interligne, au-dessus d'*avoir pu*, biffé, et *voulu* de même après *jamais*.

ouvrir les yeux sur leur conduite, leur esprit, leur cœur, leur vœu le plus exquis, et[1] des rois prodigues envers eux de toutes sortes de biens, de rangs, de charges, de gouvernements principaux et d'établissements de toutes les sortes? N'est-ce point là être frappé du plus prodigieux aveuglement[2]?

Procès de Mme de Lussan, qui me brouille publiquement avec Monsieur le Duc et Madame la Duchesse.

Il m'arriva au printemps de cette année une affaire qui fit un grand éclat dans l'été[3]. J'en supprimerois ici l'ennui inséparable de ce détail, si les suites de cette affaire dans le cours de ma vie ne m'y engageoient pas nécessairement par l'influence qu'elles ont eue[4] sur de plus importantes que les miennes. Pour entrer dans cette explication, il faut se souvenir[5] que le dernier connétable de Montmorency[6] avoit épousé en secondes noces une Budos[7] sœur du marquis de Portes tué au siège de Privas en 1629, étant chevalier de l'Ordre de 1619 et vice-amiral, prêt[8] d'être fait maréchal de France et surintendant des finances[9].

1. *Et* est en interligne, au-dessus d'un premier *et* biffé et surchargeant d'autres lettres illisibles.

2. Saint-Simon se plaît à revenir sur les « usurpations » et les « attentats sacrilèges » de la maison de Lorraine : voyez notamment nos tomes VI, p. 593-594, XI, p. 355, et XII, p. 242, les *Écrits inédits*, tome III, p. 277-301 et *passim*, et la suite des *Mémoires*.

3. Il n'en est point question dans nos journaux.

4. *Eu*, au masculin, dans le manuscrit.

5. Tome I, p. 138-139 et 195-197. Comparez l'une et l'autre rédaction avec la notice SAINT-SIMON imprimée en 1886 dans le tome XXI et supplémentaire de l'édition de 1873, p. 29-31.

6. Tome IX, p. 261; *Écrits inédits*, tome V, p. 151-162.

7. Nous avons leur contrat de mariage, du 29 mars 1593. Quand cette seconde connétable mourut, sa figure devint si hideuse, que le public suspecta sa mort comme celle de Gabrielle d'Estrées. Voyez les *Historiettes de Tallemant*, tome I, p. 164-166.

8. Il y a bien *prest*, comme on l'écrivait souvent dans cette acception.

9. Tome I, p. 138-139. — Saint-Simon n'a fait, dans les *Chevaliers de l'Ordre* (vol. *France* 189, fol. 120 v°), qu'un aperçu très court de la filiation de cette famille, qui était originaire de Guyenne, mais avait acquis en 1321 la baronnie de Portes-Bertrand, en Vivarais. Les principaux titres généalogiques étant entrés dans le chartrier des princes

Cette[1] Budos eut le dernier duc de Montmorency, qui eut la tête coupée en 1632, et Madame la Princesse mère de Monsieur le Prince le héros, de M. le prince de Conti et de Mme de Longueville[2]. Le marquis de Portes laissa de la sœur du duc d'Uzès[3] deux filles[4], et point de garçons, lesquelles, par conséquent, étoient cousines germaines de Madame la Princesse. Mon père, en premières noces, épousa la cadette des deux, belle et vertueuse[5], et ne voulut point de l'aînée, pour sa laideur et sa mauvaise humeur, qui étoit aussi fort méchante, et qui ne le lui pardonna jamais[6]. De[7] ce premier mariage de mon père, il ne vint, qui ait vécu[8], qu'une fille, mariée au duc de Brissac frère de la dernière maréchale de Villeroy, qui, étant morte sans enfants, me fit son légataire universel. Sa mère et sa tante ne liquidèrent[9] jamais leurs partages. L'aînée, fort impérieuse, appuyée de sa mère remariée au frère aîné de mon père, qui n'a point eu d'enfants[10], menaçoit sans cesse sa sœur d'un testament bizarre, et, dans l'espérance de sa succession, parce qu'elle avoit renoncé au mariage, se fit donner en usufruit[11] force choses

de Conti, sont maintenant aux Archives nationales, cartons K 572 et 573 et R³ 61. C'est pour le personnage nommé ici, grand duelliste, que la baronnie de Portes, déjà devenue vicomté en 1585, fut érigée en marquisat au mois de décembre 1613.

1. Avant *Cette*, il a biffé *De*.

2. Tout cela a déjà été dit dans notre tome I, p. 139 et 197.

3. Tome I, p. 138. Le contrat du mariage d'Antoine-Hercule de Budos avec Louise de Crussol, daté des 28 octobre 1626 et 24 mars 1627, est aux Archives nationales, carton K 572, n° 36.

4. Marie-Félice et Diane-Henriette ont eu leurs portraits dans notre tome I, p. 195-196. On trouvera ci-après, appendice I, une notice inédite sur la première.

5. Tome I, p. 195, note 9. On voit dans la *Gazette poétique* de Loret, tome I, p. 31, qu'elle fut marquée de la petite vérole en 1650.

6. Ci-après, p. 596. — 7. *Ce* corrigé en *De*. — 8. Tome I, p. 22, note 2.

9. *Liquidèrent* est en interligne, au-dessus de *firent*, biffé.

10. Tome I, p. 195. Daniel Dumoustier a fait de cette marquise de Saint-Simon un portrait aux crayons de couleur, daté du 26 juin 1634.

11. Il a écrit, par mégarde : *usufrit*.

très injustement[1]. Cette première duchesse de Saint-Simon mourut jeune[2], Mlle de Portes fort vieille, grand nombre d'années après[3]. Elle fit un testament ridicule[4], par lequel elle donna beaucoup plus qu'elle n'avoit, et ses terres de Languedoc à M. le prince de Conti[5], avec la folle condition que les sceaux, les litres[6], les bandoulières[7] des gardes de

1. Nous avons dans les Insinuations du Châtelet (Arch. nat., Y 194, fol. 59) un acte du 12 mars 1657 par lequel Marie-Félice avait abandonné à sa sœur la duchesse de Saint-Simon tous ses droits sur le marquisat de Portes, la vicomté de Terrargues, les baronnies de Saint-Jean et de Budos, le comté de Saint-Prix, et généralement toutes rentes, créances, etc., provenant de la succession de leurs parents, moyennant une rente viagère de quatorze mille cinq cents francs et la jouissance de six mille huit cent dix-huit livres de rente sur la ville de Paris; mais, en testant le 11 juillet 1683, la duchesse de Brissac lui rendit le tout : d'où le procès que ses héritiers intentèrent en restitution, comme il a été dit dans notre tome I, p. 196, note 4.

2. Le 2 décembre 1670 : tome I, p. 476-477.

3. A Paris, le 10 septembre 1693, d'un cancer dont elle souffrait depuis quarante ans : *Mercure* du mois, p. 264; Bibl. nat., ms. Nouv. acq. fr. 3615, n°s 1475 et 1476. On trouvera aux Additions et corrections, p. 596-598, une note sur ses fondations et sur ses legs.

4. Le testament était du 6 octobre 1691. Le 6 septembre 1693, elle y ajouta un codicille par lequel elle léguait trois mille livres à chacune des deux demoiselles de Budos qui habitaient à Bagnols-sur-Cèze, et neuf mille livres aux filles de la Providence du faubourg Saint-Marcel à Paris. — Dangeau a simplement annoncé, à la date du 11 septembre 1693 (tome IV, p. 357) : « Mlle de Portes est morte à Paris ; elle a fait une donation considérable à M. le prince de Conti. » Il n'y a rien dans les *Mémoires de Sourches*.

5. François-Louis de Bourbon.

6. On lisait jusqu'ici : *titres;* mais Saint-Simon écrit toujours ce mot, selon l'ancienne orthographe : *tiltres*, et la leçon n'aurait ici aucun sens. Voyez d'ailleurs ci-après, p. 513, la notice inédite. Il s'agit de la *litre*, bande d'étoffe noire que l'on tendait ou que l'on figurait en peinture tout autour de l'intérieur et du dehors de l'église seigneuriale, à l'occasion de la mort du seigneur patron-fondateur ou haut-justicier, et sur laquelle se détachaient les armoiries du défunt ou de la défunte. On en peut voir encore des vestiges à l'église de Coucy-le-Château, ou à Charonne, près Paris, et les pompes funèbres modernes ont perpétué cet usage.

7. Baudrier de cuir qui se passait en écharpe sur l'épaule droite

ces terres, et partout où il y auroit des armoiries[1], elles seroient mi-parties en même écu de Bourbon et de Budos[2]. La succession fut longtemps vacante[3]. J'étois privilégié sur ses biens pour mes créances; je les demandai. Elles étoient si claires, qu'aucun[4] parent ne se présenta pour me les contester, jusqu'à ce que Mme de Lussan[5] s'avisa de prétendre que ce que je demandois comme faisant partie du legs de ma sœur étoit un propre en sa personne, non un acquêt, et pareillement en celle de Mlle de Portes, dont ni l'une ni l'autre n'avoient pu disposer que d'un quint[6]; que les quatre autres appartenoient aux héritiers de Mlle de Portes, morte longtemps après sa sœur et sa nièce, et que, les héritiers ayant renoncé à la succession, elle se portoit pour héritière. Jamais il ne nous vint dans l'esprit que cette femme n'eût pas de qualité pour cela, et nous ne pensâmes qu'à soutenir le droit de la nature de la rente[7]. Les tribunaux étoient partagés sur la

pour suspendre soit des étuis de bois renfermant les munitions, soit le mousqueton lui-même, ou bien l'arme blanche. — Saint-Simon écrit : *bandolière;* mais ce n'était plus l'orthographe usuelle.

1. Il a écrit, par mégarde : *armoires*.

2. C'est-à-dire partagées verticalement en deux portions égales : de France, brisé d'une bordure de gueules, et de Budos, qui est bandé d'or et de sinople. — En finissant cette partie de la notice du duché de SAINT-SIMON (éd. 1873, tome XXI, p. 31), notre auteur avait conclu ainsi : « Telle fut la vanité d'une vieille dévote qui mouroit d'un cancer, et qui ne pardonna jamais au duc de Saint-Simon d'avoir préféré sa sœur à elle. »

3. Le prince de Conti, simple légataire, unit les terres qui lu venaient de ce fait à son comté d'Alais (*Dangeau*, tome VI, p. 403), et, par suite, il releva les titres de marquis de Portes et de vicomte de Terrargues. En 1752, un comte du Champ revendiqua ces terres en vertu d'un testament de Thibaud de Budos remontant au 7 septembre 1501.

4. L'initiale d'*aucun* surcharge un *j* effacé du doigt.

5. Marie-Françoise Raimond, morte en 1716 : tome IV, p. 321.

6. « La cinquième partie dans quelque somme de deniers, dans que-que marché, dans quelque succession. On dit plus ordinairement : *le cinquième.* » (*Académie*, 1718.)

7. L'avocat Tartarin fit imprimer pour lui, en 1698, des factums qu

question, et[1] la jugeoient différemment[2]; mais ce que je soutenois étoit le droit le plus communément celui en faveur[3] duquel le plus ordinaire étoit de prononcer. Dans ce point de l'affaire, Harlay, qui étoit encore en place de premier président[4], et qui n'ignoroit pas que cette affaire se poursuivoit à la grand chambre, où il voyoit que j'allois la gagner, proposa, à cette occasion, une déclaration qui réglât la question, et qui en rendît partout le jugement uniforme. Il ne put s'empêcher de proposer en même temps qu'elle ne la décidât en faveur de ce que je soutenois; mais, comme il vouloit[5] que je perdisse ma cause, il y inséra adroitement une clause particulière, faite pour moi tout seul, et qui n'en pouvoit regarder d'autres, par laquelle, dans l'espèce dont il s'agissoit entre Mme de Lussan et moi, mon procès étoit perdu. Tout cela se fit si brusquement, et tellement sous la cheminée, que je ne pus être averti à temps; tout étoit fait quand j'en parlai au Chancelier, qui, tout mon ami qu'il étoit, n'y voulut rien entendre, pour n'avoir pas à y retoucher et à disputer contre le premier président, plus profond que lui, et avec lequel tout étoit convenu. Cette déclaration, avec sa maligne clause, proposée, dressée, enregistrée, ne fut donc presque que la même chose : après quoi je n'eus plus qu'à m'avouer vaincu[6]. La déclaration ne fut pas plus tôt

se trouvent dans la collection F[m] de la Bibliothèque, série in-folio, n°s 15 303 et 15 304, et dans le recueil Thoisy, vol. 247, fol. 292 et 296.

1. *Et* est en interligne, au-dessus de *qui*, biffé.

2. L'affaire avait été jugée en première instance aux Requêtes, le 2 août 1696. Saint-Simon devait restituer les arrérages reçus par lui.

3. Tel est bien le texte du manuscrit, et, avant *faveur*, notre auteur a biffé un premier *faveur*, surchargeant un autre mot.

4. Il ne se retira qu'à Pâques de 1707 : tome XIV, p. 384, note 3.

5. L'initiale de *vouloit* surcharge une autre lettre effacée du doigt.

6. L'arrêt fut rendu le 3 avril 1700, au profit, non pas de Mme de Lussan, mais de son mari, qui n'était pas mort, et on ne laissa à Saint-Simon qu'un quint de la rente de deux mille cinq cent cinquante-sept livres sur les aides et gabelles venue de Mlle de Portes (Arch. nat., registres du Conseil du Parlement, X[1A] 3132, fol. 44-52).

publique, qu'elle réveilla d'autres parents de Mlle de Portes[1], qui, n'ayant[2] point renoncé à sa succession, se portèrent pour héritiers, et dirent juridiquement à Mme de Lussan le *Sic vos non vobis* de Virgile[3]. Mme de Lussan[4] en fut outrée, et pour l'honneur, et pour le profit : elle se voyoit enlever le fruit de ses travaux, et réduite de plus à prouver une parenté qui emportoit nécessairement celle de Monsieur le Prince[5], dont elle s'étoit toujours piquée et prévalue, et qu'elle savoit bien n'exister point. C'étoit donc là un étrange affront. Son mari[6] étoit un fort galand homme[7], à Monsieur le Prince père et fils de tout temps, qu'une très belle action fit chevalier de l'Ordre, que j'ai racontée ici quelque part[8], mais alors fort vieux et sourd, qu'on ne voyoit plus[9], et qui laissoit tout faire à sa femme.

1. Les Dizimieu : ci-après, p. 71 et appendice III.

2. *N'avoient* corrigé en *n'ayant*.

3. « Ce n'est pas pour vous que vous travaillez. » Ces mots sont le commencement d'une épigramme rapportée dans la Vie de Virgile par le grammairien Donat, et notre auteur a pu la trouver dans l'édition du P. de la Rue qu'il possédait.

4. *Lussans* corrigé en *Lussan*.

5. Ci-après, p. 71.

6. Jean d'Audibert : tome IV, p. 321.

7. « Bien fait, brave, spirituel et homme de bien » (*Sourches*, tome II, p. 292, note 11).

8. Il ne l'a pas encore racontée dans les *Mémoires*, mais dans la notice du duché de LUYNES (*Écrits inédits*, tome VIII, p. 257-258), où il parle également de Mme de Lussan et de leur fille, puis dans celle de Lussan père, comme chevalier de l'Ordre, qu'on trouvera ci-après, appendice II, et dans la grande Addition sur l'Ordre (notre tome I, p. 322). A la bataille de Lens ou à celle de Seneffe, au milieu de la mêlée, M. de Lussan dégagea Condé de dessous son cheval, l'emporta sur ses épaules, et le remit en selle. On verra ci-après, p. 514, note 3, qu'il y a doute entre les deux journées. En souvenir de cette action, son maître obtint pour lui le dernier cordon de la promotion de 1688, « non pour Monsieur le Prince, ni de droit, mais par la prière de Monsieur le Prince, convenu qu'il n'avoit nul droit » (suite des *Mémoires*, éd. 1873, tome IX, p. 283). Comparez le *Journal de Dangeau*, tome II, p. 221, où l'on voit que, dès lors, M. de Lussan était retiré de la cour.

9. *Dangeau*, tome XIV, p. 105.

[*Add. St-S. 744*] C'étoit une grande créature de peu de chose, dont le nom étoit Raimond[1], souple, fine, hardie, audacieuse, entreprenante, et d'une intrigue de toutes les façons[2], qui avoit tiré tous les meilleurs partis de l'hôtel de Condé, et qui avoit si bien courtisé Mme du Maine, qu'elle avoit marié sa fille unique au duc d'Albemarle, second bâtard du roi Jacques II, et qui ne bougeoit de Sceaux[3]. Elle[4] passoit pour riche, et il se trouva qu'ils n'avoient rien. Elle hasarda sous cette protection des manières de princesse du sang dont le duc de Berwick ne lui avoit pas donné l'exemple[5], et qui aussi ne durèrent pas longtemps. Elle devint bientôt veuve, et sans enfants[6], et se remaria depuis à Mahony, lieutenant général irlandois qui se signala tant à la surprise et reprise de Crémone, où j'en ai parlé[7]. Le mariage fut tenu secret pour conserver son nom et son rang de duchesse[8]; et a vécu, et est morte il n'y

1. Son père s'appelait Henri Raimond, seigneur de Brignon (Gard), Senillac et Rosières; sa mère, Marguerite de Brueys de Sainte-Sapte. Le mariage s'était fait à Brignon, le 28 mars 1674 (Cabinet des titres, dossier bleu 907).

2. « Friponne, fausse, et doucereuse impudente, » dira-t-il en annonçant sa mort (éd. 1873, tome XIII, p. 132).

3. Déjà raconté dans notre tome VII, p. 173-174, année 1700.

4. La fille.

5. Voyez notre tome VII, p. 174, note 6.

6. Nous avons vu son mari mourir en 1702 (tome X, p. 401-402); mais elle accoucha, le 29 mai 1703, à Bagnols, d'une fille posthume, qui fut baptisée à Saint-Germain-en-Laye le 22 mai 1711, et qui reçut du Prétendant et de la reine sa mère les prénoms de Christine-Marie-Jacqueline-Henriette.

7. Tome X, p. 66-67. Le vrai nom est O'Mahony.

8. L'*Histoire généalogique* disait seulement (tome IX, p. 243) : « Se remaria à N. Mahoni, colonel irlandois. Ce mariage fut tenu caché afin qu'elle pût conserver le titre de duchesse d'Albemarle. » Mais, en voulant préciser, Saint-Simon a fait une grosse erreur. Le Daniel Mahony de Crémone, qui se distingua beaucoup depuis cette époque au service de Philippe V, y devint comte, lieutenant général et vice-roi de Sicile, et perdit une première femme en 1708, ne se maria pas avec la duchesse d'Albemarle, mais bien avec une autre dame de la cour de Saint-Germain, Charlotte Bulkeley, veuve du vicomte Clare, qui conserva ce titre et ce nom (19 juillet 1712). De sa première

a pas longtemps[1], dans une grande indigence et dans la plus profonde obscurité[2]. Pour en revenir à l'affaire, le bisaïeul de M. de Lussan avoit épousé une Budos en 1558[3], et MM. de Dizimieu, gens de qualité de Dauphiné, étoient fils d'une sœur de la Budos femme du dernier connétable de Montmorency, et du marquis de Portes beau-père de mon père, par conséquent, comme la première duchesse de Saint-Simon, cousins germains de la mère de Monsieur le Prince le héros[4]. C'étoit bien là une parenté réelle

femme il avait eu deux fils, qui furent également officiers au service de l'Espagne, et il ne mourut que le 29 octobre 1753, comme on le voit dans le livre de M. J. Dulon intitulé : *Jacques II Stuart, sa famille et les jacobites à Saint-Germain-en-Laye* (1897), p. 118-120. Le Mahony que la duchesse d'Albemarle, devenue veuve, épousa, mais sans déclarer ce mariage, était, comme le dit l'*Histoire généalogique*, un simple colonel irlandois, et il dut mourir peu après cette union secrète, puisque la duchesse convola en troisièmes noces, le 12 mars 1707, avec Jean Drummond, marquis de Perth et duc de Melfort, de qui elle eut trois fils et une fille.

1. Elle est morte au château vieux de Saint-Germain, le 15 mai 1741, âgée de soixante-cinq ans (*ibidem*, p. 95-96).

2. Notre auteur avait déjà fait la même confusion dans sa notice sur LUSSAN (ci-après, p. 514), où il est dit que la veuve de Mahony « meurt de faim encore aujourd'hui (1734), à Saint-Germain. »

3. Gabriel Audibert de Lussan épousa par contrat du 20 novembre 1558 (Arch. nat., K 572) Gabrielle de Budos, tante paternelle de Louise de Budos, seconde femme du connétable Henri de Montmorency et nièce de la femme d'Henri II de Bourbon, prince de Condé.

4. On trouvera ci-après, appendice III, quelques renseignements sur cette famille. Tout comme les Budos, les Montmorency et les Condé (dans notre tome I, p. 139, note 3), elle avait une alliance avec nos Rouvroy, puisque Balthazar Martin, seigneur de Dizimieu (ici, *Dissimieu*) et de Fontaines, chevalier de l'ordre du Roi, marié en 1547 à Claudine de Clermont Saint-Beron, en eut Jean Martin, qui épousa en 1589 Laurence de Clermont-Montoison, fille du sénéchal de Valentinois et de sa seconde femme Louise de Rouvroy-Sandricourt (tome I, p. 412), et sœur de Catherine de Clermont, mariée le 18 décembre 1571 à Jacques de Budos, baron de Portes, d'où la mère du connétable Henri de Montmorency. Cette Laurence de Clermont, devenue veuve en premières noces de Jean Martin de Dizimieu, se remaria le 19 juin 1601, avec Henri duc de Montmorency et connétable de France, veuf

et proche, et non pas celle de Lussan. Ce fut aussi ce cruel soubresaut[1] qui fit toute l'aigreur de l'affaire[2]. L'aîné de ces deux Dizimieu n'avoit laissé qu'une fille, qui fut la comtesse de Verue[3] mère du comte de Verue tué à Hochstedt[4], dont la femme, fille du duc de Luynes, lui fut enlevée par le duc de Savoie, ainsi que je l'ai rapporté ailleurs[5], dont elle a eu Mme de Carignan et d'autres enfants[6]. Le cadet Dizimieu[7] avoit eu l'abbaye de Saint-Aphrodise de Béziers[8], sans avoir jamais pris aucuns

de sa nièce Louise de Budos, mais n'en eut pas d'enfants (*Histoire généalogique*, tomes III, p. 605-606, et VIII, p. 920). César de Dizimieu épousa, le 20 août 1598, Marguerite de Budos, fille de Jacques, ci-dessus, et leur fils cadet Henri, devenu comte de Dizimieu après son aîné, se maria avec Marguerite de Salines dont il va être parlé.

1. Il écrit : *soubressault.*

2. C'est tout aussitôt après le jugement du procès de Saint-Simon contre M. de Lussan, que François Martin, comte de Dizimieu et l'aîné des petits-fils de César, intervint (8 mai 1700) pour prétendre que la parenté des Lussan avec les Budos était fictive et que lui-même devait être reconnu comme héritier de Mlle de Portes, étant son cousin du deux au trois. Quatorze mois plus tard, une dame de Boczosel, petite-fille aussi de César, ayant racheté en secret les droits des Lussan, se substitua à ceux-ci et prétendit à son tour que le Dizimieu auteur du procès n'était qu'un bâtard. Celui-ci mourut durant que le procès était pendant, et c'est en faveur de son frère Antoine, admis au bénéfice d'inventaire par le Châtelet (22 mars 1703), que le Parlement rendit, le 14 août 1705, l'arrêt indiqué ci après, arrêt contradictoire et définitif malgré les procédures reprises par la fille de Mme de Lussan.

3. Marie Angélique Martin de Dizimieu (ci-après, p. 517), mariée en secondes noces à Alexandre-Gérard Scaglia, comte de Verue et Oza, etc., était fille de Jérôme, baron de Dizimieu, et fut première dame d'honneur de la duchesse de Savoie; fort considérée, nous a dit Saint-Simon (tome VII, p. 217-221 et 630). Son second mari et elle-même obtinrent en février 1670 l'autorisation de posséder des biens en France.

4. Tome XII, p. 211-212. — 5. Tome VII, p. 217-229.

6. *Ibidem*, p. 228.

7. Celui-ci se nommait Henri et devait être né vers 1600. Il testa le 26 avril 1679, au profit de sa nièce Verue, et non de ses propres enfants, comme on le verra ci-après, p. 517, et il mourut à Belley, le 14 décembre 1680.

8. Cette abbaye, située près des murs de Béziers et placée sous le

ordres[1]. Il fut longtemps en commerce avec la fille d'un mestre de camp de cavalerie du nom de Salines, noblement établi depuis plus de trois cents ans en Dauphiné[2]; il en eut plusieurs enfants[3], l'épousa ensuite en mettant les enfants sous le poêle[4], et cela publiquement, en présence des deux parentés; et ont toujours depuis bien vécu ensemble. Par les lois, ces enfants devinrent légitimes, et, jusqu'à Mme de Lussan, personne ne s'étoit avisé de le leur contester[5]. L'aîné de ces enfants[6], muni des pouvoirs et du

vocable de son premier évêque, avait été église cathédrale de la ville, puis collégiale, avant de passer aux mains des bénédictins. Elle était très importante. Henri Martin de Dizimieu, sous-diacre du diocèse de Vienne, n'entra en possession qu'après un long litige avec le coadjuteur Bonsy, en 1619; plus tard, en février 1642, il fut pourvu du prieuré de Saint-Beron, qui était en terre de Savoie.

1. L'initiale d'*ordres* a été corrigée de majuscule en minuscule.

2. Un Salines leva en 1657 un régiment de cavalerie, qui fut licencié la même année, et il devait être le dernier représentant masculin d'une famille noble de Pont-de-Beauvoisin que Guy Allard dit tombée en quenouille de son temps; mais rien ne prouve que Marguerite de Salines (écrit : *saline*) dont il est question ici fût de la même famille.

3. Au moins onze, et l'on produisit en justice huit baptistaires de fils s'espaçant entre 1654 et 1668, tandis que le contrat de mariage, faux ou vrai, n'était que de 1671.

4. Il écrit : *poisle*. — Le *Dictionnaire de l'Académie* ne donnait pas cette locution (notre tome V, p. 305, note 3), quoique l'usage de reconnaître pendant la cérémonie nuptiale des enfants nés avant mariage fût commun, comme on le voit par les exemples que Jal a réunis dans son *Dictionnaire critique*, p. 533. Le *Traité de la Noblesse*, par G.-A. de la Roque, et le *Dictionnaire de Trévoux* en font mention. Le *Répertoire* de Guyot et Merlin dit (tome X, p. 119) : « Il y a des pays où il est d'usage de mettre sous le poêle les enfants déjà nés lors de la célébration du mariage de leur père et de leur mère; mais cette formalité n'est pas nécessaire pour les légitimer. Elle est pourtant utile en ce qu'elle forme une reconnoissance que les enfants sont nés des personnes mêmes qui se marient, et que, par ce moyen, elle assure leur état. » C'était la « légitimation par mariage subséquent. » Certains juristes croyaient qu'elle ne dispensait pas de prendre des lettres du Roi.

5. Les factums de Mme de Lussan se trouvent dans la collection Fm de la Bibliothèque nationale, série in-folio, nos 10171 et 10172.

6. François, cité ci-dessus, mort en 1703.

désistement de Mme de Verue et des siens en sa faveur, fut celui qui se présenta contre Mme de Lussan[1], et qui, ne connoissant personne à Paris, s'adressa à nous pour avoir protection contre les chicanes et le crédit de cette femme. Elle l'attaqua sur sa naissance, elle se porta à des inscriptions en faux honteuses[2], et perdit son procès à la grand chambre avec infamie[3]. Ce qui l'irrita le plus fut que Dizimieu lui contesta sa parenté[4]. Il n'y eut détours ni tours de passe-passe qu'elle ne mît en usage pour éluder et faire perdre terre à un provincial inconnu et peu pécunieux[5], et cela seul montroit la corde. A la fin pourtant, il fallut prouver : alors, elle ne put apporter que des extraits mortuaires, des extraits baptismaux, des contrats de

1. Il engagea l'affaire contre M. de Lussan, ainsi que le prouve un mémoire signé de l'avocat Doulcet, qui est de l'année 1703 : Bibl. nat., Fm in-folio, n° 4869; mais ensuite la fille de M. de Lussan, alors duchesse d'Albemarle, poursuivit l'instance comme ayant reçu par contrat de mariage les droits à la succession de Mlle de Portes. Partout où notre auteur parle de Mme de Lussan, il faut entendre que sa fille était seule en nom.

2. Contre l'acte de mariage prétendu passé le 7 février 1671 entre Henri de Dizimieu et Marguerite de Salines.

3. Arrêt du 14 août 1705 : minutes du Parlement, X1B 3064, et registres du Conseil, X1A 3210, fol. 286 v° à 303. Cet arrêt supprimait les termes injurieux de part et d'autre, ordonnait la remise des titres de la succession à M. de Dizimieu (c'était alors Antoine, cadet de François), et condamnait les Lussan aux trois quarts des dépens.

4. Cette contestation paraît mal fondée, quand même on ne s'en rapporterait qu'aux quartiers de noblesse produits en 1643 par Jacques de Lussan, comme petit-fils de Gabrielle de Budos, mariée par contrat du 20 novembre 1558, et comme fils issu, en 1588, du mariage de Charles d'Audibert avec Marguerite d'Albert, célébré le 10 janvier de la même année (Arch. nat., K 572, et Cabinet des titres, *Pièces originales*, vol. 133, dossier 2672). Les Lussan produisirent, dans le procès dont il est question ici, des lettres du connétable Henri de Montmorency et de sa fille Marguerite en faveur d'un chevalier de Lussan (1597); mais il leur manquait des pièces plus probantes : ci-après, p. 519.

5. *Pécunieux*, « qui a beaucoup d'argent comptant » (*Académie*, 1718). Le terme était déjà vieilli au dix-huitième siècle, et cependant on le relève, non seulement dans Saint-Simon, mais dans les *Mémoires de Sourches* (tome I, p. 148, note, et p. 313), dans ceux *d'Amelot de*

mariage, par lesquels elle montra bien l'alliance du bisaïeul de son mari que j'ai expliquée ci-dessus[1], mais qui ne prouvoient aucuns enfants de ce mariage ; et, comme ce bisaïeul se remaria en secondes noces[2], et que les extraits baptismaux et mortuaires des enfants[3] se trouvèrent exprimant uniquement le nom du père, et point celui de la mère, et que Mme[4] de Lussan n'apporta point de contrat de mariage d'eux, cette affectation fit justement conclure que ces enfants étoient de la seconde femme, et point de la Budos : ce qui faisoit tomber tout droit à rien prétendre aux biens de Mlle de Portes, et à toute parenté avec Monsieur le Prince. Outrée de rage, et n'ayant de ressource qu'à faire perdre terre à Dizimieu, elle l'accabla des plus atroces chicanes, jusqu'à s'inscrire en faux contre l'arrêt qu'il avoit obtenu contre elle à la grand chambre, et, après qu'elle y eut honteusement succombé, elle se pourvut au Conseil en cassation[5]. Jusque-là tout s'étoit passé en procès ordinaire. Toute la maison de Condé avoit sollicité publiquement pour Mme de Lussan, sur sa périlleuse parole, et moi contre elle, sans que cela eût été plus loin ; et c'est pour ce qui va suivre que j'ai été obligé de faire cet ennuyeux narré. L'affaire s'instruisit au Conseil, tandis qu'en même temps Mme de Lussan présenta au Parlement une requête civile[6], pour n'omettre rien d'étrange, dont elle fut aussitôt[7] déboutée. Cependant

la Houssaye (tome II, p. 194), dans ceux *du marquis d'Argenson* (tome I, p. 23), etc., et encore dans J.-J. Rousseau.

1. Ci-dessus p. 71. — 2. Ceci n'était nullement prouvé.

3. Ces deux mots sont en interligne. — 4. *M^e* surcharge *el* [*le*].

5. Voyez, à l'appendice n° III, la lettre écrite dans ce moment-là par l'abbé le Vasseur à Saint-Simon. — Il a été parlé des cassations et du bureau du conseil privé qui examinait les requêtes en cassation dans l'appendice I de notre tome IV, p. 382 et 425, note 6 ; on possède un mémoire de Gilbert de Voisins sur cette procédure (Arch. nat., K 147, n° 8 *bis*), et de nombreuses pièces dans la collection Thoisy, vol. 82-84. Les dix-huit moyens de cassation de Mme de Lussan sont énumérés dans le dossier bleu 907, fol. 35 v° et 36.

6. Tome II, p. 240. — 7. *Tost* a été ajouté en interligne.

je fus averti de toutes parts que cette femme se déchaînoit contre moi, disoit partout que, de dépit d'avoir perdu un procès contre elle, je lui suscitois le fils d'un moine et d'une servante pour la tourmenter, et cent autres impertinences, que Madame la Princesse et Madame la Duchesse voulurent bien croire, ou en faire le semblant, et répéter à demi d'après elle : en sorte que cela commençoit à faire grand bruit[1]. Je ne crus pas devoir m'en tenir aux démentis avec elle; je fis donc un mémoire fort court qui exposoit nettement les faits, la supposition de la parenté, les infâmes chicanes, et qui, sans ménagement aucun, peignit au naturel cette ardente et méchante créature. Tout y étoit si clairement prouvé, qu'il n'y avoit point de réponse possible à y faire[2]. Avant que de le répandre, je demandai un quart d'heure à Monsieur le Prince : je lui expliquai les faits, je lui lus mon mémoire, je lui dis que je ne pouvois me justifier des mensonges qu'il plaisoit à Mme de Lussan de débiter contre moi qu'en prouvant ses artifices et ses friponneries, et les mettant au net et au jour; j'ajoutai que, M. et Mme de Lussan ayant l'honneur d'être à lui et à Madame la Princesse, je ne le voulois pas publier sans lui en demander la permission. Monsieur le Prince glissa sur Mme de Lussan, me répondit qu'il étoit très fâché qu'elle se fût attiré une si vive repartie; que, si l'affaire étoit de nature à pouvoir s'accommoder, il s'y offriroit à moi; que, voyant la chose impossible, j'étois le maître de publier mon mémoire, et qu'il m'étoit fort obligé de l'honnêteté que je lui témoignois en cette occasion. Il m'en fit extrêmement dans toute cette visite, de laquelle je sortis fort content. J'allai plusieurs fois chez Monsieur le Duc, pour en faire autant à son égard, et, ne le pouvant rencontrer chez lui ni ailleurs, je priai le duc de Coislin, son ami particulier, de le lui dire et de lui donner mon mémoire. Je le portai à Paris à Madame la Princesse, qui me reçut poliment, mais froidement, et qui

1. Et cependant aucun de nos journaux n'en parle.
2. Ce mémoire n'a pas été retrouvé.

s'excusa de l'entendre. Je crus devoir faire la même chose à l'égard de M. le duc du Maine à cause de ce que j'ai expliqué du mariage de Mme d'Albemarle, et, par cette raison, à l'égard de la reine d'Angleterre, qui me reçut le mieux du monde, et M. du Maine plus poliment encore, s'il se peut, que n'avoit fait Monsieur le Prince. Pour Madame la Duchesse, je la crus trop prévenue pour aller chez elle; je lui fis dire que c'étoit par ménagement, en lui faisant donner mon mémoire. Content de ces mesures, je le publiai, j'en donnai à tout le monde, et je l'accompagnai de tous les propos que Mme de Lussan méritoit; je fus fort appuyé de beaucoup d'amis, qui y firent dignement leur devoir : ainsi l'éclat fut grand.

Monsieur le Duc, poussé par Madame la Princesse, Madame la Duchesse, je crois, par d'Antin, qui n'avoit pu me pardonner la préférence sur lui de l'ambassade de Rome, quoique je n'y eusse eu aucune part, et qu'elle n'eût point eu d'effet[1], ne se laissèrent persuader ni par mes raisons, ni par mes honnêtetés pour eux, ni par l'exemple de Monsieur le Prince, qui n'ouvrit jamais la bouche ni pour ni contre : ils éclatèrent en propos. Madame la Duchesse même les voulut entamer par deux fois, les soirs, dans le cabinet du Roi, et, toutes les deux fois, elle fut arrêtée tout court par Mme la duchesse d'Orléans, qui prit mon parti sans que je l'eusse fait prévenir. Une autre fois, et au même lieu, elle attaqua là-dessus M. du Maine, duquel elle n'eut pas lieu d'être contente, quoique alors en intimité; et en effet lui et Mme du Maine imitèrent le silence de Monsieur le Prince. Cette fougue m'engagea à prendre des mesures auprès de gens de mes amis à portée de faire instruire le Roi et Mme de Maintenon, et Monseigneur, avec qui Madame la Duchesse étoit parfaitement. L'affaire, en attendant, cheminoit au Conseil. Mme de Lussan voulut répondre vivement, sinon solidement, à mon mémoire : Monsieur le Prince, sans que je le

1. Tome XIII, p. 233 et suivantes.

susse, le lui défendit, et, de plus, lui lava cruellement la tête. Elle se réduisit donc à faire courir quelques lignes écrites à la main[1], qui, sans entrer dans l'affaire ni dans aucun fait, exprimoient en termes respectueux, mais artificieux, la surprise et la douleur de se voir si cruellement déchirée par un homme de mon mérite, et avec si peu de mesures, dans un temps (c'étoit celui de Pâques) que j'avois accoutumé de consacrer tous les ans dans la plus sainte maison de France : elle vouloit dire la Trappe, dont je me cachois fort, et où je passois d'ordinaire les jours saints sous prétexte d'aller à la Ferté pendant la quinzaine de Pâques, qui est un temps fort ordinaire d'aller à la campagne[2]. J'eus lieu de soupçonner que Monsieur le Duc n'avoit pas dédaigné de travailler à ce peu de lignes, et que c'étoit de lui que partoit ce ridicule qu'on essayoit de m'y donner. Je pris donc le parti de le mépriser : je me

1. C'est la pièce très courte que nous avons, mais en imprimé, dans la collection des Factums de la Bibliothèque nationale, série in-folio, n° 10172, et dans le dossier bleu 907, fol. 26-29.

2. Tomes II, p. 15-16, III, p. 110, et XII, p. 35. — Voici comment se terminait la pièce en question : « M. le duc de Saint-Simon accuse, dans son mémoire, Mme la comtesse de Lussan d'*invectives*, de *chicanes artificieuses*, de *persécutions outrées*, d'*impostures atroces*, et de *calomnies manifestes* dans le dessein de *profiter d'une succession et pour l'envahir sans droit ni titre valable*. Ce sont les expressions et les propres termes contenus dans son mémoire, auxquels elle n'oppose que des faits rapportés simplement et avec grande exactitude. Elle espère, connoissant la piété de M. le duc de Saint-Simon, dont il donne très souvent des marques si éclatantes, surtout par les retraites qu'il fait dans un lieu saint, qu'après qu'il aura fait quelques réflexions,... il ne pourra s'empêcher d'être affligé. » Dans cette même pièce, l'adversaire de notre auteur disait que Gabriel d'Audibert ne se maria pas deux fois, et que Charles, son successeur, qui prit femme en 1588, ne pouvait être fils que de la Budos mariée en 1558, tandis que l'on avait produit au procès des preuves sûres et multiples que Marguerite de Salines, sortie d'assez bas pour ne pas même savoir signer son nom, avait eu une kyrielle d'enfants de ce prieur régulier de Saint-Beron, et que le Dizimieu suscité par le duc de Saint-Simon, étant né en ce même endroit, c'est-à-dire en Savoie, n'était même pas regnicole.

contentai de dire qu'une vaine déclamation, qui n'osoit entrer en rien, n'étoit pas une réponse à un mémoire où la conduite de Mme de Lussan, et beaucoup plus les discours des personnes dont elle avoit surpris la protection, m'avoient obligé d'expliquer des faits fâcheux, et de mettre au net beaucoup de choses honteuses, à quoi il falloit manquer bien absolument de réponses pour n'avoir de ressource qu'en de si misérables pauvretés. Néanmoins, je voulus instruire Mgr le duc de Bourgogne, duquel j'eus une très favorable audience dans son cabinet, et à qui je lus mon mémoire. Mme la duchesse de Bourgogne la fut aussi[1], et s'en expliqua comme je le pouvois desirer. Enfin le procès, tant et plus allongé, prit fin au Conseil. Tous les juges, sans exception, n'y opinèrent que par des huées et des cris d'indignation, et, ce qui est rare au Conseil, Mme de Lussan y eut la honte des dépens, de l'amende et de tous les plus injurieux assaisonnements[2]. Cette femme en attendoit l'événement chez Madame la Duchesse. Les filles de Chamillart[3] étoient, en ces temps-là, la fleur des pois, et ne bougeoient de chez Mme la duchesse de Bourgogne et de chez Madame la Duchesse. Ma belle-sœur s'y trouva en ce même moment : on vint la demander ; c'étoit son écuyer[4], qu'elle avoit envoyé à la porte du Conseil

1. Fut instruite aussi, ou bien fut favorable.

2. Arrêt du 18 avril 1707 (Arch. nat., V[6] 808), rendu au rapport du maître des requêtes Quantin de Richebourg, par-devant les conseillers d'État le Peletier, Chauvelin, Voysin, d'Argouges de Ranes, abbé Bignon et Rouillé du Coudray, et renvoyant la duchesse d'Albemarle et le comte de Dizimieu devant le parlement de Paris, tandis que la duchesse demandait celui de Dijon. Elle était condamnée aux dépens pour tous dommages-intérêts.

3. Mmes de Dreux, de la Feuillade et de Lorge : tome X, p. 413.

4. On voit dans Tallemant des Réaux (*Historiettes*, tome IV, p. 435) que Bautru eut tort de donner à sa belle-fille Serrant un écuyer portant l'épée au côté; mais, pour une duchesse fille de ministre, à plus forte raison pour Mme de Nemours, ci-après, p. 132, il n'en allait pas de même. Les fonctions de ces écuyers de main sont définies dans *la Maison réglée* d'Audiger (1692), et il a été fait une note dans le commentaire du *Molière*, tome VIII, p. 565, note 2.

attendre, et qui accouroit lui apprendre le jugement. Elle rentra en sautant et riant, et, s'adressant à Madame la Duchesse, lui dit ce qui venoit d'être décidé, en présence de Mme de Lussan et de la compagnie. Madame la Duchesse en fut si piquée, qu'elle lui répondit qu'elle se passeroit bien de marquer tant de joie chez elle. La duchesse de Lorge répliqua qu'elle étoit ravie, et, avec une pirouette, ajouta qu'elle ne la reverroit que quand elle seroit de plus belle humeur, et s'en vint me le conter. Madame la Duchesse la bouda vingt-quatre heures, et fut la première à se vouloir raccommoder. Ce jugement fit grand bruit; mais il ne put dégoûter Mme de Lussan de ses chicanes : elle présenta au Parlement une seconde requête civile. Je ne continuerai pas le récit d'une affaire si criante et si infâme, dont elle ne put jamais venir à bout[1]. Je ne l'ai rapportée que pour expliquer ce qui me brouilla avec Monsieur le Duc et Madame la Duchesse. Après ce qui s'étoit passé, nous ne crûmes pas devoir rien rendre davantage à l'un ni à l'autre, et nous cessâmes de les voir l'un et l'autre, même aux occasions marquées[2]. Madame la Duchesse, qui s'en aperçut bientôt, se plaignit modestement : elle dit qu'elle ne savoit ce qu'elle nous avoit fait; qu'il étoit vrai qu'elle avoit été pour Mme de Lussan; que cela étoit libre; qu'elle n'avoit rien dit là-dessus qui pût nous faire peine; que d'ailleurs Mme de Lussan étoit à Madame la Princesse, et qu'elle lui avoit des obligations qu'elle n'oublieroit jamais : je ne sais pas de quelle nature elles pouvoient être, ni si elles faisoient beaucoup d'honneur à l'une et à l'autre. Ces plaintes se firent en sorte qu'elles nous revinssent. Madame la Duchesse y ajouta toutes les prévenances possibles, à Marly, à Mme de Saint-

1. On verra dans l'appendice III, où j'essayerai de résumer les incidents de ce procès et son caractère général, que l'affaire durait encore en 1766.

2. Il dira de même : *mécontentement marqué*, ou : *révérence très marquée*, comme on dit aussi : *personnage de marque*. Nous avons eu ci-dessus, p. 17, dans la manchette, *mot étrangement marqué*.

Simon[1], qui les reçut avec un froid respectueux, des réponses courtes, sans jamais lui parler la première, ni s'approcher d'elle, sinon à la table du Roi, quand elle s'y trouvoit placée auprès d'elle. Elle redoubla ses plaintes à Fontainebleau, sur ce qu'étant entrée chez Mme de Blanzac[2] qui étoit malade, j'en sortis aussitôt, et fit indirectement tout ce qu'elle put pour raccommoder les choses. Ce n'étoit pas qu'elle se souciât de nous; mais ces[3] princesses voudroient dire et faire sur chacun tout ce qui leur plaît, et leur orgueil est blessé quand on cesse de les voir. Pour Monsieur le Duc, qui a toujours mené une vie particulière jusqu'à l'obscurité, et qu'une férocité naturelle[4], que son rang appesantissoit encore, renfermoit dans un très petit nombre de gens, assez étranges pour la plupart, je n'en reçus ni malhonnêtetés ni agaceries : il me salua seulement, lorsqu'il me rencontra depuis, d'une façon plus marquée et plus polie. A l'égard de M. le prince de Conti, que je voyois, il ne fallut aucune précaution avec lui : il connoissoit la pèlerine[5], et ne se contraignit pas d'en dire son avis. Je le répète, on trouvera dans la suite[6] qu'il étoit nécessaire d'expliquer tout cet espèce[7] de démêlé.

Le maréchal d'Estrées[8] mourut au mois de mai, à Paris, Fortune,

1. Ce peut être pendant le carnaval de 1707. Au bal donné le 6 mars pour la cour anglaise, Dangeau dit (p. 314) qu'il y avait, avec la duchesse de Bourgogne et les trois demoiselles de Condé, ces sept danseuses : les duchesses de Saint-Simon, de Villeroy, de Duras, de Lauzun, et Mmes de Listenois, de Rupelmonde, de Bellefonds.

2. Fille de la maréchale de Rochefort et mère de Nangis : tome XII, p. 271.

3. Il avait commencé à écrire : *ses*.

4. Férocité d'humeur, comme l'explique *l'Académie*, 1718 et 1878.

5. Locution relevée dans notre tome XIV, p. 132.

6. On le verra particulièrement dans l'audience qu'il fut obligé de solliciter du Roi pour se justifier en 1710 : éd. 1873, tome VII, p. 228.

7. Il y a bien ici le masculin *tout cet*, par accord avec *démêlé*, accord dont nous avons déjà rencontré plus d'un exemple, entre autres dans l'Addition n° 728, au tome XIV, p. 478.

8. Jean, comte d'Estrées : tome XI, p. 14-22, et *Écrits inédits*, tome VI, p. 124.

mérite, mort du maréchal d'Estrées.

à quatre-vingt-trois [ans] passés[1], doyen des maréchaux de France[2] comme son père et son fils, singularité sans exemple, et de trois générations de suite maréchaux de France, et toutes trois doyens, et toutes trois dignes du bâton, tous trois aussi chevaliers de l'Ordre[3]. Celui-ci[4] jouissoit depuis près de quatre ans de la joie de voir son fils maréchal de France[5]. Il l'avoit été fait seul au printemps de 1681[6], onze ans après la mort de son père, avec l'applaudissement public, et son impatience depuis long temps de l'en voir décoré. Il étoit estropié d'une main dès sa première campagne, colonel d'infanterie au siège de Gravelines, en 1644[7]. Dès 1655 il fut fait lieutenant général[8]; il s'étoit distingué en beaucoup d'occasions à la tête du régiment de Navarre[9]. L'ordre du tableau étoit encore

1. Le 19 mai : *Dangeau*, tome XI, p. 367 et 372; *Sourches*, tome X, p. 323; *Mercure* de juillet, p. 13-40. Suivant l'acte de baptême donné par Jal (p. 547), ce Jean d'Estrées, second fils du maréchal de Cœuvres, qui était François-Annibal d'Estrées, et de dame Marie de Béthune, naquit à Soleure, en Suisse, le 3 novembre 1624, mais ne fut baptisé, en l'église Saint-Eustache de Paris, que le 15 octobre 1628, en même temps que son aîné, autre François-Annibal. La note des frais de son convoi funèbre a été publiée par Étienne Charavay dans la *Revue des Documents historiques*, année 1880, p. 38-39.

2. Depuis la mort du maréchal de Duras, en 1704 : tome XII, p. 300.

3. Déjà dit dans une note sur cette promotion de 1703 : tome XI, p. 8.

4. *Cy* est en interligne.

5. Promotion du 14 janvier 1703 : tome XI, p. 15 et suivantes.

6. Le 24 mars 1681 : *Gazette*, p. 204.

7. Cette ville fut enlevée aux Espagnols, par Monsieur Gaston, le 28 juillet 1644 : *Gazette*, p. 429-640, *passim*. Jean d'Estrées s'appelait alors le comte de Tourbes ou Tourpes, et il commandait un régiment de ce nom qui lui avait été donné dès 1637, quand il eut la main droite fracassée pour toujours, le 3 juillet : *ibidem*, p. 537-538. Étant maréchal de camp en Espagne, il fut encore blessé devant Tortose, en 1648 : *Gazette*, p. 966 et 974. La *Chronologie militaire*, tome III, p. 58-66, donne la suite détaillée de ses services.

8. Il servait alors en Flandre, sous Turenne et le maréchal de la Ferté.

9. Depuis le 27 février 1647, en Flandre, et à l'armée devant Paris,

alors heureusement inconnu[1] : on éprouvoit les gens qui montroient de la volonté et des talents, on les mettoit à portée de les employer par des commandements plus ou moins considérables, on laissoit ceux en qui on voyoit les espérances qu'on en avoit conçues trompées, on avançoit ceux qui réussissoient, et, quoique la faveur, la naissance, les établissements aient toujours eu quelques droits, la réputation étoit pesée, le cri de l'armée, l'opinion des troupes, le sentiment des généraux d'armée étoient écoutés ; on ne passoit par-dessus que bien rarement, en bien et en mal[2]. M. de Louvois, dès lors méditant le projet de se rendre le maître de la conduite de la guerre et des fortunes, et de changer, pour sa puissance, toute manière de faire l'une et l'autre, songeoit aussi à se défaire des gens qui pointoient, et dont le mérite l'eût embarrassé, comme, à la longue, il en vint à bout. Il gémissoit sous le poids de Monsieur le Prince, de M. de Turenne, et de leurs élèves[3]; il ne vouloit plus qu'il s'en pût faire de nouveaux, il en vouloit tarir la source pour que tout, jusqu'au mérite, vînt de sa main, et que l'ignorance, parvenue de sa grâce, ne pût se maintenir que par elle. M. d'Estrées fut un de ceux qui l'embarrassa[4] le plus : lieutenant général depuis douze ans par mérite et à force de service et d'actions, à quarante-trois ans, c'étoit pour arriver bientôt à l'ouverture de la guerre en 1667[5]. Colbert, son émule, en prit occasion

Vues terribles de Louvois.

[*Add. St-S. 745*]

pendant la Fronde. Ensuite il se distingua tout particulièrement au siège de Valenciennes, en 1656 ; mais, à l'attaque du 16 juillet, « après avoir facilité la retraite à douze cents hommes vers Condé, accablé par le grand nombre des ennemis, il demeura prisonnier : ce qui l'empêcha de servir jusqu'en 1667 » (*Chronologie militaire*, tome III, p. 61). Notre auteur suit l'*Histoire généalogique*.

1. Voyez, en dernier lieu, notre tome XIII, p. 340-345, au commencement de la campagne de 1706.

2. Ce sont les mêmes arguments qu'il a fait valoir en 1706.

3. Le comte d'Estrées avait presque constamment servi sous Condé et sous Turenne.

4. Il a écrit, par mégarde : *embrassa*.

5. On a vu que, selon Pinard, il n'avait pu servir depuis 1656.

d'exécuter l'utile projet qu'il avoit formé depuis longtemps de rétablir la marine[1]. Il l'avoit dans son département de secrétaire d'État[2], il en avoit les moyens par sa place de contrôleur général des finances, dont, avec Foucquet, il avoit détruit la surintendance[3]; Louvois n'en avoit aucun d'empêcher ce rétablissement dans un royaume flanqué des deux mers : il dégoûta d'Estrées, il se brouilla de propos délibéré avec lui, il le réduisit à se jeter à Colbert, qui, ravi de pouvoir faire une si bonne acquisition[4] pour la marine, qu'il s'agissoit de créer plutôt que de rétablir[5], le proposa au Roi pour en lui donner le commandement[6]. Quoique ce savant métier en soit tout un autre que celui de la guerre par terre, d'Estrées s'y montra d'abord tout aussi propre. Il fit une campagne aux îles de l'Amérique, qui y répara tout le désordre que les Anglois y avoient fait[7]. Il en fut fait vice-amiral[8]. Il battit et força les corsaires d'Alger, de Tunis et de Salé[9] à demander la paix en 1670, et ne cessa depuis de se distinguer à la mer par

1. Déjà dit dans notre tome XI, p. 15, sur le même maréchal.

2. Tome XIV, p. 227. — 3. Tome IV, p. 115. — 4. Il a écrit : *acquision.*

5. Richelieu en avait déjà créé une de toutes pièces.

6. Voici comment Baluze a raconté cette nomination dans l'*Histoire de la maison d'Auvergne,* tome I, p. 456, à propos du chevalier de Bouillon, très estimé comme marin malgré sa jeunesse : « Le commandeur de Neuchèze, vice-amiral de France, étant au lit de la mort, lui donna une démission de sa charge sous le bon plaisir du Roi; mais, M. le duc de Beaufort, alors amiral de France, ayant prétendu que la charge de vice-amiral étoit à sa nomination, S. M. régla que, pour cette fois seulement, M. de Beaufort y nommeroit, et qu'à l'avenir elle seroit à la nomination du Roi. M. le duc de Beaufort y nomma le comte d'Estrées, son cousin. »

7. Tome XI, p. 15.

8. Par provisions du 12 novembre 1669, pour la charge de Ponant (tome VIII, p. 293, note 3). Jal a parlé, à ce propos même, de a charge de vice-amiral, dans son *Dictionnaire critique,* p. 547-548. Le recueil des *Lettres de Colbert* renferme une grande quantité de pièces relatives au commandement de d'Estrées.

9. Nous avons déjà vu dans notre tome XII, p. 247 et 447, quelle plaie ces corsaires barbaresques étaient pour tous les rivages de la

de grandes actions[1]. Quelque soulagé que fût Louvois de s'être défait d'un homme si capable, il étoit outré de ses succès; il étoit venu à le haïr après s'être brouillé avec lui uniquement pour s'en défaire. Sa gloire, unie à celle de la marine, lui étoit odieuse : c'étoit, pour lui, la prospérité de Colbert qui effaçoit à son égard celle de l'État. Colbert vouloit que la marine eût un maréchal de France; d'Estrées méritoit de l'être depuis longtemps : Louvois eut le crédit de l'empêcher de passer avec ceux qu'on fit à la mort de M. de Turenne, en 1675[2]. Estrées et Colbert furent outrés; mais ils ne se rebutèrent point, l'un de continuer à mériter par des actions nouvelles, l'autre de représenter ses services, ses actions, l'importance de ne pas dégoûter la marine dont on tiroit tant d'avantages, et le découragement où la jetoit l'exclusion de son général[3]. Enfin Louvois n'eut pas le crédit de l'arrêter plus longtemps, et, en mars 1681, le Roi[4] le fit maréchal de France seul[5]. Quel-

Méditerranée chrétienne. Par pitié pour les milliers d'esclaves qu'ils tenaient dans leurs fers, et en vue de rétablir les relations de commerce, Louis XIV avait traité avec Alger et Tunis, en 1666, à la suite de l'expédition du duc de Beaufort, dans les conditions les plus avantageuses qu'aucune puissance eût obtenues jusque-là; un traité de paix fut encore conclu en février 1670 (*Gazette*, p. 239), à la suite d'une démonstration navale du marquis de Martel. Salé, port marocain sur l'Atlantique, à l'O. de Fez, aujourd'hui abandonné pour Rabat, était un repaire peut-être plus redouté encore que Tunis et Alger des marines marchandes; ce n'est qu'en 1734 que les Anglais en exterminèrent les derniers corsaires.

1. Bataille de Southbay, contre Ruyter, en 1672; combats de juin 1673, sur les côtes d'Irlande et de Zélande, contre Tromp; reprise de Cayenne, en 1676; combats terribles de Tabago, en 1677.

2. Tome X, p. 335.

3. Colbert put, néanmoins, augmenter ses appointements de douze mille livres en janvier 1679.

4. *Le Roy* a été ajouté en interligne, de même que *seul*, plus loin.

5. État du 24 mars 1681. En 1684, Seignelay fit donner la survivance de vice-amiral à son fils Cœuvres, avec une forte gratification (tome XI, p. 15), et, en 1685, à la suite d'une nouvelle expédition contre Tripoli et Tunis, il donna encore dix mille écus au père.

ques[1] années après[2], il lui donna le vain titre de vice-roi de l'Amérique sans fonctions et sans appointements[3], enfin le gouvernement de Nantes[4] et cette lieutenance générale de Bretagne[5] que son fils[6] eut à sa mort[7]. Le maréchal d'Estrées naquit, vécut et mourut pauvre[8], fort honnête homme et fort considéré[9], et toujours dans la plus

1. L'initiale de *quelques* surcharge un *et*.

2. En mars 1686 : *Dangeau*, tome I, p. 305 ; *Sourches*, tome I, p. 362.

3. Cette sinécure honorifique, dont les pouvoirs s'étendaient depuis le Canada jusqu'à la Guyane, était vacante par la mort du maréchal d'Estrades, et, lorsque M. d'Estrées mourut à son tour, on la passa sur la tête de son fils. Foucquet l'avait eue en son temps, pour trente mille écus, sous le nom de Feuquière (*Revue de géographie*, 1885, tome I, p. 133-142).

4. En juin 1701 : tome IX, p. 6.

5. Celle du comté Nantais. — 6. Victor-Marie.

7. Cela rapportait quelque cinquante mille livres. Le Roi donna tout, avec sa gracieuseté ordinaire, au maréchal de Cœuvres, qui prit immédiatement le nom de maréchal d'Estrées (*Dangeau*, tome XI, p. 372-373, 375-376 ; *Sourches*, tome X, p. 327 ; *Gazette*, p. 264).

8. Outre le produit de ses charges, il avait eu un privilège pour des carrosses inversables, qui, peut-être, était d'un certain rapport : Arch. nat., O¹ 40, fol. 316 ; *Mercure* d'avril 1689, p. 294-299.

9. Par la *Relation de Spanheim* on voit que, très brave, mais « peu intelligent pour de longues suites, » et difficile à vivre, le vice-amiral avait été considéré, même depuis la mort de son ennemi Louvois, comme incapable de rendre aucun service dans la guerre de 1688-1697, et surtout de commander une armée un peu considérable. Aussi le Roi se bornait-il à lui « faire plaisir dans les occasions, » et, par exemple, à lui confier le commandement de la Bretagne en 1703, de même que Philippe V lui avait donné un titre de capitaine général des mers pour qu'il eût la haute main sur les forces navales des deux couronnes, avec dix ou douze mille écus d'appointements (notre tome VIII, p. 296). Dans le temps où il résidait en Poitou, son zèle pour les conversions avait inspiré une telle terreur, que le gouvernement royal avait dû l'arrêter ; aussi l'auteur protestant des *Portraits et caractères de 1703* a-t-il fait de lui ce portrait (éd. 1897, p. 34-35) : « Le maréchal d'Estrées a eu le bâton sans que personne en ait pu deviner le sujet, car il n'a fait aucune action d'éclat, ni en particulier, ni en général, qui pût lui faire espérer cet honneur. Bien loin de le mériter, il en est tout à fait indigne, car il est d'un esprit et d'une physionomie qui ne promettent rien. Son plus bel emploi est de faire

étroite union avec ses frères le duc et le cardinal d'Estrées. Il vit aussi son fils grand d'Espagne[1], et son autre fils dans les négociations du dehors, mais sans avoir pu, ni lui, ni son frère, vaincre la répugnance que quelque jeunesse[2] de ce fils avoit donnée au Roi de le faire évêque[3].

Mort de la marquise de la Vallière.

Peu de jours après la mort du maréchal d'Estrées mourut la marquise de la Vallière[4], veuve[5] du frère de la maîtresse du Roi[6], que sa faveur avoit faite[7] dame du palais de la Reine[8]. Son nom étoit Glé, et fort peu de chose, ce qui

plutôt la fonction de missionnaire et de prévôt des maréchaux que de gouverneur de province. »

1. Tome X, p. 151, année 1702.
2. Quelque acte de jeunesse : voyez cet emploi dans le *Littré*, 9°.
3. Tome XI, p. 321.
4. Gabrielle Glé de la Costardais, mariée à l'église Saint-Roch le 12 juin 1663, morte à Paris le 23 mai 1707, à cinquante-neuf ans: *Dangeau*, tome XI, p. 373-374; *Sourches*, tome X, p. 324; *Gazette*, p. 252; *Mercure* de novembre-décembre, p. 61-67.
5. Le premier *v* de *vefve* surcharge un *c*.
6. Jean-François de la Baume-le-Blanc, marquis de la Vallière, d'abord lieutenant de Roi à Amboise et cornette des chevau-légers du Dauphin, était fils de Laurent le Blanc, lieutenant de Roi aussi au pays d'Amboise et lieutenant de la compagnie du mestre de camp général de la cavalerie légère, et de Françoise le Prévost, veuve en premières noces de Pierre Bénard de Rezay, conseiller au Parlement. Lorsqu'il se maria, il fut promu capitaine-lieutenant de la compagnie de chevau-légers du Dauphin, avec rang de mestre de camp, et il dut à une étroite familiarité avec Louvois, non moins qu'à sa proche parenté avec la favorite, d'être traité d'une façon très indulgente (*Œuvres de Louis XIV*, tome V, p. 335, 337-338 et 359-361; *Histoire de Louvois*, tome I, p. 87-90 et 96). Le 10 février 1670, il fut pourvu des gouvernement et lieutenance générale du Bourbonnais, en place du maréchal d'Humières (Arch. nat., X[1A] 8668, fol. 49 v°); mais il mourut prématurément, à trente-cinq ans, le 13-14 octobre 1676, et son gouvernement passa au marquis son fils aîné, que nous connaissons déjà. Ce premier marquis de la Vallière était un bon ami du comte de Guiche, qui parle de lui dans ses *Mémoires* (Jules Lair, *Louise de la Vallière*, p. 63-64, 103, 104, 116, 143, 147, 294, 314-315).
7. *Fait* a été écrit au masculin par mégarde.
8. En cette qualité, elle touchait une pension de six mille livres depuis le mois de mai 1686.

n'étoit pas surprenant[1], mais une femme de beaucoup d'esprit, gaie, extrêmement aimable, qui avoit de l'intrigue et beaucoup d'amis, et qui, par là, sut se soutenir à la cour et dans le monde, avec beaucoup de considération, après la retraite de sa belle-sœur. Elle étoit devenue infirme et dévote, et ne venoit presque plus à la cour, mais toujours, quand elle y paroissoit, fort recherchée. Le Roi, qui[2] s'étoit fort amusé de sa gaieté et de son esprit, la distinguoit toutes les fois qu'il la voyoit, et conserva toujours de l'amitié pour elle.

Mort de Mme de Montespan; sa retraite, et sa conduite depuis; son caractère. [*Add. St-S. 746*]

Une autre mort fit bien plus de bruit, quoique d'une personne depuis longtemps retirée de tout, et qui n'avoit conservé aucun reste du crédit dominant qu'elle avoit si longtemps exercé : ce fut la mort de Mme de Montespan, arrivée fort brusquement aux eaux de Bourbon, à soixante-six ans, le vendredi 27 mai, à trois heures du matin[3].

1. C'était une noblesse bretonne, avec beaucoup de fortune, selon M. Lair (*Louise de la Vallière*, p. 402-403), ou, selon le *Mercure*, une ancienne noblesse d'Auvergne, alliée aux Montmorin et portant les armes depuis le règne de François Ier. Il existe un dossier sur la succession de cette dame et sur celle de son mari aux Archives nationales, V^7 254. Ses terres étaient situées en Bretagne.

2. *Qui* est en interligne.

3. Selon Dangeau (p. 378-379), la nouvelle en étant arrivée le lendemain à Marly, avant que le Roi ne partît pour la chasse à courre, il n'aurait rien changé aux ordres primitifs, et, après la prise du cerf, il serait revenu se promener dans les jardins jusqu'à la nuit. Les *Mémoires de Sourches* (p. 330-331) racontent les faits tout autrement : « L'après-dînée, on apprit que, le même matin, le comte de Toulouse avoit trouvé sur la route la Serre, écuyer de la duchesse d'Orléans, revenant de Bourbon, qui lui avoit appris que la marquise de Montespan étoit morte à trois heures du matin.... En ce temps-là, le Roi étoit à la chasse du cerf, et ensuite il se promena longtemps dans ses jardins; mais, encore que tout le monde sût cette mort, personne ne s'empressa de la lui apprendre, et il ne la sut que par la duchesse de Bourbon qui lui envoya demander la permission d'aller à Versailles : ce qui lui ayant fait questionner celui qui lui parloit de sa part, il apprit la nouvelle, qu'il ignoroit. » — Si ce récit est exact, comme il semble, il ôte toute valeur aux conclusions que l'on tirait jusqu'ici de celui de Dangeau.

Je ne remonterai pas au delà de mon temps[1] à parler de celui[2] de son règne. Je dirai seulement, parce que c'est une anecdote assez peu connue, que ce fut la faute de son mari plus que la sienne[3]. Elle l'avertit du soupçon de l'amour du Roi pour elle, elle ne lui laissa pas ignorer qu'elle n'en pouvoit plus douter, elle l'assura qu'une fête que le Roi donnoit étoit pour elle, elle le pressa, elle le conjura, avec les plus fortes instances, de l'emmener[4] dans ses terres de Guyenne, et de l'y laisser jusqu'à ce que le Roi l'eût oubliée et se fût engagé ailleurs : rien n'y put déterminer Montespan, qui ne fut pas longtemps sans s'en repentir, et qui, pour son tourment, vécut toute sa vie et mourut amoureux d'elle[5], sans toutefois l'avoir jamais voulu revoir depuis le premier éclat[6]. Je ne parlerai point

1. Du temps où il est venu au monde, et où il a fait commencer ses *Mémoires*.

2. *De celuy* corrige *du temps*, biffé sauf le *d* de *du*.

3. Nous avons vu la mort du marquis de Montespan en 1702 : tome IX, p. 323-325. Notre auteur répétera encore, en parlant des amours du Roi (éd. 1873, tome XII, p. 85-86), ce qu'il va dire ici du rôle du mari. Son intention primitive avait été de s'étendre plus complètement sur Mme de Montespan dans les notices des duchés de MORTEMART et d'ANTIN (voyez notre tome X, p. 501) ; mais ces notices n'ont jamais été faites, et, jusqu'ici, nous n'avons eu qu'incidemment quelques mots, comme, en dernier lieu, dans ce même tome X, p. 147-148. Quant aux Montespan considérés comme famille, on donnera plus tard les deux notices que Saint-Simon avait consacrées au père et au grand-père, chevaliers de l'Ordre l'un et l'autre.

4. Écrit : *emener*. — 5. Les deux *ll* surchargent des lettres illisibles.

6. Mme de Caylus présente l'ensemble des faits sous le même jour (*Souvenirs*, p. 122) : « Je sais peu, dit-elle, le détail de ce qui se passa alors au sujet de M. de Montespan ; tout ce que j'en puis dire, c'est qu'on le regardoit comme un malhonnête homme et un fou. Il n'avoit tenu qu'à lui d'emmener sa femme, et le Roi, quelque amoureux qu'il fût, auroit été incapable, dans les commencements, d'employer son autorité contre celle d'un mari ; mais M. de Montespan, bien loin d'user de la sienne, ne songea d'abord qu'à profiter de l'occasion pour son intérêt et sa fortune, et ce qu'il fit ensuite ne fut que par dépit de ce qu'on ne lui accordoit pas ce qu'il vouloit. Le Roi se piqua à son tour, et, pour empêcher Mme de Montespan d'être exposée à ses

non plus des divers degrés que la peur du diable mit à reprises à sa séparation de la cour[1], et je parlerai ailleurs de Mme de Maintenon, qui lui dut tout, qui prit peu à peu sa place, qui monta plus haut, qui la nourrit longtemps des plus cruelles couleuvres[2], et qui enfin la relégua de la cour[3]. Ce que personne n'osa, ce dont le Roi fut bien en peine, M. du Maine, comme je l'ai dit ailleurs[4], s'en chargea; Monsieur de Meaux acheva[5] : elle partit en larmes et

caprices, la fit surintendante de la maison de la Reine, laissant faire en province, à ce misérable Gascon, toutes ses extravagances. » Il faut faire observer, sous toutes réserves, que c'est, non pas au mari, mais au beau-père, que la lettre XXIX du recueil de Mme Dunoyer (tome I, p. 345) attribue cette exclamation en apprenant l'amour du Roi : « Dieu soit loué! Voici la fortune qui commence à entrer dans notre maison. » Attribution bien plus conciliable avec l'attitude de M. de Montespan, le mari, dans les temps qui suivirent, avec les scènes auxquelles il se livra publiquement vis-à-vis de sa femme et de Mme de Montausier, comme Mademoiselle le raconte, avec les menaces contre le Roi qui nécessitèrent des mesures de précaution, la procédure en séparation, etc. Voyez particulièrement le chapitre Ier du livre de Pierre Clément sur *Madame de Montespan* (1868), le livre de M. Jules Lair sur *Louise de la Vallière*, p. 196-201, 207, 283-284, les *Archives de la Bastille*, tome IV, p. 16-17, l'Addition n° 323, dans notre tome VII, p. 385, etc.

1. P. Clément, *Madame de Montespan*, chap. IV. Notre auteur ne parle pas non plus, peut-être parce qu'il était trop jeune au temps de l'affaire des Poisons, des accusations extraordinaires que les principaux accusés portèrent alors contre Mme de Montespan, de la peine qu'on eut à les étouffer, etc. M. Funck-Brentano vient de remettre en lumière ce dossier spécial, qui avait été connu de P. Clément, de Ravaisson et des autres historiens de la police, mais qu'il répugne à bien des gens d'accepter en raison de la provenance des accusations : voyez ci-après, p. 598-599.

2. Locution déjà rencontrée dans notre tome II, p. 210.

3. Il a déjà parlé de ces relations en 1696, à propos des Albret et des Heudicourt (tome III, p. 216 et suivantes); il y reviendra plus longuement dans le portrait de Louis XIV (éd. 1873, tome XII, p. 95-98).

4. Il l'a dit, sinon dans les *Mémoires*, au moins dans une Addition à Dangeau sur Mme de Montespan (tome III, p. 301-302); son récit sera plus complet dans le passage de l'année 1715 qui vient d'être indiqué.

5. Il a déjà été dit un mot (tome V, p. 150 et 152) du rôle de Bossuet chargé, dès 1675, de « porter tous les coups. »

en furie, et ne l'a jamais pardonné à M. du Maine, qui, par cet étrange service, se dévoua pour toujours le cœur et la toute-puissance de Mme de Maintenon[1]. La maîtresse, retirée à la communauté de Saint-Joseph, qu'elle avoit bâtie, fut longtemps à s'y accoutumer[2]. Elle promena son

1. Ci-dessus, p. 23. Madame rapporte les choses comme il suit (recueil Brunet, lettre du 5 mars 1719, tome II, p. 75-76) : « La Maintenon n'avait plus rien de commun avec la Montespan. Celle-ci en devint si furieuse, qu'elle raconta au Roi toute la vie de la Scarron; mais le Roi, qui savait bien que c'était un méchant diable, et que, dans sa colère, elle n'épargnait personne, n'en voulut rien croire, quelque chose qu'elle pût lui dire. Le duc du Maine persuada à sa mère de se retirer de la cour pour quelque temps, et que cela engagerait le Roi à la rappeler. Elle aimait son fils, elle croyait qu'il lui voulait du bien : elle alla à Paris, et écrivit au Roi qu'elle ne reviendrait plus. Le duc du Maine fit bien vite expédier pour Paris tous les bagages de sa mère, sans qu'elle en fût instruite. Quant à ses meubles, il les fit tous jeter par la fenêtre, en sorte qu'elle ne pouvait plus revenir à Versailles. » On trouve aussi la même version dans les *Lettres de Mme Dunoyer*, tome I, lettre IV, où notre auteur peut l'avoir prise aussi bien que dans ses conversations avec Madame : « Ce fut le duc du Maine, son fils, qui eut la dureté de lui annoncer qu'il falloit sortir de la cour, et que le Roi avoit besoin de son appartement; et, le lendemain, ce fils y fut logé. Vous comprenez bien que cette mère sentit la chose comme elle le devoit. » Au contraire, dans le récit de la rupture passagère de 1686 que fait l'auteur des *Mémoires de Sourches* (tome I, p. 385-387), c'est le duc du Maine qui est chargé par le Roi de faire revenir sa mère, au bout de six jours, du château de Rambouillet, où elle était allée attendre les événements chez ses amis Montausier. Dans le récit de la retraite définitive de 1691, ni ces mêmes mémoires, tome III, p. 365-366, ni le *Journal de Dangeau*, tome III, p. 300, ne donnent aucun rôle au duc du Maine; c'est Bossuet qui vient annoncer au Roi le parti pris par sa pénitente.

2. Cette retraite a déjà été indiquée en passant dans le tome III, p. 330, et, depuis lors, dans *Paul Scarron et Françoise d'Aubigné*, p. 152-154, j'ai eu l'occasion de dire que peut-être la veuve de Scarron avait devancé Mme de Montespan en faisant un don aux filles orphelines de la Providence dites de Saint-Joseph. Le 8 mars 1681, les trois administrateurs de cette maison, considérant les charités qui leur avaient été faites par Mme de Montespan, les bâtiments qu'elle y avait fait construire, et les frais qu'elle avait supportés à elle seule pour la subsistance de plus de cent pauvres filles, lui conférèrent tous les droits

loisir et ses inquiétudes à Bourbon[1], à Fontevrault[2], aux terres de d'Antin[3], et fut des années sans pouvoir se rendre à elle-même. A la fin, Dieu la toucha. Son péché n'avoit jamais été accompagné de l'oubli : elle quittoit souvent le Roi pour aller prier Dieu dans un cabinet; rien ne lui auroit fait rompre aucun jeûne, ni un jour maigre; elle fit

et privilèges de fondatrice et supérieure, avec faculté d'y prendre un appartement, de commettre aux fonctions de supérieure, et, généralement, de diriger les intérêts spirituels et temporels de la maison. Mme de Montespan se fit construire une habitation sur un terrain mis à sa disposition; elle prit l'habitude d'y faire des retraites à partir de 1690, et, le 15 mai 1691, elle annonça son intention de s'y fixer définitivement. Puis, par un acte du 4 mai 1693, elle renonça à tous droits sur ces terrains, sur les bâtiments, sur les sommes dépensées pour la maison et les aménagements, sauf les meubles de ses appartements, tableaux de famille et miniatures de la Bible. Le 20 juin suivant, elle se fit encore attribuer un terrain pour y élever une habitation destinée aux deux fils jumeaux de M. d'Antin. L'emplacement du logis de la marquise est indiqué sur un plan de 1696 conservé aux Archives nationales, et les actes dont il vient d'être parlé sont dans le carton L 1061, nos 32-38. Comparez le registre des Insinuations coté Y 261, fol. 463, les gazettes du P. Léonard, ms. Fr. 10265, fol. 198 v°, le *Journal de Dangeau*, tome III, p. 437, les *Mémoires de Sourches*, tome III, p. 365, et surtout un appendice du livre de P. Clément, p. 405-410. — Le même appartement de Mme de Montespan, avec son salon jaune à rubans feu, fut occupé, sous Louis XV, par Mme du Deffand.

1. On voit dans les *Lettres de Mme de Sévigné*, tome IV, p. 451, que, dès 1676, Mme de Montespan fréquentait, mais sans grand succès, cette ville d'eaux, suivie d'un train princier, et y faisait des fondations pieuses à l'hôpital, aux capucins, etc. Un de ses plaisirs était de converser sur ces sujets avec Mme Foucquet. Elle acheva aussi l'embellissement d'une promenade due au maréchal de la Meilleraye, et c'est à Bourbon qu'elle négocia avec Lauzun la cession des « dons immenses » de Mademoiselle en faveur du duc du Maine (notre tome I, p. 32). Des vers de sa nièce la grande prieure de Fontevrault, sur les eaux de Bourbon, adressés à Daniel Huet en 1683, viennent d'être publiés en 1899, par M. L.-G. Pélissier, avec quelques lettres.

2. Chez l'abbesse sa sœur.

3. Tome VII, p. 51. Elle allait surtout au château de Bellegarde, en Gâtinais, que son fils avait hérité d'un oncle (ci-après, p. 103), à Oiron, qu'elle avait acheté pour lui, du duc de la Feuillade, en 1700, et sans doute à Petit-Bourg, acheté de même en 1696 (ci-après, p. 258).

tous les carêmes, et avec austérité quant aux jeûnes[1], dans tous les temps de son désordre[2]; des aumônes; estime des gens de bien; jamais rien qui approchât du doute ni de l'impiété; mais impérieuse, altière, dominante, moqueuse[3], et tout ce que la beauté et la toute-puissance qu'elle en tiroit entraîne après soi. Résolue enfin de mettre à profit un temps qui ne lui avoit été donné que malgré elle, elle chercha quelqu'un de sage et d'éclairé, et se mit entre les mains du P. de la Tour, ce général de l'Oratoire si connu par ses sermons, par ses directions[4], par ses amis, et par la prudence et les talents du gouvernement[5]. Depuis ce moment jusqu'à sa mort, sa conversion ne se démentit point, et sa pénitence augmenta toujours. Il fallut d'abord renoncer à l'attachement secret qui lui étoit demeuré pour la cour, et aux espérances qui, toutes chimériques qu'elles fussent, l'avoient toujours flattée. Elle se persuadoit que la peur du diable seule avoit forcé le Roi à la quitter; que

1. Le manuscrit porte : *aux jeusne*.
2. Mme de Caylus précise ces détails (*Souvenirs*, p. 44-45) : « Mme de Montespan avoit les mêmes sentiments (que le Roi), et ce n'étoit pas seulement pour se conformer à ceux du Roi qu'elle les faisoit paroître. Elle avoit été parfaitement bien élevée par une mère d'une grande piété, et qui avoit jeté dans son cœur des semences de religion, dès sa plus tendre enfance, dont elle ne se défit jamais. Elle les fit voir, comme le Roi, dans tous les temps, et je me souviens d'avoir ouï raconter que, vivant avec le Roi de la façon dont je viens de parler, elle jeûnoit si austèrement les carêmes, qu'elle faisoit peser son pain. Un jour, la duchesse d'Uzès, étonnée de ses scrupules, ne put s'empêcher de lui en dire un mot. « Eh quoi! Madame, reprit Mme de Montespan, faut-il, parce que je fais un mal, faire tous les autres? »
3. Cette face du portrait sera bien autrement développée à propos des amours de Louis XIV (éd. 1873, tome XII, p. 87-88). « Les moindres ridicules ne lui échappoient pas, dit Mme de Caylus (*Souvenirs*, p. 29), et elle savoit bien les faire sentir aux autres par ce tour unique à la maison de Mortemart. » Voyez aussi la *Relation de Spanheim*, p. 13-15 et 421.
4. Ce mot est en interligne, au-dessus d'un second *sermons*, biffé.
5. C'est une répétition de ce qui a été dit du Père dans notre tome XII, p. 407. Voyez ci-après, p. 94-95.

cette même peur, dont Mme de Maintenon s'étoit habilement servie pour la faire renvoyer tout à fait, l'avoit mise au comble de grandeur où elle étoit parvenue; que son âge et sa mauvaise santé, qu'elle se figuroit, l'en pouvoient délivrer; qu'alors, se trouvant veuve, rien ne s'opposoit à rallumer un feu autrefois si actif, dont la tendresse et le desir de la grandeur de leurs enfants communs pouvoit aisément rallumer les étincelles, et[1] qui, n'ayant plus de scrupules à combattre, pouvoient[2] la faire succéder à tous les droits de son ennemie. Ses enfants eux-mêmes s'en flattoient, et lui rendoient de grands devoirs, et fort assidus. Elle les aimoit avec passion, excepté M. du Maine, qui fut longtemps sans la voir, et qui ne la vit depuis que par bienséance[3]. C'étoit peu dire qu'elle eût du crédit sur les trois autres[4] : c'étoit de l'autorité, et elle en usoit sans contrainte; elle leur donnoit sans cesse, et par amitié, et pour conserver leur attachement, et pour se réserver ce lien avec le Roi, qui n'avoit avec elle aucune sorte de commerce, même par leurs enfants. Leur assiduité fut retranchée; ils ne la voyoient plus que rarement, et après le lui avoir fait demander. Elle devint la mère de d'Antin, dont elle n'avoit été jusqu'alors que la marâtre[5]; elle s'occupa de l'enrichir[6]. Le P. de la Tour tira d'elle un terrible acte de pénitence : ce fut de demander pardon à son

1. Cet *et* est en interligne. — 2. Ce pluriel est bien au manuscrit.

3. Il est certain que la *mie*, Mme de Maintenon, l'emportait de beaucoup sur la mère, qui n'avait pas assisté au mariage de 1692.

4. Le comte de Toulouse, Madame la Duchesse, la duchesse d'Orléans. Voyez ce qui a été dit de celles-ci en 1694, tome II, p. 183.

5. D'Antin, dans le fragment de ses *Mémoires* publié en 1822 pour la Société des Bibliophiles françois, p. 18 et 22-23, se plaint des duretés de sa mère et raconte qu'elle le vint voir pour la première fois, chez son père, parce qu'il était malade, mais n'y reparut plus, « pour des raisons de cour. » C'est sans doute dans l'occasion qu'indiquent en avril 1686 les *Mémoires de Sourches*, tome I, p. 373. Quatre mois auparavant, c'est Mme de Maintenon qui avait obtenu la place de menin pour lui, sur les instances de la mère.

6. Voyez notre tome VII, p. 49-51 et 239-240, et ci-après, p. 108.

mari, et de se remettre entre ses mains. Elle lui écrivit elle-même dans les termes les plus soumis, et lui offrit de retourner avec lui, si il daignoit la recevoir, ou de se rendre en quelque lieu qu'il voulût lui ordonner[1]. A qui a connu Mme de Montespan, c'étoit le sacrifice le plus héroïque. Elle en eut le mérite sans en essuyer l'épreuve : M. de Montespan lui fit dire qu'il ne vouloit ni la recevoir, ni lui prescrire rien, ni ouïr parler d'elle de sa vie[2]. A sa mort[3], elle en prit le deuil comme une veuve ordinaire; mais il est vrai que, devant et depuis, elle ne reprit jamais ses livrées ni ses armes, qu'elle[4] avoit quittées, et porta toujours les siennes seules et pleines[5]. Peu à peu elle en vint à donner presque tout ce qu'elle avoit aux pauvres. Elle travailloit pour eux plusieurs heures par jour, à des

1. Pierre Clément a raconté, d'après nos documents des Archives nationales (*Madame de Montespan*, p. 365-380), comment on avait fait prononcer par le Châtelet, en juillet 1674, la séparation de biens et d'habitation qu'exigeait le Roi, avec défense à l'époux de plus hanter ni fréquenter sa femme, la demanderesse ayant argué de « dissipation de biens, mauvais ménage et sévices commis en sa personne. » Cependant, par une transaction subséquente, et dans l'intérêt de ses enfants légitimes, elle renonça à toutes les restitutions d'argent, à la pension alimentaire, et à l'annulation des obligations solidaires, toutes choses stipulées dans la sentence du Châtelet. De son côté, M. de Montespan abandonna les motifs d'appel qu'il était prêt à faire valoir.

2. Il ne semble pas que Pierre Clément ait trouvé ailleurs confirmation de cette anecdote. Malgré la séparation, Mme de Montespan avait besoin d'être autorisée par son mari pour disposer de ses biens propres, et, comme il refusait de le faire en 1686, le Châtelet y suppléa par une sentence du 5 septembre (Arch. nat., L 1061, n° 33; P. Clément, *Madame de Montespan*, p. 409, note).

3. En 1701 : notre tome IX, p. 323-324. Là, j'ai mentionné un bruit que M. de Montespan, avant de mourir, avait proposé qu'on se pardonnât réciproquement, et j'ai indiqué les références.

4. *Qu'elle* surcharge *et porta*, effacé du doigt.

5. Armoiries entières, sans brisure, écartelure, ni addition quelconque : tome IX, p. 117. Mme Scarron fit de même, quoique seulement veuve et n'ayant pas été séparée de son mari, et aussi Mme de Thiange, quand le sien se fut retiré en Bourgogne : voyez notre tome X, p. 148 et appendice XI.

ouvrages bas et grossiers, comme des chemises et d'autres besoins semblables, et y faisoit travailler ce qui l'environnoit. Sa table, qu'elle avoit aimée avec excès, devint la plus frugale, ses jeûnes fort multipliés; sa prière interrompoit sa compagnie et le plus petit jeu auquel elle s'amusoit, et, à toutes les heures du jour, elle quittoit tout pour aller prier dans son cabinet. Ses macérations étoient continuelles; ses chemises et ses draps étoient de toile jaune la plus dure et la plus grossière, mais cachés sous des draps et une chemise ordinaire. Elle portoit sans cesse des bracelets, des jarretières et une ceinture à pointes de fer, qui lui faisoient souvent des plaies, et sa langue, autrefois si à craindre, avoit aussi sa pénitence. Elle étoit, de plus, tellement tourmentée des affres de la mort, qu'elle payoit plusieurs femmes dont l'emploi unique étoit de la veiller : elle couchoit tous ses rideaux ouverts, avec beaucoup de bougies dans sa chambre, ses veilleuses autour d'elle, qu'à toutes les fois qu'elle se réveilloit, elle vouloit trouver causant, jouant[1] ou mangeant, pour se rassurer contre leur assoupissement[2]. Parmi tout cela, elle ne put jamais se défaire de l'extérieur de reine qu'elle avoit usurpé dans sa faveur, et qui la suivit dans sa retraite. Il n'y avoit personne qui n'y fût si accoutumé de ces temps-là, qu'on en conserva l'habitude sans murmure. Son fauteuil avoit le dos joignant le pied de son lit; il n'en falloit point chercher d'autres dans la chambre, non pas même pour ses enfants naturels, Mme la duchesse d'Orléans pas plus que les autres. Monsieur et la grande Mademoiselle l'avoient

1. Notre auteur ayant écrit, avec un tréma : *joüant*, les précédents éditeurs avaient cru pouvoir lire : *joliant*, participe d'un verbe dont on n'a jamais trouvé d'exemple. *Jouant* est d'ailleurs dans l'Addition.

2. Une lettre de Mme de Maintenon à l'abbesse de Fontevrault, 29 juin 1701, confirme que cette idée de mort faisait « courir les champs » à Mme de Montespan, et que la fin de Monsieur l'impressionna particulièrement. Pierre Clément a rapproché de cette anxiété perpétuelle la vie paisible de Mlle de la Vallière dans une retraite bien autrement austère.

toujours aimée, et l'alloient voir assez souvent[1] : à ceux-là on apportoit des fauteuils, et à Madame la Princesse; mais elle ne songeoit pas à se déranger du sien[2], ni à les conduire. Madame n'y alloit presque jamais, et trouvoit cela fort étrange. On peut juger par là comme elle recevoit tout le monde : il y avoit de petites chaises à dos, lardées[3] de ployants de part et d'autre, depuis son fauteuil, vis-à-vis les uns des autres, pour la compagnie qui venoit, et pour celle qui logeoit chez elle, nièces[4], pauvres demoiselles, filles et femmes qu'elle entretenoit, et qui faisoient les honneurs[5]. Toute la France y alloit : je ne sais par quelle fantaisie cela s'étoit tourné de temps en temps en devoir. Les femmes de la cour en faisoient la leur à ses filles; d'hommes, il y en alloit peu sans des raisons particulières, ou des occasions. Elle parloit à chacun comme une reine qui tient sa cour, et qui honore en adressant la parole. C'étoit toujours avec un air de grand respect, qui que ce fût qui entrât chez elle, et, de visites, elle n'en faisoit jamais, non pas même à Monsieur, ni à Madame, ni à la grand Mademoiselle, ni à l'hôtel de Condé. Elle envoyoit, aux occasions, aux gens qu'elle vouloit favoriser, et point à tout ce qui la voyoit. Un air de grandeur répandu partout chez elle, et de nombreux équipages, toujours en désarroi. Belle comme le jour jusqu'au dernier moment de sa vie[6], sans être malade, et croyant toujours l'être et

1. Déjà dit deux fois pour Monsieur : tomes II, p. 183, et V, p. 93.

2. *Du sien* est en interligne, au-dessus de *de son fauteuil*, biffé.

3. Comparez, dans Molière, *lardé de rubans.*

4. Thiange ou Vivonne.

5. Voyez la description du mobilier de sa chambre à Oiron, dans le livre de P. Clément, p. 426.

6. La beauté, les charmes de Mme de Montespan étaient reconnus de tous (*Sévigné*, tome IV, p. 545 et 546, année 1676); mais, dès 1681, sa taille avait horriblement épaissi, et voici ce que Madame écrivait en 1701 (recueil Jaeglé, tome I, p. 257) : « Celles que j'ai connues belles jadis sont, à cette heure, plus laides que moi. Ame qui vive ne reconnaîtrait plus Mme de la Vallière. Mme de Montespan a la peau comme quand les enfants s'amusent à jouer avec du papier.

aller mourir. Cette inquiétude l'entretenoit dans le goût de voyager, et, dans ses voyages, elle menoit toujours sept ou huit personnes de compagnie. Elle en fut toujours de la meilleure, avec des grâces qui faisoient passer ses hauteurs, et qui leur étoient adaptées. Il n'étoit pas[1] possible d'avoir plus d'esprit, de fine politesse, des expressions singulières, une éloquence, une justesse naturelle qui lui formoit comme un langage particulier, mais qui étoit délicieux, et qu'elle communiquoit si bien par l'habitude, que ses nièces et les personnes assidues auprès d'elle, ses femmes, celles que[2], sans l'avoir été, elle avoit élevées chez elle, le prenoient toutes, et qu'on le sent et on le reconnoît encore aujourd'hui dans le peu de personnes qui en restent : c'étoit le langage naturel de la famille, de son frère et de ses sœurs[3]. Sa dévotion, ou peut-être sa fantaisie, étoit de marier les gens, surtout les jeunes filles, et, comme elle avoit peu à donner après toutes ses aumônes, c'étoit souvent la faim et la soif qu'elle *marioit*. Jamais, depuis sa sortie de la cour[4], elle ne s'abaissa à rien demander pour soi ni pour autrui; les ministres, les intendants, les juges n'entendirent jamais parler d'elle. La dernière fois qu'elle alla à Bourbon[5], et sans besoin,

à le plier et à le replier; tout son visage est recouvert de petites rides, si rapprochées les unes des autres, que c'en est étonnant. Ses beaux cheveux sont blancs comme la neige, et toute sa figure est rouge. » De plus, Madame l'accusait d'avoir toujours été aussi sale de sa personne que Mlle de la Vallière était propre (recueil Brunet, tome II, p. 89-90).

1. *Pas* est répété deux fois. — 2. Il a écrit, par mégarde : *qui*.

3. Ce membre de phrase, depuis *c'estoit*, a été ajouté après coup en interligne et sur la marge. — Notre auteur a déjà fait allusion, deux fois au moins, à l'esprit des Mortemart (tomes III, p. 332, et XII, p. 161), de même que dans plusieurs Additions.

4. Ces six mots sont écrits dans l'interligne et sur la marge.

5. Ci-dessus, p. 92. Elle y allait tous les deux ans, dit le *Mercure*, et c'était plus pour la distraction que par besoin (*Sourches*, tomes II, p. 91, et III, p. 91). En 1705, elle y avait trouvé, entre autres gens de la cour, le duc de Noailles, et celui-ci l'entoura de beaucoup d'attentions, sans que Mme de Maintenon le prît mal (Lavallée,

comme elle faisoit souvent, elle paya deux ans d'avance toutes les pensions charitables qu'elle faisoit en grand nombre, presque toutes à de pauvre noblesse, et doubla toutes ses aumônes. Quoique en pleine santé, et de son aveu, elle disoit qu'elle croyoit qu'elle ne reviendroit pas de ce voyage[1], et que tous ces pauvres gens auroient, avec ces avances, le temps de chercher leur subsistance ailleurs. En effet, elle avoit toujours la mort présente; elle en parloit comme prochaine dans une fort bonne santé[2], et, avec toutes ses frayeurs, ses veilleuses, et une préparation continuelle, elle n'avoit jamais ni médecin, ni même de chirurgien. Cette conduite concilie avec ses pensées de sa fin les idées éloignées de pouvoir succéder à Mme de Maintenon quand le Roi, par sa mort, deviendroit libre[3]. Ses enfants s'en flattoient, excepté M. du Maine, qui n'y auroit pas gagné. La cour intérieure regardoit les événements les plus étranges comme si peu impossibles, qu'on a cru que cette pensée n'avoit pas peu contribué à l'empressement des Noailles pour le mariage d'une de leur filles avec le fils aîné de d'Antin[4]. Ils[5] s'étoient fort accrochés à Mlle Choin[6], ils cultivoient soigneusement Madame la Duchesse, et, pour ne laisser Monseigneur libre d'eux par aucun côté, ils s'étoient saisis de Mme la princesse de Conti en donnant une de leurs filles à la Vallière, qui étoit son cousin germain, et qui pouvoit tout sur elle[7]. Liés comme ils étoient à Mme de Maintenon par le mariage de leur fils avec sa nièce qui lui tenoit lieu de fille, il sembloit que l'alliance de Mme de Montespan[8] ne dût pas leur convenir par la jalousie et la haine extrême que lui por-

Politique des Noailles.

Correspondance générale, tome V, p. 340 et suivantes; Geffroy, *Madame de Maintenon*, tome II, p. 57-59). Le mariage Gondrin dont il va être parlé plus loin était alors en train.

1. En 1707. — 2. Elle avait été fort mal en 1690, d'une perte de sang.
3. Déjà dit, p. 94. — 4. Tome XIV, p. 261-262, et ci-dessus, note 5.
5. *Il*, au singulier, dans le manuscrit.
6. Tome XIV, p. 398. — 7. Tome V, p. 299-300.
8. *Montespan* corrige *Mainten*[*on*], et, ensuite, *leur* est en interligne.

toit Mme de Maintenon, et qui se marquoit en tout avec une suite qu'elle n'eut jamais pour aucun autre objet. Une considération si forte et si délicate ne put les retenir, ni les empêcher de profiter de cette alliance pour faire leur cour à Mme de Montespan comme à quelqu'un dont ils attendoient[1]. La maréchale de Cœuvres[2] n'avoit point d'enfants : ils prirent l'occasion de ce voyage de Bourbon[3] pour lui donner leur fille à y mener comme la sienne, c'est-à-dire allant avec elle, et n'ayant de maison, de table, ni d'équipage, que ceux de Mme de Montespan. Elle fit sa cour aux personnes de la compagnie, toutes subalternes qu'elles fussent, et, pour Mme de Montespan, elle lui rendit beaucoup plus de respects qu'à Mme la duchesse de Bourgogne, ni à Mme de Maintenon. Elle ne fut occupée que d'elle, de lui plaire, de la gagner, et de gagner toutes celles de sa maison. Mme de Montespan la traitoit en reine, s'en amusoit comme d'une poupée, la renvoyoit quand elle l'importunoit, et lui parloit extrêmement françois[4] : la maréchale avaloit tout, et n'en étoit que plus flatteuse et plus rampante. Mme de Saint-Simon et Mme de Lauzun étoient à Bourbon[5] lorsque Mme de Montespan y arriva. J'ai remarqué ailleurs[6] qu'elle[7] était cousine issue de germain de ma mère, petits-enfants du frère et de la sœur[8], que Mme de Montespan la fit faire dame du palais de la Reine lorsqu'on choisit les premières, que mon père refusa,

1. Jusqu'en 1687 (*Sourches*, tome II, p. 26), M. de Noailles le père avait été la créature, et comme le domestique de Mme de Montespan.

2. Lucie-Félicité de Noailles, dame du palais.

3. Selon l'annotateur des *Mémoires de Sourches* (tome X, p. 329), la maréchale allait à Bourbon pour essayer d'avoir des enfants.

4. Cette locution (tome X, p. 260) ne figure dans le *Dictionnaire de l'Académie* de 1718 qu'au Supplément du tome I, p. 921.

5. Ci-après, p. 590. — 6. Tome I, p. 213 214. — 7. Mme de Montespan.

8. Eléonore de Volvire, mère de Mme de Saint-Simon, était fille d'Aymerie de Rochechouart-Mortemart, mariée par contrat du 11 juin 1594 à Philippe de Volvire, marquis de Ruffec, et Aymerie était une des sœurs de Gaspard de Mortemart, mort le 25 juillet 1643, à soixante-huit ans, grand-père de Mme de Montespan.

et que Mme de Montespan voyoit toujours ma mère en tout temps et à toutes heures, et s'est toujours piquée de la distinguer. Ma mère la voyoit donc de temps en temps à Saint-Joseph, et Mme de Saint-Simon aussi : aussi, à Bourbon, lui fit-elle toutes sortes d'amitiés et de caresses, on n'oseroit dire de distinctions avec cet air de grandeur qui lui étoit demeuré; la maréchale de Cœuvres en étoit mortifiée de jalousie jusqu'à le montrer et l'avouer, et on s'en divertissoit. Je rapporte ces riens pour montrer que l'idée de remplacer Mme de Maintenon, toute chimérique qu'elle fût, étoit entrée dans la tête des courtisans les plus intérieurs, et quelle[1] étoit la leur du Roi et de la cour. Parmi ces bagatelles, et Mme de Montespan dans une très bonne santé, elle se trouva tout à coup si mal une nuit[2], que ses veilleuses envoyèrent éveiller ce qui étoit chez elle. La maréchale de Cœuvres accourut des premières, qui, la trouvant prête à suffoquer et la tête fort embarrassée, lui fit à l'instant donner de l'émétique de son autorité, mais une dose si forte, que l'opération leur en fit une telle peur, qu'on se résolut à l'arrêter : ce qui peut-être lui coûta la vie[3]. Elle profita d'une courte tranquillité pour se confesser et recevoir les sacrements. Elle fit auparavant entrer tous ses domestiques, jusques aux plus bas, fit une confession publique de ses péchés publics, et demanda pardon du scandale qu'elle avoit si longtemps donné, même de ses humeurs, avec une humilité[4] si sage, si profonde, si pénitente, que rien ne put être plus édifiant. Elle reçut ensuite les derniers sacrements avec une piété ardente. Les frayeurs de la mort qui, toute sa vie, l'avoient si continuellement troublée se dissipèrent subitement, et

1. Il a écrit : *qu'elle.*

2. *Dangeau*, tome XI, p. 378, avec l'Addition n° 746 ; *Sourches*, tome X, p. 326 et 329-331 ; *Mercure* de juin, p. 238-244, et d'août, p. 190-192.

3. Selon le *Mercure*, l'émétique opéra soixante-trois fois, et un bruit courut que la violence des efforts avait fait rompre une veine.

4. Par mégarde, il a écrit *humilié*.

ne l'inquiétèrent plus. Elle remercia Dieu, en présence de tout le monde, de ce qu'il permettoit qu'elle mourût dans un lieu où elle étoit éloignée des enfants de son péché, et n'en parla durant sa maladie que cette seule fois[1]. Elle ne s'occupa plus que de l'éternité, quelque espérance de guérison dont on la voulût flatter, et de l'état d'une pécheresse dont la crainte étoit[2] tempérée par une sage confiance en la miséricorde de Dieu, sans regret, et uniquement attentive à lui rendre son sacrifice plus agréable, avec une douceur et une paix qui accompagna[3] toutes ses actions. D'Antin, à qui on avoit envoyé un courrier, arriva comme elle approchoit de sa fin[4] : elle le regarda, et lui dit seule-

1. Voici comment Mme de Maintenon rendit compte de cette fin à la princesse des Ursins (recueil Geffroy, tome II, p. 128) : « M. d'Antin m'a conté la mort de Mme de Montespan. Il a été auprès d'elle les trois derniers jours de sa vie ; elle a été aussi tranquille qu'elle a été agitée sur la mort, dont on n'osoit parler devant elle quand elle se portoit bien. Elle n'a pas dit un mot de qui que ce soit, ni à son fils, qui étoit présent. Elle dit seulement au gardien des Capucins de Bourbon, qui vint l'assister : « Mon père, exhortez-moi en ignorante, le plus « simplement que vous pourrez. » Le *Mercure* fournit encore plus de détails. Dans un premier article, son correspondant avait parlé de léthargie et de mort presque subite par rupture d'une veine ; dans un second, il se rectifia d'après les témoignages des assistants : « Dès qu'elle se sentit attaquée, on ne lui eut pas plus tôt proposé de prendre l'émétique, qu'elle voulut, en même temps, se précautionner, en véritable chrétienne, contre tout ce qui pourroit arriver ; pour cet effet, elle se confessa, reçut l'extrême-onction et le viatique avec des sentiments de piété qu'elle s'étoit rendus familiers depuis longtemps, et, son mal venant ensuite à augmenter, et ne lui laissant plus aucune espérance de guérison, elle n'employa le peu de temps qui lui restoit qu'à donner des ordres pour le soulagement des pauvres, dont elle faisoit sa principale occupation depuis plusieurs années, et qu'à s'entretenir jusqu'à son dernier moment de sa confiance en la miséricorde de Dieu. »

2. *Est* corrigé en *estoit*.

3. *Accompagnèr*[*ent*] corrigé en *accompagna*.

4. Ceci est en contradiction avec le récit fait par d'Antin lui-même à Mme de Maintenon. D'ailleurs, selon l'auteur des *Mémoires de Sourches* (p. 326), d'Antin avait fait aviser M. le duc de Bourgogne, le matin même du 25, à Livry, qu'ayant appris que sa mère « avoit eu une

ment qu'il la voyoit dans un état bien différent de celui où il l'avoit vue à Bellegarde[1]. Dès qu'elle fut expirée, peu d'heures après l'arrivée de d'Antin[2], il partit pour Paris, ayant donné ses ordres, qui furent étranges, ou étrangement exécutés. Ce corps, autrefois si parfait, devint la proie de la maladresse et de l'ignorance du chirurgien de la femme de le Gendre, intendant de Montauban, qui étoit venue prendre les eaux, et qui mourut bientôt après elle-même[3]. Les obsèques furent à la discrétion des moindres valets, tout le reste de la maison ayant subitement déserté[4]. La maréchale de Cœuvres se retira sur-le-champ à l'abbaye de Saint-Menoux[5], à quelques lieues de Bourbon, dont une

grande attaque de vapeurs, » il partait en poste pour Bourbon. Suivant l'annotateur de ces *Mémoires*, on appréhendait que ces vapeurs, auxquelles elle étoit très sujette, ne tournassent à l'apoplexie, et que les jambes, qu'elle « avoit ouvertes, » ne vinssent à se fermer. Selon Dangeau (p. 374-375), le courrier chargé de prévenir d'Antin était parti le 23, au matin, de Bourbon, et arrivé à Marly le 24 au soir. D'Antin écrivit dès le 26, et Mme de Cœuvres aussi.

1. Ci-dessus, p. 92, note 3. C'est la terre d'Orléanais sur laquelle on avait transféré le nom de Bellegarde (tome XIV, p. 261), et elle rappor tait vingt-cinq mille livres selon le duc de Luynes (tome V, p. 200).

2. D'Antin a raconté les faits comme il suit, dans le fragment de ses *Mémoires* publié en 1822, p. 60 : « Je partis à l'instant, et, arrivé à Bourbon la veille de son dernier jour, je fus le triste témoin de la mort la plus ferme et la plus chrétienne que l'on puisse voir, et les mérites des bonnes œuvres et d'une sincère pénitence n'ont jamais tant éclaté qu'en sa faveur. Je ressentis toute la douleur que l'amitié la plus tendre et la plus sincère peuvent faire ressentir en pareille occasion, et je repartis sur l'heure pour me retirer quelque temps chez moi, à Bellegarde. »

3. Il a été parlé de cet intendant dans le tome XIV, p. 317. Il avait épousé, en mars 1695, Marie-Anne Pajot, fille du contrôleur des postes Pajot d'Onsenbray; elle mourut le 18 mars 1709, à trente-trois ans.

4. La légende raconte pareillement que le corps de Mme de Vintimille, la seconde maîtresse en titre de Louis XV, fut abandonné nu et sans gardien, après l'autopsie.

5. Abbaye de bénédictines, à quatre lieues de Moulins et deux de Bourbon-l'Archambault. On y comptait douze religieuses, avec un revenu de douze mille livres. Cette maison passait pour le plus vaste monastère de la province. L'église, fort ancienne, subsiste encore.

nièce du P. de la Chaise[1] étoit abbesse, avec quelques-unes de la compagnie de Mme de Montespan, les autres ailleurs. Le corps demeura longtemps sur la porte de la maison tandis que les chanoines de la Sainte-Chapelle[2] et les prêtres de la paroisse[3] disputoient de leur rang jusqu'à plus que de l'indécence. Il fut mis en dépôt dans la paroisse comme y eût pu être celui de la moindre bourgeoise du lieu[4], et, longtemps après, porté à Poitiers[5], dans le tombeau de sa maison à elle[6], avec une parcimonie indigne. Elle fut amèrement pleurée de tous les pauvres de la province, sur qui elle répandoit une infinité d'aumônes, et d'autres sans nombre, de toutes les sortes, à qui elle en distribuoit continuellement[7]. D'Antin étoit à Livry, où Monseigneur étoit allé chasser et coucher une nuit[8], lorsqu'il

1. Antonie de la Chaise, fille du capitaine des gardes de la porte, avait été religieuse à Cusset avant d'être nommée abbesse de Saint-Menoux, 8 septembre 1695.

2. Cette chapelle du château ducal de Bourbon, une des plus belles du Royaume, et célèbre pour ses sculptures, ses boiseries, ses vitraux, avait été fondée en 1425 par le duc Jean II, et achevée en 1508, par le duc Pierre II. Douze chanoines la desservaient. La marquise habitait à côté.

3. Paroisse dédiée à saint Georges.

4. Nous avons une copie de l'acte de transport, du 28, dans les Papiers de Rochebilière, ms. Nouv. acq. fr. 3620, n° 6581; mais le texte en est faussé de la plus singulière façon.

5. Dans l'Addition, il avait dit : *Oiron*.

6. A l'église des Cordeliers, dans un vieux tombeau dont Gaignières nous a transmis deux dessins, et où Mme de Mortemart, mère de la marquise, avait été enterrée.

7. Pierre Clément a consacré tout un appendice (p. 410-419) aux fondations pieuses et charitables de Mme de Montespan, hôpitaux et maison des Ursulines à Saint-Germain-en-Laye, hôpital de la Sainte-Famille à Fontainebleau, maison de l'Oratoire à Saumur, hospice à Oiron. Dans un autre appendice sur sa mort, il a reproduit (p. 422-423), comme l'avaient fait les éditeurs du *Journal de Dangeau*, l'article du *Mercure* de juin sur les charités et les aumônes auxquelles elle employait presque toute la pension que le Roi lui faisait payer. Nous ajouterons quelques détails ci-après, p. 599-601.

8. *Dangeau*, p. 373 et 375 ; *Sourches*, p. 323-324 et 327. Monseigneur devait y chasser pendant trois jours, avec ses fils. L'annotateur

reçut le courrier de Bourbon[1]. En partant pour s'y rendre, il envoya avertir à Marly les enfants naturels de sa mère. Le comte de Toulouse l'alla dire au Roi, et lui demander la permission d'aller trouver sa mère : il la lui accorda ; et partit aussitôt ; mais il ne fut que jusqu'à Montargis, où il trouva un courrier qui apportoit la nouvelle de sa mort, ce qui fit aussi rebrousser les médecins et les autres secours qui [l']alloient trouver[2] à Bourbon[3]. Rien n'est pareil à la douleur que Mme la duchesse d'Orléans, Madame la Duchesse et le comte de Toulouse en témoignèrent; ce dernier l'étoit allé cacher de Montargis à Rambouillet[4]. M. du Maine eut peine à contenir sa joie : il se trouvoit délivré de tout reste d'embarras. Il n'osa rester à Marly ; mais, au bout de deux jours qu'il fut à Sceaux, il retourna à Marly, et y fit mander son frère[5]. Leurs deux sœurs, qui s'étoient aussi retirées à Versailles[6], eurent le même ordre de retour. La douleur de Madame la Duchesse fut étonnante, elle qui s'étoit piquée toute sa vie de n'aimer rien, et à qui l'amour

Sentiments sur la mort de Mme de Montespan des personnes intéressées.

de ces derniers mémoires dit, au même propos : « Le château de Livry n'étoit pas l'ancien Livry qui appartenoit depuis longtemps à la famille des Sanguin ; c'étoit le château du Raincy, qui étoit venu au prince de Condé de la succession de la princesse Palatine, sa belle-mère, et il l'avoit vendu au marquis de Livry, premier maître d'hôtel du Roi, qui avoit eu la permission de lui donner le nom de Livry. » M. l'abbé Genty a publié dans les *Mémoires de la Société du Vexin*, tome XVIII, p. 87-100, un mémoire sur les seigneurs successifs de cette terre.

1. Ci-dessus, p. 102 et 103.

2. *Trouver* est ajouté en interligne, et l'auteur a, par mégarde, biffé le pronom *l'* avant *alloient*.

3. *Dangeau*, p. 377-379 ; *Sourches*, p. 329-331. — 4. Ci-après, p. 240.

5. Dangeau avait dit seulement (p. 379) : « M. le duc du Maine n'est point revenu de Sceaux (à Marly) ; » et c'est là-dessus que notre auteur a fait son Addition. Les *Mémoires de Sourches* sont plus explicites (p. 329-330) : « A l'égard du duc du Maine, quand la nouvelle arriva, il étoit à sa maison de Sceaux, auprès de la duchesse sa femme, qui étoit grosse et fort incommodée ; il l'apprit donc par le comte de Toulouse, qui passa par Sceaux, et, sur-le-champ, il monta en carrosse pour venir à Marly, où ayant vu le Roi, il s'en retourna à Sceaux. »

6. *Dangeau*, p. 379 ; *Sourches*, p. 330-331.

même, ou ce que l'on croyoit tel, n'avoit jamais pu donner de regrets[1]. Ce qui le fut davantage, c'est celle de Monsieur le Duc, qui fut extrême, lui si peu accessible à l'amitié[2], et dont l'orgueil étoit honteux d'une telle belle-mère. Cela put confirmer dans l'opinion que j'ai expliquée plus haut[3] de leurs espérances[4], auxquelles cette mort mit fin. Mme de Maintenon, délivrée d'une ancienne maîtresse dont[5] elle avoit pris la place, qu'elle avoit chassée de la cour, et sur laquelle elle n'avoit pu se défaire de jalousies et d'inquiétudes, sembloit devoir se trouver affranchie; il en fut autrement. Les remords de tout ce qu'elle lui avoit dû, et de la façon dont elle l'en avoit payée, l'accablèrent tout à coup à cette nouvelle[6]; les larmes la gagnèrent, que, faute de meilleur asile, elle fut cacher à sa chaise percée. Mme la duchesse de Bourgogne, qui l'y poursuivit, en demeura sans parole, d'étonnement[7]. Elle ne fut pas moins surprise de la parfaite insensibilité du Roi après un amour si passionné de tant d'années[8]; elle ne put se contenir de le lui témoigner : il lui répondit tranquillement que, depuis qu'il l'avoit congédiée, il avoit compté ne la revoir jamais; qu'ainsi elle étoit dès lors morte pour lui[9]. Il est aisé de

1. Voyez-ci-dessus, p. 88, note 3. — 2. Ci-dessus, p. 81.
3. Ci-dessus, p. 94, 99 et 101. — 4. *Esperaces* corrigé en *esperances*.
5. L'initiale de *dont* corrige l'abréviation de *que*.
6. On a fait remarquer que, dans la même lettre à Mme des Ursins qui a été citée plus haut (p. 102, note 1), après avoir dit : « Les deux Princesses sont encore fort affligées, » elle passe sans transition à un tout autre sujet : « Nous sommes dans un lieu délicieux; je ne sais si vous avez vu Trianon dans cette saison-ci, etc. » Mais cette lettre était déjà du 19 juin. On citera plus loin, p. 601, une autre lettre du 26.
7. Mme des Ursins, répondant à son amie (recueil Bossange, tome IV, p. 19), trouva sans doute piquant de transmettre par elle ses condoléances.
8. Voyez encore ci-dessus, p. 88, notre note 3.
9. Pierre Clément (p. 210, note) a fait remarquer que le même mot reviendra trois ans plus tard, à l'occasion de la mort de Mlle de la Vallière : « Le Roi parut peu touché. Il en dit même la raison : c'est qu'elle étoit morte pour lui du jour de son entrée aux Carmélites. »

juger[1] que la douleur des enfants qu'il en avoit ne lui plut pas : quoique redouté au dernier point, elle eut son cours, et il fut long. Toute la cour les fut voir, sans leur rien dire, et le spectacle ne laissa pas d'en être curieux. Un contraste entre eux et la princesse de Conti ne le fut pas moins, et les humilia beaucoup. Celle-ci étoit en deuil de sa tante Mme de la Vallière, qui venoit de mourir[2] ; les enfants du Roi et de Mme de Montespan n'osèrent porter aucun deuil d'une mère non reconnue : il n'y[3] parut qu'au négligé, au retranchement de toute parure et de tout divertissement, même du jeu, qu'elles s'interdirent pour longtemps, ainsi que le comte de Toulouse[4]. La vie et la conduite d'une si fameuse maîtresse depuis sa retraite forcée m'a paru être une chose assez curieuse pour s'y étendre, et l'effet de sa mort propre à caractériser la cour[5].

Caractère et conduite d'Antin.

D'Antin[6], délivré des devoirs à rendre à une mère impérieuse[7], fut plus sensible à ce soulagement qu'à la cessation

1. *De juger* en interligne. — 2. Ci-dessus, p. 87. — 3. *N'y* corrige *ne*.

4. Mme de Maintenon écrivait à la princesse des Ursins, le 29 mai, après avoir annoncé la mort (recueil Bossange, tome I, p. 131) : « Mme la duchesse d'Orléans s'en est allée à Versailles ; Madame la Duchesse devoit partir ce matin pour Saint-Maur ; le duc du Maine est à Sceaux, le comte de Toulouse à Rambouillet. Ils sont tous très affligés. On ne leur fait point de compliments dans les formes ; ils ne peuvent pas porter le deuil, parce que la mère n'a pas été nommée quand ils ont été reconnus. Il n'en est pas de même de Mme la princesse de Conti ; elle a pris le deuil de la marquise de la Vallière. » Et, un peu plus tard (p. 142) : « Les deux filles ont montré une douleur qui a été louée de tout le monde, et qui commence à paroître excessive, car *on* n'aime pas les longues afflictions à la cour. »

5. Avant Pierre Clément, Arsène Houssaye avait fait, en 1860, un parallèle entre Mlle de la Vallière et Mme de Montespan. Il faut citer aussi, sur cette dernière, deux volumes publiés en 1829, de prétendus *Mémoires de Mme la marquise de Montespan*, qui ne vont que jusqu'au temps de la retraite, mais renferment beaucoup de faits assez bien compilés. L'éditeur prétendait que Voltaire en avait utilisé la première partie pour son *Siècle de Louis XIV*.

6. Il faut se souvenir que d'Antin et notre auteur ont été concurrents pour l'ambassade de Rome, en 1706 : ci-dessus, p. 77.

7. Cependant Madame, si sceptique, a dit que d'Antin était « le

de tout ce qu'il tiroit d'elle depuis sa dévotion[1]. Cette raison et celle de ses sœurs bâtardes et du comte de Toulouse à qui il vouloit plaire, et qui aimoient et rendoient tant à leur mère, l'y rendoit plus attentif. La pénitence la rendoit libérale pour lui ; mais son cœur n'avoit jamais pu s'ouvrir sur le fils qu'elle avoit eu de son mari : toute la place en étoit prise par ses autres enfants. La contrainte qu'elle se donnoit sur ceux-ci augmentoit sa peine à l'égard de l'autre, pour qui tout étoit par effort. Sa conduite lâchoit la bride à l'humeur, et un autre que d'Antin auroit encore eu le motif de se voir débarrassé d'une mère devenue sa honte et celle de sa maison ; mais tel n'étoit pas son caractère. Né avec beaucoup d'esprit naturel, il tenoit de ce langage charmant de sa mère et du gascon de son père, mais avec un tour et des grâces naturelles qui prévenoient toujours[2]. Beau comme le jour étant jeune, il en conserva de grands restes jusqu'à la fin de sa vie, mais une beauté mâle et une physionomie d'esprit[3]. Personne n'avoit ni plus d'agréments, de mémoire, de lumière, de connoissance des hommes et de chacun, d'art et de ménagement pour savoir les prendre, plaire, s'insinuer, et parler toutes sortes de langages[4]; beaucoup de connoissances, et des

seul des enfants de Mme de Montespan qui ait été affligé de la mort de leur mère » (recueil Brunet, tome I, p. 249).

1. Comparez notre tome VII, p. 51, sur l'acquisition d'Oiron, et voyez les *Mémoires de l'abbé de Choisy*, tome II, p. 6.

2. Torcy, dans son *Journal*, dit (p. 196) : « Les plus grandes entreprises n'étonnent point un courtisan nourri sur les bords de la Garonne, et, depuis longtemps, elle n'en avoit produit aucun plus capable que M. d'Antin d'affronter les périls de la cour et de s'en démêler heureusement. » L'abbé de Choisy le qualifie ainsi (*Mémoires*, tome II, p. 55) : « Beau, l'esprit vif, et Gascon sur le tout. »

3. *Sévigné*, tome IV, p. 452, année 1676. Coysevox fit son buste. Son portrait, peint par Rigaud pour l'Académie des beaux-arts, en 1708, fut gravé par J. Audran, N. Tardieu et M. Chéreau, et a été reproduit, en 1820, pour le tome XVII de l'édition de nos *Mémoires*.

4. Le duc de Luynes a cité (*Mémoires*, tome I, p. 120-121) une ou deux anecdotes qui prouvent que d'Antin savait « ne marquer jamais

talents sans nombre, qui le rendoient propre à tout, avec quelque lecture[1]. Un corps robuste, et qui sans peine fournissoit à tout[2], répondoit au génie, et, quoique peu à peu devenu fort gros, il ne lui refusoit ni veilles ni fatigues. Brutal par tempérament, doux, poli par jugement, accueillant, empressé à plaire, jamais il ne lui arrivoit de dire mal de personne. Il sacrifia tout à l'ambition et aux richesses, quoique prodigue, et fut le plus habile et le plus raffiné courtisan de son temps, comme le plus incompréhensiblement assidu[3] : application sans relâche, fatigues incroyables pour se trouver partout à la fois, assiduité prodigieuse en tous lieux différents[4], soins sans nombre, vues en tout, et cent à la fois, adresses, souplesses, flatteries sans mesure, attention continuelle et à laquelle rien n'échappoit, bassesses infinies, rien ne lui coûta, rien ne le rebuta vingt ans durant, sans aucun[5] autre succès que la familiarité qu'usurpoit sa gasconne impudence avec des gens que tout lui persuadoit avec raison qu'il falloit violer quand on étoit à portée de le pouvoir[6]. Aussi n'y avoit-il pas manqué avec Monseigneur, dont il étoit menin, et duquel son mariage l'avoit fort approché[7] : il avoit épousé la fille aînée du duc d'Uzès et de la fille unique du duc de

d'humeur lorsqu'il étoit question de faire sa cour. » M. Ernest Bertin a réuni les principaux traits de ce parfait courtisan « sans humeur et sans honneur » dans son livre des *Mariages*, p. 249-252.

1. Ces trois derniers mots sont ajoutés en interligne, sans qu'on sache au juste à quel endroit de la phrase les rattacher.

2. « Quatre corps n'eussent pas suffi à sa vie de tous les jours, » dira-t-il dans le prochain volume.

3. Aussi Sainte-Beuve a-t-il fait de lui le type du parfait courtisan (*Causeries du lundi*, tome V, 1852, p. 381-396).

4. Ces quatre mots sont en interligne.

5. *Sans aucun* surcharge *que la fam[iliarité]*, reporté plus loin.

6. Voyez ce qui a été déjà dit aux tomes VII, p. 239, et XIII, p. 233.

7. Seul des autres courtisans, dira plus tard notre auteur à la mort de Monseigneur, le comte de Mailly égalait d'Antin en assiduité et en familiarité auprès de ce prince : « C'étoient en petit les deux rivaux de faveur, comme en grand M. le prince de Conti et M. de Vendôme. »

Montausier[1], dont la conduite obscure et peu régulière[2] ne l'empêcha jamais de vivre avec elle et avec tous les siens avec une considération très marquée, et prenant une grande part à eux tous, ainsi qu'à ceux de la maison de sa mère[3], Sa table, ses équipages, toute sa dépense étoit prodigieuse, et la fut dans tous les temps[4]. Son jeu furieux[5] le fit subsister longtemps : il y étoit prompt, exact en comptes, bon payeur, sans incidents, les jouoit tous[6] fort bien, heureux à ceux de hasard, et, avec tout cela, fort accusé d'aider la fortune[7]. Sa servitude fut extrême à l'égard des enfants de sa mère, sa patience infinie aux rebuts[8]. On a vu[9] celui qu'ils essuyèrent pour lui lorsqu'à la mort de son père, ils demandèrent tous au Roi de le faire duc, et, si le dénouement qui se verra bientôt[10] n'eût découvert ce qui avoit rendu tant d'années et de ressorts inutiles, on ne pourroit le concevoir. On a vu[11] comment sa mère lui fit quitter solennellement le jeu en lui assurant une pension de dix

1. Julie-Françoise de Sainte-Maure, fille unique du duc de Montausier et de Julie d'Angennes (tome II, p. 281), avait eu d'Emmanuel de Crussol, duc d'Uzès, Julie-Françoise de Crussol, née le 17 novembre 1669, qui fut mariée à d'Antin le 21 août 1686 et mourut le 6 juillet 1742. Elle était assez belle, un peu grasse, avec des dents « peu conformes à sa beauté » (*Sourches*, tome I, p. 391).

2. « Plus bête et plus sotte qu'on en vit jamais, » dira-t-il plus loin, p. 263.

3. « Il plut même au misanthrope Montausier, qui lui donna en mariage Mlle d'Uzès sa petite-fille » (*Mémoires de l'abbé de Choisy*, tome II, p. 5).

4. On en verra bientôt, p. 259, un témoignage, quand la cour ira séjourner chez lui à Petit-Bourg.

5. Tome VII, p. 239.

6. Jouait tous les jeux.

7. Nous le verrons s'enrichir au Système.

8. *Rebut*, « action par laquelle on rebute : *il a essuyé beaucoup de rebuts* » (Académie, 1718 et 1878). Voyez des exemples dans la *Gazette* de 1633, p. 110, dans les *Mémoires de Nicolas Goulas*, tome I, p. 428, et dans la notice de l'évêque de Troyes (notre tome IV, p. 456).

9. Tome IX, p. 325.

10. En 1711. — 11. Tome VII, p. 239-240.

mille écus[1], combien le Roi trouva ridicule l'éclat de la profession qu'il en fit, et comment, peu à peu, il le reprit, deux ans après, tout aussi gros qu'auparavant[2]. Une autre disparade qu'il fit pendant cette abstinence de jeu lui réussit tout aussi mal : il se mit dans la dévotion, dans les jeûnes, qu'il ne laissoit pas ignorer, et qui durent coûter[3] à sa gourmandise et à son furieux appétit; il affecta d'aller tous les jours à la messe, et une régularité extérieure. Il soutint cette tentative près de deux ans; à la fin, la voyant sans succès, il s'en lassa, et, peu à peu, avec le jeu, il reprit son premier genre de vie. Avec de tels défauts si reconnus, il en eut un, plus malheureux que coupable, puisqu'il ne dépendoit pas de lui, dont il souffrit plus que de pas un : c'étoit une poltronnerie, mais telle, qu'il est incroyable ce qu'il faut qu'il ait pris sur lui pour avoir servi si longtemps[4]. Il en a reçu en sa vie force affronts, avec une dissimulation sans exemple. Monsieur le Duc, méchant jusqu'à la barbarie, étant de jour au bombardement de Bruxelles[5], le[6] vit venir à la tranchée pour

1. Elle ne lui a assuré qu'une pension de quatre mille écus en plus de celle de deux mille qu'elle lui faisait depuis son mariage.

2. Il a avoué alors six ou sept cent mille livres de gain.

3. Avant *couster*, il a biffé *luy*.

4. On en trouve un témoignage dans les chansons (*Nouveau siècle de Louis XIV*, tomes III, p. 256, et IV, p. 188) :

> Le plâtre ni la truelle
> Ne cassent point la cervelle,
> Et cet insigne poltron
> Les craint moins que le canon.

Néanmoins, le tableau de sa carrière militaire, dans la *Chronologie* de Pinard, tome IV, p. 500-502, et dans ses preuves de 1711 pour l'Ordre (dossier bleu 13 231, fol. 47), est bien rempli et justifie sa promotion de lieutenant général à la fin de 1702. C'est lui, comme aide de camp de Monseigneur en 1688, qui avait apporté à Versailles la nouvelle de la prise de Philipsbourg, et il avait commandé pendant toute la guerre le beau régiment de Languedoc.

5. Du 13 au 15 août 1695 : tome II, p. 326. Voyez les *Mémoires de Sourches*, tome V, p. 28-29 et 34-36. Ci-après, p. 601.

6. *Le* est en interligne, et, plus loin, *pr* a été ajouté après coup.

dîner avec lui : aussitôt il donna le mot, mit toute la tranchée dans la confidence, et, un peu après s'être mis à table[1], voilà une vive alarme, une grande sortie des ennemis, et tout l'appareil d'un combat chaud et imminent. Quand Monsieur le Duc s'en fut assez diverti, il regarda d'Antin : « Remettons-nous à table, lui dit-il; la sortie n'étoit que pour toi. » D'Antin s'y remit sans s'en émouvoir, et il n'y parut pas. Une autre fois, M. le prince de Conti, qui ne l'aimoit pas à cause de M. du Maine et de M. de Vendôme, visitoit des postes à je ne sais plus quel siège[2], et trouva d'Antin dans un assez avancé. Le voilà[3] à faire ses grands rires, qui lui cria : « Comment, d'Antin? te voilà ici, et tu n'es pas encore mort? » Cela fut avalé avec tranquillité, et sans changer de conduite avec ces deux princes, qu'il voyoit très familièrement. La Feuillade, fort envieux et fort avantageux[4], lui fit une incartade aussi gratuite que ces deux-là. Il[5] étoit à Meudon, à deux pas de Monseigneur, dans la même pièce. Je ne sais sur quoi on vint à parler de grenadiers, ni ce que dit d'Antin, qui forma une dispute fort légère, et plutôt matière de conversation. Tout d'un coup : « C'est bien à vous, lui dit la Feuillade en élevant le ton, à parler de grenadiers! et où en auriez-vous vu? » D'Antin voulut répondre. « Et moi, interrompit la Feuillade, j'en ai vu souvent en des endroits dont vous n'auriez osé approcher de bien loin[6]. » D'Antin se tut, et la compagnie resta stupéfaite. Monseigneur, qui l'entendit, n'en fit pas semblant, et dit après que, s'il avoit témoigné l'avoir ouï, il n'avoit plus de parti à prendre que celui de

1. *A table* est en interligne, au-dessus d'*allarme*, biffé.

2. Est-ce au siège de Namur en 1692? M. de Conti se trouvait aussi au bombardement de Bruxelles.

3. *Voilà* surcharge une *f* effacée du doigt.

4. Au sens de présomptueux. — 5. *On* corrigé en *il*.

6. Nous avons déjà eu l'occasion de dire (tomes I, p. 282, et IV, p. 166 et 531) que ces soldats d'élite avaient toujours l'honneur de marcher les premiers aux endroits périlleux, et notre auteur a parlé (tome XI, p. 430) de la « valeur de grenadier » du maréchal de Montrevel.

faire jeter la Feuillade par les fenêtres pour un si grand manque de respect en sa présence. Cela passa doux comme lait[1], et il n'en fut autre chose[2]. En un mot, il étoit devenu honteux d'insulter d'Antin[3]. Il faut convenir que c'étoit grand dommage qu'il eût un défaut si infamant[4], sans lequel on eût peut-être difficilement trouvé un homme plus propre que lui à commander les armées : il avoit les vues vastes, justes, exactes, de grandes parties de général, un talent singulier pour les marches, les détails de troupes, de fourrages, de subsistances, pour tout ce qui fait le meilleur intendant d'armée, pour la discipline sans pédanterie, et allant droit au but et au fait, une soif d'être instruit de tout qui lui donnoit une peine infinie et lui coûtoit cher en espions. Ces qualités le rendoient extrêmement commode à un général d'armée; le maréchal de Villeroy et M. de Vendôme s'en sont très utilement servis[5]. Il avoit toujours un dessinateur ou deux qui prenoient tant qu'ils pouvoient les plans des pays, des marches, des camps, des fourrages, et de ce qu'ils pouvoient de l'armée des ennemis[6]. Avec tant de

1. « On dit, proverbialement et figurément, d'un homme qui reçoit avidement toutes sortes de louanges, ou à qui on fait croire aisément tout ce qui le flatte, ou qui, par bassesse de cœur ou par dissimulation, passe doucement sur les choses qu'on lui dit pour le piquer, qu'*il avale cela doux comme lait* » (*Académie*, 1718).

2. Et cependant la raillerie tombait à faux, puisqu'en 1691, étant avec la Hoguette à l'expédition du Val d'Aoste, d'Antin mena les grenadiers pour déloger le marquis de Parelle (*Chronologie militaire*).

3. C'est pour cela que les incartades étaient « gratuites. » En 1706, à Ramillies, on l'a accusé de s'être caché, ou d'avoir empêché le mouvement sur Taviers.

4. Ces quatre derniers mots sont en interligne, au-dessus de *cet cet* (sic) *infame defaut*, biffé. Auparavant, nous avons *eut*, et non *eust*.

5. C'est lui que le duc de Vendôme a chargé de fournir à la cour les détails de sa campagne de 1706 (Dépôt de la guerre, vol. 1939, n° 45).

6. De là sans doute une aptitude ou des connaissances spéciales qui lui feront donner la direction des bâtiments du Roi. On doit retrouver au Dépôt de la guerre plus d'un plan ayant cette origine. Quand

vues, de soins, d'applications différentes à la cour et à la guerre, toujours à soi, toujours la tête libre et fraîche, despotique sur son corps et sur son esprit[1], d'une société charmante, sans tracasserie, sans embarras, avec de la gaieté et un agrément tout particulier, affable aux officiers, aimable aux troupes, à qui il étoit prodigue avec art et avec goût, naturellement éloquent et parlant à chacun sa propre langue, aisé en tout, aplanissant tout, fécond en expédients, et capable à fonds de toutes sortes d'affaires. C'étoit un homme, certainement, très rare. Cette raison m'a fait étendre sur lui, et il est bon de faire connoître d'avance ce courtisan, jusqu'ici si délaissé, qui va devenir un personnage pour le reste de sa vie. Fait et demeuré comme il étoit, il n'est pas surprenant qu'il ait eu autant d'envie de s'accrocher aux Noailles[2]. Le surprenant est que sa mère y ait non seulement[3] consenti, mais qu'elle l'ait desiré plus que lui encore, avec sa retraite et sa dévotion véritable, pour se rapprocher Mme de Maintenon, qu'elle avoit[4] tant de raisons de haïr, et de se la croire irréconciliable. Elle lui écrivit plusieurs lettres flatteuses à l'occasion de ce mariage : elle n'en reçut que des réponses sèches, et néanmoins fit tout pour le conclure[5], dans le dessein de lui plaire, tant sont[6] fortes les chaînes du monde, auquel[7] trop souvent on croit de bonne foi avoir[8] entièrement renoncé, et que cependant, malgré tout ce qu'on en a éprouvé, il se trouve qu'on y tient encore[9].

d'Antin était à l'armée de 1703, sous MM. de Villeroy et de Boufflers, les dessinateurs Naudin et Roussel y furent envoyés spécialement.

1. Ces régimes indirects de *despotique* sont à remarquer.

2. Ci-dessus, p. 99. — 3. *Non seulem^t^* est en interligne.

4. Par mégarde, il a écrit : *avant*.

5. Le second *c* surcharge un *p*. Il avait commencé à écrire : *comp*, et a biffé le *p*, mais non changé *m* en *n*.

6. Il a écrit : *son*. — 7. *Auquel* est en interligne, au-dessus de *que*, biffé.

8. Avant *avoir*, il a biffé *y*.

9. Mme de Montespan abandonna le 10 février 1707, au maréchal et à la maréchale de Noailles, une somme de trente mille livres, à

D'Antin, qui avoit bien plus de sens que de valeur et d'honneur, n'avoit jamais ni espéré ni desiré de voir sa mère succéder à Mme de Maintenon[1]. Comme son intérêt là-dessus n'aveugloit point son esprit, il en avoit trop pour n'en pas sentir la chimère, et, si, par impossible, la chimère eût réussi, il voyoit trop clair dans sa plus étroite famille pour ignorer que ce ne seroit pour lui qu'un resserrement[2] et un appesantissement de chaînes qui le rendroient plus esclave[3] des enfants de sa mère, qui tireroient tout le fruit de ce retour, sans qui il ne pourroit rien espérer d'une femme qui n'avoit jamais eu pour lui d'amitié ni d'estime, et dont le cœur n'étoit occupé que des fruits de son péché, quelque violence que la dévotion lui fît à son égard et au leur[4]. Il comprenoit donc qu'avec le Roi de plus dans la balance, et la dissipation que la dévotion trouveroit en ce retour, il ne feroit que ramasser à peine les miettes qui tomberoient de dessus leur table. Il sentoit encore avec justesse, et ne s'y trompa pas, la cause de l'inutilité de tous ses soins jusqu'alors; que Mme de Maintenon étoit un obstacle implacable et invincible à toute fortune du fils légitime de son ancienne dame et maîtresse, laquelle n'étant plus, il se flattoit d'arriver enfin sans que cette ennemie régnante s'y opposât plus, et de voler enfin de ses propres ailes sans être obligé à un vil emprunt des enfants de sa mère, dont il sentoit toute la honte, mais dont, jusqu'alors, il éprouvoit la nécessité. Le deuil épouvantable dont il affecta de s'envelopper pour leur plaire et pour dissimuler[5] l'aise et le soulagement qu'il ressentoit, ne les put cacher à eux ni au

prendre en sept ans et demi sur les intérêts de celle de quatre-vingt mille livres qu'elle avait donnée à son petit-fils Gondrin sous réserve de l'usufruit pendant ce laps de temps (Arch. nat., Y 279, fol. 136 v°).

1. Ci-dessus, p. 94, 99, 101 et 106. — 2. Il a écrit : *resserm^t^*.

3. Il a écrit, par mégarde : *esclaves*, au pluriel.

4. Après avoir écrit : *aux siens*, et surchargé *siens* en *leur*, il a, finalement, récrit : *leur*, sans corriger le pluriel d'*aux*.

5. L'*u* de ce verbe corrige *il*.

monde. Il ne vouloit pas[1], d'autre part, avoir le démérite de l'affliction devant l'insensibilité du Roi, ni devant l'ennemie de sa mère. La difficulté d'ajuster deux choses si peu alliables[2] le trahit, et le monde, follement accoutumé à la vénération de Mme de Montespan, ne pardonna pas à son fils, qui en tiroit si gros, de s'être remis sitôt au jeu sous prétexte de la partie de Monseigneur de laquelle il étoit[3]. L'indécence des obsèques, et le peu qui fut distribué à ce nombreux domestique qui perdoit tout, fit beaucoup crier contre lui. Il crut l'apaiser par quelques largesses de Gascon à quelques-uns des plus attachés. Il porta même à M. du Maine un diamant de grand prix, lui dit qu'il savoit qu'il avoit toujours aimé ce diamant, et qu'il ne pouvoit ignorer qu'il ne lui eût[4] été destiné : M. du Maine le prit, mais, vingt-quatre heures après, le lui renvoya, par un ordre supérieur[5]. Tout cela ne fut rien en comparaison de l'affaire du testament. On savoit que Mme de Montespan en avoit fait un il y avoit longtemps; elle ne s'en étoit pas cachée, elle le dit même en mourant, mais sans ajouter où on le trouveroit, parce qu'il étoit apparemment dans ses cassettes avec elle, ou, comme on n'en doutoit guères, que le P. de la Tour ne l'eût entre les mains. Cependant le testament ne se trouva point, et le P. de la Tour, qui étoit alors dans ses visites des maisons de l'Oratoire, déclara, en arrivant, qu'il ne l'avoit point, mais sans ajouter qu'il n'en avoit point de connoissance : cela acheva de persuader qu'il y en avoit un, et qu'il étoit enlevé et supprimé pour toujours[6]. Le vacarme fut épouvantable, les domestiques

Avarice * de d'Antin ; il supprime le testament de Mme de Montespan.

1. *Pas* est ajouté en interligne. — 2. Il a écrit *aliables.*

3. Le *Journal de Dangeau* ne mentionne pas la rentrée au jeu ; mais, avant qu'il y eût cinq semaines, d'Antin emmena Monseigneur et ses enfants chasser à Petit-Bourg (*Dangeau*, p. 407, 2 juillet).

4. *Eust* est en interligne. — 5. Le second *u* corrige une *r*.

6. Est-ce ce passage qui a été travesti en ces termes par Anquetil, dans sa *Galerie de l'ancienne cour*, éd. 1788, tome I, p. 389-390 : « D'An-

* Au sens d'avidité, qu'on trouve dans Brantôme, Fléchier, la Fontaine, etc.

firent de grands cris, et les personnes subalternes attachées à Mme de Montespan, qui y perdirent tout jusqu'à cette ressource[1]. Ses enfants s'indignèrent de tant d'étranges procédés, et s'en expliquèrent durement à d'Antin lui-même. Il ne fit que glisser et secouer les oreilles[2] sur ce à qui[3] il s'étoit bien attendu : il avoit été au solide, et il se promettoit bien que la colère passeroit avec la douleur, et ne lui nuiroit pas en choses considérables. La perte commune réunit pour un temps Mme la duchesse d'Orléans et Madame la Duchesse. Mme de Saint-Simon, à son retour[4], ni moi en l'attendant, n'allâmes ni ne fîmes rien dire à Monsieur le Duc, ni à Madame la Duchesse. La maréchale de Cœuvres, qui, pendant son voyage, avoit perdu son beau-père, et avoit pris le nom de maréchale d'Estrées[5], arriva bien dolente d'avoir perdu son voyage[6]. Elle essaya d'en profiter au moins auprès des filles de Mme de Montespan. Leur douleur dura assez longtemps; avec elle finit la réunion des deux sœurs, et celle qu'elle avoit produite aussi entre Madame la Duchesse et Mme la princesse de Conti, et toutes[7] reprirent, à l'égard les unes des autres, leur conduite ordinaire peu à peu, et, à l'égard du monde, leur train de vie accoutumé. D'Antin n'en fut pas quitte si tôt, ni à si bon marché qu'il s'en étoit flatté, avec les enfants de sa mère; mais, à la fin, tout se sécha, passa, et disparut. Ainsi va le cours du monde.

tin arrive en poste, et, sans descendre de sa chaise, sans s'informer comment sa mère se porte, il demande sa cassette. On lui dit que Mme de Montespan n'en confie la clef à personne et la porte toujours sur elle. Il monte dans son appartement, cherche la clef dans le sein de sa mère agonisante, vide la cassette, la referme, et part sans donner aucun ordre, sans témoigner ni curiosité, ni surprise, ni regret, ni pitié. Quelques heures après, Mme de Montespan expira. »

1. Déjà dit à la page précédente.
2. Nous avons déjà eu cette locution au tome VIII, p. 274.
3. Il y a bien *qui*, pour *quoi*.
4. Des eaux de Bourbon. — 5. Ci-dessus, p. 81-82.
6. Ci-dessus, p. 100-101.
7. *Touttes* est en interligne, au-dessus d'*elles*, biffé.

Mort de la duchesse de Nemours; sa famille; branche de Nemours de la maison de Savoie.

La mort de la duchesse de Nemours[1], qui suivit celle de Mme de Montespan de[2] fort près, fit encore plus de bruit dans le monde, mais dans un autre genre. Elle étoit fille du premier lit du dernier duc de Longueville qui ait figuré[3], et de la fille aînée du comte de Soissons, prince du sang[4], qui fit et perdit ce procès fameux contre le prince de Condé, fils de son frère aîné et père du héros[5]. L'autre[6] fille du même prince épousa le prince de Carignan, si connu sous le nom de prince Thomas[7], dernier fils du célèbre duc de Savoie Charles-Emmanuel[8] vaincu par l'épée de Louis XIII aux barricades de Suse. Mme de Carignan mourut à Paris, à quatre-vingt-six ans, en 1692, mère du fameux muet et du comte de Soissons mari de la trop célèbre comtesse de Soissons nièce du cardinal Mazarin, et Mme de Carignan et sa sœur aînée, duchesse de Longueville, étoient sœurs du dernier comte de Soissons, prince du sang, tué à la bataille de la Marfée[9], dite de Sedan, qu'il venoit de gagner contre l'armée[10] du

1. Le jeudi matin 16 juin 1707 : *Dangeau*, tome XI, p. 397, et *Gazette*, p. 288; ou le 15 au soir : *Sourches*, tome X, p. 343, et *Gazette d'Amsterdam*, n° L.

2. *De* surcharge *f[ort]*. — 3. Mort le 11 mai 1663.

4. Déjà dit en 1694 : tome II, p. 124. Ce comte de Soissons est Charles de Bourbon, fils puîné du premier prince de Condé, né le 3 novembre 1566 et mort le 1er novembre 1612.

5. Ce n'était rien moins que sa légitimité que M. de Soissons contestait au prince de Condé, et celui-ci s'estima heureux que le roi Henri IV « prît hautement son parti. » Voyez l'Addition n° 6, dans notre tome I, p. 325-326, et surtout une digression de la notice SULLY, au tome VIII des *Écrits inédits*, p. 234-238. Si ce Condé avait été déclaré illégitime, la branche de Soissons eût recueilli le droit éventuel à la couronne. On peut consulter, outre le tome II de l'ouvrage de Mgr le duc d'Aumale, p. 181-182 et 222-231, une étude d'Édouard de Barthélemy publiée en 1887, et le recueil imprimé en 1895, par M. le duc de la Trémoïlle, sur la princesse de Condé et sa mère, p. 146-148 et 150-154.

6. Avant *L'autre*, il a biffé *Cette Cse de Sois[sons]*.

7. Tomes II, p. 124, et X, p. 257-258.

8. *Ch.*, en abrégé, dans le manuscrit. — 9. Il écrit toujours : *Maffée*.

10. *L'armée* corrige des lettres illisibles.

Roi[1], où S. M. n'étoit pas, en 1641, sans avoir été marié, père de ce bâtard obscur, reconnu si longtemps après sa mort, à qui Mme de Nemours dont nous parlons fit de si grands biens, lequel, d'une fille du maréchal-duc de Luxembourg, laissa une fille devenue unique, infiniment riche, qui épousa le duc de Luynes, mère du duc de Chevreuse d'aujourd'hui[2]. Ainsi ce bâtard étoit cousin germain de Mme de Nemours, fils du frère de sa mère et de la princesse de Carignan. M. de Longueville, devenu veuf, et n'ayant que Mme de Nemours, non encore mariée, épousa en secondes noces la sœur de Monsieur le Prince le héros[3], qui, sous le nom de Mme de Longueville, a fait tant de bruit dans le monde et tant figuré dans la minorité de Louis XIV. Mme de Nemours fut mariée en 1657, qu'elle avoit trente deux ans, et devint veuve deux ans après, sans enfants, du dernier de cette branche de Nemours[4]. Elle[5] sortoit de Philippe, comte de Génevois, puîné de Philippe[6] II, duc de Savoie. Le comte de Génevois étoit frère de père de Philbert II, duc de Savoie, et de la mère du roi François Ier, et de père et de mère de Charles[7] III, duc de Savoie[8]. Le

1. Déjà dit, comme ce qui suit sur le bâtard de Soissons, dans notre tome II, p. 124-125 et 227-229.

2. Louise-Léontine-Jacqueline de Bourbon-Soissons, princesse de Neuchâtel et Valangin, née en octobre 1696, épousa, le 24 février 1710, à Saint-Sulpice de Paris, Charles-Philippe d'Albert, duc de Luynes (tome XII, p. 335), et mourut le 11 janvier 1721, laissant Marie-Charles-Louis d'Albert, né le 24 avril 1717, duc de Chevreuse et de Luynes, prince de Neuchâtel et Valangin, mestre de camp en 1732, mestre de camp général des dragons en 1736, lieutenant général en 1748, colonel général des dragons en 1754, gouverneur de Paris en 1757, qui mourut le 8 octobre 1771.

3. Le contrat de mariage, daté du 1er juin 1642, est en expédition authentique aux Archives nationales, dans le carton K 540, n° 10.

4. Ci-après, p. 124.

5. Cette branche de Nemours. Sur le duché, voyez Dupuy, *Traité touchant les droits du Roi*, p. 908-913.

6. Ces deux *Philippe* sont écrits en abrégé : *Ph.*

7. *Ch.*, en abrégé, comme, auparavant, *Fr.*

8. Le duc Philippe II, surnommé *Sans-Terre*, cinquième fils du duc

comte de Tende et de Villars si connu, lui et sa courte mais brillante postérité en France, étoit leur frère bâtard[1]. François Ier fit le comte de Génevois duc de Nemours vérifié sans pairie[2]. Le duc de Savoie Charles[3] III, son frère, fut grand-père du fameux duc Charles-Emmanuel dont je viens de parler, et ce Charles-Emmanuel étoit grand-père d'autre Charles-Emmanuel, père du premier roi de Sardaigne[4]. On voit ainsi en quelle distance cette

Louis Ier, succéda à un neveu en 1496, et mourut le 7 novembre 1497, ayant eu de Marguerite de Bourbon, fille du duc Charles, Philbert II, dit *le Beau*, né le 10 avril 1480, duc en 1497, mort sans postérité le 10 septembre 1504, et Louise de Savoie, mère de François Ier (tome IV, p. 43). Veuf le 24 avril 1483, le duc Philippe II eut d'une seconde femme (Claudine de Brosses de Bretagne-Penthièvre, mariée en 1485, morte le 13 octobre 1513) Charles III, né le 10 octobre 1486, devenu duc après Philbert en 1504, mort le 19 septembre 1553, et Philippe, né en 1490, nommé évêque de Genève en 1495, démissionnaire en 1510 et apanagé alors du comté de Génevois, marié le 15 septembre 1528 à Charlotte d'Orléans-Longueville, et mort le 25 novembre 1533.

1. René, fils naturel de Philippe Ier et de Bonne de Romagne, né en 1497, fut légitimé avec droit à la succession et apanagé du comté de Villars, en Bresse, auquel il joignit le comté de Tende par son mariage avec Anne de Lascaris. Son père l'avait créé lieutenant général de Savoie en 1500; mais l'inimitié de la duchesse le força, deux ans plus tard, à se réfugier à la cour de France, où Louis XII le fit gouverneur de Provence, et François Ier, en 1519, le nomma grand maître de France. Il mourut en 1525, de blessures reçues à la bataille de Pavie. Voyez, dans le *Moréri*, sa notice d'après Guichenon et J. le Laboureur, et les *Écrits inédits de Saint-Simon*, tome V, p. 133. Son fils fut amiral des mers du Levant, son petit-fils fut grand sénéchal et gouverneur de Provence, et leur branche finit en 1580, avec le maréchal de Villars, chevalier des ordres à la promotion de l'année précédente, duquel Brantôme a écrit l'éloge. Le comte de Panisse-Passis a consacré à ces Villars Tende un magnifique ouvrage. Mme de la Fayette a pris la première femme du dernier comte, Clarisse Strozzi, pour héroïne d'un de ses romans.

2. En 1528 : *Histoire généalogique*, tomes III, p. 503, et V, p. 548. Notre auteur a fait sur ce duché vérifié une notice que l'on trouve au tome VII des *Écrits inédits*, p. 99-111.

3. Ici, et dans les lignes suivantes, *Ch.*, en abrégé.

4. Ce père de Victor-Amédée II est Charles-Emmanuel II, fils cadet

branche de Nemours étoit tombée du chef de sa maison. Ce premier duc de Nemours épousa une Longueville, dont la mère était Bade de la branche d'Hochberg[1], héritière par la sienne de Neuchâtel[2], et c'est par là que cette espèce de souveraineté, à faute de Longueville mâles, est tombée à Mme de Nemours. De ce premier duc de Nemours et de cette héritière vint un fils unique, Jacques[3], duc de Nemours, si connu en son temps par son esprit, ses grâces, ses galanteries, sa bravoure, qui fit cet enfant à Mlle de la Garnache dont j'ai parlé p. 151[4], à l'occasion des Rohans, et qui épousa la fameuse Anne d'Este, petite-fille de Louis XII par sa mère, et[5] veuve du duc de Guise tué par Poltrot au siège d'Orléans[6], et mère des duc et cardinal de Guise tués à Blois en 1588[7], du duc de Mayenne, chef de la Ligue, du cardinal de Guise[8], et de cette

de Victor-Amédée Ier, devenu duc après son aîné en 1638, marié en 1663 à la fille de Monsieur Gaston, remarié en 1665 avec Marie-Jeanne-Baptiste de Savoie-Nemours, et mort le 12 juin 1675. Il a sa notice dans le tome VII des *Écrits inédits*, p. 87-91.

1. Comparez les *Écrits inédits*, tome VII, p. 25-27. Philippe de Bade, marquis d'Hochberg et de Rothelin (*Rotelen*), au pays de Brisgau, comte de Neuchâtel, grand chambellan de France en 1491 (notre tome VI, p. 381), marié en 1476 à Marie de Savoie, qui mourut le 27 novembre 1500, eut pour unique héritière Jeanne d'Hochberg, qui épousa en 1504 Louis d'Orléans, duc de Longueville, devint veuve en 1516 et mourut le 21 septembre 1543, laissant pour héritière Charlotte d'Orléans-Longueville, qui avait épousé en 1528 Philippe, duc de Nemours, et qui mourut le 8 septembre 1549. Le père, Louis d'Orléans-Longueville, s'était distingué à la journée des Éperons, à Marignan, etc. La mère a une notice dans Brantôme.

2. Non par sa mère, mais par un legs fait en 1457 au père de Philippe de Bade

3. *Jacq.*, en abrégé. — 4. Page 206 de notre tome V.

5. *Et* est en interligne. — 6. Déjà dit dans le même tome V, p. 208.

7. Henri de Guise a été nommé dans le tome V, p. 232; son frère le cardinal, tué aussi à Blois, le 24 décembre 1588, était Louis de Lorraine, né le 6 juillet 1555, archevêque de Reims en 1575, commandeur du Saint-Esprit et cardinal en 1578, père de M. de Phalsbourg, ci-dessus, p. 26.

8. C'est par erreur que notre auteur répète encore ici *du cardinal de Guise;* mais il y eut un petit-fils qui porta aussi ce titre (tome V, p. 276).

furieuse duchesse de Montpensier[1]. Ainsi les deux fils de ce second[2] duc de Nemours étoient frères utérins des Guises que je viens de nommer[3], fort liés avec eux, aussi grands ligueurs qu'eux, mais brouillés à la fin avec le duc de Mayenne, qui vouloit tout le Royaume pour son fils en épousant l'infante d'Espagne[4], parce qu'il les convainquit de vouloir livrer au duc de Savoie[5] leur gouvernement de Lyon, la Provence et le Dauphiné[6]. L'aîné[7] mourut sans alliance; le cadet[8] épousa la fille aînée et héritière du duc d'Aumale[9], le seul des chefs de la Ligue qu'on ne put trouver moyen de comprendre dans l'amnistie à la paix, et qui, pour l'assassinat d'Henri III, fut tiré à quatre chevaux en effigie, en Grève, par arrêt du Parlement[10], et

1. Catherine-Marie de Lorraine, née le 18-19 juillet 1552, mariée en février 1570 à Louis de Bourbon, duc de Montpensier, et morte le 6 mai 1596. Notre auteur ne manque jamais de rappeler que ce fut la plus acharnée des ligueuses : voyez les *Écrits inédits*, tome V, p. 94-95.

2. *2d* surcharge un *d*.

3. Parenté déjà indiquée dans notre tome VI, p. 420.

4. Ci-dessus, p. 2.

5. C'était Charles-Emmanuel, dit *le Grand* (1562-1630) : *Écrits inédits*, tome VII, p. 73-86.

6. Comparez la notice MAYENNE dans le tome V des *Écrits inédits*, p. 232.

7. Charles-Emmanuel, duc de Nemours (1567-1595) : notre tome XII, p. 268; *Écrits inédits*, tome VII, p. 102-103.

8. Henri, d'abord marquis de Saint-Sorlin, puis duc de Nemours après son frère, et chevalier de l'Annonciade, né le 2 novembre 1572, mourut à Paris le 10 juillet 1632 : *Écrits inédits*, tome VII, p. 103-104. C'est de lui que Tallemant a dit (*Historiettes*, tome I, p. 224) : « Feu M. de Nemours le bonhomme, qu'on avoit nommé auparavant le prince de Génevois, qui étoit un des plus galants de la cour, le premier qui se soit adonné à faire des galanteries en vers et qui se soit mis en peine de se rendre capable de faire des desseins de carrousels et de ballets. »

9. Charles de Lorraine : notre tome XIV, p. 200; *Écrits inédits*, tome V, p. 118-121; notices des *Chevaliers du Saint-Esprit*, dans le vol. *France* 189, fol. 63. Il eut pour héritière sa fille Anne, duchesse d'Aumale, comtesse de Maulévrier, etc., mariée au duc de Nemours le 14 avril 1618, morte le 19 février 1638.

10. Cet effigiement eut lieu le 6 juillet 1595 : *Journaux de P. de*

mourut fort vieux, fort gueux, et fort délaissé, à Bruxelles. De ce mariage trois fils, tous trois ducs de Nemours l'un après l'autre. L'aîné[1] mourut jeune sans alliance. Le second[2] épousa la fille du duc de Vendôme bâtard d'Henri IV[3], suivit le parti de Monsieur le Prince, et fut tué en duel par le duc de Beaufort[4], frère de sa femme, qui avoit embrassé le même parti; la jalousie s'étoit mise entre eux sur tous chapitres, et c'est ce duel qui commença la fortune du père du maréchal de Villars dont j'ai parlé p. 7[5]. Ce duc de Nemours laissa deux filles : l'aînée[6] fut duchesse de Savoie et mère du premier roi de Sardaigne, l'autre[7] reine de Portugal, célèbre pour avoir répudié, détrôné et confiné son mari, et épousé son beau-frère, qui, après[8] sa mort, eut d'une Neubourg le roi de Portugal d'aujourd'hui[9]. Le troisième frère[10], nommé à l'archevêché de Reims sans avoir pris aucuns ordres, quitta ses bénéfices en 1652, à la mort de son frère, et, quatre ou cinq ans après[11], [*Add. St-S. 747*]

l'Estoile, tome VII, p. 32; *Mémoires de Cheverny*, p. 54; *Écrits inédits de Saint-Simon*, tome V, p. 120.

1. Louis, mort le 16 septembre 1641.
2. Charles-Amédée : tome I, p. 77; *Écrits inédits*, tome VII, p. 105.
3. Élisabeth de Vendôme (tomes VI, p. 241, et VII, p. 14), fille de César (tomes II, p. 103, et VII, p. 14).
4. François de Vendôme : tome I, p. 78.
5. *Ibidem.* Sur ce duel du 30 juillet 1652, on peut voir la *Gazette*, p. 743-744, les mazarinades de l'époque, la *Muse historique*, tome I, p. 270, les *Mémoires de Conrart*, p. 587-589, ceux *de Monglat*, p. 272, ceux *de Mademoiselle*, tome II, p. 133-135, et *de Mme de Motteville*, tome IV, p. 29, les *Curiosités historiques* de 1759, tome I, p. 108-119, le *Cabinet historique*, tome I, p. 120-123, l'*Histoire des princes de Condé*, par Mgr le duc d'Aumale, tome VI, p. 542-543, etc., etc. Le prince qui en fut victime était, selon Monglat (p. 81), « aussi bien fait et spirituel qu'aucun qui fût dans le Royaume, mais fort jeune et étourdi. »
6. Marie-Jeanne-Baptiste : tome VI, p. 241.
7. Marie-Françoise-Élisabeth : tome VI, p. 240.
8. *Après* surcharge un *d*.
9. Le roi Jean V, monté sur le trône en 1707.
10. Henri (1625-1659) : tome II, Additions et corrections, p. 504.
11. Le 22 mai 1657. Alors seulement, l'archevêque abdiqua.

épousa Mme de Nemours dont il s'agit ici, qu'il laissa veuve sans enfants deux ans après[1], à laquelle il faut maintenant revenir. Il faut seulement remarquer auparavant[2] que son père, mort en 1663, avoit laissé deux fils de son second mariage avec la sœur de Monsieur le Prince et de M. le prince de Conti[3] : l'aîné[4], à qui la tête tourna de bonne heure, qu'on envoya à Rome chez les jésuites[5], où il prit le petit collet en 1666, à vingt ans, ayant renoncé à tout en faveur de son frère, et fut fait prêtre par le Pape même en 1669[6]; c'est sur cette tutelle que Monsieur le Prince père et fils eurent tant de disputes et de procédés[7] avec Mme de Nemours, qui la perdit contre eux[8]. Le

1. Le 14 janvier 1659 : *Gazette*, p. 72 et 96; *Mémoires de Monglat*, p. 338. Il fut inhumé à Annecy le 17 septembre suivant. On a son portrait jeune, fait d'après nature par R. Nanteuil.

2. Ce qui va suivre a déjà été dit dans notre tome II, p. 124-125.

3. Voyez les *Mémoires de Mlle de Montpensier*, tome IV, p. 69-70 et 397-399. Leur père chargea Marc-Antoine de Neuré de les élever, par contrat du 21 août 1653 (Arch. nat., Y 192, fol. 382).

4. Titré d'abord comte de Dunois. Voyez son article dans la notice LONGUEVILLE, au tome VII des *Écrits inédits*, p. 55-56.

5. C'est Condé lui-même qui le mena, le 11 octobre 1662, au Noviciat des jésuites (*Gazette*, p. 1010; Loret, *Muse historique*, tome III, p. 553 et 555-556), et qui, plus tard, facilita, en dépit des résistances de Mme de Longueville, l'ordination dont il sera parlé deux lignes plus loin.

6. Ce pape est Clément IX, Rospigliosi, qui mourut le 9 décembre 1669; malade depuis un mois, il ne put faire l'ordination, et ce fut l'évêque de Vaison qui s'en chargea (*Gazette* de 1670, p. 19-20).

7. Toujours au sens de procédures.

8. *Catalogue des factums*, tome III, p. 381-385. Le P. Léonard a noté comme il suit la première issue de ce procès, sous la date du 2 juillet 1682 (ms. Fr. 10265, fol. 34 v°) : « Mme la duchesse de Nemours a perdu par arrêt la tutelle de M. de Longueville. Dans l'assemblée des parents, l'administration en a été donnée à M. de Matignon, pour lequel elle a la dernière aversion. Trois avocats ont été nommés pour être son Conseil. Cette princesse en est en très grande colère, et s'est pourvue au Conseil, où, apparemment, elle n'aura pas grande satisfaction. » En 1701, elle eut encore le dépit de perdre un autre procès, qui durait depuis 1679, contre les princes de Condé et de Conti, et d'être condamnée

cadet[1], qui portoit le nom de comte de Saint-Pol[2], fut tué au passage du Rhin, sans alliance, allant être élu roi de Pologne, en 1672[3]; Michel Wiecniowiecki le fut en sa place, sur la nouvelle de sa mort[4]. Son frère, revenu en France, passa le reste de ses jours honnêtement enfermé dans l'abbaye de Saint-Georges, près de Rouen[5], où il est mort le dernier de cette longue et illustrée bâtardise, en 1694[6].

Mme de Nemours, avec une figure fort singulière[7], Caractère

à payer seule les avances que Sobieski avait faites en Pologne pour appuyer la candidature de M. de Longueville, plus de sept cent mille livres (*Dangeau*, tome VIII, p. 111; *Sourches*, tome VII, p. 70; Arch. nat., arrêts du Conseil, E 1916, 28 mai 1701; *Annales de la cour pour 1697*, tome I, p. 154-164).

1. Charles-Paris d'Orléans (tome III, p. 294 et appendice XXVI), à qui feu Lucien Merlet a consacré une notice, en 1867, dans les *Mémoires de la Société d'archéologie d'Eure-et-Loir*, tome IV, p. 271-283. — Victor Cousin avait déjà parlé de lui dans *Madame de Sablé* et dans *la Jeunesse de Mme de Longueville*.

2. Il quitta ce titre pour celui de duc de Longueville le lendemain du jour où son frère se fut démis en sa faveur de tous ses biens, 23 février 1671 (*Gazette*, p. 204); ç'avait été un désir exprimé au prince de Condé par l'aîné le jour même où il était devenu prêtre et avait pris le titre d'abbé d'Orléans (*Gazette* de 1670, p. 20).

3. Tome III, appendice XXVI, p. 517. Voyez l'*Histoire des princes de Condé*, tome VII, p. 330-332.

4. Ceci est une grosse erreur : le roi Michel avait été élu le 19 juin 1669 (tome XI, p. 137 et 567); mais les Polonais, promptement las de lui, s'étaient décidés à le déposer au profit du duc de Longueville, qui eût épousé sa femme, lorsqu'ils apprirent la fin funeste de ce duc. Avant de partir, le 11 avril 1672, il avait fait un testament qui a été publié en 1893 dans le *Bulletin de la Société de l'Histoire de Paris*, p. 81-84, par M. le vicomte de Grouchy. Il était très choyé des dames, et l'on voit dans les *Mémoires de Mlle de Montpensier*, tome IV, p. 104-105, 137-139, 163-164, 169-171, 268-269 et 397-398, qu'il avait été sérieusement question de lui faire épouser cette princesse.

5. Saint-Georges-de-Boscherville : tomes II, p. 125, et IV, p. 123. Une monographie de cette abbaye vient d'être publiée, en 1899, par M. A. Besnard.

6. Ézéchiel Spanheim a dit quelques mots de ces derniers Longueville dans sa *Relation de la cour*, p. 106-108.

7. Comparez le premier portrait donné en 1694, dans notre tome II,

de Mme de Nemours.

une façon de se mettre en tourière[1] qui ne l'étoit pas moins, de gros yeux qui ne voyoient goutte, et un tic qui lui faisoit toujours aller une épaule, avec des cheveux blancs qui lui traînoient partout, avoit l'air du monde le plus imposant[2] : aussi étoit-elle altière au dernier point, et avoit infiniment d'esprit, avec une langue éloquente et animée à qui elle ne refusoit rien[3]. Elle avoit la moitié de l'hôtel de Soissons[4], et Mme de Carignan l'autre[5], avec qui elle avoit souvent des démêlés quoique sœur de sa mère et princesse du sang[6]. Elle joignoit à la haine mater-

p. 225-226. Outre la gravure que j'ai indiquée là, on en a une autre, beaucoup plus grande, d'après le portrait peint par Rigaud en 1705, et qui est considérée comme une des meilleures œuvres de Drevet. La toile originale appartient à la maison de Luynes, et une copie en a été placée au musée de Versailles, n° 4241. D'autres portraits encore, mais du temps de la jeunesse, figurent dans les œuvres de Nanteuil, de Moncornet et de Boulanger.

1. Tomes VIII, p. 363, et XIV, p. 289. — Il écrit : *tourrière*.

2. Il l'avait dépeinte ainsi dans la notice Nemours (*Écrits inédits*, tome VII, p. 108) : « Elle arriva vêtue à son ordinaire comme une vendeuse de pommes, et des accoutrements très opposés aux modes, et ses cheveux fort mal arrangés et lui tombant sur le visage, tels qu'elle les avoit toujours, son tic redoublé de colère, qui étoit une épaule allant seule et en saccade, la fureur dans les yeux, qui, d'eux-mêmes, n'étoient pas bien droits : en un mot, une figure ridicule, si l'esprit, et encore plus la grandeur n'y eussent pas été toujours singulièrement peints. »

3. Mme de Longueville prétendait que c'était un « esprit de guenille, » parce qu'elle savait tout juste ce qu'elle ramassait dans de méchants livres (recueil de Gaignières, ms. Nouv. acq. fr. 4529, p. 17). Elle figure sous le nom de Nitocris dans le *Dictionnaire des Précieuses*. C'est à elle que Loret, de 1650 à 1665, adressa ses gazettes de *la Muse historique*.

4. Tomes II, p. 225, V, p. 75-76, et X, p. 562.

5. Au temps de la splendeur de la comtesse de Soissons, le cardinal son oncle avait fait expulser de l'hôtel Mmes de Carignan et de Nemours, pour laisser la place entière à la favorite, et Mme de Nemours avait été reléguée à Pontoise (ms. Fr. 4194, fol. 24, ordre du 21 février 1659; *Gazette de Bruxelles*, même année, p. 80 et 91).

6. Nous trouvons dans les Papiers de MM. Joly de Fleury (ms. 2436, fol. 258) et dans ceux de Tallemant (ms. la Rochelle 672, fol. 123 v°) le texte d'une amende honorable que Mme de Nemours fut contrainte,

nelle de la branche de Condé celle qu'inspirent souvent les secondes femmes aux enfants du premier lit[1]. Elle ne pardonnoit point à Mme de Longueville les mauvais traitement qu'elle prétendoit en avoir reçus, et moins encore aux deux princes de Condé de lui avoir emblé la tutelle et le bien de son frère, et au prince de Conti d'en avoir gagné contre elle la succession, et le testament fait en sa faveur[2]. Ses propos les plus forts, les plus salés, et souvent très plaisants, ne tarissoient point sur ces chapitres, où elle ne ménageoit point du tout la qualité de princes du sang. Elle n'aimoit pas mieux ses héritiers naturels, les Gondy et les Matignons[3]. Elle vivoit pourtant honnêtement avec la duchesse douairière de Lesdiguières et avec le maréchal et la maréchale de Villeroy; mais, pour les Matignons, elle n'en vouloit pas ouïr parler[4]. Les deux sœurs de son père[5] avoient épousé, l'aînée le fils aîné[6] du maréchal-duc de Retz, la cadette le fils puîné du maréchal de Matignon[7]. Cette aînée perdit son mari avant son beau-père, et est devenue célèbre sous le nom de marquise de Belle-Isle[8],

une fois, de faire à la princesse sa tante. Notre auteur en a donné un plaisant récit dans la notice NEMOURS (tome VII des *Écrits inédits*, p. 107-108).

1. Comparez ce qui a déjà été dit en 1694 : tome II, p. 226.

2. *Ibidem*, p. 125 et 226, et ci-dessus, p. 124. Les originaux des deux testaments faits par l'aîné des deux frères, l'un au profit du prince de Conti, en 1668, l'autre au profit de son frère Saint-Pol, en 1671, sont aux Archives nationales, K 541, n°s 53, 61 et 62, et K 542, n°s 6$^{1-3}$.

3. Tome II, p. 227. Comparez la notice LONGUEVILLE, dans le tome VII des *Écrits inédits*, p. 46, et ci-dessus, p. 124, note 8.

4. Voyez ce qui a déjà été dit du procès Neuchâtel dans nos tomes II, III et VI.

5. Lisez : *grand-père*, comme dans notre tome VI, p. 106, où la note est erronée. Il s'agit d'Henri Ier d'Orléans, sixième duc de Longueville, tué par accident à son entrée dans Doullens le 29 avril 1595.

6. *Aisné* est en interligne, à la suite de *puisné*, biffé, et au-dessus d'un premier *aisné*, également biffé; à la ligne suivante, *puisné* à été de même substitué à *aisné*.

7. Déjà dit en 1699 : tome VI, p. 106.

8. Antoinette d'Orléans, veuve du marquis de Belle-Isle en 1596

par quantité de bonnes œuvres, s'être faite feuillantine, avoir obstinément refusé l'abbaye de Fontevrault, enfin pour avoir conçu et enfanté le nouvel ordre du Calvaire, dans lequel elle mourut à Poitiers en 1628[1]. Le duc de Retz, son fils unique[2], ne laissa que deux filles[3] : l'aînée[4] épousa Pierre[5] Gondy, cousin germain de son père, qui, en faveur de ce mariage, eut de nouvelles lettres de duc et

Origine de l'ordre du Calvaire.

(*Histoire de la maison de Gondy*, tome II, p. 107-108, 247-250 et 574-582).

1. Comparez la notice RETZ, dans le tome V des *Écrits inédits*, p. 406-407, et l'Adition nº 6, dans notre tome I, p. 329. — Le premier couvent de religieuses affiliées à la réforme des Feuillants, avec le même costume que ceux-ci (nos tomes I, p. 128, III, p. 146, et XII, p. 264), était établi à Toulouse depuis une dizaine d'années, quand Mme de Belle-Isle s'y retira en août 1599, malgré ses parents (*Journaux de P. de l'Estoile*, tome VII, p. 356; Hélyot, *Histoire des ordres monastiques*, tome V, p. 416). Le pape Clément VIII la tira de là en 1604, pour gouverner la maison de Fontevrault comme coadjutrice (*Gallia christiana*, tome II, col. 1327-1328), et c'est seulement à la fin de 1617 qu'avec l'autorisation du pape Paul V et du roi Louis XIII, elle alla ouvrir à Poitiers la première maison de filles du Calvaire, sous la règle de Saint-Benoît, pour vingt-quatre sœurs de Fontevrault. Elle était morte depuis deux ans (25 avril 1618, et non *1628* comme le porte notre manuscrit), quand la Reine mère en établit un couvent à la rue de Vaugirard, et depuis vingt ans, quand le P. Joseph, confesseur et agent secret du cardinal de Richelieu, fonda au Marais la seconde maison dont le nom subsiste encore dans ce quartier. M. Gustave Fagniez a rendu hommage à la créatrice primitive de cette congrégation en racontant la fondation postérieure de l'Éminence grise. Avant lui, M. Bouchet avait publié une étude sur *Antoinette d'Orléans et le P. Joseph*, et l'abbé Petit avait édité une Vie de cette sainte femme écrite par un religieux feuillant. En premier lieu, le P. Hilarion de Coste lui avait donné place dans ses *Éloges des femmes illustres* (1630 et 1647).

2. Henri de Gondy, né en 1590, duc de Retz après son grand-père le maréchal, en 1602, eut l'Ordre en 1619, figura assez peu, et mourut en Bretagne le 12 août 1659. Il avait épousé, le 15 mai 1610, Jeanne de Scépeaux-Chemillé, et l'avait perdue le 20 novembre 1620.

3. Tome III, p. 18, note 2.

4. Catherine, née le 28 décembre 1612, mariée à Machecoul le 3 août 1633 (*Gazette*, p. 348), morte le 30 septembre 1679.

5. Le *P.* surcharge le commencement d'un *G.*

pair de Retz et le rang de leur date[1]. Il étoit fils du célèbre Père de l'Oratoire qui avoit été chevalier de l'Ordre et général des galères[2], et il étoit frère du fameux coadjuteur de Paris ou cardinal de Retz[3]. Il ne laissa qu'une fille[4] mariée au duc de Lesdiguières, qui n'eut qu'un fils, gendre du maréchal-duc de Duras, que nous avons vu mourir fort ieune sans enfants[5]. L'autre fille[6] épousa le duc de Brissac,

1. Pierre de Gondy, qui fut général des galères sur la démission de son père, en 1626, et se distingua au siège de la Rochelle, fut forcé de céder ce commandement à M. du Pont-de-Courlay en 1635, reçut l'Ordre à la promotion de 1661, et mourut le 29 avril 1676, à l'âge de soixante-quatorze ans. Il avait été installé duc et pair, en place de son beau-père, le 14 mars 1634 (*Gazette*, p. 104; *Histoire généalogique*, tome III, p. 899). Notre auteur a fait une notice spéciale (*Écrits inédits*, tome VI, p. 70-80) sur ce second duché de Retz, lequel s'éteignit encore avec Pierre de Gondy, et il en a également parlé dans son mémoire sur Aiguillon et les duchés femelles (notre tome XII, p. 581); de plus, il y reviendra en 1715.

2. Philippe-Emmanuel, troisième fils du maréchal de Retz, titré comte de Joigny, lieutenant général aux mers du Levant, succéda à son frère Belle-Isle, comme général des galères, en 1596, et reçut l'Ordre en 1619, mais se démit du généralat en 1626, de douleur de la mort de sa femme, Françoise-Marguerite de Silly (ci-dessus, p. 39), abandonna également ses biens à son fils Pierre, renvoya au Roi le collier de l'Ordre, entra à l'Oratoire, s'y fit ordonner prêtre, et mourut à Joigny, le 29 juin 1662, âgé de quatre-vingt-un ans. Notre auteur a fait son éloge dans la notice du second duché de Retz, p. 72-73. Il avait eu, outre Pierre, titulaire de ce duché, un autre fils, titré marquis des Iles-d'Or, et le « fameux coadjuteur. » Sa femme et lui, étant très pieux et attachés à Vincent de Paul, le prirent pour précepteur de leurs enfants vers 1611, et fondèrent la première maison de la Mission, en 1617, à Folleville.

3. Jean-François-Paul : ci-dessus, p. 39, et *Écrits inédits*, tome VI, p. 73-79.

4. A ne pas compter une fille aînée, Marie-Catherine, qui se fit religieuse au Calvaire sous le nom de sœur Sainte-Scolastique, et pour laquelle ses parents fondèrent une maison de la même congrégation à Machecoul. Elle mourut supérieure générale, le 1er juillet 1716, à soixante-neuf ans. On a des lettres d'elle à l'abbé Diroys.

5. En 1703 : tome XI, p. 257-258.

6. L'autre fille d'Henri de Gondy : Marguerite-Françoise, née le

dont il n'eut[1] que mon beau-frère, mort sans enfants, et la maréchale de Villeroy[2]. L'autre tante de M. de Longueville père de Mme de Nemours[3] épousa par amour le second fils du maréchal de Matignon[4], dont l'aîné n'avoit point d'enfants[5], deux frères de grand mérite, en grands emplois, et tous deux chevaliers de l'Ordre[6]. Cette Longueville fut mère du père du comte et du dernier maréchal de Matignon[7], vivants à la mort de Mme de Nemours, et bien longtemps depuis[8], et qui étoient ses héritiers ainsi que la maréchale de Villeroy. La marquise de Belle-Isle avoit été mariée par sa famille et en sa présence; sa sœur s'étoit mariée à son gré à leur insu, et toute la maison de Longueville ne put se résoudre à leur pardonner et à les voir qu'après un grand nombre d'années, et jamais depuis[9]

18 avril 1615, mariée par contrat du 31 mars 1644 à Louis de Cossé, duc de Brissac, et morte le 31 mai 1670. Elle possédait, dit-on, une mémoire assez prodigieuse pour pouvoir dicter à la fois à trois secrétaires tout en continuant à écrire elle-même et à causer.

1. Ou plutôt *qui* n'eut *d'elle*. — 2. Tomes I, p. 22, et III, p. 196.

3. Éléonore d'Orléans-Longueville (tome II, p. 34), mariée en 1596, à Rouen, avec Charles Goyon, comte de Torigny, capitaine de cent hommes d'armes, gouverneur de Granville, Cherbourg et Saint-Lô, lieutenant général du Roi en Normandie, qui reçut l'Ordre en 1598, fut député aux états généraux de 1614, tint ceux de Normandie en 1616, 1623, 1624, obtint un brevet de maréchal de France le 8 mars 1622, et mourut le 8 juin 1648.

4. Jacques II, mort en 1597 : tome XII, p. 71.

5. Odet Goyon, aussi comte de Torigny, né en 1559, que le roi Henri IV, en 1595, fit chevalier de ses ordres, lieutenant général en Normandie et conseiller d'État, mais qui mourut le 7 août de la même année, sans avoir eu d'enfants de la comtesse de Maure.

6. Voyez ce que dit d'eux l'*Histoire généalogique*. Saint-Simon leur a consacré deux notices dans ses *Chevaliers du Saint-Esprit*, vol. *France* 189, fol. 86 et 95.

7. Elle eut trois fils, dont l'aîné mourut à douze ans; le deuxième fut ce Torigny que Bouteville tua en duel en 1626, et le troisième, François, aussi comte de Torigny, mourut en 1675, père de Jacques III et du dernier maréchal : tome II, p. 34-35.

8. Ces quatre derniers mots ont été ajoutés en interligne.

9. Le commencement de *depuis* surcharge *au*[*cun*].

aucun des Longuevilles n'a aimé les Matignons[1]. Mme de Nemours étoit là-dessus si entière, que, parlant au Roi dans une fenêtre de son cabinet, avec ses yeux qui ne voyoient guères, elle ne laissa pas d'apercevoir Matignon qui passoit dans la cour. Aussitôt elle se mit à cracher cinq ou six fois tout de suite, puis dit au Roi qu'elle lui en demandoit pardon, mais qu'elle ne pouvoit voir un Matignon sans cracher de la sorte[2]. Elle étoit extraordinairement riche, et vivoit dans une grande splendeur et avec beaucoup de dignité[3]; mais ses procès lui avoient tellement aigri l'esprit, qu'elle ne pouvoit pardonner : elle ne finissoit point là-dessus, et, quand quelquefois on lui demandoit si elle disoit le *Pater*, elle répondoit qu'oui, mais qu'elle y[4] passoit l'article du pardon des ennemis[5] sans le dire. On peut juger que la dévotion ne l'incommodoit pas[6]. Elle faisoit elle-même le conte qu'étant entrée dans un confessionnal sans être suivie dans l'église, sa mine n'avoit pas imposé au confesseur, ni son accoutrement. Elle parla de ses grands biens, et beaucoup des princes de Condé et de Conti : le confesseur lui dit de passer cela. Elle, qui sentoit son cas grave, insista pour l'expliquer, et fit mention de grandes terres et de millions : le bonhomme la crut folle, et lui dit de se calmer, que c'étoit des idées qu'il falloit éloigner, qu'il lui conseilloit de n'y plus penser, et surtout de manger de bons potages[7], si elle en avoit le moyen. La colère lui prit; et le confesseur à fermer le volet : elle se leva, et prit le chemin de la porte. Le confesseur, la voyant aller, eut curiosité de ce qu'elle devenoit,

1. Au contraire des Longueville, notre auteur estimait l'alliance des Matignon bien supérieure à celle des Gondy : voyez sa notice du premier duché de Retz, tome V, p. 398-401.

2. *Ibidem.* — 3. Ci-après, p. 132.

4. *Y* a été ajouté après coup entre les deux mots.

5. *Sicut et nos dimittimus debitoribus nostris.*

6. C'était une mauvaise élève des dames de Port Royal.

7. Je renvoie l'explication de ce terme aux Additions et corrections, p. 601-603.

et la suivit à la porte. Quand il vit cette bonne femme qu'il croyoit folle reçue par des écuyers, des demoiselles, et ce grand équipage avec lequel elle marchoit toujours[1], il pensa tomber à la renverse, puis courut à sa portière lui demander pardon; elle, à son tour, se moqua de lui, et gagna, pour ce jour, de ne point aller à confesse[2]. Quelques semaines avant sa mort, elle fut si mal, qu'on la pressa de penser à elle; enfin elle prit sa résolution[3] : elle envoya son confesseur, avec un de ses gentilshommes, à Monsieur le Prince, à M. le prince de Conti et à MM. de Matignon, leur demander pardon de sa part. Tous allèrent la voir, et en furent bien reçus[4]; mais ce fut tout : pas un n'en eut rien[5]. Elle

1. Voyez notre tome VI, p. 206-207, la note 4 de la page 3 de notre tome XII, et ci-après, p. 603.

2. Cette anecdote est moins précisée dans la notice NEMOURS (*Écrits inédits*, tome VII, p. 106-110) : « Ce qui étoit le plus plaisant à lui entendre raconter, si la matière n'étoit pas si sérieuse, étoient ses aventures avec ses confesseurs, qui, ne la connoissant que par la voir arriver seule à leurs pieds, et fort peu frappés de sa figure, la croyoient une folle sur ses confessions, dont tant d'immenses biens et toutes les grandeurs du monde étoient la matière, et qui la renvoyoient souvent sur ce pied-là sans vouloir l'écouter plus avant; d'autres fois, leurs propos réciproques, et leur effroi de sa manière de réciter le *Pater*, dont elle retranchoit franchement le pardon des ennemis. »

3. Mme de Maintenon écrivit à la princesse des Ursins que la princesse s'était flattée de tenir encore longtemps les « postillons bottés » (recueil Bossange, tome I, p. 126).

4. C'est le 12 mai 1707 que les *Mémoires de Sourches*, tome X, p. 317, annoncent cette réconciliation.

5. *Dangeau*, tome XI, p. 367-368, 14 mai : « Mme de Nemours a reçu tous ses sacrements et a perdu connoissance. Elle envoya, il y a quelques jours, son confesseur, avec un de ses écuyers, demander pardon à M. le prince de Conti, à Mme de Lesdiguières, à la maréchale de Villeroy et à M. de Matignon, qui l'ont tous été voir depuis. Ce sont naturellement ses héritiers; mais elle a donné presque tout son bien au chevalier de Soissons, bâtard de M. le comte de Soissons prince du sang, qui a été tué à la bataille de Sedan, et cette donation est de plus de cinq millions. » Son testament remontait au 30 novembre 1861; nous en avons une copie dans les Papiers Bouillon, aux Archives nationales, R² 30, n° 473; le ministre le Peletier, désigné comme

avoit quatre-vingt-six ans[1], et acheva de donner ce qu'elle put aux deux filles de ce bâtard qu'elle avoit fait son héritier[2], dont l'une mourut jeune sans être mariée, l'autre épousa le duc de Luynes, comme je l'ai déjà dit[3].

Prétendants à Neuchâtel; droits des prétendants. [*Add. St-S.* 748]

Cette mort mit promptement bien des gens en campagne[4] : le duc de Villeroy et Matignon partirent aussitôt pour Neuchâtel, et M. le prince de Conti pour Pontarlier,

exécuteur testamentaire, se récusa (*Gazette d'Amsterdam*, n° LI). Elle demandait à être enterrée aux Carmélites de la rue Chapon, auprès de sa mère et de sa grand'mère, premières fondatrices de cette maison, mais sans aucune pompe, l'équivalent de la dépense devant être distribué aux pauvres. Ses legs pieux, ses dons de reliques, ses fondations étaient très nombreux. On trouve dans l'*Épitaphier du vieux Paris*, tome II, p. 185-186, la somptueuse inscription qui fut mise sur sa tombe : « Seul reste du grand nom de Dunois, dernière héritière de l'illustre maison d'Orléans-Longueville source de tant de héros, tant de fois alliée au sang de nos Rois, » etc. Le *Mercure* de juillet publia, p. 211-213, une relation des obsèques célébrées à Dreux.

1. Selon l'inscription, elle avait exactement quatre-vingt-deux ans trois mois et douze jours, et, en effet, elle était née le 5 mars 1625.

2. J'ai dit, dans notre tome XII, p. 2, que Saint-Simon avait oublié de mentionner la mort de leur père en 1703. Par cette mort le legs passait directement à elles; il comprenait les propres et acquêts dont la coutume permettait de disposer, les meubles, l'argent, etc.

3. Ci-dessus, p. 119.

4. L'affaire de la succession de Neuchâtel, qui va être racontée sommairement, a été l'objet de nombreuses études locales, et, chez nous, en 1887, M. Émile Bourgeois, l'auteur du *Grand siècle*, a fait paraître un livre intitulé : *Neuchâtel et la politique prussienne en Franche-Comté* (1702-1713), d'après les documents diplomatiques de Paris, de Berlin et de Neuchâtel; mais, en dehors de ces dépôts spéciaux, nous avons encore beaucoup de documents, soit à la Bibliothèque nationale (mss. Fr. 16953-54, ms. Nouv. acq. fr. 2498, ms. Clairambault 1005, ms. De Camps 79, vol. Thoisy 61 et 131, et collection des Factums), soit aux Archives nationales (Papiers Conti, K 547-549 et 572-573), etc. Les gazettes étrangères publièrent une grande quantité de relations, et surtout de documents, que l'on retrouve réunis soit dans le recueil de Lamberty, soit dans le *Theatrum Europæum*, année 1707, p. 294-319. Nous avons, dans les Papiers de la Pairie (Arch. nat., KK 601, p. 1063-1075), deux mémoires fournis en 1707 par M. de Caumartin et par Clairambault, sur la valeur de cette prétendue souveraineté.

parce que le Roi ne voulut pas qu'il se commît, comme en son premier voyage[1], au manque de respect qu'il avoit éprouvé à Neuchâtel. De Pontarlier, il étoit à portée d'y donner ses ordres pour ses affaires, et d'en savoir des nouvelles à tous moments[2]. Il[3] y envoya Xaintrailles[4], que Monsieur le Duc lui prêta[5], et qui étoit un homme d'esprit, sage et capable, mais qui, pour avoir été gâté par la bonne compagnie et par ces princes[6], étoit devenu très suffisant et passablement impertinent; d'ailleurs un très simple gentilhomme, et rien moins que Poton, dont étoit le fameux Xaintrailles dont les actions ont rendu ce nom célèbre dans nos Histoires[7]. La vieille Mailly, belle-mère de la dame d'atour de Mme la duchesse de Bourgogne, s'étoit mise

1. En 1699 : tome VI, p. 205-206.

2. *Dangeau*, p. 397, 16 juin : « Le Roi apprit à son lever que Mme de Nemours étoit morte le matin. M. le prince de Conti, qui étoit avec Monseigneur à Villeneuve-Saint-Georges, vint prendre congé du Roi : il s'en va à Pontarlier, où il aura tous les jours des nouvelles de ce qui se passera à Neuchâtel; Xaintrailles y agira pour lui. M. de Matignon vint aussi prendre congé du Roi pour aller soutenir ses droits à Neuchâtel; il emmène avec lui l'abbé Dubos, qui est un garçon très capable. » Dès le 16 mai, et en prévision de cette mort, le prince le Conti avait obtenu permission de partir (*ibidem*, p. 369). Les *Mémoires de Sourches* (tome X, p. 343-344) annoncent le départ de M. de Conti et de Matignon à la date du 17 juin, puis, à la date du 18, celui du duc de Villeroy, dont ne parle pas le *Journal de Dangeau*.

3. Avant *il*, le manuscrit porte un *et* biffé.

4. Joseph, chevalier de Xaintrailles (tome III, p. 206), qui avait été page de Mademoiselle avant de s'attacher à la maison de Condé (*Sourches*, tome III, p. 217), et dont l'éloge sera encore répété deux fois, en 1710 et 1713, éloge que les lettres de Fénelon confirment.

5. *Dangeau*, tome XI, p. 397.

6. Il était du nombre des gros joueurs associés avec Monseigneur et Monsieur (*Sourches*, tome I, p. 144 et 148).

7. Jean de Xaintrailles, dit *Poton* (ici, *Potton*), fait premier écuyer du corps au sacre de Charles VII, maître de l'écurie en 1429, grand écuyer et sénéchal de Limousin en 1434, bailli de Berry en 1437, capitaine de Falaise en 1450, maréchal de France en 1454, gouverneur de Bordeaux en 1459, chambellan, etc., fut, avec la Hire, un des vaillants capitaines qui expulsèrent l'Anglais de France. Il mourut au Châ-

sur les rangs pour la succession à la principauté d'Orange[1], sur une alliance tirée par les cheveux[2] de la maison de Chalon[3], moins dans l'espérance d'un droit aussi chimérique, que pour faire valoir le marquis de Nesle[4], son petit-

teau-Trompette le 7 octobre 1461. Son testament a été publié en 1864, dans le tome VI des *Archives historiques de la Gironde*, p. 125-152; sa notice est dans l'*Histoire généalogique*, tome VII, p. 92-93. Le château voisin de Nérac où naquit Poton a été décrit par Viollet-le-Duc dans le tome VI de son *Dictionnaire raisonné de l'architecture française*, p. 311-313; il en reste des débris de la première partie du quinzième siècle. M. Philippe Lauzun, qui a publié en 1874 une *Étude sur le château de Xaintrailles*, semble avoir rattaché à tort notre chevalier du dix-septième aux seigneurs primitifs de ce nom, qu'on retrouve aussi dans d'autres régions du Midi. Voyez ci-après, Additions et corrections, p. 603-605.

1. Les factums qu'elle fit imprimer sont dans la collection Fm de la Bibliothèque nationale et dans le recueil Thoisy, vol. 61.

2. *Tirer par les cheveux*, « faire une application forcée et peu naturelle » (*Académie*, 1718). Cette locution a déjà été employée, au même propos précisément, dans notre tome VI, p. 107.

3. Cette maison, qui tirait son nom de la ville de Chalon-sur-Saône, était issue des comtes de Bourgogne et avait formé la branche des comtes d'Auxerre et de Tonnerre, éteinte en 1424, et celle des princes d'Orange, dont la succession substituée eût dû régulièrement passer, par suite de l'extinction de la descendance masculine dans le seizième siècle, aux Longueville, comme issus d'Alix de Chalon, mariée à Guillaume de Vienne, mais fut usurpée par les Nassau, descendants du fameux Philibert de Chalon mort en 1530. Voyez l'explication des droits de la maison de Longueville dans le *Moréri*, tome VIII, p. 86-88, les pièces et factums indiqués dans la *Bibliothèque héraldique* de Guigard, nos 3202-3239, et la continuation inédite de l'*Histoire généalogique*, dans le carton K 1333, no 8, aux Archives nationales. Au commencement de la guerre de la Succession d'Espagne, le prince de Conti avait fait confirmer ses droits et avait pris possession de la principauté d'Orange: mais les terres de Franche-Comté étaient, depuis ce temps-là, en contestation entre divers autres héritiers ou créanciers de la maison de Nassau, comme nous l'avons vu dans notre tome X, p. 138.

4. Louis de Mailly, troisième du nom (tome I, p. 89), marquis de Nesle et de Mailly, né posthume le 27 février 1689, et tenu sur les fonts, le 7 février 1700, par Monseigneur et Mme la duchesse de Bourgogne, a débuté dans les mousquetaires en 1706, et a été blessé à

fils, par des prétentions si hautes[1]. La même raison la fit se présenter avec aussi peu de fondement pour Neuchâtel. Elle se flattoit qu'avec la protection de Mme de Maintenon, elle en pourroit tirer d'autres partis plus solides : Mme de Maintenon n'y prit pas la moindre part, et on se moqua, à Paris comme en Suisse, de ses chimères[2]. Celle de M. le prince de Conti étoit fondée sur le testament du dernier duc de Longueville, mort enfermé, qui l'avoit appelé à tous ses biens après le comte de Saint-Pol, son frère, et sa postérité[3]. Il avoit gagné ce procès contre Mme de Nemours[4]. Restoit à voir si une souveraineté se pouvoit[5] donner comme d'autres biens, et si Messieurs de Neuchâtel défréreroient à un arrêt du parlement de Paris : outre qu'ils n'étoient pas soumis à aucune jurisdiction du Royaume, les héritiers prétendoient que Neuchâtel, par la qualité souveraine, ou plutôt indépendante, de ce petit État, ne pouvoit se donner, ni être ôté aux héritiers du sang[6], et cela est vrai en France des duchés. Restoit donc à voir à qui il devoit appartenir de Matignon, ou de la duchesse douairière de Lesdiguières, pour laquelle le duc de Villeroy étoit allé

Ramillies, puis a été pourvu, le 7 avril 1707, de la charge de capitaine-lieutenant des gendarmes écossais. Il continuera à servir jusqu'à la fin de la guerre, se retirera en 1714, aura l'Ordre à la promotion de 1724, et mourra le 7 septembre 1767. C'est le père des maîtresses de Louis XV.

1. Déjà dit au tome VI, p. 107.

2. Elle fit faire divers mémoires sur ses droits par les avocats Arrault, Pourat de Tallans, de la Barre aîné, et nous avons de plus la protestation qu'elle adressa aux états de Neuchâtel en octobre-novembre 1707. La mort du petit marquis de Montcavrel, dernier de ce nom (ci-après, p. 443), avait réuni sur sa tête tous les droits ou prétendus droits à faire valoir contre le prince de Conti, et elle les avait fait reconnaître par deux arrêts du Conseil du 26 septembre 1702 et du 2 novembre 1706 : Arch. nat., E 1920, et E 1937, fol. 307. Le jeune marquis prit possession du titre princier d'Orange en 1709; mais les d'Alègre y prétendaient aussi. Les Mailly de notre temps ont relevé le nom de Chalon.

3. Ci-dessus, p. 124-125. — 4. Tome VI, p. 52-53 et 105.

5. *Pouvoit* est en interligne, au-dessus de *peu*[*t*], biffé.

6. Tome VI, p. 205-206.

comme son héritier par sa mère[1]. Matignon se prétendoit préférable par la proximité du sang, parce qu'il avoit un degré sur la duchesse, et celle-ci par l'aînesse[2]. Son droit contre Matignon ne paroissoit pas douteux : les fiefs de dignité et tous les grands fiefs ont toujours suivi l'aînesse, la loi et la pratique s'y sont toujours accordées[3]; à plus forte raison un fief indépendant, étendu, et considéré[4] comme souverain. Mais de pareils procès ne se décident guères par les règles, et Matignon avoit beau jeu. Chamillart, comme je l'ai remarqué p. 412[5], étoit son ami intime, et il étoit devenu ennemi déclaré du maréchal de Villeroy à l'occasion de la bataille de Ramillies, comme je l'ai raconté en son lieu[6]; par cette même occasion, comme on l'a vu là même, ce maréchal étoit tombé dans l'entière disgrâce du Roi. Restoit le prince de Conti, qu'il n'aimoit point, et à qui il n'avoit jamais pu pardonner sincèrement son voyage de Hongrie, et peut-être encore moins son mérite et sa réputation. Chamillart, dans[7] le fort de sa faveur, n'eut donc pas de peine d'obtenir du Roi de se déclarer neutre[8]. Ce ministre, sûr de ce[9] côté-là à l'égard d'un prince

Conduite de la France sur Neuchâtel.

1. Tome VI, p. 106-107, année 1699. C'est l'avocat Terrasson qui se chargea, en 1707, d'exposer les droits de cette prétendante.

2. *Ibidem*, p. 106, note 9. On peut voir l'exposition de cette supériorité de droits, comme petit-fils de Léonor d'Orléans, dans une réponse imprimée aux écrits de l'électeur de Brandebourg, avec tout l'historique de l'affaire : Cabinet des titres, *Dossiers bleus*, vol. 327, dossier 8311, fol. 6-28; recueil Thoisy, vol. 61, fol. 155-177.

3. *Accordés*, au masculin pluriel, par mégarde.

4. L'initiale de *consideré* surcharge une *r*. — 5. Tome XI, p. 280.

6. Tomes XIII et XIV. — 7. L'initiale de *dans* surcharge une *n*.

8. Ç'avait été l'attitude prise dès le début, comme nous l'avons vu en 1699 (tome VI, p. 207). Alors même que les alliés se furent déclarés pour la candidature de l'Électeur, en juillet 1707, le Roi persista à assurer seulement « qu'il ne se soucioit pas à qui l'on l'adjugeât la principauté, que tout ce qu'il souhaitoit étoit qu'on l'adjugeât à celui auquel elle appartenoit légitimement et que, s'il se trouvoit qu'elle appartînt à un François, qu'on ne lui fît point d'injustice, parce que, si on la lui faisoit, il ne pourroit s'empêcher de s'en ressentir » (*Sourches*, p. 368).

9. *Ce* a été ajouté après coup en interligne.

du sang, ne balança pas à se déclarer ouvertement pour Matignon. Il le combla d'argent et de tout ce que son crédit lui put donner[1]. Puysieulx, ambassadeur en Suisse,
[Add. St-S. 749] étoit frère de Sillery, écuyer depuis longues années du prince de Conti, auquel ils étoient tous extrêmement attachés[2] : quelque desir qu'il eût de le servir dans cette affaire, la neutralité déclarée du Roi lui en ôta tous les moyens par son caractère, et l'autorité et la vigilance de Chamillart tous ceux qui lui pouvoient rester comme particulier qui s'étoit fait des amis dans le pays[3]. La veuve de ce bâtard du dernier comte de Soissons[4] y étoit comme les autres, et, fondée par la donation de Mme de Nemours, elle et son mari avoient, dès leur mariage, pris le nom de prince et de princesse de Neuchâtel[5]. Lors de l'arrêt du parlement de Paris qui jugea le testament de M. de Longueville bon au profit du prince de Conti[6], et qu'il alla à Neuchâtel en conséquence, et les autres héritiers pour le lui disputer[7], il avoit essuyé un préjugé[8] fâcheux : Mme de Nemours, qui y étoit aussi allée[9], y fut reçue et reconnue comme souve-

1. On peut voir, sur le rôle du ministre, les volumes du Dépôt de la guerre cotés 2036, pour l'année 1707, et 2096, pour 1708. Villars attribue à sa partialité la perte de Neuchâtel pour la France.

2. Déjà dit en 1704, à propos de la relégation de Mme de Nemours à Coulommiers : tome XII, p. 1-2.

3. Sa correspondance est aux Affaires étrangères, vol. *Suisse* 178 et 179, et un grand nombre de pièces parurent sur le moment même, dans la *Gazette d'Amsterdam*, n°s LVI et suivants. Il n'est pas douteux que son désir eût été de pouvoir agir plus effectivement. C'est sur un ordre exprès qu'il déclara que son maître laisserait toute liberté à chacun des prétendants français, sans distinction, et qu'il empêcherait seulement qu'un étranger leur fût préféré, par répugnance de se trouver en face d'un ennemi de la France.

4. Tome XII, p. 2, et ci-dessus, p. 119. — 5. Tome II, p. 227-229.

6. Ces six mots sont en interligne, au-dessus d'*à son profit*, biffé.

7. Tomes VI, p. 52-53 et 105-108. Comparez le tome VII des *Écrits inédits*, p. 56.

8. *Préjugé* est pris ici au sens primitif : « Cet arrêt, cette sentence est *un grand préjugé* pour notre cause » (*Académie*, 1718 et 1878).

9. Tome VI, p. 205-207.

raine, comme sœur du dernier possesseur, qui n'avoit pu disposer de Neuchâtel comme de ses autres biens[1]. Le prince de Conti en essuya une récidive confirmative de ce premier préjugé : ceux de Neuchâtel s'indignèrent contre la veuve de ce bâtard[2], contre la donation de Neuchâtel faite à son mari et à leurs enfants, contre le nom qu'elle en osoit usurper; ils la chassèrent comme n'ayant aucun droit, et la firent honteusement sortir de leur ville et de tout leur petit État[3]. C'étoit bien déclarer à M. le prince de Conti le peu d'état qu'ils faisoient d'un droit sur eux, à titre de donation, égal pour Mme de Neuchâtel et pour lui.

Électeur de Brandebourg prétend Neuchâtel, où son ministre veut précéder

Ces fiers bourgeois, pendant ces disputes, voyoient les prétendants briguer à leurs pieds leurs suffrages[4], lorsqu'il parut au milieu d'eux un ministre de l'électeur de Brandebourg, qui commença par oser disputer le rang au prince de Conti[5]. Cette impudence est remarquable, à ce

1. Les Neuchâtelois donnèrent encore des fêtes en son honneur au commencement de 1707 : *Mercure* de février, p. 98-103.

2. La sœur du duc de Luxembourg : tome II, p. 225-228.

3. Nous n'avons pas relevé trace de cet incident. La mère et la fille partirent pour Neuchâtel le 27 juin (*Gazette d'Amsterdam*, n° LIII).

4. Ils commencèrent par renouveler le serment de ne recevoir ni argent, ni aucune invitation des prétendants : *Dangeau*, tome XI, p. 411-412; *Sourches*, tome X, p. 360; *Gazette d'Amsterdam*, n° LVI.

5. *Dangeau*, p. 428; *Sourches*, p. 368; lettres de Dubois, dans le livre du comte de Seilhac, tome I, p. 325, 326-337, 343-344. Sillery arriva à Neuchâtel le 21 juin et fut suivi, le 22, par un envoyé de la duchesse de Lesdiguières et de M. de Villeroy, puis par le duc de Villeroy lui-même, le 23 par M. de Matignon, par Xaintrailles et par l'abbé de Gravel, que le Roi avait permis au prince de Conti d'emmener avec lui, et par un envoyé prussien, enfin, le 30, par le comte Ernest de Metternich, ambassadeur extraordinaire et plénipotentiaire du roi de Prusse depuis l'été précédent, et à qui les Neuchâtelois firent un accueil tout autrement solennel qu'aux prétendants eux-mêmes (*Gazette d'Amsterdam*, n° LVI). C'est ce diplomate qui avait annoncé le premier aux Bernois, le 19, la mort de Mme de Nemours, et, en même temps, il leur avait adressé le mémoire de son maître. Louis XIV ne put s'empêcher de protester contre ses prétentions de préséance. La lettre que M. de Puysieulx adressa au Conseil de Neuchâtel, à cette occasion, parut en septembre dans la *Gazette d'Amsterdam*, Extr. LXXVII. La

le prince de Conti.

même prince de Conti à qui, volontaire en Hongrie, à lui et à Monsieur son frère, l'électeur de Bavière, non par un ministre, mais en propre personne et à la tête de ses troupes auxiliaires dans l'armée de l'Empereur, ne l'avoit pas disputé, avoit vécu également[1] et sans façons, et avoit presque toujours marqué attention à passer partout après eux, et à qui le[2] fameux duc de Lorraine, beau-frère de l'Empereur, généralissime de ses armées et de celles de l'Empire, et qui commandoit celle-là en chef, leur a toujours cédé partout sans milieu et sans balancer[3]. Et voilà le premier fruit du changement de cérémonial de nos ducs et de nos généraux d'armée avec le même électeur de Bavière, par méprise d'abord, puis suivie, que j'ai raconté en son lieu[4] ! D'alléguer que l'électeur de Brandebourg, qui, comme tel, passoit sans difficulté après l'électeur de Bavière[5], étoit reconnu roi de Prusse partout, excepté en France, en Espagne et à Rome[6], de laquelle, comme protestant, il ne se soucioit point, ç'auroit pu être une raison valable pour sa personne; mais, pour son ministre, on n'a jamais vu de nonce, à qui tous les ambassadeurs des rois, même protestants, et celui de l'Empereur cèdent partout sans difficulté, disputer rien en lieu tiers à un prince du sang, ni l'ambassadeur de l'Empereur non plus,

suite des intrigues se voit dans la correspondance diplomatique du Dépôt des affaires étrangères, vol. *Suisse* 178, dans les Papiers Conti conservés aux Archives nationales, dans les Papiers Condé conservés à Chantilly, série T, tome II, fol. 205-353, dans les Extraordinaires de la *Gazette d'Amsterdam*, années 1707 et 1708, dans le recueil de Lamberty, tomes IV, p. 506-546, et XIV, 2e partie, p. 163-173, etc. M. Bourgeois, dans l'ouvrage indiqué plus haut, a prouvé que le vrai objectif du roi de Prusse était, tout à la fois, d'entraîner les Cantons dans l'alliance contre la France, et de préparer une invasion en Franche-Comté.

1. En parfaite égalité. — 2. *Le* surcharge une *f*.

3. Déjà dit incidemment dans notre tome IX, p. 254-255.

4. *Ibidem*, et tome XIV, p. 25.

5. Il passait, non seulement après les trois électeurs ecclésiastiques, mais après le Palatin et le duc de Saxe.

6. Tome VII, p. 360-370.

qui a la préséance partout sur ceux de tous les rois, dont aucun ne la lui conteste. L'électeur de Brandebourg tiroit sa prétention de la maison de Chalon[1]. Elle étoit encore plus éloignée, plus enchevêtrée, s'il étoit possible, que celle de Mme de Mailly[2]; aussi ne s'en avantagea-t-il que comme d'un prétexte[3]. Je l'ai déjà dit, ces sortes de procès ne se décident ni par droit ni par justice. Ses raisons étoient sa religion conforme à celle du pays[4], l'appui des cantons protestants voisins, alliés, protecteurs de Neuchâtel[5], la[6] pressante réflexion que, la principauté d'Orange étant tombée par la mort du roi Guillaume III au même prince de Conti, le Roi lui en avoit donné récompense et se l'étoit appropriée[7] : ce que le voisinage de la France lui donneroit la facilité de faire pour Neuchâtel, s'il tomboit à un de ses sujets qui, dans d'autres temps, et dans un état fort différent de celui où la maison de Longueville l'avoit possédé, ne se trouveroit pas en situation

1. *Chalon* surcharge *Nassau*, effacé du doigt. — Ci-dessus, p. 135.

2. *Ibidem*. Les droits des princes d'Orange venaient de l'institution d'héritier faite en l'année 1530, par Philibert de Chalon, au profit de son neveu René de Nassau, et de la transmission de celui-ci, mort sans enfants, à son cousin germain, puis héritier, Guillaume *le Vieil* de Nassau (1533-1584), bisaïeul du feu roi Guillaume, que l'Électeur représentait comme héritier de sa mère, et les cantons protestants, surtout celui de Berne, s'étaient prononcés en sa faveur dès 1703 (*Dangeau*, tome IX, p. 303) ; mais le prince de Nassau, gouverneur de la Frise, posa aussi sa candidature comme héritier du même roi (*Gazette d'Amsterdam*, n° LXIX, 14 août).

3. Avant même la mort de Mme de Nemours, Mme de Maintenon jugea que les prétendants français auraient affaire à forte partie (recueil Bossange, tome I, p. 125).

4. C'est ainsi qu'une démarche intempestive de l'ancien évêque de Condom, frère aîné de M. de Matignon, fit redouter aux protestants de passer sous l'autorité de celui-ci (*Dangeau*, p. 422).

5. Le canton de Berne, qui était protecteur de la principauté, se montra le plus violent contre les prétendants français et catholiques ; on crut que c'était avec l'intention d'incorporer Neuchâtel à la Suisse (*Sourches*, p. 344 et 413).

6. Avant *la*, il a biffé *de*. — 7. Tome X, p. 138-139, notes.

de refuser le Roi de l'en accommoder; enfin, un traité produit en bonne forme, par lequel, le cas avenant de la mort de Mme de Nemours, l'Angleterre et la Hollande s'engageoient à se déclarer pour lui, et à l'assister à vives forces[1] pour lui procurer ce petit État[2]. Ce ministre de Brandebourg étoit de concert avec les cantons protestants[3], qui, sur sa déclaration, prirent aussitôt l'affirmative, et qui, par l'argent répandu, la conformité de religion, la puissance de l'Électeur, la réflexion de ce qui étoit arrivé à Orange[4], trouvèrent presque tous les suffrages favorables. Ainsi, à la chaude[5], ils firent rendre par ceux de Neuchâtel un jugement provisionnel[6] qui adjugea leur État à l'Électeur jusqu'à la paix, en conséquence duquel son ministre fut mis en possession actuelle[7], et M. le prince de Conti, qui, depuis la prétention de ce ministre sur le rang, n'avoit pas cru convenable [de] faire[8] des tours de Pontarlier à Neuchâtel, se vit contraint de revenir plus honteusement que la dernière fois[9], et, bientôt après, fut suivi des

Neuchâtel adjugé et livré à l'électeur de Brandebourg. [*Add. St-S. 750*]

1. A noter cette locution tout à fait particulière.

2. « On disoit (le 1er août) que l'Empereur, la reine Anne et les Hollandois avoient fait dire aux Suisses qu'ils leur déclareroient la guerre, s'ils n'adjugeoient la principauté à l'électeur de Brandebourg » (*Sourches*, p. 368). Cette convention datait du 28 octobre 1704; un extrait en parut dans l'Extraordinaire LXXXIX de la *Gazette d'Amsterdam.*

3. L'Électeur leur offrait deux cent mille écus et un régiment de cavalerie (*Sourches*, p. 361).

4. Où l'expulsion des protestants avait été une conséquence immédiate de l'occupation française.

5. Cette locution, déjà relevée dans notre tome IX, p. 311, se représentera encore ci-après, p. 251.

6. Nous avons déjà eu l'adverbe *provisionnellement* dans le tome VII, p. 366. Cette forme s'employait de préférence à *provisoire* et *provisoirement*, quoique le *Dictionnaire de l'Académie* eût aussi celles-ci.

7. On peut voir dans *Dangeau*, p. 3-4, dans *Sourches*, p. 424-425, dans les articles de la *Gazette d'Amsterdam*, Extr. XCI et XCIII, qui annoncèrent cette décision, prise le 3 novembre et suivie, le 4, de la mise en possession, qu'elle n'avait aucun caractère de jugement provisoire.

8. *Faire* surcharge un *d*.

9. Le prince, arrivé le 12 juillet à Neuchâtel, après la distribution

deux autres prétendants[1]. Mme de Mailly, qui se donnoit toujours pour telle, fit si bien[2] les hauts cris[3] à la nouvelle de cette intrusion, qu'à la fin la considération de son alliance avec Mme de Maintenon réveilla nos ministres : ils l'écoutèrent, ils trouvèrent, après elle, qu'il étoit de la réputation du Roi de ne pas laisser enlever ce morceau à ses sujets, et qu'il y avoit du danger de le laisser entre les mains d'un aussi puissant prince protestant, en état de faire une place d'armes en lieu si voisin de la comté de Bourgogne et dans une frontière aussi peu couverte[4]. Là-dessus, le Roi fit dépêcher un courrier à Puysieulx, avec ordre à lui d'aller à Neuchâtel, et d'y employer tout, même jusqu'aux menaces, pour exclure l'Électeur, laissant d'ailleurs la liberté du choix parmi ses sujets, à l'égard desquels, pourvu que c'en fût un, la neutralité demeuroit entière. C'étoit s'en aviser trop tard : l'affaire en étoit faite, les Cantons engagés sans moyens de se dédire, et, de plus, piqués d'honneur par le ministre électoral, sur les menaces de

des mémoires respectifs de chaque prétendant, avait eu une réception officielle du gouvernement et de la plupart des officiers de la principauté (*Gazette d'Amsterdam*, n° LIX). Il en repartit le 6 septembre, et arriva le 10 à Fontainebleau (*Dangeau*, p. 459). Comme il a été dit p. 138-139, les Neuchâtelois avaient commencé tout d'abord par déclarer solennellement que, leur souveraineté étant inaliénable, les légataires Longueville, c'est-à-dire M. le prince de Conti et les enfants du feu chevalier de Soissons, soi-disant prince de Neuchâtel, se trouvaient exclus *ipso facto* (*Sourches*, p. 403).

1. MM. de Villeroy et de Matignon avaient eu ordre d'aller attendre à Pontarlier l'effet d'une demande de délai présentée par Puysieulx ; ils en furent rappelés le 30 octobre (*Dangeau*, p. 484, 491 et 496).

2. *Si bien* est en interligne, au-dessus de *tellem*[t], biffé.

3. Tome XIV, p. 151.

4. C'est pour ces considérations que l'on fit rendre par le parlement de Besançon, le 28 octobre, un arrêt qui déclarait la « commise » ouverte au profit du Roi, comme sur une dépendance de la Franche-Comté, et qui interdisait aux juridictions neuchâteloises de prendre connaissance de l'affaire (*Gazette d'Amsterdam*, n° XCI) ; mais il n'en fut tenu aucun compte à Neuchâtel, non plus que des demandes de délai présentées un peu auparavant par M. de Puysieulx.

Puysieulx[1], au mémoire duquel les ministres d'Angleterre et de Hollande[2], qui étoient là, firent imprimer une réponse fort violente[3]. Le jugement provisionnel[4] ne reçut aucune atteinte; on en eut la honte, on en témoigna du ressentiment pendant six semaines : après quoi, faute de mieux pouvoir, on s'apaisa de soi-même[5]. On peut juger quelle espérance il resta aux prétendants de revenir, à la paix, de ce jugement provisionnel, et de lutter avec succès contre un prince aussi puissant et aussi solidement appuyé[6]. Aussi n'en fut-il pas mention depuis, et Neuchâtel est pleinement et paisiblement demeuré à ce prince, qui fut même expressément confirmé dans sa possession par la paix[7], de la part de la France[8].

[*Add. S^t^S. 751*] Le Roi[9], ni Monseigneur, ni par conséquent la cour, ne[10] prirent point le deuil de Mme de Nemours[11], quoique fille

1. Les deux lignes qui suivent sont en interligne et sur la marge.
2. MM. de Stanyan et Runckel.
3. Le texte de cette note, très violente en effet, parut dans l'Extraordinaire LXXXIX de la *Gazette d'Amsterdam*, 8 novembre.
4. Ci-dessus, p. 142 et notes 6 et 7.
5. Sur le premier moment, on crut à des mouvements de troupes de part et d'autre, Villars même fut désigné pour mener une armée d'invasion, et les cantons protestants prirent des mesures pour résister; mais la France se borna à demander que la principauté fût mise en séquestre aux mains des Cantons jusqu'à ce que la guerre finît (*Gazette d'Amsterdam*, janvier et février 1708, n^os^ I-XVII). On pensait alors (*Sourches*, tome XI, p. 10-13 et 23) que le roi de Prusse était lui-même dans l'intention de tout céder aux Bernois.
6. On prétendit obtenir des Bernois, au commencement de 1708, une promesse de différer jusqu'à la paix la revision du jugement (*Dangeau*, tome XII, p. 58; *Mercure* d'avril 1708, p. 311-319).
7. La paix d'Utrecht : voyez le livre de Zurlauben, dont le récit est des meilleurs et des plus clairs, tome VII, p. 397-427 et 512-514.
8. Ainsi, comme notre auteur l'avait dit par avance (tome VI, p. 107-108), « un tiers sans droit mangea l'huître, et donna les écailles aux prétendants. »
9. Toute cette phrase a été ajoutée sur la marge, avec renvoi.
10. *N'en* corrigé en *ne*.
11. Une lettre de Monsieur le Grand, demandant des ordres, a passé dans une vente d'autographes du 3 avril 1890.

d'une princesse du sang; mais Mgr et Mme la duchesse de Bourgogne le prirent à cause de la maison de Savoie[1].

Mort, famille, fortune du cardinal d'Arquien.

Le[2] cardinal d'Arquien[3] mourut à Rome, presque en même temps que Mme de Montespan et Mme de Nemours[4]. La singularité de sa fortune mérite qu'on s'arrête un moment à lui. Son nom étoit la Grange[5], et son père[6], qui n'avoit point eu d'enfants de la fille du second maréchal de la Chastre[7], étoit frère[8] puîné du maréchal de Montigny[9], qui lui donna sa charge de capitaine de la porte quand il

1. *Dangeau*, p. 399, avec l'Addition n° 751 ; *Sourches*, p. 345.

2. L'écriture change ici.

3. Henri de la Grange, marquis puis cardinal d'Arquien : tome I, p. 303. Notre auteur a fait sa notice dans la série des CARDINAUX DE LOUIS XIV : Papiers Saint-Simon, vol. 45 (*France* 200), fol. 164.

4. Il mourut le 24 mai 1707, au palais Strozzi : *Dangeau*, p. 390; *Sourches*, p. 340; *Gazette*, p. 284 et 308; *Gazette d'Amsterdam*, n° XLVIII; ou le mercredi 25 : *Mercure* de juillet, p. 213-220.

5. Famille du Berry connue depuis le quinzième siècle, et dont la généalogie, dressée par la Thaumassière, par Du Chesne, par les continuateurs du P. Anselme, que suit notre auteur, est reproduite dans le tome V du *Moréri*. Des preuves dressées par Charles d'Hozier sont dans les *Dossiers bleus*, vol. 330, dossier 8375. L'orthographe du nom de terre est *Arquian;* le cardinal signait : D'ARQUYAN.

6. Antoine de la Grange, seigneur d'Arquien, commandant à Metz (1603), gouverneur de Calais (1610), de Sancerre et de Gien, mourut le 9 mai 1626.

7. Déjà veuf d'une Cambray, il épousa d'abord Louise de la Chastre, fille du maréchal Claude (tome XI, p. 190), puis se remaria avec Anne d'Anssienville, qui lui apporta le château des Bordes, dont l'histoire a été écrite, en 1869, dans le *Bulletin de la Société nivernaise.*

8. L'initiale de *frere* surcharge une *F* majuscule.

9. François II de la Grange, seigneur de Montigny, qui, ayant été élevé auprès d'Henri II, fut successivement gentilhomme ordinaire de la chambre, capitaine des cent gentilshommes de la maison et des gardes de la porte, premier maître d'hôtel, gouverneur du Berry, du Blaisois, du Dunois, etc., chevalier des ordres et mestre de camp général de la cavalerie légère en 1595, gouverneur des Trois-Évêchés en 1603, maréchal de France le 7 septembre 1616, et mourut le 9 septembre 1617, à soixante-trois ans. Il se signala à Coutras, Rouen, Aumale, Fontaine-Française. Sa statue funéraire, à genoux, existe à Bourges et a été surmoulée pour le musée de Versailles, n° 2823.

eut celle de premier maître d'hôtel du Roi, et lui procura sa lieutenance au gouvernement de Metz, et les gouvernements de Calais, Gien et Sancerre[1]. Il conserva cette dernière place contre les efforts de la Ligue[2], servit bien et fidèlement, et fut quelque temps lieutenant-colonel du régiment des gardes. De son premier mariage, il eut[3] un fils[4], gouverneur de Calais après M. de Vic[5], qui épousa une Rochechouart[6], mais qui ne fit pas grand figure, non plus que sa postérité, qui dure encore[7]. De son troisième mariage, avec une Ancienville[8], il eut deux fils :

1. Pierre de l'Estoile raconte comment le neveu eut les places de Metz et de Calais en 1603 et en 1610.

2. En 1573, pendant huit mois. — 3. *Il eut* surcharge *avec*.

4. Jean-Jacques de la Grange d'Arquien, vicomte de Soulangis, lieutenant de Roi à Calais.

5. *M. de Vic* est en interligne, au-dessus de *luy*, biffé. — Dominique de Vic, dit le capitaine Sarred, vicomte d'Ermenonville, capitaine aux gardes, gouverneur de Saint-Denis, Calais et Amiens, vice-amiral de France et vaillant serviteur d'Henri IV, mourut le 14-15 août 1610, sans postérité, à cinquante-neuf ans. Son buste, par Guillaume Dupré, est entré au musée du Louvre en 1890. Voyez l'*Histoire généalogique*, tome VI, p. 540.

6. Gabrielle de Rochechouart-Châtillon, fille d'un gouverneur de Blois, née le 9 mai 1583, mariée en juin 1602.

7. Antoine de la Grange, comte d'Arquien, premier chambellan du duc d'Orléans, n'ayant point d'enfants d'une première femme, épousa Louise Charpentier du Moulineau, fille d'un secrétaire du Roi, dont il eut Paul-François, comte d'Arquien, qui entra dans la marine en 1688 et devint capitaine de vaisseau en 1706, eut la lieutenance générale du pays d'Aunis, le gouvernement de l'île Sainte-Croix et le commandement des côtes de Saint-Domingue (1711-1723), mais ne put passer chef d'escadre, se retira, avec pension, en 1744, et testa le 4 mai 1745. De Lucrèce Jousselin de Marigny, qu'il avait épousée le 12 avril 1706, et qui fut dame d'honneur de la reine Marie-Casimire en 1715, mais mourut prématurément le 26 juillet 1717, à quarante-deux ans, il eut : 1° Henri-Louis, qui naquit en 1707, entra aux pages, et mourut en 1723 ; 2° Paul-François, né le 8 juin 1708 ; 3° Victor-François-Marie, né en 1710, mort aussi en bas âge ; 4° une fille, nommée Marie-Jeanne.

8. Antoine de la Grange épousa en troisièmes noces Anne d'Ancienville de Anssienville, dame de Prie, fille unique de Louis, baron de Réveillon et vicomte de Souilly, et de Françoise de la Platière, dame

l'aîné[1] s'appela le marquis d'Époisses, qui maria sa fille Guitaut, premier gentilhomme de la chambre de Monsieur le Prince, qui le fit chevalier de l'Ordre[2]; l'autre fut le marquis d'Arquien, mort cardinal, dont nous parons. Il naquit en 1613[3], fut homme d'esprit, de bonne

des Bordes et baronne d'Époisses. Elle mourut le 31 août 1650. C'est ainsi qu'arriva aux la Grange le château d'Époisses, en Bourgogne, érigé en marquisat au mois de janvier 1613, et bien connu pour ses belles archives.

1. *L'aisnée* corrigé en *l'aisné*. — Achille de la Grange, comte de Maligny, enleva, en 1633, sa cousine Germaine-Louise d'Anssienville, et l'épousa à Besançon par contrat du 1er septembre 1635; mais ils se séparèrent par acte du 12 septembre 1645, et Mme de Maligny mourut à Nevers en 1704, âgée d'environ quatre-vingt-six ans, veuve depuis 1682. Elle avait eu deux filles, dont l'une fut abbesse de Bonlieu, et l'autre est Mme de Guitaut qui suit. Il est parlé de ces époux, sous le nom d'Époisses, dans les *Lettres de Mme de Sévigné*, dans l'histoire du grand Condé, dans les *Mémoires de Coligny*, dans ceux *de Luynes*, etc.

2. Louise-Madeleine de la Grange épousa, par contrat du 21 mars 1661 (Arch. nat., Y 200, fol. 44), Guillaume de Pechpeyrou de Comminges, si connu sous le nom de comte de Guitaut (ici, *Guitault*), qui venait de l'héritière de Cominges. Guitaut, né le 5 octobre 1626, entra comme page chez le cardinal de Richelieu, puis à la petite écurie en 1644, débuta comme volontaire, en Catalogne, en 1646, devint cornette, puis capitaine des chevau-légers du prince de Condé en 1647 et 1649, eut le gouvernement des îles Sainte-Marguerite, sur la démission du commandeur son oncle, remplaça la Moussaye comme chambellan de Condé, fit fonction de lieutenant général de ce prince pendant la période de rébellion, mais négocia le pardon pour lui en 1659, et, par suite, obtint l'Ordre à la promotion de 1661. Il eut encore le gouvernement de Châtillon-sur-Seine et le grand bailliage d'Auxois, mais passa ses dernières années dans la retraite, et mourut à Paris le 27 décembre 1685. Sa femme était morte en avril 1667, à vingt et un ans, l'instituant son héritier par le moyen d'un fidéi-commis au nom de Condé (testament du 17 mars : Y 211, fol. 427), et il se remaria, deux ans et demi plus tard, avec une Verthamon. Si longue et étroite qu'eût été sa liaison avec Condé, il se produisit entre eux une brouille momentanée qui, selon le duc de Luynes (tome IX, p. 184-185), fit échouer la candidature du prince au trône de Pologne et réussir celle de Sobieski.

3. C'est l'*Histoire généalogique* (suivie par la *Chronologie militaire*) qui le fait naître le 8 septembre 1613, à Calais : ce qui ferait moins de quatre-vingt-quatorze ans à sa mort, et non quatre-vingt-seize ans onze

compagnie, et fort dans le monde, où il fut fort aidé par le duc de Saint-Aignan[1] et par la comtesse de Béthune, sa sœur[2], dame d'atour de la reine Marie-Thérèse, de la mère[3] desquels, fille du maréchal de Montigny, il étoit cousin germain. Il eut le régiment de cavalerie de Monsieur[4], et fut capitaine de ses[5] cent-suisses[6]. Il avoit épousé une la Chastre de la branche de Brillebaut[7], qu'il perdit

mois, comme il est dit dans la même *Histoire généalogique* et dans le *Moréri*, et comme on le répétait généralement en 1707 : mais son épitaphe de Rome porte : cent cinq ans et onze jours, ce qui reculerait la naissance jusqu'au 13 mai 1602. D'autre part, le recueil des notices de 1699 sur le sacré collège, conservé dans le ms. Clairambault 303 (p. 427-433), l'abaisse au 3 avril 1609, tandis que Dangeau et l'abbé Du bois (dans le livre du comte de Seilhac, tome I, p. 328) tenaient pour cent sept ans. La *Gazette d'Amsterdam* dit : cent deux ans et cinq mois.

1. François de Beauvillier, premier duc de cette maison : tome I, p. 134.

2. Anne-Marie de Beauvillier : tome III, p. 310. Ils étaient enfants d'Honorat de Beauvillier, comte de Saint-Aignan, mestre de camp de la cavalerie légère et lieutenant général de Berry, mort en 1622, dans sa quarante-troisième année, et de Jacqueline de la Grange-Montigny, morte en mai 1604.

3. *De la m[ere]* surcharge *du pere*, *desquelles* est au féminin, et ensuite *filles* a été corrigé au singulier.

4. Tome VIII, p. 359. M. d'Arquien avait commencé par faire trois caravanes comme chevalier de Malte. Selon la *Chronologie militaire*, tome VI, p. 373, il débuta comme capitaine, en 1643, au régiment de cavalerie de Monsieur Gaston, prit une part active à toutes les campagnes suivantes, passa le 6 mai 1651 mestre de camp-lieutenant de son régiment, le commanda à l'armée de Flandre, puis aux combats de Bléneau, d'Étampes et du faubourg Saint-Antoine, eut un brevet de maréchal de camp le 28 juillet 1652, et se démit du régiment en avril 1654, pour devenir capitaine des suisses de son maître.

5. *Ses* corrige *ces*.

6. Cette charge, sous la Régence (*Journal de Buvat*, tome I, p. 410), rapportait vingt-cinq mille livres. — En 1668, la reine de Pologne demanda pour son père les cent-suisses du Roi (recueil des *Instructions aux ambassadeurs en Pologne*, tome I, p. 98).

7. Françoise de la Chastre était fille de Jean-Baptiste, maître d'hôtel de la reine Marguerite, puis panetier du duc d'Alençon, enfin écuyer du roi de Navarre, et seigneur de Breuillebaut, terre mouvant de Rezay, sur le Cher. M. d'Arquien, au bout d'un an de veuvage, se

en 1672, qui lui laissa un fils[1] et[2] cinq filles, dont deux se firent religieuses[3]. Embarrassé de marier les autres[4], il se laissa persuader par un ambassadeur de Pologne, avec qui il avoit lié grande amitié, de les établir en ce pays-là[5]. Il quitta Monsieur pour faire ce voyage avec l'ambassadeur, qui s'en retournoit, qui, peu après leur arrivée, fit si bien qu'il en fit[6] épouser une à Jacob Radziwill, prince de Zamoski, palatin de Sandomir[7]. Elle le perdit peu après, sans enfants, et demeura assez riche pour que Jean[8] Sobieski eût envie de l'épouser. Ce mariage se fit en 1665[9]. Sobieski, qui avoit l'inclination françoise, étoit lors grand maréchal et grand général de Pologne[10], et le premier homme de la République par ses victoires et ses grandes actions, qui le portèrent sur le trône de Pologne

remaria, le 30 août 1673, avec Charlotte de la Fin de Salins, qui était veuve du greffier du Tillet, et il la perdit encore en avril 1692.

1. Anne-Louis de la Grange, comte de Maligny et marquis d'Arquien, qui s'établit en Pologne : ci-après, p. 155. Son père avait eu un autre fils, Louis, chevalier d'Arquien, qui vint en France annoncer l'élection du roi Michel en 1669 et obtint, en février 1672, la survivance des cent-suisses de Monsieur, mais fut tué le 3 juin suivant. La reine d'Angleterre l'avait tenu sur les fonts le 25 octobre 1644.

2. *Et* surcharge *3*, et, plus loin, *deux* surcharge *3 fur[ent]*.

3. Jeanne, ursuline à Nevers, et Françoise, religieuse à Saint-Laurent de Bourges (1664).

4. Anne-Marie-Louise, ci-après, p. 150, notes 3 et 6 ; Marie-Casimire (tome I, p, 303), qui fit les deux grands mariages dont il va être question, et Marie-Anne, ci-après, p. 151.

5. Selon sa notice de cardinal, c'est en 1678 qu'il s'expatria.

6. *En fit* surcharge *maria*, et, ensuite, *à* corrige *au P.*

7. Nous connaissons déjà le fils de Jacob : tome IV, p. 184. Leur principauté de Zamoski était en Russie Rouge, et le palatinat de Sandomir dans la Petite-Pologne.

8. *J.*, en abrégé, dans le manuscrit.

9. Le 6 juillet 1665 : tome I, p. 303, et tome III, p. 124 et 304. Voyez la *Gazette*, p. 785, l'*Histoire généalogique*, tome VII, p. 428, le livre IX des *Mémoires de Choisy*, et l'ouvrage moderne : *Maryzienka*, p. 126-140 et 155.

10. On a le détail des grands officiers de la couronne de Pologne dans le Supplément au *Corps diplomatique*, tome V, p. 419-420.

[Add. SᵗS 752 et 753] par une élection unanime, le 20 mai 1674[1]. La[2] sœur aînée[3] n'avoit point voulu d'établissement étranger : la liaison intime et la parenté qui étoit[4] entre son père et la marquise de Béthune, dame d'atour de la Reine[5], firent, en 1669, son mariage avec le marquis de Béthune, son fils[6], en faveur duquel elle eut la survivance de la charge de sa belle-mère[7]. Sa sœur étant devenue reine, son mari fut aussitôt envoyé extraordinaire en Pologne pour complimenter le nouveau roi[8]. Il revint immédiatement après, fut fait seul, extraordinairement, chevalier de l'Ordre, en décembre 1675[9], et repartit pour Varsovie avec sa femme, chargé de porter le collier du Saint-Esprit au roi son

1. Notre auteur suit l'*Histoire généalogique*, art. LA GRANGE, dans le tome VII. Sur l'élection de 1674, comparez la *Gazette*, p. 511, 533-536, 545-556, 579, 581, 604, 605, 631-633 et 747-769.

2. *Sa* corrigé en *La*.

3. Anne-Marie-Louise de la Grange, qui mourut le 11 novembre 1728, âgée d'environ quatre-vingt-quatorze ans. Comme fille d'honneur de Marie-Thérèse, elle brilla aux fêtes de la cour. Ci-après, p. 155.

4. *Estoit*, au singulier, est répété deux fois.

5. Anne-Marie de Beauvillier, comtesse, et non marquise de Béthune : ci-dessus, p. 148.

6. François-Gaston, comte de Selles, dit le marquis de Béthune : tome III, p. 309. Notre auteur va suivre le texte de l'*Histoire généalogique*, ou celui du *Moréri*. Le contrat fut signé le 10 décembre 1668 (Arch. nat., Y 217, fol. 436 v°; *Gazette*, p. 1302), et la cérémonie célébrée à Rueil le 20 janvier 1669 (*Gazette*, p. 95). Une lettre de Louis XIV au Pape, sur ce mariage, figure dans le recueil du président Rose, tome II, p. 198-199, mais sous la date de 1666; il s'agissait d'obtenir pour le futur époux la conservation de quatre mille livres de pension sur des bénéfices.

7. La charge de dame d'atour, décembre 1668.

8. Le mari eut, en janvier 1670, un brevet de pension de huit mille livres (O¹ 24, fol. 322 v°). Sa première mission fut pour aller vers l'Empereur, et ne dura que quelques jours, en avril 1670; mais ensuite, en 1671, et de 1674 à 1675, il alla dans le Palatinat et en Pologne, où son esprit, sa vigilance, son industrie, sinon sa probité, furent appréciés. Voyez notre tome III, p. 309, note 4.

9. Il fut reçu, par exception, à une messe basse, comme notre auteur l'a déjà rappelé (tome XII, p. 382).

beau-frère[1], qu'il lui donna à Zolkiew[2] en novembre suivant[3], et y demeura ambassadeur extraordinaire[4]. Sa femme y avoit mené son autre sœur, qu'elle maria[5] en 1678 au comte Wielopolski, grand chancelier de Pologne, avec lequel elle vint ici pendant son ambassade en 1686, et le perdit deux ans après[6]. M. et Mme de Béthune eurent deux fils[7] et deux filles : le roi de Pologne maria

1. Ses lettres de créance de 1676 sont en copie dans le registre des Archives nationales coté O[1] 3713, fol. 80 v° à 82, et son instruction, du 10 avril 1676, a été publiée dans le recueil de Pologne, tome I, p. 139.

2. Ville et château situés entre Léopol et Dantzig, mais qui furent brûlés en 1691. C'était le fief dont le grand-père maternel de Sobieski, Stanislas Zolkiewski, grand chancelier et grand général, tué en 1620, tirait son nom.

3. Cérémonie des 29 et 30 novembre 1666 : *Gazette* de 1677, p. 1 et 45-46 ; Pomponne, *État de l'Europe en 1680*, p. 439-441. L'original du procès-verbal se trouve, on ne sait comment, dans le volume 362 du recueil Thoisy, fol. 150-167, à la Bibliothèque nationale.

4. Mignet a parlé de cette partie de l'action diplomatique du marquis de Béthune dans les *Négociations relatives à la succession d'Espagne*, tome IV, p. 682 et suivantes.

5. Ce *maria* surcharge un mot illisible.

6. Marie-Anne de la Grange épousa, le 19 juin 1678, Jean, comte Wielopolski (ici, *Wieillopolski*), qui, de stolnik de la couronne, passa grand chancelier, et obtint, en 1681, la naturalité en France, avec dispense de résider. Nommé ambassadeur extraordinaire à Paris, il y arriva le 20 septembre 1685, et s'en retourna en avril suivant. Il mourut le 14-15 février 1688, et sa femme le 23 juin 1735, à Varsovie, ayant quatre-vingt-dix ans.

7. Louis, marquis de Béthune, filleul du Roi et de Madame (20 avril 1672), qui, après avoir servi aux mousquetaires, hérita du gouvernement de Romorantin et eut une compagnie de cavalerie, avec brevet de mestre de camp à la suite du régiment du Roi, en 1703, mais fut tué à Hochstedt l'année suivante ; et Louis-Marie-Victoire, chevalier puis comte de Béthune, qui débuta dans les gardes-marine, passa aux mousquetaires, alla ensuite commander les mousquetaires de la garde du roi de Pologne, mais revint, après la mort de son aîné, pour prendre une commission de mestre de camp, épousa en 1708 une sœur du maréchal d'Harcourt, eut une mission en Pologne en juillet 1714, se remaria au retour avec une fille du duc de Tresmes, passa brigadier en 1719, maréchal de camp en 1734, et mourut à Paris

l'aînée, en 1690, au prince Radziwill-Kleski[1], son neveu, grand maréchal de Lithuanie, et, en secondes noces, au prince Sapieha, petit maréchal de Lithuanie[2]; l'autre fille épousa en 1693 le comte Jablonowski[3], grand enseigne de Pologne, palatin de Volhynie, et, l'année suivante, de Russie[4], frère de la comtesse Bnin Opalinska mère du roi

le 19 décembre 1744, âgé d'environ soixante-treize ans et ayant depuis 1737 le titre de grand chambellan du royaume de Pologne (*Gazette*, p. 24). Voyez ci-après, p. 154-155. — Le second *deux* est en interligne, au-dessus d'*une*, biffé.

1. Stanislas-Casimir, prince Radziwill et duc de Kleski ou Kleck, qu épousa à Varsovie, le 21 mai 1690, Marie-Casimire de Béthune, était grand maréchal de Lithuanie (tome III, p. 156) depuis 1686, et l'un des plus puissants seigneurs de la Pologne. Sa veuve, en février 1692, se remaria avec Alexandre-Paul Sapieha, staroste de Wolpa, troisième fils du grand général de Lithuanie qui a joué un rôle considérable dans l'élection de 1697 (notre tome IV, p. 181), et de Sophie Sobieska. Ce Sapieha devint lui-même petit maréchal, puis grand maréchal en juillet 1699, et se dévoua tout aux intérêts français. Quand les affaires se furent brouillées, en 1703, ils se retirèrent à Königsberg. Sur son mariage avec Mme Radziwill, voyez ci-après, p. 605, une lettre de son père au contrôleur général Pontchartrain. Notre auteur écrit : *Radzevil*. Une étude généalogique sur cette maison a paru à Berlin en 1892.

2. Le grand-duché de Lithuanie, quoique confédéré avec la Pologne depuis 1501, avait conservé son organisation propre, parallèlement à celle du royaume de Pologne.

3. Jeanne-Marie de Béthune épousa, à Grodno, le 6 février 1693, Jean-Stanislas, comte Jablonowski, né en 1670, et qui avait terminé ses études à Paris, au collège de Louis-le-Grand (*Gazette* de 1686, p. 466). D'abord porte-enseigne de la cour, il passa palatin de Volhynie en janvier 1693, et de Petite-Russie en 1695. Il eut la charge de grand chancelier de la couronne de 1706 à 1709, s'attacha à la cause du roi Auguste quoique oncle de Stanislas, et mourut à Léopol, le 28 avril 1731. C'était le fils aîné d'un célèbre guerrier, bras droit de Sobieski. Sa veuve, qui était née en Pologne au mois d'août 1677, mourut, aussi à Léopol, le 10 avril 1744. Leurs enfants avaient obtenu la naturalité française en 1724; on verra plus loin, p. 319-320, la fille épouser un Talmond la Trémoïlle.

4. La Volhynie était une province de l'Ukraine, quelquefois désignée comme dépendance du grand-duché de Lithuanie; le palatinat de Russie, dont les ducs primitifs avaient fini au seizième siècle, avait

Stanislas père de la Reine épouse de Louis XV[1]. M. de Béthune demeura toujours en Pologne jusqu'en 1691, où il étoit extrêmement aimé et considéré, et y acquit beaucoup de réputation[2]. Il en partit cette année-là pour aller ambassadeur extraordinaire en Suède[3], et il y mourut l'année suivante, 1692[4]. C'étoit un homme d'esprit, avec beaucoup d'agréments, fait pour la société, et fort capable d'affaires[5]. Il avoit conclu et signé avec l'électeur palatin le

Léopol pour capitale et était situé entre la Volhynie, la Podolie, la Petite-Pologne, la Hongrie et la Transylvanie.

1. Raphaël de Leszno-Leszczynski, successivement grand écuyer, maréchal de la diète, grand enseigne de la couronne (1683), palatin de Kalisch et de Lenczicz, général de la Grande-Pologne, grand trésorier de la couronne, ambassadeur à Carlowitz, mort à Oëls, en Silésie, le 31 janvier 1703, avait épousé le 15 novembre 1670, non pas une Opalinska, mais Anne Jablonowska, sœur de Jean-Stanislas, et c'est le roi Stanislas, leur fils unique, qui épousa en 1698 Catherine Opalinska, comtesse de Bnin, née le 5 novembre 1680, fille d'un castellan de Posnanie, et en eut la reine Marie Leszczynska (tome XII, p. 13 et 158, et Addition n° 564). La mère de Stanislas mourut à Chambord en août 1727, et sa femme à Lunéville, le 19 mars 1747. Cette dernière avait eu, outre la reine Marie, deux fils morts jeunes, et une fille, née en 1699, morte en 1717.

2. L'ambassade du marquis prit fin en septembre 1680, peut-être à cause des embarras que créait sa femme, et il fut remplacé par l'évêque de Beauvais et le duc de Vitry (*Gazette* de 1680, p. 462, 522 et 535; *Correspondance de Bussy*, tome V, p. 145). Il retourna ensuite à Varsovie, sans caractère officiel d'abord, quoique recevant de temps en temps des gratifications importantes, puis, en 1686, redevint envoyé extraordinaire, et cet emploi empêcha qu'on le choisît pour être précepteur du duc de Chartres.

3. Fin de 1691 : *Dangeau*, tomes III, p. 419, 434, 436, et IV, p. 6 et 21.

4. Notre tome III, p. 309-310; *Dangeau*, tome IV, p. 188-191.

5. *Souvenirs de Mme de Caylus*, p. 181. Selon les historiens du temps, Coyer, Pomponne, Dalérac, Choisy, etc., on fut plus content de ses services à Stockholm qu'à Varsovie. Ses manières engageantes ne furent pas sans contribuer à certains succès diplomatiques, comme il est dit dans les *Mémoires de Pomponne*, tome II, p. 435-441 et 446-449, et dans le mémoire sur la Pologne publié au tome I des *Curiosités historiques* (1759), qui donne une idée favorable de ses qualités de négociateur et de son affabilité, très appréciée dans les cours du Nord.

contrat de mariage de Monsieur et de Madame[1]. Il avoit aussi servi, été gouverneur de Clèves, et commandé en chef en ce pays-là[2]. Il vivoit fort magnifiquement. Sa manie étoit de se mettre entre deux draps à quelque heure qu'il voulût faire dépêches, et ne se relevoit point qu'elles ne fussent achevées. Ses deux fils refusèrent avec une folle opiniâtreté le cardinalat à la nomination du roi de Pologne[3]; ils vinrent dans la suite mourir de faim en France : l'aîné fut tué sans alliance à la bataille d'Hochstedt, l'autre a vécu obscur toute sa vie[4]. Il épousa une sœur du duc d'Harcourt[5], dont il n'est resté qu'une fille[6], qui, veuve fort jeune sans enfants d'un frère du maréchal de Médavy, s'est remariée au maréchal de Belle-Isle[7]. Son père s'est remarié à une sœur du

Il n'avait pas moins réussi en Hongrie pour une diversion qui contribua à faire obtenir la paix de Nimègue, et Sobieski le proposa pour roi aux rebelles de ce pays. Sa femme était une vraie furie de jalousie.

1. En novembre 1671 : notre tome VIII, p. 328; *Gazette*, p. 1099.

2. Durant les occupations passagères de 1672-73 et de 1677.

3. *Sourches*, tome IX, p. 337, note 2.

4. Ci-dessus, p. 151 et note 7, et ci-après, p. 159.

5. Henriette d'Harcourt-Beuvron de la Mailleraye, morte le 6 août 1714, à vingt-sept ans. Nous verrons le mariage se faire ci-après, le 18 mars 1708.

6. Marie-Casimire-Thérèse-Geneviève-Emmanuelle de Béthune, née le 14 février 1709, morte à Paris le 3 mars 1755, épousa : 1° le 5 mai 1727, François Rouxel de Médavy, marquis de Grancey, lieutenant général (tome XIV, p. 83); 2° le 15 octobre 1729, le comte et maréchal de Belle-Isle, dont elle eut pour enfant unique, en 1732, le comte de Gisors. — Du même premier lit, M. de Béthune eut un fils et deux filles, qui moururent jeunes, et un autre fils, César (1713-1736), qui mourut sur le Rhin, mestre de camp de cavalerie.

7. Charles-Louis-Auguste Foucquet, comte de Belle-Isle, petit-fils du surintendant, né à Villefranche-de-Rouergue le 22 septembre 1684, mestre de camp de dragons en 1705, brigadier en 1708, mestre de camp général en 1709, maréchal de camp en 1718, gouverneur d'Huningue en 1719, commandant des Trois-Évêchés en 1731, gouverneur de Metz en 1733, chevalier des ordres en 1735, ambassadeur à Francfort et maréchal de France en 1741, duc de Gisors en 1742, prince de l'Empire et chevalier de la Toison d'or en 1743, pair de France et membre de l'Académie française en 1748, mort le 26 janvier 1761.

duc de Tresmes[1], se sont séparés fort brouillés, et il est allé vivre à Lunéville, où le roi Stanislas l'a fait son grand chambellan[2]. Mme de Béthune est morte à Paris en 1728[3], à quatre-vingt-neuf ou dix ans[4]. Elle avoit un seul frère[5], qui a passé sa vie en Pologne, où il obtint l'indigénat de la République, c'est-à-dire être naturalisé et rendu capable de toutes charges comme un Polonois[6]. Il fut capitaine des gardes du roi son beau-frère, colonel de son régiment de dragons, et staroste[7] d'Hiédreseck[8]. Il est mort sans alliance, et sans avoir répondu au personnage qu'il pouvoit faire. Le roi Jean[9] III Sobieski, signalé par ses victoires sans nombre contre les Turcs et les Tartares avant et depuis son élection[10], couronna ses triomphes par le salut de l'Allemagne. Il vint en personne livrer bataille aux Turcs

1. Marie-Françoise Potier, sœur du duc François-Joachim-Bernard (ci-après, p. 606-607), née le 5 décembre 1697, mariée par contrat du 17 septembre 1715, et morte le 25 avril 1764.

2. De 1737 jusqu'à sa mort. On le surnommait Béthune-Pologne. C'était un bon homme, mais fort singulier, dit le duc de Luynes.

3. Il a écrit : *1628*.

4. Quatre-vingt-douze ou treize, selon l'Addition n° 753.

5. Anne-Louis, ci-dessus, p. 149 ; plus connu sous le titre de comte de Maligny.

6. Autrement, les étrangers ne pouvaient rien posséder, ni, dans l'armée, dépasser le grade de général-major, équivalant à celui de nos brigadiers. Voyez Dalérac, *Anecdotes de Pologne*, tome II, p. 14. — Le roi de France permit à Maligny, par lettres du 7 mai 1690 (Arch. nat., X1A 8685, fol. 12 v°; *Gazette*, p. 265), d'accepter l'indigénat de la diète de Varsovie. Il avait fait fonction d'envoyé extraordinaire de Pologne à Paris en 1676-77.

7. Les starosties, au nombre de trente-six, étaient des espèces de bénéfices domaniaux, avec plus de considération et de revenu que les palatinats, et aussi que nos gouvernements de province, le roi n'en ayant conservé que la nomination (Arch. nat., K 1352, n° 59, fol. 47-55).

8. Ce nom, comme le reste, est emprunté à l'*Histoire généalogique;* la *Gazette*, en annonçant la promotion du comte de Maligny, écrit : *Hericzec*. Ce doit être Miedzirzecze, dans le palatinat de Posnanie.

9. *J.*, en abrégé.

10. On trouvera dans sa notice du *Moréri*, tome VI, p. 259, le résumé de ses opérations contre les Turcs et les Tartares depuis 1667.

qui assiégeoient Vienne, et qu'ils étoient sur le point[1] de prendre : leur défaite fut complète, et Vienne sauvé avec une partie de la Hongrie, dont le héros reçut peu de gré. C'étoit en 1683[2]. Son énorme grosseur et la conjoncture des temps l'empêcha depuis de beaucoup faire parler de lui à la guerre[3]. Il mourut à Varsovie, 17 juin 1696, à soixante-douze ans. Les enfants qu'il a laissés et toute cette postérité est trop connue pour en faire mention ici[4]. J'en dirai seulement une vérité très certaine, et en même temps rien moins que vraisemblable : c'est que, si l'électeur de Bavière ne s'étoit pas trouvé par sa mère cousin issu de germain de Mme de Belle-Isle[5], il seroit demeuré avec ce qu'il avoit hérité de son père, et ne seroit parvenu à aucun des degrés de cette prodigieuse grandeur où il est monté tout à coup[6]. Cette singulière anecdote sera peut-être expliquée par sa curiosité, quoiqu'elle dépasse de beaucoup le terme que je me suis proposé[7].

Étonnante vérité.

Rage de la reine de Pologne

La reine de Pologne ne fut pas, à beaucoup près, si française que le roi son mari[8]. Transportée de se voir une

1. *Qu'il*, au singulier, corrige *qui*, et, après *point*, l'auteur a biffé *d'estre defaits*.

2. Tomes VIII, p. 294, et XIII, p. 34.

3. Dans ses dernières années, il ne songeait plus qu'à bien manger et vivre grassement. Notre auteur a fait sa notice comme chevalier des ordres : Affaires étrangères, vol. *France* 189, fol. 128.

4. Il a déjà eu occasion de parler des enfants. — 5. Ci-dessus, p. 154.

6. *Tout à coup* a été ajouté en interligne. — Il s'agit de l'électeur de Bavière fils de Max-Emmanuel (tome XIV, p. 24), qui, au moment où ceci est rédigé, vient de ceindre la couronne impériale, sous le nom de Charles VII, grâce aux bons offices de la France et de son représentant, le maréchal de Belle-Isle. Sa mère était fille de Jean Sobieski : tome XII, p. 183.

7. Il y reviendra ci-après, p. 436-438, à propos du mariage Béthune et Harcourt.

8. Comparez ce qui va suivre avec l'Addition n° 753 placée p. 150, avec une autre Addition au *Journal*, tome XV, p. 175, et avec un passage de la digression sur le roi Casimir, dans la notice du duché de Nevers (*Écrits inédits*, tome V, p. 204-205). Déjà, d'ailleurs, notre auteur a dit (tome III, p. 303-305) comment la conduite de la reine fit

couronne sur la tête, elle eut une passion ardente de la venir montrer en son pays, d'où elle étoit partie si petite particulière[1]. La France avoit eu tant de part à cette élection[2], que ce fut en reconnoissance de l'avoir procurée que le roi de Pologne donna sa nomination au cardinal de Janson, qui y étoit ambassadeur de France[3]. Il n'y avoit donc nul obstacle à ce voyage, qui fut prétexté des eaux de Bourbon. Tout annoncé, tout préparé, elle fut avertie que la Reine ne lui donneroit point la main[4], chose qu'il étoit étrange qu'elle pût ignorer. Marie de Gonzague[5], mariée

contre la France, et sa cause.

perdre à ses fils toute « chance » de recueillir la couronne à la mort de Sobieski. On peut comparer, en outre, le récit inséré dans les *Curiosités historiques ou Recueil de pièces utiles à l'histoire de France* (1759), tome I, p. 216-238, le tome II des *Mémoires de Pomponne*, p. 451-456, trois pages des *Mémoires de Luynes*, tome IX, p. 183-185, et les études récentes du comte Albert Vandal (1884), de M. Waliszewski (1885) et du comte J. du Hamel de Breuil (1893). La correspondance du secrétaire de la reine avec l'abbé Boulliau (Bibl. nat., mss. Fr. 13 019 et suivants) fournit d'utiles renseignements.

1. Une légende, que rien d'ailleurs ne confirme, mais que le duc de Luynes a consignée en 1748 dans le passage cité ci-dessus, représentait Mlle d'Arquien comme née du commerce de la reine Marie de Gonzague avec M. de Lorraine, recueillie chez les d'Arquien, et reprise ensuite par la reine pour l'emmener en Pologne, où elle lui fit épouser Sobieski à défaut de Lubomirski. La jeune femme revint faire un séjour en France en 1668 (*Gazette*, p. 1153), mais avant l'élection de son mari, et, quand elle y était encore, en 1671, son père lui fit une donation de soixante mille livres *post mortem* (Arch. nat., Y 222, fol. 201).

2. Selon le duc de Luynes, c'est Mme Sobieska qui, poussée par le ressentiment de la mère de Mme de Guitaut (ci-dessus, p. 147), supplia son mari de briguer la couronne et de l'enlever aux Condé.

3. Louis XIV avait vainement demandé le chapeau pour ce prélat, en 1670. C'est seulement en 1674 qu'il l'envoya en Pologne pour faire l'élection, comme cela est raconté dans les livres de M. Michaut sur *Louis XIV et Innocent XI*, tome III, p. 94-134, et de Ch. Gérin sur *Louis XIV et le saint-siège*, tome II, p. 522-525. Seize ans plus tard, en 1690, le pape Alexandre VIII fit droit à la nomination du roi Jean. Voyez la suite de nos *Mémoires*, année 1713, tome X de 1873, p. 9-10.

4. La *Gazette* annonça, en 1676 (p. 621), qu'on l'avait détourné de venir aux eaux de Bourbon. Voyez Additions et corrections, p. 607.

5. Tome XII, p. 231. — Ici, notre auteur a écrit en abrégé :

à Paris par procureur, en présence de toute la cour[1], ne l'avoit ni eue ni prétendue[2], et, plus nouvellement, le roi Casimir[3], qui a passé les dernières années de sa singulière vie en France. Les rois ne l'avoient pas anciennement chez les nôtres, et les électifs n'y ont songé en aucun temps[4]. Le dépit en fut néanmoins aussi grand que si elle eût reçu un affront : elle rompit son voyage, se lia avec la cour de Vienne et tous les ennemis de la France, eut grand part à la ligue d'Augsbourg contre elle, et mit tout son crédit, qui étoit grand sur le roi son mari, à lui faire épouser depuis tous les intérêts contraires à la France[5]. Le desir extrême qu'elle eut de faire son père duc et pair l'en rapprocha depuis ; mais les mécontentements essentiels qu'on avoit reçus d'elle l'en firent constamment refuser[6]. Longtemps après, c'est-à-dire en 1694, elle obtint pour

M. Gonzague. — En épousant le roi Ladislas, cette princesse prit le nom double de *Louise-Marie.*

1. L'original de la procuration du roi Ladislas est actuellement aux Archives nationales, carton K 540, n° 14, à côté de celui du contrat de mariage ; on trouve ce même texte et la relation des cérémonies dans la *Gazette*, p. 923-924, 1001-1016, 1041-1060, etc., et dans le registre des Archives coté KK 1446, fol. 63-94. Le livre récent de M. Waliszewski intitulé : *Marysienka*, est consacré à la fois à Louise-Marie de Gonzague-Mantoue et à Marie-Casimire d'Arquien.

2. Cependant Olivier d'Ormesson rapporte (*Journal*, tome I, p. 330) avoir vu la reine Anne d'Autriche lui « donner le dessus. »

3. Jean-Casimir Jagellon : tome XI, p. 137 et 566-567.

4. Le mémoire des *Curiosités historiques* (tome I, p. 222) dit précisément que Louvois fit cette observation.

5. Il est plusieurs fois parlé de cette politique anti-française dans le *Journal de Dangeau*, tome VI, p. 155, 183 et 288. Notre auteur y reviendra en 1714.

6. Ce fut un nouveau grief contre la France. On voit dans la copie de la correspondance de Tessé, à l'année 1708, par quel enchaînement de circonstances Louis XIV dut refuser ce qu'on lui demandait. Comparez les *Mémoires de Pomponne*, tome II, p. 452-453, les *Annales de la cour en 1697-1698*, tome II, p. 145-147, les *Mémoires de l'abbé de Choisy*, tome II, p. 96-107, et le *Recueil A-Z* de 1745, tome I, p. 46-57. A la date du 8 novembre 1690, l'auteur des *Mémoires de Sourches* écrivait déjà (tome III, p. 327-328) : « On disoit encore que le mariage

lui un collier de l'Ordre[1], que le roi son gendre lui donna à Zolkiew[2] par commission du Roi, et, l'année suivante, 1695, il reçut le[3] chapeau, auquel le roi son gendre l'avoit enfin nommé[4], au refus persévérant de ses deux petits-fils[5], étant veuf pour la seconde fois dès 1692[6], et sans enfants de ce mariage. Il avoit quatre-vingt-deux ans[7] quand il fut cardinal, ne prit jamais aucuns ordres, et n'eut jamais aucun

du fils du roi de Pologne avec la dernière fille du prince palatin étoit rompu par les soins du marquis de Béthune, beau-frère du roi de Pologne, et qu'en faveur d'un si grand service, le Roi avoit donné parole au marquis d'Arquien, beau-père du roi de Pologne, de le faire duc et pair et chevalier de l'ordre du Saint-Esprit, comme il le souhaitoit depuis longtemps, à condition néanmoins que le roi de Pologne persévéreroit dans les mêmes sentiments pour la France, et qu'il entreroit dans tous ses intérêts. » Et l'annotateur a ajouté : « On disoit même qu'on lui en avoit envoyé les provisions conditionnellement. Peut-être auroit-on bien fait de lui accorder ces honneurs, qu'il ne méritoit guère, dès que le roi de Pologne avoit témoigné les souhaiter pour lui, et que, si on l'avoit fait, on auroit lié avec la Pologne une amitié éternelle, ce qui n'auroit pas été d'une médiocre conséquence. »

1. *Dangeau*, tome IV, p. 417, 418 et 429; *Sourches*, tome IV, p. 298. M. d'Arquien venait de recevoir la tonsure, mais ne poussa pas plus avant dans les ordres.

2. Ci-dessus, p. 151. La cérémonie eut lieu le 13 avril 1694 (*Gazette*, p. 241).

3. Cet article est répété deux fois, à la fin de la page 638 du manuscrit et au commencement de la page 639.

4. *Dangeau*, tome V, p. 327; *Sourches*, tome V, p. 83. La promotion était du 12 décembre, et, à part M. d'Arquien, elle ne comprenait que des Italiens. M. d'Arquien reçut le bonnet le 26 février 1696 (*Gazette*, p. 145).

5. Les deux fils de M. de Béthune : ci-dessus, p. 154.

6. Ci-dessus, p. 148, note 7.

7. S'il était âgé de cent sept ans quand il mourut, comme nous l'avons vu plus haut (p. 147, note 3), et comme le dit aussi Dangeau, c'est quatre-vingt-quinze ans, et non quatre-vingt-deux, qu'il avait en 1695; mais Dangeau lui-même a trompé notre auteur en disant antérieurement, à la date du 29 mai 1692 (*Journal*, tome IV, p. 87) : « Le roi de Pologne a donné la nomination de Pologne au cardinalat au marquis d'Arquien, son beau-père, qui a bien près de quatre-vingts ans. »

bénéfice[1], en sorte qu'il ne dit jamais de bréviaire, et qu'il s'en vantoit. Il fut gaillard, et eut des demoiselles fort au delà de cet âge : ce que la reine sa fille trouvoit fort mauvais[2]. Personne n'a ignoré la conduite sordide qu'elle inspira au roi son mari dans ses dernières années, qui l'empêchèrent[3] d'être regretté, et qui fut un obstacle invincible à l'élection de pas un de ses enfants, nonobstant l'amour des Polonois pour le sang de leurs rois[4], et leur coutume de leur donner leur couronne[5]. Tout ce qui se passa après la mort de ce prince, de sa part, et avec l'abbé de Polignac, ambassadeur de France, se trouvera dans toutes les Histoires[6]. Enfin, détestée en Pologne jusque de ses créatures et de ses propres enfants, elle emporta ses trésors et se retira à Rome avec son père[7], et y demeurèrent dans le même palais. Les mortifications l'y suivirent : elle pré-

1. « On mande qu'il avoit cent sept ans. Il étoit cardinal, et n'étoit que clerc tonsuré; il n'avoit aucun bénéfice. » (*Dangeau*, p. 390.) Le Roi croyait à ces cent sept ans, et le public à cent un seulement (*Sourches*, p. 340).

2. Voyez sa notice de cardinal, ms. Clairambault 303, p. 429-433, les *Curiosités historiques*, tome I, p. 221, et les *Mémoires de Pomponne*, tome II, p. 453. La plus connue de ses liaisons valut le surnom de d'Arquien à la Louison Moreau dont il est parlé dans l'*Histoire amoureuse des Gaules*, tome II, p. 431-432, dans les *Cours galantes*, tome I, p. 175-176 et 238-242, dans les *Archives de la Bastille*, tome V, p. 422, etc. Rabou a donné ce titre de *Louison d'Arquien*, en 1840, à un roman historique.

3. Le manuscrit porte bien ici : *empescherent*, et, ensuite, *fut* est bien au singulier.

4. *Leur*, au singulier, et *Rois*, au pluriel.

5. Déjà dit dans notre tome III, p. 304-305. Le duc de Luynes a ajouté une note dans le même sens à l'article du *Journal de Dangeau* du 1er septembre 1697, sur le départ du prince de Conti.

6. Tout cela aussi a déjà été raconté dans notre tome III.

7. En 1699 : *Dangeau*, tomes VI, p. 376, et VIII, p. 38-39 ; *Gazette d'Amsterdam*, 1698, nos C et CII, et 1699, nos XVIII, XXXII, XXXIII, LVII, etc. ; *Gazette de Leyde*, correspondance de Rome, 21 et 28 mars, 4, 11, 18 et 25 avril, 23 mai 1699. Comparez les pièces réunies par le P. Léonard, Arch. nat., K 1317, et K 1324, n° 123, fol. 54, et le livre publié à Rome en 1700 : *Viaggio à Roma della S. R. M. la regina di Polonia.*

tendit y être traitée comme l'avoit été la reine Christine de Suède[1] : on lui répondit, comme autrefois on avoit fait en France[2], qu'il n'y avoit point de parité entre une reine héréditaire et une reine élective, et on en usa avec elle en conformité de cette différence[3]. Cela contraignit toute sa manière de vie, et lui donna tant d'embarras et de dépit, qu'elle n'attendoit que la mort de son père pour sortir d'un lieu si désagréable : elle arriva le 24 mai[4], à quatre-vingt-seize ans[5], par une très courte maladie, ayant continuellement joui jusqu'alors de la plus parfaite santé de corps et d'esprit. Sa fille ne tarda guères après à exécuter ce qu'elle s'étoit proposé, comme nous le verrons bientôt[6].

Mort de la duchesse de la Trémoïlle ; malheur des familles.

La duchesse de la Trémoïlle mourut bientôt après[7], n'ayant guères plus de cinquante ans[8]. C'étoit une grande, grosse et maîtresse femme, qui, sans beaucoup d'esprit, sentoit fort sa grand dame, et qui tenoit de fort court sa mère et son mari. Elle étoit plus que très ménagère[9], ve-

1. Voyez le livre qui vient d'être publié sur le séjour de cette reine à Rome, par le baron de Bildt, d'après la correspondance échangée entre elle et son ami le cardinal Decio Azzolino dans les années 1658, 1659 et 1660.

2. Ci-dessus, p. 157-158.

3. Voyez les gazettes hollandaises et autres documents indiqués p. 160, note 7, le Supplément au *Corps diplomatique*, tome V, p. 165-168 et 172-173, le *Mercure* du mois de mai 1701, tome II, p. 348-353, la *Gazette d'Amsterdam*, année 1714, n° LIV, etc.

4. Ci-dessus, p. 145. La reine revint tout juste à point de Naples (*Gazette*, p. 283-284).

5. De 1613 (ci-dessus, p. 147 et 159) à 1707, ce ne serait que quatre-vingt-quatorze ans.

6. Elle demandera, à la fin de 1708, la permission de venir s'établir à Lyon, et il lui sera répondu de choisir plutôt Tours (*Dangeau*, tome XII, p. 309; *Lettres de Mme des Ursins à Mme de Maintenon*, tome IV, p. 162); mais c'est seulement en 1714 qu'elle quittera définitivement Rome, et viendra fixer sa résidence à Blois.

7. Dans la nuit du 11-12 août 1707 : *Dangeau*, tome XI, p. 433-434; *Sourches*, tome X, p. 374; *Gazette*, p. 395; *Mercure* du mois, p. 177-185; *Correspondance de Madame*, recueil Brunet, tome I, p. 103.

8. Environ quarante-cinq ans selon la *Gazette*.

9. Nous avons déjà eu (tome XI, p. 27) « le plus avare ménager de la

noit fort peu à la cour, et ne voyoit presque personne[1]. Elle étoit fille unique, et très riche, du duc de Créquy, qui, en la mariant, avoit eu la survivance de sa charge de premier gentilhomme de la chambre pour son gendre[2]. Mme de la Trémoïlle avoit pensé épouser le duc d'York, depuis roi d'Angleterre Jacques II, lorsqu'il étoit retiré[3] en France après la catastrophe du roi son père[4]. Ce grand mariage manqué, le duc et le maréchal de Créquy avoient fort envie de marier leurs enfants ensemble pour conserver ces grands biens dans leur maison, et les âges étoient faits exprès pour cela[5]; mais les frères ne furent pas les maîtres : quoique ce fût la fortune du marquis de Créquy que nous avons vu tué au combat de Luzzara[6], et que la faveur de son oncle eût pu lui faire tout espérer du côté du Roi, jamais la maréchale de Créquy[7] n'y voulut entendre. C'étoit une créature altière, méchante, qui menoit son mari, tout

Caractère de la

vie des hommes. » On voit dans le *Dictionnaire de l'Académie* de 1718 que *mesnager* s'employait aussi bien comme substantif que comme adjectif, au sens d'homme « qui entend le mesnage, l'espargne, l'œconomie, » définition qui a été encore maintenue en 1878.

1. Aussi ne rencontre-t-on point son nom dans le *Journal de Dangeau*. L'annotateur des *Mémoires de Sourches* dit (tome X, p. 374, note 1) : « C'étoit une des plus habiles femmes du Royaume, et le duc son mari faisoit une très grande perte. » En effet, elle avait contribué à rétablir la situation de la maison de son mari en gagnant quantité de procès.

2. Tomes I, p. 152, et X, p. 264. C'est la charge vendue par le père de notre auteur lorsqu'il est devenu duc et pair.

3. *Estoit retiré* corrige *se retira*.

4. C'est en 1673 qu'il avait été question de marier ce prince anglais, veuf d'Anne Hyde, avec Mlle d'Elbeuf ou avec Mlle de Créquy; le Roi s'étaitopposé à cette dernière alliance : *Mémoires de Mademoiselle*, tome IV, p. 346-347; *Lettres historiques de Pellisson*, tome II, p. 75; *Mémoires de Sourches*, tome I, p. 186; Depping, *Correspondance administrative*, tome IV, p. 739-740; Pomponne, *État de l'Europe en 1680*, p. 515-516.

5. Il s'agit ici du fils aîné du maréchal, cet ami de notre auteur qui a laissé veuve et sans enfants la fille du duc d'Aumont.

6. Tome X, p. 224 et 264.

7. Catherine de Rougé du Plessis-Bellière : tomes V, p. 80, et XII, p. 253, note 3, et p. 451-452.

fier et tout fâcheux qu'il étoit, et qui n'osoit la contredire[1]. L'éclat dont brillèrent longtemps le duc et la duchesse de Créquy[2] avoit donné une telle jalousie à leur belle-sœur, qu'elle ne les pouvoit[3] souffrir. Elle avoit beaucoup d'esprit, et poussa tellement la duchesse de Créquy à bout, qui n'en avoit point[4], qu'avec toute sa douceur elle ne put s'empêcher de lui rendre haine pour haine, et de s'opposer autant qu'elle au mariage si sage de leurs enfants. C'est ainsi que les femmes perdent ou rétablissent les maisons par leur humeur ou par leur bonne conduite.

marêchale de Créquy.

Mort de Vaillac; son extraction, ses aventures.

Vaillac mourut en ce même temps[5]. C'étoit un des bons officiers généraux que le Roi eût pour la cavalerie, et lieutenant général qui auroit été loin[6], si le vin, la crapule et l'obscurité qui en sont les suites[7] n'eût rendu ses talents et ses services inutiles. Il tenoit beaucoup de vin, enivroit sa compagnie, et s'enivroit après[8]. Des coquins

1. Elle souffrait de « vapeurs, » et néanmoins on avait parlé d'elle, en décembre 1703, pour être gouvernante des enfants à venir du duc de Bourgogne (Éd. de Barthélemy, *la Marquise d'Huxelles*, p. 198 et 206).

2. Armande de Saint-Gelais Lusignan, de cette famille dont il vient d'être parlé dans notre tome XIV.

3. *Qu'elle* surcharge *à ne*, et un second *ne* a été remis en interligne, mais *pouvoir* n'a pas été corrigé en *pouvoit*.

4. Arrivant à l'époque de la mort de celle-ci, en 1709, il dira que « son mari la montoit à la cour tous les matins, comme une horloge. »

5. François, comte de Vaillac, second fils de celui dont notre auteur, par erreur, en 1694, a accolé le nom au nom d'un Girardin (tome II, p. 168), mourut le 22 juin 1707, dans sa cinquante-cinquième année, chez le baigneur Dubois : *Dangeau*, p. 401 ; *Sourches*, p. 348 ; *Gazette*, p. 300 ; *Mercure* d'août, p. 63-89 ; ms. Nouv. acq. fr. 3618, n° 3782.

6. Mestre de camp en 1689, brigadier en 1696, il avait été promu maréchal de camp, un peu tardivement, à la fin de 1702, lieutenant général en octobre 1704, et servait en Poitou, sous Chamilly, depuis deux mois : *Chronologie militaire*, tome IV, p. 608-609.

7. C'est à propos d'ivrognerie que notre auteur l'a confondu avec le Girardin marquis de Léry.

8. Défaut assez commun dans l'armée pour que, en 1699, lors des affaires du prince d'Elbeuf, le Roi eût menacé les officiers coupables

le marièrent ivre-mort, en garnison, à une gueuse, sans qu'il sût rien de ce qu'il faisoit, sans bans[1], sans contrat, sans promesse[2]. Quand il eut cuvé son vin, et qu'il fut bien éveillé, il se trouva bien étonné de trouver cette créature couchée avec lui. Il lui demanda avec surprise qui l'avoit mise là, et ce qu'elle y faisoit. La gueuse s'étonne encore plus, dit qu'elle est sa femme, et prend le haut ton[3]. Voilà un homme éperdu, qui se croit fou, qui ne sait ce qu'on lui veut dire, et qui appelle au secours. La partie étoit bien liée : il n'entend que le même langage, et ne voit que témoins de son mariage du[4] soir précédent; il maintient qu'ils en ont menti, qu'il n'en a pas le moindre souvenir, et aussi qu'il lui soit jamais entré dans l'esprit de se déshonorer par un pareil mariage. Grande rumeur; à la fin, ils virent qu'il faudroit se battre ou essuyer des coups de bâton, et l'aventure prit fin sans qu'il en ait été question depuis[5]. On a donné pour véritable qu'ayant été fort régalé par le Magistrat de Bâle[6] à titre de grand

d'ivrognerie de les casser, et pis même : *Gazette d'Amsterdam*, 1700, n° VII.

1. La lettre finale de *bans* corrige une autre lettre illisible.

2. La promesse de mariage emportait, en cas de rupture, des dommages-intérêts.

3. Locution relevée dans notre tome VIII, p. 268. — 4. *Du* corrige *le*.

5. Je viens déjà de rappeler qu'il y a eu confusion, en 1694, entre ce Vaillac et un autre ivrogne du nom de Girardin de Vauvré, marquis de Léry. C'est au compte de celui-ci que Mme Dunoyer, dans une de ses *Lettres historiques et galantes* (tome II, p. 391-393), a mis l'anecdote matrimoniale qu'on vient de lire, de même que celle du vin de l'étrier qu'on va avoir maintenant. Nous reproduirons le texte de Mme Dunoyer aux Additions et corrections, pour que le lecteur puisse juger si ce n'est pas là que notre auteur a pris l'une et l'autre anecdote et fondu en un seul et même personnage Girardin et Gourdon de Vaillac. Les dossiers généalogiques disent que ce dernier ne se maria jamais.

6. « On dit aussi, simplement, *le Magistrat*, pour dire le corps des magistrats » (*Académie*, 1718). Cette façon de parler était plus particulière aux provinces flamandes, aux cantons suisses et à l'Allemagne. A Bâle, gouvernement aristocratique, les quinze corps de métiers fournissaient chacun douze représentants, dont la réunion formait un grand conseil, avec quatre bourgmestres, etc.

buveur[1], et les ayant tous vaincus à boire, il leur proposa, étant monté à cheval pour s'en aller, de boire le vin de l'étrier; qu'ils firent apporter des bouteilles et lui présentèrent un verre; qu'il leur dit que ce n'étoit pas ainsi qu'il buvoit le vin de l'étrier, et que, jetant sa botte, il l'avoit fait remplir et l'avoit vuidée[2]; mais c'est un conte fait à plaisir, qu'on a brodé au point de dire que ces magistrats l'avoient fait peindre en cette attitude dans leur hôtel de ville. Son nom étoit Ricard[3] : je ne sais pourquoi ils aimoient mieux les noms de Gourdon et de Genouillac, qui étoient des terres[4]. Il venoit de père en fils du frère aîné de deux maîtres de l'artillerie[5], dont le second[6], neveu du

1. Il écrit ce mot *beuveur*, et, plus loin, *beuvoit*.

2. On connaît les exploits analogues de Bassompierre dans l'ambassade qu'il alla faire en Suisse, en 1625-26, et ceux de son successeur Châteauneuf-Préaux, en 1627 ; c'est ce que Peiresc (*Lettres*, tome VII, p. 841) appelle *boire à crève-panse*.

3. Voyez la filiation donnée dans l'*Histoire généalogique*, tome VIII, p. 162-167, qu'il suit, puis reproduite dans le *Moréri*, art. Gourdon, et comparez le *Mercure* de novembre 1701, p. 28-44, et d'août 1707, p. 63-89, et la généalogie Uzès, dans les *Écrits inédits*, tome VIII, p. 8.

4. Il s'agit de la ville de Gourdon, en Quercy, et d'une des deux terres appelées Genouillac qui font partie du département actuel du Lot. Vaillac, dans l'arrondissement actuel de Gourdon, avait été érigé en comté par lettres du roi Henri IV, confirmées le 11 avril 1611.

5. Jean II Ricard, coseigneur de Gourdon et seigneur de Genouillac, qui testa le 8 avril 1456, ayant épousé l'héritière de Vaillac et d'Acier ou Assier, avait pour père Pierre Ricard, aussi coseigneur de Gourdon et seigneur de Genouillac, un des compagnons de Jeanne d'Arc, et pour frère cadet Jacques Ricard de Genouillac, dit *Galiot*, compagnon d'armes de Dunois, fait par Louis XI, en 1479, maître visiteur et général réformateur de l'artillerie de France, ainsi que sénéchal de Beaucaire, et mort en fonctions le 16 mars 1493.

6. Ce second Jacques, dit aussi *Galiot*, né en 1466, était fils d'un frère cadet de Jean II marié avant l'aîné à l'héritière d'Assier et de Vaillac. Il marqua parmi les plus vaillants capitaines du règne de Charles VIII et de celui de Louis XII, fut commis à la charge de l'artillerie à partir de 1512, reçut aussi celle de grand écuyer en récompense de sa belle conduite à Pavie (1525), eut le gouvernement de Languedoc en 1545, et mourut l'année suivante. Son portrait aux crayons

premier, fut sénéchal d'Armagnac[1], gouverneur de Languedoc, grand écuyer de France sous François Ier, et rendit son nom célèbre sous celui du seigneur d'Acier[2], dont la fille héritière porta les biens à Charles de Crussol[3], vicomte d'Uzès[4], dont les ducs d'Uzès écartèlent deux fois leurs armes[5]. Vaillac dont on parle ici avoit un père ami du mien, qui étoit un des hommes de France le mieux fait et de la meilleure mine, brave et fort galand homme, que Monsieur fit faire chevalier de l'Ordre en 1661[6]. Il avoit

est à Chantilly. Voyez ce que disent de lui Jean d'Auton et Brantôme, et les documents classés dans la section des *Pièces originales*, au Cabinet des titres, vol. 1375, dossier 31 077. Le second maître de l'artillerie n'y est appelé que Jacques Galiot, ou Jacques de Genouillac dit *Galiot*, mais non Ricard dit *de Genouillac*, comme celui du temps de Charles VII. Une filiation manuscrite, dans le dossier qui vient d'être indiqué fol. 182-184, fait voir le passage successif du nom primitif de Ricard à celui de Gourdon, et de Gourdon à Genouillac. Le chef de la famille se qualifiait premier baron de Guyenne.

1. L'Armagnac était un petit pays de Gascogne, de vingt lieues de long sur douze de large, divisé en haut ou *blanc* (ch.-l. Auch) et bas ou *noir* (ch.-l. Nogaro). Le sénéchal de ces contrées de droit écrit, pris parmi les gens d'épée, avait à la fois des attributions militaires sur la noblesse et l'administration de la justice, qu'il déléguait à un lieutenant, comme faisaient les baillis royaux dans les pays de droit coutumier.

2. C'est à Acier ou Assier, près Figeac, que Jacques Galiot était né le 10 juillet 1466, et il y mourut le 4 décembre 1546. La seigneurie venait de sa mère Catherine du Bos, fille de l'héritière de Vaillac.

3. *Ch.*, en abrégé. Ensuite, la seconde lettre de *Crussol* surcharge une *h*.

4. Ce vicomte d'Uzès fut chambellan du roi François Ier, grand panetier en 1533, et mourut le 11 mars 1546, étant devenu seigneur d'Assier par son mariage avec Jeanne de Genouillac, restée seule héritière par la mort d'un fils de Jacques Galiot, et c'est leur fils Jacques de Crussol (tome XIV, p. 200) qui s'illustra sous le nom d'Assier avant de devenir duc d'Uzès. La mère se remaria en 1523 à un rhingrave comte palatin du Rhin, et testa en 1566. Voyez les *Écrits inédits*, tome VIII, p. 6-8.

5. Les armes de Crussol d'Uzès étaient : aux un et quatre, parti de Crussol (fascé d'or et de sinople) et de Levis ; aux deux et trois, contrécartelé aux premier et quatrième de Gourdon (d'azur à trois étoiles d'or en pal), aux deuxième et troisième de Genouillac (d'or à trois bandes de gueules) ; sur le tout, d'Uzès (de gueules à trois bandes d'or).

6. Il a été parlé de lui, par erreur, en 1694 : tome II, p. 168.

toujours été à reculons dans sa maison[1]; aussi n'étoit-ce pas un homme à être en la main du chevalier de Lorraine. Il étoit premier écuyer de Monsieur, fut après capitaine de ses gardes, enfin chevalier d'honneur de Madame[2], et mourut dans cette charge en janvier 1681. Je me souviens encore d'avoir été chez lui, au Palais-Royal, avec mon père et ma mère[3]. Je le peindrois encore, et l'appartement en bas, au fonds de la seconde[4] cour, à droit en entrant[5]. Il

1. C'est-à-dire qu'au lieu de s'élever, il déchut de charge en charge, comme on va le voir.

2. Après avoir servi le Roi comme maréchal de camp et lieutenant général, il se fit recevoir premier écuyer de Monsieur le 7 juillet 1656 (Loret, *Muse historique*, tome II, p. 219) et passa chevalier d'honneur de Madame en 1674 (*Sévigné*, tome III, p. 351; *Pellisson*, tome II, p. 104-105), mais vendit cette dernière charge au comte de Foix en août 1676. Voyez l'état de ses services dans la *Chronologie militaire*, tome IV, p. 206, et dans le *Mercure* de janvier 1681, p. 330-332. La copie au lavis de son portrait de l'Ordre est dans le ms. Clairambault 1236, p. 213. Comme chevalier, Saint-Simon a fait sa notice, que l'on trouvera ci-après, appendice IV. Ce Vaillac figure sous le nom de VALANTE dans le *Dictionnaire des Précieuses*, tome I, p. 44. Il avait une sœur qui fut aimée de Condé, et pour qui Dangeau fit ces vers (*ibidem*, tome II, p. 390) :

Des Villeroy et des Gramont
  Si j'avois la figure,
La noblesse de Châtillon
  Et l'esprit de Voiture,
Si j'étois, comme Marcillac,
  Du Roi l'ami fidèle,
Tout cela seroit pour Vaillac,
  Et seroit peu pour elle.

Ce ne peut être celle qui s'appelait Galiote et mourut le 7 janvier 1702, ayant été grande prieure de l'hôpital de Malte de Beaulieu pendant soixante-neuf ans.

3. Sa succession devait à Saint-Simon, en 1695, une somme de quatre mille cent soixante-douze francs : tome II, Appendice, p. 478. Quand il mourut, notre auteur n'avait que six ans environ.

4. Il a écrit, sans accord : *2d*.

5. C'est donc dans la galerie dite des Proues, et datant du temps du cardinal de Richelieu, qui unit encore le bâtiment principal du palais à la galerie dite d'Orléans. Outre ce logement officiel, Vaillac prit à

laissa d'une Voisins[1] une quantité d'enfants, tous mal établis[2], et n'en eut point de sa seconde[3] femme, la Vergne-Tressan, qui vient de mourir à près de cent ans, veuve du comte de la Motte[4], desquels je n'aurai que trop à en[5] dire[6]. Le fils aîné de Vaillac ne parut point[7]; d'une Cambout[8] il laissa un fils, marié richement à une héritière de Saint-Gelais[9], dont il a des enfants[10], sans avoir paru plus que son père.

[Add. S^tS. 754]

Archevêque de

L'intrigue de la singulière nomination de l'archevêque

loyer, le 5 août 1675, de M. de Pardaillan, un appartement sis rue de la Planche.

1. Marie-Félice de Voisins, mariée en 1644, fille de François, baron de Montaut, et de Jacqueline de Beauxoncles.

2. Un capucin, un abbé de Saint-Romain de Blaye, plusieurs religieuses, etc. Un fils cadet, qui arriva cependant à être lieutenant général en 1704, ne se maria point.

3. Il a écrit encore, par mégarde : *2d*, comme plus haut.

4. Élisabeth de la Vergne de Tressan, sœur de l'évêque du Mans et fille d'honneur de Madame, fit ce premier mariage en 1676, puis se remaria, le 14 mars 1687, avec le comte de la Motte-Houdancourt dont il a été parlé plusieurs fois déjà, et qui était alors sous-lieutenant des chevau-légers du Roi. Elle mourut à Paris, le 6 décembre 1741, veuve pour la seconde fois, et âgée de quatre-vingt-dix-neuf ans.

5. *En* corrige *par*[*ler*].

6. Il aura à parler de graves échecs, dans la campagne de 1708, qui empêchèrent le comte d'arriver au bâton; mais il ne reviendra pas sur sa femme.

7. Jean-François, comte de Vaillac, n'eut qu'un régiment d'infanterie et un de cavalerie de son nom, et mourut à Paris, le 16 décembre 1696, âgé de cinquante et un ans.

8. Anne du Cambout, ancienne fille d'honneur de Mlle de Montpensier, comme sa sœur Mérinville, fut mariée le 19 décembre 1683, et mourut le 29 février 1693. Nous avons vu le marquis leur frère périr à Carpi, dans notre tome IX, p. 54.

9. Armand, comte de Vaillac, officier au régiment du Roi, épousa, en septembre 1710, Henriette de Saint-Gelais, fille du marquis Jean. Ils se séparèrent le 28 juin 1713, et la comtesse mourut le 11 septembre 1723.

10. Le *Moréri* ne parle pas de ces enfants. On connaît cependant un fils, nommé Étienne. En 1729, Saint-Simon eut un procès de retrait lignager avec le marquis de Vaillac : Bibl. nat., F^m, série in-folio, n° 15 306.

Bourges singulièrement nommé au cardinalat par le roi Stanislas. [*Add. StS. 755*]

de Bourges au cardinalat mérite d'être rapportée[1]. On a vu p. 202[2], en parlant du duc de Gesvres son père, qu'il avoit été camérier d'honneur d'Innocent XI, et si goûté de ce pape, qu'il n'étoit pas éloigné de la pourpre[3] lorsque l'éclat arrivé entre le Roi et Rome sur les franchises des ambassadeurs en fit rappeler tous les François, et perdre toute espérance à l'abbé de Gesvres, qui en fut fait archevêque de Bourges en arrivant. Le devenir sans avoir été évêque étoit une chose tout à fait inusitée[4], et une compensation de ce que l'obéissance lui avoit fait abandonner; mais cette compensation n'étoit rien moins qu'égale dans l'esprit et les espérances du nouvel archevêque. Son but avoit toujours été le chapeau. Il avoit lié un grand commerce avec Torcy, qu'il avoit fort entretenu par lettres étant à Rome; à son retour[5], il le cultiva de plus en plus, et parvint à devenir son ami particulier. Depuis la[6] mort d'Innocent XI et l'élection d'Ottobon[7], à qui on se hâta de sacrifier tout, et dont on ne tira pas la moindre chose, le Roi vivoit en bonne intelligence avec Rome, et l'archevêque de Bourges y avoit repris ses anciens errements avec les amis qu'il s'y étoit[8] faits, sans courir de risque par sa liaison avec Torcy. Dans cette situation, il avoit imaginé de pousser le roi d'Angleterre[9] de tirer au moins la nomination d'un chapeau des dis-

1. Comparez, outre l'Addition placée ici, celle que Saint-Simon a faite sur la promotion de 1719 : *Journal*, tome XVIII, p. 171-172.

2. Notre tome VI, p. 411-412.

3. L'*o* de *pourpre* surcharge une *r*.

4. Il a déjà dit cela plusieurs fois, et, en dernier lieu, dans notre tome XIII, p. 108.

5. Il rentra de Rome en février 1688 (*Gazette*, p. 127), et Torcy était encore loin de parvenir au ministère occupé par son père.

6. Avant *la*, il a biffé *que par*.

7. Alexandre VIII, grand-oncle du cardinal Pierre Ottoboni, qui était favori de la reine de Pologne et pensionnaire de la France : tomes XII, p. 105, et XIII, p. 233.

8. *Estoient* corrigé en *estoit*.

9. Jacques II.

grâces qu'il essuyoit pour la religion[1], et de le persuader de la lui donner. Le Roi le découvrit, et, soit qu'il eût des raisons pour ne vouloir pas, pour lors, que le roi d'Angleterre s'embarquât dans cette prétention, soit qu'il fut piqué que l'archevêque eût lié cette intrigue sans sa participation, il le trouva si mauvais, que la chose fut arrêtée tout court. On le sut, et on ne douta pas d'une longue disgrâce. L'archevêque fit quelques tours dans son diocèse, où il n'a jamais guères été qu'à regret, ni longtemps, ni souvent. Il s'étoit fort italianisé[2] à Rome, non pas à la vérité sur l'honneur[3], mais pour la politique, les manèges et les démarches sourdes et profondes[4], quoique avec peu d'esprit, mais un esprit tout tourné à cela et aux agréments du monde. Il arriva, quelque temps après cette aventure, que Stanislas, reconnu partout pour roi de Pologne[5] hors à Rome, en considération de la conversion du roi Auguste lorsqu'il se fit élire[6], voulut essayer de s'y faire reconnoître par sa nomination au cardinalat, et d'en[7] faire une affaire de couronne et de nation qui forçât le Pape[8]. On sait que les évêques sont en Pologne les premiers sénateurs[9], qu'ils ne cèdent point aux cardinaux,

1. Comparez la suite des *Mémoires*, tome VI de 1873, p. 179, sur les intrigues de l'abbé de Polignac en 1708.

2. Nous avons déjà rencontré ce verbe dans le *Tableau de la cour d'Espagne* (notre tome VIII, Appendice, p. 530). Le *Dictionnaire de l'Académie* ne l'admettait pas.

3. Sur les mœurs.

4. Il a déjà parlé (tome VII, p. 200-204) de la différence des cardinaux français aux cardinaux italiens.

5. Tome XIV, p. 112 et 257. Dangeau dit, le 17 avril 1707 (tome XI, p. 346) : « L'Empereur a reconnu le roi Stanislas il y a déjà quelque temps; mais les Hollandois et les Anglois ne le veulent point encore reconnoître, de peur d'irriter le Czar. » C'est le 11 mars (*Gazette*, p. 136 et 149) que l'Autriche et le Hanovre l'avaient reconnu.

6. Notre auteur parlera longuement de cette conversion en 1719.

7. *Et d'en* a été ajouté en interligne, au-dessus d'*en*, biffé, et ensuite, avant *une*, Saint-Simon a biffé un premier *une*.

8. Tome III, p. 307, note 3.

9. Le sénat polonais se composait des évêques, de trente-deux pala-

qu'ils ne sont point curieux de l'être, et qu'à moins que d'être en même temps cardinal et archevêque de Gnesne, qui est le primat[1] à qui tout cède, un cardinal est fort embarrassé en Pologne : c'est ce qui rend cette nomination si aisée à obtenir aux étrangers[2], dont nos cardinaux Bonsy[3] et de Janson[4] ont su profiter pour y avoir été ambassadeurs. Stanislas chercha donc un sujet qui, par lui-même, pût[5] aplanir les difficultés. Libre d'embarras du côté des Polonois, il choisit un François pour avoir l'appui de la France, qui ménageoit fort le roi de Suède, et un François supérieur des Missions de Pologne[6], en réputation d'un grand savoir et d'une haute piété, afin que son mérite lui servît encore; mais il arriva un prodige en ce genre : le sujet se trouva en effet si bon et si digne, qu'il refusa la nomination, et si déterminément[7], qu'il fallut songer à un autre. Dans l'embarras du nouveau choix qui répondît à ses vues de faire passer sa nomination, Stanislas s'en remit au Roi pour le gratifier, et s'assurer par là d'autant plus du succès. Le rare est qu'à son tour le Roi se trouva embarrassé de le faire. Torcy, par qui l'affaire passoit, songea à ses deux amis Bourges et Polignac, pressoit le Roi de se déterminer de

tins, trois castellans, un staroste, et dix grands officiers du royaume et du duché. Il était établi « pour régler selon la justice et l'équité tout ce qui regarde le bien et la sûreté de l'État. » (*Moréri*, tome VIII, 2e partie, p. 435; Arch. nat., mémoire de 1703, K 1352, n° 59.)

1. Tome IV, p. 135.

2. Déjà dit dans le tome III, p. 307. Comparez les *Anecdotes* de Dalérac sur la Pologne, tome II, p. 326-329.

3. Tomes III, p. 326, et XI, p. 137-138.

4. Ci-dessus, p. 157. — 5. Il a écrit : *pus*.

6. La congrégation de prêtres établie à Saint-Lazare, en 1626, par Vincent de Paul, pour travailler à l'instruction et au salut des peuples de la campagne et des petites villes, ou pour perfectionner la préparation des personnes ecclésiastiques, comptait sept provinces : France, Champagne, Poitou, Aquitaine, Lyonnais, Italie, Pologne. La mission de Pologne fut une des dernières créations du saint, en 1660.

7. Il a écrit, par mégarde : *determiémt*.

peur que l'affaire ne s'éventât et ne mît des compétiteurs sur les rangs, et, profitant de l'indifférence du Roi, lui représenta les services de l'abbé de Polignac et la considération de l'archevêque de Bourges à Rome; qu'il pouvoit se souvenir que, dans la répugnance que témoigna si longtemps le Pape de faire le cardinal de la Trémoïlle[1], il avoit de lui-même insisté plusieurs fois qu'on lui demandât l'archevêque, et qu'il le feroit à l'instant. L'éloignement du Roi pour l'abbé de Polignac prévalut sur le mécontentement de l'affaire de Saint-Germain que je viens de raconter[2]. Ne s'avisant d'aucun troisième, entre ces deux il préféra l'archevêque de Bourges : il le proposa à Stanislas, qui l'accepta, et le Pape, pressenti en conséquence, l'agréa. Dès qu'on eut réponse, non que la nomination passeroit, mais que celui dont il s'agissoit étoit agréable, on la déclara pour engager l'affaire[3]; et Torcy

1. Tome XIII, p. 63 et 71-75.

2. Ci-dessus, p. 169-170.

3. Dangeau recueillit cette nouvelle à la date du 2 juillet 1707 (comparez les *Mémoires de Sourches*, à la date du 4 au soir, p. 353) : « Le bruit s'est répandu à Paris, par les ministres étrangers, que le roi Stanislas avoit laissé le Roi le maître de sa nomination au cardinalat, comme les rois de Pologne ont toujours eu ce droit-là, et que le Roi lui avoit fait savoir, il y a quelques mois, qu'il lui feroit plaisir de donner sa nomination à l'archevêque de Bourges, frère du duc de Tresmes; mais ce n'est encore qu'un bruit, et le Roi n'en a point parlé. Le Pape n'a point encore reconnu le roi Stanislas; mais la nomination de l'archevêque de Bourges lui sera fort agréable, parce qu'il étoit de ses amis avant que d'être pape, et même je crois avant que d'être cardinal. » Le 5, Dangeau ajoute (p. 409) : « La nouvelle que les ministres étrangers avoient répandue, il y a quelques jours, dans Paris, de la nomination de l'archevêque de Bourges au cardinalat par le roi Stanislas à la recommandation du Roi, s'est trouvée véritable. Le Roi en avoit gardé le secret; il n'y avoit que l'archevêque, le duc de Tresmes son frère, et M. de Torcy qui le sussent. Ce n'est plus un mystère présentement; le Roi a trouvé bon qu'ils le déclarassent actuellement, et ils en reçoivent les compliments. Le roi Stanislas avoit fait mander à l'abbé de Polignac, qui est chargé de ses affaires à Rome, qu'il avoit intention de lui donner sa nomination; mais le roi Stanislas a déféré aux intentions du Roi, qui lui avoit nommé Mon-

bien aise, en même temps, de mettre par là son ami à l'abri des retours. L'étonnement de la cour fut extrême[1] : on ne pouvoit comprendre par quels souterrains un homme sans nul commerce avec le Nord, et qui s'étoit mis mal[2] avec le Roi, il n'y avoit pas longtemps, pour s'être[3] ménagé la nomination du roi Jacques, obtenoit celle du roi Stanislas avec le gré et la participation du Roi, et Torcy y acquit beaucoup d'honneur de savoir si lestement servir ses amis et se donner un cardinal. Cette espérance, néanmoins, s'en alla en fumée avec le règne de Stanislas[4]. Nous[5] verrons l'archevêque lutter encore bien des années contre la fortune, et n'obtenir le prix de tant de desirs, de soins et de veilles, car il ne le perdit jamais de vue un seul instant, qu'en 1719[6], après en avoir tant vu passer devant lui[7] : dès 1713[8], Polignac, à qui il avoit été préféré, et par le détour d'Angleterre[9] qui lui avoit rompu aux mains[10] seize ou dix-sept ans avant que d'arriver[11] ; et tant d'autres qui alors ne pouvoient pas seulement y penser, tel[12] qu'un Bissy, qu'il avoit si longtemps regardé, pour parler avec Mon-

sieur de Bourges sans savoir ce qu'il vouloit faire pour l'abbé de Polignac, à qui le Pape avoit déjà fait des compliments. » La nouvelle ne parut que bien plus tard dans la *Gazette d'Amsterdam*, n° LVI.

1. Ainsi en témoigne une lettre de l'abbé Dubois au duc d'Orléans publiée dans le livre du comte de Seilhac, tome I, p. 337-338.

2. Par mégarde, il a écrit : *mil mal.*

3. *S'estre* surcharge *avoir.*

4. A partir de la défaite de son protecteur en 1709.

5. *Ns* surcharge *O.* — 6. Avant *1719*, il a biffé *1721.*

7. Cependant, dès la fin de 1714, le roi Auguste, remonté sur le trône, voulut bien lui accorder sa nomination, comme il est expliqué dans une des instructions du recueil publié par M. Farges, tome I, p. 294-296.

8. *Dès 1713* a été remis ici en interligne après avoir été biffé plus loin après *preferé.*

9. Ceci sera raconté en 1708 (éd. 1873, tome VI, p. 179-180).

10. Cette locution ne se trouve pas dans les dictionnaires du temps, et semble n'avoir point été relevée non plus par nos lexicographes.

11. Ci-dessus, p. 169-170.

12. *Tel* est bien au singulier.

sieur de Noyon, comme un évêque du second ordre[1], promu pourtant quatre ans devant lui[2], et[3] tant d'autres, comme Dubois, Fleury, qu'il ne regardoit pas.

Campagne de Flandres; paresse dangereuse de Vendôme.

Le duc de Marlborough, arrivé à la Haye d'assez bonne heure[4], en étoit reparti pour aller visiter[5] les électeurs de Saxe et de Brandebourg et le duc d'Hanovre[6]. Pendant ce temps, le duc de Vendôme étoit à Mons, qui prenoit du lait[7]. Vers la fin de mai, les armées s'assemblèrent[8], et la campagne se commença. Vendôme, en apparence sous l'électeur de Bavière, mais en effet à peine sous le Roi même, couloit les jours sur sa chaise percée, au jeu, à table, comme je l'ai représenté p. 526[9]; et, comme il s'étoit[10] rendu incapable désormais de pouvoir faire autrement, il ne songeoit qu'à jouir d'une gloire qu'il n'avoit jamais acquise, et d'honneurs qu'il arrachoit comme que ce pût être, laissant à l'Électeur la permission de jouer le plus gros jeu, et à Puységur tout le faix de l'armée, dont il n'entendoit jamais parler[11]. Ainsi se passa toute cette cam-

1. Cette boutade a été rappelée dans la notice sur l'évêque de Noyon (tome VIII, p. 429), mais sans application à M. de Bissy.

2. En 1715. — 3. Ceci a été ajouté à la fin du paragraphe.

4. Le 17 avril 1707.

5. *Visiter* est répété deux fois, à la fin de la ligne et au commencement de la suivante.

6. *Dangeau*, p. 347, 350, 353, 367 et 370; *Sourches*, p. 301. Comparez la *Gazette*, p. 218, 219, 231 et 250, et les *Mémoires militaires*, tome VII, p. 295. Il eut une conférence avec le roi Auguste, le 28 avril, immédiatement après que ce prince eut reçu la visite de Charles XII : Lamberty, *Mémoires*, tome IV, p. 432-436; *Gazette d'Amsterdam*, Extr. XXXVI. Le roi de Prusse s'engagea à ne rien faire contre les alliés.

7. *Dangeau*, p. 357; *Sourches*, p. 301. Nous avons vu, en 1706, Vendôme prendre les eaux de Saint-Amand; c'est contre la néphrétique qu'il commençait un nouveau traitement, fort usité aussi contre la goutte, la fièvre, etc. (*Sourches*, tome XI, p. 232; *Écrits inédits de Saint-Simon*, tome VIII, p. 282; *Dangeau*, tome XVII, p. 42, etc.).

8. *Dangeau*, tome XI, p. 374, 377, 382-384, 386, 388, etc.

9. Pages 280-287 de notre tome XIII. — 10. *C'* corrigé en *s'*.

11. Puységur, que M. de Vendôme avait demandé lui-même en mai, n'arriva pas à conclure d'une façon nette : *Mémoires militaires*, tome VII,

pagne, dont il pensa payer la mollesse chèrement[1]. Paresseux, à son ordinaire, de décamper, et n'en voulant croire personne, il eut tout à coup l'armée ennemie sur les bras. Puységur le lui avoit prédit sans avoir jamais pu rien gagner sur lui. L'affaire pressa, elle devenoit instante : il alla pour l'avertir; mais ses valets avoient défense de laisser entrer pour quelque chose que ce fût. Puységur fut à l'Électeur, qui passa la nuit debout, et qui, lassé de l'inutilité de ses messages, dont pas un ne put aborder, alla lui-même forcer les portes, éveiller Vendôme, et lui dire le péril de son retardement. Vendôme l'écouta en bâillant, et, pour toute réponse, lui dit que cela étoit le mieux du monde, mais qu'il falloit qu'il dormît encore deux heures; et tout de suite se tourna de l'autre côté. L'Électeur, outré, sortit, et n'osa donner aucun ordre. Cependant, les avis redoublant de toutes parts de l'arrivée imminente des ennemis sur l'armée, Puységur prit sur soi de faire sonner boute-selle[2], déten-

p. 306-307; comparez le projet de campagne que le ministre avait communiqué à M. de Vendôme le 17 novembre 1706 : *ibidem*, tome VI, p. 582-585.

1. C'est bien avec l'assentiment du Roi que M. de Vendôme se bornait ainsi à temporiser, et chacun le savait. L'auteur des *Mémoires de Sourches* enregistra, à la date du 23 mai (p. 325), cette information : « L'après-dîner, le Roi.... dit au maréchal de Boufflers.... qu'il venoit d'avoir nouvelle que les ennemis en Flandre avoient levé toutes leurs garnisons, ne laissant dans chaque place que ce qui étoit nécessaire pour en garder les portes; qu'ils assembloient toute leur armée sous Bruxelles, et qu'ils marcheroient bientôt. Sur quoi le maréchal de Boufflers lui ayant répondu qu'il sembloit qu'il auroit été à souhaiter que le duc de Vendôme voulût un peu temporiser, le Roi lui répondit que son sentiment et celui du duc de Vendôme s'étoient trouvés conformes sur cela, qu'il prendroit un bon poste et feroit voir aux ennemis qu'il ne les craignoit point, et que, d'ailleurs, il avoit laissé à sa prudence de donner une bataille quand il le jugeroit à propos. » En attendant, l'armée vivait aussi tranquillement qu'à Paris, comme Dubois l'écrivait à son maître : *Seilhac*, tome I, p. 339.

2. Le *Dictionnaire de l'Académie* disait en 1718 : « Signal qui se donne avec la trompette pour avertir de monter à cheval. *Sonner le*

dre[1] et charger, puis avertit le duc de Vendôme, qui persista à ne vouloir rien croire, mais qui, sachant l'armée prête à marcher, s'habilla enfin et monta à cheval comme elle étoit déjà ébranlée. Il en étoit temps : l'arrière-garde fut incontinent[2] harcelée par l'avant-garde des ennemis, et toute l'armée se fût mal tirée d'une si profonde négligence, si le bonheur n'eût voulu que cette tête des ennemis se[3] fût perdue la nuit par la faute de ses guides, et n'eût, de plus, été très[4] mal habilement menée par ce déserteur de prince d'Auvergne[5], qui la commandoit[6]. Quelque temps après, dans la même campagne, M. de Vendôme pensa être enlevé, disputant contre toute évidence, et se voulant croire en sûreté partout où il se trouvoit[7] logé à son gré[8]. Marlborough fit contenance de le vouloir combattre, lui eut la liberté de s'y présenter : tout se passa en propos et en subsistances. Après les tristes succès qui avoient précédé en Flandres, on n'avoit pas dessein de s'y commettre sans nécessité, et Marlborough, content des leurs en Italie,

boute-selle. » Mais nous trouvons, sans article comme ici, dans les *Mémoires du maréchal de Gramont :* « Toucher boute-selle. »

1. On a déjà eu *détendre*, au neutre, dans notre tome IV, p. 164.

2. Il a écrit, par mégarde : *incontenant.* — 3. *Ne* surchargé en *se.*

4. *Ma[l]* corrigé en *très.* — 5. Tome X, p. 247-254.

6. En effet, le prince d'Auvergne était dans le corps ennemi, sous les ordres du duc d'Albemarle (*Dangeau*, p. 438 ; *Sourches*, p. 378, note 1). C'est le 10 août que Marlborough commença son mouvement, et le 13, vers cinq heures du matin, que l'on crut que l'armée, mise en mouvement pendant la nuit vers la plaine de Rœulx, allait être attaquée ; mais, ni dans les récits de Dangeau (p. 437-438) et des *Mémoires de Sourches* (p. 375, 376, 378 et 379), ni dans les *Mémoires militaires* (p. 42-44), ni dans la correspondance militaire (Guerre, vol. 2019, n°s 254-257), on ne trouve mention des efforts de Puységur et de l'Électeur pour tirer M. de Vendôme de son apathie, et pour presser la retraite, qui d'ailleurs se fit dans d'excellentes conditions, malgré un temps horrible et le manque de pain. Par une lettre plaisante de Chamillart, datée du 9 juin, on voit que la cour ne laissait pas d'être inquiète. Voyez ci-après, p. 608.

7. Il a écrit, par mégarde : *trouvé.*

8. Même observation que sur la précédente anecdote.

en attendoit de si grands fruits, et si promptement, qu'il ne jugea pas à propos de rien risquer en Flandres dans des moments où il comptoit que le Royaume alloit être pris à revers sans aucun moyen de défense. La campagne se passa donc de la sorte en Flandres. La fin ennuya M. de Vendôme : il la voulut hâter, et il sépara son armée. Celle des ennemis demeura ensemble plus de huit jours après, et causa par là une grande inquiétude[1]; mais tout étoit bon de M. de Vendôme, tout permis : il arriva à la cour, et il y fut reçu à merveilles[2].

Belle* campagne du Rhin : pillages

Le maréchal de Villars passa le Rhin de bonne heure[3]. Il eut affaire cette année au marquis de Bareith[4], qui commanda l'armée de l'Empereur[5] jusque vers la fin de

1. *Dangeau*, p. 482 et 487; *Sourches*, p. 417-419. Toute notre armée était disloquée le 20 octobre; Marlborough, revenant d'Allemagne le 28, commença aussitôt à séparer la sienne.

2. Parti le même jour que Marlborough, qui se rendait à la Haye et à Londres, M. de Vendôme arriva le 5 novembre à Marly, et « fut très bien reçu du Roi » (*Dangeau*, tome XII, p. 3; *Sourches*, tome X, p. 423). Ces derniers *Mémoires* disent que l'accueil fut aussi bon que le méritait une « si belle campagne, » et le Roi entra immédiatement en conférences pour les opérations à faire en 1708. — Outre les documents de 1707 conservés au Dépôt de la guerre, vol. 2017-2026, et utilisés sommairement par Pelet, on peut voir à la Bibliothèque nationale la correspondance de Vendôme et celle de l'Électeur (ms. Nouv. acq. fr. 486), aux archives de Chantilly les lettres officielles du Roi et de Chamillart à M. de Vendôme, dans le *Mercure* les volumes de juin, p. 152-170 et 353-365, de juillet, p. 258-266, d'août, p. 331-355, de septembre, p. 397-400, et d'octobre, p. 340-358, et, dans les *Lettres intimes d'Alberoni*, celles de la même époque, p. 44-60.

3. *Dangeau*, p. 373; *Sourches*, p. 323 et 326; *Gazette*, p. 260 et 273.

4. Le margrave Christian-Ernest, père de l'électrice de Saxe et maréchal général : tome XIV, p. 107. Les protestants avaient forcé l'Empereur de lui donner le commandement depuis la mort du prince de Bade (*Dangeau*, p. 308; *Gazette*, p. 35-36, 53, 58 et 71). Il était de règle que ce commandement fût confié alternativement à un protestant et à un catholique,

5. L'ordre de bataille de cette armée parut dans la *Gazette d'Amsterdam*, Extr. LXXIII.

* *Belle* a été ajouté après coup.

et audace de Villars.

septembre, que le duc d'Hannover, depuis roi d'Angleterre[1], en vint prendre le commandement, et trouva le marquis parti, qui ne voulut pas l'attendre[2]. Villars fit passer en même temps que lui Péry[3] par l'île du Marquisat, Vivans[4] par Lauterbourg, et Broglio plus bas, à Neubourg[5] : il n'y eut d'opposition nulle part[6]. Et cependant le maréchal marcha aux lignes de Bihel et de Stolhofen[7] : il n'y trouva personne; tout avoit fui à son approche, leurs tentes[8] étoient demeurées tendues, et ils avoient abandonné presque tout leur bagage, et beaucoup de canon sur les retranchements. Cela se passa le 23 mai, et Beaujeu[9] en vint apporter la nouvelle[10]. Le Roi en fut aise jusqu'à une sorte

1. Georges-Louis de Brunswick : tomes II, p. 251, XII, p. 421, etc.

2. *Dangeau*, p. 412, 421, 467 et 490; *Gazette*, p. 370, 428, 443, 465 et 478.

3. Tomes XI, p. 266, et XIII, p. 88-90.

4. Tome XI, p. 266. — 5. Neubourg-en-Brisgau : tome X, p. 295.

6. *Dangeau*, p. 376-377 et 380; *Sourches*, p. 327-328; *Gazette*, p. 260-262 et 273; *Mercure* de juin, p. 314-322, et de juillet, p. 323-324; *Mémoires de Villars*, tome II, p. 223-228 et 361-363; Guerre, vol. 2027, nos 81-86, 90-92 et 97-99. Le plan avait été préparé par Broglie; à la veille de l'exécuter, M. de Villars eut la coquetterie de donner un bal aux dames de Strasbourg, quoique, cette fois, sa femme ne l'eût pas accompagné en Alsace.

7. Tome XII, p. 168, 183 et 285. On trouve la description de ces lignes dans les *Mémoires de Saint-Hilaire*, tome IV, p. 16-17.

8. Le second *t* de *tentes* corrige un *d*.

9. Eugène de Beaujeu, qui sert depuis 1676 dans la cavalerie, a été promu capitaine en 1688, major en 1691, et, depuis 1704, il fait les fonctions de maréchal général des logis de la cavalerie de Villars avec une commission de mestre de camp, à laquelle on a adjoint un régiment en 1706. Il passera à l'armée de Flandre en 1708, avec le grade de brigadier et le même emploi, aura le cordon rouge en 1715, le grade de maréchal de camp en 1719, la lieutenance de Roi des Invalides en 1721, le gouvernement de cet hôtel en 1728, et mourra le 26 mai 1730, âgé de soixante-quatre ans environ. (*Chronologie militaire*, tome VII, p. 48-50.)

10. *Dangeau*, p. 376; *Sourches*, p. 327; *Gazette*, p. 260-262 et 273; *Mercure* de juillet, p. 380-383; *Gazette d'Amsterdam*, nos XLIV-XLVI; lettre de Villars, dans l'Appendice du tome II de ses *Mémoires*, p. 361-362. Le marquis de Quincy, qui assistait à l'opération avec un com-

d'engouement[1]. Dans la suite de la campagne, Villars se rendit maître du château d'Heidelberg et de cette capitale de l'électeur palatin, de Mannheim et de tout le Palatinat[2]. Profitant de la foiblesse des Impériaux, il se hâta de pénétrer en Allemagne avant qu'on se pût opposer à lui : il entra en Franconie, se fit rendre par la ville d'Ulm d'Argelot[3], brigadier, et grand nombre d'autres prisonniers

mandement, l'a racontée en détail dans son *Histoire militaire*, tome V, p. 289-298. Le jour même, on occupa le château de Rastadt, abandonné par la veuve du prince de Bade. Le 3 juin, de Nîmes, l'évêque Fléchier écrivait au maréchal : « Vous voilà donc à Rastadt, dans le palais du feu prince de Bade, ou, pour mieux dire, dans le vôtre, bien tranquille et bien à votre aise, prêt à vous promener dans le Wirtemberg, et peut-être à passer jusqu'aux rives du Danube pour aller abattre la superbe pyramide d'Hochstedt.... » (*Archives curieuses*, 2e série, tome XI, p. 419-420 ; *Œuvres de Fléchier*, tome X, p. 256-257.) En effet, au milieu de juin, Broglie fut chargé d'envoyer un parti pour s'assurer qu'il n'avait point été élevé de monument sur le champ de bataille de 1704, comme le bruit en courait (*Sourches*, p. 342).

1. Par le ton de la *Gazette*, on juge que ce succès, sans coûter aucune perte, parut fort merveilleux. Voyez aussi les lettres que le duc d'Orléans recevait en Espagne de l'abbé Dubois, dans le livre du comte de Seilhac, p. 324-330. Mme de Maintenon ne laissait pas d'être quelquefois inquiète ; le 10 juillet, elle écrivait à Madrid (recueil Bossange, tome I, p. 144) : « Il est un peu trop avancé en Allemagne ; les ennemis l'ont coupé par une marche d'une très grande diligence. Il s'est bientôt rapproché d'eux, et il assure le Roi qu'il conservera toute la campagne la supériorité qu'il a sur eux, à moins qu'ils ne reçoivent un puissant secours.... Je viens de recevoir une lettre de Mme la princesse de Bade, qui me prie de faire diminuer les contributions que M. le maréchal de Villars lui demande. Jugez de ma joie si je puis lier un commerce avec cette princesse, vous qui connoissez le goût que j'ai pour me mêler des affaires ! » Voyez ci après, p. 183, note 3.

2. C'est au milieu de juillet qu'on s'empara du Palatinat : *Dangeau*, p. 415, 419-420 et 432 ; *Sourches*, p. 358 ; *Mémoires de Villars*, tome II, p. 240-242.

3. Ou plutôt *Argelos*. Pierre d'Arros, baron d'Argelos, cousin du maréchal de Navailles, ancien capitaine sous Turenne, puis lieutenant-colonel au régiment de Languedoc, en avait été fait colonel à la suite de la bataille d'Hochstedt, où on l'avait cru tué pendant quelque temps. En rentrant de captivité, il fut créé brigadier (juin 1707). Il

retenus là de la bataille d'Hochstedt, et tira d'ailleurs, avec une facilité merveilleuse, autres huit cents prisonniers d'Hochstedt, trente-cinq pièces de canon, et grande abondance de vivres et de munitions de guerre[1]. En même temps, il n'oublia pas les contributions : outre les sommes immenses qu'il avoit tirées du Palatinat et des pays de Baden et de Wirtemberg, il poussa Broglio par la Franconie, Imécourt[2] et la Vallière par l'autre côté du Danube[3]; il en eut des trésors par delà toute espérance[4]. Gorgé ainsi

se démit en 1712, et mourut le 1er mars 1715 (*Chronologie militaire*, tome VIII, p. 192-193).

1. *Dangeau*, p. 390, 393 et 401; *Sourches*, p. 338, 342 et 347; *Mémoires de Villars*, p. 232-236; *Gazette*, p. 286 et 309; *Gazette d'Amsterdam*, Extr. LII; *Mercure* de juin, p. 329-342 et 404-419; Guerre, vol. 2027, nos 108, 109 et 221. Le Magistrat d'Ulm s'excusa sur ce que l'Empereur lui avait enjoint de garder d'Argelos alors que plusieurs autres prisonniers recouvraient leur liberté.

2. Jean de Vassinhac, né le 4 janvier 1655, marquis d'Imécourt, frère aîné des deux de ce nom que nous avons vus mourir dans les campagnes précédentes, avait servi d'abord sous Turenne de 1672 à 1675, dans l'infanterie, puis sous le maréchal de Luxembourg, mais était devenu lieutenant-colonel, puis mestre de camp de l'ancien régiment de cavalerie de son père en 1688, pour servir en Allemagne, sur la Moselle et en Flandre, avait acheté en 1693 une cornette des chevau-légers de la garde, et, étant fait brigadier, avait passé son régiment à son frère, avait eu en 1697 le gouvernement de Montmédy, était passé premier cornette et maréchal de camp en 1702, lieutenant général en 1704, à la suite de la journée d'Hochstedt, et sous-lieutenant des chevau-légers. Depuis ce temps, il ne cessa de servir à l'armée d'Allemagne; il eut le commandement du duché de Luxembourg pendant l'occupation de 1712, se démit de sa sous-lieutenance en 1719, et se retira à Montmédy, où il mourut en mars 1745. (*Chronologie militaire*, tome IV, p. 557-559; généalogie dressée par le chevalier de Courcelles, 1828.)

3. *Dangeau*, p. 405; *Sourches*, p. 347.

4. Nous le voyons agir de même depuis 1703, ainsi que le faisaient d'ailleurs les généraux ennemis : tomes XI, p. 153, 154 et 287, XII, p. 46, XIII, p. 88 et 256, et XIV, p. 2, note 1. Le *Journal de Dangeau* et les *Mémoires de Sourches*, comme notre *Gazette*, comme les gazettes étrangères, et comme notre *Mercure*, sont pleins de détails sur ces exécutions, auxquelles le pays envahi se résignait par crainte de pis. Les lettres de Villars au ministre sont dans le volume Guerre

au conspect[1] de toute l'Allemagne et de toute son armée, il n'espéra pas qu'un si prodigieux brigandage pût demeurer inconnu : il paya d'effronterie, et manda au Roi qu'il avoit fait en sorte que son armée ne lui coûteroit rien de toute la campagne, mais qu'il espéroit aussi qu'il ne trouveroit pas mauvais qu'elle aidât à le défaire d'une petite montagne qui lui déplaisoit à Villars[2]. Un autre que

2027. Le Würtemberg fut taxé à deux millions deux cent mille livres, le pays de Dourlach à deux cent vingt mille, celui de Bade à trois cent trente mille, celui de Gmünd à cent cinquante mille, sans compter les viandes et farines. En somme, toute la région comprise entre le lac de Constance et le Mein, le Rhin et Nüremberg, soixante-dix lieues de long sur soixante de large, eut le même sort (Quincy, *Histoire militaire*, tome V, p. 301, 313, 317, 322 et 331 ; *Gazette*, p. 285, 296-297, 346, 358, etc.). La cour de Versailles finit par faire observer que, si les demandes étaient exorbitantes, on verrait, comme en 1693, les populations se retirer dans la montagne (*Mémoires militaires*, p. 209).

1. *L'Académie française* n'admettait pas ce vieux mot emprunté au latin ; mais nous le trouvons dans une des *Lettres de Ph. Fortin de la Hoguette* publiées par Tamizey de Larroque, p. 190. Littré l'avait relevé ici ; le grand dictionnaire dont la publication vient de se terminer n'a pas cru devoir en tenir compte.

2. Dans une lettre du 5 juin, arrivée le 8 (*Sourches*, p. 338), et qui a été donnée par le marquis de Vogüé dans l'Appendice du tome II de son édition des *Mémoires de Villars*, p. 363, le maréchal lui-même disait : « J'espère tirer des contributions d'une bonne partie de l'Empire. J'ose me flatter, Monsieur, que vous connoissez en moi, non seulement le zèle qui m'inspire mon devoir, mais aussi quelque ordre et œconomie. Le soldat, dont le libertinage me faisoit craindre la destruction inutile des riches pays dont nous sommes les maîtres, devient sage et me permet d'espérer que le Roi profitera de tout. Je commence par avoir l'honneur de vous dire que cette armée ne coûtera rien au Roi, et, si le prince Eugène s'est fait un honneur d'envoyer à l'Empereur deux millions du Milanois, qui nous a tant coûté, j'espère avoir de l'Empire dix fois plus de mérite que lui, et que M. le ministre de la guerre et M. le ministre des finances ne trouvera rien qui lui déplaise dans la présente lettre. » Au Roi lui-même il écrivait (p. 364) : « Je supplie très humblement Votre Majesté d'être bien persuadée que je me fais un honneur de ces contributions comme du gain d'une bataille. C'est, je crois, en gagner une que d'obliger un ennemi dont le pays n'est pas bien grand à payer deux millions

lui auroit été déshonoré d'une part, perdu de l'autre; cela ne fit pas le plus petit effet contre lui, sinon du public, dont il ne se mit guères en peine[1]. Ses râfles faites, il ne

deux cent mille livres. » Mme de Maintenon annonça cela, sur un ton approbatif, à la princesse des Ursins (recueil Bossange, tomes I, p. 137, 141, 170, 171, et IV, p. 88), et Chamillart s'exprimait en ces termes avec le duc de Vendôme, le 15 juillet (catalogue Charavay, n° 40785) : « M. le maréchal de Villars aime bien Madame sa femme, et un peu l'argent; je lui passerai le dernier de ces défauts pourvu qu'il en fasse venir beaucoup au Roi, comme il donne lieu de l'espérer. » — Quant à la seconde partie du propos rapporté par notre auteur, elle se retrouve dans une lettre publiée par l'éditeur de la *Campagne* de 1703, et c'est pour cela qu'Anquetil (éd. Michaud et Poujoulat, p. 164) a mis dans la bouche de Villars cette exposition du système de partage des contributions : « La première part servoit à payer l'armée, qui ne coûta rien au Roi cette année; avec la seconde, je retirai les billets de subsistance qu'on avoit donnés l'année dernière aux officiers faute d'argent, et j'en envoyai une grosse liasse au ministre des finances. Je destinai la troisième à *engraisser mon veau*. C'est ainsi que je l'écrivis au Roi, qui eut la bonté de me répondre qu'il approuvoit cette destination, et qu'il y auroit pourvu lui-même, si je l'avois oublié. On me manda aussi qu'un courtisan ayant dit au Roi : « Le maréchal de « Villars fait bien ses affaires ! » S. M. lui répondit : « Oui; mais il « fait bien aussi les miennes. » — C'est pourquoi aussi Mme de Maintenon écrivait à Madrid : « On dit qu'il est fou : mais je vous avoue, Madame, que je desirerois que le Roi eût plusieurs de ces fous-là. Notre armée d'Allemagne ne nous coûtera plus rien; c'est un grand soulagement. » — Ce qui est positif, c'est que, outre les embellissements, ou plutôt les modifications faites au Vaux de Foucquet, le maréchal y annexa en 1707, par contrat passé le 3 juillet avec les héritiers de Mme de Nemours, la terre de Blandy, dont il démantela le vieux château fort pour le réduire en ferme (A. Taillandier, *Histoire du château de Blandy*, p. 18 et 124-126); *Dangeau*, tome XII, p. 24).

1. Il y eut des épigrammes sur ces profits de la campagne de 1707 (Chansonnier, ms. Fr. 12694, p. 67-71; *Nouveau siècle*, tome III, p. 215, etc.), car on se souvenait encore que Turenne était mort dans la détresse lorsqu'il aurait pu se gorger aux dépens de l'Allemagne; mais, par la correspondance de Mme de Maintenon avec la princesse des Ursins qui vient d'être citée, et par celle du duc d'Orléans avec son abbé Dubois (*Seilhac*, tome I, p. 326-330), nous voyons à quel point le Roi et ses ministres étaient bien aises de bénéficier des procédés de Villars. Vendôme ne pensait pas de même : ci-après, p. 609.

songea plus qu'à se tirer du pays ennemi et à repasser le Rhin. Le duc d'Hanovre[1], en joignant l'armée impériale à la fin de septembre, qui s'étoit grossie[2], trouva tous ces pays dans le dernier désespoir[3]. Il essaya donc d'embarrasser Villars dans son retour, pour tâcher à l'écorner[4], et à lui faire rendre gorge[5]. Vivans, lieutenant général[6], se trouva campé près d'Offenbourg avec quinze escadrons; Mercy[7] prit par-derrière les montagnes avec trois mille chevaux, fit plus de trente lieues en quatre jours, et, par un grand brouillard, tomba à la pointe du jour sur Vivans, qui n'en avoit eu nul avis. Il monta à cheval, rassembla à peine huit cents chevaux, mit la petite rivière entre les ennemis

1. Ici, *Hannovre*. — 2. *Dangeau*, p. 467.

3. Villars avait gardé pour « la bonne bouche » Bade et Rastadt; a veuve du prince Louis adressa en vain à Mme de Maintenon la lettre de protestation citée ci-dessus, p. 179, note 1, et qu'on trouvera ci-après, aux Additions et corrections, p. 608.

4. Les lettres *co* surchargent un *a*. — Nous trouvons de même *écorner les ennemis*, dans *Sourches*, tome IX, p. 339, et *écorner des privilèges, un bien, une juridiction, une autorité*, dans le *Dictionnaire de l'Académie*, art. ESCORNER. Voyez notre tome XIII, p. 346, note 2.

5. A ce moment-là, on voit par le *Journal de Dangeau*, p. 461 et 467, que le maréchal ne songeait point à repasser en deçà du Rhin, mais bien à hiverner autour de Rastadt. Il manqua être surpris plusieurs fois entre Heidelberg et Mayence : *Gazette d'Amsterdam*, Extr. LXIII.

6. Le *Journal de Dangeau*, les *Mémoires de Sourches* et le *Mercure* parlent souvent des opérations de cet officier en 1707.

7. Claude-Florimond, comte de Mercy, petit-fils du général lorrain battu et tué à Nordlingue, était né aussi en Lorraine, en 1666, mais avait servi l'Empereur depuis 1682, d'abord en Hongrie, ensuite en Italie, et, ayant été pris à l'affaire de Crémone, puis rendu par échange, il avait amené son régiment de cuirassiers sur le Rhin et gagné le grade de général-feld-major en 1704, forcé en 1705 les lignes de Pfaffenhofen, ravitaillé Landau en 1706. Nous le verrons, en 1709, essuyer une notable défaite, étant alors général-feld-maréchal-lieutenant de la cavalerie. Il gagna ses autres grades, à partir de 1716, en Hongrie, puis en Sicile, finit par être, en 1723, général-feld-maréchal, et périt dans la guerre de 1734, auprès de Parme, le 29 juin. Sa notice est dans le *Moréri*. N'ayant pas d'héritier, il adopta le comte d'Argenteau, qui releva le nom de Mercy.

et lui, et fit ferme. Ils ne l'attaquèrent point, et se contentèrent de piller le camp, les chevaux et les bagages; et Vivans, avec ce qui l'avoit pu[1] rejoindre, s'alla[2] mettre sous Kehl[3]. Villars eut à bricoler[4] pour regagner le Rhin; à la fin, il y réussit sans mésaventure[5] : il le passa tranquillement, avec son armée et son immense butin, et, dès qu'il fut en deçà, ne songea plus qu'à terminer[6] la campagne en repos[7]. Ainsi finit une assez belle campagne[8], si le gain sordide et prodigieux du général ne l'avoit souillée, qui, à son retour, n'en fut pas moins bien reçu du Roi[9].

Ragotzi proclamé prince de Transylvanie.

Au commencement de l'été, Ragotzi[10] avoit été proclamé prince de Transylvanie, avoit[11] fait en cette qualité une magnifique entrée dans la capitale[12], et, bientôt après, l'Em-

1. L'*u* de *peu* surcharge une autre lettre.
2. Il a écrit, par mégarde : *salle*.
3. Ce récit est pris textuellement du *Journal de Dangeau*, p. 474, 477 et 488; comparez les *Mémoires de Sourches*, p. 407-411, et la *Gazette*, p. 478 et 489. L'affaire eut lieu en septembre. On la qualifia de camisade, parce que c'était un simple engagement de petits partis; en dehors du piquet, qui put emporter les timbales et les étendards, il ne se sauva que quelques cavaliers, en chemise et montés à poil. Il n'en est point parlé dans les *Mémoires de Villars*; mais elle est racontée dans le *Mercure* d'octobre, p. 360-367, et la *Gazette d'Amsterdam* se plut à donner les détails dans ses nos LXXIX et LXXXI.
4. Tome VI, p. 387.
5. *Dangeau*, tomes XI, p. 483, 484, 488, 492, et XII, p. 3.
6. *Terminer* est en interligne, au-dessus de *finir*, biffé.
7. L'ordre fut envoyé par Chamillart le 28 octobre.
8. Marlborough put se vanter du moins d'avoir empêché que l'armée du Rhin tentât de faire jonction avec celle du roi de Suède.
9. Le 17 novembre : *Dangeau*, tome XII, p. 4 et 11; *Sourches*, ome X, p. 427. Voyez la lettre de Fléchier datée du 4 décembre, dans ses *Œuvres*, tome X, p. 273.
10. Tome XI, p. 263-264. — 11. Avant cet auxiliaire, il a biffé *et*.
12. Il avait répondu, en 1705, aux offres de médiation des Hollandais, que jamais les Mécontents ne traiteraient qu'après une cession préalable de la Transylvanie en toute souveraineté; il en fut proclamé prince le 28 mars 1707, et, au mois de juin suivant, une diète prononça la déchéance de Joseph et résolut d'élire un roi de Hongrie : *Dangeau*, p. 298, 316 et 392; *Gazette*, p. 221, 280, 351 et 354; *Mercure* de

L'Empereur humilié par le roi de Suède, qui passe en Russie.

pereur essuya un autre grand dégoût. L'envoyé de Suède[1], dans la brillante posture où nous avons vu naguères le roi son maître en Saxe[2], demandoit avec hauteur la restitution de quantité d'églises de Silésie que l'Empereur avoit ôtées aux protestants[3], et un grand nombre de Moscovites qui s'y étoient sauvés, qu'on avoit envoyés vers le Rhin pour les dépayser[4]. Des demandes si nouvelles à la hauteur de la cour de Vienne éprouvèrent force lenteurs. L'envoyé de Suède parloit avec audace : on chercha à le mortifier, on lui fit des chicanes sur l'audience des Archiduchesses, et le comte de Zabor[5], grand chambellan[6] de l'Empereur, lui refusa le salut dans l'antichambre de ce prince. L'envoyé se plaignit de l'insulte; la réponse fut que le respect du lieu défendoit d'y en rendre à personne. Le roi de Suède ne tâta[7] point de ce subterfuge; il éclata, et il ordonna à son envoyé de partir sans prendre congé, s'il ne recevoit la satisfaction qu'il avoit prescrite. La cour de Vienne, alors, craignit qu'il ne se jetât ouvertement à la France, et

juillet, p. 370-376, etc. Voyez, pour cette année, les *Mémoires* de Lamberty, tome IV, p. 488-493, et l'*Histoire militaire* de Quincy, tome V, p. 331-338. — La Transylvanie, évacuée par Rabutin et les Impériaux, avait alors pour capitale Klausenbourg.

1. Le baron Henning de Stralenheim (1670-1731), qui représentait la Suède à Vienne depuis 1699. Il a une notice dans le *Biographiskt lexikon öfver Svenska Män*, tome XVI (1849), p. 88-90.

2. Tome XIV, p. 107-112. Charles XII n'évacua la Saxe que le 1er septembre, pour se porter en Silésie : *Dangeau*, p. 449, 463, 467, 481 et 485.

3. Restitution conforme au traité d'Altranstädt.

4. *Dangeau*, p. 377-378 et 391 ; *Sourches*, p. 333 et 339; *Gazette*, p. 171-172, 244-245, 250, 257, 362 et 398 ; Lamberty, *Mémoires*, tome IV, p. 469-471. Il s'agit de quinze cents hommes qui s'étaient retirés de la Saxe jusqu'au haut Rhin lors de l'entrée des Suédois, et que l'Empereur cherchait à faire passer sains et saufs, par peur du Czar.

5. Marc-Adam, comte de Zobor, et non *Zabor*, comme ci-après.

7. Emploi de *tâter* à signaler, au sens de goûter, plutôt que d' « essayer de quelque chose, connoître par expérience ce que c'est », que donnait l'*Académie*, et qu'elle donne encore.

6. Simple chambellan, comme le dit Dangeau, p. 378.

céda[1]. Tout cela fut long à terminer[2]; mais, à la fin, l'envoyé eut l'audience contestée en la manière qu'il l'avoit prétendue, la restitution des Moscovites et des églises de Silésie accordée[3], et le comte de Zabor destitué, arrêté, et envoyé en Saxe, au roi de Suède, sans stipulation, pour faire de lui tout ce qu'il lui plairoit[4]. Il tint le comte[5] dans une rude prison, et le renvoya après à Vienne, lui faisant fort valoir, et plus encore à l'Empereur, de lui avoir fait grâce de la vie et de la liberté. En arrivant à Vienne, sa charge, qui n'avoit pas été remplie, lui fut rendue[6]; mais, s'étant trouvé quelque[7] temps après en même lieu que cet envoyé de Suède, qui s'appeloit le baron de Stralenheim[8],

1. *Dangeau*, p. 460. Dangeau donne beaucoup moins de détails que nous n'en avons ici. Il faut comparer la *Gazette*, p. 174 à 613, *passim*, les gazettes de Hollande, le *Theatrum Europæum* de 1707, p. 79 et suivantes, et les *Mémoires* de Lamberty, tome IV, p. 470 et suivantes. La version de ce dernier recueil est toute différente de la nôtre et aussi de celle que Voltaire a donnée dans le livre III de son *Histoire de Charles XII*.

2. L'émoi fut tel à Vienne, qu'on parla d'invoquer l'arbitrage de la reine Anne.

3. *Dangeau*, p. 460, 11 septembre : « L'Empereur a accordé au roi de Suède le rétablissement des églises protestantes dans toute la Silésie, et plusieurs autres choses concernant la religion, suivant es traités de Westphalie. Il espère que cela apaisera le roi de Suède, qui ne laisse pas de faire marcher en ce pays-là un gros corps de troupes, qui y subsisteront aux dépens du pays; il veut, dit-il, avoir l'exécution des promesses de l'Empereur. » Le texte de la convention passée à la fin d'août est dans le recueil de Lamberty, tome IV, p. 473-482; mais l'exécution entraîna encore bien des longueurs et des discussions (*Gazette*, p. 411, 412, 424, 425, 447, 472, 592 et 613). Stralenheim n'en termina la négociation laborieuse qu'au commencement de 1709.

4. De crainte d'une rupture complète avec Charles XII, il fallut condamner le chambellan, après enquête, à la dégradation et à six ans de prison, et l'envoyer à ce roi, qui le fit emprisonner à Stettin (*Dangeau*, p. 441; *Gazette d'Amsterdam*, n°s LVI-LXI.)

5. L'initiale de *comte* est une majuscule corrigée en minuscule.

6. *Dangeau*, tome XII, p. 11; *Gazette*, p. 544; *Gazette d'Amsterdam*, n°s LXXXIX et XC.

7. Il a écrit : *quelques*, au pluriel. — 8. Ci-dessus, p. 185, note 1.

c'est-à-dire à Breslau[1], où Zabor l'alla chercher[2], Zabor lui demanda raison de ce qu'il avoit souffert à cette occasion, et de ne l'avoir pu avoir du soufflet qu'il avoit reçu de lui. Ils se battirent; mais on a prétendu que, sans avoir rien dit, ni demandé aucune raison, Zabor assassina Stralenheim, qui étoit là en fonction pour les affaires du roi de Suède son maître[3]. Pour la restitution des Moscovites et celle des églises de Silésie, qui avoit si longtemps traîné, le roi de Suède partit pour la Pologne[4], et, tout de suite,

1. Cette capitale de la Silésie, qui ne devait être cédée à la Prusse, par la maison d'Autriche, qu'en 1742, était occupée par les Suédois depuis le commencement de 1705 (*Dangeau*, tome X, p. 257). C'est là que se poursuivaient les négociations pour les protestants du pays.

2. Cette incise, depuis *qui s'appelloit*, a été ajoutée en interligne, sans doute d'après le passage de Dangeau qui va être cité.

3. Tout ce qui précède, depuis *et de ne l'avoir*, est également ajouté dans l'interligne et sur la marge, au-dessus d'*ils se battirent et le Suédois le tua*, biffé. — Voici comment Dangeau a enregistré cette nouvelle à la date du 23 décembre (tome XII, p. 35) : « M. de Cronström, envoyé de Suède, qui est ici, a eu nouvelle que le comte de Zobor, chambellan de l'Empereur, et qui étoit rentré dans ses charges depuis que le roi de Suède l'avoit renvoyé après lui avoir pardonné, conservant un profond ressentiment du soufflet qu'il avoit reçu du baron de Stralenheim, envoyé de Suède à Vienne, et de tous les malheurs qu'il avoit essuyés depuis, est allé à Breslau, où le baron de Stralenheim étoit pour les affaires du roi de Suède, et l'a assassiné. On ne doute pas que le roi de Suède ne porte son indignation fort loin. » Rien dans les *Mémoires de Sourches*, ni dans notre *Gazette*, ni dans la *Gazette d'Amsterdam*, ne confirme le bruit recueilli par Dangeau. On voit seulement dans cette gazette étrangère que Zobor fut encore mis aux arrêts pour violences envers le comte de Kinsky, qui avait présenté un mémoire tendant à ce que les calvinistes de Silésie fussent traités ainsi que les luthériens; mais il avait uniquement promis à Charles XII de ne rien tenter contre Stralenheim tant que celui-ci serait son agent diplomatique, et, en 1710, le baron ayant quitté cette fonction pour le gouvernement de Deux-Ponts, son ancien adversaire remua ciel et terre en vue d'obtenir une réparation par les armes, ainsi que Zobor l'a raconté lui-même en un très long mémoire que Lamberty a reproduit dans son tome VI, p. 751-774.

4. *La P* surcharge *sa*.

pour sa malheureuse expédition de Moscovie, avant qu'elle fût exécutée; et, dès qu'il fut hors de Saxe, l'Empereur ne le craignit plus, et les restitutions ne furent jamais faites. Tout de suite Rabutin[1] rentra en Transylvanie, fit lever aux Mécontents le blocus de Deva[2], et l'Empereur, profitant de ce succès, fit faire à Ragotzi de nouvelles propositions d'accommodement par les ministres d'Hollande et d'Angleterre; mais le nouveau prince de Transylvanie répondit que les Hongrois avoient déclaré leur trône vacant, et qu'il ne pouvoit plus traiter avec l'Empereur[3]. Ce prince, en ce même temps[4], rendit ses bonnes grâces [Add. S^tS. 756] au prince de Salm[5], qui s'étoit retiré mécontent, et qui avoit été[6] gouverneur du roi des Romains et fait son mariage avec la princesse d'Hanovre[7], dont la mère étoit sœur de Madame la Princesse et de sa défunte femme[8]. Il étoit très bien avec eux; une intrigue de cour l'avoit déposté[9]. L'Empereur lui rendit la présidence du Conseil et sa charge de grand maître de la cour du roi des Romains[10].

1. Ce général (tome XIII, p. 31-33), fait membre du conseil privé au commencement de l'année, devait être créé aussi prince de Transylvanie.

2. Bourg, avec château fort, au S. de Klausenbourg, sur la Maros.

3. Ceci est la transcription de l'article de Dangeau en date du 30 novembre (tome XII, p. 21-22); comparez la *Gazette*, p. 544, 557, 569-571, et le recueil de Lamberty, tome IV, p. 488-493.

4. Les deux nouvelles sont à la suite l'une de l'autre dans le *Journal de Dangeau*, tome XII, p. 21.

5. Charles-Théodore-Othon : tomes I, p. 112, et VI, p. 186.

6. Avant *esté*, il a biffé un premier *esté*, dont l'initiale surchargeait *f[ait]*.

7. Ici encore, *Hannovre*.

8. C'est ce qui a été raconté incidemment au début des *Mémoires*.

9. Sa démission momentanée fut tout autant due à un besoin naturel de retraite qu'aux intrigues de cour : *Dangeau*, tome XI, p. 482; *Gazette*, p. 472; *Gazette d'Amsterdam*, n° LXXVIII; *Moréri*, tome IX, 2e partie, p. 99. Le prince était, au sentiment de Villars en 1688, un homme plein de qualités et de vertus (*Mémoires*, tome I, p. 438).

10. « On mande de Vienne que le prince de Salm est raccommodé avec l'Empereur, qu'il est rentré dans ses charges et dans la place de

Expéditions heureuses à la mer.

Fourbin[1] se signala à la mer cette année[2]. Avec des vaisseaux plus foibles que les quatre anglois de soixante-dix pièces de canon qui convoyoient une flotte de dix-huit vaisseaux chargés de munitions de guerre et de bouche, qu'il trouva sur les côtes d'Angleterre comme il sortoit de Dunkerque, il prit deux vaisseaux de guerre, qu'il amena à Dunkerque avec[3] les dix-huit vaisseaux marchands, après quatre heures[4] de combat, et mit le feu à un des deux autres vaisseaux de guerre[5]. Trois mois après[6],

chef du Conseil » (*Dangeau*, 30 novembre). La *Gazette* reçut cette nouvelle de Vienne, datée du 12 novembre, et l'enregistra purement, p. 568. Il faut remarquer que le roi des Romains dont parle ici notre auteur était empereur depuis 1702. Son grand maître finira par le quitter quinze mois avant de mourir.

1. Claude, chevalier puis comte de Forbin (notre auteur conserve la vieille forme du nom), né à Gardanne, en Provence, le 6 août 1656, mort à Saint-Marcel, près Marseille, le 4 mars 1733, était entré à douze ans dans la marine et avait été fait capitaine de vaisseau à trente-trois, le 19 juin 1689, après avoir suivi l'ambassade de Siam, avoir fait fonction de grand amiral de ce royaume, et avoir partagé ensuite les exploits héroïques de Jean Bart.

2. Dans la campagne de 1702, il a ravagé ou terrorisé tout le littoral de l'Adriatique, et, dans celle de 1706, il a remporté un grand succès au Texel. Celle de 1707, qui va être racontée, puis l'expédition d'Écosse en 1708, ci-après, p. 413-431, seront ses derniers emplois, et il se retirera en 1710, chef d'escadre depuis mai 1707, mais mécontent des ministres. C'est l'auteur de mémoires intéressants qui parurent pour la première fois en 1730, avant qu'il ne mourût.

3. Après *avec*, il a écrit, par mégarde, un *et*. — 4. *4 h.* surcharge *un*.

5. Le récit de cette première victoire, qui datait du 13 mai, est pris à Dangeau, p. 368-369; comparez les *Mémoires de Sourches*, p. 318-320, la *Gazette*, p. 239-240, le *Mercure* de juin, p. 214-218, la *Gazette d'Amsterdam*, n°s XLI et XLII, le registre B⁴ 32 des archives de la marine, qui viennent d'être apportées au palais des Archives nationales, les *Mémoires* mêmes *de Forbin*, éd. Michaud et Poujoulat, p. 584-585, et l'*Histoire militaire* de Quincy, tome V, p. 459-461.

6. En juillet et août : *Dangeau*, p. 452 et 464; *Sourches*, p. 389-390; *Gazette*, p. 420, 431, 444, 454-455, 480 et 491-492; archives de la marine, B⁴ 32, fol. 72-88; *Mercure* de septembre, p. 363 et 405-407; *Mémoires de Forbin*, p. 586-593; *Histoire militaire*, p. 462 et suivantes.

il prit, à l'embouchure de la Dwine[1], dix-sept vaisseaux marchands hollandois richement chargés pour la Moscovie. Il en prit ou coula à fonds plus de cinquante pendant cette campagne[2]. Depuis ce calcul[3], il prit encore trois gros vaisseaux de guerre anglois, qu'il amena à Brest, coula à fonds un autre de cent pièces de canon, de cinq qu'ils étoient à convoyer une flotte marchande[4] en Portugal, sur laquelle il lâcha nos armateurs, qui y firent bien leurs affaires et celles de M. le comte de Toulouse[5]. Les Anglois de la Nouvelle-Angleterre et de la Nouvelle-York[6] ne furent pas plus heureux à l'Acadie[7] : ils atta-

1. La Dwina, qui se jette dans la mer Blanche à Arkhangel. Cette expédition mit les vaisseaux français en rapport avec la Laponie russe, où ils trouvèrent un grand respect pour Louis XIV.

2. A la fin de septembre (*Dangeau*, p. 476; Marine, B4 32, fol. 75), on comptait cinquante-trois bâtiments marchands et deux vaisseaux de soixante-dix canons pris ou coulés, mais ne faisant pas un total de plus de deux millions de butin; le *Moréri* porte cependant ce dernier chiffre à six ou sept.

3. *Dangeau*, tomes XI, p. 495 et 497, et XII, p. 1 et 6; *Sourches*, p. 408 et 420-421; *Gazette*, p. 528; *Histoire militaire*, p. 467-471.

4. *Marchade*, mal écrit, dans le manuscrit.

5. Le comte de Toulouse, comme notre auteur l'a déjà dit, avait droit à une part des prises. Ce qui eût pu être ajouté ici, c'est que Duguay-Trouin s'associa avec Forbin pour cette seconde partie de la campagne de 1707 : voyez la *Gazette*, p. 528, le *Mercure* de novembre-décembre, p. 241-273, les *Mémoires de Forbin*, p. 46-47, et le registre de la Marine B4 32, fol. 146 et suivants.

6. On appelait Nouvelle-Angleterre les régions de l'Amérique du Nord comprises entre le Canada, les Nouveaux-Pays-Bas et la mer Septentrionale, avec Boston comme capitale. Ce sont aujourd'hui, dans la Confédération américaine, les États de Massachusetts, de Connecticut, du Maine, etc. La Nouvelle-York, primitivement Nouveaux-Pays-Bas, était le pays qui limitait au S. et à l'O. la Nouvelle-Angleterre, et qui, conquis par les Anglais en 1666, avait New-York pour ville principale.

7. L'Acadie, aujourd'hui Nouvelle-Écosse et Nouveau-Brunswick, était la presqu'île bornée par le fleuve Saint-Laurent au N. et à l'O., par l'océan Atlantique au S. et à l'E. Samuel Champlain y avait établi une colonie française en 1603 et avait bâti Port-Royal, tombé aux mains des Anglais en 1690. Rameau de Saint-Père en a publié une

quèrent notre colonie douze jours durant, sans succès, et furent obligés à se retirer avec beaucoup de perte[1]. L'année marine[2] finit par une tempête terrible sur les côtes d'Hollande, qui fit périr beaucoup de vaisseaux au Texel[3], et submergea beaucoup de pays et de villages[4]. La France eut aussi sa part du fléau des eaux[5] : la Loire se déborda[6] d'une manière jusqu'alors inouïe, rompit les levées, inonda et ensabla beaucoup[7] de pays, entraîna des villages, noya beaucoup de monde et une infinité de bétail, et fit pour plus de huit millions de dommages[8]. C'est une obligation de plus qu'on eut à M. de la Feuillade, qui, du plus au moins, s'est perpétuée depuis[9]. La nature, plus sage que

Tempête fatale en Hollande.

Ravages de la Loire, et leur cause. [*Add. St-S. 757*]

histoire. La réunion de l'Acadie au domaine royal avait été prononcée par un arrêt du 20 mars 1703 (Arch. nat., E 1923), quoique les colons français fussent réduits à quelques centaines. Depuis, leurs descendants se sont multipliés extraordinairement, et les deux États font partie du Dominion canadien.

1. C'est la reproduction textuelle de l'article de Dangeau, p. 450. Comparez la *Gazette*, p. 395-396, et le *Mercure* de février 1708, p. 111-135. L'attaque des Anglais avait duré du 6 au 17 juin.

2. Considérée au point de vue des affaires de mer.

3. Ile, avec un très bon port, au N. de la Hollande, près du Zuyderzée. C'est là que, le 21 août 1673, la flotte hollandaise avait été battue par les escadres combinées de France et d'Angleterre.

4. *Dangeau*, tomes XI, p. 486-487, et XII, p. 33. Cette nouvelle fut apportée par la *Gazette d'Amsterdam* du 14 octobre, n° LXXXII, et reproduite par notre *Gazette* le 22, p. 504; mais les premiers bruits avaient été fort exagérés.

5. *Dangeau*, p. 483 et 485; *Sourches*, p. 413 et 414; *Gazette d'Amsterdam*, n° LXXXVII; *Lettres de Mme de Maintenon à la princesse des Ursins*, tome I, p. 186.

6. On employait également *déborder* et *se déborder*.

7. L'initiale de *beaucoup* surcharge une *f*.

8. Ce débordement de la Loire est attribué par tous les écrivains spéciaux ou locaux, comme Champion, C. Bloch, Audouin, Grandmaison, Chalmel, à l'endiguement fait selon le système hollandais. Voyez, en dernier lieu, un article de M. Émile Auzou, dans la *Revue des Deux Mondes*, 1er décembre 1897, p. 643-644 et 653. L'histoire cite des débordements antérieurs, notamment en 1608, 1633, 1650, 1689, et la Fontaine en a parlé dans son voyage de 1663 en Limousin.

9. Aussi notre auteur y reviendra-t-il encore plusieurs fois.

les hommes, ou, pour parler plus juste, son Auteur, avoit posé des rochers au-dessous de Roanne, dans la Loire, qui en empêchoient la navigation jusqu'à ce lieu, qui est le principal du duché de M. de la Feuillade[1]. Son père, tenté du profit de cette navigation[2], les avoit voulu faire sauter. Orléans, Blois, Tours, en un mot tout ce qui est sur le cours de la Loire[3], s'y opposa. Ils représentèrent[4] le danger des inondations : ils furent écoutés, et, quoique M. de la Feuillade alors fût un favori, et fort bien avec M. Colbert, il fut réglé qu'il ne seroit rien innové, et qu'on ne toucheroit point à ces rochers[5]. Son fils, par Chamillart son beau-père, eut plus de crédit[6] : sans écouter personne,

1. Voyez notre tome III, p. 318, note 1, et les notices du duché de ROUANNEZ dans le tome VI des *Écrits inédits*, p. 363-397, et dans le tome VII, p. 187. Le gros bourg de Roanne, situé à l'endroit où le fleuve commence à être navigable, était l'entrepôt des marchandises venant de Lyon. Le rocher le plus considérable, à une lieue du bourg, s'appelait le Saut-de-Pinet.

2. Le maréchal s'était activement occupé de mettre son duché en valeur, et, notamment, d'ouvrir des voies de transport : ainsi, en mars 1673, il avait obtenu une concession de coches sur la Loire (Arch. nat., X1A 8674, fol. 147 v°).

3. La belle terrasse de Châteauneuf-sur-Loire, résidence des la Vrillière (tome VII, p. 143), fut emportée par l'inondation de 1707.

4. Ce verbe est en interligne, au-dessus d'*opposerent*, biffé.

5. Le tome IV des *Lettres, instructions et mémoires de Colbert*, publiés par P. Clément, comprend nombre de pièces relatives aux efforts que fit le ministre, surtout dans ses dernières années, pour améliorer la navigation de la Loire, construire des ponts, entretenir les turcies et levées; mais il n'y paraît aucune trace d'opposition déclarée des villes du cours inférieur du fleuve.

6. Le fils obtint facilement de son beau-père un monopole pour l'exploitation des mines de cuivre, de plomb et de tous autres métaux dans les provinces du centre qui avoisinaient son duché, c'est-à-dire l'Auvergne, le Forez, la Marche, le Limousin (privilège du 15 mai 1703 : Arch. nat.. X1A 8697, fol. 167; arrêt du 10 mars 1705 : E 1932, fol. 100); il céda à son beau-frère l'exploitation d'un autre privilège pour les mines de cuivre, qu'il avait eu dans une année précédente (acte du 7 juillet 1703 : Y 276, fol. 259 v°). On peut considérer aussi comme obtenue par son crédit la concession de la navigation

il y fut procédé par voie de fait; on fit sauter les rochers, et on rendit la navigation libre en faveur de M. de la Feuillade. Les inondations qu'ils arrêtoient se sont débordées depuis avec une perte immense pour le Roi et pour les particuliers [1]. La cause en a été bien reconnue après; mais elle s'est trouvée irréparable.

Expédition du duc de Savoie en Provence et à Toulon

Le [2] peu d'effort que les ennemis avoient fait en Flandres et en Allemagne [3] avoit une cause qui commença d'être aperçue vers la mi-juillet [4]. Le prince Eugène, qui avoit eu la gloire de nous chasser totalement d'Italie, y étoit demeuré [5], et entra dans le comté de Nice [6]. Sailly, lieutenant général [7], qui y commandoit quelques troupes, se retira en deçà du Var, qui sépare la Provence de ce comté, et qui se trouva lors débordé, et Parat [8], maréchal de camp,

de Roanne à Saint-Rambert à un sieur Pierre de la Gardette, 14 juillet 1702 (X^{1A} 8697, fol. 200).

1. Chaque année, de nouvelles inondations désastreuses se reproduiront, et notre auteur continuera à les attribuer à la même cause; nous verrons, en effet, que celle de 1711 serait venue de la rupture des digues naturelles de rochers entre Saint-Rambert et Roanne. Celle de 1710 emportera le fameux pont de Moulins, comme il sera raconté incidemment dans le prochain volume.

2. Ici, l'écriture change. — 3. Ci-dessus, p. 177.

4. Ou plutôt la fin de juin : *Gazette d'Amsterdam*, nos LVI et LVII.

5. Comme gouverneur général du Milanais : tome XIV, p. 89, 90 et 116.

6. Nous avons vu le maréchal de Berwick faire cette conquête en 1706. Le retour offensif avait été prédit par Chamlay, auteur d'un plan de défense (Guerre, vol. 2039; *Mémoires militaires*, tome VII, p. 341).

7. Les mots *lt gl* ont été ajoutés en interligne. — Aymard-Louis, marquis de Sailly, né le 27 décembre 1655, fut d'abord page du Roi (1672), puis capitaine au régiment des dragons de la Reine (1688), et devint brigadier en 1691, maréchal de camp en 1696. Il est lieutenant général d'octobre 1704, et sert en Provence depuis le commencement de la présente campagne. On lui donnera en 1722 le gouvernement de Saint-Venant, et il mourra le 11 décembre 1725.

8. Martin Paratte, et non *Parat*, avait servi longtemps dans le régiment de Vivonne, et, parvenu en 1691 au grade de lieutenant-colonel, il avait contribué, la même année, à la première conquête du comté de Nice. Nommé brigadier en 1696, il fut envoyé en 1703 et 1704 contre les Fanatiques des Cévennes, eut en récompense le grade de

qui avoit commandé l'hiver à Nice, se retira à Antibes. Le duc de Savoie entra dans Nice n'ayant encore que six ou sept mille hommes de ses troupes avec lui, et la flotte ennemie, de quarante vaisseaux de guerre, commença à y débarquer de l'artillerie[1]. Alors le duc de Marlborough ne cacha plus la cause de son inaction[2] : il s'expliqua de l'entreprise comme immanquable et devant entraîner les plus grandes suites, et qu'il attendroit, pour agir offensivement, que l'entreprise sur Toulon eût réussi[3]. Ce projet n'étoit pas conçu depuis peu par M. de Savoie : il l'avoit formé lors de la guerre précédente qui fut terminée à Ryswyk; il dit aux principaux de la flotte, qui l'allèrent saluer à Nice, qu'il étoit bien aise de les voir, mais qu'il y avoit quatorze ans qu'il les avoit attendus au même lieu[4]. Il

maréchal de camp, avec le commandement du comté de Nice, et y resta jusqu'au 14 juillet 1707. On l'envoya ensuite à l'armée de Dauphiné. Il mourut en novembre 1723.

1. *Dangeau*, tome XI, p. 411, 413 et 416-417; *Sourches*, tome X, p. 356, 358-360 et 362.

2. Ci-dessus, p. 176-177. — 3. *Dangeau*, p. 406-408 et 417.

4. Ce discours, qu'on retrouve mentionné chez bien des contemporains, notamment dans une lettre de Dubois au duc d'Orléans (*Seilhac*, tome I, p. 346), est rapporté par Dangeau, p. 418, et par l'auteur des *Mémoires de Sourches*, p. 360. L'annotateur de ceux-ci a ajouté : « Cela marquoit combien il y avoit de temps qu'il méditoit des entreprises sur la France, et même dans le temps qu'il y paroissoit le plus ami. » La *Gazette d'Amsterdam* rappela, au même propos (n° LXI), que Victor-Amédée avait effectivement pénétré dans le Royaume en 1693; mais c'était en Dauphiné : voyez notre tome I, p. 276. Selon une assertion vraisemblable des *Mémoires de Saint-Hilaire* (tome IV, p. 52), que confirment d'ailleurs les mouvements signalés soit dans le Languedoc, soit parmi les chefs des Fanatiques réfugiés à l'étranger, Victor-Amédée avait espéré provoquer un soulèvement général de cette province. En entrant en Provence, il fit publier qu'il venait « pour délivrer les habitants de l'oppression qu'ils souffraient par les impôts, et non pour leur faire aucun mal. » En effet, il tâcha que la discipline la plus sévère fût observée par ses troupes (*Gazette d'Amsterdam*, n° LXII et Extr. LXIV). « Le duc de Savoie, disent les *Mémoires de Sourches* (p. 363-364), traitoit les peuples avec toute la douceur imaginable, leur promettant toutes sortes de franchises pendant dix ans,

arriva le 18 à Fréjus[1]. L'évêque qui nous gouverne aujourd'hui si fort en plein et sans voile[2], sous le nom de cardinal Fleury[3], le reçut dans sa maison épiscopale, comme il ne pouvoit s'en empêcher[4]. Il en fut comblé d'honneurs et de caresses, et l'enivra[5] si parfaitement par ses civilités, que le pauvre homme, également fait pour tromper [et] pour[6] être trompé, prit ses habits pontificaux, présenta l'eau bénite et l'encens, à la porte de sa cathédrale, à M. de Savoie, et y entonna le *Te Deum* pour l'occupation de Fréjus. Il y jouit quelques jours des caresses moqueuses de la reconnoissance de ce prince pour une action tellement contraire à son devoir et à son serment, qu'il n'auroit osé l'exiger. Le Roi en fut dans une telle colère, que Torcy, ami intime du prélat[7], eut toutes les peines imaginables à le[8] détourner d'éclater. Fréjus, qui le sut, et qui, après coup, sentit sa faute et quelle peine il auroit d'en revenir auprès du Roi, trouva fort mauvais que Torcy

Conduite de l'évêque de Fréjus avec le duc de Savoie; disgression curieuse* sur ce prélat devenu cardinal et maître du Royaume. [*Add. S*^t*S*. 758]

et ne leur demandant que des fourrages et du pain; d'ailleurs, il étoit fort à craindre que cela ne donnât lieu aux Fanatiques de remuer, et il y en avoit déjà qui levoient la tête. »

1. *Dangeau*, p. 420; *Sourches*, p. 362-363.
2. *Et sans voile* a été ajouté en interligne.
3. Comparez ce qui a été dit déjà, en passant, dans nos tomes VI, p. 52 et 321, XI, p. 140 et 428, et XII, p. 195.
4. Dangeau rapporte seulement (p. 420) que le duc de Savoie, devant arriver à Fréjus le 18 juillet, ordonna d'y préparer cent mille rations de pain. C'est là-dessus que notre auteur a fait l'Addition placée ici, et dont il a reproduit ensuite le contexte dans la notice spéciale du cardinal (notre tome VI, p. 516). On ne trouve rien de plus ni dans les *Mémoires de Sourches*, p. 360-362, ni dans la première relation de la *Gazette d'Amsterdam*, n° LXI; mais nous donnerons à l'appendice V la rectification authentique de faits qui, sans doute, ont été exagérés ici en haine du cardinal.
5. Avant ce verbe, il faut sous-entendre, comme sujet, *M. de Savoie*.
6. L'abréviation *p*^r surcharge un *et*, qui fait ainsi défaut.
7. On a vu dans notre tome VI, p. 49, l'origine, vraie ou non, de cette intimité.
8. *A* surcharge *de*, et *le* est en interligne, au-dessus de *l'en*, biffé.

* *Curieuse* a été ajouté en interligne.

ne la lui eût pas cachée, comme s'il eût été possible qu'une démarche si étrange et si publique, et dont M. de Savoie s'applaudissoit, ne fût pas revenue de mille endroits; et ce que Fréjus pardonna le moins au ministre fut la franchise avec laquelle il lui en parla, comme si il eût pu s'en dispenser et comme ami, et comme tenant la place qu'il occupoit. L'évêque, flatté au dernier point des traitements personnels de M. de Savoie, le cultiva toujours depuis, et ce prince, par[1] qui les choses les plus apparemment inutiles ne laissoient pas d'être ramassées[2], répondit toujours de manière à flatter la sottise d'un évêque frontière[3] duquel il pouvoit peut-être espérer de tirer quelque parti dans une autre occasion[4]. Tout cela entre eux se passa toujours fort en secret, mais dévoua l'évêque au prince. Tout cela, joint à l'éloignement du Roi marqué pour lui, et à la peine extrême qu'il avoit montrée à le faire évêque[5], n'étoit pas[6] le chemin pour être choisi par lui pour précepteur de son successeur[7]. Devenu premier ministre au point d'autorité sans partage avec laquelle il règne seul et en chef publiquement depuis seize[8] ans, il n'oublia ni sa rancune

1. *Par* est en interligne, au-dessus d'*à*, biffé.

2. Après *ramassées*, il a biffé *par luy*.

3. Un évêque de diocèse frontière. *L'Académie* admettait cet adjectif.

4. Ce prince, dont notre auteur a déjà dit (tome III, p. 155) qu'il « n'ignoroit rien, jusque des moindres choses de l'Europe, » et que Louville qualifiait tout à la fois d'esprit plus complet qu'aucun autre et de franc filou (tome X, p. 440), passait avec raison pour le plus grand politique de l'Europe.

5. On a vu dans notre tome VI, p. 50-51, comment le cardinal de Noailles « arracha » cette nomination « à la sueur de son front et de toute la force de ses bras. »

6. *Pas* est ajouté en interligne.

7. Notre auteur racontera en 1715 comment ce choix fut fait grâce à Mme de Maintenon et malgré le P. le Tellier. Il faut comparer la notice anonyme sur Fleury que les éditeurs des *Mémoires de Luynes* ont donnée en appendice à l'année 1743, et que nous avons reproduite dans l'Appendice de notre tome VI, p. 516-517.

8. *18* corrigé en *16;* on lirait aussi bien l'un que l'autre. Le second

contre Torcy, à qui il l'avoit si soigneusement cachée depuis ses premières plaintes, ni son attachement à M. de Savoie. Dès auparavant, il lui rendoit un compte assidu de tout ce qui regardoit l'éducation du Roi : il me l'a dit à moi-même en s'écriant que c'étoit un devoir, que M. de Savoie étoit son grand-père, qu'il n'avoit de parents que lui. Premier ministre, il le consulta sur les affaires, il s'ouvrit de tout avec lui pendant deux ans : il me le fit entendre encore, mais sans s'en expliquer aussi nettement qu'il avoit fait sur l'éducation. « C'est son grand-père, me dit-il encore ; le Roi est tout jeune, on est en paix, M. de Savoie est le plus habile prince de l'Europe, il est mon ami intime, il m'a voulu faire précepteur de son fils[1], j'ai sa confiance depuis longtemps, il ne peut[2] que prendre grand intérêt au Roi ; qui pourrois-je consulter plus utilement et plus raisonnablement en Europe ? » A la fin pourtant, il s'aperçut que c'étoit M. de Savoie qui avoit sa confiance, mais qu'il n'avoit pas la sienne, qu'il en abusoit, et qu'il le trompoit cruellement[3]. L'amour-propre fut longtemps à se convaincre ; mais, à la fin, il le fut, et vit tout d'un coup d'œil le précipice qu'il s'étoit creusé. Il se tut, pour ne pas faire éclater une si lourde duperie ; mais il rompit, et ne lui pardonna jamais. Il le lui rendit bien à son emprisonnement par son fils[4] : jamais il ne souffrit

nombre indique que notre auteur a écrit ceci en 1742, puisque l'avènement de Monsieur de Fréjus au pouvoir datait de juin 1726.

1. Nous avons déjà vu (tome VIII, p. 89-90) que M. de Savoie avait mis Duguet en réquisition pour aider à l'éducation de son premier fils.

2. Par mégarde, il a écrit : *peu*.

3. Ce n'est pas avec Victor-Amédée, mais avec son fils et successeur, que Fleury et Chauvelin conclurent en 1733 une alliance contre l'Autriche, en vue d'assurer l'indépendance d'un royaume de Lombardie moyennant cession de la Savoie à la France. Cette négociation diplomatique a été l'objet d'une étude de le Dran, qui est conservée au Dépôt des affaires étrangères, dans la série *Mémoires et documents d'Espagne*, vol. 18.

4. Lorsque, ayant abdiqué le 3 septembre 1730 en faveur de son fils le prince Charles-Emmanuel, qu'on vient de nommer, puis ayant

que le Roi fît la[1] moindre démarche, le moindre office même, pour ce grand-père, pour ce parent unique; il ne put dissimuler sa joie de se voir vengé. Ce n'est pas[2] ici le lieu de dire comment il fit de même le tour de l'Europe, et comment, ni jusqu'à quel point l'Angleterre très longtemps, l'Empereur[3] ensuite, M. de Lorraine[4], enfin la Hollande, ont, utilement pour eux[5], entretenu sa plus aveugle confiance et cruellement abusé de sa crédulité[6]; j'en rapporterai[7] seulement ici quelques traits, parce que ces temps dépassent celui où je me suis proposé de me taire[8], et qu'ils sont trop curieux pour les omettre, puisqu'ils peuvent trouver place si naturellement ici. Il faut se souvenir de la fameuse aventure qui pensa culbuter Monsieur de Fréjus[9]. Il étoit toujours présent au travail particulier de Monsieur le Duc, qu'il avoit fait premier ministre à la mort de M. le duc d'Orléans pour lui en donner l'écorce et en retenir la réalité pour soi. Monsieur le Duc, poussé par sa[10] fameuse maîtresse Mme de Prye[11], voulut le déposter, et travailler

voulu reprendre le pouvoir, le duc se vit arrêté par ordre de cet héritier (8 octobre 1731) et séquestré jusqu'à sa mort. Ce drame a été l'objet d'études historiques, et d'Argenson l'a caractérisé dans deux pages de ses *Mémoires*, tome I, p. 89-91. Notre auteur en parle dans sa notice du duché de Nemours : *Écrits inédits*, tome VII, p. 96-97.

1. *Le* corrigé en *la*. — 2. Le manuscrit porte : *par*, et non *pas*.

3. Charles VI, empereur de 1711 à 1740. — 4. Ci-après, p. 203.

5. *Pr eux* est ajouté en interligne.

6. Voyez ce que Flassan en a dit dans son *Histoire de la diplomatie française*, tome V, p. 166-170.

7. Ce verbe est en interligne, au-dessus de *diray*, biffé.

8. C'est-à-dire la fin de la Régence. Voyez ci-dessus, p. 156, et ci-après, p. 436, et la suite des *Mémoires*, éd. 1873, tome IX, p. 138.

9. L'aventure qu'il va raconter n'est pas celle d'août 1722, que nous lirons en son temps, mais celle de 1725, dont le récit, d'ailleurs, reviendra incidemment en 1718, à propos de Walpole, avec quelques détails ou développements en plus (éd. 1873, tome XV, p. 320-327).

10. *La* corrigé en *sa*.

11. Agnès Berthelot de Pléneuf, née le 13 août 1698, fille du célèbre munitionnaire, mariée le 27-28 décembre 1713 (Arch. nat., Y 302, fol. 155) à Louis, marquis de Prye, qui alla alors occuper l'ambassade de

seul avec le Roi. Il venoit de faire son mariage, et pouvoit tout sur la Reine, qui fit que le Roi vint chez elle un peu avant[1] l'heure de son travail. Monsieur le Duc s'y rendit avec son portefeuille, tandis que Monsieur de Fréjus attendoit dans le cabinet du Roi. Lassé d'y avoir croqué le marmot[2] une heure, il envoya voir chez la Reine ce qui y pouvoit retenir le Roi si longtemps. Il apprit qu'il y travailloit seul avec elle, dans son cabinet, et Monsieur le Duc, où elle n'avoit pourtant été qu'un peu en tiers. Monsieur de Fréjus, qui connoissoit ce qu'il pouvoit sur le Roi, s'en alla chez lui, et, dès le soir[3] même, s'en alla à Issy[4], d'où il envoya une lettre au Roi qui eut l'effet et fit le bruit que chacun a su[5]. Robert Walpole[6] gouvernoit alors l'Angleterre, comme il la gouverne encore[7], et Horace, son frère, étoit ambassadeur ici, qui l'a été si longtemps[8].

Turin jusqu'en 1719. Elle fut nommée dame du palais, grâce à la faveur de Monsieur le Duc, le 29 avril 1725, mais cassée et exilée le 26 juin 1726, et mourut le 6-7 octobre 1727. Notre auteur la qualifiait de « fléau et Médée de son temps » (notre tome VII, p. 594). J'ai déjà eu l'occasion (tome XIII, p. 426) de faire remarquer que ces Berthelot étaient des alliés de Mme de Saint-Simon par les Frémont.

1. *Avant* est en interligne.

2. Locution au figuré signifiant attendre longtemps (*Académie*, 1718).

3. *Soir* semble corriger *len[demain]*.

4. Le cardinal venait de faire ajouter, pour son usage personnel, à l'ancien Petit-Olympe de Marguerite de Valois, devenu depuis 1655 la maison de campagne du séminaire de Saint-Sulpice, une aile gauche où il se proposait de se retirer de temps en temps pendant la saison chaude, ou bien de se réfugier en cas de disgrâce. C'était, d'ailleurs, un modeste logis. Voyez les *Lettres de Saint-Simon au cardinal Gualterio*, p. 17, la *Gazette d'Amsterdam*, année 1724, n° XLIV, et le *Bulletin de la Société de l'Histoire de Paris*, année 1879, p. 175-176.

5. Voyez le *Journal de l'avocat Barbier*, tome I, p. 413, les *Mémoires de Villars*, tome IV, p. 345, ceux *du duc de Luynes*, tome VIII, p. 368, ceux *du président Hénault*, p. 150, etc.

6. Il écrit : *Walpool*.

7. Il ne quitta le pouvoir que le 11 février 1742.

8. Robert Walpole, le plus âgé des deux (né le 26 août 1676, mort le 18 mars 1746) et devenu l'aîné de la famille par la mort d'autres frères, entra à la Chambre des communes en 1701, dans le parti des

Dès le lendemain matin il alla voir Monsieur de Fréjus à Issy, dans le temps qu'on ignoroit encore s'il étoit perdu sans retour et chassé, ou si le Roi, malgré Monsieur le Duc, le rappelleroit et se serviroit de lui à l'ordinaire. Monsieur de Fréjus fut si touché de la démarche de ce rusé Anglois dans cette crise[1], qu'il le crut son ami intime. L'ambassadeur n'y risquoit rien, et n'avoit point à compter avec Monsieur le Duc, si Monsieur de Fréjus demeuroit exclus; que si il revenoit en place, c'étoit un trait à lui faire valoir, et à en tirer parti[2]. Aussi fit-il[3], et plusieurs années[4]. Devenu premier ministre après avoir renversé

whigs, et devint en 1708, grâce à l'appui de Marlborough, secrétaire de la guerre, mais fut englobé dans la disgrâce de ce duc en 1711, et ne rentra au ministère qu'en 1714 et 1715, lors de l'avènement de Georges de Hanovre. En 1725, il était premier lord de la trésorerie et chancelier de l'Échiquier, postes qu'il occupa jusqu'en 1742. Il se retira alors avec la pairie et le titre de comte d'Oxford. — L'autre frère, Horace, né le 8 décembre 1678, fut d'abord secrétaire du brigadier général Stanhope en Espagne, puis du chancelier Boyle, et, en 1709, de son beau-frère lord Townshend, au congrès de Gertruydenbergh. Ce lord le prit comme sous-secrétaire d'État à l'avènement du roi Georges. Il entra dans la diplomatie à la fin de 1715, alla faire alors une mission à la Haye, où il travailla très activement à la conclusion de la triple alliance, et devint enfin envoyé extraordinaire et plénipotentiaire à Paris, en octobre 1723, resta dans ce poste jusqu'en 1730, tint l'ambassade de Hollande depuis cette époque jusqu'en 1742, se retira des affaires en même temps que son frère aîné, pour ne plus s'occuper que de son mandat à la Chambre des communes, reçut un titre de baron en 1756, et mourut le 5 février de l'année suivante.

1. *Dans cette crise* a été ajouté en interligne.

2. Voyez la paraphrase de cette conclusion dans la redite de 1718.

3. *Aussi* est au sens d'ainsi, en conformité avec ce qui précède.

4. Comme le cardinal, les deux frères Walpole représentaient le parti de la paix à tout prix et de l'alliance franco-anglaise. Fleury disait : « Cet ambassadeur est diablement éloquent avec son mauvais françois, » et notre auteur racontera plus longuement en 1718 (éd. 1873, tome XV, p. 319-327), en même temps qu'il reviendra sur l'épisode de 1725, comment le cardinal se livra entièrement à cette influence. A son récit il convient de comparer, dans un sens tout à fait contraire, le livre publié en 1867 par le comte de Baillon : *Lord Walpole à la cour de France, 1723-1730, d'après ses mémoires et sa*

Monsieur le Duc et Mme de Prye, auxquels il ne pardonna jamais, non plus qu'à la Reine, la peur qu'ils lui avoient faite [1], il s'abandonna entièrement aux Anglois, avec une duperie qui sautoit aux yeux de tout le monde [2]. Je résolus enfin de lui en parler, et on verra dans son temps [3] combien j'en étois à portée, et pourquoi j'en suis demeuré là [4].

correspondance. C'est là (p. 155-174) que se trouve, dans les rapports mêmes de Walpole à son gouvernement, la plus sûre version de tout cet épisode, y compris la visite de l'Anglais à Issy; mais nous avons aussi l'*Histoire du cardinal de Fleury*, par l'abbé Verlaque (1878), p. 69-87, qui a utilisé certaines correspondances diplomatiques non connues du comte de Baillon, et surtout une *Vie* encore inédite, par l'abbé Jean-Bruno de Ranchon, vicaire général d'Angoulême (1758), qui est à la Bibliothèque nationale, ms. Nouv. acq. fr. 2076, p. 296-310. Flassan, dans le livre cité plus haut, a également résumé (p. 30-155) les principaux faits de cette période politique et diplomatique de 1727 à 1742, et enfin M. le duc de Broglie les a exposés et jugés dans son livre intitulé : *Frédéric II et Marie-Thérèse.*

1. Selon le récit de la crise de 1725 que la Reine fit au duc de Luynes en 1747 (*Mémoires de Luynes*, tome VIII, p. 368-370), elle croyait que tout s'était passé de concert entre le Roi et son précepteur, pour ruiner la toute-puissance de Monsieur le Duc.

2. Une preuve de cet abandon complet est que Fleury prévint d'avance Walpole de ce qui allait se passer : voyez le récit qu'en donne le comte de Baillon, p. 201-235.

3. En 1719.

4. Après la mort du Régent, Saint-Simon, à qui l'on avait fait comprendre qu'il serait mieux à Paris qu'à Versailles (éd. 1873, tome XIX, p. 206), ne parut plus que très rarement à la cour, deux ou trois fois par an, ou bien dans les occasions inévitables. « Je n'y couche qu'une nuit, écrivait-il dans une lettre intime, et j'y vois passer le Roi seulement, allant ou revenant de la messe; j'y vois Monsieur de Fréjus et un très petit nombre d'amis particuliers, et je reviens dîner à Paris.... Il y a plus de deux ans que je n'ai mis le pied chez Monsieur le Duc, que je ne l'ai vu, que je ne l'ai rencontré. » (Lettre du 15 avril 1726, au cardinal Gualterio.) Et, le 16 juin suivant, il annonçait ainsi le changement de ministère : « Il y a deux ans et demi que je n'ai vu Monsieur le Duc, et que j'en faisois profession ouverte. Monsieur de Fréjus, qui est mon ami, succède sans nom à sa puissance. » On ne possède que très peu de lettres de Saint-Simon au cardinal-ministre; mais les trois qui ont été publiées dans les Suppléments de l'édition de 1873, et les cinq que Pr. Faugère a

Je lui dis donc un jour ce que je pensois là-dessus, les inconvénients solides dans lesquels il se laissoit entraîner, et beaucoup de choses sur les affaires qui seroient ici déplacées. Sur les affaires, il entra en matière; mais, sur sa confiance en Walpole, en son frère, et aux Anglois dominants[1], il se mit à sourire : « Vous ne savez pas tout, me répondit-il[2]; savez-vous bien ce qu'Horace a fait pour moi? » et me fit valoir cette visite comme un trait héroïque d'attachement et d'amitié, qui levoit pour toujours tout scrupule. Puis, continuant : « Savez[-vous], me[3] dit-il, qu'il me montre toutes ses dépêches, que je lui dicte les siennes, qu'il n'écrit que ce que je veux? Voilà un intrinsèque qu'on ignore, et que je veux bien vous confier. Horace est mon ami intime, il a toute confiance en moi, mais je dis aveugle. C'est un très habile homme. Il me rend compte de tout; il n'est qu'un avec Robert, qui est un des plus habiles hommes de l'Europe, et qui gouverne tout en Angleterre. Nous nous concertons, nous faisons tout ensemble, et nous laissons dire. » Je demeurai stupéfait, moins encore de la chose que de l'air de complaisance et de repos, et de conjouissance en lui-même avec laquelle il me le disoit. Je ne laissai pas d'insister[4], et de lui demander qui l'assuroit qu'Horace ne reçût et n'écrivît pas doubles dépêches, et ne le trompât ainsi bien aisément. Autre sourire d'applaudissement en soi : « Je le connois bien, me répondit-il; c'est un des plus honnêtes hommes, des plus francs, et des plus incapables de tromper qu'il y ait peut-être au monde[5]. » Et de là, à battre la cam-

données ensuite dans le tome IV des *Écrits inédits* attestent qu'il y avait intimité et franchise de part et d'autre.

1. Au parti whig, alors au pouvoir. — 2. Il a écrit : *repondit il t il.*

3. Ce *me* surcharge *v^s^ dit*, effacé du doigt sans rétablir le *v^s^* nécessaire après *savez*.

4. Les mots *d'insister* corrigent *de*. — C'est aussi le sentiment du biographe W. Coxe : « Quoique la franchise passe trop souvent pour une faute en diplomatie, personne ne s'est montré plus loyal, ni plus sincère que Walpole, dans toutes les transactions publiques et privées.

pagne[1] en exemples et en faits dont Horace l'amusoit. Le dénouement de la pièce fut qu'après s'être servis de la France contre l'Espagne, et contre elle-même, pour leur commerce et pour leur grandeur, et l'avoir amusée jusqu'au moment de la déclaration de cette courte guerre de 1733[2], les Walpoles, ses confidents, ses chers amis, qui n'agissoient que par ses ordres et ses mouvements, se moquèrent de lui en plein parlement, l'y traitèrent avec cruauté, et, de point en point, manifestèrent toute la duperie et l'enchaînement de lourdises[3] où, à leur profit et à notre grand dommage, ils avoient fait tomber six ans durant notre premier ministre, qui en conçut une rage difficile à exprimer; mais elle ne[4] le corrigea pas[5]. Il se jeta à M. de Lorraine[6], l'ennemi-né de la France, et par

Loin de lui être nuisible, c'est cet amour insatiable de la vérité qui a su lui concilier la sagacité de Fleury, la prudence de Heinsius et l'irritabilité de Slingelandt. »

1. « On dit qu'un écrivain... *bat la campagne*, pour dire qu'il dit beaucoup de choses hors de son sujet » (*Académie*, 1718).

2. La guerre qui éclata en octobre 1733 entre Louis XV et l'empereur Charles VI, à l'occasion de la couronne de Pologne revenue au roi Stanislas, et qui fut suspendue, au bout de deux ans, par les Préliminaires du 3 octobre 1735. Voyez ci-dessus, p. 197, note 3.

3. *Lourdise* « signifie la même chose que lourderie; mais il vieillit » (*Académie*, 1718). *Lourderie*, du style familier, signifiait « faute grossière contre le bon sens, contre la civilité, contre la bienséance. » On trouve *lourdise* dans le *Voyage à Paris de deux jeunes Hollandais*, p. 399.

4. *Le* corrigé en *ne*.

5. Il est à noter qu'en Angleterre, l'opposition et les jacobites accusaient également l'ambassadeur Walpole de se laisser prendre aux artifices du premier ministre français, de n'être qu'un lourdaud et une dupe. Peut-être aussi lui faisait-on un crime d'avoir épousé la fille d'un négociant émigré de France en Angleterre. D'autre part, la reine d'Espagne bafouait ce poltron de Fleury se laissant gouverner par un hérétique, et notre d'Argenson a dit (tome II, p. 35) que « personne ne se connoissoit moins en hommes. »

6. François-Étienne de Lorraine, fils du duc Léopold et de Mlle d'Orléans, né le 8 décembre 1708, devenu prince héréditaire en 1723 et duc de Lorraine le 27 mars 1729, fut déclaré lieutenant de l'Empereur au royaume de Hongrie en 1732, céda à Louis XV la Lorraine et le

lui à l'Empereur. Ce prince, esclave de sa grandeur et de sa gravité, ne se prêtoit pas autant que le vouloit M. de Lorraine, qui, plus près de notre cour, et par les gens à lui qu'il y avoit, la connoissoit à revers[1]. Lecheren[2], qui, par mille intrigues de tous les pays, s'étoit assuré d'un chapeau du roi Auguste[3], et l'avoit comme perdu par le dérèglement de sa conduite, il[4] le vendit au comte de Sinzendorf pour son fils[5], qui n'avoit que vingt-trois ou vingt-quatre ans, et qui, appuyé de l'Empereur et du prétexte de la nomination de Pologne, l'attrapa[6]; Lecheren en eut beaucoup d'argent comptant, l'évêché de Namur[7], promesse

duché de Bar, en 1737, pour devenir grand-duc de Toscane conformément à la paix de 1735-37, et, comme époux de l'héritière d'Autriche, il fut élu empereur le 13 septembre 1745. Mort le 18 août 1765, à Insprück. On a vu ci-dessus, p. 61-63, son père se préparer contre la France.

1. Comme, en termes de guerre, *prendre un ouvrage à revers*.

2. On va voir, note 7, que ce nom de Lecheren, qui rappelle les Lescheraine de Savoie, n'a aucun rapport avec le prélat anglais Strickland qui, en réalité, joua le rôle que veut raconter notre auteur.

3. *Du roy Aug.* a été ajouté en interligne.

4. Ce pléonasme de sujets fait qu'on pourrait hésiter sur l'application du pronom *il* au diplomate, ou bien au roi.

5. Philippe-Louis, premier ministre de Charles VI, et Philippe-Joseph-Louis-Bonaventure, qui devint évêque-prince de Breslau : tomes VI, p. 245, et IX, p. 77; ci-après, Addition, n° 771, p. 499.

6. Promotion du 26 novembre 1727.

7. Namur, évêché du Brabant wallon et suffragant de Cambray, était vacant depuis deux ans; le roi Georges l'obtint, en 1727, pour l'abbé anglais Thomas-Jean-François Strickland, qui fut sacré le 28 septembre, mais n'accepta pas le chapeau dont son souverain avait obtenu la promesse du Pape. Georges, qui venait de faire la paix avec l'empereur Charles VI, s'empressa d'en faire bénéficier le fils Sinzendorf, évêque de Raab depuis deux ans, avec l'appui du roi de Pologne Auguste II. Strickland mourut, encore évêque de Namur, le 12 janvier 1740. Ce doit être lui que notre auteur appelle Lecheren, sans qu'on devine pourquoi. En effet, Strickland, né vers 1679 et élevé en France par des parents jacobites, était une sorte d'aventurier sans principes ni convictions qui se mettait tour à tour au service des Stuarts ou à celui du gouvernement anglais. C'est ainsi, par exemple, qu'à la demande de celui-ci, le Régent lui donna, en 1718, l'abbaye Saint-Pierre de Réaux. Ensuite il passa à la cour de Stanislas, qui crut devoir le récompenser par la

de mieux, et toute entrée d'affaires auprès de l'Empereur, que Sinzendorf gouvernoit alors. Il connoissoit notre terrain aussi bien que M. de Lorraine : il fut à son secours, et fit tant auprès de l'Empereur, qu'il le persuada enfin d'écrire de sa main au cardinal de Fleury, de lui faire des caresses, de l'accabler de louanges et de confiance, de lui témoigner qu'il se vouloit conduire par lui pour la grande estime qu'il avoit conçue de sa probité et de sa capacité [1]. Le [2] cardinal se sentit transporté de joie : il n'avoit peut-être jamais su le manège pareil de Charles V avec le cardinal Wolsey [3] ; il s'entêta de l'Empereur et de M. de Lorraine de plus en plus, à qui il crut devoir toute cette confiance, fit tout pour ce dernier, et ce fut par lui désormais que le commerce de lettres passa de lui à l'Empereur et de l'Empereur à lui, de leur main, et à l'insu de nos ministres et des plus intimes secrétaires du cardinal, qui ne voyoient que les dos de ces lettres. J'eus encore la sottise de l'avertir qu'il étoit trompé ; il me conta, avec ce même air de complaisance et de confiance, ce commerce de lettres. « Et, sans façons, m'ajouta-t-il, je lui écris rondement, franchement, ce que je pense ; il me répond avec une amitié, une familiarité, une déférence, pour cela, la plus grande du monde ; » et se mit à entrer en affaires, mais

nomination de cardinal. Après avoir refusé celle-ci, il passa à la cour de Vienne, et prit une part active à l'action politique durant la guerre de 1733. Il a une notice dans la *National biography* d'Angleterre.

1. On voit dans le livre du comte de Baillon, p. 287-301, où en étaient alors les relations du cardinal avec Walpole et quelles furent les astucieuses manœuvres de Charles VI pour le détacher des Anglais.

2. *Ce* corrigé en *Le*.

3. Thomas Wolsey, né le 4 mars 1471, chapelain et aumônier du roi Henri VII, puis d'Henri VIII, qui lui donna successivement l'évêché de Tournay (1513), celui de Lincoln (1514) et l'archevêché d'York (1514), devint cardinal le 7 septembre 1515, grand chancelier d'Angleterre le 23 décembre suivant. Charles-Quint arriva à le gagner à une ligue contre la France en l'appelant son père et son cousin, le pensionnant, et même le flattant d'arriver à la tiare. Il fut disgracié par son maître en 1529, et mourut le 29 novembre 1530.

moins solidement qu'il n'avoit fait sur l'Angleterre, et battit un peu de campagne[1]. Cette courte guerre ne put lui dessiller les yeux; il crut avoir fait la paix, à son mot[2], par sa considération personnelle : il me la conta à Issy comme je revenois de la Ferté[3]. « Et la Lorraine, lui dis-je, est-ce que vous ne la stipulez pas? » Mon homme s'embarrassa, et me dit que Campredon[4] s'étoit trop avancé, et avoit signé contre ses ordres. « Mais la Lorraine? ajoutai-je. — Mais la Lorraine! me dit-il; ils n'ont jamais voulu la céder[5]. Campredon a signé; nous n'avons pas voulu le désavouer, c'étoit chose faite. » Alors je lui représentai avec force la suite de la Pragmatique[6] qu'il garan-

1. Forme à remarquer de la locution déjà relevée plus haut, p. 203.

2. Selon son propre mot.

3. Dans le temps des négociations préliminaires de 1735.

4. En marge, d'une autre écriture que celle de Saint-Simon : « Labaune. » Le diplomate Jacques de Campredon paraît avoir débuté sous les ordres de Bonrepaus et de Bonnac, dans les cours du Nord, en 1700-1701; quand M. de Besenval quitta Stockholm en juillet 1707, il fut nommé résident, séjourna jusque vers 1720 tantôt dans cette capitale, tantôt en Danemark, passa en Russie vers 1722, comme plénipotentiaire, puis fut envoyé à Gênes en décembre 1726, avec une pension de trois mille livres pour plus de trente ans de services (Papiers de la succession du général de Saint-Simon), et fit son entrée dans cette nouvelle résidence le 3 juin 1728. — Mais, ici, il y a eu erreur. Le la Baune dont le nom a été certainement rétabli sur la marge par un garde du Dépôt des affaires étrangères, et qui signa en effet les Préliminaires avec Sinzendorf, était Jean-Baptiste de la Baune, fils d'un maître des comptes et gentilhomme ordinaire de la maison du Roi. Né le 4 juin 1688, il avait fait, en mars 1728, l'intérim de la Haye, comme résident chargé des affaires, et avait occupé le même poste à Madrid entre M. de Rottembourg et M. de Vaulgrenant. Il mourut dans sa terre de Paron, le 11 juin 1740.

5. *Cédé*, au participe, corrigé en *céder*.

6. C'est la pragmatique sanction de Vienne, « pour M. de Lorraine contre le prince Eugène et l'Impératrice, » dont Sinzendorf étoit le « grand tenant » (Addition n° 394, dans notre tome X, p. 330), et dont la nature et les conséquences sont longuement expliquées en un mémoire diplomatique de notre auteur, du 15 juillet 1733, publié par Pr. Faugère dans la *Revue politique et littéraire* du 30 juillet 1881, p. 133-139, puis dans le tome IV des *Écrits inédits*, p. 319-336. C'est en 1713

tissoit, l'étrange danger d'un empereur duc de Lorraine[1] qui fortifieroit cet État, y entretiendroit des troupes, couperoit l'Alsace et la Franche-Comté, nous obligeroit de faire à neuf une frontière aux Évêchés et en Champagne, si nous voulions éviter de le voir dans Paris quand il voudroit; que, si on se contentoit de promesses, il avoit l'exemple de Ferdinand le Catholique avec Louis XII[2], et de Charles V avec François Ier[3], avec l'extrême différence qu'en se départant des prétentions d'Italie, ces princes demeuroient en repos et en sûreté de ce côté-là, avec les Alpes et les États de Savoie entre-deux, au lieu que la position de la Lorraine nous tenoit dans un danger imminent et continuel[4]. Ce discours, plus étendu et fort appuyé, qu'il écouta tant que je voulus le pousser sans m'interrompre, avec grande attention, le jeta dans une rêverie

que l'Archiduc prétendu roi d'Espagne, devenu Charles VI, avait réuni en un corps les divers pactes de famille relatifs à l'ordre successoral, et les États d'Autriche et de Silésie, ceux de Hongrie et de Transylvanie, la Bohême et les Pays-Bas y avaient adhéré de 1720 à 1724; la France en fit de même au traité de Vienne (18 novembre 1738) : ce qui n'empêcha point la guerre de la Succession d'Autriche de s'ouvrir à la mort du père de Marie-Thérèse, l'engagement étant méconnu par tous. Cette pragmatique a été l'objet d'importantes études de Gachard (1847), de Fournier (1877) et de M. le duc de Broglie (1882). Un chapitre de la nouvelle *Histoire générale du IVe siècle à nos jours*, tome VII, p. 161 et suivantes, est consacré à la rupture de 1740, dont il sera parlé ci-après, p. 436-437.

1. C'est seulement le 12 février 1736 que François de Lorraine (ci-dessus, p. 203) épousa l'archiduchesse héritière de l'Empereur.

2. C'est sans doute une allusion au traité passé le 5 avril 1502, pour le partage par moitié des royaumes de Naples et de Sicile, mais nonobstant lequel les Espagnols, qui n'avaient droit qu'aux provinces de Pouille et de Calabre, ne tardèrent pas à expulser les Français de leur conquête.

3. La paix des Dames, signée à Cambray le 5 août 1529, par laquelle François Ier renonçait à l'Italie, et même s'engageait à y seconder les armées impériales.

4. Toute l'argumentation a été développée, sur le moment même, dans le mémoire de 1733. Inversement, Saint-Simon a fait valoir ailleurs (notre tome VI, p. 4) la sujétion du duché de Lorraine à la France.

profonde, qui, après que j'eus achevé, nous tint tous deux assez longtemps en silence. Il le rompit le premier pour parler d'autre chose. Un mois après, je sus qu'on nous cédoit la Lorraine en plein et pour toujours[1]. J'en fus ravi, et j'avoue que je crus en être cause; mais je me gardai bien de dire un seul mot qui le pût faire soupçonner[2].

1. Ci-dessus, p. 29. L'article premier des Préliminaires signés à Vienne le 3 octobre 1735 stipula que le roi Stanislas serait mis en possession des duchés de Lorraine et de Bar une fois qu'il aurait renoncé à la couronne de Pologne, mais que ces duchés feraient retour à la France après sa mort. La France garantissait la Pragmatique.

2. Le récit qui vient d'être fait ne manque pas de fondement, mais pèche par plusieurs détails, comme on peut le voir dans le livre du feu comte d'Haussonville : *Histoire de la réunion de la Lorraine à la France*, tome IV, p. 249-261 et 422-430. Il est certain que M. de la Baune avait été envoyé à Vienne, en août 1735, sans aucune instruction formelle, et que ce fut de lui-même qu'il proposa et obtint, mais seulement en promesse verbale, l'abandon immédiat des deux duchés; une intervention tardive et maladroite du cardinal autorisa les plénipotentiaires autrichiens, Sinzendorf et Bartenstein, lorsqu'ils signèrent les Préliminaires du 3 octobre, à stipuler que le roi Stanislas n'entrerait en possession de la Lorraine que lorsque le duc François aurait hérité du grand-duché de Toscane, et la situation eût été si ridicule pour le gouvernement français, après trois heureuses campagnes dans ce pays même de Lorraine, au delà du Rhin et dans la haute Italie, qu'il y eut, de toutes parts, un déchaînement de clameurs et de railleries contre le premier ministre. C'est de ces « honteuses défaillances de la puérile diplomatie de Fleury » que notre auteur donne ici un écho. Il fallut reprendre deux fois la négociation, dans des conditions humiliantes, et finalement gagner par argent certains plénipotentiaires autrichiens, pour obtenir que le duc de Lorraine consentît à l'abandon de son patrimoine (11 avril 1736). Ce fut Chauvelin, et non Fleury, qui eut l'honneur de faire signer à Paris le traité définitif (15 février 1737), et, jaloux de ce succès, le cardinal le fit exiler en Bourgogne huit jours plus tard, comme l'a raconté le comte d'Haussonville. On trouve dans l'Appendice du tome IV de cet historien quelques-unes des lettres que le cardinal adressa à l'Empereur en 1735, dans sa détresse, et une réponse de l'Empereur, du 27 janvier 1736. D'autres parties de la correspondance diplomatique ont été utilisées par l'abbé Verlaque dans l'*Histoire du cardinal de Fleury et de son administration*, déjà indiquée, p. 160-166.

L'admirable est que, depuis, jamais le cardinal et moi ne nous sommes parlé[1] de la Lorraine. On a vu, à la mort de l'Empereur[2], duquel, jusqu'alors, le cardinal fut toujours pleinement la dupe, tous les traités faits et signés par lui contre nous, et la même guerre au moment d'éclore, sous laquelle Louis XIV avoit été au moment de succomber. Les bassesses de Sinzendorf à Soissons[3], le consentement de l'Empereur pour son chapeau avant la promotion des couronnes, avoient préparé les voies dont Lecheren[4] et M. de Lorraine surent si dangereusement profiter un mois avant la mort de l'Empereur[5], laquelle[6] fit avorter en même temps que découvrir cette ligue toute dressée et à l'instant d'agir. Schmerling[7], qui faisoit tout ici pour l'Empereur tandis que le prince de Liechtenstein[8] y étoit

1. Il a écrit : *parlés*, avec accord. — 2. Octobre 1740.

3. Au congrès qui devait se tenir à Aix-la-Chapelle en 1728, pour régler les suites des Préliminaires du 1er mai 1727, mais que le cardinal Fleury fit transférer à Soissons. Walpole, malgré l'opposition de MM. Chauvelin et d'Huxelles, obtint que le cardinal se ralliât au projet du traité de Séville (29 novembre 1729), qui réconcilia l'Angleterre avec l'Espagne, au détriment de l'Autriche, et valut à don Carlos Parme et Plaisance; mais, désespérant bientôt d'avoir de la France une coopération aussi effective qu'il l'avait cru, il demanda son rappel, fut remplacé par lord Waldegrave, et rentra en Angleterre, tout en conservant une correspondance confidentielle avec le cardinal.

4. Ou Strickland : ci-dessus, p. 204. — 5. En septembre 1740.

6. *Laquelle* est en interligne, au-dessus de *qui*, biffé.

7. Le baron de Schmerling était chargé des affaires de l'Empereur à Paris, avec titre de ministre plénipotentiaire, lorsque l'ambassadeur y arriva, et il retourna à Vienne en mars 1740.

8. Joseph-Wenceslas, prince de Liechtenstein, fils du prince Philippe-Érasme (tome XII, p. 25), naquit à Vienne le 10 août 1696, et y mourut le 9 février 1772. Il était lieutenant général lorsque l'empereur Charles VI le désigna comme ambassadeur à Paris, où il resta de 1738 à 1741. Il rentra ensuite au service, devint feld-maréchal et commanda l'armée d'Italie en 1746, reprit encore des fonctions diplomatiques, et finit par être directeur-général de l'artillerie impériale, qu'il perfectionna considérablement. Marie-Thérèse lui fit élever un monument dans l'arsenal de Vienne. Ses descendants conservent un certain nombre de volumes de papiers diplomatiques.

ambassadeur de splendeur et de parade, donna, dans l'antichambre du cardinal, et publique[ment] devant tout le monde, une riche chaîne d'or avec la médaille de l'Empereur, de sa part, à Barjac[1], valet de chambre principal du cardinal, et que tout le monde a connu pour sa familiarité et son crédit avec lui, et lui fit les remerciements de ce prince des soins qu'il prenoit de la santé de son maître, et que c'étoit pour l'en remercier et l'exhorter à continuer que l'Empereur lui faisoit ce présent. Barjac le reçut, le cardinal fut charmé, et toute la cour en silence et bien étonnée. Pour conclusion, Van Hoey[2], ambassadeur de Hollande, s'étoit insinué fort avant dans son esprit par ses cajoleries : il le goûtoit fort; il s'abandonna à lui à cette époque de la mort de l'Empereur[3]. Il crut disposer

1. En effet, ce Barjac, dit *le Jeune*, était tout-puissant auprès du cardinal. Il se retira, après la mort de celui-ci, avec vingt-cinq mille livres de rente et une charge chez le Roi, et mourut en avril 1748, ayant doublé sa fortune selon le duc de Luynes. C'est à tort, paraît-il, qu'on l'a représenté comme ayant été le type du Gil Blas de Lesage. Nous avons une esquisse de son portrait par Mirabeau père (*Revue rétrospective*, 1re série, tome IV, p. 386). Les *Mélanges de Boisjourdain* assurent que, malgré sa situation, il ne se montrait pas insolent à l'égard des ambassadeurs obligés de recourir à lui. Ce fut un adversaire acharné du garde des sceaux Chauvelin. En 1732, Languet, recevant Jean Terrasson à l'Académie française, crut devoir faire incidemment l'éloge de Barjac.

2. Abraham Van Hoey, neveu des de Witt, né à Gorcum en 1684, maître des comptes des domaines de Hollande en 1717, fut nommé ambassadeur des États-Généraux à Paris en août 1727, fit son entrée le 11 avril suivant, fut rappelé par la faction antifrançaise en octobre 1743, comme partisan de la paix, mais ne s'en retourna qu'en juin 1747, devint bourgmestre de Gorcum en 1750, et mourut en 1766. Son article est dans la Biographie hollandaise de Van der Aa, tome VIII, p. 892. Rigaud avait peint son portrait, pour six cents livres, en 1735. On publia en 1742, à Londres, un volume de ses *Lettres et négociations pour servir à l'histoire du cardinal de Fleury*, où se trouvent des fragments de correspondance que le comte de Baillon n'a pas utilisés.

3. Le marquis d'Argenson le représente comme un des ministres de second ordre qui espionnaient les ambassadeurs pour le compte du car-

de la Hollande, et il fut constamment entretenu dans cette erreur jusqu'au moment que la dernière révolution de Russie en faveur d'Élisabeth[1] a manifesté la quadruple alliance de l'Angleterre, de la cour de Vienne, du Danemark et de la Russie, où le courrier qui en portoit les ratifications à Pétersbourg y trouva toute la face changée[2], ceux à qui il la portoit tombés du trône et prisonniers[3], et Élisabeth, jusqu'alors honnêtement prisonnière, portée à leur place sur ce même trône. En voilà assez, et peut-être trop, pour la curiosité qui m'a entraîné en cette disgression[4] : retournons en Provence[5].

Mesures pour la défense

Tessé y étoit accouru de Dauphiné, où il avoit laissé Médavy[6]. Il avoit rassemblé vingt-neuf bataillons. Saint-

dinal, et, en janvier 1740 (*Mémoires*, tome II, p. 382-384), il dit que c'est lui qui conduit absolument le cardinal dans le sens d'une union intime avec la Hollande contre l'Angleterre et l'Espagne, qu'il le pousse à économiser sur les dépenses de la marine, et même qu'il le flatte d'arriver à la papauté.

1. Élisabeth, fille de Pierre le Grand, née le 29 décembre 1710, fut portée par l'armée au pouvoir, le 6 décembre 1741, en remplacement du jeune prince de Brunswick-Beveren, que sa tante la czarine Anne Iwanowna avait déclaré son successeur le 19 octobre 1740. L'ambassadeur de France, M. de la Chétardye, coopéra par ordre à ce changement. Élisabeth mourut le 9 janvier 1762.

2. Cette révolution de palais, toute récente encore quand notre auteur écrivait les pages qu'on vient de lire, s'accomplit aussi pacifiquement que rapidement, comme on peut le voir dans le *Moréri*, tome VII, p. 814. La *Gazette* en donna peu à peu les détails (1742, p. 1-3, 13-16, 26-27, 35-36, 47-50, 59-63, 115-116 et 127-131), et annonça aussi, p. 81, la ratification de l'alliance « manifestée. »

3. Le père et la mère du petit czar, qui était né le 22 août 1740.

4. Il ne laissera pas de la reprendre et traiter à nouveau, toujours incidemment, en 1718. Voyez ci-après, Additions et corrections, p. 609-610.

5. Ci-dessus, p. 195.

6. Sur l'invasion et le siège qui vont être racontés, on peut consulter les registres du Dépôt de la guerre 2038-2045, ceux du Dépôt de la marine B² 201-203, B³ 149-151 et B⁴ 32, le volume *Espagne* 173 du Dépôt des affaires étrangères, les deux volumes supplémentaires du *Mercure* de 1707, ou leur réunion en un volume in-quarto qui contient, outre le récit des événements, des listes d'officiers, des

de Toulon et de la Provence.

Pater[1] commandoit dans Toulon, où il n'avoit que deux bataillons, et quatre formés des troupes de la marine. On y travailla à force, et surtout à un grand retranchement tout à fait au dehors, à la faveur des précipices, où Goësbriand[2] fut destiné avec les cinq bataillons qu'avoit eus Sailly

notices nécrologiques et des chansons provençales faites à cette occasion, les nos LVI à LXXIV de la *Gazette d'Amsterdam*, avec un journal de l'armée alliée, les correspondances de notre *Gazette*, p. 360-429, *passim*, le *Theatrum Europæum* de 1707, p. 242-246, les *Lettres de Mme de Maintenon à la princesse des Ursins*, éd. Bossange, tome I, p. 150-162, les *Mémoires de Tessé*, tome II, p. 234 et suivantes, les *Mémoires du chevalier de Quincy*, tome II, p. 251-279, l'*Histoire militaire* de son frère, tome V, p. 362-380, les *Mémoires de Lamberty*, tome IV, p. 566-568, l'*Istoria delle guerre* du comte Ottieri, tome IV, p. 419-438, les *Mémoires militaires* de Pelet, tome VII, p. 102-160, le tome IV de l'*Histoire de Provence*, par Papon, l'ouvrage de Laindet de la Londe (1834), celui du baron Textor de Ravisy: *Invasion de la France en 1707, ou Chronique de la campagne de Provence et du siège de Toulon* (1876), l'*Histoire du siège de Toulon en 1707*, par le docteur Gustave Lambert, le livre du feu marquis de Saporta : *la Famille de Mme de Sévigné en Provence* (1889), p. 135-201, enfin les plans donnés dans l'*Histoire militaire* de Quincy et dans l'atlas des *Mémoires militaires*, et les estampes de la collection Hennin, nos 7134-7139. On trouvera ci-après, appendice VI, un certain nombre de lettres de M. de Grignan, qui prit une part importante à la défense et montra autant d'activité que de dévouement.

1. Jacques le Coustelier, marquis de Saint-Pater : tome XIV, p. 83, et ci-dessus, p. 1, note 1. Il avait été nommé à ce commandement le 19 juin. Ses papiers sont conservés au château du Val-Pineau (Sarthe), et il s'y trouve notamment un journal autographe du siège, signalé dans le *Bulletin du Comité des travaux historiques*, année 1894, p. 450.

2. Louis-Vincent, marquis de Goësbriand, né le 4 février 1659, page de la chambre, puis sous-lieutenant au régiment du Roi en 1678, colonel du régiment de Berry en 1684, brigadier en 1694, servait en Italie depuis le commencement de la guerre, y était devenu maréchal de camp en décembre 1702, lieutenant général en octobre 1704, et avait reçu une blessure au siège de Turin. En 1708, il fut envoyé à l'armée de Flandre; il reçut le collier des ordres et le gouvernement de Verdun en 1711, et ne mourut que le 2 mai 1744, ayant cédé à son fils aîné, depuis 1715, le gouvernement du château du Taureau. Nous le connaissons déjà (tome IV, p. 319) comme gendre de M. Desmaretz depuis 1695.

dans Nice. Il est certain que tout ce qui se trouva là d'officiers généraux et particuliers, jusqu'aux soldats, firent des prodiges à avancer ce vaste retranchement sur les hauteurs de Sainte-Catherine pour éloigner les attaques à la ville le plus qu'il se pourroit, et fondèrent toutes leurs espérances[1] sur sa défense[2]. Toulon ne valoit rien, et jusqu'alors on n'y avoit rien fait[3]. Le Languedoc n'étoit pas paisible[4], toutes ces provinces ouvertes sans aucune place. Tessé présidoit médiocrement à ces travaux : il voltigeoit de côté et d'autre pour donner ordre à tout, il laissoit agir, et se réservoit le droit de faire les difficultés qui lui étoient suggérées[5]. Rien de plus dissemblable à Anne de Montmorency en cas à peu près pareil, et sur le même théâtre[6]. Les disputes ralentirent les

1. *Esperance*, au singulier.

2. On fit deux camps retranchés, l'un sur les hauteurs de Sainte-Catherine, au nord, l'autre sur celles de Sainte-Anne et de Missiessy, au nord-ouest.

3. Du côté de la terre on n'avait jamais songé à rien fortifier, même à dégager les glacis; mais les défenses du côté de la mer étaient bonnes. Le chevalier de Quincy raconte que toute la population travailla avec ardeur à remettre les choses en état. Les *Mémoires de Sourches* (p. 365-366 et 369) donnent le détail des ressources de Toulon en garnison et en matériel, d'après un rapport de M. de Marignane; voyez aussi *l'Abbé Dubois*, par le comte de Seilhac, tome I, p. 339 et 344-346. Le duc de Vendôme avait toute confiance dans la défense.

4. Ci-dessus, p. 194, note 4.

5. Sa correspondance avec M. de Saint-Pater est conservée dans les papiers de celui-ci (ci-contre, p. 212, note 1). Il affecta tant de crainte, qu'on songea à le remplacer par Médavy ou par M. de Vaudémont (recueil Bossange, tomes III, p. 455 et 464, et IV, p. 4). Feuquière a blâmé aussi sa conduite (*Mémoires*, tome I, p. 126-127). Le souvenir du siège de 1706 fit faire ces vers :

Contre Savoie est-ce assez
De Tessé,
Le favori de Bellone?
Il répond au Roi, dit-on,
De Toulon
Comme de Barcelone.

6. Le futur connétable, en 1536, ruina l'armée de Charles-Quint.

ouvrages[1], et Tessé les décidoit peu. La marine, qui y fit merveilles de la main et de la tête[2], désarma tous les bâtiments, en enfonça à l'entrée du port pour le boucher; mais, prévoyant qu'il n'étoit pas possible de garantir les navires d'être brûlés, on en mit dix-sept sous l'eau[3], qui, bien [que] relevés dans la suite, fut une grande perte[4]. M. de Savoie avoit visité la flotte devant Nice, et demanda l'argent qui lui étoit promis. Les Anglois craignirent d'en manquer, et disputèrent une journée entière au delà du[5] temps fixé pour le départ; à la fin, voyant ce prince buté à ne bouger[6] de là qu'il ne fût payé, ils lui comptèrent un million, qu'il reçut lui-même[7]. Cette journée de retardement fut le salut de Toulon, et on peut dire de la France: elle donna le temps à vingt et un bataillons d'arriver à Toulon. Ils y entrèrent le 23, le 24 et le 25[8]; Tessé les y

qui avait envahi la Provence, en la harcelant sans cesse et en l'affamant. Voyez son article dans les *Écrits inédits*, tome V, p. 136-137, et ci-après, p. 528 et 532, une allusion pareille à ce que nous avons ici.

1. Surtout à propos des retranchements de Sainte-Catherine, entrepris par M. de Losières-Dastier, directeur du génie, et dont les généraux n'approuvaient pas la position : *Mémoires militaires*, p. 120.

2. C'est le comte de Langeron qui la commandait : ci-après, p. 221.

3. Trente navires, dit le chevalier de Quincy (*Mémoires*, p. 260). Pontchartrain avait ordonné, le 6 juillet, de ne couler les vaisseaux qu'à la dernière extrémité, et, sur la nouvelle qu'on n'avait pas attendu, le Roi lui-même se plaignit; mais l'intendant de la marine répondit, le 18 août, en expliquant les mesures prises. Comme le dit notre auteur, on introduisit de l'eau dans les bâtiments, après avoir bouché les sabords, ce qui les fit enfoncer jusqu'au premier pont; mais leur relèvement devait se faire facilement, une fois le danger passé. (Archives de la marine, registres B² 202, fol. 1, 17, 437, 503 et 584, et B³ 150, fol. 88.) Cette nouvelle surprit la cour (*Dangeau*, p. 445), et l'on reprocha au marquis de Roye d'avoir laissé enfermer ses galères dans le port.

4. Voyez les lettres de MM. de Langeron et de Vauvré dans les registres de la marine B³ 149 et 150.

5. *Au* corrigé en *du*.

6. *Voyant* corrige une autre lettre, et *bougé* a été corrigé en *bouger*.

7. Ce n'est pas dans Dangeau que Saint-Simon prend ces détails sur le retard du duc de Savoie.

8. Du mois de juillet.

vit lui-même, et, de là, s'en fut à Aix[1]. Cela fit le nombre de quarante bataillons, dont on mit trente-quatre au retranchement de Sainte-Catherine. Le chevalier de Sébeville, chef d'escadre[2], y périt dans un précipice en voulant monter par un chemin trop difficile, et ce fut grand dommage sur mer et sur terre[3]. A la sécurité parfaite sur ces provinces éloignées succédèrent toutes les affres[4] de voir prendre le Royaume à revers. Chamarande eut ordre de ne laisser qu'une foible garnison dans Suse, et de mener en Provence toutes les troupes qu'il avoit[5]. Cependant M. de Savoie, avec le prince Eugène, étoient arrivés à [la] Valette le 26, à une lieue de Toulon[6], et ils commencèrent le 30 à attaquer des postes[7]. Le[8] vent contraire

1. *Dangeau*, p. 424; *Sourches*, p. 365. Une lettre de l'évêque de Toulon au premier président de la Chambre des comptes de Paris, sur les préparatifs du siège, a été publiée dans les *Pièces justificatives pour servir à l'histoire de la maison de Nicolay*, n° 399. Ce prélat, qui était Mgr Bonnin de Chalucet, donna à tous l'exemple le plus réconfortant, *intrepidus inter missiles hostium ignes et disjectas domus ruinas*, comme le dit l'inscription rédigée, sur la demande de la Chambre de commerce de Toulon, par l'Académie des inscriptions.

2. *Dangeau*, p. 425; *Sourches*, p. 366. Bernard-Jean-François-Jacques Kadot de Sébeville (voyez notre tome XIII, p. 452), reçu chevalier de Malte le 22 février 1657, capitaine de vaisseau en 1680, avait obtenu le grade de chef d'escadre en décembre 1702. Le 25 juillet, venant de montrer à des officiers de terre le sommet de la montagne du Clapier, il redescendit par un chemin impraticable, tomba et se tua (Arch. de la marine, reg. B^3 149, fol. 55).

3. C'est-à-dire qu'il eût pu rendre d'aussi bons services sur terre que sur mer. Cependant il avait mal manœuvré au combat de la Hougue. C'était un neveu du maréchal de Bellefonds.

4. Ce terme se retrouvera plus loin, p. 223, et dans la suite des *Mémoires*, tome IX, p. 249, et, au singulier, tome XI, p. 31, quoique *l'Académie* dit en 1718 : « Il n'est guère en usage qu'au pluriel, et même il vieillit. »

5. *Dangeau*, p. 425. — 6. Au N. E., sur la route d'Hyères.

7. Le 30 juillet, les ennemis surprirent le poste de Sainte-Catherine, commandé par M. le Guerchoys, et en chassèrent les Français : *Dangeau*, p. 428; *Sourches*, p. 369-370 et 373; *Saporta*, p. 175 178.

8. Avant *Le*, Saint-Simon a biffé *Medavid*.

empêchoit toujours le débarquement des vivres et de l'artillerie; cela retardoit les attaques, et mettoit la cherté et la désertion dans leur armée[1]. On tâchoit à se mettre en état de profiter du temps par de gros détachements des armées de Flandres, d'Allemagne et d'Espagne; mais, aux plus éloignés, il y avoit pour plus de cinquante jours de marche[2]. Tessé eut encore vingt bataillons, qu'il fit camper aux portes de Toulon[3], et finalement, le 13 août, le Roi[4] déclara dans son cabinet, après son souper, que Mgr le duc de Bourgogne alloit en Provence pour en chasser le duc de Savoie, s'il s'opiniâtroit à y demeurer, et que M. le duc de Berry y accompagneroit Monsieur son frère sans emploi. Monseigneur et ces deux princes avoient demandé d'y aller. On comptoit que tous les détachements des diverses armées arrivés en Provence formeroient à Mgr le duc de Bourgogne une armée aussi forte que celle du duc de Savoie, et le duc de Berwick fut mandé d'Espagne pour la venir commander sous lui[5]. Le canon des ennemis débarqua à la fin[6], dont ils battirent le fort

1. A la suite d'un article sur les premiers engagements, le correspondant de la *Gazette d'Amsterdam* à Paris donna (n° LXVI) le détail de la composition de l'armée ennemie.

2. Les troupes les plus proches ne seraient pas arrivées avant la fin d'août (*Mémoires militaires*, tome VII, p. 139).

3. *Dangeau*, p. 434; *Sourches*, p. 374.

4. Le mot *Roy* est en interligne.

5. *Dangeau*, p. 434-436; *Sourches*, p. 376 et 379; *Gazette d'Amsterdam*, n°s X et XXIX. Dès le 4 août, M. de Vendôme avait conseillé au Roi de donner le commandement de l'armée de secours au duc de Bourgogne (Guerre, vol. 2019, n° 214). Le départ des princes fut fixé au 25 août, et leurs équipages se mirent immédiatement en route pour Lyon (ms. Arsenal 3215, p. 170-172); mais la levée du siège les fit rappeler. Quant à M. de Berwick, qu'on avait fait venir en France malgré les protestations du duc d'Orléans (Dépôt de la guerre, vol. 2049, n°s 269 et 283-285; *Mémoires de Berwick*, tome II, p. 282, note; Geffroy, *Correspondance de Mme des Ursins*, p. 319), il connut la levée du siège en arrivant à Béziers, et retourna en Espagne (Guerre, vol. 2049, n°s 286, 307, 315-317; *Mercure* d'octobre, p. 216-220).

6. Le 5 et le 6 août, les vents contraires ayant cessé, ils purent

Saint-Louis[1], défendu par quatre-vingts pièces de canon sur un gros vaisseau approché tout contre terre[2]. Visconti[3] et le comte de Non[4] arrivèrent avec de nouvelles troupes de Piémont[5], et Médavy en amena aussi de Dauphiné, et se tint à Saint-Maximin, avec toute la cavalerie[6]. Le 15 août, le maréchal de Tessé attaqua à la pointe du jour les retranchements que les ennemis avoient vis-à-vis les nôtres de Sainte-Catherine, sur d'autres hauteurs. Le maréchal étoit à la droite, Goësbriand au centre, Dillon[7] à la gauche. Ils les emportèrent en trois quarts d'heure, et n'y perdirent que quatre-vingts hommes; ils leur en tuèrent quatorze cents, et les princes de Saxe-Gotha[8] et de Wirtemberg, seulement blessé[9]. Ils prirent un colonel et soixante officiers et trois cents soldats[10], enclouèrent tout leur canon, rasèrent leurs retranchements, et y demeu-

mettre à terre quarante pièces de gros canon (*Dangeau*, p. 434; *Sourches*, p. 374).

1. Situé sur la petite rade des Vignettes, près de l'embouchure du ruisseau de l'Égoutier, ce fort défendait l'entrée de la rade intérieure.

2. Le vaisseau *le Tonnant*, qu'on avait échoué dans le port, ainsi que *le Saint-Philippe*, après avoir mis à chacun une chemise de gros madriers (*Dangeau*, p. 435 et 440; *Sourches*, p. 367, 379 et 380; *Mémoires du chevalier de Quincy*, p. 260).

3. Annibal Visconti: tome X, p. 218.

4. Dangeau a écrit (p. 435) : *Nons*. Ce personnage avait déjà figuré dans la précédente guerre (*Sourches*, tome III, p. 348). None est une petite ville située entre Turin et Pignerol.

5. *Dangeau*, p. 435.

6. *Dangeau*, p. 440. Le bruit avait couru que M. de Médavy serait fait maréchal de France (*Gazette d'Amsterdam*, n° xxxii). Les relations avec lui furent plus difficiles pour M. de Grignan qu'avec tout autre.

7. Tome XIV, p. 83. Il était lieutenant général depuis 1706.

8. Jean-Guillaume : tome X, p. 303; Ottieri, *Istoria*, p. 434.

9. Les mots *seulem^t blessé* ont été ajoutés après coup en interligne. En effet, Dangeau avait d'abord annoncé la mort de ce prince (p. 443), conformément à la première lettre de Tessé, puis la démentit (p. 446). C'est le même Charles-Alexandre de Würtemberg (1684-1737) dont il a été question dans notre tome X, p. 304.

10. Ce sont les termes mêmes de Dangeau (p. 443). Il y eut deux colonels faits prisonniers, l'un piémontais, l'autre hessois.

rèrent quatorze heures sans que les ennemis fissent contenance de les venir attaquer[1]. Le fort Saint-Louis fut enfin pris faute d'eau[2]; mais le bombardement fit peu de mal à la ville. Des galiotes[3] bombardèrent le port pendant vingt-quatre heures, et y brûlèrent deux vaisseaux de cinquante pièces de canon[4].

Retraite de M. de Savoie de Provence.

Après[5] ces essais infructueux, l'arrivée de tant de troupes, et les nouvelles qu'il en accouroit tant d'autres de toutes parts, les ennemis jugèrent leur projet impossible à exécuter. Le retranchement de Sainte-Catherine ne leur parut pas pouvoir être forcé; ils furent effrayés des travaux qui avoient été faits entre ces retranchements et la ville. La maladie, la désertion[6], la disette même diminuoit considérablement leurs troupes de jour en jour : enfin ils se résolurent à la retraite. Ils l'exécutèrent la nuit du 22 au 23 août[7], après avoir rembarqué presque

1. *Mémoires militaires*, p. 144-146 et 400-404 (compte rendu de Tessé au Roi); *Histoire militaire*, par Quincy, tome V, p. 375-377; *Mémoires de Sourches*, p. 381-385; *Gazette de France*, p. 417; *Gazette d'Amsterdam*, nos LXIX et LXX, et Extr. LXXII; *Mémoires du chevalier de Quincy*, tome II, p. 268-274; relation du *Mercure* in-quarto, p. 185-215; *Saporta*, p. 187 et suivantes.

2. La garnison l'abandonna dans la nuit du 17 au 18 août.

3. « Petit bâtiment, très fort de bois, à plate varangue, qui n'a que des coursives, sans pont, et qui sert à porter des mortiers que l'on met en batterie sur un faux tillac que l'on fait à fond de cale » (*Dictionnaire de Trévoux*). Les premières galiotes avaient été fabriquées en 1682, pour bombarder Alger.

4. *Dangeau*, p. 448. Ces navires s'appelaient *le Sage* et *le Fortuné*; l'un était neuf, l'autre vieux et incapable d'aller à la mer. Les *Mémoires de Sourches* donnent ce détail (p. 387) qu'il avait été lancé deux mille bombes du 21 au 22, et que, quoique les galiotes fussent à deux mille huit cents toises de la ville, on voyait des projectiles porter jusqu'à deux cents toises plus loin.

5. Le travail a été suspendu avant d'écrire la phrase qui précède et de passer au nouveau sujet.

6. On estimait le nombre des déserteurs à plus de dix mille depuis que cette armée avait passé le Var (*Dangeau*, p. 448).

6. Ou la veille : *Dangeau*, p. 447-448; *Sourches*, p. 386-387; *Gazette*, p. 418-419; *Gazette d'Amsterdam*, nos LXXI-LXXII, etc. M. Mireur

tout leur canon; mais ils laissèrent beaucoup de bombes. M. de Savoie se retira en grand ordre, mais fort diligemment[1]; il fit lui-même l'arrière-garde de tout en repassant le Var, se mit en bataille derrière, et fit rompre tous les ponts, puis marcha vers Coni. Tessé le suivit mollement, tardivement, avec peu de troupes[2], et Médavy de fort loin, parce qu'il étoit parti d'une grande distance. Les paysans assommèrent tout ce qu'ils trouvèrent de traîneurs et de maraudeurs[3] : ils étoient enragés de se voir trompés dans leur espérance. On ne put jamais tirer aucune sorte de secours des peuples de Provence pour disputer le passage du Var à l'arrivée de M. de Savoie : ils refusèrent argent, vivres, milices, et dirent tout haut qu'il ne leur importoit à qui ils fussent, et que M. de Savoie, quoi qu'il fît, ne pouvoit les tourmenter plus qu'ils l'étoient. Ce prince, qui en fut averti, répandit partout des placards, par lesquels il marquoit qu'il venoit, comme

a fait, en 1886, au Comité des travaux historiques, une communication sur les causes secrètes de la levée du siège (*Bulletin historique et archéologique*, p. 319 et suivantes) : d'après une conversation que Victor-Amédée aurait eue, quelques années plus tard, avec les consuls de Fréjus, le roi de Suède Charles XII, encore établi en Saxe avec son armée victorieuse, comme nous l'avons vu, menaçait d'envahir la Bohême et la Silésie, si l'armée assiégeante ne se retirait pas. On peut rapprocher ce récit d'un passage assez ambigu de Dangeau (p. 449). Des épigrammes sur la retraite ont été imprimés dans le tome III du *Nouveau siècle*, p. 219-223 et 225.

1. Sa retraite fut si précipitée, dit le chevalier de Quincy, que l'armée d'invasion refit en deux jours le chemin qui lui en avait pris six en venant. Le *Mercure* donna un journal de la marche jusqu'au Var.

2. Le chevalier de Quincy (p. 280) s'est fait aussi l'écho des bruits qui coururent un peu partout au sujet de la mollesse apportée par Tessé à la poursuite des ennemis, tandis que la relation du *Mercure* tend à le disculper (p. 239-243), comme d'ailleurs le fit Mme de Maintenon (recueil Bossange, tome I, p. 168). Feuquière, dans ses *Mémoires*, tome II, p. 164-165, lui reproche de ne pas les avoir devancés dans la direction de Pragelas et de Suse.

3. *Dangeau*, p. 451, 454 et 458; *Sourches*, p. 393-395 et 415-416. Le chevalier de Mianne avait autour de Grasse dix mille paysans armés.

ami, les délivrer d'esclavage ; qu'il ne vouloit ni contributions trop fortes, ni de vivres même, qu'en payant ; que c'étoit à eux à répondre par leur bonne volonté à la sienne, et par leur courage à secouer le joug[1]. Il tint exactement parole pendant tout le mois qu'il fut en Provence ; mais Fréjus pourtant fut bel et bien pillé, malgré tous les bons traitements faits à l'évêque, à qui tout ce qu'il avoit à la ville ou à la campagne fut soigneusement conservé : il falloit bien le payer de son *Te Deum*[2]. En retournant, et même du moment qu'ils commencèrent à rembarquer, le besoin d'attirer les peuples cessant, la politique et le sage traitement cessa aussi : il y eut force pillage, qui joint à la retraite, qui ôtoit toute espérance de changer de maître, mit les paysans au désespoir aux trousses de cette armée, dont ils tuèrent tout ce qu'ils en purent attraper[3]. Tessé occupa Nice de nouveau, où il laissa Montgeorges[4] pour

1. Ces détails ne sont pas pris à Dangeau ; mais le passage des *Mémoires de Sourches* cité déjà p. 194, note 4, en confirme l'exactitude, et l'annotateur a ajouté : « Cela étoit bien capable de tourner la tête à des Provençaux. » Cependant la correspondance de l'intendant et des autres fonctionnaires ne contient aucune plainte sérieuse contre les populations, et le *Mercure* insista beaucoup sur ce qu'elles avaient été insensibles à l'habile politique des envahisseurs.

2. Ci-dessus, p. 195.

3. Déjà dit vingt-quatre lignes plus haut. « Les ennemis faisoient partout des cruautés effroyables en s'en allant, et ils mettoient le feu partout ; les paysans en tuoient un grand nombre » (*Sourches*, p. 393). On évalua les dommages causés dans toute la Provence, par l'invasion ennemie, à un total de six millions, selon la *Gazette d'Amsterdam*, 1708, n° XXIII ; voyez aussi les pièces indiquées dans la *Correspondance des Contrôleurs généraux*, tome II, n°s 1315, 1316 et 1359, notamment le rapport de l'évêque de Vence, M. de Crillon, sur l'état des pertes particulières de son petit diocèse. Selon une lettre de Mme de Maintenon (éd. Bossange, tome I, p. 170), Victor-Amédée s'écria, en s'en allant, qu'il « avait renouvelé l'aventure de Charles-Quint, que ses petits-enfants feraient ce qu'ils voudraient, mais que, pour lui, il n'y retournerait pas. »

4. Gilbert Gaulmin de Montgeorges : tome VI, p. 434. « Il avoit quitté depuis peu le régiment des gardes, où il étoit capitaine, et cela

y commander; il alla, de là, donner ordre à Villefranche. On craignit pour cette place et pour Monaco; mais les ennemis ne songèrent à l'une ni à l'autre[1].

Scandaleux éclat entre Chamillart et Pontchartrain à l'occasion de la nouvelle de la retraite du duc de Savoie.

L'importante nouvelle d'une délivrance si desirée arriva le matin, à Marly, du vendredi 26 août, par un courrier de Langeron[2], qui commandoit là la marine, à Pontchartrain, qui, aussitôt, la fut porter au Roi, et le combla et toute la cour de joie[3]. Ce courrier avoit été dépêché à l'insu de Tessé, qui envoya son fils, lequel ne partit que huit heures après le courrier de Langeron, et arriva à l'Étang, où Chamillart étoit, qui l'amena à Marly, dans le cabinet du Roi, comme il étoit près de sortir de son souper, bien honteux tous deux d'avoir été prévenus. Le courrier ne sut du tout rien de ce qu'il[4] conta au Roi, et ensuite à

n'avoit pas plu au Roi; mais, dans la nécessité, on oublie ces sortes de choses, et d'ailleurs c'étoit un bon sujet » (*Mémoires de Sourches*, p. 373, note).

1. *Dangeau*, p. 458. — Les craintes qu'on avait eues pour Toulon firent prendre la résolution de fortifier ce port plus solidement du côté de la terre (*Dangeau*, tome XII, p. 33; *Sourches*, p. 440; *Gazette d'Amsterdam*, 1708, n° IV).

2. Joseph Andrault, comte de Langeron, né le 19 novembre 1649, prit part comme volontaire à l'expédition de Candie en 1669, devint enseigne de vaisseau en 1670 et capitaine en novembre 1671, reçut le gouvernement de la Charité en 1675, fut nommé en 1684 inspecteur général des armées navales avec la surveillance de la construction des vaisseaux, eut en octobre 1689 le grade de chef d'escadre, celui de lieutenant général le 1er avril 1697, et mourut le 28 mai 1711. Il était aussi lieutenant de Roi de la basse Bretagne depuis 1700, et commandeur de l'ordre de Saint-Louis. Jal a parlé longuement de lui dans *Abraham du Quesne*, tome II, p. 392-403.

3. *Dangeau*, p. 447-448; *Sourches*, p. 386. L'officier envoyé par M. de Langeron était M. de Beauquaire, capitaine de vaisseau (notre tome XI, p. 167), qui, arrêté en route par un accident de voiture, remit son paquet au maître de poste de Lambesc, avec ordre de faire toute la diligence possible. La lettre de M. de Langeron ne se retrouve pas dans le volume B³ 149 des archives de la marine, où elle devrait avoir été classée; mais il y en a une, adressée à Chamillart le 22, au Dépôt de la guerre, vol. 2042, n° 264.

4. Le comte de Tessé.

Le fils de Tessé fait maréchal de camp.

tout le monde, et se fit fort moquer de lui[1]. Il n'en fut pas moins fait maréchal de camp; il n'y avoit pas un mois qu'il étoit brigadier[2]. Chamillart, piqué à l'excès, fit un étrange vacarme contre Pontchartrain, comme d'une entreprise formelle sur sa charge, dont justice lui étoit due; que, la nouvelle n'étant point maritime, il n'en devoit pas avoir eu de courrier, beaucoup moins ne la pas tenir secrète, et avoir osé la porter au Roi; et il prétendit qu'au moins auroit-il dû la lui mander à lui, se taire, et lui laisser faire sa fonction et l'apprendre au Roi[3]. Jamais on ne vit mieux qu'en cette occasion la folie universelle, et qu'on ne juge jamais des choses par ce qu'elles sont, mais par les personnes qu'elles regardent. Il ne faut point dire que la cour se partialisa là-dessus entre les deux secrétaires d'État : Pontchartrain n'eut pas une seule voix pour lui, et Chamillart, qui, dans ce fait, méritoit pis que d'être

1. Dangeau ne parle pas de cela. Pour le second arrivé, les *Mémoires de Sourches* (p. 387) disent : « S. M., se promenant dans ses jardins, fit au comte de Tessé diverses questions, auxquelles il répondit avec beaucoup de sang-froid.... » Le détail tient deux pages. Ce jeune comte, au dire de M. de Grignan, s'était distingué à la première défense du fort Sainte-Catherine (Guerre, vol. 2041, n° 345). Les courtisans se plaignirent de sa taciturnité; mais elle était de commande, car nous lisons dans une lettre de son père à Chamillart : « Quant à ce que mon écuyer a pu dire de mal à propos, je ne sais de quelle manière il a pu parler; mais tous ceux que j'envoie n'ont d'autre instruction de moi, à commencer par mon fils, que de parler peu, et qu'étant questionnés, ils disent la vérité et ce qu'ils ont vu. Je n'use avec eux ni d'autre précaution, ni d'autre instruction. » (Guerre, vol. 2043, n° 1.) Sur l'écuyer, arrivé le 21, voyez *Dangeau*, p 443 et 445.

2. *Dangeau*, p. 450; *Sourches*, p. 389. Il était brigadier du 15 mai précédent, et son brevet de maréchal de camp est du 1er septembre. On en fit une chanson (*Nouveau siècle de Louis XIV*, tome III, p. 224) :

Le voilà maréchal de camp.
Vous le croyez un pauvre hère;
Il en sait pourtant bien autant
Que le grand maréchal son père.

3. Nous avons vu pareil conflit entre Torcy et Barbezieux, en 1700 : tome VII, p. 293.

sifflé, les eut toutes. Ami des deux, mais ami de la personne de Chamillart par mille raisons les plus fortes, ami de l'autre à cause de son père, de sa mère et de sa femme, mais le trouvant d'ailleurs tel qu'il étoit, et souffrant de la nécessité de son commerce, j'étois affligé de l'étrange déraison de celui que j'aimois pour lui-même, épouvanté de l'iniquité publique exercée sur celui avec qui je n'étois uni que par ricochet. Ce ne fut pas seulement blâmer ce dernier, ce fut un cri public, violent, redoublé en tous lieux par toutes personnes, comme d'un attentat qui méritoit punition. Malgré les affres où l'on étoit, on ne put supporter d'en avoir été délivré plus tôt presque d'une journée entière, parce qu'on [ne] l'avoit été que par Pontchartrain, et on ne s'en avisa que lorsque Chamillart osa s'en plaindre. Monseigneur, si réservé, éclata, et Pontchartrain fut traité comme un usurpateur avide, parce qu'il étoit détesté, Chamillart comme celui à qui il arrachoit son bien, parce qu'il étoit aimé et qu'il étoit dans une faveur déclarée. Personne n'eut le sens de faire réflexion sur la juste colère où un maître entreroit contre un valet qui auroit de quoi le tirer d'une inquiétude extrême, qui l'y laisseroit tranquillement ainsi pendant huit ou dix heures, et qui s'en[1] excuseroit froidement après sur ce que cela étoit du devoir d'un autre valet, qu'il avoit attendu[2]. Le plus rare est que le Roi, que cela regardoit de plus

1. *Se* corrigé en *s'en*.

2. Le marquis de Langeron et Vauvré, dit l'annotateur des *Mémoires de Sourches* (p. 386), « avoient uniquement songé à faire leur cour au comte de Pontchartrain, leur ministre ; mais ils offensoient par là le maréchal de Tessé et le secrétaire d'État de Chamillart, et tout le monde désapprouva leur conduite. Les femmes de la cour, amies du maréchal de Tessé, disoient même tout haut qu'il auroit ordre de faire mettre le marquis de Langeron en prison pour lui avoir manqué de respect. » Le 25 août, M. de Langeron écrivit à Pontchartrain (B[5] 149, fol. 100) : « On m'a dit que M. le maréchal de Tessé avoit été dans une fureur horrible quand il apprit à midi que M. de Beauquaire étoit parti à sept heures du matin, et qu'il avoit envoyé un courrier pour le passer, avec ordre aux maîtres de poste de Dauphiné, où il

près, et pour l'inquiétude dont il avoit été délivré huit ou dix heures plus tôt, et pour des cas semblables si aisés à se retrouver en des occasions différentes d'une guerre allumée partout et de tous les côtés, n'eut pas la force de se déclarer entre les deux, ni de dire une seule parole[1]. Le torrent fut si impétueux, que Pontchartrain n'eut qu'à baisser la tête, se taire, et le laisser passer[2]. Telle étoit la foiblesse du Roi[3] pour ses ministres. On[4] avoit déjà vu, en 1702, le duc de Villeroy apporter à Marly l'importante nouvelle de la bataille de Luzzara, s'y cacher parce que Chamillart n'y étoit pas, laisser le Roi et toute la cour dans l'inquiétude sans oser aborder, aller chercher le ministre, et ne venir avec lui que longtemps après que la nouvelle de son arrivée s'étoit répandue et avoit mis tout le monde en l'air, sans que le Roi l'eût trouvé mauvais, ni seulement témoigné là-dessus la moindre chose[5], et fit au con-

commande, de ne lui donner des chevaux que vingt-quatre heures après que son fils seroit passé.... Ce coup-là me paroîtroit hardi.... »

1. Le comte de Tessé « se plaignit à S. M., au nom de son père, de ce que le marquis de Langeron avoit dépêché un courrier avant lui pour lui donner la nouvelle de la levée du siège de Toulon, ce qui étoit certainement contre toutes les règles de la subordination. Le Roi lui répondit que Langeron avoit tort, et qu'il lui en feroit écrire sévèrement, mais qu'il ne pouvoit s'empêcher de lui pardonner à cause de la bonne nouvelle. » (*Mémoires de Sourches*, p. 387.)

2. Il semble cependant, d'après les deux citations ci-dessus, que Pontchartrain ne fut pas mis en cause, mais seulement M. de Langeron. La réprimande à ce dernier ne fut pas bien sévère; son ministre lui écrivit, le 31 août : « La vivacité que vous avez eue n'auroit pas déplu à S. M., s'il n'y avoit point eu de procédés sur le courrier, ni d'occasion de la part de M. le comte de Tessé de se plaindre. Vous serez assez informé d'ailleurs des suites pour me réserver à vous les dire lorsque vous serez ici. » (Archives de la marine, B² 202, fol. 597.) Comparez les *Mémoires de Tessé*, tome II, p. 266-267, et sa correspondance avec le Roi et avec Chamillart, vol. Guerre 2043, n°s 29, 30, 69 et 87. M. de Langeron dut faire des excuses.

3. *Du Roy* est en interligne.

4. Avant *On*, le manuscrit porte une *n*, biffée.

5. En parlant de cette nouvelle apportée par le duc de Villeroy le 23 août 1702 (tome X, p. 227-228), notre auteur n'a pas donné ces

traire le duc de Villeroy lieutenant général avant de le renvoyer[1]. Par cette heureuse délivrance, le voyage des princes fut rompu[2] : ils étoient prêts à partir ; ils ne devoient avoir avec eux que six chevaux de main, et n'être accompagnés que de Rasilly[3] et Denonville, qui avoient été leurs sous-gouverneurs, et d'O et de Gamaches, que le Roi avoit attachés à Mgr le duc de Bourgogne[4], et du fils de Chamillart[5]. Le duc de Berwick reçut ordre par un courrier de rebrousser chemin vers M. le duc d'Orléans[6].

Folie de Tessé et de Pontchartrain. [*Add. St-S. 759*]

Mais voici une autre sorte d'extravagance, qu'il faut que je raconte avant de quitter l'affaire de Provence. Tessé s'en trouvoit chargé. C'étoit la plus capitale de l'État dans un pays où rien n'étoit préparé, et où on manquoit de tout parce qu'on ne s'y étoit pas attendu ; des secours, en tout genre, fort éloignés, la flotte des ennemis et une armée sur

détails parce que Dangeau n'en parlait pas. Ils semblent d'ailleurs inexacts : le jeune duc, étant parti de l'armée le 17 et arrivé le 23 au soir, il ne put y avoir beaucoup de temps perdu.

1. Toute la fin de la phrase, depuis *et fit*, a été ajoutée en interligne.

2. *Dangeau*, p. 449.

3. Gabriel, marquis de Rasilly, s'était d'abord destiné à l'état ecclésiastique, et avait même reçu le sous-diaconat, quand la mort de son frère aîné le fit rentrer dans le monde. Il eut en 1676 la lieutenance générale de Touraine, fut nommé en août 1693 sous-gouverneur du duc de Berry, sur la recommandation du duc de Beauvillier, avec lequel il était en grande intimité, reçut en octobre 1710 la charge de premier écuyer de son élève, et mourut à Marly le 25 janvier 1712.

4. En 1699 : tome VI, p. 357.

5. Le marquis de Cany, qui a reçu depuis peu la survivance de la charge de son père (tome XIV, p. 249) et est revenu récemment d'une tournée dans les places de la Flandre et de l'Est. En annonçant le départ prochain des deux princes pour le 14 août, Dangeau avait dit : « Mgr le duc de Bourgogne ne mènera avec lui que les marquis de Gamaches et d'O, et Mgr le duc de Berry mènera MM. de Denonville le père et de Rasilly. Ces princes n'auront que six chevaux de main chacun, que l'on fait partir dès mercredi. Le Roi a trouvé à propos que M. de Chamillart le fils les suivît. » Il y a plus de détails dans les *Mémoires de Sourches*, p. 376.

6. Ci-dessus, p. 216, note 5.

les bras, commandée par les deux plus habiles capitaines, les plus audacieux, les plus grands ennemis du Roi, et, s'ils réussissoient, le Royaume pris à revers dans des provinces mécontentes, tout ouvert de là jusque dans Paris, et les armées ennemies à toutes les frontières, qui n'attendoient que le signal[1]. Un général chargé de parer un si grand coup, et dans une situation aussi pressée, a bien des soins et peu d'envie de rire. Ce ne fut pas le sentiment de Tessé : il n'en vit pas apparemment ces grandes suites si palpables ; il ne voyoit pas apparemment[2] qu'avec Toulon la marine du Levant et son commerce étoient perdus, que la Provence ne l'étoit pas moins, qu'Arles étoit un passage sur le Rhône et une ville ouverte, où M. de Savoie pouvoit faire sa place d'armes en l'accommodant, et se porter de là en Languedoc, fumant encore de Fanatiques[3], à Lyon, et dans les entrailles de la France[4] ; ou, s'il le vit, comme toutes ces suites-là sautoient aux yeux, en grand homme supérieur à tout, il y trouva le mot pour rire, et, ce qui est incomparable, apparemment Pontchartrain aussi. Gardant pour soi la clef des champs pour y être plus libre que dans les retranchements de Toulon, où il ne fit que passer, et où il ne s'arrêta que pour emporter, comme je l'ai dit[5], ceux de M. de Savoie, il trouvoit le temps d'écrire à Pontchartrain, tous les ordinaires, jusqu'aux plus petits détails des nouvelles des ennemis et de tout ce qui arrivoit

1. On prétendit cependant (*Mercure*, édition in-quarto, p. 116-117 et 120-122) que l'entreprise était considérée comme des plus téméraires par les alliés eux-mêmes.

2. Ces deux mots ont été ajoutés en interligne.

3. Expression à rapprocher de celles que cite le dictionnaire de M. Hatzfeld : « Fumant de courroux, de sang, des feux de la liberté. »

4. Comme on l'a vu p. 213, les Fanatiques recommençaient à s'agiter (*Sourches*, p. 364 et 368), quoiqu'il eût semblé que Berwick avait « tout à fait éteint ces misérables » (notre tome XIII, p. 51), et nous verrons même ci-après, p. 529, que l'évêque de Fréjus trouva Cavalier dans l'entourage des généraux alliés, préparant avec les nouveaux chefs protestants une prise d'armes.

5. Ci-dessus, p. 217.

et se passoit parmi nous, dans le style de don Quichotte[1], dont il se disoit le triste écuyer[2] et le Sancho[3]; et, tout ce qu'il mandoit, il l'adaptoit aux aventures de ce roman. Pontchartrain me montroit ses lettres; il mouroit de rire, il les admiroit[4], et il faut dire en effet qu'elles étoient très plaisantes, et qu'il rendoit un compte exact, en termes, en style et en aventures de ce roman, avec une suite et plus d'esprit que je ne lui en aurois cru. Moi, cependant, j'admirois un homme farci de ces[5] fadaises en faire son capital[6] pour rendre compte à un secrétaire d'État de l'affaire la plus importante et la plus délicate de l'État dans la position si critique où il se trouvoit, et l'admiration même de ce secrétaire d'État, qui trouvoit cela admirable; et la prosopopée[7] fut soutenue jusque tout à la fin de l'affaire. Cela me paroîtroit incroyable, si je ne l'avois pas vu[8].

1. Saint-Simon écrit : *D. Guichotte.* — Il fera plusieurs fois allusion aux personnages de Cervantès dans la suite des *Mémoires*, tomes VI de 1873, p. 174, XV, p. 169, et XVIII, p. 143, comme dans l'Addition à Dangeau placée ici, et ailleurs. On avait alors deux traductions françaises, celle d'Oudin (1624), et celle de Rousset (1670).

2. En effet, dans les fragments de sa correspondance avec Pontchartrain donnés par M. de Rambuteau, on le voit (p. 233 et 308) se qualifier « votre écuyer de la Triste figure. »

3. Notre auteur comparera encore le marquis d'Usson à Sancho Pança.

4. Tessé l'appelait familièrement *Votre Grosseur*. — 5. *Ses* corrigé en *ces*.

6. Expression déjà relevée dans notre tome XII, p. 380. On peut remarquer ici l'emploi d'*admirer* avec l'infinitif qui suit, comme plus loin, p. 328, *trouver faire*.

7. « Figure de rhétorique par laquelle l'orateur introduit dans son discours une personne feinte ou une chose inanimée, qu'il fait parler ou agir » (*Académie*, 1718 et 1878).

8. Le recueil de lettres du maréchal publié par M. le comte de Rambuteau ne contient (p. 281-283) qu'une seule lettre relative au siège de Toulon; mais elle confirme en partie ce que dit Saint-Simon dans le présent passage et dans l'Addition indiquée plus haut. C'est une lettre de Pontchartrain, du 10 août, adressée à Tessé, en marge de laquelle celui-ci répondit en style bouffon, et qu'il renvoya telle quelle au ministre. On peut voir d'ailleurs, par les autres lettres du recueil, que le maréchal connaissait assez à fond l'œuvre de Cervantès pour y faire de continuelles allusions, surtout s'adressant à Pontchartrain

M. de Savoie prend Suse. Tessé de retour.

Les détachements des différentes armées pour la Provence retournèrent les joindre presque aussitôt qu'ils en furent partis. Marlborough ne pouvoit ajouter foi au mauvais succès de M. de Savoie : il avoit bâti sur ce projet les plus grands desseins, qui tombèrent d'eux-mêmes[1]. M. de Savoie ne songea plus qu'à rétablir ses troupes, fort diminuées et qui avoient beaucoup souffert, et, au mois d'octobre, il prit Suse, abandonné à une très foible garnison[2], qu'il eut prisonnière de guerre : ce fut à quoi se terminèrent tous ses exploits[3]. Un mois après, le maréchal de Tessé arriva à la cour : sa réception y fut au-

(p. 83, 109, 119, 157, 178, 189, 215, 220, 230, 253, etc.). Généralement, et avec Chamillart comme avec son jeune collègue, le style de ses épîtres, d'ailleurs tout à fait particulier, est émaillé de descriptions burlesques, de curiosités de langue, de citations de Marot, Rabelais, Molière, Scarron, de proverbes à rendre Sancho jaloux. Avant la publication de M. de Rambuteau, feu Gustave Masson avait inséré aussi quatre lettres plaisantes, tirées des manuscrits du Musée britannique, dans l'*Annuaire-Bulletin de la Société de l'Histoire de France*, année 1868, p. 26 et suivantes; on en trouvera une autre, adressée à Louvois en 1691, dans l'ouvrage de Camille Rousset, tome IV, p. 487, note, et enfin, dans les *Mémoires de Tessé*, tome II, p. 147-150, il y a une lettre à Monsieur le Prince, où il raconte, toujours sur le ton plaisant et avec une parfaite désinvolture, comment le siège de Gibraltar, en 1705, a manqué. Nous avons déjà vu des spécimens de cette façon d'écrire dans l'appendice VII de notre tome IX. Par comparaison, on en pourrait rapprocher nombre de lettres du duc de Gramont sur les affaires d'Espagne, une, par exemple, au duc d'Orléans, que le R. P. Baudrillart a citée dans son tome I, p. 301-302.

1. Il n'y avait pas eu parfaite entente entre le duc et le prince Eugène, comme toujours d'ailleurs. Voyez ci-après, Appendice, p. 534-535.

2. Ci-dessus, p. 215.

3. C'est le 3 octobre que Suse se rendit. La place était commandée par Masselin, ancien lieutenant-colonel du régiment Royal-Comtois, qui venait d'être fait brigadier, et qui se justifia par une lettre que nous avons dans le recueil Pelet, p. 444; trois cent quarante soldats du régiment de Beauvaisis, qui composaient la garnison, furent conduits à Turin (*Dangeau*, p. 471, 478, 483-485 et 487; *Sourches*, p. 404, 406, 410 et 414-416; *Mémoires du chevalier de Quincy*, tome II, p. 284-285; *Histoire militaire* de Quincy, p. 382-387; *Gazette d'Amsterdam*, n°s LXXXI-LXXXVI.)

dessous du médiocre[1]; nous étions à table à Meudon avec Monseigneur, lorsqu'il vint lui faire sa révérence: je ne vis jamais si maigre accueil. Mais ses souterrains ne mirent guères à le rejeter en selle[2]. Médavy demeura seul en chef en sa place[3].

La joie de la naissance du prince des Asturies[4] vint en cadence augmenter celle de la délivrance de la Provence[5]. Le marquis de Brancas, qui servoit lors en Espagne, eut la commission d'y en faire les compliments du Roi[6]. Le duc d'Albe, à cette occasion, donna chez lui, à Paris, une superbe fête, qui dura trois jours[7] de suite, et toujours variée[8].

Naissance du prince des Asturies.

1. Dangeau (tome XII, p. 12) et Sourches (tome X, p. 428) disent au contraire que le maréchal fut reçu « très agréablement » par le Roi.

2. Nous avons eu *remettre en selle* dans le tome X, p. 215.

3. Ci-dessus, p. 211, et tome XIV, p. 452-453.

4. Louis-Philippe de Bourbon : tome IX, p. 177. Il naquit le 25 août, jour de la Saint-Louis, ce qui sembla de bon augure (*Dangeau*, tome XI, p. 452; *Sourches*, tome X, p. 391; *Gazette*, p. 389, 431, 437, 438 et 450; *Mercure* de décembre, p. 657-671 et 677-687; *Gazette d'Amsterdam*, n°s LXIX et LXXIII-LXXV; *Correspondance de Louis XIV avec M. Amelot*, tome I, p. 231-233; lettres de Mme des Ursins et de Mme de Maintenon, dans le recueil Bossange, tomes I, p. 163, et IV, p. 10-12, 36, 37, 53, 62, 71 et 74-76; Guerre, vol. 2049, n° 312; Affaires étrangères, vol. *Espagne* 169-171).

5. Il y a dans la collection Hennin, n°s 7170-7173, plusieurs estampes d'almanachs qui représentent cet événement. Dès le mois de février, Philippe V avait demandé au Roi de lui envoyer un accoucheur, et Clément était parti en mai pour l'Espagne. On suivit aussi le cérémonial français pour donner toute publicité à la naissance.

6. *Dangeau*, p. 453; *Gazette*, p. 572. C'est Mme des Ursins qui avait demandé l'envoi de ce seigneur.

7. Le *j* de *jours* surcharge une lettre illisible.

8. Sur les fêtes données par l'électeur de Cologne à Lille, par le duc d'Albe, par la nourrice de Philippe V, et par d'autres personnes, à Paris, voyez la *Gazette*, p. 431, le *Journal de Verdun*, 1708, p. 17-18, le *Mercure* de septembre, p. 252-331, 336-342, 382-388, et d'octobre, p. 143-158. M. Émile Bourgeois, dans *le Grand siècle*, p. 185, a reproduit une estampe de la fête du duc d'Albe. — Le jeune prince, ondoyé aussitôt après sa naissance, fut baptisé le 8 décembre suivant et tenu sur les fonts par le duc d'Orléans et par Mme des Ursins, re-

Perte du royaume de Naples.

Elle[1] dut être tempérée par la perte du royaume de Naples et de Sicile[2]. Le marquis de Bedmar, vice-roi de cette île[3], sentant peut-être l'impossibilité de la conserver, avoit obtenu son rappel, et le marquis de los Balbasès[4] avoit été nommé en sa place[5]. Le marquis de Villena, autrement le duc d'Escalone, qui avoit été vice-roi de Catalogne, et que nous y avons vu battu par M. de Noailles père, puis par M. de Vendôme[6], étoit vice-roi de Naples[7], et y avoit

présentant le Roi et la duchesse de Bourgogne (*Gazette*, p. 615-617; *Mercure* de décembre, p. 657-672 et 677-687), et Louis XIV lui envoya le cordon du Saint-Esprit (Dépôt des affaires étrangères, vol. *Espagne* 174, fol. 174, 190 et 193; *Correspondance avec M. Amelot*, p. 259; Arch. nat., O[1] 281, 8e dossier).

1. La joie.

2. Quoique le royaume de Naples se trouvât abandonné à ses propres forces par la retraite des Français hors de l'Italie (notre tome XIV, p. 445-446), le prince Eugène avait été obligé de renoncer à le conquérir immédiatement; mais Philippe V sollicita en vain son grand-père d'y envoyer du secours (Dépôt de la guerre, vol. 2050, n° 283, et vol. 2051, n° 74; Alfred Baudrillart, *Philippe V et la cour d'Espagne*, tome I, p. 298-301). Il faut faire observer, ce que Saint-Simon semble avoir oublié, que l'île de Sicile ne fut même pas menacée en 1707, ni en 1708, quoique laissée, elle aussi, à ses seules forces : voyez ci-après, p. 610.

3. Tomes V, p. 64, et XII, p. 28.

4. Philippe-Antoine Spinola porta d'abord le titre de duc del Sesto, puis prit celui de marquis de los Balbasès après la mort de son père (1700). Grand protonotaire du conseil d'Italie, il fut nommé capitaine général de la cavalerie du Milanais en 1702, et fit un voyage en France en 1703. Nommé alors ambassadeur à Rome sur les instances de M. de Vaudémont, puis ambassadeur à Lisbonne (1706), il eut la vice-royauté de Sicile le 3 avril 1707, et quitta ce poste en 1712 pour se faire prêtre. Philippe V le nomma conseiller d'État le 30 mars 1715, et il mourut à Madrid en 1721. Il était né le 11 novembre 1665.

5. M. de Bedmar avait demandé son rappel pour cause de mauvaise santé (*Dangeau*, tome XI, p. 379; *Sourches*, tome X, p. 305; *Correspondance avec M. Amelot*, tome I, p. 178-179, 188, 189 et 191).

6. Tomes II, p. 153-154, et III, p. 124-126. M. de Villena ne commandait pas les troupes espagnoles battues par Vendôme; c'est une erreur répétée pour la troisième fois : tomes VII, p. 254, et IX, p. 306.

7. Nommé en 1701 (tome IX, p. 306), et continué pour trois ans en

magnifiquement reçu le roi d'Espagne[1]. Il ne put soutenir cette ville contre les troupes impériales[2], qui, n'ayant plus d'occupation dans toute l'Italie, étoient venues à la facile conquête de ce royaume[3], qui manquoit de troupes et de tout, et dont les habitants, seigneurs et autres, ne respirent continuellement que les changements de maître. Ces troupes ne trouvèrent donc aucune résistance à entrer dans Naples[4], où elles eurent le plaisir de voir briser aussitôt après la statue de Philippe V par les mêmes mains qui l'y avoient élevée[5]. Le duc de Tursi[6] mena le vice-roi sur son escadre

décembre 1704, avec une autorité exceptionnelle, il avait détruit le banditisme et pris des mesures contre les Impériaux dès le mois de mai 1706 (*Gazette* de 1705, p. 580, et de 1706, p. 306 et 461-462). Sa correspondance de 1706 avec M. de Vaudémont est conservée dans les mss. 799 et 800 du fonds LORRAINE de la Bibliothèque nationale.

1. En 1702 : tome X, p. 156.

2. On lui reprocha même de n'avoir pas su profiter des bonnes dispositions des Napolitains (*Sourches*, p. 341 ; *Correspondance avec M. Amelot*, tome I. p. 244-248), et l'historien Ottieri s'est longuement étendu (tome IV, p. 343-359) sur ses fautes. D'ailleurs, c'était un savant plutôt qu'un homme de guerre, et la cour de Madrid l'excusa, sans doute en raison de la belle défense qu'il fit à Gaëte.

3. Les troupes alliées étaient commandées par le comte de Thaun, le baron de Vaubonne et le général Patté. La *Gazette*, p. 283-284, 307, 320, 332-333, 345 et 356, et Ottieri (*Istoria delle guerre*, tome IV, p. 331-340) racontent leurs étapes à travers les États du Pape.

4. Le 7 juillet : *Gazette*, p. 368; *Gazette d'Amsterdam*, n°s LIX-LXII, LXVI et LXVIII; *Histoire militaire*, par Quincy, p. 355; *Mémoires de Lamberty*, tome IV, p. 565; *Theatrum Europæum*, 1707, p. 221-225; Ottieri, *Istoria*, p. 359-377. Cette conquête si facile fut due principalement à l'action exercée par le cardinal Grimani sur l'archevêque Pignatelli et sur son frère le duc de Monteleone. C'est le centenaire Montesarchio qui alla présenter les clefs de la ville aux généraux allemands.

5. Cette statue triomphale de bronze, due à l'initiative du duc de Popoli en 1702, en souvenir du séjour du jeune roi à Naples, avait été placée devant la maison professe des jésuites le 16 septembre 1705 (*Gazette* de 1705, p. 390). On en a l'estampe dans le *Voyage de Philippe V* édité alors par le libraire Bulifon, p. 330-332, et dans le volume des Affaires étrangères coté *Naples* 16, fol. 344. Le duc de Popoli en avait fait faire une copie pour Madrid.

6. Saint-Simon écrit : *Tursis*. — Jean-André Doria del Carretto, duc

à Gaëte[1], et la ramena après, avec celle de Naples, à Livourne[2]. Le siège de Gaëte fut formé bientôt après. C'étoit la seule place du royaume de Naples qui tînt pour le roi d'Espagne. Escalone, dénué de tout, y fit des prodiges de patience, de capacité, de valeur, et mit les Impériaux en état d'en recevoir l'affront. La trahison suppléa à la force : les habitants, lassés de si longs travaux, entrèrent en intelligence avec le comte de Thaun[3], qui commandoit au siège ; ils lui livrèrent la place[4]. Escalone ou Villena, car il étoit connu sous les deux noms, ne s'étonna point : il se barricada et se défendit de rue en rue, avec tout ce qu'il put ramasser autour de lui, et ne se voulut jamais rendre. Succombant enfin, dans un dernier réduit[5], au nombre et

Belle action de Villena, vice-roi, indignement traité par les Impériaux.

de Tursi et prince de Melfi, entretenait à ses frais, à Gênes, la flotte de galères que l'Espagne avait prise à son service depuis quarante ans ou plus (*Lettres de Colbert*, tome III). Fait grand d'Espagne en 1699 et gentilhomme de la chambre à Gênes en juin 1702, pendant le voyage de Philippe V, il était général des galères d'Espagne en Italie depuis le mois de décembre de cette dernière année, et de celles de Naples depuis 1706, comme survivancier du vieux duc de Montesarchio. Les Impériaux l'ayant dépouillé de son duché, qui se trouvait dans le royaume de Naples, en Basilicate, il entamera en 1715 une négociation, qui, d'ailleurs, n'aboutira pas, pour mettre ses galères au service de la France. Il mourut après 1739, grand dignitaire de la cour du roi don Carlos. Son compatriote le marquis Centurione avait amené de même une escadre de galères au service de la France, avec le titre de capitaine général, en 1669.

1. *Gaette*, dans le manuscrit. — Gaëte (on écrivait aussi *Gaiete* et *Gayette*), port fortifié situé sur un promontoire au nord de Naples, dans la terre de Labour. Il y en a une description dans la *Relation du voyage de Seignelay en Italie*, publiée par P. Clément, p. 177-178. Ç'avait été le dernier asile des gouvernants français lors de l'occupation éphémère du royaume par l'armée de Louis XII.

2. *Journal de Dangeau*, tome XI, p. 432 ; *Gazette*, p. 368. Sur la fidélité du duc de Tursi envers le roi d'Espagne, on peut voir une lettre du volume *Espagne* 173, au Dépôt des affaires étrangères, fol. 199-200, et la *Correspondance de M. Amelot*, tome II, p. 9, 15, 54, 55, 71 et 72.

3. Ici, *Taun*. Voyez notre tome XIV, p. 4.

4. Les détails sont pris au *Journal de Dangeau*.

5. Les mots *dans un d^r réduit*, pris à Dangeau, sont en interligne.

à la force, il fut pris[1]. Le procédé des Impériaux fut indigne : au lieu d'admirer une si magnanime défense, ils n'écoutèrent que le dépit de ce qu'elle leur avoit coûté[2]; ils envoyèrent le généreux vice-roi, prisonnier, les fers aux pieds, à Pizzighettone[3], contre toutes les lois de la guerre et de l'humanité, où il demeura très longtemps cruellement resserré[4]. Martinitz[5], d'abord nommé vice-roi par l'Empereur, fut rappelé à Vienne[6], le comte de Thaun fait vice-roi par intérim, et le général Vaubonne[7], qui avoit tant

1. Le 30 septembre : *Dangeau*, p. 492-493; *Sourches*, p. 418; *Gazette*, p. 453, 463, 477, 525-526 et 536; *Journal de Verdun*, décembre 1707, p. 402-404 et 441, et janvier 1708, p. 39; *Gazette d'Amsterdam*, n°s LXXXV-LXXXVIII, XCI et XCIV; Affaires étrangères, vol. *Espagne* 174, fol. 70 et 101, lettres de Philippe V; *Histoire militaire*, par Quincy, p. 388-391.

2. Le duc d'Escalona, et le prince de Cellamare et le duc de Bisaccia, pris avec lui, furent envoyés à Naples, promenés par les rues au milieu des injures de la populace, enfermés au château Saint-Elme, et indignement traités : *Gazette* de 1708, p. 56, 200 et 236; *Gazette d'Amsterdam*, 1708, n°s XXXVIII et XLV; Ottieri, *Istoria*, p. 396-397; *Theatrum Europæum*, p. 229; *Journal de Verdun*, p. 39-42, etc.

3. *Pizzghitone*, dans le manuscrit.

4. Il ne sera relâché qu'en 1712, en échange de l'Anglais Stanhope, fait prisonnier en Espagne par son fils, le comte de San-Estevan-de-Gormaz.

5. Maximilien-Guidobaldo, comte de Martinitz, débuta en mai 1685 comme envoyé extraordinaire à Londres, fut fait grand veneur du roi des Romains en 1694 et ambassadeur à Rome en 1696, reçut la Toison d'or en 1698, devint successivement capitaine des gardes du corps (1699), conseiller privé (1700) et maréchal de la cour (1701), fut nommé vice-roi de Naples en août 1707, mais quitta ce poste en novembre, reprit en 1708 les fonctions de maréchal de la cour, reçut ensuite la clef d'or de chambellan, et mourut à Vienne le 26 juin 1733, dans sa soixante-dixième année.

6. Il avait demandé à revenir pour raison de santé. « On croit aussi que les différends qu'il a eus, et qui continuent, avec le comte de Thaun, contribuent en partie à lui faire solliciter son rappel » (*Gazette*, p. 549). En effet, M. de Thaun exigeait qu'on lui donnât la charge de capitaine général, ordinairement unie à celle de vice-roi. Ottieri (p. 385) raconte cette compétition d'après les gazettes.

7. C'est dans le *Journal de Dangeau*, tome XII, p. 20, que notre auteur trouve ces trois nouvelles réunies.

fait parler de lui à la guerre, grand et hardi partisan[1], fut du nombre de ceux qui moururent des blessures reçues à ce siège[2]. Ce fut un ingénieur qui ouvrit une porte aux Impériaux, lesquels allèrent d'abord égorger tout ce qu'ils purent trouver d'officiers et de soldats espagnols, demeurés en petit nombre de trois mille qu'ils y étoient. Les galères n'étoient point dans le port; elles étoient allées[3] chercher en Sicile des vivres pour la place[4].

Conspiration découverte à Genève.

On découvrit en septembre une conspiration dans Genève[5], que M. de Savoie y avoit tramée pour s'en rendre le maître : plusieurs magistrats de cette petite république y trempèrent, beaucoup furent exécutés; il y en eut d'assez ennemis de leur patrie pour encourager les conjurés de dessus l'échafaud, et à leur crier de ne rien craindre, qu'ils n'avoient rien avoué, ni nommé personne, et qu'ils poussassent hardiment leur pointe[6]. Ce n'étoit pas la pre-

1. Déjà qualifié ainsi dans nos tomes XII, p. 122-123, et XIII, p. 440.

2. Blessé le 30 septembre, il serait mort à la fin d'octobre (*Gazette d'Amsterdam*, Extr. LXXXV et n° XCIV; *Gazette*, p. 574). Une des gazettes qui parlent de sa blessure à la cuisse, le *Journal de Verdun* de janvier 1708, p. 73, annonça sa mort à Gaëte, en citant un projet d'épitaphe, et dit ensuite (p. 222) qu'on lui attribuait les soi-disants *Mémoires de Vordac* publiés à la fin de 1707. Et cependant, comme nous l'avons déjà dit, le Vaubonne si fameux comme chef de parti, et venu prisonnier en France en 1706, vécut encore huit ans, et se suicida à Vienne le 12 août 1715 (*Gazette* de 1715, p. 423; *Gazette d'Amsterdam*, n° LXIX).

3. Saint-Simon, ayant écrit d'abord : *allé*, sans accord, a ajouté les lettres *es* en surcharge sur le commencement de *chercher*.

4. Saint-Simon revient sur la prise de Gaëte parce qu'il trouve ces nouveaux détails en continuant son dépouillement du *Journal de Dangeau* (tome XI, p. 493).

5. Il y a une description de Genève en 1703 dans le recueil de lettres de Tessé publié par le comte de Rambuteau, p. 167-168.

6. C'est dans le *Journal de Dangeau* (tome XI, p. 460), et à la date du 11 septembre 1707, que Saint-Simon prend ces détails, qu'il a reproduits d'ailleurs inexactement : Dangeau ne dit pas que les magistrats étaient complices, il ne parle que d'une seule exécution, et il ajoute que les cantons suisses, alliés de Genève, ont envoyé quelques troupes pour garder cette ville. C'est près de trois mois auparavant, au milieu

mière tentative que ce prince eût faite pour s'emparer de Genève, imitateur en cela de ses pères, qui en ont toujours considéré l'acquisition comme une des plus importantes qu'ils pussent faire[1].

Bains à Forges inutiles au moins.

J'allai cet été à Forges[2], qui est la saison de ces eaux, pour essayer de m'y défaire d'une fièvre tierce[3] que le quinquina[4] ne faisoit que suspendre. Je dirai, pour une curiosité de médecine, que Mme de Pontchartrain y étoit aussi pour une perte continuelle de sang, puis d'eau, qui duroit depuis longtemps malgré tous les remèdes[5]. Fagon,

de juin, qu'une nouvelle analogue avait été enregistrée dans les *Mémoires de Sourches*, p. 347 : « On disoit qu'il y avoit dans Genève une grande révolte de la populace contre leurs supérieurs, qui avoient été obligés de faire venir quatre compagnies suisses pour leur sûreté, et on ajoutoit que les habitants de la vallée de Saint-Martin avoient tramé une trahison contre les François en faveur du duc de Savoie, mais qu'on avoit arrêté un de leurs principaux capitaines, et que trois autres s'étoient sauvés à Luzerne. » Les dépêches du résident français conservées au Dépôt des affaires étrangères (vol. *Genève* 28 et 29) donnent quelques détails, mais non point ceux que nous avons ici. Pierre Fatio, le principal instigateur de ce mouvement, fut fusillé le 9 septembre.

1. M. de Savoie avait à Genève un certain pouvoir : ainsi, c'est lui qui nommait à l'évêché catholique, quoique la plus grande partie du diocèse fût en France (*Dangeau*, tome VI, p. 72).

2. Notre tome II, p. 159. Mises en vogue vers 1600 par le médecin Martin, puis par Bouvard (notre tome IX, p. 19, note 3), les eaux de Forges devinrent très à la mode sous Louis XIII, et la cour y séjourna en 1633 (*Revue des Sociétés savantes*, 1859, 1er semestre, p. 611). Mademoiselle y alla souvent, et elle raconte la vie qu'on y menait (*Mémoires*, tomes II, p. 448, III, p. 576, et IV, p. 8, 18, 41 et 52). L'intendant des eaux, J. Larouvière, publia en 1699 le *Nouveau système des eaux de Forges*, qui a été réimprimé en 1886 par le docteur Thomas-Caraman, et un article sur leurs propriétés avait déjà paru dans le *Mercure* de septembre 1697, p. 203-207. De nos jours, M. F. Bouquet, après avoir inséré une notice dans l'Appendice du tome II des *Mémoires de Mademoiselle*, a publié, en 1893, une *Histoire des eaux de Forges*. Le poète Claveret avait fait représenter en 1635 une pièce intitulée : *les Eaux de Forges*.

3. Tome VIII, p. 311, note 7. — 4. Tome VII, p. 346.

5. C'était une suite de ses couches de l'année précédente (*Mémoires de Sourches*, tome X, p. 102), et elle en mourra en 1708.

à bout, voulut tenter un essai jusqu'alors sans exemple : ce fut de la faire baigner dans l'eau de la fontaine la plus forte et la plus vitriolée[1] des trois qui y sont, dont on boit le moins, et qui, du cardinal de Richelieu, qui en a pris, a retenu le nom de *Cardinale*[2]. Jamais personne ne s'étoit baigné dans l'eau d'aucune, et Mme[3] de Pontchartrain n'y trouva rien moins que du soulagement[4]. Ce fut là que j'appris une nouvelle entreprise des princes du sang, qui, dans l'impuissance et le discrédit où le Roi les tenoit, profitoient sans mesure de son desir de la grandeur de ses bâtards, qu'il leur avoit assimilés, pour s'acquérir de nouveaux avantages, qui leur étoient soufferts pour les partager avec eux. La supériorité et les différences de rang, si marquées au-dessus d'eux[5], des petits-fils de France, leur étoit toujours fâcheux[6] à supporter. Une de ces distinctions se trouvoit aux communions du Roi[7]. On poussoit, après l'élévation de la messe, un ployant au bas de l'autel, au

Service de la communion du Roi ôté aux ducs avec les princes du sang. [*Add. St-S. 760*]

1. Le vitriol, disait le *Dictionnaire de l'Académie* de 1718, est une « espèce de minéral qui est acide. » « *Vitriolé*, où il y a du vitriol, qui tient de la qualité du vitriol. » En fait, les eaux de Forges sont créosotées, ferrugineuses et carboniques, bonnes contre l'anémie, la chlorose, la dyspepsie, la gravelle et la névrose.

2. Il n'y avait primitivement à Forges qu'une seule source, que le fontainier du Roi, Francine, sépara en trois lors du séjour de Richelieu en 1633; on les appela *Royale, Reinette* et *Cardinale*.

3. *M.*, dans le manuscrit. — 4. Elle en mourra le 23 juin 1708.

5. Le participe *marqués* est au masculin, et *deux* sans apostrophe.

6. Il y a bien *facheux*, au masculin, et *estoit* au singulier.

7. Le cérémonial usité pour la communion du Roi aux cinq grandes fêtes est rapporté dans l'*État de la France* de 1698, tome I, p. 25; on peut voir aussi la *Gazette* de 1643, p. 343-344, les *Mémoires de Sourches*, tome VI, p. 55 et 259, et ceux *du duc de Luynes*, tomes I, p. 116-117, 343, 345-346, et VI, p. 405-406. Outre l'Addition indiquée ci-contre, Saint-Simon avait inséré l'anecdote qui va suivre dans la *Notice sur la maison de Saint-Simon* (tome XXI de l'édition de 1873, p. 99), et, tout d'abord, dans l'*État des changements arrivés à la dignité de duc et pair* (*Écrits inédits*, tome III, p. 68-69). Le duc de Luynes (tome II, p. 88-89) rapporte le même fait en disant le tenir du maréchal de Noailles.

lieu où le prêtre la commence; on le couvroit d'une étoffe, puis d'une grande nappe, qui traînoit devant et derrière. Au *Pater*, l'aumônier de jour se levoit, et nommoit au Roi à l'oreille tous les ducs qui se trouvoient dans la chapelle. Le Roi lui en nommoit deux, qui étoient toujours les deux plus anciens, à chacun desquels, aussitôt après, le même aumônier, s'avançant, alloit faire une révérence. La communion du prêtre se faisant, le Roi se levoit, et s'alloit mettre à genoux, sans tapis ni carreau, derrière ce ployant, et y prenoit la nappe; en même temps, les deux ducs avertis, qui, seuls avec le capitaine des gardes en quartier, s'étoient levés de dessus leurs carreaux et l'avoient suivi, l'ancien par la droite, l'autre par la gauche, prenoient en même temps que lui chacun un coin de la nappe, qu'ils soutenoient à côté de lui, à peu de distance, tandis que les deux aumôniers de quartier soutenoient les deux autres coins de la même nappe du côté de l'autel; tous quatre à genoux, et le capitaine des gardes aussi, seul derrière le Roi. La communion reçue et l'ablution prise quelques moments après[1], le Roi demeuroit encore un peu en même place, puis retournoit à la sienne, suivi du capitaine des gardes et des deux ducs, qui reprenoient les leurs[2]. Si un fils de France s'y trouvoit seul, lui seul tenoit le coin droit de la nappe, et personne de l'autre côté, et, quand M. le duc d'Orléans s'y rencontroit sans fils de France, c'étoit la même chose : un prince du sang présent n'y servoit pas avec lui; mais, s'il n'y avoit qu'un prince du sang, un

1. La première lettre d'*apres* surcharge un *d*. — « Immédiatement après que le Roi a communié, le premier maître d'hôtel tient auprès de lui une coupe ou tasse d'or, dans laquelle il y a du vin, la présente au célébrant, qui, tenant les deux premiers doigts de chaque main fermés parce qu'il vient de toucher le corps de N.-S., présente au Roi la tasse de vin. Le Roi en boit une ou deux gorgées, la rend au célébrant, qui la rend au premier maître d'hôtel. » (*Mémoires de Luynes*, tome I, p. 345-346.) La même cérémonie se faisait pour la Reine et pour les enfants de France (*Dangeau*, tome VI, p. 46).

2. *Leur* est au singulier, malgré le pluriel *les*.

duc, au lieu de deux, étoit averti à l'ordinaire, et il servoit à la gauche, comme le prince du sang à la droite. Le Roi nommoit les ducs pour montrer qu'il étoit maître du choix entre eux, sans être astreint à l'ancienneté[1]; mais il ne lui est pourtant jamais arrivé de préférer de moins anciens, et je me souviens que, marchant devant lui un[2] jour de communion qu'il alloit à la chapelle, et voyant le duc de la Force[3], je le vis parler bas au maréchal de Noailles, et, un moment après, le maréchal me vint demander qui étoit l'ancien de M. de la Force ou de moi[4]: il ne l'avoit pu dire certainement, et le Roi le voulut savoir, pour ne s'y pas méprendre. Les princes du sang, blessés de cette distinction de M. le duc d'Orléans, qu'ils avoient essuyée assez peu encore avant qu'il allât[5] en Espagne[6], s'en voulurent dédommager en usurpant sur les ducs la même distinction. Ils firent leur affaire dans les ténèbres, et, à l'Assomption de cette année[7], Monsieur le Duc servit seul à la communion du Roi, sans qu'aucun duc fût averti[8]. Je l'appris à Forges. Je sus que la surprise avoit été grande, et que le duc de la Force, qui auroit dû servir, et le maréchal de Boufflers étoient à la chapelle. J'écrivis à ce dernier que

1. A l'ancienneté de la pairie.

2. *Un* surcharge l'abréviation de *que*, effacée du doigt.

3. S'agit-il de Jacques-Nompar de Caumont, quatrième duc de la Force, mort en 1699 (tome II, p. 18), ou de son fils Henri-Jacques (tome V, p. 298)?

4. Le duché-pairie de la Force datait de 1637, et il n'y avait que le duché de la Rochefoucauld entre lui et celui de Saint-Simon : voyez notre tome II, p. 18.

5. *Allast* corrige *allassent*.

6. Tome XIV, p. 401-411.

7. A l'Assomption, dit le duc de Luynes (*Mémoires*, tome I, p. 350), et cela dès le temps de Louis XIV, le Roi communiait le jour même de la fête, tandis qu'à Noël, Pâques, la Pentecôte et la Toussaint, il faisait ses dévotions la veille, et entendait seulement la grand'messe le jour de la fête.

8. *Journal de Dangeau*, tome XI, p. 436, avec l'Addition indiquée ci-dessus ; *Mémoires de Sourches*, tome X, p. 377. On trouvera ci-après, p. 611, le texte du procès-verbal de ce jour-là.

cela n'étoit jamais arrivé; que moi-même j'avois servi avec les princes du sang, et avec Monsieur le Duc lui-même, et il n'y avoit pas même longtemps[1]; que cela étoit aisé à vérifier sur les registres de Desgranges, maître des cérémonies[2], et ce que je crus enfin qu'il falloit faire pour ne pas faire cette perte nouvelle. On visita le registre, et on le trouva écrit et chargé de ce que j'avois mandé, et de quantité d'autres pareils exemples[3]; mais la mollesse et la misère des ducs n'osa branler. Je m'en étois douté, et j'avois, en même temps, écrit à M. le duc d'Orléans, en Espagne, tout ce que je crus le plus propre à le piquer, et, par rapport à la conservation de sa distinction sur les princes du sang, à ne pas souffrir cette usurpation sur les ducs pour s'égaler par là à lui en ce qu'il étoit possible. A son retour, je fis qu'il en parla au Roi : le Roi s'excusa. Monsieur le Duc dit qu'il n'y avoit point eu de part. M. le duc d'Orléans pressa, tout timide qu'il étoit avec le Roi, qui répondit que c'étoit les ducs qui, d'eux-mêmes, ne s'y étoient pas présentés. Mais comme[4] l'eussent-ils fait sans être avertis, et comment le Roi lui-même l'eût-il trouvé? Bref, il n'en fut autre chose, et cela est demeuré ainsi[5]. Piqué, et peu pressé de retourner à la cour, je

1. Ce fut le 1er novembre 1701.

2. Les registres originaux sont maintenant à la bibliothèque Mazarine, et une copie au musée Condé; par les extraits qui en seront donnés ci-après, p. 610-611, on verra la parfaite exactitude du récit de Saint-Simon.

3. Par exemple, nous voyons Monseigneur tenir seul le coin droit le 24 décembre 1693, puis notre Saint-Simon tenir un des coins avec M. de Beauvillier le 1er novembre 1697, avec le duc de Lesdiguières le 6 juin 1699, avec le duc de Villeroy le 15 août suivant, avec le duc de Noailles le 1er novembre 1702, avec le duc de la Feuillade le 31 décembre 1702, avec le duc de la Trémoïlle le 1er novembre 1704, avec le duc de Tresmes le 1er novembre 1706.

4. Ici comme p. 31, il y a bien l'abréviation de *comme*, au sens de *comment*, et de même ci-après, Additions n°s 780 et 784.

5. Voici un cas postérieur que Dangeau rapporte le 31 mars 1714 (tome XV, p. 117) : « Le Roi alla à dix heures, en chaise, à la Pa-

m'en allai de Forges à la Ferté, où Mme de Saint-Simon me vint trouver de Rambouillet, où Mme la duchesse d'Orléans l'avoit engagée d'aller avec elle et quelques autres dames[1]. Nous demeurâmes[2] trois semaines à la Ferté : la cour étoit à Fontainebleau[3], où je ne voulois point aller; plus sage que moi, Mme de Saint-Simon m'y entraîna. Je n'allai faire ma révérence au Roi que le surlendemain de mon arrivée, et, dans l'instant, je me retirai et sortis. Apparemment il remarqua l'un et l'autre : c'étoit l'homme du monde qui étoit le plus attentif à toutes ces petites choses, et il étoit exactement informé chaque jour des gens de la cour qui arrivoient à Fontainebleau, où il aimoit surtout à l'avoir grosse et distinguée[4]. Le jour suivant, passant par son antichambre, allant ailleurs l'après-dînée, je le rencontrai qui passoit chez Mme de Maintenon. A l'instant, il me demanda de mes nouvelles : je répondis avec respect et brèveté[5], et, sans le suivre, je continuai mon chemin. Aussitôt je m'entendis rappeler : c'étoit le Roi qui me parloit encore; à cette fois, je n'osai plus quitter, et je le suivis jusqu'où il alloit. Il sentoit quand il avoit fait peine ou injustice, et quelquefois, même assez souvent, il cherchoit à faire distinction[6],

roisse, faire ses pâques. M. le prince de Conti tint la nappe. Le duc de Sully et le duc de la Force y étoient venus pour la tenir, croyant qu'il n'y viendroit point de prince du sang; mais ils se retirèrent voyant M. le prince de Conti, parce que, depuis quelques années, le Roi a réglé que, quand il y auroit un prince du sang, il n'y auroit point de duc de l'autre côté. »

1. Ci-dessus, p. 105. Monseigneur, le duc de Bourgogne et les princesses s'étaient rendus à Rambouillet le 7 août, et ils y restèrent jusqu'au 11 (*Dangeau*, tome XI, p. 430 et 433; *Mercure* d'août, p. 150-157). Il y eut un autre séjour en novembre.

2. Le *d* surcharge *y*. — 3. Du 13 septembre au 25 octobre.

4. On a déjà vu à plusieurs reprises, notamment dans les tomes IV, p. 268, V, p. 383, et XII, p. 115-116, combien Louis XIV tenait à l'assiduité des courtisans, quelque part qu'il fût établi.

5. Nous avons déjà eu cette forme dans le tome VII, p. 311.

6. La ponctuation manque au manuscrit depuis *et quelquefois*.

et ce qui, dans un particulier supérieur, s'appelleroit honnêteté. Ce narré m'a conduit à Fontainebleau plus tôt que de raison; il faut retourner un peu en arrière; mais, auparavant, je dirai que, quoique pressé souvent de me trouver aux communions du Roi depuis, et en des temps où il n'y avoit point de princes du sang à la cour, car les bâtards ne s'y étoient pas encore présentés, je ne pus jamais m'y résoudre, et jamais je n'y ai été depuis.

Colère du Roi sur Mme de Torcy.

Il arriva une aventure à Marly, peu avant Fontainebleau[1], qui fit grand bruit par la longue scène qui la suivit, plus étonnante qu'on ne se le peut imaginer à qui a connu le Roi. Toutes les dames du voyage avoient alors[2] l'honneur de manger soir et matin, à la même heure, dans le même petit salon qui séparoit l'appartement du Roi et celui de Mme de Maintenon[3]. Le Roi en tenoit une[4] où tous les fils de France et toutes les princesses du sang se mettoient, excepté M. le duc de Berry[5], M. le duc d'Orléans et Mme la princesse de Conti, qui se mettoient toujours à celle de Monseigneur, même quand il étoit à la chasse. Il y en avoit une troisième, plus petite, où se mettoient tantôt les unes, tantôt les autres, et toutes trois étoient rondes; et liberté à toutes de se mettre à celle que bon leur sembloit[6].

1. Le 19 août, selon le *Journal de Dangeau*, p. 441 : « Le soir, au souper, le Roi trouva mauvais qu'une dame fût au souper à côté de Madame et au-dessus des duchesses. » Le duc de Luynes a ajouté, sur le manuscrit original : « C'étoit Mme de Torcy. Le Roi en témoigna du dépit, et dit sur cela des choses assez fâcheuses. Cependant il est vrai que Mme de Torcy n'avoit pas tout à fait tort : elle arriva comme on se mettoit à table; cette place se trouva vide, et elle la prit sans y trop réfléchir. »

2. *Alors* est en interligne.

3. Tomes II, p. 369, V, p. 163, et VIII, p. 317.

4. Une table.

5. Les cinq derniers mots ont été ajoutés après coup en interligne.

6. Tout cela a déjà été dit dans les tomes II, p. 369, et V, p. 161-163. C'est en 1687 que le Roi avait commencé à nourrir tout le monde à Marly; mais, dès l'année suivante, comme la dépense des séjours s'élevait à dix mille livres par jour, on avait retranché une partie des

Les[1] princesses du sang se plaçoient à droit et à gauche, en leur rang, les duchesses et les autres princesses comme elles se trouvoient, ensemble, mais joignant les princesses du sang, et sans mélange entre elles d'aucunes autres; puis les dames non titrées achevoient le tour de la table, et Mme de Maintenon parmi elles, vers le milieu[2], mais elle n'y mangeoit plus depuis assez longtemps : on lui servoit chez elle[3] une table particulière, où quelques dames ses familières, deux ou trois, mangeoient avec elle, et presque toujours les mêmes. Au sortir de dîner, le Roi entroit chez Mme de Maintenon[4], se mettoit dans un fauteuil près d'elle dans sa niche, qui étoit un canapé fermé de trois côtés[5], les princesses du sang sur des tabourets auprès d'eux, et, dans l'éloignement, les dames privilégiées : ce qui, pour cette entrée-là, étoit assez étendu. On étoit[6] auprès de plusieurs cabarets de thé et de café[7]; en prenoit qui vouloit.

tables, et elles furent encore réduites en 1703 et en 1710 (*Mémoires de Sourches*, tome II, p. 25 et 305; *Journal de Dangeau*, tomes II, p. 225, V, p. 417, et X, p. 264; *Lettres de Mme de Maintenon*, recueil Geffroy, tome II, p. 253).

1. *Les* surcharge *il ar*[*riva*].

2. Mme de Maintenon se plaçait de manière à faire vis-à-vis au Roi (notre tome II, p. 369); elle cédait toujours le pas aux femmes titrées, ou même d'une qualité distinguée (tome XII de 1873, p. 121).

3. Dans l'appartement de la feue Reine, au rez-de-chaussée.

4. Comparez la suite des *Mémoires*, tome XII de 1873, p. 119-120. Le Roi ne commença à dîner chez elle qu'en 1712 (*Dangeau*, tome XIV, p. 60).

5. « C'étoit comme un grand confessionnal garni d'étoffe pour empêcher le vent de trois côtés; elle en avoit de semblables dans tous ses appartements, » dit l'annotateur des *Mémoires de Sourches*, tome XII, p. 137. Il est bien souvent question de cette « niche » dans les lettres de Mme des Ursins, dans le recueil de la Beaumelle, dans les *Souvenirs de Mme de Caylus*, etc.

6. *Estoit* corrige une *s'* dont l'apostrophe est restée.

7. « C'étoit, dit l'annotateur des *Mémoires de Sourches* (tome IX, p. 42), un nom nouveau qu'on avoit donné à des tables sur lesquelles on mettoit tous les instruments nécessaires pour prendre du thé, du café et du chocolat, drogues tellement à la mode qu'on en offroit dans toutes les maisons où on alloit, et qu'on en prenoit partout après les

Le Roi demeuroit là plus ou moins, selon que la conversation des princesses l'amusoit, ou qu'il avoit affaire; puis il passoit devant toutes ces dames, alloit[1] chez lui, et toutes sortoient, excepté quelques familières de Mme de Maintenon. Dans l'après-dînée, à la suite de Mme la duchesse de Bourgogne, personne n'entroit où étoit le Roi et Mme de Maintenon, que Mme la duchesse de Bourgogne et le ministre qui venoit travailler[2]. La porte étoit fermée, et les dames qui étoient dans l'autre pièce n'y voyoient le Roi que passer pour souper, et elles[3] l'y suivoient, après souper, chez lui, avec les princesses, comme à Versailles. Il falloit cet exposé pour entendre ce qui va être raconté. A un dîner[4], je ne sais comment il arriva que Mme de Torcy se trouva auprès de Madame, au-dessus de la duchesse de Duras[5], qui arriva un moment après. Mme de Torcy, à la vérité, lui offrit sa place; mais on n'en étoit déjà plus à les prendre. Cela se passa en compliment; mais la nouveauté du fait surprit Madame et toute l'assistance, qui étoit debout, et Madame aussi. Le Roi arrive, et se met à table. Chacun s'alloit[6] asseoir, comme le Roi, regardant du côté de Madame, prit un sérieux et un air de surprise qui embarrassa tellement Mme de Torcy, qu'elle pressa la duchesse de Duras de prendre sa place, qui n'en voulut rien faire encore une fois; et pour celle-là, elle auroit bien voulu qu'elle l'eût prise, tant elle se trouva embarrassée. Il faut remarquer que le hasard fit qu'il n'y [Add. St-S. 761]

repas. » Voyez aussi ces mêmes *Mémoires*, tome IV, p. 419, note, le *Journal de Dangeau*, tomes V, p. 382, et VII, p. 74, et le recueil Bossange, tome III, p. 397. On faisait des cabarets en bois, en métal et en porcelaine. Les bords en étaient relevés, dit le *Dictionnaire de l'Académie*.

1. La première lettre d'*alloit* surcharge un *p*.

2. Déjà dit au tome V, p. 162-163 et 401. — 3. *Elle*, au singulier.

4. Il a déjà fait allusion à l'anecdote qui va suivre dans notre tome IX, p. 263, et il en avait fait mention dans le mémoire de 1722 sur les pertes subies par la pairie (tome XIX de l'édition de 1873, p. 370, et tome IV des *Écrits inédits*, p. 255).

5. A.-V. de Bournonville, mariée en 1706 : tome XIII, p. 184.

6. *S'asseo*, non terminé et corrigé en *alloit*.

avoit que la duchesse de Duras de titrée de ce même côté de la table; les autres, apparemment, avoient préféré, ou par hasard s'étoient[1] trouvées du côté de Mme la duchesse de Bourgogne et de Madame la Duchesse, les deux princes étant ce jour-là à la chasse avec Monseigneur. Tant que le dîner fut long, le Roi n'ôta presque point les yeux de dessus les deux voisines de Madame, et ne dit presque pas un mot, avec un air de colère qui rendit tout le monde fort attentif, et dont la duchesse de Duras même fut fort en peine[2]. Au sortir de table, on passa à l'ordinaire chez Mme de Maintenon. A peine[3] le Roi y fut établi dans sa chaise, qu'il dit à Mme de Maintenon qu'il venoit d'être témoin d'une insolence, ce fut le terme dont il se servit, incroyable, et qui l'avoit mis dans une telle colère, qu'elle l'avoit empêché de manger, et raconta ce qu'il avoit vu de ces[4] deux places; qu'une[5] entreprise auroit été insupportable d'une femme de qualité, de quelque haute naissance qu'elle fût, mais que, d'une petite bourgeoise, fille de Pomponne, qui s'appeloit Arnauld, mariée à un Colbert, il avouoit qu'il avoit été dix fois sur le point de la faire sortir de table, et qu'il ne s'en étoit retenu que par la considération de son mari. Enfilant là-dessus la généalogie des Arnaulds, qu'il eut bientôt épuisée, il passa à celle des Colberts, qu'il déchiffra[6] de même, s'étendit sur leur folie d'avoir voulu descendre d'un roi d'Écosse[7] : que

1. Le pronom élidé *s'* est répété deux fois, à la fin d'une ligne et au commencement de la suivante.

2. Juste un demi-siècle avant l'époque où nous sommes, Louis XIV avait préféré se retirer de la table jusqu'à ce qu'un intrus, agent de l'ambassadeur de Thou, eût eu le temps de quitter la place à laquelle il avait cru avoir droit (*Voyage de deux jeunes Hollandais*, p. 227).

3. *A peine* est en interligne, au-dessus de *si tost que*, biffé.

4. *Ses* corrigé en *ces*.

5. Ici, il faudrait sans doute suppléer *telle*, omis en passant de la page 650 à la page 651.

6. *Déchiffrer*, « démêler quelque chose d'embarrassant, de secret » (*Académie*, 1718).

7. Après Louis Paris et Pierre Clément, qui avaient déjà fait la

M. Colbert l'avoit tant tourmenté de lui en faire chercher les titres par le roi d'Angleterre, qu'il avoit eu la foiblesse de lui en écrire[1]; que, la réponse ne venant point, et Colbert ne lui donnant sur cela aucun repos, il avoit écrit une seconde fois : sur quoi enfin, le roi d'Angleterre lui avoit mandé que, par politesse, il n'avoit pas voulu lui répondre, mais que, puisqu'il le vouloit, qu'il sût donc que, par pure complaisance, il avoit fait chercher soigneusement en Écosse sans avoir rien trouvé, sinon quelque nom approchant de celui de Colbert dans le plus petit[2] peuple; qu'il l'assuroit que son ministre étoit trompé par son orgueil, et qu'il n'y donnât pas davantage. Ce récit, fait en colère, fut accompagné de fâcheuses épithètes[3], jusqu'à s'en donner à lui-même sur sa facilité d'avoir ainsi écrit; après quoi, il passa tout de suite à un autre discours, plus surprenant encore à qui l'a connu[4] : il se mit à dire qu'il trouvoit bien sot à Mme de Duras, car ce fut son terme, de n'avoir pas fait sortir de cette place Mme de Torcy par le bras, et s'échauffa si bien là-dessus, que Mme la duchesse de Bourgogne, et les princesses à son exemple, ayant peur qu'il ne lui en fît une sortie, se prirent à l'excuser sur sa jeunesse, et à dire qu'il seyoit bien toujours à une per- [Add. St-S. 762]

lumière sur ce point, j'ai ajouté encore quelques pièces et des conclusions conformes dans la première partie d'une brochure intitulée : *Documents inédits sur Colbert* (1874). Cette fois, je me bornerai à reproduire ci-après, appendice VII, quelques documents ou indications, soit sur la famille du ministre, soit sur celle des Arnauld, et l'on verra aussi comment, en 1707, Louis XIV était tout fraîchement instruit de leurs origines véritables.

1. C'est en 1680 et 1681 que cette enquête officieuse eut lieu; par conséquent, c'est au roi Charles II que Louis XIV l'aurait demandée. On allait volontiers chercher des origines du côté de l'Écosse, comme il y en a maint exemple dans le livre de Francisque Michel : *les Écossais en France* (1861), et Saint-Simon a signalé ailleurs les soi-disant preuves données d'une attache des Bailleul français avec la maison historique de Baliol (notre tome IX, Appendice, p. 344).

2. Avant *petit*, il a biffé un premier *petit*. — 3. Il a écrit : *epitetes*.

4. Les trois derniers mots corrigent *le connoist*.

sonne de son âge d'être douce et facile, et d'éviter de faire peine à personne. Là-dessus, le Roi reprit qu'il falloit qu'elle fût donc bien douce et bien facile en effet de l'avoir souffert de qui que ce fût sans titre, plus encore de cette petite bourgeoise, et que toutes deux ignorassent bien fort, l'une ce qui lui étoit dû, l'autre le respect, ce fut encore son terme, qu'elle devoit porter à la dignité et à la naissance; qu'elle devoit se sentir bien honorée d'être admise à sa table et soufferte parmi les femmes de qualité; qu'il avoit vu les secrétaires d'État bien éloignés d'une confusion semblable[1]; que sa bonté et la sottise des gens de qualité les avoit laissé mêler parmi eux; que ce honteux mélange devoit bien leur suffire à ne pas entreprendre ce que la femme de la plus haute naissance n'eût pas osé songer d'attenter, ce fut encore l'expression dont il se servit, mais encore pour respecter les femmes de qualité sans titre, et ne pas abuser de l'honneur étrange, et si nouveau, de se trouver comme l'une d'elles, et se bien souvenir toujours de l'extrême différence qu'il y avoit, et qui y seroit toujours; qu'on voyoit bien à cette imperti-

1. C'est ce qu'on peut constater dans les ouvrages anciens, comme celui de Fauvelet du Toc (1668). Notre auteur a déjà eu plusieurs fois l'occasion d'accuser les secrétaires d'État d'usurpations tout à fait contraires à leur origine et à leurs fonctions réelles, soit pour les prérogatives, soit pour le rang, le costume, etc.; il a également fait remarquer en 1697 (tome IV, p. 303) que trois jeunes femmes de secrétaires d'État avaient été admises dans l'entourage familier de la duchesse de Bourgogne, et, en 1700 (tome VII, p. 175), que Chamillart, devenu secrétaire d'État de la guerre, en même temps que contrôleur général, avait obtenu pour sa femme le droit d'entrer dans les carrosses de cette princesse et de manger avec elle. « La vérité, a-t-il dit, est que, dès que les femmes des secrétaires d'État y étoient parvenues, celles des contrôleurs généraux pouvoient bien valoir autant. » Comparez la suite des *Mémoires*, éd. 1873, tome XII, p. 17, et le tome III des *Écrits inédits*, p. 109. C'est un des abus auxquels il eût voulu que le duc de Bourgogne mît bon ordre en montant sur le trône (*Projets de gouvernement*, p. 73 et 140). On verra du moins, en 1712, le Roi interdire aux femmes des secrétaires d'État de se faire annoncer comme les duchesses.

nence, ce fut le mot dont il se servit, le peu d'où elle étoit sortie, et que les femmes de secrétaires d'État qui avoient de la naissance se gardoient bien de sortir de leurs bornes, comme, par exemple, Mme de Pontchartrain, qui, par sa naissance[1], se pouvoit mêler davantage avec les femmes de qualité, prenoit tellement les dernières places, et cela si naturellement et avec tant de politesse, que cette conduite ajoutoit infiniment à sa considération, et lui procuroit aussi des honnêtetés qui, depuis son mariage, étoient bien loin de lui être dues. Après ce panégyrique de Mme de Pontchartrain, sur lequel le Roi prit plaisir à s'étendre, il acheva de combler l'assistance d'étonnement; car, reprenant sa première colère, que le long discours sembloit avoir amortie, il se mit à exalter la dignité des ducs, et fit connoître, pour la première fois de sa vie, qu'il n'en ignoroit ni la grandeur, ni la connexité de cette grandeur à celle de[2] sa couronne et de sa propre majesté. Il dit que cette dignité étoit la première de l'État, la plus grande qu'il pût donner à son propre sang, le comble de l'honneur et de la récompense de la plus haute noblesse[3]. Il s'abaissa jusqu'à avouer que, si la nécessité de ses affaires et de grandes raisons l'avoient quelquefois obligé d'élever à ce faîte de grandeur, ce fut encore sa propre expression, quelques personnes d'une naissance peu proportionnée, ç'avoit été avec regret, mais que la dignité, en soi, n'en étoit point avilie, ni en rien diminuée de tout ce qu'elle étoit; qu'elle demeuroit toujours la même, et tout aussi respectable à chacun, aussi entière dans tous ses rangs, ses distinctions, ses privilèges, ses honneurs, en ces sortes de ducs, considérables et vénérables à tous dès là qu'ils étoient ducs, comme ceux de la plus grande naissance, puisque leur dignité étoit la même, le soutien de la couronne, ce qui la tou-

1. On se rappelle qu'elle était la Rochefoucauld-Roye, et cousine de Mme de Saint-Simon.

2. Les mots *celle de* ont été ajoutés en interligne.

3. L'initiale majuscule de *Noblesse* surcharge un *et*.

choit de plus près, et à la tête de toute la haute noblesse, de laquelle elle étoit en tout séparée et infiniment distinguée et relevée, et qu'il vouloit bien qu'on sût que, leur refuser les honneurs et les respects qui leur étoient dus, c'étoit lui en manquer à lui-même. Ce sont là exactement les termes de son discours. De là, passant à la noblesse de la maison de Bournonville[1], dont étoit la duchesse de Duras, et à celle de la maison de son mari[2], sur lesquelles il s'étendit à plaisir, il vint à déplorer le malheur des temps, qui avoit réduit tant de ducs à la mésalliance, et se mit à nommer toutes les duchesses de peu[3]; puis, renouvelant de plus belle en sa colère, il dit qu'il ne falloit pas que les femmes de la plus haute qualité par leurs maris et par elles-mêmes prissent occasion de la naissance de ces duchesses de leur rendre quoi que ce fût moins qu'à celles dont la condition répondoit à leur dignité, laquelle méritoit[4] en toutes, qui qu'elles fussent par elles-mêmes, le même respect, ce fut encore son terme, puisque

1. Les généalogistes la faisaient descendre des anciens comtes de Guines, antérieurs au onzième siècle. Pierre d'Hozier en dressa la table généalogique en 1657, et Esteban Caselles en publia une généalogie en 1680. Voyez aussi J. le Laboureur, *Tableaux généalogiques*, n° 79, le *Nobiliaire des Pays-Bas*, éd. 1865, tome I, p. 287-292, et les notices du *Mercure*, septembre 1705, p. 205-215, et mars 1719, p. 169-171.

2. Les Durfort, originaires du comté de Toulouse, prétendaient se rattacher aux comtes de Foix. Du moins, ils avaient eu de grands établissements dans le Quercy et l'Agenais dès le onzième siècle, et tous les généalogistes leur reconnaissent une grande antiquité. Voyez la notice de d'Hozier, en 1707 ou 1708, dans le ms. Clairambault 719, p. 75, et une filiation dans le ms. De Camps 88, fol. 261-277. Jules Favre a publié en 1858 un *Précis historique sur la famille de Durfort-Duras* qui n'est qu'un mémoire d'avocat.

3. Il pouvait citer les duchesses de Beauvillier et de Chevreuse, filles de Colbert, la duchesse de Béthune, fille de Foucquet; les duchesses de la Feuillade et de Quintin-Lorge, filles de Chamillart, les duchesses de Verneuil (Séguier), de la Rochefoucauld et de Villeroy (le Tellier), etc. Comme on le verra ci-après, p. 546, c'est d'Hozier qui l'avait si bien instruit.

4. *Méritoit* est en interligne, au-dessus de *mérita*, biffé.

leur rang étoit le même, et que ce qui leur étoit dû ne leur étoit dû que par leur dignité, qui ne pouvoit être avilie par leurs personnes, rien ne pouvoit excuser aucun manquement qu'on pouvoit faire à leur égard[1]; et cela avec des termes si forts et si injurieux, qu'il sembloit que le Roi ne fût pas le même, et encore par la véhémence dont il parloit. Pour conclusion, le Roi demanda qui des princesses se vouloit charger de dire à Mme de Torcy à quel point il l'avoit trouvée impertinente. Toutes se regardèrent, et pas une ne se proposa : sur quoi, le Roi, se fâchant davantage, dit que si[2] falloit-il pourtant qu'elle le sût, et là-dessus s'en alla chez lui. Alors les dames, qui avoient bien vu de loin qu'il y avoit eu[3] beaucoup de colère dans la conversation, et qui, pour cela même, s'étoient tenues encore plus soigneusement à l'écart, s'approchèrent un peu par curiosité, qui augmenta fort en voyant l'espèce de[4] trouble des princesses, qui s'ébranloient pour s'en aller; lesquelles, après quelque peu de discours entre elles, se séparèrent, et contèrent le fait chacune à ses amies, Mme de Maintenon à ses favorites, Mme la duchesse de Bourgogne à ses dames et à la duchesse de Duras : en sorte que la chose se répandit bientôt à l'oreille, et courut après partout. On crut que cela étoit fini; mais, sitôt que le Roi eut passé, le même jour, de son souper dans son cabinet, la vesperie[5] recommença encore avec plus d'aigreur : tellement que Madame la Duchesse, craignant enfin pis, conta[6] tout en sortant à Mme de Bouzols[7], pour qu'elle en avertît Torcy,

1. La phrase, tirée en longueur, finit par être incorrecte.
2. *Si*, dans le sens d'*encore*, *néanmoins*, *cependant*, est cité dans *l'Académie* de 1718. Nous en avons déjà eu un exemple dans l'Addition n° 597, tome XII, p. 507, et on en trouvera d'autres dans la suite des *Mémoires*, tomes X de 1873, p. 252, XII, p. 235, XVIII, p. 234, comme, d'ailleurs, dans les *Œuvres de J. de la Fontaine*, dans les *Lettres de Mazarin*, etc.
3. *Eu* est en interligne.
4. *De* corrige *le*, et *l'espèce* a été ajouté en interligne.
5. Ci-dessus, p. 9. — 6. Le *c* de *conta* surcharge une *l*.
7. Marie-Françoise Colbert de Croissy : tome III, p. 35.

son frère, et que sa femme prît bien garde à elle. Mais la surprise fut extrême, quand, le lendemain, au sortir de dîner, le Roi ne put, chez Mme de Maintenon, parler d'autre chose, et encore sans aucun adoucissement dans les termes : si bien que, pour l'apaiser un peu, Madame la Duchesse lui dit qu'elle avoit averti Mme de Bouzols, n'osant le dire à Mme de Torcy elle-même. Sur quoi, le Roi, comme soulagé, se hâta de lui répondre qu'elle lui avoit fait grand plaisir, parce que cela lui épargnoit la peine de bien laver la tête à Torcy; qu'il avoit résolu de le faire plutôt que sa femme manquât de recevoir ce qu'elle méritoit. Il ne laissa pas de poursuivre encore les mêmes propos, et de même façon, jusqu'à ce qu'il repassât chez lui. Torcy et sa femme, outrés, furent quelques jours à ne paroître presque point. Ils firent l'un et l'autre de grandes excuses et force compliments à la duchesse de Duras, qui elle-même étoit, surtout devant le Roi, fort embarrassée, lequel[1], quatre jours durant, ne cessa de parler toujours sur ce même ton dans ses particuliers. Torcy, craignant une sortie, écrivit une lettre au Roi de plainte et de douleur respectueuse[2] d'une tempête dont la source n'étoit qu'un hasard, qu'il n'avoit pas tenu à sa femme de corriger, mais à la duchesse de Duras, qui, poliment, quoi qu'elle eût pu faire, n'avoit pas voulu prendre sa place. Toutes sortes d'aveux de ce qui étoit dû, et dont sa femme n'avoit jamais songé à s'écarter, et toutes sortes de respects et de traits délicats de modestie étoient adroitement glissés dans cette lettre. Le Roi lui témoigna en être content à son égard; il ménagea les termes sur sa femme, mais il lui fit entendre qu'elle feroit bien d'être attentive et mesurée dans sa conduite : tellement que cela fut fini de manière que Torcy ne sortit pas trop mécontent de la conversation. On peut imaginer le bruit que fit cette aventure, et jusqu'à quel point les secrétaires

1. *Lequel* est en interligne, au-dessus de *qui*, biffé.
2. *Respecteuse*, dans le manuscrit.

d'État et les ministres, si haut montés, la sentirent. Le rare fut qu'il y eut des femmes de qualité qui se sentirent piquées de ce qui avoit été dit sur elles; toutes affectèrent une grande attention à rendre[1] aux femmes titrées. Le Roi, qui le remarqua, le loua, mais avec aigreur sur le contraire, et s'est toujours montré depuis le même à cet égard des femmes[2] titrées et non titrées, et[3] des hommes pareillement[4]. Pour ce qui est d'ailleurs du rang et de la dignité des ducs, son règne entier, avant et depuis, s'est passé à y donner les plus grandes atteintes[5]. J'appris l'affaire en gros par ce qu'on m'en écrivit; je la sus à mon retour, dans le dernier détail et le plus précis, par plusieurs personnes instruites dès les premiers moments, surtout par les dames de Mme la duchesse de Bourgogne, à qui cette princesse l'avoit conté à mesure et à la chaude[6], et qui, n'étant pas duchesses[7], me furent encore moins suspectes de ne rien grossir.

Femmes de la plus haute robe ne mangent point avec les filles de France, et les servent.

Mme la duchesse de Bourgogne, huit jours avant d'aller à Fontainebleau[8], fit, avec Mgr le duc de Bourgogne et beaucoup de dames, une grande cavalcade au bois de Boulogne, où il se trouva une infinité de carrosses de Paris pour la voir. A la nuit, elle mit pied à terre à la

1. Emploi de *rendre*, pris absolument, que nous avons déjà eu.

2. *Des femmes* corrige *de ces*. — 3. Le mot *et* est en interligne.

4. Avant *pareillem^t*, Saint-Simon a biffé un premier *pareillem^t*, qui surchargeait *de mesme*.

5. C'est le sujet du mémoire de 1711 (*Écrits inédits*, tome III, p. 1-251) intitulé : *État des changements arrivés à la dignité de duc et pair de France depuis mai 1643*.

6. Expression déjà employée dans le tome IX, p. 311, et ci-dessus, p. 142.

7. Nous avons le choix entre Mmes de Levis, de Dangeau, de Roucy, de Nogaret, d'O, d'Heudicourt et de la Vallière : tomes III, p. 159, IV, p. 302-303, et XIV, p. 260-261.

8. Le lundi 5 septembre : *Dangeau*, tome XI, p. 454-455; *Mercure* de septembre, p. 190-196. Ce même jour, Monseigneur partit pour Fontainebleau avec le duc de Berry, la princesse de Conti et le reste de sa cour (*Sourches*, p. 393).

Meute[1], où Armenonville donna un souper magnifique. Les dames de la cavalcade soupèrent avec Mgr et Mme la duchesse de Bourgogne, laquelle, pendant tout le repas, fut servie par Mme d'Armenonville[2] debout derrière elle. Au sortir de table, il parut tout à coup une illumination très galante; on entendit des violons et de toutes sortes d'instruments, on dansa ou on se promena jusqu'à deux
[Add. St-S. 763] heures après minuit. Mme de Fourcy[3], femme d'un conseiller d'État lors prévôt des marchands[4], et fille de Boucherat chancelier de France, avoit[5] servi de même Mme la Dauphine de Bavière au dîner que le Roi fit à l'hôtel de ville, avec beaucoup de dames à sa table, au sortir du *Te Deum* qu'il avoit été entendre à Notre-Dame lorsqu'il fut guéri de sa grande opération[6]. Il voulut témoigner à Paris qu'il lui savoit gré du zèle qu'elle avoit témoigné en cette occasion, et il fut fort remarqué que, pour l'unique fois de sa vie[7], il demanda ce repas à l'hôtel de ville, auquel il ne voulut pas qu'aucun de ses officiers travaillassent[8],

1. Tome XIII, p. 130. C'est en revenant sur cette partie que le *Mercure* d'octobre, p. 321-323, expliqua le nom de lieu *Meute* par le latin *a mutando*, parce qu'on changeait de chiens en cet endroit.

2. Jeanne Gilbert, d'origine marchande et fille d'un secrétaire du Roi, mariée à M. d'Armenonville en décembre 1685, mourut le 25 octobre 1716, à cinquante-six ans. C'était une femme trop galante.

3. Madeleine Boucherat : tome VI, p. 254.

4. Henri de Fourcy (tome VI, p. 248), que nous allons voir mourir p. 384, avait été élu prévôt des marchands le 16 août 1684 (Arch. nat., O¹ 28, fol. 267).

5. *Avoit* surcharge *servit*.

6. Le 30 janvier 1687 (*Dangeau*, tome II, p. 15-16; *Sourches*, tome II, p. 13-19). Dangeau remarque que jamais roi n'avait dîné à la maison de ville; ils y avaient fait collation quelquefois. On trouve des relations de cette fête de 1687 aux Archives nationales, carton K 1002, n° 17, dans le volume de la collection officielle des *Armoiries de la ville de Paris*, p. 329-332, et dans le *Mercure* du mois de février, p. 1-70.

7. Il sera parlé, à sa mort (tome XII de 1873, p. 67), de son antipathie pour Paris.

8. « C'étoit à la vérité une grande marque de confiance, mais qui

ni que pas un de ses gardes entrassent dans l'hôtel de ville[1]. Il n'y fut pas question que Mme de Fourcy se mît à table[2], non plus que Mme d'Armenonville à la Meute : c'est un honneur auquel la robe la plus distinguée n'a jamais osé prétendre.

Princesses du sang très rarement au grand couvert, et sans conséquence. [*Add. St-S. 764 et 765*]

Deux jours après[3], le Roi fit souper avec lui Mademoiselle, fille de M. le duc d'Orléans, à son grand couvert à Versailles, et entrer après, avec lui, dans son cabinet. Cette distinction fit du bruit[4] : les princesses du sang ne mangent point au grand couvert; c'est un honneur réservé aux fils, filles, petits-fils et petites-filles de France[5], excepté des festins de noces dans la maison[6] royale, et dans des cérémonies fort rares. Il est pourtant arrivé quelquefois qu'entre la mort de la Dauphine de Bavière et le mariage de celle de Savoie, les enfants de Monseigneur trop jeunes pour souper avec le Roi, et Monsieur et Madame à Paris ou à Saint-Cloud, le Roi, pour ne pas souper seul, ou tête à tête avec Monseigneur, fit[7] quelquefois venir au grand cou-

n'étoit qu'apparente, dit l'annotateur des *Mémoires de Sourches* (tome II, p. 13), car le Roi savoit bien que le prévôt des marchands ne manqueroit pas de prendre les officiers de sa bouche pour lui apprêter à dîner; et cependant cela charma les Parisiens. »

1. Voyez ce qui a été dit sur le cérémonial des festins de l'hôtel de ville dans notre tome XII, p. 413.

2. Mme de Fourcy, qui avait plus de cinquante ans, fut frappée, le soir même, d'une attaque d'apoplexie, et accoucha d'un enfant mort (*Mémoires de Sourches*, tome II, p. 19 et notes 1 et 2 ; *Journal de Dangeau*, tome II, p. 15).

3. Le 7 septembre, et encore le 11 : *Dangeau*, tome XI, p. 457 et p. 460 ; *Gazette d'Amsterdam*, n° LXXIV.

4. Le roi voulait traiter Mademoiselle en petite-fille de France, dit Dangeau. Cependant, comme Saint-Simon l'a remarqué dans l'Addition n° 764, et comme il le répétera tout à l'heure, ce n'était qu'une faveur, qui ne tourna pas en droit. Le rang de la princesse ne fut fixé définitivement que par le règlement du 12 mars 1710.

5. On a vu dans notre tome III, p. 63, que les filles de Monsieur Gaston avaient le privilège de souper tous les soirs au grand couvert.

6. *Maison* corrige *fam*[*ille*].

7. Le mot *fit* surcharge un *e*.

vert Madame la Duchesse et Mme la princesse de Conti, ses filles, mais nulle autre princesse du sang; et cela sans suite et sans conséquence[1]; mais j'ai vu quelquefois ces mêmes princesses y manger avec Madame à Fontainebleau, quelquefois la cour d'Angleterre y étant[2], et quelquefois aussi, mais très peu, Madame la Princesse et Mme la princesse de Conti[3], sa fille, aussi à Fontainebleau, avec la même cour d'Angleterre, le soir, au grand couvert, jamais à Versailles. C'étoit une faveur que le Roi faisoit quelquefois à ses filles, qui fit crier Monsieur le Prince fort haut, Madame la Princesse étant à Fontainebleau, qui n'y *étoit* pas admise, tandis que Madame la Duchesse, sa belle-fille, et Mme du Maine, sa fille, l'étoient. Le Roi ne voulut pas pousser ce dégoût, et y fit manger quelque peu Madame la Princesse et Mme la princesse de Conti, puis n'y en fit plus manger pas une, et se restreignit au droit. Apparemment que, ces[4] princesses ayant mangé au grand couvert quelquefois, il voulut faire la même grâce à celle-ci, qui étoit sa petite-fille, pour qui cela n'eût pas plus de suite ni de droit que pour les autres.

Tonnerre tue à la chasse le second fils d'Amelot.

Le fils aîné[5] du feu comte de Tonnerre[6], étant à la chasse à la plaine Saint-Denis[7] avec le second fils d'Amelot[8] conseiller d'État, lors ambassadeur en Espagne, le tua d'un

1. *Journal de Dangeau*, tome III, p. 282; *Mémoires de Luynes*, tome VI, p. 286 et 385.

2. Les mots *y estant* sont en interligne. — 3. *De Conti* est en interligne.

4. Avant *ces*, Saint-Simon a biffé un premier *ces*, qui surchargeait *les*, effacé du doigt.

5. Philippe-Aynard de Clermont, comte de Tonnerre, connétable et grand maître héréditaire de Dauphiné, mort le 19 août 1751. En 1707, il avait dix-neuf ans.

6. Mort le 30 octobre 1705, et fort mal traité par notre auteur : tome XIII, p. 156.

7. Voyez ci-après, appendice VIII, une note sur les chasses qui se faisaient alors dans cette partie de la capitainerie royale.

8. Ours-Victor Amelot, seigneur de Brunelles, alors âgé de quinze ans et demi. Son corps fut rapporté de Dugny et inhumé à Saint-Nicolas-des-Champs le 10 septembre (ms. Nouv. acq. fr. 3615, n° 108).

coup de fusil le 6 septembre[1]. Mme de Tonnerre[2] fit prendre le large à son fils, et vint demander sa grâce au Roi, l'assurant que le fusil avoit parti sans que son fils y pensât, et que le jeune Amelot étoit fort son ami. En même[3] temps, Mme de Vaubecourt[4], sœur d'Amelot, vint demander au Roi de ne point donner grâce à l'assassin de son neveu, qui l'avoit couché en joue, et assura qu'il l'avoit tué de propos délibéré[5]. Ce jeune Amelot étoit toute l'espérance de sa famille, ayant le corps et l'esprit aussi bien faits que son aîné les avoit disgraciés, qui devint pourtant président à mortier[6]. Tonnerre étoit une manière d'hébété, fort obscur et fort étrange[7]. Il eut sa grâce un mois après[8] : il entra pour un an à la Bastille[9], donna dix

1. *Dangeau*, tome XI, p. 459; *Sourches*, tome X, p. 394; lettres de Mme de Maintenon et de Mme des Ursins (parente de Mme de Tonnerre), dans le recueil Bossange, tomes I, p. 177 et 185-186, et IV, p. 78 et 90-91, et dans le recueil Geffroy, tome II, p. 141-142; *Mémoires de Mathieu Marais*, tome III, p. 471.

2. Marie de Hanyvel : tome IV, p. 318.

3. *Mesme* surcharge une autre lettre.

4. Catherine Amelot de Gournay : tome XIII, p. 43.

5. C'est dans Dangeau que Saint-Simon prend tous ces détails. Les *Mémoires du marquis de Sourches* (p. 394) disent que ce furent le frère aîné du mort et son cousin Amelot de Chaillou qui vinrent demander justice au Roi. Le père, de son côté, écrivit dans le même sens (*ibidem*, p. 420). Quoique très attachés à Amelot, le Roi et Mme de Maintenon, puis la cour à leur exemple, trouvèrent exagérée cette insistance pour obtenir de sévères représailles.

6. Michel-Charles Amelot, seigneur de Gournay, d'abord conseiller au Châtelet, puis au Grand Conseil en 1703, devint maître des requêtes le 8 mai 1707, président à mortier le 8 janvier 1712, et mourut le 25 décembre 1730, âgé de cinquante ans. En août 1707, on préparait son mariage avec Mlle Lépine-Danycan (Dépôt de la guerre, vol. 2049, nos 245, 246 et 282).

7. C'était donc le digne fils de son père.

8. Au mois de novembre 1707, le Roi lui accorda des lettres de rémission, qu'on trouvera à l'appendice IX. M. Amelot lui-même avait fini par solliciter sa grâce (*Correspondance de Louis XIV avec M. Amelot*, tome I, p. 256).

9. Ordre du 27 novembre (Arch. nat., O1 51, fol. 170; Ravaisson,

mille livres aux pauvres, distribuables par le cardinal de Noailles, et eut défense, sous de grandes peines[1], de se trouver jamais en nul lieu public ni particulier où M. Amelot seroit, et obligé de sortir de tous ceux où Amelot le trouveroit[2]. Il a peu servi, quoique avec de la valeur, a épousé une fille de Blanzac[3], et passe sa vie tout seul dans sa chambre, ou à sa campagne, en sorte qu'on ne le voit jamais.

Duel de deux capitaines aux gardes; Saint-Paul tué, et Seraucourt cassé.

Ce malheur me fait souvenir[4] que Saint-Paul[5] et Seraucourt[6] se battirent en duel à l'armée de Flandres, à la tête du camp, sans autre façon, allant tous deux à pied[7] dîner chez le duc de Guiche[8]. Ils étoient tous deux capitaines aux gardes, et anciens[9]. Saint-Paul fut tué. Seraucourt se retira au quartier de l'électeur de Bavière[10] : il fut cassé

Archives de la Bastille, tome XI, p. 403-404; *Dangeau*, tome XII, p. 21; *Gazette d'Amsterdam*, n° XCVIII).

1. *Peine* est au singulier.

2. Chamillart avait adressé à M. Amelot une lettre autographe de condoléance (Dépôt des affaires étrangères, vol. *Espagne* 173, fol. 286). Dans le volume *Espagne* 175, qui contient les originaux des lettres du Roi et de Torcy, il doit s'en trouver qui ont rapport à cette affaire.

3. Geneviève-Armande de la Rochefoucauld-Roye de Blanzac (tome III, p. 174). Ce mariage eut lieu le 30 décembre 1708, le nouvel époux n'étant sorti de la Bastille qu'à la fin du mois précédent (*Dangeau*, tome XII, p. 280, 290 et 295; *Sourches*, tome XI, p. 236 et 238).

4. La nouvelle de ce duel, qui remontait au 22 juin précédent, avait été apportée à Versailles le 24: *Dangeau*, p. 404 et 406; *Sourches*, p. 349-352; Seilhac, *l'Abbé Dubois*, tome I, p. 330, 334, 335 et 344.

5. Ce Saint-Paul, d'une maison de Dauphiné, était entré aux gardes françaises en 1682; devenu aide-major en 1695, il eut le gouvernement de Château-Dauphin, une commission de colonel en 1704, et une compagnie aux gardes le 20 juin 1706.

6. Charles de Y, d'Y ou Dey de Seraucourt, fils d'un lieutenant criminel au présidial de Reims, avait eu une enseigne aux gardes en 1678, était devenu sous-lieutenant en 1681, lieutenant en 1689, aide-major en 1692, et capitaine en juin 1706. Il avait eu un bras cassé au siège de Namur.

7. Les mots *à pied* sont en interligne. — 8. On était campé à Gembloux.

9. Tous deux étaient de la même promotion de 1706.

10. Dépôt de la guerre, vol. 2019, n°s 114, 132, etc.

aussitôt après, et il fallut ne plus se montrer[1] en France[2]. Son frère, autrefois intendant de Bourges[3], employa auprès du Roi tout ce qu'il put inutilement; il vit encore, à près de cent ans[4], dans une santé parfaite de corps et d'esprit, et dans la société des hommes, mangeant, marchant et vivant comme à soixante ou soixante-dix ans.

Le Roi, allant à Fontainebleau, passe pour la première fois à Petit-Bourg. Prodiges de courtisan. [*Add. St-S. 766*]

La disgrâce du maréchal de Villeroy[5], par chez lequel le Roi passoit souvent pour aller et venir de Fontainebleau[6], et la mort de Mme de Montespan[7] produisirent une nouveauté qui eut de grandes suites. Mme de Maintenon ne craignit plus son fils[8]; elle cessa de ce moment de le haïr comme le fils d'une ennemie dont elle craignoit les retours, et à qui elle ne pouvoit pardonner ce qu'elle lui avoit été, ce qu'elle lui devoit, le salaire dont elle l'avoit payée. Elle commença à vouloir du bien à ce fils comme au frère de ces bâtards qui lui étoient si chers, et avec qui il avoit toujours vécu dans une si parfaite dépendance[9]. Cette raison le rendit, dès qu'il eut perdu sa mère, un homme, dans l'esprit de Mme de Maintenon, à approcher du Roi, qu'on tiendroit toujours par ses vices, de la bassesse[10] desquels

1. *Monster*, dans le manuscrit.

2. Comme bien d'autres avant lui. Il finit cependant par revenir à Paris, et y mourut le 1er septembre 1733, âgé de soixante-dix-huit ans.

3. Louis Dey de Séraucourt, neveu de Pussort, d'abord commis de Colbert, puis subdélégué de l'intendant de Champagne (1671) et conseiller à la Cour des aides (1673), fut nommé maître des requêtes en mars 1681, alla l'année suivante, comme intendant, en Berry, y resta jusqu'en octobre 1699, et revint alors prendre place au Conseil. Diverses lettres de lui ou à lui ont été publiées dans le tome I de la *Correspondance des Contrôleurs généraux avec les intendants.*

4. Il n'était que dans sa centième année lorsqu'il mourut le 10 juin 1744, et la présente partie de nos *Mémoires* est du début de 1742, comme on l'a vu ci-dessus, p. 168, note 4, et p. 196, note 8.

5. Tome XIV, p. 18-19. — 6. Tomes VI, p. 29, XI, p. 288, etc.

7. *Montespan* est en interligne, au-dessus de *Maintenon*, biffé. — Voyez ci-dessus, p. 88.

8. D'Antin. — 9. Ci-dessus, p. 110.

10. *Bassesses*, au pluriel, dans le manuscrit.

rien n'étoit à craindre, et tout au contraire à profiter[1]. Il fut donc déclaré que le Roi iroit coucher chez d'Antin, à Petit-Bourg[2], le 12 septembre[3]. C'est un prodige que les détails jusqu'où d'Antin porta ses soins pour faire sa cour de ce passage, et pour la faire jusqu'aux derniers valets[4]. Il gagna ceux de Mme de Maintenon, pendant qu'elle étoit à Saint-Cyr, pour entrer chez elle : il y prit un plan de la disposition de sa chambre, de ses meubles, jusqu'à ses[5] livres, à l'inégalité dans laquelle ils se trouvoient rangés ou jetés sur sa table, jusqu'aux endroits des livres qui

1. Comparez la suite des *Mémoires*, tome XII de l'édition de 1873, p. 149.

2. Il écrit, en un seul mot : *Petitbourg*. — Ce château, situé près d'Évry et d'Essonnes, avait été construit par le secrétaire du Conseil Galland, était passé ensuite à l'abbé de la Rivière évêque de Langres, qui l'avait légué en 1670 à Mlle de Montpensier; celle-ci l'avait vendu à M. de la Ferronnays, mari de Marguerite du Vouldy et lieutenant de Roi à Vincennes, à la mort duquel Mme de Montespan avait acheté le domaine pour quarante mille écus, et d'Antin avait fait complètement rebâtir le château (*Gazette d'Amsterdam*, année 1695, p. 165; *Lettres de Mme de Sévigné*, tome X, p. 264; *Sourches*, tome X, p. 397). En mourant, d'Antin légua le château à Louis XV, qui le refusa. Depuis lors, il fut abandonné, et enfin on le démolit en 1748 (*Mémoires de Luynes*, tomes I, p. 120, 121 et 214, VII, p. 79, IX, p. 111, X, p. 4, et XIII, p. 347).

3. Les mots *le 12 sept.* ont été ajoutés en interligne. — Dans une lettre à Mme des Ursins (recueil Bossange, tome I, p. 154), Mme de Maintenon exposa les raisons qui avaient empêché le Roi de s'arrêter à Petit-Bourg lors des précédents voyages, tandis que les anciens possesseurs avaient déjà reçu la cour, que Mazarin y était venu en 1644 et y avait eu une entrevue avec la reine Christine de Suède, que Monseigneur y avait fait deux séjours en 1698 et 1700, et qu'il venait enfin d'y chasser avec ses fils, en juin et juillet 1707 (*Dangeau*, tome XI, p. 407 et 417; *Sourches*, tome X, p. 351 et 360). « Ces raisons, disait-elle, sont finies; la bonté des courtisans veut en faire un dégoût pour votre ami. » Cet ami, c'était le maréchal de Villeroy, comme le dit notre auteur.

4. Sur le séjour du Roi et de la cour en septembre 1707, voyez le *Journal de Dangeau*, tome XI, p. 460-461, les *Mémoires de Sourches*, tome X, p. 397, et le *Mercure* de septembre, p. 356-361. Louis XIV y retournera plusieurs fois par la suite.

5. *Ces*, démonstratif, dans le manuscrit.

se trouvèrent marqués. Tout se trouva chez elle, à Petit-Bourg, précisément comme à Versailles, et ce raffinement fut fort remarqué[1]. Ses attentions pour tout ce qui étoit considérable en crédit, maîtres ou valets, et valets principaux de ceux-là, furent à proportion, et pareillement les soins, la politesse, la propreté pour tous les autres : meuble[2], commodités de toutes les sortes, abondance et délicatesse dans un grand nombre de tables, profusion de toute espèce de rafraîchissements, service prompt et à la main[3] sitôt que quelqu'un tournoit la tête, prévention[4], prévoyance, magnificence en tout, singularités différentes, musique excellente, jeux, bidets[5] et calèches nombreuses et galantes pour la promenade : en un mot, tout ce que peut étaler la profusion la plus recherchée et la mieux entendue[6]. Il trouva moyen de voir tout ce qui étoit dans

1. Soixante ans plus tard, en 1766, le roi Stanislas II de Pologne sut encore faire mieux pour sa vieille amie Mme Geoffrin : en arrivant à Varsovie, elle trouva, pour s'installer, une maison qui avait été préparée absolument semblable, comme extérieur et comme intérieur, comme ameublement, comme décoration, à celle qu'elle occupait à Paris dans la rue Saint-Honoré.

2. « *Meuble* se prend encore au singulier, dans un sens plus étroit, pour signifier toute la garniture d'un appartement, d'une chambre, d'un cabinet, etc., comme tapisserie, lits, sièges, etc. *Il a un beau meuble dans sa chambre, il a fait faire depuis un meuble magnifique.* » (*Académie*, 1718.)

3. « *A la main* se dit figurément de tout ce qui est proche et dont on se peut servir aisément : *Vous avez là toutes choses à la main* » (*ibidem*).

4. « Action par laquelle on prévient ; il se prend aussi pour préoccupation » (*Académie*, 1718). *L'Académie* ne donnait pas encore notre mot moderne de *prévenance*.

5. « *Bidet*, petit cheval » (*ibidem*). On en fournissait aux gardes du corps quand ils allaient en campagne (*Dangeau*, tome VIII, p. 58 ; *Luynes*, tome XI, p. 156).

6. C'est sans doute par forme de plaisanterie que, quatre ans auparavant, dans une lettre de 1704 déjà citée, tome VII, p. 239, note 3, et ci-dessus, p. 92, note 1, la grande prieure de Fontevrault, invitant Daniel Huet à venir voir Mme de Montespan à Petit-Bourg, lui promettait une chambre à peu près comme celles de Bourbon, « car le château, disait-elle, est fort peu au-dessus d'une hôtellerie. »

Petit-Bourg, chacun dans sa chambre, souvent jusqu'aux valets, et de faire à tous les honneurs de chez lui[1] comme s'il n'y [eût] eu que la personne à qui il les faisoit actuellement. Le Roi arriva de bonne heure, se promena fort, et loua beaucoup. Il fit après entrer d'Antin chez Mme de Maintenon avec lui, qui lui montra le plan de tout Petit-Bourg[2]. Tout en fut approuvé, excepté une allée de marronniers, qui faisoit merveilles au jardin et à tout le reste, mais qui ôtoit la vue de la chambre du Roi. D'Antin ne dit mot; mais, le lendemain matin, le Roi, à son réveil, ayant porté la vue à ses fenêtres, trouva la plus belle vue du monde, et non plus d'allée ni de traces que s'il n'y en eût jamais eu où elle étoit la veille, ni de traces[3] de travail, ni de passage, dans toute cette longueur, ni nulle part auprès, que si elle n'eût jamais existé. Personne ne s'étoit aperçu d'aucun bruit, d'aucun embarras; les arbres étoient disparus, le terrain uni au point qu'il sembloit que ce ne pouvoit être que l'opération de la baguette de quelque fée bienfaisante du château enchanté[4]. Les applaudis-

1. *Luy* a été ajouté en interligne, mais non l'auxiliaire *eust* qui manque ensuite.

2. La bibliothèque de feu M. Destailleur vendue en 1894 renfermait (n° 540) un magnifique recueil de vues, plans et élévations du château datant de 1715; un autre album analogue, aux armes de M. d'Antin, formé en 1730 par J. Chaufournier, dessinateur de l'Académie des inscriptions, faisait partie des collections du baron Pichon (catalogue de 1897, n° 447), et celui-là est actuellement au château de Vaux-le-Vicomte, dans la belle bibliothèque de M. Alfred Sommier. Il se compose de vingt-cinq feuillets, dont le dixième représente l'enfilade des appartements destinés au Roi et à la Reine, avec tous les détails de décoration intérieure.

3. Ce second *traces* surcharge *ma[rques]*.

4. Dangeau rapporte ainsi cet incident (p. 461) : « Le Roi arriva ici à trois heures, et se promena dans les jardins jusqu'à la nuit. Il loua fort M. d'Antin de tous les embellissements qu'il avoit faits à sa maison et du bon ordre qu'il avoit apporté pour que tout le monde y fût à son aise. Il entra ensuite chez Mme de Maintenon, où il fit entrer M. d'Antin avec un plan général de la maison et des jardins; il condamna un plant de marronniers, et approuva fort tout le reste. » Puis,

sements récompensèrent la galanterie. On remarqua fort aussi le motet de la messe de Roi[1], qui convenoit à un bon courtisan[2]. Avec tout cela, il en fit tant, que Mme de Maintenon ne put s'empêcher de lui faire une plaisanterie un peu amère en partant le lendemain pour Fontainebleau après avoir fait le tour des jardins en calèche[3] : elle lui dit, et devant le monde, qu'elle se trouvoit bien heureuse de n'avoir pas déplu au Roi le soir, chez lui, parce qu'il étoit très assuré, par tout ce qu'il venoit de faire, qu'en ce cas-là

le jour suivant, mardi 13 : « Le Roi, après son lever, regardant à la fenêtre, vit que M. d'Antin avoit fait abattre la nuit tous les arbres qu'il avoit condamnés. » — Le récit des *Mémoires de Sourches* ne renferme par la moindre allusion à ce coup de théâtre : « Le Roi arriva sur les quatre heures après midi à Petit-Bourg, où il fut reçu par le marquis et la marquise d'Antin. Il monta d'abord dans les appartements, qu'il trouva fort à son gré, étant bien changés depuis que la marquise de Montespan avoit acheté cette terre des enfants de la Ferronnays. Ensuite il alla prendre la marquise de Maintenon à son appartement, et lui fit, en quelque manière, les honneurs de tout ce qu'il venoit de voir; et puis, montant en calèche, il alla voir tous les jardins, et, le soir, il soupa avec la duchesse de Bourgogne, avec Madame, et avec les dames de leur suite. Le lendemain, ayant dîné à Petit-Bourg, il en partit sur le midi, et arriva avant cinq heures à Fontainebleau. » Il est parlé aussi de l'abatage de l'allée dans le *Journal de la Régence*, édité par Éd. de Barthélemy, p. 92.

1. Il y a bien *de Roy* au manuscrit.

2. C'est le texte même de Dangeau, p. 461. Toute l'organisation de la chapelle-musique du Roi est exposée dans le chapitre Ier de l'*État de la France*. L'archevêque de Reims en avait la direction; les compositeurs de la Lande, Minoret et Collasse étaient maîtres de musique par quartier, Couperin tenait une des quatre charges d'organiste. Le Roi tint, en 1683, à présider le concours ouvert pour une place de maître (Calmet, *Bibliothèque lorraine*, col. 634-636).

3. « La marquise de Maintenon, dit l'annotateur des *Mémoires de Sourches* (p. 398), voulut aller voir les jardins en chaise à porteurs, dont elle avoit trois relais, et il pleuvoit très fort. Le marquis d'Antin, qui, le soir d'auparavant, avoit la goutte aux deux pieds, entreprit de la conduire partout à la portière de sa chaise, et cette promenade dura une heure et demie, par la crotte et la pluie : ensuite de quoi il revint au lever du Roi comme s'il n'eût rien fait, tant l'ambition d'être duc avoit de pouvoir sur son esprit. »

il l'eût envoyée coucher sur le pavé du grand chemin. Il répondit en homme d'esprit, et n'en augura pas plus mal de sa fortune, d'autant qu'il voyoit, par ce passage chez lui, pointer ce qu'il avoit toujours espéré de la mort de sa mère. Quinze jours après, il en fut certain. Sourdis, dont j'ai assez parlé[1] pour n'avoir plus[2] rien à en dire, mourut dans sa retraite en Guyenne[3]. Il étoit le dernier Escoubleau[4], et ne laissoit qu'une fille, mariée au fils de Saint-Pouenge[5], et il avoit le gouvernement d'Orléanois, qui est fort étendu[6], et où d'Antin avoit plusieurs terres[7]. Il le demanda, et l'obtint aussitôt[8]. Il en fut si transporté, qu'il

Mort de Sourdis; son gouvernement d'Orléanois à d'Antin.

1. Notamment tomes X, p. 110, et XII, p. 49.

2. Il a écrit : *pu*.

3. Le 21 septembre : *Mercure* d'octobre, p. 274-284; *Dangeau*, tome XI, p. 471.

4. Famille originaire du Poitou, que les généalogistes faisaient remonter jusqu'au treizième siècle. Guillard, dans son pamphlet généalogique, prétend que les Sourdis s'étaient entés par supercherie sur ces anciens Escoubleau (*Cabinet historique*, tome V, p. 181-183); mais son allégation a été infirmée (*ibidem*, p. 244-245). Le personnage le plus remarquable de cette famille fut Henri d'Escoubleau de Sourdis, archevêque de Bordeaux et chef du conseil de marine, qui joua un rôle actif dans les opérations navales du règne de Louis XIII.

5. En 1702 : tome X, p. 110-112.

6. Outre l'Orléanais proprement dit, il comprenait la Sologne, le Blaisois, le Vendômois, le Dunois, la Beauce et une partie du Gâtinais. Il valait de quinze à seize mille livres de rente d'après Dangeau (tome XI, p. 473), tandis qu'au temps du duc de Luynes, le produit variait entre dix-huit et trente mille (*Mémoires*, tome I, p. 114, et V, p. 197 et 199). M. de Sourdis le possédait depuis 1690.

7. D'Antin avait la capitainerie royale.

8. Le récit des *Mémoires de Sourches* (tome X, p. 405) semble établir que d'Antin ne demanda pas ce gouvernement : « Le 27, au matin, on apprit que, le soir précédent, le Roi, étant après son souper dans son cabinet avec sa famille, avoit tiré Monseigneur à part et lui avoit dit : « Monseigneur, je viens d'apprendre que le comte de Sourdis est « mort; dites à d'Antin que je lui donne le gouvernement d'Orléanois et « de Blaisois, et le gouvernement particulier du château d'Amboise; » qu'en effet, le marquis d'Antin, qui avoit chez Monseigneur les entrées du lit, étant entré dans sa chambre avant qu'il se levât, Monseigneur lui avoit dit : « Bonjour, Monsieur le gouverneur d'Orléanois! » et

s'écria qu'il étoit dégelé, que le sort étoit levé, que, puisque le Roi commençoit à lui donner, il n'étoit plus en peine de sa fortune[1]. Sa femme[2], plus bête et plus sotte qu'on en vit jamais[3], se mit à bavarder[4] partout que son mari désormais alloit cheminer beau train. Ces enthousiasmes[5] édifièrent d'autant moins la cour qu'elle commença à en craindre le pronostic, qui, par la suite, eut un accomplissement entier.

En même temps[6] mourut Bartet[7], à cent cinq ans, sans

Quel étoit

que, comme il ne comprenoit pas ce que cela vouloit dire, Monseigneur lui avoit dit d'aller remercier le Roi du gouvernement d'Orléanois qu'il lui avoit donné. » Les provisions d'office sont dans le registre O[1] 51, fol. 152 v°; elles portent la date du 28 septembre. Ainsi, dit le *Journal de Verdun* de novembre 1707, p. 328-329, la galanterie de l'allée abattue lui valut un gouvernement.

1. Ce sont les termes mêmes qu'il avait employés dans l'Addition indiquée ci-dessus, n° 766. Voyez ci-dessus, p. 115.

2. Julie-Françoise de Crussol, ci-dessus, p. 109-110, fille du duc Emmanuel d'Uzès, avait reçu en dot de son grand-père Montausier vingt-cinq mille écus et la lieutenance de Roi d'Alsace, ses parents lui assurant chacun soixante-quinze mille livres après eux (*Dangeau*, tome I, p. 366, 372 et 373; *Sourches*, tome I, p. 431-432; Arch. nat., Y 248, fol. 371 v°).

3. La note des *Mémoires de Sourches* citée ci-dessus, p. 110, ne parle pas des qualités morales. Bonnart publia un portrait en 1695.

4. Emploi de *bavarder* que l'on doit rapprocher de celui qui a passé dans notre tome III, p. 102.

5. Il a écrit, au pluriel : *entousiasmes*.

6. Au commencement du mois de septembre : *Dangeau*, tome XI, p. 462.

7. Isaac Bartet, fils d'un commerçant de Pau, avait été d'abord avocat au parlement de cette ville. Une affaire galante le força à s'exiler : il passa alors à Rome, où il se mit au service du duc de Bouillon ; puis, en 1646, il devint secrétaire de Jean-Casimir Wasa, qui, élu peu après roi de Pologne, le nomma son résident à Paris. Il se mêla beaucoup aux troubles de la Fronde, fut un des agents de la Palatine sœur de la reine de Pologne, et rendit de grands services à Mazarin, alors réfugié à Brühl : si bien que celui-ci lui fit avoir, en 1651, une charge de secrétaire du cabinet, se servit ensuite de lui pour diverses négociations en Lorraine, puis l'envoya à Rome, en 1660, demander la dispense nécessaire pour le mariage de Louis XIV et de Marie-Thérèse;

Bartet; sa mort. [*Add. St-S. 767 et 768.*]

avoir jamais été marié[1]. C'étoit un homme de peu, qui avoit de l'esprit, de l'ardeur, et beaucoup d'audace, et qui avoit été fort dans le grand monde, et longtemps en beaucoup d'intrigues et de manèges avec le cardinal Mazarin, qui l'avoit fait secrétaire du cabinet du Roi[2], dont il étoit fort connu, et de la Reine mère[3]. Il avoit été fort gâté, comme sont ces sortes de gens qui peuvent beaucoup servir et nuire; il en étoit devenu fort insolent, et s'étoit rendu redoutable. Des impertinences qui lui échappèrent souvent sur M. de Candalle[4] lui attirèrent enfin de sa part une rude bastonnade qu'il lui fit donner, et qu'il avoua hautement[5]. Bartet, outré au point qu'on le peut juger à ce portrait, fit les hauts cris, et ce qui mit le comble à son désespoir, c'est qu'il n'en fut autre chose. Là commença

il alla porter cette dispense à Philippe IV, et eut, à la fin de la même année, une mission de confiance en Angleterre. Trouvé porteur, en 1669, de lettres du cardinal de Retz, alors en complète disgrâce, il fut forcé de vendre sa charge à Guilleragues et exilé à Amboise; en 1675, il y eut même un ordre de l'enfermer à Saumur. On ne lui accorda la permission de revenir saluer le Roi qu'en 1690, et il mourut à Neufville en septembre 1707, ayant cent huit ans à ce que dit Brossette, dans sa lettre du 10 août 1707 à Boileau.

1. Cependant une pièce conservée au Cabinet des titres (*Pièces originales*, vol. 205, dossier 4567), et confirmant le dire de Tallemant, lui donne pour femme Marie Riolan, avec qui il acheta en 1669 le marquisat de Mézières-en-Brenne. Il aurait même été marié deux fois.

2. Ses provisions d'office en remplacement du sieur Lucas, datées de 1651, sont en copie dans le registre KK 1454, fol. 125. Le Roi y disait : « Sa prudence.... en plusieurs négociations importantes que son adresse et son affection nous ont fait confier à son entremise, l'expérience qu'un généreux desir de gloire lui a fait acquérir dans les grandes affaires en un âge où les autres ne font que commencer, sa discrétion dans ses déportements, et enfin toutes les bonnes qualités qu'il possède, nous ont fait ajouter à l'inclination que nous avons pour lui la résolution de l'engager entièrement à notre service. »

3. Le rôle de Bartet pendant cette période a été retracé, d'après les récits contemporains, dans les *Mémoires sur Mme de Sévigné*, par Walckenaer, tome II, p. 49-54, etc.

4. Louis-Charles-Gaston de Nogaret de Foix : tome II, p. 93.

5. En 1655 : cet épisode a été raconté par Chéruel dans ses *Mé-*

son déclin, qui fut rapide et court[1]. Dès qu'on ne[2] le craignit plus, il sentit combien ses insolences avoient révolté tout le monde. On fut ravi de son aventure, on trouva qu'il l'avoit bien méritée ; les ministres, les courtisans du haut parage furent ravis d'en être délivrés. Chacun, au lieu de le protéger, contribua à sa chute, et, quand, de dépit, il se fut retiré, ils se gardèrent bien de le faire revenir[3]. Accoutumé à nager dans le grand, il n'avoit fait aucuns retours sur lui-même, ne doutant pas d'une fortune proportionnée à l'importance de ce qui lui passoit par les mains ; tout à coup il se trouva tombé de tout, et sans autre bien que la rage dans le cœur. Le vieux maréchal de Villeroy, grand courtisan du cardinal Mazarin[4], et qui avoit fort pratiqué Bartet chez lui, en eut plus de pitié que ce ministre[5], qui survécut M. de Candalle deux ans[6] ; quand Bartet ne sut plus où donner de la tête, il le retira chez lui auprès de Lyon, dans un beau lieu, sur le bord de la Saône, qu'ils avoient acheté[7] et appelé Neufville[8], et lui fournit là quel-

moires sur Foucquet, tome II, p. 20-28. Les réclamations insolentes de Bartet le firent exiler à Corbeil l'année suivante, sur la demande de M. de Candalle. En ce temps-là, il fut un ardent partisan de Port-Royal et des Arnauld : aussi Varin et Sainte-Beuve ont-ils parlé de lui.

1. Il « mourut dans la dernière pauvreté, » dit Dangeau.

2. *Ne* corrige un *l*.

3. Quand M. de Candalle mourut, Mazarin rappela Bartet pour lui confier à Rome, en Espagne et en Angleterre les missions dont il a été question ci-dessus, p. 263, note 7. La disgrâce définitive ne date que de 1669.

4. « Grand routier de cour » (tome XII, p. 124).

5. L'erreur continue.

6. Plus de trois ans ; M. de Candalle mourut le 28 janvier 1658, et le cardinal le 9 mars 1661.

7. Que les Villeroy avaient acheté.

8. Aujourd'hui Neufville-sur-Saône, à quelques kilomètres au nord de Lyon. Cette terre, qui s'appelait Vimy, avait été achetée par Charles de Neufville, père du premier maréchal et de l'archevêque de Lyon. A sa mort, elle dut passer aux mains de ce dernier, qui, en juillet 1666, la fit ériger en marquisat sous le nom de Neufville, en y unissant les terres de Montaney, Ombreval, Ligneux, etc. (Arch. nat., X^{1A} 8665,

que subsistance[1], que l'archevêque de Lyon et le second maréchal de Villeroy continuèrent jusqu'à sa mort. Il eut là tout loisir, pendant plus de quarante[2] ans, de réflexion et de pénitence.

Conduite, fortune et mort du cardinal le Camus. [*Add. St-S. 769*]

En ce même mois de septembre[3] mourut à Grenoble le cardinal le Camus[4], à soixante-seize ans[5], également connu par son esprit, ses débauches, son impiété, sa pénitence, la fortune qui en résulta, l'ambition avec laquelle il la reçut et en usa, et le châtiment qu'il en porta jusqu'au dernier jour de sa vie[6]. Il n'est guères de problème qui présente

fol. 176 v°, et 8668, fol. 44), puis la substitua à son petit-neveu le marquis d'Alincourt, plus tard duc de Villeroy (*Journal de Dangeau*, tome IV, p. 304). Il y a des descriptions du château dans les *Mémoires de Mademoiselle*, tome III, p. 337, et dans la *Gazette* de 1663, p. 319. M. J. Baton a publié en 1889 une monographie de cette localité, et il en avait été parlé aussi dans *le Dernier des Villeroy*, par M. Vingtrinier, p. 37-38.

1. On a vu par la note précédente que le premier des deux maréchaux de Villeroy ne dut pas posséder Neufville; c'est donc l'archevêque qui y aurait donné l'hospitalité à Bartet après 1669.

2. *40* corrige *50*. — Puisque Saint-Simon fait dater la disgrâce définitive de Bartet de l'année 1655, le dernier chiffre de cinquante eût été plus exact.

3. Le 12 septembre : *Dangeau*, p. 464; *Sourches*, p. 399.

4. Tome VII, p. 15. Il y eut un article nécrologique dans le *Mercure* d'octobre, p. 106-119, qui publia en novembre-décembre (p. 31-37) le mandement du grand vicaire. L'oraison funèbre, prononcée par le P. Molinier dans l'église Sainte-Cécile, à portes fermées parce que le défunt avait défendu tout discours, est dans le manuscrit 1211 de la bibliothèque de Grenoble, fol. 1-66; voyez aussi la notice de 1699, dans le ms. Clairambault 303, p. 183-192.

5. Il n'avait pas encore soixante-quinze ans, étant né le 23 novembre 1632.

6. Nous avons eu plusieurs fois occasion de citer l'*Histoire du cardinal le Camus*, par l'abbé Charles Bellet (1886); en 1720, l'abbé A. Lallouette avait publié un *Abrégé de la vie*, etc., et, en 1748, un chanoine de Saint-André de Grenoble, M. Gras du Villard, avait donné un *Discours sur la vie et la mort du cardinal le Camus*. Des notes biographiques venant de lui-même ont été insérées en 1883, par M. Eugène Chaper, dans le *Bulletin d'histoire ecclésiastique du diocèse de Valence*. Enfin M. Prudhomme a étudié le rôle du cardinal

plus de choses opposées que la conduite de ce prélat depuis le commencement jusqu'à la fin. Il étoit bien fait, galant, avoit mille grâces dans l'esprit, d'une compagnie charmante; il étoit savant, gai, amusant jusque dans sa pénitence[1]. Il acheta une charge d'aumônier du Roi[2] pour se fourrer à la cour, et se frayer un chemin à l'épiscopat. Ses débauches et ses impiétés éclatèrent[3] : il se crut perdu, et s'enfuit dans une retraite profonde, où il se mit à vivre dans toutes les austérités de la plus dure pénitence[4]. Sa

dans son *Histoire de Grenoble* (1888); mais, avant tout, il faut citer les trente pages que Sainte-Beuve lui a consacrées dans le tome IV de son *Port-Royal*.

1. Voyez les portraits que font de lui Loret, dans sa *Muse historique*, tome II, p. 318, et Spanheim, dans sa *Relation*, p. 266-267, les *Mémoires de Coulanges*, p. 267-268, la notice transcrite dans le manuscrit Clairambault 303, ci-dessus, et enfin les *Caractères de la Bruyère*, tomes I, p. 442, et II, p. 305 et 321, avec l'Introduction de M. Servois, p. c et ci. On trouvera ci-après, à l'appendice X, deux notices inédites sur le cardinal, dont une est de notre auteur. On a nombre de portraits gravés du temps, dont le dernier fait en 1708 par S. Thomassin.

2. Il soutint ses thèses de théologie en Sorbonne le 20 décembre 1657 (*Gazette*, p. 1314) et le 26 février 1658 (*ibidem*, p. 175-176), mais devait avoir sa charge d'aumônier depuis 1653; la date exacte ne semble pas être connue.

3. Sur ces désordres de sa jeunesse, on peut voir les *Mémoires de Mme de Motteville*, tome IV, p. 148, ceux *de Bussy-Rabutin*, tome II, p. 92, et ceux *du marquis de Sourches*, tome I, p. 440, note, les *Mémoires sur Mme de Sévigné*, par Walckenaer, tome II, p. 139, etc. C'est à tort cependant qu'on l'accusa d'avoir assisté à la partie impie de Roissy, en 1659 (*Correspondance de Bussy-Rabutin*, tome V, p. 592 et 595), et qu'on l'exila au même propos. Cette disgrâce ne dura guère, grâce à Colbert, car nous le retrouvons prêchant ou faisant fonction devant la cour dès les années suivantes (*Gazette* de 1660, p. 153, de 1661, p. 1350, de 1664, p. 1158, et de 1665, p. 536 et 1161). En 1665, il fut un des seize ecclésiastiques proposés au choix du Roi pour l'emploi de précepteur du Dauphin; mais sa conduite peu édifiante, en contradiction avec son esprit et avec sa doctrine, le fit écarter (*Lettres de Colbert*, tome V, p. 502 et 505). En 1669, il quitta sa charge d'aumônier du Roi, et y fut remplacé par celui des Matignon qui devint ensuite évêque de Lisieux.

4. A la Trappe, en 1666, sous l'influence de Rancé, puis à l'Ora-

famille avoit des amis et des protecteurs. Cette pénitence fut vantée ; elle avoit duré des années, elle duroit encore : elle fut couronnée de l'évêché de Grenoble[1]. Il s'en crut indigne, et eut grand peine à l'accepter[2] : il s'y confina, et s'y donna tout entier au gouvernement de son diocèse, sans quitter ce qu'il put retenir de sa pénitence. Il s'étoit condamné aux légumes pour le reste de sa vie : il les continua, et mangeoit chez lui, en réfectoire avec tous ses domestiques, sa livrée même, et la lecture s'y faisoit pendant tout le repas[3]. Innocent XI, qui aimoit la vertu, fut touché de la sienne[4], et le fit de son propre mouvement cardinal dans la promotion de septembre 1686, de vingt-sept cardinaux[5], qui fut sa dernière, et qui fut aussi pour les couronnes et

toire, où il voulut se faire construire une maison en 1670, mais qu'il abandonna pour Port-Royal.

1. Nommé le 5 janvier 1671, il fut sacré aux Chartreux de Paris le 24 août suivant, et fit son entrée le 4 novembre. On voit dans les *Saillies d'esprit* de Gayot de Pitaval, p. 61, pourquoi Louis XIV avait cessé de lui tenir rigueur.

2. Bellet, *Histoire du cardinal le Camus*, p. 29-33 ; ms. Nouv. acq. fr. 4333, fol. 336 v° et 367. Il ne fallut pas moins que les instances de Rancé et de ses amis de Port-Royal pour qu'il acceptât.

3. Comparez le *Moréri* de 1735 et de 1759. Dès son arrivée à Grenoble, il avait organisé de la sorte sa vie journalière (*Lettres du cardinal le Camus*, publiées par l'abbé Ingold, p. 44, 125-126 et 617-628 ; *Mémoires d'Amelot de la Houssaye*, tome II, p. 270). A la suite d'une maladie qu'il fit en 1702, il consentit à manger de la viande, mais seulement sur l'ordre du Pape (Arch. nat., K 1324, n° 123, fol. 125 v°). Son principe était qu'il ne devait figurer rien que de très vil sur la table d'un évêque. L'évêque de Cahors, M. de Solminihac, mort en 1659, avait passé quarante ans dans une austérité analogue (*Gazette* de 1660, p. 35 ; Loret, *Muse historique*, tome III, p. 157).

4. « Il faut que Sa Sainteté aime bien le mérite, dit l'évêque, puisqu'elle en récompense jusqu'à l'ombre » (Gayot de Pitaval, *Saillies d'esprit*, p. 333). On le croyait espion de ce pape, qui, désirant le faire prendre au Roi pour pacificateur de leurs différends, entretint toujours une étroite correspondance avec lui (Chansonnier, mss. Fr. 12689, p. 267, et 12692, p. 227 ; notice de 1699, ms. Clairambault 303, p. 183-192).

5. *Dangeau*, tome I, p. 383 ; *Sourches*, tome I, p. 439-441.

les nonces. Le courrier[1] qui apporta la nouvelle et les calottes au célèbre évêque de Strasbourg Fürstenberg, nommé par le Roi, et à Ranuzzi[2], nonce en France, passa par Grenoble pour le Camus. Sa joie fut telle, qu'il en[3] oublia son devoir : il se mit la calotte rouge sur la tête, que le courrier lui présenta, puis écrivit au Roi une lettre fort respectueuse, au lieu d'envoyer sa calotte au Roi par ce même courrier, de lui mander qu'étant son sujet, il ne vouloit rien tenir que de sa main, et qu'il attendoit ses ordres sur la conduite qu'il lui plairoit de lui prescrire. S'il en eût usé ainsi, il n'est pas douteux que le Roi lui auroit mandé de la venir recevoir de sa main, ou la lui auroit renvoyée avec la permission de la porter et d'accepter; mais, piqué de ce qu'il l'avoit prise de lui-même, et d'un pape avec qui il étoit brouillé, il fut sur le point de lui défendre de la porter et d'accepter, et de se porter aux extrémités, s'il n'obéissoit pas. Néanmoins, réflexions faites[4] sur les suites de cet engagement, il se contenta, pour toute réponse, de lui défendre de sortir de son diocèse[5]. Il

1. C'était l'abbé Servien.

2. Ange-Marie Ranuzzi, d'abord commissaire des milices papales en 1663, lors de l'affaire des Corses, puis inquisiteur à Malte en 1667, reçut en 1668 l'archevêché de Damiette et la nonciature de Turin, devint vice-légat d'Urbin et gouverneur de la marche d'Ancône en 1675, évêque de Fano en 1678, puis nonce en Pologne, et, en 1683, nonce extraordinaire à Paris pour apporter les langes bénits au duc de Bourgogne, fut nommé cardinal en 1686, archevêque de Bologne en mai 1688, mais resta néanmoins en France jusqu'au mois de juillet 1689, temps où la rupture des relations avec le saint-siège le força de rentrer en Italie. Il mourut peu après, à Fano, le 27 septembre 1689. Feu M. Charles Gérin a étudié sa nonciature dans la *Revue des Questions historiques*, octobre 1874, p. 411 et suivantes. « C'étoit un très bon homme, dit l'annotateur des *Mémoires de Sourches*, tome I, p. 440, qui avoit toujours contribué autant qu'il avoit pu à rétablir l'union entre la France et le saint-siège. »

3. *En* a été ajouté en interligne.

4. Dans le manuscrit, *reflection* est au singulier, et *faittes* au pluriel.

5. Saint-Simon a déjà fait allusion à cet épisode : tome VII, p. 15 et

n'est rien que le cardinal n'ait fait alors et depuis pour se raccommoder, et pour qu'il lui fût permis de venir montrer sa calotte à Paris et à la cour; mais le Roi tint ferme jusqu'à sa mort[1] : il ne lui permit pas même d'aller à Rome pour le conclave qui suivit la mort d'Innocent XI[2]; il obtint d'aller aux deux suivants[3], mais à condition de ne s'arrêter nulle part, et de revenir sitôt que le Pape seroit élu et couronné. Il ne laissa pas de s'y conduire extrêmement bien, et tout à fait à la satisfaction des cardinaux françois[4].

note 4. Aux références indiquées alors on peut ajouter le *Journal de Dangeau*, tome I, p. 383, 384, 397, 400, 401 et 405, les *Mémoires de l'abbé le Gendre*, p. 69-73, ceux *de l'abbé de Choisy*, tome II, p. 15-16, les *Lettres* du cardinal lui-même, publiées par M. l'abbé Ingold, p. 474-486, les réflexions de la Bruyère sur sa promotion (*Notice biographique*, dans le tome I des *Œuvres*, par M. Servois, p. c et ci), Allaire, *la Bruyère dans la maison de Condé*, tomes I, p. 457-458, et II, p. 26-27, une lettre de Benserade sur son chapeau, et une autre de Bossuet à l'abbé de Rancé, 14 septembre 1686, enfin *Louis XIV et Innocent XI*, par Michaud, tome II, p. 503-555. Il y a dans le ms. Clairambault 1175, fol. 83, une lettre de remerciement du cardinal à Seignelay, au sujet de sa promotion.

1. « On le canonisoit un jour, écrivait Mlle de la Vallière au maréchal de Bellefonds, et, le lendemain, tout a changé de face » (J. Lair, *Louise de la Vallière*, p. 397). Plusieurs causes contribuèrent à perpétuer la disgrâce du cardinal, particulièrement ses opinions sur l'affaire de la régale (*Mémoires de Daniel de Cosnac*, tome I, p. 426), sur la conversion forcée des protestants, qu'il désapprouva dans une lettre adressée aux curés de son diocèse (*Sourches*, tome II, p. 60), sur Mme Guyon, dont il avait été un des premiers introducteurs (*Correspondance de Fénelon*, tome VII, p. 3-4), sur les jésuites, auxquels il interdit sa ville épiscopale (Papiers du P. Léonard, Arch. nat., M 243, tome I, fol. 143 et 145). Tout cela indisposait le Roi, qui même, en 1688, l'accusa d'être l'auteur de certains libelles imprimés à Vaison (*Sourches*, tome II, p. 246 et 268-269).

2. Louvois eût voulu l'y envoyer; mais Seignelay et Croissy, d'accord avec le Roi, s'y opposèrent (*Mémoires de Coulanges*, p. 60; *Sourches*, tome III, p. 140; *Lettres du cardinal le Camus*, p. 519 et suivantes; *Lettres de Mme de Sévigné*, tome IX, p. 179 et 235).

3. En 1691 et en 1699 : *Dangeau*, tomes III, p. 284, 375, 409 et 418, et VII, p. 210, 365, 389 et 445; *Sourches*, tome III, p. 354.

4. Sur son rôle dans le conclave de 1691 et sur ses prétendues

On a vu, à l'occasion du passage des princes à Grenoble[1], à quel point il fut toute sa vie enivré de sa dignité. Elle lui attira des remontrances sur sa santé et sur ses légumes. « Oh ! mes chères légumes[2], s'écria-t-il, je vous ai trop d'obligation pour vous abandonner jamais. » En effet, il leur fut fidèle jusqu'au bout, et à son réfectoire[3], où il faisoit servir à ses domestiques de la viande et des nourritures ordinaires[4]. Il fut jusqu'à la mort bourrelé de sa disgrâce, et toujours d'excellente compagnie. Il vouloit savoir toutes les petites intrigues de sa ville, il en parloit fort plaisamment, il embarrassoit souvent les intéressés. On lui reprochoit sa langue : il avouoit qu'elle étoit plus forte que lui, et, en effet, il lui refusoit peu de choses[5]. Quoiqu'il n'eût presque de bénéfices que son évêché[6], qui n'est pas gros[7], et cent mille écus de patrimoine, quoiqu'il donnât beaucoup aux pauvres, et qu'il eût fait de bons établissements à ses dépens[8], l'énormité de son testament

aspirations à la papauté, on peut voir les *Mémoires de Coulanges*, p. 233-234, 254, 266-268 et 286-288, et les *Œuvres de Racine*, tome VII, p. 22.

1. Tome VIII, p. 235-236; comparez les Additions n°s 769 et 770 placées ici.

2. Ce féminin, contraire à tous les usages, n'est pas un *lapsus*, puisqu'il se retrouve dans l'Addition n° 769 et dans la notice inédite, ci-après, p. 498 et 555.

3. Ici, *refectoir*, dans le manuscrit.

4. Ci-dessus, p. 268.

5. Tout le monde reconnaissait son esprit. Gayot de Pitaval (*Saillies d'esprit*, p. 61-62, 240-241 et 333) et les *Souvenirs du président Bouhier* (p. 16-18 et 89) nous ont conservé plusieurs de ses bons mots.

6. Pas d'autres bénéfices, dit Dangeau, tome XI, p. 464; mais il avait une pension de six mille livres comme premier président des états de Dauphiné. En février 1706, il avait demandé au Pape de lui attribuer une des pensions de cardinal.

7. Il ne valait que vingt mille livres de rente; mais le cardinal en avait relevé le revenu à vingt-cinq ou trente mille (*Dangeau*, tomes XII, p. 1, et XVIII, p. 146). Voyez le mémoire de l'intendant de Dauphiné en 1698, dans l'édition in-douze de Boulainvilliers, tome VII, p. 458.

8. Il y a dans les Papiers du P. Léonard (Arch. nat., M 757, n° 4)

[Add. SᵗS. 770] surprit et scandalisa à sa mort : il donna fort gros en bonnes œuvres, et laissa plus de cinq cent mille livres à sa famille[1]. Il étoit frère du premier président de la Cour des aides de Paris[2] et du lieutenant civil de la même ville[3].

Mort du comte d'Egmont, dernier

Le comte d'Egmont[4] mourut à Fraga[5], en Catalogne, ce mois de septembre 1707[6], à trente-huit ans, sans enfants

une lettre du 22 juin 1700 sur ses fondations charitables; voyez aussi la *Gazette d'Amsterdam*, 1700, Extr. LIX, et le livre de l'abbé Charles Bellet, p. 400-404. Il avait institué à Grenoble un établissement de prêt pour les pauvres (*Correspondance des Contrôleurs généraux*, tome I, nº 1065).

1. Voyez l'Addition placée ci-contre. — Il laissa onze cent mille livres de bien au dire de l'abbé Dubois (*Seilhac*, tome I, p. 352). M. l'abbé Bellet (p. 404-405, et Appendice, p. 72*-77*) a essayé, mais sans y parvenir pleinement, de réfuter les insinuations de Saint-Simon que nous avons ici. On trouvera d'ailleurs dans le ms. Clairambault 1069, fol. 84-96, formant un intéressant dossier, le texte du testament, donné aussi par M. Bellet, p. 68*-72*, l'état des biens, celui des donations et legs pies (418, 900ᵗᵗ), celui des legs à la famille (241, 000ᵗᵗ), etc. Une partie de ces renseignements fut rendue publique l'année suivante par le *Journal de Verdun*, mois de mars 1708, p. 161-164.

2. Nicolas le Camus, d'abord conseiller au Grand Conseil, puis grand rapporteur et procureur général en la Cour des aides, fut nommé premier président de celle-ci le 5 janvier 1672; ses provisions d'office sont aux Archives nationales, O¹ 16, fol. 45 vº, et O¹ 274, fol. 34 vº. Il mourut le 12 mars 1715, à quatre-vingt-dix ans.

3. Jean le Camus, qui commença par être conseiller à la Cour des aides en 1655, devint maître des requêtes en 1667, intendant en Auvergne en 1669, et reçut la charge de lieutenant civil au Châtelet de Paris le 4 septembre 1671. Nous le verrons mourir le 28 juillet 1710, à soixante-treize ans.

4. Procope-François, comte d'Egmont : tome IV, p. 59.

5. Ville d'Aragon, à quatre lieues de Lerida, et très voisine des frontières de la Catalogne.

6. Le 15 septembre, de maladie (*Dangeau*, tome XI, p. 475; *Sourches*, tome X, p. 408; *Lettres de Mme de Maintenon et de la princesse des Ursins*, recueil Bossange, tomes I, p. 176 et 179, et IV, p. 78-79, et recueil Geffroy, tome II, p. 144; *Gazette*, p. 491; *Gazette d'Amsterdam*, nº LXXXI, de Paris; lettres inédites de Mme des Ursins au prince de Condé, dans les archives de Chantilly, ms. T II, fol. 262, et au duc de Gramont, 19 septembre; notice nécrologique du *Mercure* d'octobre, p. 119-129).

de la nièce de l'archevêque d'Aix Cosnac[1], élevée chez la duchesse de Bracciano, à Paris, comme sa nièce, depuis princesse des Ursins, desquels j'ai tant parlé[2]. Il fut le dernier de ces fameux Egmonts, et le dernier mâle de cette grande maison[3]. Il avoit la Toison ainsi que ses pères, et il étoit général de la cavalerie[4] et des dragons d'Espagne, et brigadier de cavalerie en France[5]. C'étoit un homme fort laid, de peu d'esprit, de beaucoup de valeur, d'honneur et de probité, et qui s'appliquoit fort à la guerre[6]. Son trisaïeul étoit frère de ce célèbre Lamoral comte d'Egmont[7]

de la maison d'Egmont; son caractère et sa succession. [*Add. St-S. 771*]

1. Marie-Angélique de Cosnac : tome II, p. 260.

2. Tomes II, p. 260-261, IV, p. 59-60, IX, p. 144, et XII, p. 401. « Je l'aime comme un fils, » écrivait la princesse à Mme de Maintenon (recueil Bossange, tome III, p. 299). Cette dernière fit en ces termes son oraison funèbre (tome I, p. 176 et 179) : « On en dit beaucoup de bien présentement, selon la mode de notre cour, qui croit se justifier, en disant du bien des morts, de tout le mal qu'elle dit des vivants. »

3. Déjà dit au tome IV, p. 59. Bockenberg avait publié à Leyde, en 1589, l'*Egmondanorum, potentissimæ Hollandiæ gentis, historia et genealogia*, et il y a une généalogie inédite, par le P. Ange, dans le carton M 397 des Archives nationales; mais notre auteur se sert de l'article du *Moréri*, à moins que ce ne soit du commentaire de J. le Laboureur sur les *Mémoires de Castelnau*, tome II, p. 656-665. Voyez aussi le Supplément de l'*Art de vérifier les dates*, tome III, p. xxxiij-xxxix.

4. Depuis décembre 1703 : *Dangeau*, tome IX, p. 377.

5. En achetant le régiment de cavalerie du marquis de Gouffier (août 1698), qu'il vendit à la fin de 1703 (*Dangeau*, tomes VI, p. 389, et IX, p. 387).

6. Il s'était distingué à Ramillies, et y avait été blessé (recueil Bossange, tomes I, p. 14, et III, p. 299 et 328).

7. Ce comte d'Egmont, né en 1522, suivit Charles-Quint en Afrique en 1541, et succéda au prince d'Orange comme capitaine général des lances. Envoyé en Angleterre pour le mariage de Philippe II avec Marie Tudor, il reçut ensuite les gouvernements de Flandre et d'Artois, commanda l'armée espagnole à la bataille de Gravelines et au siège de Saint-Quentin, et vint en France pour le mariage de Philippe II avec la princesse Élisabeth ; mais, arrêté en 1568 comme coupable de conspiration avec les Hollandais contre l'Espagne, il fut décapité le 4 juin, en même temps que le comte de Hornes. Il était le propre trisaïeul de notre comte d'Egmont, et non le frère de son trisaïeul.

à qui le duc d'Albe[1] fit couper la tête[2]. Celui-ci avoit succédé à son frère aîné[3], mort sans enfants d'une Arenberg[4] veuve du marquis de Grana, gouverneur des Pays-Bas[5]. Il fit, peu de jours avant sa mort, un testament[6], par lequel il légua au roi d'Espagne toutes ses prétentions et ses droits sur les duchés de Gueldre[7] et de Juliers[8], sur les souverainetés d'Arkel, Meurs, Hornes, les

1. Tome XI, p. 326.

2. Brantôme a rapporté (*Œuvres*, tome II, p. 156-162) le récit que le secrétaire d'État Claude de l'Aubespine lui fit de cette exécution, qui a fourni à Gœthe le sujet d'une de ses plus célèbres œuvres.

3. Louis-Ernest, chevalier de la Toison d'or (1687), grand d'Espagne et général de la cavalerie espagnole en Flandre (août 1692), mourut à Bruxelles, le 17 septembre 1693, à vingt-huit ans.

4. Marie-Thérèse, fille du prince Charles-Eugène, née le 25 septembre 1667, mariée : 1° le 14 mai 1683, au marquis de Grana ; 2° en février 1687, au comte d'Egmont ; morte à Bruxelles le 28 mai 1716.

5. Othon-Henri de Carretto, marquis de Grana, chambellan de l'Empereur (1668), gouverneur de Cologne (1672) et de Bonn (1673), maréchal de camp général (1675), chevalier de la Toison d'or (1677), gouverneur de Vienne et ambassadeur en Espagne (1679), reçut le gouvernement des Pays-Bas en mars 1682, et mourut dans ces dernières fonctions le 19 juin 1685. En 1675, il avait battu le maréchal de Créquy à Consarbrück.

6. Comme le raconte le *Moréri*, ce testament, daté du 13 septembre 1707, donna lieu, entre les héritiers et divers légataires, à un procès qui ne fut définitivement jugé par le parlement de Paris que le 12 juillet 1748 (Arch. nat., X[1B] 523), en faveur des Pignatelli (*Mémoires du duc de Luynes*, tome IX, p. 63) ; mais, auparavant, en juillet 1714, la comtesse veuve d'Egmont avait fait avec le duc de Bisaccia un compromis qui lui assurait un douaire annuel de dix mille livres, une rente de dix-huit mille livres, et quarante mille livres comptant pour restitution de sa dot (*Dangeau*, tome XV, p. 188). Selon les *Mémoires de Sourches* (tome X, p. 408), il y avait eu des legs exorbitants, montant jusqu'à cinq cent mille livres, pour les domestiques.

7. Ici, *Gueldres*. — Ce duché, une des dix-sept Provinces-Unies, avait pour villes principales Gueldre, Nimègue, Arnheim et Zütphen. Pris en 1703 par l'électeur de Brandebourg, il est resté à la Prusse.

8. Le duché de Juliers, entre la Meuse et le Rhin, est borné au nord par la Gueldre et au sud par l'archevêché de Cologne. — Les

seigneuries d'Alkmaer, Purmerent[1], etc., et tous[2] ses biens à sa sœur[3], qui avoit épousé Nicolas Pignatelli, duc de Bisaccia[4], gouverneur des armes du royaume de Naples, retiré à Paris, dont le fils aîné[5] a épousé la seconde fille[6] du feu duc de Duras[7] fils et frère aîné des maréchaux-ducs de Duras[8]. Ce comte d'Egmont avoit une sœur cadette de

droits de la maison d'Egmont sur ce duché et sur celui de Gueldre venaient de Jeanne de Gueldre, fille de Guillaume, duc de Juliers, et de Marie, héritière de Gueldre. Au congrès de Münster, Louis XIV avait insisté sans succès pour les faire reconnaître (*Gazette* de 1649, p. 48), et, au congrès de Ryswyk, le comte d'Egmont dont il s'agit ici avait déposé une protestation à ce sujet.

1. Arkel, Hoorn, Purmerende et Alkmaar étaient de la province de Hollande, et Meurs ou Moers, enclavé dans le diocèse de Cologne, venait d'être érigé en principauté par l'Empereur, en avril 1707, en faveur du roi de Prusse, comme héritier de la maison d'Orange, malgré les prétentions du comte de Nassau-Saarbrück.

2. *Tous* corrigé en *touts*.

3. Marie-Claire-Angélique d'Egmont, duchesse de Bisaccia, morte à Bruxelles le 3 mai 1714.

4. Nicolas Pignatelli, neveu du cardinal del Giudice, général de l'artillerie dans les Pays-Bays espagnols en 1699, a été envoyé en Sicile en 1705, sur la demande du marquis de Bedmar, et y a été nommé général des armes en novembre 1706. Revenu en 1707 sur le continent pour la défense du royaume de Naples, il a été fait prisonnier à Gaëte (ci-dessus, p. 233), enfermé à Milan, et sera échangé seulement en 1712. Étant rentré peu après à Naples, il y sera arrêté de nouveau, et restera captif jusqu'en 1715. A cette date, il se retirera à Paris, et il y mourra en septembre 1719. Son duché de Bisaccia était napolitain, dans la montagne, près de Melfi.

5. Procope-Charles-Nicolas-Augustin-Léopold Pignatelli, duc de Bisaccia et comte d'Egmont, mort à Naples le 1er mai 1743. Le procès qu'il avait intenté à la couronne d'Espagne (ci-dessus, p. 274, note 6) ne fut jugé qu'après sa mort.

6. Henriette-Julie de Durfort, née en 1696, mariée le 27 novembre 1717, faite dame du palais de la Reine en 1725, donna sa démission en 1728, et mourut à Paris, le 20 janvier 1779.

7. Jacques-Henri de Durfort : tome IV, p. 255.

8. Le premier maréchal, oncle de Mme de Saint-Simon, et son fils, Jean-Baptiste de Durfort (tome IV, p. 258), qui vient d'être fait maréchal de France en 1741.

celle-là, mariée au vicomte de Trazegnies[1]; mais tous les biens, avec la grandesse, ont passé au fils de la duchesse de Bisaccia dont je viens de parler, et qui porte le nom de comte d'Egmont[2] et les armes[3].

Équipée de la comtesse de Soissons.

La comtesse de Soissons, veuve de celui qui fut tué devant Landau, frère aîné du prince Eugène[4], étoit dans un couvent à Turin. Elle tint des propos, je ne sais sur quoi, qui la firent chasser par M. de Savoie de ses États[5]. Arrivée à Grenoble, elle écrivit à Mme de Maintenon pour la prier de lui accorder Saint-Cyr pour retraite. Chamillart lui manda, par ordre du Roi, de n'entrer pas plus avant dans le Royaume. Elle n'en dit mot, et arriva à Nemours, tout auprès de Fontainebleau, où le Roi étoit. Il envoya lui commander d'en partir sur-le-champ, et de s'aller mettre dans un couvent à Lyon[6], où elle alla[7].

Retour de

La cour de Saint-Germain vint[8] à Fontainebleau le

1. Marie-Thérèse d'Egmont avait épousé Jean de Trazegnies, vicomte d'Armuyden ou Arnemuyden. — Trazegnies (ici, *Trasignies*) est un bourg de Hainaut, assez proche de Charleroy, dont le nom était passé dès le treizième siècle aux Rœux par suite de l'extinction de la race primitive (*Histoire généalogique*, tome VI, p. 88-89; Herckenrode, *Nobiliaire des Pays-Bas*, tome II, p. 1910-1913).

2. Il ne mourra qu'en 1743.

3. Chevronné d'or et de gueules de douze pièces.

4. C'est Uranie de la Cropte-Beauvais, veuve de Louis-Thomas de Savoie : tomes III, p. 278, et X, p. 257-262 et 539-572.

5. *Dangeau*, tome XI, p. 478 : « Pour quelques discours imprudents. » Elle aurait dit, en apprenant la levée du siège de Toulon : « Il faut espérer que nous aurons encore le plaisir de voir Messieurs les Français en Piémont » (*Mémoires du chevalier de Quincy*, tome II, p. 283).

6. L'abbaye de Saint-Pierre, dont Mme de Brissac était abbesse (*Mercure* de mars 1710, p. 297). — Les trois mots qui suivent ont été ajoutés après coup.

7. *Lettres de Mme de Maintenon*, recueil la Beaumelle, tome XIV, p. 176, et recueil Bossange, tomes I, p. 175, et IV, p. 275-276 et 292; *Gazette d'Amsterdam*, Extr. LXXXII. Elle y était encore en 1709, époque où Philippe V intercéda en vain pour qu'on la laissât venir à la cour : Geffroy, *Madame de Maintenon*, tome II, p. 214-215.

8. La troisième lettre de *vint* surcharge une autre lettre.

23 septembre, et y demeura jusqu'au 6 octobre[1]. Le Roi y demeura jusqu'au 25 octobre, qu'il s'en retourna à Versailles par Petit-Bourg, comme il avoit fait en venant[2].

Fontainebleau par Petit-Bourg.

Revel[3], que la surprise et la reprise de Crémone avoit fait chevalier de l'Ordre[4], mourut en ce même temps[5]. Il avoit épousé, au commencement de juillet dernier, une sœur du duc de Tresmes[6], dont il ne laissa point d'enfants, et fort peu de bien[7]. Il étoit frère de Broglio[8] que Monsieur le Duc, de sa grâce, fit en son temps maréchal de France[9] par la raison que le Roule est devenu faubourg de Paris[10]. Sa dernière campagne de guerre avoit été celle

Mort de Revel; son mariage*. Maréchaux Broglia.

1. *Dangeau*, tome XI, p. 468 et 481; *Sourches*, tome X, p. 403 et 412; *Mercure* de septembre, p. 370-381 et 409-419, et d'octobre, p. 220-243.

2. « Le marquis d'Antin avoit fait tenir trois cents travailleurs tout prêts, avec des trous tout faits, de sorte qu'il lui donna (au Roi) le plaisir de voir planter une grande allée de gros arbres, qui devoit, selon les apparences, porter à l'avenir le nom de l'allée Royale » (*Mémoires de Sourches*, p. 418; voyez aussi le *Journal de Dangeau*, p. 493-494, et le *Mercure* d'octobre, p. 397-399).

3. Charles-Amédée de Broglie : tome IV, p. 170.

4. Tome X, p. 69-78 et 86.

5. Le 25 octobre : *Dangeau*, p. 493-494; *Sourches*, p. 418.

6. Louise-Julie Potier de Gesvres, demoiselle de Mareuil, qui n'était jamais venue à la cour, et à laquelle le Roi faisait une pension de deux mille écus (Arch. nat., O[1] 43, fol. 435 v°), épousa le comte de Revel le 20 juillet 1707 (*Dangeau*, p. 411 et 417; *Sourches*, p. 355 et 360; *Mercure* d'août, p. 129-133). Elle avait trente-neuf ans, et son mari soixante. Elle mourut le 31 décembre 1751, à quatre-vingt-trois ans.

7. Il s'était distingué au passage du Rhin, à la tête des cuirassiers. Boileau prétend (lettre du 17 avril 1702) qu'il fut un des amants de la Champmeslé. Devenu fort gros et goutteux, il mourut au bout de trois mois de mariage. Vermeulen avait gravé son portrait en 1691, d'après Rigaud.

8. Ici, *Broglio*, et, dans la manchette, *Broglia*.

9. Victor-Maurice, fait maréchal de France le 2 février 1724 : tome I, p. 270; voyez la suite des *Mémoires*, tome XVI de 1873, p. 182-183.

10. Le fief suburbain du Rolle ou Roule (*de Rotulo*), occupé par une importante maladrerie, était une dépendance de Clichy-la-Garenne qui ne fut érigée en paroisse qu'en 1699, et qui ne devint faubourg

* *Son mariage* a été ajouté après coup.

où le maréchal de Créquy avoit été battu à Consarbrück[1]; il y étoit maréchal de camp, et n'avoit pas servi depuis[2]. Nous voyons son second fils maréchal de France à meilleur titre[3]. Puységur eut le gouvernement de Condé[4], qu'avoit Revel.

Mort de la maréchale de Tourville.

La maréchale de Tourville[5] mourut aussi, à peu près en ce même temps[6]. Elle n'étoit rien[7], veuve de la Popelinière[8], homme d'affaires et riche[9]. Quoiqu'elle en eût des enfants[10],

de Paris que par la force des choses et avec le temps, en février 1722. Voyez sa monographie dans l'ouvrage de l'abbé Lebeuf, les *Descriptions* de Piganiol ou de G. Brice, et au dossier du carton K 1028, aux Archives nationales.

1. Défaite du 11 août 1675 : ci-dessus, p. 274, note 5.

2. Déjà dit au tome XI, p. 80. M. de Broglie n'était pas alors maréchal de camp; il n'eut ce grade qu'en février 1677.

3. François-Marie (tome XIII, p. 132), maréchal de France depuis 1734, vient de partir pour la Bohême et s'y illustrera par la défense de Prague, de juillet à décembre 1742.

4. Tome X, p. 86.

5. Louise-Françoise Laugeois avait épousé le maréchal de Tourville, alors simple chevalier de Malte, le 16 janvier 1690 (*Dangeau*, tome III, p. 51; *Sourches*, tome III, p. 189; *Dictionnaire* de Jal, p. 1197; *Mercure* de janvier 1690, p. 287-289; *Abraham Du Quesne*, par Jal, tome II, p. 588; ms. Clairambault 491, fol. 78 v° et 80). Le contrat de mariage, du 11 janvier, est transcrit dans le registre des Insinuations Y 255, fol. 475. Un portrait en pied de la maréchale fait partie de la série de 1695.

6. A Paris, le 11 octobre, à quarante-sept ans : *Dangeau*, tome XII, p. 5; *Sourches*, tome X, p. 413.

7. Voyez tome II, p. 266, note, et l'Addition n° 378, tome VIII, p. 399.

8. *Popliniere*, dans le manuscrit.

9. Jacques-Claude Darrot, marquis de la Popelinière ou Poupelinière, petit-fils de l'historien Lancelot de la Popelinière et neveu par sa mère de Mme Colbert et des dames Charron de Ménars, épousa, le 21 mai 1680, Mlle Laugeois, et mourut à la fin de l'année suivante. Il était premier cornette des chevau-légers de la garde, et non pas homme d'affaires. Saint-Simon fait confusion avec M. le Riche de la Popelinière, père du fermier général de ce nom.

10. Un fils, Jean-Baptiste, marquis de la Popelinière, qui mourra sans postérité en 1715, et une fille, Louise, sans doute née posthume, qui épousera le comte du Vigean.

elle étoit assez riche pour que Tourville eût envie de l'épouser[1]. Laugeois, homme d'affaires fort riche[2], donna beaucoup à sa fille pour ce mariage[3], et les logea[4]. Cela ne dura guères; le mariage ne fut pas heureux[5]. Il en resta un fils, tué dès sa première campagne[6], et une fille, fort belle[7], qui a épousé M. de Brassac[8], et que la petite vérole, [Add. St-S. 772]

1. Elle avait eu cinq cent mille livres de dot en épousant M. de la Popelinière (*Correspondance de Bussy-Rabutin*, tome V, p. 119).

2. Jacques Laugeois, seigneur d'Ymbercourt et de Launay, avait d'abord servi comme soldat à partir de 1638, puis comme capitaine au régiment de Noaillac. Il acheta en 1656 une place de secrétaire du Roi, qui fut supprimée en 1664, mais qui lui valut d'être anobli en février 1677 (Arch. nat., X^1A 8673, fol. 124 v°; Papiers du P. Léonard, MM 825, fol. 142); il entra alors dans les affaires de finances, fut chargé de la recette de Saint-Sulpice de 1686 à 1691, devint ensuite fermier général, et mourut en juillet 1700. La Bruyère a parlé de lui dans les *Caractères*, tomes I, p. 488-489, et II, p. 378. Rigaud avait peint son portrait en 1694.

3. Selon les *Mémoires de Sourches*, sa dot primitive fut encore augmentée, et la succession de son père lui valut plus d'un million (Arch. nat., E 1920, arrêt du Conseil du 17 juillet 1702).

4. Laugeois avait acheté, le 19 septembre 1682, l'hôtel de la chancelière d'Aligre, dans la rue de l'Université, et ce fut là qu'habita le nouveau ménage (Jal, *Dictionnaire*, p. 1197).

5. Les *Annales de la cour* (tome II, p. 47-48) accusaient le mari de courir les femmes; voyez aussi une anecdote racontée dans les *Lettres de Mme Dunoyer*, tome III, p. 21. D'après les renseignements recueillis par le P. Léonard (Arch. nat., MM 828, fol. 49), Mme de Tourville était d'une telle jalousie, qu'elle ne pouvait pas même supporter sa belle-sœur à leur table. En mars 1694, elle fit assigner son mari en séparation de corps, et ils se quittèrent à l'amiable en décembre 1696. Un raccommodement passager eut lieu en avril 1697 (*Dangeau*, tome VI, p. 109).

6. Louis-Alexandre (tome VIII, p. 292), tué à Denain en 1712.

7. Luce-Françoise, et non *Lucie*, comme il a été dit dans le tome VIII, p. 292 : voyez le *Dictionnaire* de Jal, p. 1197. Saint-Simon reparlera de sa beauté dans la suite des *Mémoires*, tome X de 1873, p. 205 ; comparez les *Mémoires de Luynes*, tome XV, p. 211.

8. Guillaume-Alexandre de Galard de Béarn, marquis de Brassac, mestre de camp du régiment de Bretagne-cavalerie (1715-1717), premier gentilhomme de la chambre du roi Stanislas en 1747, mourut le 18 août 1768, étant veuf depuis 1756.

sans la défigurer, a rendue méconnoissable. Elle a été dame de Mme la duchesse de Berry[1].

Faux-saunage.

Le faux-saunage[2] continua à causer force désordres[3]. Des cavaliers, des dragons, des soldats par bandes de deux ou trois cents hommes, le firent à force ouverte, pillèrent les greniers à sel de Picardie et de Boulonnois, et se mirent à le vendre publiquement. Il y fallut envoyer des troupes, et on détacha deux cents hommes du régiment des gardes, qu'on y fit marcher sous des sergents sages et entendus. Il y eut de grands désordres en Anjou et en Orléanois[4]. On résolut de décimer ces faux-sauniers, et on envoya à leurs régiments les colonels qui avoient des gens de ce métier dans leurs troupes[5].

Étrange sorte d'escroquerie de Listenois. [*Add. St-S. 773*]

Listenois[6], qui étoit un fou sérieux aussi fou que ceux qu'on enferme, et dont le frère Bauffremont[7] ne l'est pas moins, imagina un moyen d'escroquer douze cents[8] pistoles à la comtesse de Mailly, sa belle-mère[9], qui fit grand

1. En 1717 : tome XIV de 1873, p. 121.

2. Saint-Simon écrit ici : *faussonage*, et plus loin : *faussonniers*. En parlant des mêmes désordres qui s'étaient produits en 1706 (tome XIII, p. 440), il avait écrit : *fauxsaulniers*.

3. Notre auteur reproduit textuellement les mentions qu'il trouve dans le *Journal de Dangeau*, tome XII, p. 4, 8, 19 et 23.

4. Et aussi dans d'autres provinces. Voyez la *Correspondance des Contrôleurs généraux*, tome II, n°s 1228, 1308, 1310, 1344 et 1382, et la *Gazette d'Amsterdam*, Extr. xx, etc.

5. Notamment MM. de Gacé, de Gondrin, de Creuilly, de Roye et de Biron (*Dangeau*, p. 19 et 23). La *Correspondance* citée en indique bien d'autres. Le régiment des gardes était tout particulièrement infecté.

6. Jacques-Antoine de Bauffremont : tome XIII, p. 185.

7. Louis-Bénigne, marquis de Bauffremont, puis marquis de Listenois, d'abord sous-lieutenant des gendarmes bourguignons, eut en 1710 le régiment de dragons de la famille, et la Toison d'or en 1711 ; il devint brigadier en 1719, maréchal de camp en 1734, lieutenant général en 1738, et mourut le 18 juillet 1755, à soixante-treize ans environ. Il avait épousé en 1712 la dernière héritière du nom de Courtenay. On donnera plus tard la notice inédite de notre auteur sur cette maison.

8. Dans le manuscrit, *1200* est en interligne, au-dessus de *12*, biffé.

9. On a vu ce mariage dans notre dernier volume.

bruit par le tour de l'invention. Il signa une lettre[1], écrite d'une main inconnue à son homme d'affaires en Franche-Comté, par laquelle il lui mandoit que, revenant de l'armée du Rhin, il a été pris entre Benfeld[2] et Strasbourg; qu'il ne peut avertir du lieu ni des mains entre lesquelles il est, mais qu'en payant comptant douze cents pistoles à un homme qu'il enverra les recevoir à Besançon, il sera mis en liberté[3]. Mme de Mailly, qui apprit cette nouvelle par cet homme d'affaires, fit remettre la somme, et, avec une sage défiance, n'en dit mot; mais le bruit qu'en avoit fait l'homme d'affaires s'étoit répandu dans cette province, et, de là, étoit parvenu à Paris et à la cour. La date de cette capture étoit antérieure au départ de Strasbourg du maréchal de Villars, qui n'en avoit pas ouï parler, ni depuis son arrivée[4]; aucune lettre de la frontière[5] depuis n'en faisoit mention. L'aventure parut des plus extraordinaires[6]. Quinze jours après, un valet de chambre de Listenois arriva à Versailles pour chercher l'argent demandé, qu'il se défioit avoir été rendu à Besançon : il dit avoir été toujours avec lui depuis sa prise; il assura que, dès qu'il auroit touché l'argent, son maître seroit mis en li-

1. Après *lettre*, Saint-Simon a biffé *d'une main i*[*nconnue*].

2. Saint-Simon écrit : *Benfeldt*. C'est un bourg de la basse Alsace, sur l'Ille, et chef-lieu de bailliage, à quatre lieues au S. S. O. de Strasbourg.

3. Notre auteur conserve les temps de verbe qu'il trouve dans Dangeau.

4. La soi-disant capture datait du 7 ou du 8 novembre (*Gazette d'Amsterdam*, n° XCVIII), et le maréchal n'arriva à Versailles que le 17.

5. *Frotiere*, par mégarde, dans le manuscrit.

6. *Journal de Dangeau*, tome XII, p. 13 et 23. Voici le récit des *Mémoires de Sourches* (tome X, p. 430-431) : « On apprit par un valet du marquis de Listenois que son maître, marchant à deux cents pas de son régiment entre Strasbourg et Schlestadt, avoit été arrêté à la première poste où il vouloit prendre des chevaux pour venir à la cour, et emmené dans un bois par six hommes, qui lui avoient demandé mille pistoles à un jour fixe; autrement, qu'ils le tueroient. En même temps, sa famille donna les mille pistoles à son valet de chambre, qui repartit en diligence pour les lui porter. »

berté. On voulut le faire suivre; mais il s'écria qu'on s'en gardât bien, parce qu'au moindre soupçon qu'auroient ceux qui le tenoient d'être découverts, ils le tueroient[1]. Ce voyage et ce propos mirent l'affaire au net, et Mme de Mailly en fut pour son argent. Autres[2] quinze jours après, on apprit que Listenois étoit chez lui, en fort bonne santé, à Besançon. Huit jours ensuite[3], il arriva à l'Étang : il dit à Chamillart qu'il avoit été pris par des officiers ennemis, que tous les bruits qui avoient couru depuis sur lui étoient faux, qu'il lui donneroit par écrit le récit de toute son aventure, qu'il le prioit d'en faire examiner la vérité; que, quand il en seroit suffisamment éclairci, il le prioit d'en rendre compte au Roi, et que, s'il s'y trouvoit la moindre fausseté, il méritoit d'être rigoureusement puni[4]. On entendit bien ce que tout cela vouloit dire. Il n'en coûtoit rien au Roi, il n'y avoit que Mme de Mailly d'attrapée, qui aimoit mieux perdre son argent que son gendre; elle étoit nièce de Mme de Maintenon, elle étoit en place et fort amie de Chamillart : Listenois reparut à la cour[5], et il n'en fut pas parlé davantage[6]; mais personne ne s'y méprit, et

1. « Le même jour 30 novembre, disent les *Mémoires de Sourches* (p. 433), le valet de chambre du marquis de Listenois,... qui étoit resté à Paris sans qu'on le sût, s'en vint à l'abbaye de Poissy, où la comtesse de Mailly, la marquise de la Vrillière et le marquis de Bauffremont avoient conduit la marquise de Listenois pour y rester jusqu'à ce qu'on eût des nouvelles de son mari, et, après les avoir assurés que son maître se portoit bien, sans néanmoins vouloir leur avouer en quel lieu il étoit, il leur tint divers discours qui sembloient se contredire, et même qui paroissoient insolents; mais ils ne songèrent jamais à le soupçonner de rien, ni à l'amener à Versailles, où les secrétaires d'État de Chamillart et de la Vrillière l'auroient fait arrêter pour le forcer à dire la vérité, et ils lui confièrent encore une lettre de change de mille pistoles pour l'aller toucher à Besançon, où l'on avoit eu le soin d'envoyer une lettre de crédit de pareille somme. »

2. *Autre*, au singulier, dans le manuscrit.

3. *Ensuitte* est en interligne, au-dessus d'*après*, biffé, et, plus loin, *Lestang* a été corrigé en *l'Estang*.

4. *Dangeau*, p. 31, 35 et 39. — 5. *Dangeau*, p. 39; *Sourches*, p. 442.

6. Il a mis en fin de ligne un *d'*, et *avantage* à la ligne suivante.

Listenois n'y perdit rien, parce qu'il n'avoit rien à perdre[1].

Cause de la brouillerie de Catinat et de Chamillart; le Roi les réconcilie. [*Add. St-S.* 774]

On a vu p. 338[2] ce qui se passa entre le Roi, Catinat et Chamillart, quand le Roi voulut se resservir[3] de Catinat après l'avoir fait honteusement revenir d'Italie pour y envoyer son maréchal de Villeroy réparer les torts d'un général si différent de lui. L'anecdote en est extrêmement curieuse. Quelque sagesse au-dessus de l'homme que Catinat eût fait paroître en cette occasion, où il eut tant d'avantage en résistant au Roi, qui le pressoit de nommer[4] et de lui parler à cœur ouvert sur l'Italie, Chamillart, qui avoit eu toute la frayeur d'être chassé, et Tessé d'être perdu sans ressource, ne purent la lui pardonner, ni se résoudre à retomber une autre fois sous sa coupe[5], quelque généreux et chrétien qu'il se fût montré alors. Tessé, valet à tout faire de Chamillart tant qu'il fut en faveur, n'omit rien pour l'engager à perdre Catinat, et le mettre hors de toute portée d'inquiéter leur fortune[6]. Ce n'étoit pas qu'il ne dût la sienne toute entière à Catinat, qui l'avoit toujours distingué dans la guerre de 1688 en Italie, et qui le produisit pour être chargé de la négociation de la paix particulière de Savoie et du mariage de Mme la duchesse de Bourgogne[7] : son patron Louvois étoit mort alors, Barbezieux, à peine en fonction, n'avoit pas encore les reins assez forts pour porter bien haut personne, et ce fut au seul Catinat à qui Tessé dut la confiance de ce traité qui

1. Une lettre adressée à la marquise de Balleroy (ses *Correspondants*, tome I, p. 16) confirme que personne ne douta de l'escroquerie ; voyez aussi un article publié dans *le Correspondant* du 10 janvier 1890, p. 99.
2. En 1702 : tome X, p. 119-125.
3. Verbe non admis dans le *Dictionnaire de l'Académie*.
4. De lui nommer les coupables, ou citer ses autorités.
5. « On dit figurément *se trouver sous la coupe de quelqu'un*, pour dire avoir affaire à quelqu'un, être sous sa dépendance et exposé aux effets de son ressentiment » (*Académie*, 1718).
6. Il n'était pas question de Tessé dans le récit de 1702.
7. Tome III, p. 128 et suivantes.

lui valut sa charge, le poussa rapidement au grand, et acheva sa fortune. On a vu qu'il la trouva trop lente, et de quelle ingratitude il paya son bienfaiteur en cette même Italie sans aucune autre cause que de l'accélérer à ses dépens, combien il y fut trompé, et Vaudémont aussi[1], dont il avoit fait son nouveau maître par l'envoi du maréchal de Villeroy, et toutes ses souplesses avec celui-ci, qui ne furent pas capables de l'empêcher de l'arrêter sur ses excès à l'égard de Catinat[2]. Je l'ai dit plus d'une fois, et je le répète, parce que c'est une expérience infaillible : les injures que l'on a faites se pardonnent infiniment moins que celles qu'on a reçues, et c'est ce qui engagea Tessé à ne garder aucune mesure avec Catinat, qui en avoit gardé avec lui de si difficiles, et qui, ayant de quoi le perdre, et pressé par le Roi de parler, ne l'avoit pas voulu. Ce risque commun d'alors de lui et de Chamillart, qui l'avoit échappé si belle[3], excita Tessé, pour s'en mettre à l'abri pour toujours, de pousser Chamillart à en mettre Catinat hors de portée[4], et c'est ce que ce ministre exécuta si bien en dépouillant ce général de toutes ses troupes sur le Rhin pour le faire tomber dans le néant, en élevant Villars sur les pavois[5]. On a vu depuis[6] Catinat, enveloppé de sa gloire, de sa sagesse, de son mérite, retiré en silence à Saint-Gratien, refuser l'Ordre et se tenir dans le silence et l'éloignement. L'affaire de Provence[7] effraya intérieurement le Roi au point de sortir de son caractère pour chercher

1. *Aussy* est en interligne. — 2. Tome IX, p. 47 et suivantes.

3. « On dit proverbialement *l'échapper belle* pour dire éviter heureusement un péril prochain » (*Académie*, 1718). Nous avons déjà en plusieurs emplois analogues de *belle*.

4. Les *Mémoires de Catinat*, tome III, p. 117 et suivantes, reconnaissent que Chamillart n'eut que de bons procédés à son égard pendant sa disgrâce.

5. Expression qu'on retrouve, aussi au pluriel, dans la *Notice sur la maison de Saint-Simon*, tome XXI de 1873, p. 184, quoique le *Dictionnaire de l'Académie* ne connût pas ce pluriel.

6. Tome XII, p. 360. — 7. Ci-dessus, p. 211 et suivantes.

du remède partout. Il fit secrètement consulter Catinat[1], qui fit un mémoire là-dessus, qu'il envoya au Roi. Le Roi le goûta[2]. Je ne sais si l'envie lui reprit de se[3] servir encore de Catinat, qui n'en eut aucune; mais il lui fit dire de venir[4] à Versailles[5]. Il n'avoit pas vu Chamillart depuis son dernier retour du Rhin, dont je viens de parler, qui étoit en 1702[6], et, quoique M. de Beauvillier fût fort ami de Chamillart, il l'étoit beaucoup aussi de Catinat, dont il connoissoit et respectoit la vertu. C'étoit par lui qu'avoit passé cette dernière consultation, et l'ordre de venir à Versailles. Il s'y présenta; c'étoit à la fin de novembre[7], comme le Roi achevoit de s'habiller[8]. Dès que le Roi l'aperçut, il lui dit qu'il lui vouloit parler, et le fit entrer dans son cabinet. Il lui loua son mémoire, en raisonna avec lui, et lui fit beaucoup d'honnêtetés. C'étoit un guet-apens[9] : la conclusion

1. Après *Catinat*, Saint-Simon avait écrit en interligne : *par le duc de Beauvillier son ami*, qu'il a ensuite biffé.

2. Ce mémoire, de juin ou juillet, qui fut envoyé à Tessé par le Roi, et où Toulon était recommandé comme centre de résistance, est au Dépôt de la guerre, vol. 2041, n°s 13-16, à côté d'un pareil fait par Folard. Catinat en fournit ensuite deux autres, sur les affaires de Dauphiné et de Savoie, que Pelet a imprimés dans le tome VII de son recueil, p. 411-414, avec la lettre écrite à Chamillart le 11 octobre, p. 421-428.

3. *Se* a été ajouté en interligne.

4. *Venir* surcharge un *t*.

5. Il avait eu une première audience, le 10 juin; il en eut une seconde le 27 octobre, encore en tête-à-tête, et, comme elle dura plus d'une heure, ce fut une nouvelle matière de raisonner pour les courtisans, qui, au sortir de la messe, entendirent le Roi dire à Catinat qu'il était très content de son mémoire de la saison passée sur la Provence (*Dangeau*, p. 389 et 494-495; *Sourches*, p. 339 et 419).

6. Tome X, p. 124.

7. Le 21 novembre. Dangeau (tome XII, p. 13-14) et l'auteur des *Mémoires de Sourches* (tome X, p. 428-429), ainsi que la *Gazette d'Amsterdam* (Extr. XCVIII), font un récit identique, et notre auteur emprunte textuellement à Dangeau ce qui va suivre.

8. Les mots *achevoit de s'habiller* sont en interligne, au-dessus de *revenoit de la Messe*, biffé.

9. Saint-Simon écrit : *guet a pend*, suivant son habitude; le *Dictionnaire de l'Académie* d'alors écrivait : *guet-à-pens*.

fut de lui dire en propres termes qu'il avoit une prière à lui faire, qu'il espéroit qu'il ne lui refuseroit pas. Le maréchal se confondit; le Roi reprit la parole, et lui dit: « Monsieur le maréchal, votre mésintelligence avec Chamillart m'embarrasse; je voudrois vous voir raccommodés. C'est un homme que j'aime et qui m'est nécessaire; je vous aime et vous estime fort aussi. » Le maréchal répondit qu'il s'en alloit à l'heure même chez lui. « Non, lui dit le Roi, cela n'est pas nécessaire; il est là derrière, je vais l'appeler[1]. » Il l'appela aussitôt, et la réconciliation devant le Roi fut bientôt faite. Dès que Chamillart fut retourné chez lui, Catinat alla lui rendre visite. En sortant, Chamillart le conduisit, comme il le devoit, jusqu'au dernier bout de son appartement, long et vaste, sans que Catinat l'en pût empêcher. En se séparant, le maréchal lui dit: « Vous avez voulu, Monsieur, faire cette façon; mais je vous supplie que ce soit pour la dernière fois, afin que vous me regardiez comme un ami et un serviteur particulier, et que le public le sache. » C'eût été là, pour un autre, un trait de courtisan; en Catinat, qui n'en vouloit faire aucun usage, c'en fut un d'une rare modestie et d'une parfaite soumission pour ce que le Roi desira de lui, et fort au delà de ce qu'il lui avoit demandé[2]. Telle étoit sa foiblesse pour ses ministres. Très peu de jours après cette réconciliation, le Roi fut assez longtemps, le soir, chez Mme de Maintenon, avec Chamillart et Tessé. On sut peu après que ce maréchal ne serviroit plus: il se dit en soupçon d'avoir besoin de la grande opération[3]; on n'a-

1. On relève quelques différences, mais peu considérables, entre les deux textes du *Journal de Dangeau* et des *Mémoires de Sourches*.

2. Le ministre envoya à Catinat une ordonnance de dix mille livres pour le payement de ses appointements arriérés; mais il commença par la refuser (*Correspondance de Madame*, recueil Jaeglé, tome II, p. 68-69; *Gazette d'Amsterdam*, n° XCVIII).

3. *Dangeau*, p. 3, 7, 12 et 20; *Sourches*, p. 423 et 428. On le trouva tout changé quand il arriva le 20 novembre.

jouta pas grand foi à une incommodité si subite et si cachée.

Le roi d'Espagne montra une autre sorte de foiblesse qui scandalisa étrangement tous les grands seigneurs : ce fut de donner la Toison au marquis de Bay[1], qu'il[2] n'avoit point encore avilie, mais qu'il avilit souvent depuis[3]. Ce prétendu marquis de Bay étoit fils d'un cabaretier[4] de Gray, en Franche-Comté[5], qui s'étoit poussé à la guerre, et qui, en effet, la fit fort heureusement et fort utilement, cette campagne, en Estremadoure.

Bay; son extraction; est fait chevalier de la Toison d'or. [*Add. St S. 775*]

Le comte d'Auvergne mourut enfin à Paris, le 23 novembre[6], d'une longue et fort singulière maladie, où les médecins ne connurent rien, peut-être pour y connoître trop[7]. Il vit, avant de mourir, l'abbé d'Auvergne, son fils, aujourd'hui cardinal[8], qu'il avoit chassé de chez lui, et avec qui il étoit horriblement brouillé. C'étoit un fort gros homme, qui vint à rien avant qu'être arrêté dans sa chambre. Il

Mort du comte d'Auvergne; son caractère*, sa dépouille. Dépit du comte d'Évreux. [*Add. St S. 776*]

1. Tome XIV, p. 114. — Dangeau annonce cette nouvelle le 8 décembre (p. 26); voyez la *Gazette*, p. 585, et les lettres de Mme des Ursins à Mme de Maintenon, dans le recueil Bossange, tome IV, p. 113. La nomination remontait au 20 novembre.

2. *Qui* corrigé en *qu'il*.

3. Notamment par les nominations de Ducasse et de Morville, dit-il dans l'Addition placée ci-contre. Voyez ci-après, p. 340.

4. Il a écrit : *cabartier*.

5. C'est ce qu'il a déjà dit dans notre tome XIV, p. 282 (voyez, dans le même volume, la note 6 de la page 114), et ce qu'il répétera encore dans la suite des *Mémoires*, tome XI de 1873, p. 149, après deux autres Additions à Dangeau, tomes XIV, p. 20, et XVI, p. 5.

6. *Dangeau*, p. 15; *Sourches*, p. 431; *Mercure* de décembre, p. 390-396; *Gazette*, p. 563; *Gazette d'Amsterdam*, n° XCVI. Il avait soixante-six ans, et était malade depuis le mois de juin (*Dangeau*, tome XI, p. 385 et 392). Son testament, daté du 31 mai 1707, est dans les mss. Clairambault 915, fol. 400-403, et 1155, fol. 42. Voyez aussi un arrêt du Conseil sur sa succession, en 1708 : Arch. nat., E 1943, fol. 59-65.

7. Dans l'Addition, il dit que mieux vaut « faire le silence. »

8. Henri-Oswald de la Tour : nos tomes IV, p. 75, et XIV, p. 243.

* *Son caractère* a été ajouté en interligne.

ne ressembloit pas mal à un sanglier, et toujours amoureux. C'étoit le meilleur homme du monde à qui n'avoit que faire à lui, le plus difficile quand on y avoit affaire. Il étoit pointilleux même dans le commerce, aisé à blesser, difficile à revenir[1]; honnête homme pourtant, mais père qui eut bien du tracas dans sa famille avec ses enfants pour le bien de leur mère[2]; glorieux à l'excès, et toujours embarrassé de sa princerie[3]. Il ne jouit pas longtemps du plaisir de savoir le prince d'Auvergne, celui qui avoit déserté et qui avoit pris le service d'Hollande[4], marié à la sœur[5] du duc d'Arenberg[6]. Le comte d'Évreux, qui, avec sa charge de colonel général de la cavalerie, qu'il avoit eue[7] de lui[8], se crut toute sa dépouille due, n'eut point son logement à Versailles, qui fut donné au maréchal de Villars[9], ni son gouvernement de Limousin, qui fut donné au duc

1. Les *Annales de la cour*, tome II, p. 399, rapportent une querelle qu'il eut au jeu, en 1697, avec M. de Lauzun.

2. Henriette-Françoise de Hohenzollern, marquise de Berg-op-Zoom : tome VI, p. 31. Sur ses contestations avec ses enfants, voyez notre tome X, p. 248, le *Journal de Dangeau*, tomes VI, p. 476, et VII, p. 109, 110, 287 et 340, les *Mémoires de Sourches*, tome VI, p. 268 et 282, et un arrêt du Conseil du 29 août 1700 : Arch. nat., E 1912.

3. Quelques traits de ce caractère ont déjà été donnés dans nos tomes II, p. 210, V, p. 33, et XI, p. 59.

4. Tome X, p. 247 et suivantes.

5. Marie-Anne, princesse d'Arenberg et de Croÿ, née le 31 août 1689, mariée le 20 novembre 1707, devint veuve le 26 juillet 1710, et mourut le 24 avril 1736. Nous la verrons, en 1712, se remarier avec son écuyer. Comparez aussi la suite des *Mémoires*, tome XVI, p. 455.

6. Léopold, duc d'Arenberg et d'Arschoot, né le 14 octobre 1690, servait dans l'armée impériale; il fut blessé à Malplaquet et reçut en récompense le gouvernement de Mons et la charge de grand bailli de Hainaut, puis devint chambellan de l'empereur Charles VI (1712), major général (1716), maréchal général-lieutenant, conseiller d'État d'épée aux Pays-Bas (1718), capitaine des archers de la garde impériale (1732), commanda en 1742 un corps de troupes au service de Marie-Thérèse, et mourut près de Louvain le 4 mars 1754. Ce fut un des protecteurs de J.-B. Rousseau.

7. *Eu*, sans accord, au manuscrit. — 8. En 1703 : tome XI, p. 58-61.

9. *Mercure* de décembre, p. 551-553; *Dangeau*, p. 16.

de Berwick[1]. Il ne le pardonna à l'un ni à l'autre, se plaignit d'eux amèrement, surtout du dernier, et n'a jamais vécu depuis avec lui qu'en froideur tout à fait marquée. C'est ainsi qu'on essaie de tourner les grâces en patrimoine.

Mariage du prince de Talmond, qui surprend un tabouret de grâce.

Le mariage du prince de Talmond[2], frère du duc de la Trémoïlle, malgré sa[3] mésalliance et les cris de Madame, étendit personnellement pour lui les commencements d'avantages que leur grand mère avoit habilement saisis, qui donneront lieu ici à une curiosité historique pour en expliquer le rare prétexte; mais il faut reprendre la chose d'un peu loin.

Disgression sur la chimère de Naples; les trois maisons de Laval, et l'origine et

Sans entrer dans une disgression trop longue des droits et des guerres des deux branches d'Anjou et de la maison d'Aragon légitime, puis bâtarde, pour les royaumes de Naples et de Sicile[4], il suffit de se rappeler que Jeanne Ire, reine de Naples et de Sicile[5], mit le feu, par ses diverses

1. *Dangeau*, p. 16; *Sourches*, p. 431; *Mercure*, novembre-décembre, p. 548-551. Après Almanza, Mme de Berwick avait demandé qu'un gouvernement fût alloué comme récompense à son mari (Dépôt de la guerre, vol. 2049, n° 76, et lettre de Mme de Maintenon à Mme des Ursins, dans le recueil Bossange, tome I, p. 203).

2. Frédéric-Guillaume de la Trémoïlle (1658-1739) : notre tome II, p. 162. — Saint-Simon a écrit ici, comme en 1697 : *Tallemont*.

3. *La* corrigé en *sa*.

4. Au moins pouvons-nous renvoyer à ce qu'il en a dit, avec des détails suffisants, dans la notice du duché de THOUARS, imprimée au tome VIII des *Écrits inédits*, p. 186-190.

5. Jeanne, fille de Charles de Sicile, duc de Calabre, et petite-fille du roi Robert et de Marie de Valois, naquit vers 1326, succéda à son aïeul en 1343, comme reine de Jérusalem, de Naples et de la Sicile, duchesse de la Pouille et de la Calabre, comtesse de Provence, etc., se maria quatre fois, et, ayant perdu tous ses enfants jeunes, adopta son cousin Charles de Duras ou Durazzo, qui s'empara de ses États dès le milieu de 1381, fit déclarer l'indignité de la reine, se débarrassa même d'elle le 22 mai 1382, se délivra, en 1384, de la compétition de Louis d'Anjou, second fils de Jean roi de France, et passa en Hongrie pour se faire couronner roi le 31 décembre 1385, mais mourut lui-même en prison six mois plus tard, et fut remplacé par son fils

la nature des distinctions dont jouissent les ducs de la Trémoïlle.

adoptions[1], entre les deux branches d'Anjou. Cette couronne tomba à Jeanne II après diverses cascades et de grandes guerres. Celle-ci ne fut ni plus chaste ni plus heureuse que la première Jeanne, ni plus avisée en mariages et en adoptions[2]. Celle qu'elle fit en faveur d'Alphonse V, roi d'Aragon[3], combla tous ses malheurs, et, par les événements, ôta les royaumes de Naples et de Sicile à la maison de France[4], qui demeurèrent, après maintes révolutions, à la maison d'Espagne[5].

Pierre le Cruel, tué et vaincu par son frère bâtard Henri, comte[6] de Trastamare[7], aidé par le célèbre du Guesclin[8]

Ladislas, puis par sa fille Jeanne II, qui suit. Voyez le *Moréri*, art. Anjou et Charles.

1. Charles de Duras ayant excité un soulèvement contre sa bienfaitrice, celle-ci, à l'instigation du pape d'Avignon Clément VII, adopta Louis d'Anjou, de qui le premier eut facilement raison.

2. Jeanne II, née en 1371, fille de Charles de Duras (roi sous le titre de Charles III) et sœur de Ladislas, à qui elle succéda en 1414, épousa successivement Guillaume d'Autriche et Jacques de Bourbon, comte de la Marche, puis, comme Jeanne Ire, adopta l'un après l'autre Alphonse d'Aragon et son compétiteur Louis III d'Anjou, mais, à la mort de ce dernier, testa au profit de son frère René d'Anjou, et mourut le 2 février 1435.

3. Tome VIII, p. 199.

4. Sur les droits de la maison de France, voyez Dupuy, *Traité des droits du Roi*, p. 21 et suivantes.

5. C'est en 1420 que Jeanne II avait adopté Alphonse V d'Aragon, fils du roi Ferdinand IV, et roi lui-même en 1435. Il devint maître du royaume de Naples en 1442, joignit cette couronne à celle d'Aragon, et, en mourant, le 22 juin 1458, à l'âge de soixante-quatre ans, laissa Naples et la Sicile à son bâtard Ferdinand, qui obtint la confirmation du pape Pie II au détriment des Angevins. Charles VIII et Louis XII firent deux expéditions pour expulser les Aragonais; mais ceux-ci rentrèrent définitivement en possession des deux royaumes en 1503, et le roi Ferdinand IV les transmit à Charles-Quint et à ses successeurs, qui ne furent dépossédés que passagèrement par la paix d'Utrecht. Voyez la suite de la notice Thouars, p. 190-193.

6. *H.* et *C.*, en abrégé, dans le manuscrit. — 7. Tome VIII, p. 197.

8. Bertrand du Guesclin, né vers 1320, commença par prendre une part peu importante, du côté de Charles de Blois, dans la guerre des deux Jeanne, devint capitaine de Pontorson en 1357, conseiller du

et par la France[1], fut roi de Castille en sa place[2], et laissa cette couronne à Jean, son fils[3], gendre de Pierre IV, roi d'Aragon[4]. Jean, roi de Castille, laissa deux fils : Henri *le Valétudinaire* et Jean[5]. *Le Valétudinaire* mourut à vingt-sept ans[6], et laissa son fils Jean II, âgé de vingt-deux mois[7]. La couronne de Castille fut déférée à Jean[8], son oncle paternel, qui la refusa constamment, et servit de père à son neveu[9]. Ce neveu, qui devint un grand roi[10], fut père de Henri III[11], dit *l'Impuissant*[12], et de la fameuse Isabelle, après son frère reine de Castille, qui, par son mariage avec Ferdinand le Catholique, roi d'Aragon, réunit toutes les Espagnes, excepté le Portugal, qu'ils firent passer à leur postérité, assez connue[13].

Dauphin en 1361, comte de Longueville et lieutenant du Roi en Normandie en 1364, duc de Trastamare en 1366, connétable de Castille et duc de Molina en 1369, connétable de France en 1370, et périt devant Châteauneuf-Randon, le 13 juillet 1380.

1. Expéditions de 1367 et de 1369.

2. C'est Henri de Trastamare qui, vainqueur de Pierre le Cruel, lui succéda sur le trône de Castille.

3. Jean de Castille, fils d'Henri de Trastamare, né le 20 août 1358, succéda à son père le 30 mai 1379, et mourut le 9 octobre 1390. Ce roi a été oublié dans la digression sur l'amirante de Castille que nous avons eue au tome VIII, p. 198.

4. Pierre, dit *le Cérémonieux* (5 septembre 1319-5 janvier 1387), régna cinquante-deux ans à partir de 1336. C'est d'un troisième mariage avec Éléonore d'Aragon-Sicile qu'il eut, outre Jean et Martin, qui vont être nommés, Éléonore (20 février 1358-18 août 1382), mariée à Jean de Castille le 18 juin 1375.

5. *H.*, en abrégé, est en interligne, au-dessus de *Jean*, biffé. — Cet Henri est Henri III, dit *le Maladif*, et Jean est mis ici, par erreur, au lieu de Ferdinand IV, qui fut roi d'Aragon en 1412 : tome VIII, p. 198.

6. Empoisonné par un médecin juif, le 25 décembre 1406.

7. Né le 6 mars 1405 : tome VIII, p. 198.

8. *J.*, en abrégé. — 9. D'où son surnom de *Juste*.

10. Il régna quarante-six ans et demi. — 11. *De H. III*. Lisez : *IV*.

12. C'est le roi nommé dans notre tome VIII, p. 114-115, mais oublié plus loin, *ibidem*, p. 198, note 3.

13. Tout cela a déjà été dit et redit dans nos tomes VIII, p. 198 et 199, IX, p. 118-120, et XIV, p. 402.

Ce généreux Jean, qui refusa, et conserva la couronne de Castille à son neveu, en fut tôt après récompensé[1]. Jean Ier et Martin, frères de sa mère, et l'un après l'autre rois d'Aragon[2], moururent, le premier sans enfants, le second sans postérité masculine[3]; ses filles furent méprisées[4], et ce généreux Jean de Castille, leur cousin germain[5], fut élu roi d'Aragon par les états[6]. Il régna paisiblement[7], et il laissa sa couronne à son fils Alphonse V[8], qui fut adopté par Jeanne II, reine de Naples et de Sicile[9]. Cet Alphonse V n'eut point d'enfants légitimes. Il fit roi de Naples et de Sicile, par son abdication et par le consentement de son parti, Ferdinand, son bâtard[10]. Jean II, son frère, lui succéda à la couronne d'Aragon, et fut père de Ferdinand le Catholique, qui, par son mariage avec Isabelle, reine de Castille, réunit toutes les Espagnes, comme je viens de le dire[11]; et, comme on le voit, Isabelle et Ferdinand le Catholique étoient issus de germains et de même maison, c'est-à-dire que le comte de Trastamare étoit également, de mâle en mâle, leur trisaïeul.

1. Cela a été dit également dans le tome VIII, mais sans l'erreur de *Jean* pour *Ferdinand*.

2. Tome VIII, p. 199.

3. C'est encore une double erreur : Jean Ier (*ibidem*) eut les deux filles dont il va être parlé, et Martin avait eu plusieurs fils, dont un devint roi de Sicile, mais, il est vrai, mourut avant lui.

4. Ces filles de Jean étaient : d'un premier mariage avec Marthe d'Armagnac, Jeanne d'Aragon, qui épousa en 1392 le comte de Foix et mourut en 1407, sans enfants; d'un second mariage avec Yolande de Bar, Yolande, qui épousa, le 2 décembre 1400, Louis II, duc d'Anjou et roi de Sicile, à qui elle porta ses droits sur l'Aragon, et mourut le 14 novembre 1442, à soixante-deux ans.

5. Toujours la même erreur, et *J.* en abrégé.

6. Tome VIII, p. 198-199.

7. Quatre ans seulement, de 1412 à 1416.

8. Tome VIII, p. 199. — 9. Ci-dessus, p. 290.

10. Ferdinand, dit *le Vieil*, fut reconnu roi de Naples et de Sicile, conformément au testament de son père, le 3 septembre 1458, et mourut le 25 janvier 1494, à soixante-dix ans.

11. Ci-dessus, p. 291.

Alphonse[1], bâtard d'autre Alphonse susdit roi d'Aragon, par l'abdication[2] duquel il devint roi de Naples et de Sicile comme on vient de le dire, y régna trente-sept ans[3], toujours en guerre ou en troubles, laissa sa couronne à Alphonse VI, son fils, qui ne la posséda pas plus tranquillement[4]. Il l'abdiqua en faveur de Jean II[5], son fils, qui mourut à la fleur de son âge, sans enfants[6]. Frédéric II[7], son oncle paternel, lui succéda. Ferdinand le Catholique, dont son père étoit, par bâtardise, cousin germain, ne laissa pas de le dépouiller[8] de concert avec Louis XII[9], qu'il trompa ensuite cruellement[10], et acquit ainsi à soi et à sa postérité les royaumes de Naples et de Sicile. Frédéric II vint[11] mourir de chagrin en France. Ainsi finit à Naples et en Sicile le règne de ces bâtards d'Aragon.

1. Lisez : *Ferdinand.*

2. Il n'est question nulle part d'abdication dans le *Moréri*, que cependant notre auteur suit certainement.

3. *Ans* surcharge des lettres illisibles. — Le *Moréri*, à l'article de cet Alphonse, compte trente-cinq ans cinq mois et vingt-cinq jours.

4. Alphonse VI, ou II comme roi de Naples et de Sicile, couronné le 8 mai 1494, fut forcé, par l'approche de Charles VIII et de l'armée française, d'abdiquer, le 23 janvier 1495, en faveur de son fils Ferdinand, et alla mourir dans un couvent de Sicile le 19 novembre suivant, à quarante-sept ans.

5. Lisez : *Ferdinand II.*

6. S'étant réfugié à Ischia, après l'abdication de son père, ce roi reprit possession de Naples et du royaume aussitôt que les Français l'eurent évacué, et il mourut le 7 septembre 1496, à vingt-sept ans, sans avoir eu aucun enfant de son union avec sa tante Éléonore d'Aragon, fille du roi Ferdinand.

7. Ou plutôt Frédéric III, second fils du roi Ferdinand, qui succéda à son neveu, mais fut à son tour chassé de Naples par une nouvelle expédition franco-espagnole, et interné en France, avec le comté du Maine comme apanage. Il mourut à Tours le 9 novembre 1504, âgé de cinquante-deux ans, et fut inhumé au Plessis.

8. Ce verbe surcharge une *r*.

9. Voyez la *Chronique de Jean d'Auton* sur cette expédition de Louis XII, comme le livre du comte François Delaborde sur celle de Charles VIII.

10. Ci-dessus, p. 207. — 11. *Vit* corrigé en *vint.*

Ce Frédéric II, dépouillé et mort en France, 1509[1], avoit épousé une fille d'Amédée IX, duc de Savoie[2], puis Isabelle[3] des Baux, fille du prince d'Altamura[4]. Il laissa trois fils et trois filles[5]. Je ne m'arrêterai point aux trois fils, parce qu'ils moururent tous trois sans enfants, et finirent ainsi ces célèbres bâtards d'Aragon[6]. La seconde des filles mourut jeune sans avoir été mariée[7]; la cadette épousa Jean-Georges, marquis de Montferrat[8]; l'aînée, dont il est question ici, le comte de Laval[9], et fut mère de la dame de la Trémoïlle[10]. Après avoir expliqué ces droits et cette bâtarde

1. En 1504, et non 1509 : ci-dessus, note 7.

2. Amédée ou Amé, né le 1er février 1435, devenu duc le 29 juin 1465, et mort en 1472. Sa fille Anne épousa le roi Frédéric le 1er septembre 1478.

3. *Is.*, en abrégé.

4. Isabelle était fille de Pierre, duc d'Andria et prince d'Altamura, au S. de Bari, et de Marie-Donat de Baux des Ursins, duchesse de Venosa. Après la mort de son mari, elle se retira à la cour de Ferrare.

5. Voyez la suite de la notice Thouars, p. 193-194.

6. Le premier seul, né en 1488 et titré duc de Calabre, vécut prisonnier ou retiré en Espagne, et mourut le 5 août 1559. Les deux autres avaient fini beaucoup plus tôt, en 1515 et en 1518. Tous trois étaient du second lit.

7. Isabelle, qui vivait encore en 1518, disent les généalogies.

8. Julie d'Aragon fut accordée à ce marquis de Montferrat, mais mourut en 1533, sans que le mariage eût eu lieu. Le marquis était un descendant de l'héritière de Montferrat mariée à Andronic Paléologue, empereur de Constantinople. Il ne recueillit le marquisat qu'après avoir été évêque de Casal, et mourut le 30 avril 1535.

9. Guy XVI, petit-fils de Guy XIV, premier comte de Laval en 1429 (tome V, p. 189), fut gouverneur et amiral de Bretagne, et mourut le 20 mai 1531, s'étant marié trois fois. Charlotte d'Aragon, sa première femme, avait été élevée à la cour de France et y était restée, même pendant la guerre; il avait été question de lui faire épouser le roi d'Écosse, puis César Borgia.

10. Tome V, p. 190. De Charlotte d'Aragon, qu'il avait épousée le 27 janvier 1500, à Vierzon, le comte Guy XVI eut deux filles : 1° Catherine, qui épousa en 1518 Claude, sire de Rieux et comte d'Harcourt, dont vint la fille qui sera nommée ci-après, p. 304; 2° Anne, qui coûta la vie à sa mère, 6 octobre 1506, et épousa, le 21 février 1521, François de la Trémoïlle, également ci-après, p. 305.

descendance d'Aragon, éclaircissons un peu ces comtes de Montfort, où cette race bâtarde fondit avec ses prétentions, et de là dans la maison de la Trémoïlle[1].

Trois maisons de Laval, qu'il ne faut pas confondre. Celle de Laval proprement dite[2], fondue par l'héritière dans la maison de Montmorency : le second connétable Matthieu II de Montmorency[3] l'épousa en secondes noces[4], ayant des fils de sa première femme, de Gertrude de Soissons[5]; il en eut deux de la seconde[6], dont l'aîné, Guy, prit le nom de Laval, et brisa la croix de Montmorency de cinq coquilles[7]. Il fut chef de la branche de Montmorency-Laval, qui dure encore depuis cinq cents ans[8]; c'est elle qu'on connoît sous le nom impropre[9] de la seconde maison de Laval. Le cinquième[10] petit-fils de ce chef de la branche de Montmorency-Laval, d'aîné en aîné, ne laissa qu'un

1. Il va emprunter cette digression à sa notice du duché des la Trémoïlle (*Écrits inédits*, tome VIII, p. 179-186), mais en avait déjà dit quelques mots, à propos des Rohan, tomes V, p. 190, et XI, p. 172.

2. Comme je l'ai déjà dit, le comte Bertrand de Broussillon a commencé en 1895, d'après les documents originaux, la publication d'une histoire de cette maison de Laval depuis l'an 1020 jusqu'à l'an 1605. Ce que notre auteur va en exposer sera redit plus longuement sous l'année 1717, à propos du comte de Laval nommé ci-après, p. 298, note 2. Il se sert de l'*Histoire généalogique*, tome III, p. 570 et 626-629; on peut comparer l'*Art de vérifier les dates*, tome II, p. 864-875, ou le livre d'André du Chesne sur les Montmorency (1624), liv. VIII et IX.

3. Mathieu II, dit *le Grand* : tome V, p. 191, note 2.

4. *Ibidem*. Ce mariage d'Emme de Laval est de l'an 1218.

5. Gertrude était fille du comte Raoul II et d'Alix de Dreux. Elle eut pour fils aîné Bouchard VI de Montmorency, qui continua la descendance, et deux autres.

6. Non pas deux fils, mais un, et deux filles.

7. Tome V, p. 191, note 2. Voyez *la Maison de Laval*, tome I, p. 182-270, et, ci-après, p. 612, l'explication de *briser des armes*.

8. Tomes I, p. 81, et V, p. 191; *la Maison de Laval*, tome II. A l'époque où notre auteur écrit, le chef de cette branche est le comte de Laval-Montmorency, marié à une Saint-Simon de la branche aînée.

9. Il a écrit, par mégarde : *improptre*.

10. Lisez : *troisième*. Il compte mal les degrés de la filiation dans l'*Histoire généalogique*, tome III, p. 629.

fils et une fille[1]. Le fils, déjà fiancé[2] avec une fille de Pierre II, comte d'Alençon[3], tomba à la renverse dans un puits découvert de la grande rue de Laval, où il jouoit à la paume, en 1413, et en mourut huit jours après[4], et sa sœur[5] fut son héritière.

Elle avoit épousé en 1404, en présence de Jean[6], duc de Bretagne[7], Jean de Montfort, fils aîné de Raoul, sire de Montfort en Bretagne, de Lohéac et de la Roche-Bernard, et de Jeanne[8], dame de Kergorlay. Par un des articles du contrat de mariage, Jean de Montfort fut obligé à prendre les nom, armes et cri[9] de Laval, et de céder[10] les siennes à Charles de Montfort, son frère puîné[11]. Jean de Montfort et[12] toute sa postérité y furent si fidèles, que, tous les pères de sa femme, depuis le puîné du connétable[13], ayant eu pour

1. Guy XI, gouverneur de Bretagne en l'absence du duc, mourut le 24 avril 1412, n'ayant pas eu d'enfants d'un premier mariage avec l'héritière de Châteaubriant, et laissant de sa seconde femme, Jeanne de Laval, veuve du connétable du Guesclin, les enfants qui suivent.

2. Il écrit : *fiencé.*

3. Pierre, fils de Charles de Valois et arrière-petit-fils du roi Philippe le Hardi, fut comte d'Alençon, du Perche et du Porhoët, et mourut le 20 septembre 1404. Sa fille s'appelait Catherine; elle était veuve de Pierre de Navarre, comte de Mortain (1411), se remaria en 1413 avec un prince de Bavière, et mourut le 25 juin 1462.

4. Guy XII, mort le 25 mars 1413. L'*Histoire généalogique* raconte l'accident en ces mêmes termes.

5. Anne, dame de Laval, Vitré, Gavre, etc. : tome V, p. 190.

6. *J.*, en abrégé, comme plus loin.

7. Le duc Jean VI : tome V, p. 189.

8. *J.*, en abrégé.

9. Le cri de guerre.

10. *De* est en interligne, et *céderoit*, qui était dans le texte de l'*Histoire généalogique*, toujours suivi de près, a été corrigé en *céder*.

11. L'*Histoire généalogique*, à l'article MONTFORT, tome VII, p. 73, ne dit rien de plus de ce puîné; mais elle ajoute que les conventions du mariage de 1404 furent enregistrées par le Parlement au mois de janvier 1405. Elle écrit, dans chaque endroit : *Kergolay*, et cite un texte de 1383 où ce nom est *Gargoulay*.

12. *Et* surcharge *y*.

13. Guy de Montmorency, dit de Laval, VIe de ce nom (ci-dessus,

nom de baptême Guy[1], tous les Lavals-Montfort, à cet exemple des Laval-Montmorency, prirent tous le nom de baptême de Guy, jusqu'à changer le leur quand, de cadets, ils devinrent aînés, et prirent le nom de Guy en même temps que celui de comte de Laval[2]. C'est cette maison de Montfort en Bretagne qui a fait la troisième maison de Laval. Avant ce mariage, elle portoit d'argent à la croix de gueules givrée d'or[3]. Il ne faut pas la confondre avec les Montfort-l'Amaury de la croisade des Albigeois, qui étoient bâtards de France[4]. Ceux-ci étoient originaires de

p. 295), qui accompagna Charles d'Anjou à la conquête de Sicile et mourut au retour, en 1267 : *Histoire généalogique*, tome III, p. 626.

1. La légende était que le pape Pascal II, vers 1101, leur avait accordé cette perpétuité de nom en souvenir d'un ancêtre qui avait participé à la croisade de Godefroy de Bouillon, et que le roi Philippe Ier avait confirmé cette concession. Ce qui est plus certain, c'est que, Guy VII, en 1262, ayant stipulé que l'aîné de sa descendance devrait toujours porter même nom et mêmes armes à peine de perdre tout droit à la succession, cette clause finit par être cassée par un arrêt du Parlement en date du 9 avril 1595.

2. Seigneur ou sire de Laval, mais non comte. Il est parlé de cette particularité propre aux Laval dans l'ouvrage de Gilles-André de la Roque : *Traité de l'origine des noms et surnoms*, éd. 1734, p. 30-31. On en peut rapprocher les Dauphins de la maison de Bourgogne qui prirent le nom de Guigues les uns après les autres, et ceux de la maison de la Tour-du-Pin, qui s'appelaient Humbert. Guy XV et Guy XVI avaient d'abord été nommés François et Claude. Jean de Montfort avait donné l'exemple en prenant le nom de Guy XIII. Il mourut à Rhodes en 1415, revenant des lieux saints.

3. *Histoire généalogique*, tome VII, p. 73. — On appelle *givrée*, ou plutôt *guivrée*, en blason, une croix dont chaque branche se termine par deux têtes adossées de *guivre* ou serpent (du latin *vipera*), *givre* dans le *Dictionnaire de l'Académie* de 1718.

4. Il y a erreur ici. Quoi qu'en disent certains chroniqueurs, si le roi Robert avait fait fortifier la petite ville de Montfort, à dix lieues de Paris, ce ne pouvait être pour son fils naturel Amaury, puisqu'il n'eut point de bâtard, ainsi que le fait observer le *Moréri* avant de donner la généalogie des seigneurs de ce nom, descendus, ou prétendus tels, des comtes de Hainaut et de Cambray. Ils s'appelaient presque tous Amaury ou Simon. Celui auquel notre auteur fait allu-

Bretagne, où on ne voit pas même qu'ils aient figuré avant cette riche alliance; mais, depuis, bien que fort inférieurs en tout à la maison de Montmorency, ils l'égalèrent bientôt en biens et en établissements, et la surpassèrent de beaucoup en rang et en alliances, et figurèrent très grandement jusqu'à leur extinction[1]. Cette grandeur des Montfort a continuellement été prise par les gens peu instruits, qui font la multitude, pour des grandeurs des Laval-Montmorency, dont, pendant la régence de M. le duc d'Orléans, le comte de Laval qui fut mis à la Bastille chercha à s'avantager, avec aussi peu de bonne foi que de succès[2].

Trois générations de ces Laval-Montfort depuis ce mariage de l'héritière[3] : la première fut de trois frères; l'aîné[4] épousa Isabelle[5], fille de Jean VI, duc de Bretagne,

sion est Simon IV, surnommé *le Fort*, et célèbre pour avoir commandé la croisade contre les hérétiques albigeois, en 1209. A la suite de la grande victoire de Muret, il reçut du saint-siège tout le pays conquis par son armée; mais il fut tué le 25 juin 1218, assiégeant Toulouse.

1. La lutte des Montfort et des Blois en Bretagne, de 1341 à la bataille d'Auray, 29 septembre 1364, vient d'être racontée par M. Arthur de la Borderie dans le tome III de son *Histoire de Bretagne*, p. 441-597.

2. Guy-André de Laval, né le 21 octobre 1686, marquis de Lezay et de Magnac, premier baron de la Marche, fils d'une Salignac qui se remaria au comte de Fénelon, et frère de la duchesse de Roquelaure, commandait un régiment d'infanterie au siège de Fribourg lorsqu'il eut la mâchoire fracassée d'un coup de mousquet : d'où lui vint le surnom de Laval *la Mentonnière*. Il mourut le 8 mars 1745, à soixante-trois ou quatre ans, et ce fut son fils qui devint duc de Laval-Montmorency en 1758. On voit dans la suite des *Mémoires*, tome XIII, p. 381, comment ce Laval *la Mentonnière*, s'étant fait le séide de Mme du Maine, fut impliqué dans l'affaire de 1717-1718, puis, p. 402 et suivantes, l'effronterie de sa prétention à être des Laval-Montmorency. Il venait d'une branche qu'on trouve dans l'*Histoire généalogique*, tome III, p. 633-642.

3. *Histoire généalogique*, tome VII, p. 73-76.

4. Guy XIV, mort le 21 septembre 1486.

5. Ce prénom est écrit en abrégé, de même que *Jean*, *Jeanne* et *François*, qui suivent.

et de Jeanne de France, fille et sœur de Charles VI et Charles VII[1]. Les ducs de Bretagne François Ier et Pierre II[2] étoient les frères de cette comtesse de Laval. Laval fut érigé en comté pour son mari[3]; les Montmorency ne l'avoient eu que baronnie. Le maréchal de Lohéac[4] et le seigneur de Châtillon[5] furent ses frères; ce[6] dernier eut successivement les gouvernements de Dauphiné, Gênes[7], Paris, Champagne et Brie, fut chevalier de Saint-Michel et grand maître des eaux et forêts de France[8]. D'une de leurs sœurs, mariée à Louis de Bourbon, est issue la branche qui règne depuis Henri IV[9]. Jean VI, duc de Bretagne, avoit accordé sa fille avec Louis III, depuis duc d'Anjou et roi de Sicile[10]; il préféra le comte de Laval, et rompit un si

1. Jean VI (tome V, p. 189) épousa, le 29 juillet 1397, Jeanne de France, née le 24 janvier 1391, et morte le 27 septembre 1433. Pour leur fille, voyez ci-après, p. 300, note 1.

2. François Ier et Pierre II, dit *le Simple* : tome V, p. 189 et 192.

3. Le 17 août 1429, dit l'*Histoire généalogique*.

4. André de Laval, amiral et maréchal de France, *ibidem*, p. 72-73, mourut en 1486, âgé de soixante-quinze ans.

5. Louis de Laval, seigneur de Châtillon et de Comper, mort sans postérité le 21 août 1489. Il figure dans une miniature du chapitre de Saint-Michel étudiée par le comte Paul Durrieu en 1891.

6. *Ce* surcharge *son*. — 7. Pendant l'occupation de 1458-1463?

8. Cet office était unique et, par conséquent, très important, jusqu'en 1575, que le roi Henri III le divisa en six grandes maîtrises, qui furent successivement portées à dix-huit. La suite des titulaires de l'office unique termine le tome VIII de l'*Histoire généalogique*, où se trouve, p. 898-899, Louis de Laval, qui en fut pourvu le 18 mai 1466 et le conserva jusqu'à sa mort.

9. Jeanne de Laval mourut le 18 décembre 1468, ayant épousé, le 24 août 1424, Louis de Bourbon, comte de Vendôme et de Chartres, second fils du comte de la Marche et descendant au quatrième degré du sixième fils de saint Louis. Ce comte de Vendôme, grand chambellan et grand maître de France, qui mourut le 21 décembre 1446, est le quatrième aïeul du roi Henri IV.

10. Louis III d'Anjou, arrière-petit-fils de Jean roi de France, fils du roi de Sicile Louis II et de Yolande d'Aragon, naquit le 24 septembre 1403, fut adopté par la reine Jeanne II pour lui succéder à Naples (ci-dessus, p. 290), et mourut sans postérité, le 15 novembre 1434.

grand mariage, et si avancé[1]. Le seigneur de Châteaubriant, amiral de Bretagne[2], qui donna tant de biens au connétable Anne de Montmorency[3], étoit petit-fils[4] de ce comte de Laval et de sa seconde femme, héritière de Dinan, dont le père étoit grand bouteiller de France[5]. Ce seigneur de Châteaubriant étoit beau-frère[6], sans enfants, du fameux Lautrec, maréchal de France, dit le maréchal de Foix[7], et c'est de la dame de Châteaubriant, sa femme, dont, malgré l'anachronisme du temps de sa mort très avéré, on a conté le roman[8] des amours tragiques du roi François Ier et d'elle[9].

1. Le premier mariage d'Isabelle de Bretagne avait été accordé en juillet 1417; le second fut conclu le 26 mars 1435, et elle mourut le 13 janvier 1442.

2. Ces trois derniers mots sont en interligne. — Jean de Laval, seigneur de Châteaubriant, Candé, etc., né en 1486, mort en 1542, fut fait par François Ier, en 1531, amiral de Bretagne : *Histoire généalogique*, tome VII, p. 77. On a publié en 1868 de prétendus mémoires de lui, qui ne sont qu'un pastiche du genre rabelaisien.

3. « Se voyant sans enfants, il vendit et aliéna plusieurs de ses seigneuries, et en donna d'autres à ses amis, entre lesquels Anne, sire puis duc de Montmorency, pair et connétable de France, obtint de lui les terres et seigneuries de Châteaubriant, de Candé, de Chanceaux, de Derval, de Vioreau, de Rougé, et autres, en vertu de la donation qu'il lui en fit le 5 janvier 1539 » (*ibidem*). Les Foix-Lautrec produisirent en 1604 des factums pour réclamer ces terres (recueil Thoisy, vol. 130, fol. 44-219).

4. *Petit* est ajouté en interligne.

5. Jacques de Dinan, grand bouteiller en 1427, marié à une fille puînée d'Alain IX de Rohan, et bien connu pour son procès de 1432 contre le duc d'Alençon, mourut le 30 avril 1444. Sa fille Françoise, née le 20 décembre 1436, et veuve en premières noces de Gilles de Bretagne-Chantocé, en secondes de Guy XIV de Laval, se remaria une troisième fois avec Jean de Proisy, et mourut le 3 janvier 1499. La suite des grands bouteillers, office dont nous aurons à parler, est dans le tome VIII de l'*Histoire généalogique*, p. 513-602.

6. *Beau frere* est en interligne, au-dessus de *gendre*, biffé.

7. Odet de Foix, maréchal de Lautrec, dont les hauts faits en Italie ont été célébrés par Paul Jove, Monluc, Brantôme, etc., mourut devant Naples le 15 août 1528 : *Histoire généalogique*, tome VII, p. 142-143.

8. La lettre *m* surcharge un *b* ou une *l*.

9. Françoise de Foix, mariée en 1509, mourut le 16 octobre 1537,

La seconde génération fut, entre autres, de deux frères, car je laisse de grandes alliances et beaucoup d'autres illustrations, pour abréger, dans toutes les trois : Guy XV, comte de Laval[1], et le seigneur de la Roche-Bernard[2], et une sœur[3], entre autres, qui fut la seconde femme du bon roi René de Naples et de Sicile titulaire, mais en effet duc d'Anjou et comte de Provence, dont elle n'eut point d'enfants[4]. Guy XV, comte de Laval, fut grand maître de France[5] après le Chabannes comte de Dammartin[6]. Le

cinq ans avant son mari, ayant perdu jeune une fille unique. « Varillas, dit l'*Histoire généalogique* (tome III, p. 379), s'est trompé quand il a rapporté la mort tragique de cette dame pendant le voyage du roi François Ier en Italie l'an 1525. Cette erreur est facile à prouver par titres, par auteurs et par mémoires contemporains, et le récit seul du changement de l'amour de ce prince arrivé au retour de sa prison l'an 1525, lorsqu'il quitta Mme de Châteaubriant pour s'attacher à Mme d'Étampes, suffit pour la détruire. Il est à la Bibliothèque du Roi, dans le manuscrit de M. le comte de Béthune vol. 27, fol. 182. » Cette légende avait été l'objet d'une lettre du jurisconsulte Hévin imprimée en 1686, et, de nos jours, le bibliophile Jacob lui a consacré sa première dissertation (1838). Voyez aussi la réfutation donnée dans le *Moréri*, tome III, p. 548. Un portrait de Mme de Châteaubriant se trouve au musée Condé, dans la salle de la Tribune.

1. Né le 19 novembre 1435, ce Laval quitta son nom de François pour celui de Guy lorsque son père fut mort, et porta les titres de comte de Laval et de Montfort, sire de Vitré, Gavre, Acquigny, etc. Il mourut le 15 mars 1500, ayant perdu au berceau un fils unique (*Histoire généalogique*, tome VII, p. 75). C'est en sa faveur que, le 19 novembre 1467, Louis XI accorda aux comtes de Laval le même droit de précéder le Chancelier et tous les prélats du Royaume qu'avaient déjà les comtes d'Armagnac, de Foix et de Vendôme (notre tome V, p. 189, note 6).

2. Jean de Laval, seigneur de la Roche-Bernard et de Belle-Isle, mort le 14 août 1476, à trente-huit ans.

3. Jeanne de Laval, mariée le 10 septembre 1454, morte en 1498.

4. Ci-dessus, p. 27.

5. Sous Charles VIII : *Histoire généalogique*, tome VIII, p. 383.

6. Antoine de Chabannes, né à Saint-Exupéry, en Limousin, en l'an 1408, fut d'abord page du comte de Ventadour, puis chef de routiers et bailli de Troyes (1429), épousa l'héritière de Dammartin (ici, *Dampmartin*) en 1439, devint conseiller du roi Charles VII en 1444, grand panetier en 1449, sénéchal de Carcassonne et Béziers en

fameux seigneur de Chaumont-Amboise lui succéda[1]. Il[2] mourut sans enfants de la fille et sœur de Jean[3] II et de René ducs d'Alençon si connus par leurs procès criminels[4], et tante paternelle de Charles[5], dernier duc d'Alençon, en qui finit cette branche royale[6].

La troisième génération fut du fils unique du seigneur de la Roche-Bernard, mort longtemps avant son frère aîné le comte de Laval dont je viens de parler. Ce fils du

1452, et lieutenant général du Lyonnais en 1456, mais encourut la disgrâce de Louis XI en 1463, et ne rentra en faveur qu'après la ligue du Bien public, en même temps que les autres confédérés. Il reçut en 1469 la charge de grand maître et l'ordre du Roi, puis le gouvernement de Paris en 1486, et mourut le 25 décembre 1488. Son effigie funéraire de Dammartin figure en moulage au musée de Versailles, n° 1279. Voyez la notice que M. le comte Henri de Chabannes lui a consacrée dans l'*Histoire de la maison de Chabannes*, tome II (1894), p. 1-287.

1. Charles II d'Amboise, neveu du cardinal, chevalier de l'ordre du Roi, grand maître en 1498, maréchal en 1504, amiral en 1508, fut successivement gouverneur de Paris, de Milan, de Gênes et de la Normandie, lieutenant général en Lombardie. Il commanda l'avant-garde à Agnadel, en 1509, et mourut à Correggio, le 11 février 1511, âgé de trente-huit ans. Notre auteur a certainement sous les yeux la suite des grands maîtres donnée dans le tome VIII de l'*Histoire généalogique*. L'éloge de ce seigneur de Chaumont est dans l'*Histoire du chevalier Bayart*, éd. Roman, p. 257.

2. Guy XV.

3. *J.*, en abrégé.

4. Ces ducs descendaient d'un petit-fils de Philippe le Hardi, et notre auteur a résumé leur histoire dans la notice du duché de Longueville, tome VII des *Écrits inédits*, p. 22-26. Alençon avait été érigé en duché-pairie en 1414. Jean II, né le 2 mars 1409, mourut en 1476, et René, son fils, le 1er novembre 1492. Les procès criminels de l'un et l'autre (1461-1474 et 1481-1483) sont rappelés sommairement dans l'article qui vient d'être indiqué. Leur fille et sœur, nommée Catherine, fut mariée par contrat passé à Tours le 8 janvier 1461, et mourut le 17 juillet 1505.

5. *Ch.*, en abrégé.

6. Ce Charles, né le 2 septembre 1489, fut gouverneur de Champagne et Brie, et mourut de douleur du désastre de Pavie, le 11 avril 1525, laissant veuve Marguerite, sœur de François Ier, qui se remaria avec le roi Henri de Navarre et eut pour fille Jeanne d'Albret.

cadet hérita de son oncle, et c'est Guy XIV, gouverneur et amiral de Bretagne, en qui finit cette maison troisième de Laval-Montfort, si brillante[1]. Il mourut en 1531, et laissa des enfants de ses trois femmes[2], dont aucun des mâles n'eut de postérité, ni ne figura[3].

Sa première femme fut Charlotte[4] d'Aragon, fille aînée de ce Frédéric mort en France dépouillé des royaumes de[5] Naples et de Sicile par Louis XII et Ferdinand le Catholique[6]. La mère de cette Charlotte d'Aragon étoit fille d'Amédée IX, duc de Savoie, comme on le voit en la page précédente[7], et ses frères, morts sans enfants, furent les derniers mâles de cette bâtardise couronnée d'Aragon[8]. Ce mariage apporta au comte de Montfort-Laval et aux enfants qu'il en eut les chimériques droits et[9] les prétentions sur Naples et Sicile, tels qu'on les a vus expliqués en la page précédente[10], avec le vain nom de prince de Tarente, titre affecté aux héritiers présomptifs de la couronne de Naples[11]. De ce mariage, je ne parle point des fils, parce qu'outre qu'il n'y en eut qu'un de cette Aragonaise[12], qui fut tué

1. Guy XVI, et non *XIV*, comme notre auteur l'a écrit ici, a été désigné ci-dessus, p. 294, sous son titre de comte de Laval. Il avait probablement commencé par s'appeler Nicolas. Voyez l'*Inventaire de François de la Trémoïlle*, publié en 1888 par le duc actuel, p. 186-188.

2. Charlotte d'Aragon, Anne de Montmorency et Antoinette de Daillon du Lude : *Écrits inédits*, tome VIII, p. 184 et suivantes.

3. *Histoire généalogique*, tome VII, p. 75.

4. *Ch.*, en abrégé, ici et plus loin. — 5. *De* surcharge *et d*[*e*].

6. Ci-dessus, p. 293. Voyez la notice du duché de THOUARS, p. 193.

7. Ci-dessus, p. 294.

8. Il a été parlé au même endroit de la mère et des trois fils.

9. *Et* est en interligne. — 10. Ci-dessus, p. 290.

11. Voyez la maison de SICILE-DURAS, dans l'*Histoire généalogique*, tome I, p. 412-422. Le titre de prince de Tarente avait été donné par le conquérant Robert Guiscard à son fils Bohémond, qui fut dépouillé par un cadet des duchés de Pouille et de Calabre, mais devint prince d'Antioche. La principauté de Tarente fut vendue, au quinzième siècle, par le comte de la Marche, second mari de la reine Jeanne II, et deux générations d'Orsini en portèrent le titre par acquisition, jusqu'en 1462.

12. Nommé François de Laval, comte de Montfort.

en 1522[1], au combat de la Bicoque[2], aucune des autres femmes n'eut postérité[3] : ainsi, je ne parlerai que des deux filles de celle-ci, l'aînée, mariée à Claude[4] de Rieux, comte d'Harcourt, dont la fille unique, Renée de Rieux, succéda à son oncle maternel et au père de sa mère, fut comtesse de Laval et marquise de Nesle ; elle quitta même son nom de baptême de Renée pour prendre celui de Guyonne[5]. Elle mourut sans enfants, en 1567, de Louis de Sainte-Maure (Précigny[6]), marquis de Nesle[7], en qui finit cette branche de Sainte-Maure, parce que les deux fils

1. Le *5* surcharge *6*, et, plus loin, il y a *aucun* au masculin.

2. Château et parc à une lieue de Milan, où le maréchal de Lautrec dont il a été parlé fut entièrement défait par Prosper Colonna, en avril 1522 (*Écrits inédits de Saint-Simon*, tome VII, p. 219).

3. La seconde eut cependant un fils qui porta encore le nom de Guy de Laval et épousa en 1531 la fille du maréchal de Lautrec, que celui-ci avait confiée à son beau-frère Châteaubriant ; mais il mourut sans enfants en 1547.

4. *Cl.*, en abrégé.

5. « Catherine de Laval, mariée en 1518 à Claude, sire de Rieux, de Rochefort et d'Ancenis, comte de Harcourt, dont vint Renée de Rieux, qui succéda aux comtés de Laval et Rieux à Guy XVI son oncle, et prit le nom de Guyonne XVII » (*Histoire généalogique*, tome III, p. 75). Notre auteur va se reporter maintenant au tome VI, p. 768, art. Rieux. Claude de Rieux, né le 15 février 1497, fit les fonctions de maréchal à Pavie, fut ensuite un des otages du traité de Madrid, et mourut le 19 mai 1532. Son mariage avec Catherine de Laval fut signé le 10 novembre 1518 ; devenu veuf le 31 décembre 1526, il se remaria avec Suzanne de Bourbon. Du premier lit vinrent deux filles, et non une seule : 1° Renée, née en 1524, dont le portrait est au musée Condé, et qui, outre la succession de Laval, réputée la plus grosse de France, hérita en 1548 de son frère consanguin le comte de Rieux-Harcourt, dernier de cette branche ; 2° Claude de Rieux, comtesse de Montfort, née en 1526, et mariée au célèbre François de Coligny, seigneur d'Andelot, dont vint Guy-Paul de Coligny (1555-1586), qui prit le nom de Guy XIX en recueillant l'héritage de Laval. C'est à la mort du fils de celui-ci, Guy XX (1585-1605), tué en Hongrie, que l'héritage se trouva revenir tout entier aux la Trémoïlle (*Histoire généalogique*, tomes VI, p. 769, et VII, p. 155-156).

6. Famille substituée aux Sainte-Maure du treizième siècle.

7. Ici, *Nelle*, et, plus haut, *Néélle*.

qu'il eut de sa seconde femme, fille du chancelier Olivier[1], ne vécurent pas[2]. Mme de la Trémoïlle hérita de tous les biens de Montfort-Laval de sa sœur aînée, et des chimères de Naples en même temps : elles[3] se trouvent assez expliquées en la page précédente[4] pour n'avoir à y revenir[5].

Du mariage de François[6] de la Trémoïlle, vicomte de Thouars[7], avec Anne de Montfort-Laval[8], héritière par accident de sa maison longtemps après son mariage, vinrent, entre autres enfants[9], trois fils : Louis III de la Trémoïlle, qui fut l'aîné[10], et premier duc de Thouars par l'érection sans pairie qu'il en obtint de Charles IX[11], et les

1. Tome XI, p. 188.

2. Louis de Sainte-Maure, qui fut un des otages envoyés en Angleterre en 1559, mourut le 9 novembre 1572, s'étant remarié depuis 1567 avec Madeleine Olivier (*Histoire généalogique*, tome VI, p. 484), dont deux fils morts jeunes. Par suite, le marquisat de Nesle et tous les autres biens revinrent aux Laval.

3. *Elle*, au singulier. — 4. Ci-dessus, p. 294.

5. De là le quartier d'Aragon ajouté aux armes de la Trémoïlle. Voyez ci-après, appendice XI, la notice de d'Hozier sur cette maison.

6. *Fr.*, en abrégé.

7. Ce François, né à Thouars en 1502, titré vicomte de Thouars et prince de Talmond, joua un grand rôle sous François Ier, fut fait prisonnier à Pavie, eut le gouvernement de Poitou en 1527 et celui de Saintonge en 1528, reçut le collier de l'ordre du Roi, et mourut à Thouars le 7 janvier 1542 (*Histoire généalogique*, tome IV, p. 169; *le Chartrier de Thouars*, p. 57-68).

8. Ci-dessus, p. 294. Sur ce mariage, on peut voir l'*Inventaire de François de la Trémoïlle*, publié en 1888 par le duc actuel, p. 153-165 et 182-186, et un article de M. le Fizelier, dans le tome VIII de la *Revue historique et archéologique du Maine*.

9. Au moins dix. — 10. Tome VII, p. 64.

11. Érection de juillet 1563 : *le Chartrier de Thouars*, p. 79-81. Comparez les *Écrits inédits*, notice Épernon, dans le tome V, p. 343, et la notice Thouars, dans le tome VIII, p. 166-215, rédigée d'après l'article du tome IV de l'*Histoire généalogique*. Il existe une monographie historique de Thouars et de ses seigneurs, avant et depuis les la Trémoïlle, par Berthre de Bourniseaux (1824), et une autre, par Hugues Imbert, publiée en 1870 dans le tome X des *Mémoires de la Société des Deux-Sèvres*. Thouars était venu aux la Trémoïlle, en 1489, par suite de confiscation, et la filiation des anciens vicomtes est dans

[Add. SᵗS. 777] deux chefs des branches de Royan et de Noirmoutier[1]. Ce premier duc de la Trémoïlle, gendre du connétable Anne de Montmorency[2], fut père du second duc de la Trémoïlle, qui[3] se fit huguenot, dont bien lui valut pour ce monde[4] : cela lui fit épouser une fille du fameux Guillaume de Nassau, prince d'Orange, fondateur de la république des Provinces-Unies[5], et marier sa sœur[6] au prince de Condé, chef des huguenots après son père[7], tué à la bataille de Jarnac. La mère de la duchesse de la Trémoïlle étoit

le tome IV de l'*Histoire généalogique*, p. 187-197. Le duché de Thouars ou de la Trémoïlle est encore aujourd'hui le plus ancien qui soit représenté par les descendants directs du premier titulaire; mais, comme pairie, il n'occupe que le second rang après Uzès.

1. Tome VII, p. 64.

2. Louis de la Trémoïlle, duc de Thouars, et non de la Trémoïlle, épousa par contrat du 29 juin 1549 Jeanne de Montmorency, fille puînée du connétable et de Madeleine de Savoie, laquelle fut faite dame d'honneur de la reine Élisabeth le 30 septembre 1573, et mourut à Sully le 3 octobre 1596.

3. Les neuf mots qui précèdent sont ajoutés en marge.

4. Claude de la Trémoïlle, un des vaillants compagnons du Béarnais, dont il avait embrassé la religion en 1585 (tome IV, p. 154 et 170-171), mourut à Thouars, le 25 octobre 1604, âgé de trente-huit ans.

5. Charlotte-Brabantine de Nassau, fille cadette de Guillaume le Taciturne (tome X, p. 250), fut mariée le 11 mars 1598, et mourut au château de la Motte-de-Châteaurenard, le 19 août 1631 : *Écrits inédits*, tome VIII, p. 199-200; comparez *les La Trémoïlle pendant cinq siècles*, tome IV, p. 29-57, et une suite de lettres de la duchesse de Bouillon sa sœur publiée en 1858 par Paul Marchegay, d'après les archives ducales de Thouars.

6. Charlotte-Catherine de la Trémoïlle : tome VII, p. 236. Elle avait été tenue sur les fonts à Thouars, le 25 septembre 1565, par Charles IX et par sa mère. Le duc actuel de la Trémoïlle a publié en 1895 un volume sur cette princesse de Condé et sur sa mère; il avait déjà donné des documents sur la princesse dans *le Chartrier de Thouars*, p. 97 et 259-266. Le mausolée de Charlotte de la Trémoïlle, par le sculpteur Guillain, est au musée du Louvre, et son inscription funéraire, avec une vue du monument, a été reproduite dans le tome I de l'*Épitaphier du vieux Paris*, p. 293-294.

7. Louis Iᵉʳ (tome IV, p. 49), père d'Henri Iᵉʳ, né le 29 décembre 1552, et mort de poison le 5 mars 1588.

Bourbon-Montpensier, cette fameuse abbesse de Jouarre[1] qui en sauta les murs[2]. Henri IV fit pair de France ce second duc de la Trémoïlle[3]. Son fils, troisième duc de la Trémoïlle[4], épousa Marie[5] de la Tour, sa cousine germaine, enfants des deux sœurs[6]; elle étoit fille du maréchal de Bouillon et sœur de M. de Bouillon et de M. de Turenne, de la comtesse de Roye, de la marquise de Duras mère des maréchaux de Duras et de Lorge, et de la marquise de la Moussaye Goyon[7]. Ce duc de la Trémoïlle, ou touché de la grâce, ou frappé de la décadence du parti huguenot, avec qui il n'y avoit plus guères à gagner avec les chefs qui lui restoient[8], prit habilement[9] le temps du siège de la Rochelle, et le cardinal de Richelieu pour son apôtre. Ce premier ministre, qui se piquoit de savoir tout, et qui, en effet, savoit beaucoup, avoit beaucoup écrit sur la controverse dans les temps de sa vie où il n'avoit pas eu mieux à faire[10]. Il se trouva flatté de la confiance du

1. *Joüare* corrigé en *Joüars*, ou réciproquement.

2. Charlotte de Bourbon-Montpensier : tome XIV, p. 193.

3. Les lettres de pairie données en août 1595 ne furent registrées au Parlement qu'au bout de quatre ans de résistance, à cause de l'hérésie de l'impétrant, et le Pape lui-même protesta : *Histoire généalogique*, tome IV, p. 154-159.

4. Le duc Henri (22 décembre 1598-21 janvier 1674) : *le Chartrier de Thouars*, p. 135-157 ; *les La Trémoïlle pendant cinq siècles*, tome IV, p. 79-141. Selon l'*Art de vérifier les dates*, il prit le nom de Guy XXI.

5. *M.*, en abrégé.

6. Tome V, p. 31. Ils étaient cousins germains du côté maternel, par les deux sœurs Nassau, et cousins issus de germains du côté paternel, par les Montmorency; mais, sur l'exposé des motifs de leur alliance, ils obtinrent la dispense de parenté deux mois après s'être mariés : Baluze, *Histoire de la maison d'Auvergne*, tome II, p. 802; Stéphen Leroy, *Notice sur la maison de Bouillon la Tour*, p. 43-45; *les La Trémoïlle*, tome IV, p. 79.

7. Comparez notre tome XIV, p. 211-212. Le contrat de mariage est dans le registre de la Pairie coté KK 601, p. 1049.

8. Guémené, la Force, Bouillon. — 9. Pour revenir à la foi catholique.

10. Le catalogue de ses œuvres imprimées est dans le *Moréri*, tome VIII, 2e partie, p. 406, et elles viennent d'être l'objet d'une thèse en 1900.

duc de la Trémoïlle en ce genre, et il ne fut pas insensible à trouver du temps, au milieu des soins de ce grand siège et de toutes les autres affaires, pour l'instruire et recevoir publiquement son abjuration[1]. La récompense en fut prompte : il le fit mestre de camp général de la cavalerie[2], et lui donna son amitié pour toujours[3]. Sa femme étoit digne fille de son père, et digne sœur de ses frères[4]; elle se garda bien de laisser faire son fils catholique : le père l'étoit, c'étoit assez[5]. Il porta le nom de prince de Tarente,

1. Comparez les *Remarques diverses sur l'Ordre* imprimées dans l'appendice IV de notre tome XI, p. 480-481. M. de la Trémoïlle abjura entre les mains du cardinal à la Sauzaie, près la Rochelle, le 28 juillet 1628 : registres de l'église de Vitré; G. Fagniez, *le Père Joseph*, tome I, p. 399; *les La Trémoïlle*, tome IV, p. 86; Stéphen Leroy, *Notice sur la maison de Bouillon la Tour*, p. 173-174; Haag, *la France protestante*, 1re édition, tome VI, p. 419. Cependant, en 1642, il permit de construire un temple protestant à Thouars.

2. Il avait suppléé le comte d'Alais dans ce commandement en 1625.

3. Selon *la France protestante*, s'étant retiré du service à la suite d'une blessure au genou, il « devint bigot, puis se fit controversiste. » Sa femme était morte neuf ans auparavant.

4. « Femme digne du père et des frères qu'elle avoit, » dit notre auteur dans la notice du duché de Thouars, p. 201. On voit dans les Pièces de l'*Histoire de la maison d'Auvergne*, tome II, p. 802, quelles raisons de famille et d'alliance amenèrent ce mariage, avec la précaution, toutefois, de faire confirmer la naturalité pour Marie de la Tour, qui était née à Sedan. Elle fit perdre à la maison plus de vingt mille écus de rente pour soutenir le parti protestant (Arch. nat., MM 828, fol. 51); d'ailleurs, femme d'esprit au jugement de Mazarin, conduisant son mari, et tout attachée aux deux Condé père et fils. La devise de ces époux était : *Sic unica flamma duobus*.

5. Voyez les documents donnés dans *les La Trémoïlle pendant cinq siècles*, tome IV, p. 86-96, et le livre de M. Stéphen Leroy, p. 43-46 et 173-174. La duchesse et sa fille, mariée au duc de Saxe-Iéna, ont leurs portraits dans le *Dictionnaire des Précieuses* et dans la *Galerie de Mademoiselle*, à comparer avec les *Mémoires* de cette dernière, tome III, p. 178. La bibliothèque de l'Arsenal possède un beau manuscrit (ms. 2230) de *Passages de l'Écriture sainte* fait et enluminé pour elle, et (ms. 5217) un recueil de devises, figures et sentences de même provenance. Plusieurs de ses lettres ont été publiées dans le tome IX des *Historiettes de Tallemant des Réaux*, p. 422-425; une

dont aucun ne s'étoit avisé depuis cette Charlotte[1] d'Aragon comtesse de Laval-Montfort; sa mère eut ses raisons, et le mit au service d'Hollande, que nous protégions alors ouvertement, dans lequel il devint général de la cavalerie, gouverneur de Bois-le-Duc[2], et chevalier de la Jarretière[3]. Son habile mère, par ses frères et par elle-même[4], leurs alliances, leurs intelligences, leur religion, trouva le moyen de lui faire épouser Émilie[5], fille du feu landgrave Guillaume V[6] de Hesse-Cassel et d'Amélie-Élisabeth d'Hanau[7], cette célèbre héroïne du siècle passé si attachée à la France[8]. La sœur de la princesse de Tarente épousa l'électeur palatin, et fut mère de Madame[9]. Leur frère Guillaume VI[10], grand-père du roi de Suède d'aujourd'hui[11], maria ses filles, l'une au feu roi de Danemark Christiern V[12],

autre, de 1621, est exposée au musée des Archives nationales, n° 794, et d'autres encore, à son frère (1636-1639), sont dans le carton R² 55. Le prince son fils n'abjura qu'une fois rentré en France, en 1670.

1. *Ch.*, en abrégé.
2. Il écrit : *Bosleduc.* — Cette ville, construite dans une très forte position sur la Domele, par les ducs de Brabant du douzième siècle, appartenait aux Hollandais depuis 1629.
3. Henri-Charles de la Trémoïlle (tome XIII, p. 314), né à Thouars le 17 décembre 1620, y mourut le 15 septembre 1672, selon l'*Histoire de Thouars* par M. Imbert, p. 303-305. Comparez ce qui a déjà été dit dans notre tome XIII, p. 314-315, et voyez, en tête des *Mémoires de Chanut*, publiés en 1767, une lettre de 1655 sur le titre d'*Altesse* que M. de Tarente se faisait donner en Hollande. Son portrait et celui de sa femme, écrits par eux-mêmes, font partie de la *Galerie de Mademoiselle.*
4. Il a écrit par mégarde, au pluriel : *mesmes.*
5. Il l'a appelée *Amélie* dans notre tome XIII, p. 314.
6. Après *Guill. V*, il a biffé un second *Landgrave.*
7. *Élis.*, en abrégé : tome XIII, p. 315.
8. L'intitulé du contrat, daté du 24 mai 1648 (et non du 1er comme il a été dit dans notre tome XIII), est dans le registre de la Pairie coté KK 601, p. 1048.
9. Tome XIII, p. 314.
10. Ce landgrave, né le 23 mai 1629, parvint à la souveraineté le 21 septembre 1637, et mourut le 26 juillet 1663.
11. Frédéric de Hesse-Cassel, qui est roi depuis 1720 : tome XI, p. 300.
12. Il a écrit, par mégarde : *Christierne.*

grand-père de celui d'aujourd'hui[1], l'autre à l'électeur de Brandebourg Frédéric III[2]; et cette princesse de Tarente étoit mère du duc de la Trémoïlle gendre du duc de Créquy, et du prince de Talmond, sur le mariage duquel se fait toute cette disgression[3].

M. de la Trémoïlle, quoique catholique, s'étoit mêlé dans les troubles de la minorité de Louis XIV à l'appui de ses beaux-frères[4], mais sans y figurer comme sa femme l'eût bien voulu. Ils avoient été continuellement nourris par ses frères, ils avoient su en tirer tout le fruit[5]. La frayeur que le cardinal Mazarin conçut de leur capacité politique et militaire, de leurs alliances au dedans, surtout au dehors, de leurs appuis, lui inspira une passion extrême de se les réconcilier[6], de se les attacher, et de pouvoir compter personnellement pour[7] eux; il y parvint enfin, et eux à tout ce qu'ils voulurent, et enfin à leur prodigieux échange, qui[8] ne se fit qu'en 1651, en mars;

1. Nous avons déjà eu ce Christiern V dans nos tomes IV, p. 53, et VI, p. 246, et la reine Charlotte-Amélie dans nos tomes IV, p. 50, et XIII, p. 314; leur petit-fils Christiern ou Christiern-Frédéric V, fils du roi Frédéric IV, né le 30 novembre 1699, et monté sur le trône le 15 octobre 1730, ne mourra que le 6 août 1746.

2. Cet électeur, que nous avons vu devenir roi de Prusse en 1700 (tome VII, p. 360-370), avait épousé, le 23 août 1679, Élisabeth-Henriette de Hesse-Cassel, née en 1661, mais morte dès le 6 juillet 1683, et remplacée en 1684 par la princesse de Hanovre que nous avons vue mourir à son tour en 1705.

3. Ici, l'écriture change. — 4. Bouillon et Turenne.

5. Voici comment ce passage est conçu, en termes plus intelligibles, dans la notice du duché de Thouars (*Écrits inédits*, tome VIII, p. 201) : « Cette duchesse de la Trémoïlle étoit une femme digne du père et des deux frères qu'elle avoit, et il ne tint pas elle que son mari ne figurât beaucoup parmi les troubles de l'État. Ses frères, qui les avoient nourris, en surent tirer toutes sortes d'avantages..., et, quoique M. de la Trémoïlle se fût mêlé dans ces troubles, il n'y put répondre aux vues et aux desseins de sa femme. »

6. Ici, *reconclier*. — Le *Dictionnaire de l'Académie* ne citait que cet emploi, à peu près analogue : « Réconcilier un hérétique à l'Église. »

7. Ainsi au manuscrit.— 8. *Qui* est en interligne, au-dessus d'*elle*, biffé.

mais, longtemps auparavant, l'union se négocioit du cardinal avec eux[1], et ils savoient en tirer les[2] partis les plus avantageux en attendant qu'elle[3] fût scellée[4]. La duchesse de la Trémoïlle, leur sœur, qui étoit de tout avec eux, étoit ravie de les voir si proches de ce qu'ils s'étoient toujours proposé[5] en agitant si continuellement la France; mais, parmi la joie des avantages si immenses que ses frères étoient sur le point d'obtenir pour eux et pour leur maison, elle ne laissoit pas d'être peinée de voir son mari demeuré en arrière[6], et ne pas[7] devenir prince comme eux. Elle se jeta, faute de mieux, sur la prétention de Naples, qu'il se peut dire qu'elle enfanta, parce qu'aucun des Laval-Montfort n'y avoit jamais pensé, ni leur héritière, ni sa fille, d'où elle étoit tombée, comme on l'a vu, à la grand mère de son mari, dont la maison n'y avoit jamais songé non plus jusqu'à elle[8]. Elle fit faire des écrits sur cette chimère[9], et s'appuya de la naissance de sa belle-

1. Nous avons vu en effet, dans le tome XIV, que l'échange de Sedan et Bouillon avait été préparé de 1641 à 1647, et même pendant les années que le duc passa alors à Rome, par les soins de sa sœur.

2. *Des* corrigé en *les*.

3. *Elle* est écrit en interligne, à la suite de *cet echang*[*e*], biffé, et au-dessus d'un premier *elle*, biffé aussi.

4. C'est alors en effet, et à la faveur des troubles de la Fronde, qu'ils arrachèrent à Mazarin, ou à la Régente, leur reconnaissance de princes étrangers, comme on l'a vu dans le tome XIV.

5. Il a écrit, au pluriel : *proposés*.

6. Un billet de convocation pour le dernier conseil qui se tint avant la mort de Louis XIII (*le Chartrier de Thouars*, p. 141) indique, ce semble, que le duc Henri était alors ministre d'État, et, aux obsèques, il fit fonction de grand maître de France, puis, en 1644, brigua le gouvernement de Poitou; mais on lui reprochait de préférer le séjour de Thouars à celui de la cour.

7. L'initiale de *pas* corrige un *d*.

8. Tout ce qui vient d'être dit, depuis le commencement de la digression, existe en première rédaction dans la notice de THOUARS déjà indiquée, p. 186-194 : après quoi commence la généalogie historique des la Trémoïlle, où l'on retrouve, p. 202, la page qui vient.

9. J'ai déjà signalé (tome XIII, p. 316, fin de note) les passages

fille et des services de[1] la landgrave sa mère[2], dont l'importance et la fidélité devoient toucher, et qui ne mourut qu'en août 1651, après l'échange[3], et mit son espérance dans le crédit où étoient ses frères, qui, dans l'opinion où étoit le cardinal Mazarin que son salut, dans la situation où il étoit alors, se trouvoit attaché à leur réconciliation sincère et entière avec lui, étoient en effet à même de[4] toutes les conditions qu'ils lui voudroient prescrire. Elle étoit bien informée : les choses en étoient là en effet; mais elle se trompa sur ses frères, dont l'amitié ne put surmonter l'orgueil. Ce même orgueil, qui, depuis le mariage de l'héritière de Sedan par la protection d'Henri IV, n'avoit cessé de bouleverser la France, par le père et par les deux fils, contre Henri IV leur bienfaiteur, contre

des *Mémoires de Mme de Motteville* d'où il ressort que le rôle le plus actif fut pour Mme de la Trémoïlle. Les écrits et factums publiés alors, ou mis en circulation, se retrouvent, très nombreux, dans le volume 64 du recueil Thoisy, dans les volumes 719 et 1137 des manuscrits de Clairambault, dans les dossiers du Cabinet des titres, dans la collection des Factums à la Bibliothèque nationale, dans le ms. Fr. 3784, fol. 63-80, etc., etc. Un *Traité du droit héréditaire appartenant au duc de la Trémoïlle au royaume de Naples*, suivi de Preuves, par l'ancien ministre David Blondel, fut imprimé en 1648 (Bibl. nat., Lm3 558-562), en français, en latin et en italien. Théodore Godefroy fit aussi un mémoire qui a été imprimé dans *les La Trémoïlle pendant cinq siècles*, tome IV, p. 126-127, avec d'autres préparés pour le congrès de Münster, etc. — Mais est-il exact de dire, comme le fait notre auteur, que personne, avant cette duchesse de la Trémoïlle, n'avait pensé à « la prétention de Naples »? On voit dans le *Chartrier de Thouars*, p. 139 et 141, que, vers 1629, vingt ans avant la Fronde, il fut, tout au moins, préparé en minute un brevet de reconnaissance des droits du duc. D'autre part, ses ancêtres portaient la qualité de prince depuis le règne de Charles VIII, et les Laval en avaient eu un brevet le 19 novembre 1467.

1. Il a écrit, par mégarde : *que*.
2. Amélie de Hanau : ci-dessus, p. 309.
3. L'échange de Sedan, 20 mars 1651 : ci-dessus, p. 311, note 1.
4. Il emploie cette locution au sens d'être à portée de, comme Molière, dans *le Malade imaginaire* : « Être à même des consultations et des médecins. »

Louis XIII, et contre Louis XIV jusqu'alors[1], ne leur permit pas de communiquer à leur beau-frère le principal fruit qu'ils en alloient tirer; mais il exigea d'eux de faire parade[2] de leur puissance jusque hors de leur maison, en procurant des avantages au duc de la Trémoïlle qui n'égalassent pas les leurs. Ils ne voulurent donc pas que, comme eux, il devînt prince; mais ils exigèrent qu'il auroit des distinctions. Ils firent valoir combien il seroit dur de laisser debout la fille de la landgrave de Hesse et la sœur de l'électrice palatine: de là, ils obtinrent, non seulement qu'elle seroit assise, mais que tous les fils, aînés seulement[3], des ducs de la Trémoïlle, à l'avenir, auroient le même rang, et que Mlle de la Trémoïlle, qui épousa depuis un sixième[4] cadet de Saxe-Weimar[5], s'asseoiroit aussi, avec la même extension pour toutes les filles aînées, seulement, des ducs de la Trémoïlle : ce qui leur est demeuré depuis[6]. Ils exigèrent, outre ce solide, deux bagatelles, qu'ils donnèrent à leur sœur pour pierres d'attente, le *pour* aux ducs et duchesses de la Trémoïlle seulement: j'ai expliqué ce que c'est p. 161[7]; et la permission d'envoyer réclamer le droit de Naples aux traités de paix, ce que MM. de la Trémoïlle n'ont pas manqué de pratiquer depuis, non plus que les plénipotentiaires de s'en moquer, et de ne point[8] recon-

1. Voyez, dans notre tome XIV, p. 196-226, la longue digression sur les ducs de Bouillon la Tour.

2. *Parade* est en interligne, au-dessus de *parde*, biffé comme mal écrit.

3. *Seulem^t* est en interligne.

4. Le cinquième seulement.

5. Tome XIII, p. 315. Le préambule du contrat de ce mariage Saxe-Weimar, daté du 19 juillet 1661, est dans le registre de la Pairie coté KK 601, p. 1046-1047.

6. Tout cela a déjà été raconté à propos du mariage du second prince de Tarente avec Mlle de la Fayette, en 1706 (tome XIII, p. 313-316), et notre auteur a annoncé alors qu'il aurait à dire la « subtile escroquerie » du prince de Talmond.

7. Tome V, p. 357-359.

8. Le *t* final surcharge un *d*.

noître ni admettre ceux qu'ils y ont envoyés[1]. Telles sont les distinctions de MM. de la Trémoïlle, et telle leur origine[2]. Revenons maintenant au mariage du prince de Talmond[3].

Il avoit quitté ses bénéfices et le petit collet assez tard, [*Add. St-S. 778*] ennuyé de n'en avoir pas de plus riches[4]. Grand et par-

1. Cela se passa ainsi aux conférences de Münster; c'est alors que Th. Godefroy, qui était secrétaire de l'ambassade, rédigea un mémoire des droits sur Naples, et que furent publiés successivement les autres factums indiqués ci-dessus, p. 312, fin de note. En même temps, le Pape était sollicité de souscrire à la reconnaissance des mêmes droits (*les La Trémoïlle*, tome IV, p. 138-140). En 1674, un ancien gouverneur du jeune duc, nommé Lenfant de Saint-Gilles, fut chargé d'aller représenter les intérêts de la maison aux conférences de Cologne, comme on l'avait fait à Münster, et il communiqua alors au ministre Colbert un traité des droits venus de Charlotte d'Aragon, qui est actuellement dans le ms. Clairambault 1091, fol. 155. Au congrès de Nimègue, on produisit, sous la date du 7 juillet 1678, une protestation qui est reproduite également dans le tome IV des *la Trémoïlle pendant cinq siècles*, p. 218-219, comme celle que la duchesse douairière et le prince de Talmond mirent au jour le 6 novembre 1748, dans le tome V, p. 88-91, et dans les *Souvenirs de la marquise de Créquy*, tomes I, p. 211, et X, p. 179-183. Il y a eu encore protestation en 1815.

2. Comparez, dans l'Appendice de notre tome XIV, p. 528-529, le mémoire imprimé dans le même sens « peu après la paix des Pyrénées. » On lira ci-après, appendice XI, la note généalogique de d'Hozier sur la maison de la Trémoïlle en 1707; le grand généalogiste évitait de se prononcer sur la valeur de leurs droits ou de leurs prétentions. Sous la régence du duc d'Orléans, on les contesta, soit pour cette raison que Frédéric d'Aragon, quand il accepta le comté du Maine et la rente constituée par Louis XII, avait cédé tous ses droits à ce roi *ipso facto*, soit en les répudiant comme entachés de l'illégitimité du premier roi aragonais, et en y opposant les droits antérieurement acquis à la maison de Lorraine et ceux que les la Tour-d'Auvergne tenaient d'Emma, sœur du roi de Sicile Roger (*Journal de Trévoux*, août 1721, p. 1435-1458). Sous Louis XV, après 1747, le corps de la Pairie réclama de nouveau la révocation des concessions accordées pendant la Fronde.

3. Ci-dessus, p. 289.

4. Il avait obtenu, le 3 avril 1681, les abbayes de Charroux et de Sainte-Croix de Talmond, vacantes par la mort d'un oncle (Louis-Maurice, 8 juin 1624-25 janvier 1681, qui, sous le titre de comte de

faitement bien fait, mais avec l'air allemand au possible[1], son peu de bien l'avoit rendu avare[2] : il en chercha, et en trouva avec la fille de Bullion[3]. L'embarras fut Madame, qui traitoit le duc de la Trémoïlle et lui avec grand amitié, et ne les appeloit jamais que mon cousin ; et ils étoient germains[4]. Elle, et Monsieur même, avoient vécu avec toutes sortes d'égards les plus marqués pour la princesse de Tarente, leur mère, dans les courts intervalles qu'elle avoit passés à Paris, où elle avoit paru à la cour sans prétention aucune, et parmi les femmes assises, comme l'une d'entre elles[5]. Monsieur et Madame lui obtin-

Laval et le nom de Guy XXII, avait figuré parmi les Condéens), puis, en décembre 1684, un canonicat de Strasbourg, mais se démit de tout le 2 avril 1689, parce qu'on l'y « laissait mourir de faim » (*Lettres de Madame*, éd. Jaeglé, tome I, p. 69), et alla servir sous son oncle Duras. Le Roi lui dit en être bien aise « parce qu'il le voyoit avec peine dans une profession où il ne faisoit pas si bien son devoir qu'il espéroit qu'il le feroit dans celle qu'il prenoit » (*Dangeau*, tome II, p. 360-361 ; *Sourches*, tome III, p. 61). Voyez ci-après, Additions et corrections, p. 611. Devenu aide de camp de Monseigneur, il a eu en 1690 une compagnie de cavalerie au régiment Royal-étranger, puis est passé mestre de camp en 1693, brigadier en 1702, maréchal de camp en 1704, et nous le verrons devenir lieutenant général en 1710. En 1702, il s'est distingué sous les ordres de Rosel à l'armée de M. de Boufflers.

1. Rigaud peignit son portrait en 1695.

2. Selon le duc de Luynes, il mourut ruiné.

3. Il avait été question de lui faire épouser Mlle de Civrac, nièce des maréchaux de Duras et de Lorge (*Sourches*, tome X, p. 233). Mlle de Bullion, née le 20 février 1685, fille de Charles-Denis et de Marie-Anne Rouillé, sœur du marquis de Bonnelles et du comte d'Éclimont, épousa le prince de Talmond le 2 décembre 1707, et mourut en mars 1758, sourde et ayant la réputation d'être avare, selon le duc de Luynes.

4. Tome XIII, p. 314. Comparez les *Lettres de Madame*, éd. Jaeglé, tome I, p. 70, et les *Lettres de Mme de Sévigné*, tome IV, p. 197 et 441.

5. Voyez son portrait dans la *Galerie de Mademoiselle*, p. 45, et les ouvrages de Walckenaer, de Combes, de Paul Mesnard, sur Mme de Sévigné et sur ses amis. Il a été publié en Danemark, en 1885, un livre des amours de la princesse avec Griffenfeld. Nous voyons, dans la correspondance de Mme de Sévigné, qu'il répugnait à la comtesse de

rent la permission très singulière, à la révocation de l'édit de Nantes, non seulement de demeurer librement à Paris, à la cour, dans ses terres, et partout en France, mais d'avoir un ministre à elle et chez elle partout à sa suite, pour elle et pour sa suite, et de faire dans sa maison, partout, mais à porte fermée, l'exercice de sa religion[1]. Son mari, qui n'avoit presque jamais demeuré en France[2], s'étoit retiré à Thouars[3], chez son père, en 1669[4], s'y fit catholique un an après, ne vécut que deux ans depuis, sans sortir de Thouars, et y mourut quinze mois[5] avant son

Grignan de donner l'*Altesse* à Mme de Tarente; sa mère lui répond, le 28 mars 1676 (tome IV, p. 392) : « Mme de Lavardin trouve l'*Altesse* de la Tarente sans conséquence et sans difficulté pour cette fois, et ne trouve point de comparaison entre Mme de Vaudémont, votre amie, très loin de toute souveraineté, et la princesse Émilie de Hesse, qui en sort tout droit, car, depuis son veuvage, on ne lui conteste plus. »

1. Elle reçut permission d'émigrer le 13 février 1686 : Jal, *Dictionnaire critique*, p. 1007; Benoît, *Histoire de l'édit de Nantes*, tomes IV, p. 211, et V, p. 898; ms. Fr. 10 265, fol. 108 v°; *Sourches*, tome I, p. 344.

2. Voyez notre tome XIII, p. 314, note 4, et les *Mémoires* de Walckenaer *sur Mme de Sévigné*, tome V, p. 295-302. Le prince avait obtenu amnistie de sa participation à la Fronde en juin 1654, mais cependant fut incarcéré pendant plusieurs mois à Amiens, puis relégué dans ses terres, et c'est pourquoi il finit par retourner prendre du service en Hollande de 1663 à 1670, et ne revint à Thouars que pour abjurer, comme il a été dit p. 309, fin de note.

3. Le château primitif, œuvre merveilleuse des sculpteurs français du temps de Louis XII, et dont J. Marot nous a transmis les plans, avait été remanié par Marie de la Tour, et magnifiquement meublé, puis fut embelli par Mansart et le premier Gabriel, tandis que le Nostre dessinait les jardins. Mademoiselle, qui y alla faire visite en octobre 1657, nous a laissé une description très favorable de cette habitation d'une prodigieuse longueur, mais aussi riante que magnifique et majestueuse, des dedans, non encore achevés, et de la chapelle, vidée des corps des seigneurs protestants qui avaient là leur sépulture (*Gazette* de 1657, p. 1161; *Mémoires de Mademoiselle*, tome III, p. 176-178). La chapelle a été restaurée par les soins du duc actuel; aujourd'hui, le château appartient à la ville.

4. C'est là que sa mère était morte le 24 mai 1665.

5. *Y* a été écrit en interligne, au-dessus d'un premier *15*, biffé, et

père[1]. Sa veuve mourut à Francfort en février 1693, à soixante-huit ans, où elle s'étoit enfin retirée depuis quelques années[2]. Au premier mot du mariage du prince de Talmond, Madame entra en furie : Bullion étoit petit-fils du surintendant des finances, et fils d'un président à mortier qui s'étoit laissé prendre sa charge pour celle de greffier de l'Ordre, et qui n'avoit pas laissé, pour ses grands biens, d'épouser Mlle de Prye, sœur aînée de la maréchale de la Motte[3]; Madame n'avoit pas oublié la peine qu'elle avoit eue à laisser gagner deux mille pistoles à Mme de Ventadour pour admettre une seule fois Mme de Bullion dans son carrosse, qui espéra par là entrer après en ceux de Mme la duchesse de Bourgogne, manger et aller à Marly, à[4] aucune desquelles[5] elle ne put parvenir[6]. Madame fit tout ce qu'elle put pour détourner le prince de Talmond d'une alliance si disproportionnée de celles que sa maison avoit[7]; elle déclara qu'elle ne verroit jamais ni lui ni sa femme, et défendit à M. et Mme la duchesse d'Orléans de signer le contrat de mariage[8]. Elle et Monsieur avoient été aux

mourut 15 mois ajouté en marge, en biffant un premier *mois* déjà écrit au commencement de la ligne suivante.

1. C'est le 14 septembre 1672 que le prince mourut (*Gazette*, p. 966-967), et son père vécut jusqu'au 21 janvier 1674. La tutelle des enfants avait été réglée en Parlement les 25 juin et 22 décembre 1673 (Arch. nat., X1A 8670, fol. 349 et 518 v°; *les La Trémoïlle*, tome IV, p. 207-211.)

2. Comparez la notice Thouars (*Écrits inédits*, tome VIII, p. 206), d'où ceci est presque textuellement tiré.

3. Déjà dit en 1698, tome V, p. 133-136, et répété dans une digression, tome XI, p. 203.

4. *A* surcharge un *e*.

5. Il faut sous-entendre un substantif, *espérances*, ou *faveurs*, ou simplement *choses*.

6. Dans la première version (tome V, p. 138), il n'avait pas indiqué la somme, quoiqu'il l'eût fait dans l'Addition n° 778.

7. Comparez la notice Thouars, p. 207-208. Notre auteur a raconté en 1706 (tome XIII, p. 312-313) le mariage « plus honnête » du prince de Tarente, fils du duc de la Trémoïlle, avec Mlle de la Fayette.

8. C'est Dangeau qui rapporte le refus de signer (tome XII, p. 20). L'annotateur des *Mémoires de Sourches* dit aussi (tome X, p. 433,

noces du duc de la Trémoïlle, à l'hôtel de Créquy[1]; elle n'oublia rien pour l'engager à rompre avec son frère. Lui tira sur le temps : tant il est vrai qu'un grand intérêt donne de l'esprit pour ce qui le regarde. Il tenoit au Roi par l'estime, par une conduite décente, et par une grande assiduité, qui étoit la chose que le Roi aimoit le plus, même dans les gens sans charge et le moins à portée de lui. Il lui refusoit obstinément sa survivance pour son fils, par la loi qu'il s'étoit faite ou cru faire; il ne laissoit pas d'en être peiné. M. de la Trémoïlle le sentoit; il profita de tout, et de la colère même de Madame : il représenta au Roi son embarras avec elle, lui insinua que le tabouret de sa belle-fille aînée et de sa fille aînée devoit s'étendre jusqu'à l'aîné de ses frères; qu'il n'avoit pas voulu importuner le Roi là-dessus jusqu'alors, espérant que le seul frère qu'il avoit ne se marieroit point[2]; qu'il n'avoit pas même voulu le tenter par un tabouret, parce que, n'ayant que peu de bien, il ne pouvoit que faire une alliance désagréable, mais que, venant à la faire, il ne pouvoit s'empêcher de demander le tabouret ou comme justice ou comme grâce, qui, de plus, seroit le moyen d'adoucir Madame, s'il en pouvoit rester quelqu'un. Le Roi le lui accorda, mais uniquement pour sa vie, et non pour ses enfants, et il s'en expliqua même publiquement[3]. Cette

note 2) : « Madame, qui étoit sa cousine germaine, refusa de signer le contrat (le 29 novembre) comme elle avoit, l'année dernière, refusé de signer celui du prince de Tarente, son neveu, avec Mlle de la Fayette, disant qu'elle ne les reconnoissoit plus pour ses parents dès lors qu'ils se mésallioient. » Madame annonça de plus qu'elle ne verrait pas les nouveaux mariés (*Dangeau*, p. 21). En effet, lors de ce mariage de 1706 (notre tome XIII, p. 312), elle avait protesté contre une pareille alliance acceptée, pour l'argent, avec la petite-fille d'une mauvaise petite femme de chambre de simple dame particulière, c'est-à-dire de la dame Pioche de la Vergne.

1. Ci-dessus, p. 162.

2. Né en 1658, il n'avait guère moins de cinquante ans.

3. On trouve le même récit, venant peut-être de notre auteur, dans les *Mémoires du duc de Luynes*, tome XI, p. 49-50. — Il y avait déjà

nouveauté fit du bruit et déplut à bien des gens; mais l'estime, la considération, l'amitié que M. de la Trémoïlle s'étoit conciliée à force d'honneur, de probité et de bienséance, fit passer la chose avec moins de scandale. Madame n'en fut point apaisée; mais le mariage se fit avec le tabouret[1], et, après bien des années, Madame s'est laissé[2] fléchir[3]. Ce commencement de succès a fait, en ces derniers temps, le mariage du fils unique du prince de Talmond[4], uniquement pour obtenir en se mariant un

sept ou huit mois que M. de Talmond avait présenté un mémoire sur son droit à jouir des honneurs de prince, et l'abbé de Caumartin avait approuvé ce mémoire; mais M. de Pontchartrain, ayant jugé la consultation insuffisante, avait chargé Clairambault de faire un nouvel examen, et c'est sur ce second rapport que fut prise la décision du Roi en date du 28 novembre, avec la réserve de « ne tirer à conséquence. » Les originaux de ces pièces sont dans le recueil de la Pairie conservé aux Archives nationales, KK 601, p. 1045-1062 et 1079, et les copies dans le ms. Clairambault 719, fol. 111-161, dans le registre de la secrétairerie de la maison du Roi coté O¹ 51, fol. 219 v°, et dans le registre de Desgranges reproduit ci-après, p. 612.

1. Le mariage fut célébré le 1er décembre 1707 : *Dangeau*, p. 22; *Gazette d'Amsterdam*, n° XCVIII; *Mercure* du mois, p. 410-418.

2. Il a écrit, avec accord : *laissée*.

3. La nouvelle princesse prit son tabouret le 7 décembre, menée par la duchesse de Ventadour en l'absence de sa mère, malade, et accompagnée de Mme de Bullion et de la duchesse d'Uzès, ses sœur et belle-sœur (*Dangeau*, p. 25; *Sourches*, p. 435). — Le duc de Luynes, dans le passage qui vient d'être cité comme écrit peut-être sous la dictée de notre auteur, raconte que les concessions du Roi avaient eu pour origine un incident de date antérieure qui remontait au premier Marly du prince de Talmond (*Dangeau*, tome VII, p. 283) : comme celui-ci avait alors invité Mme la duchesse de Bourgogne à danser, quoique non titré, le premier gentilhomme de service alla gratter à la porte de Mme de Maintenon pour savoir ce qu'en pensait le Roi, et le Roi ne consentit à une dérogation aux règles que par considération pour la parenté des la Trémoïlle avec Madame.

4. Anne-Charles-Frédéric de la Trémoïlle, né en novembre 1711, titré d'abord comte de Taillebourg, puis fait duc de Châtellerault en se mariant, reprit enfin le titre de prince de Talmond à la mort de son père, 15 janvier 1739. Il débuta comme capitaine de cavalerie au régiment Royal-Stanislas en février 1731, devint en 1738 mestre de

brevet de duc, et, à la mort de son père, la chimère et le desir de la faire surnager lui a fait quitter le nom de duc de Châtellerault[1] pour prendre celui de prince de Talmond. Il n'a eu aucun bien de sa femme, ni aucune autre protection que ce brevet, pour[2] la parenté de la Reine[3]. Les humeurs, qui d'avance se pouvoient soupçonner, n'ont pas été concordantes : il se peut dire que

camp du régiment Royal-Pologne, fut fait brigadier le 20 février 1743, et mourut à Paris, le 20 novembre 1759, ayant eu pour fils (12 avril 1734) Louis-Stanislas de la Trémoïlle, qui fut fait duc et pair de Taillebourg le 3 mai 1749, mais mourut le 17 septembre suivant (*Luynes*, tome X, p. 493). — Taillebourg était une terre considérable dont relevaient plus de cent vingt fiefs, et que le prince de Tarente avait reçue en dot ; mais le château était démantelé depuis 1652 (*Mémoires de Mademoiselle*, tome II, p. 42, et *de Conrart*, p. 548 ; Dupuy, *Traité des droits du Roi*, p. 951-952 ; *Mémoires de Luynes*, tomes IX, p. 391, et X, p. 122-123). Ce fut le roi Stanislas qui obtint l'érection de 1749 ; les lettres, reproduites dans le *Chartrier de Thouars*, p. 369-373, présentent un tableau historique de toutes les illustrations et grandeurs des la Trémoïlle.

1. La vicomté de Châtellerault avait été érigée une première fois en duché pour les Bourbon-Montpensier (1514), puis reprise par le domaine royal après la confiscation du connétable, et érigée une seconde fois en duché pour Jacques Hamilton, comte d'Arran, qui avait négocié le mariage de la reine d'Écosse avec le dauphin François (notice de ce duché, dans les *Écrits inédits*, tome VII, p. 159-180), mais enlevée à ses héritiers en 1567, et, depuis 1584, elle était possédée en engagement, avec le titre ducal, par les Montpensier et par leurs héritiers de la maison d'Orléans, de qui le prince de Talmond l'acquit. Les Hamilton d'Écosse n'en continuaient pas moins, et continuent encore aujourd'hui à réclamer la propriété du titre. L'histoire de ce duché a été faite plusieurs fois ; on trouve sa description dans le *Mercure* de mars 1722, 2e partie, p. 55-62.

2. Après ce *pour*, notre auteur a biffé *de*.

3. C'est Marie-Louise Jablonowska, fille du comte et de Jeanne-Marie de Béthune-Chabris (ci-dessus, p. 152), par conséquent proche parente des Leszczynski, que le comte de Taillebourg épousa à Chambord, le 29 octobre 1730 (*Gazette*, p. 516 ; *Mercure* de novembre, p. 2530-2532). Elle mourut le 20 décembre 1773, à soixante-douze ans. En 1758, un arrêt du Conseil du roi Stanislas avait condamné son beau-frère le duc Ossolinski à lui payer cent mille livres sur les fermes de Lorraine,

ce brevet de duc lui coûte fort cher, et en plus d'une manière.

Moreau[1], premier valet de chambre de Mgr le duc de Bourgogne, mourut à Versailles[2]. Il étoit un des quatre premiers valets de garde-robe du Roi[3], qui ne mit auprès de ce jeune prince que lui seul, et laissa la disposition de tout le reste au duc de Beauvillier[4]. Moreau avoit été un des hommes des mieux faits de son temps, de l'air le plus noble, d'un visage agréable; il étoit encore tel à soixante-dix-sept ans[5] : à le voir, il n'est personne qui ne le prît pour un seigneur. Il avoit été, en subalterne, des ballets du Roi et de ses plaisirs dans sa jeunesse[6], qui l'aima toujours depuis avec estime et considération marquée. Il avoit été galant; il le fut très longtemps, il eut des fortunes[7] distinguées, et quantité, que sa figure et sa discrétion lui procurèrent[8]. Il eut beaucoup d'amis, et plusieurs considérables. Il passa sa vie à la cour, et toujours fort instruit de tout. Avec de l'esprit, beaucoup de sens, c'étoit un vrai répertoire de cour, et un homme gai, et, quoique sage, naturellement libre, avec un grand usage du meilleur monde, qui l'avoit mis au-dessus de son état et rendu d'excellente compagnie[9]. Avec tant de choses

Mort de Moreau; son caractère. [*Add. St S. 779*]

cent mille florins en argent de Pologne, comme dot, cinquante mille pour les diamants, etc. Louis XV lui faisait une pension de dix mille livres depuis 1754. On a son portrait dans la *Correspondance de Mme du Deffand*, tome II, p. 382-383.

1. Denis Moreau : tomes II, p. 341, et X, p. 183.

2. Le 7 décembre : *Dangeau*, tome XII, p. 25; *Sourches*, p. 353 et 434-435; *Mercure* du mois, p. 557-562. Il avait eu une première attaque d'apoplexie six mois auparavant.

3. Tomes II, p. 341, et VIII, p. 46.

4. Déjà dit au tome II, en 1695. — 5. Dangeau ne donne pas d'âge.

6. Comme Joyeux : tome XIII, p. 320 et appendice XVIII.

7. Des bonnes fortunes. — 8. *Procura* corrigé en *procurèrent*.

9. C'était un curieux, et Madame a décrit sommairement, dans une lettre de 1702 (éd. Jaeglé, tome I, p. 261-262), ses collections de tout genre, que le duc et la duchesse de Bourgogne étaient allés voir un mois auparavant (*Dangeau*, tome VIII, p. 330), dans l'ancien logement

si propres à gâter un homme de cette sorte, jamais aucun ne demeura plus en sa place, et ne fut plus modeste, plus mesuré, plus respectueux. Il étoit plein d'honneur, de probité et de désintéressement, et vivoit uniment et moralement bien[1]. Il avoit entièrement l'estime et la confiance de Mgr le duc de Bourgogne et du duc de Beauvillier[2]. Il n'aimoit ni les dévots ni les jésuites, et il lâchoit quelquefois au jeune prince des traits libres et salés, justes et plaisants, sur sa dévotion, et surtout sur ses longues conférences avec son confesseur. Quand il se vit près de sa fin, il se sentit si touché de tout ce qu'il avoit vu de si près dans Mgr le duc de Bourgogne, qu'il envoya le supplier de lui accorder ses prières et une communion dès qu'il seroit mort, et déclara, en même temps, qu'il ne connoissoit personne de si saint que ce prince. C'étoit un homme entièrement éloigné de toute flatterie, qui n'avoit jamais[3] pu s'y ployer, ni la souffrir dans les autres. Mgr le duc de Bourgogne, sur ce message, monta chez lui, et fit ses dévotions[4] pour lui dès qu'il fut mort. Ce témoignage

Transcendant et* singulier éloge de la piété de Mgr le duc de Bourgogne.

du duc de Gesvres. Son souvenir est attaché au célèbre manuscrit de la *Guirlande de Julie*, qu'il acheta à la mort de la duchesse d'Uzès et revendit ou donna à Gaignières. Ses collections, estimées deux cent mille livres, avec sept cent mille livres en rentes sur la Ville, passèrent à son camarade Nyert, légataire universel.

1. Il veut sans doute dire que cette vie était bien morale, mais non conforme aux principes de la religion. Comparez l'Addition.

2. Mme de Maintenon annonça sa mort en ces termes, à la princesse des Ursins (recueil Bossange, tomes I, p. 200, et IV, p. 140) : « M. le duc de Bourgogne a perdu un ancien et excellent domestique, bien connu du roi catholique ; c'est le pauvre Moreau. » Le *Mercure* dit de son côté : « Il avoit la réputation d'être un parfait honnête homme, et, pour faire son éloge en peu de paroles, tout le monde convient qu'il étoit aussi obligeant que feu M. Bontemps, qu'il cherchoit à faire plaisir à tous ceux qui avoient besoin de lui et qu'il étoit en état de servir. »

3. Le second *a* surcharge une autre lettre.

4. « *Dévotion* se prend au pluriel pour la communion : *Faire ses dévotions*, qu'on dit autrement : *Faire son bon jour* » (*Académie*, 1718).

* Ces deux premiers mots de manchette ont été ajoutés après coup.

d'un homme de ce caractère, et dans cet emploi, fit grand bruit à la cour : aussi jamais prince de cet âge et de ce rang n'a peut-être reçu d'éloge si complet, ni si exempt de flatterie[1]. Moreau fut regretté de tout le monde, et ne fut jamais marié. Le Roi laissa le choix d'un autre premier valet de chambre à Mgr le duc de Bourgogne : il choisit du Chesne[2], premier valet de chambre de M. le duc de Berry[3]. C'étoit un homme fort modeste et fort pieux, qui ne manquoit ni de sens ni de monde, discret et fidèle, mais qui ne fit pas souvenir de Moreau. [*Add. St-S. 780*]

Mort de l'archevêque de Rouen Colbert; son caractère, sa dépouille.

Deux grands prélats, fort différents l'un de l'autre, le suivirent de fort près. L'un fut l'archevêque de Rouen Colbert[4], frère des duchesses de Chevreuse et de Beauvillier, qui en furent fort affligées. C'étoit un prélat très aimable, bien fait[5], de bonne compagnie, qui avoit toujours vécu en grand seigneur, et qui en avoit naturellement toutes les manières et les inclinations; avec cela, savant,

1. Il ne se trouve rien, sur cet incident, dans la correspondance de Fénelon; mais on peut croire que Moreau était le destinataire de la lettre en date du 1er janvier 1707 qui est imprimée au tome X des *Œuvres de Fléchier*, p. 242.

2. Michel Colin, sieur du Chesne, en Touraine, avait été maître d'hôtel chez la Dauphine, et était attaché depuis août 1693, comme premier valet de chambre, au duc de Berry, qui consentit très courtoisement à ce qu'il passât au service de son frère en cédant sa propre place à Chesnedé. Ce Du Chesne était-il le même que Mme de Montespan avait fait officier du gobelet, et dont, soi-disant, elle se serait servie pour faire prendre au Roi les philtres des empoisonneurs (Funck-Brentano, *le Drame des poisons*, p. 173)?

3. *Sourches*, p. 437; *Dangeau*, tome XII, p. 28.

4. Jacques-Nicolas Colbert, second fils du grand ministre (tome X, p. 198), mourut le 10-11 décembre, dans sa cinquante-troisième année : *Dangeau*, p. 28; *Sourches*, p. 417-418 et 436; *Gazette*, p. 600; *Mercure* du mois, p. 396-401. Le Roi lui avait donné en 1694 un logement au Grand-Commun. Nous l'avons vu, en 1702, soustraire sa métropole à la primatie de Lyon (tome X, p. 198-200).

5. Rigaud avait peint son portrait en 1696, et il fut gravé par N. Habert; on a d'autres estampes très belles, gravées par Masson, Nanteuil, Habert, etc.

très appliqué à son diocèse, où il fut toujours respecté, et encore plus aimé[1], et le plus judicieux et le plus heureux au choix des sujets pour le gouvernement; doux, poli, accessible, obligeant, souvent en butte aux jésuites, par conséquent au Roi, sans s'en embarrasser et sans donner prise, mais ne passant rien[2]. Il vivoit à Paris avec la meilleure compagnie, et de celle de son état la plus choisie[3]; souvent et longtemps dans son diocèse, où il vivoit de même, mais assidu au gouvernement, aux visites, aux fonctions[4]. C'est lui qui a mis ce beau lieu de Gaillon[5], bâti par le fameux cardinal d'Amboise[6], au degré de beauté

1. Voyez ce que l'auteur des *Mémoires sur Claude Pellot* a dit de lui (tome II, p. 474-488) comme coadjuteur, et son éloge, par d'Alembert, dans le recueil de l'Académie française, tome II, p. 369.

2. Il eut avec la Société un grand différend en 1696 (Arch. nat., M 243, n° 2, fol. 179), et passait, non seulement pour tolérant envers les réformés, mais pour ami des jansénistes; néanmoins, le Roi n'avait cessé de lui donner des marques de bienveillance, comme en 1702.

3. Docteur de Sorbonne, membre de l'Académie française, il concourut à la nouvelle organisation de l'Académie des inscriptions, et certaine harangue qu'il adressa à Louis XIV au nom du clergé mérita d'être attribuée à la plume de Racine.

4. On a la lettre de consolation que Fénelon écrivit aux Chevreuse sur la mort de leur proche, dans sa *Correspondance*, tome I, p. 207. « Ce prélat, disait-il, avoit un fonds de foi qui étoit mêlé de goûts naturels et de dissipation; Dieu l'a préparé par une longue maladie, et il l'a enfin arraché à tout ce qui étoit dangereux pour lui. »

5. Ce château, que saint Louis avait cédé à l'archevêque de Rouen en 1262, a été démoli pendant la Révolution; il n'en reste plus qu'une façade, installée dans la cour de l'École des beaux-arts.

6. Georges d'Amboise, fils de M. de Chaumont et d'Anne de Bueil, occupa successivement le siège épiscopal de Montauban (1484), le siège archiépiscopal de Narbonne (1492) et celui de Rouen (1498), fut le premier ministre de Louis XII, pour qui il s'était dévoué en 1484, reçut le chapeau de cardinal en 1498, et mourut à Lyon, le 15 mai 1510, âgé de cinquante ans. C'est bien lui qui fit rebâtir, dans des proportions magnifiques, de 1501 à 1510, le premier château, œuvre de l'archevêque Guillaume d'Estouteville (1459-1463); mais il n'eut point la consolation d'y résider, ni même de l'achever avant de mourir. L'historique et les comptes de construction ont été publiés par A. Deville en 1850.

et de magnificence où il est parvenu[1], et où la meilleure compagnie de la cour l'alloit voir[2]. Sa dépouille ne tarda guères à être donnée : M. de la Rochefoucauld, dont la famille regorgeoit de biens d'Église[3], eut sur-le-champ pour son petit-fils[4], qui avoit dix-neuf ans[5], la riche abbaye du Bec[6], dont il se repentit bien dans la suite[7], et d'Aubigné,

Époque de la

1. On peut en voir la description minutieuse dans les *Mémoires du duc de Luynes*, tome VII, p. 34-40, ce duc étant allé y faire une visite en 1745, c'est-à-dire trois ou quatre ans après que notre auteur, son ami, eut écrit ceci, sans doute pour avoir vu Gaillon dans ses voyages à Rouen. Fénelon reprochait à l'archevêque Colbert d'avoir accepté les plans d'embellissement de Mansart, trop vastes et dispendieux (*Correspondance*, tome V, p. 342) : en effet, il laissa de grosses dettes, quoique jouissant de cent cinquante mille livres de rente (*les Correspondants de la marquise de Balleroy*, tome I, p. 16).

2. La cour elle-même s'y était arrêtée sous la Régence, le 20 février 1650 (*Gazette*, p. 308). Quand le coadjuteur fut sacré en 1680, trente-six évêques assistèrent à la cérémonie : il n'y en avait eu guère davantage au concile de Nicée, dit alors Mme de Sévigné.

3. Voyez notre tome V, p. 129-131.

4. Roger, dit l'abbé de la Rocheguyon, né le 27 juillet 1687, fils du duc du même nom, eut l'abbaye du Bec le 24 décembre 1707, et celle de Fontfroide le 24 décembre 1710; mais, devenu l'aîné en 1712, il hésitera longtemps à rentrer dans le monde, et, enfin, ayant obtenu un bref du Pape pour prendre l'épée tout en conservant ses bénéfices, il ira servir en Hongrie, dans l'armée impériale, sous le nom de prince de Marcillac, et mourra à Bude, le 18 juin 1717, de la petite vérole, au moment où l'on songeait à le marier.

5. Le jeune abbé, dit Dangeau (p. 28), était encore étudiant en théologie. Le Roi demanda au grand-père s'il avait l'âge. M. de la Rochefoucauld répondit : dix-neuf ans; c'était, en réalité, vingt ans passés. « Hé bien! dit le Roi, je vous promets l'abbaye. » Puis, il le rappela et dit : « Il ne faut point en faire à deux fois, et je vous la donne dès cette heure. »

6. Abbaye de bénédictins fondée au onzième siècle à Bonneville, puis transférée au Bec-Hellouin, et célèbre par le nombre d'hommes illustres sortis de son école, par ses privilèges, et par les maisons qu'elle avait fondées en France et en Angleterre. Elle tenait encore dans sa dépendance plus de cent soixante cures, dont celles de Saint-Gervais et de Saint-Jean-en-Grève, à Paris, des prieurés, des chapelles, etc. L'abbé en tirait quarante, ou même soixante mille livres.

7. C'est ce que notre auteur racontera en 1717.

ce parent factice de Mme de Maintenon dont j'ai suffisamment parlé quand il fut évêque de Noyon[1], fut transféré à Rouen[2] avec une grâce sans exemple[3] : ce fut un brevet[4] pour lui conserver le rang et les honneurs d'évêque-comte et pair de France de Noyon, exemple dont on a bien abusé depuis[5].

conservation du rang et honneurs aux évêques pairs transférés en autres sièges. [*Add. StS. 781*]

Mort de l'archevêque d'Aix Cosnac.

L'autre prélat fut l'archevêque d'Aix Cosnac, mort fort vieux dans son diocèse, mais la tête entière et toujours le même[6]. J'ai assez parlé de cet homme[7], qui peut

1. Claude-Maur d'Aubigny : tome VIII, p. 76-79.

2. Le 24 décembre : *Dangeau*, tome XII, p. 36 ; *Sourches*, tomes X, p. 443, et XI, p. 44 ; *Mercure* de janvier 1708, p. 106-107 et 140-143.

3. Il se rectifiera en 1714, et citera un précédent exemple de 1681.

4. Du 9 janvier 1708 : Arch. nat., KK 601, p. 1095, et O¹52, fol. 5.

5. Aussi Saint-Simon persuada-t-il au duc de Bourgogne qu'il faudrait éviter désormais cette conservation d'honneurs (*Projets de gouvernement*, p. 137), et il reviendra encore à la charge dans la suite des *Mémoires*, comme dans plusieurs Additions au *Journal de Dangeau*. Le nouvel archevêque ne pouvant payer trente mille écus de bulles, Mme de Maintenon fit en sorte que le Pape lui accordât le *gratis*, comme étant de sa parenté à elle, et le cardinal de la Trémoïlle s'y employa volontiers, quoique s'étant mis tardivement sur les rangs pour avoir l'archevêché (*Dangeau*, p. 114 ; *Sourches*, p. 44 ; *les Correspondants de la marquise de Balleroy*, tome I, p. 21 ; *Lettres de Mme de Maintenon à Mme des Ursins*, tome I, p. 203, 204, 206, 235 et 238). Mme de Maintenon s'excusa de n'avoir pas su les désirs du frère de la princesse. « Si le Roi, écrivit-elle à celle-ci, y avoit tant soit peu pensé, je l'aurois sollicité, et n'aurois pas laissé Monsieur de Noyon sans concurrent, car, grâces à Dieu, la tête ne m'a pas encore tourné, ni le torrent de la coutume entraînée. » A son dire (p. 220, 222 et 225), le Roi n'avait fait cette nomination ni pour elle, ni pour l'évêque, mais bien parce qu'on savait celui-ci très opposé au jansénisme, qui infectait Rouen.

6. Il mourut à Aix le 21 janvier 1708, âgé de près de quatre-vingts ans selon l'éditeur de ses *Mémoires*, de plus de quatre-vingts selon Dangeau, et de quatre-vingt-un selon la *Gazette* (*Dangeau*, p. 39 et 68 ; *Sourches*, p. 16-17 ; *Mercure* de février, p. 186-193 ; *Gazette*, p. 59 ; *Gazette d'Amsterdam*, n° xv, etc.). Il était depuis longtemps en très piteux état, mais pourtant avait pris part aux travaux de l'assemblée récente du clergé, comme on le verra ci-après, p. 612-613.

7. Particulièrement en 1701, à propos de son cordon bleu et de

passer pour illustre, pour n'avoir plus rien à y ajouter.

M. de Lauzun perdit aussi le chevalier de Lauzun[1], son frère, à qui il donnoit de quoi vivre, et presque toujours mal ensemble. C'étoit un homme de beaucoup d'esprit et de lecture, avec de la valeur, aussi méchant et aussi extraordinaire que son frère, mais qui n'en avoit pas le bon, obscur, farouche, débauché, et qui avoit achevé de se perdre à la cour par son voyage avec les princes de Conti en Hongrie[2]. C'étoit un homme qu'on ne rencontroit jamais nulle part, pas même chez son frère, qui en fut fort consolé[3].

Mort et caractère du chevalier de Lauzun. [Add. St-S. 782]

Valsemé, lieutenant général[4], mourut aussi en Provence[5], où on l'avoit envoyé commander sous M. de Grignan[6]. Il

Mort de Valsemé.

Madame Henriette (tome VIII, p. 271-278), puis de ses relations avec Mme des Ursins (tomes XII, p. 93 et 395, et XIII, p. 18-20). — L'éditeur de ses *Mémoires* possédait l'original d'un portrait peint par Claude Lefebvre au temps où Daniel de Cosnac n'était qu'évêque de Valence, et qui fut gravé par Boulanger en 1666; une autre toile très belle, attribuée à Rigaud, est à l'archevêché d'Aix, et il y en a une gravure du temps, croyons-nous.

1. François de Caumont, titré chevalier, puis comte de Lauzun, mort à soixante ans, le 30 décembre 1707 : *Dangeau*, p. 39-40 ; *Sourches*, p. 446.

2. Il avait servi de 1667 à 1677 comme guidon et enseigne dans la gendarmerie, et s'était retiré moyennant un arrangement avec le fils de Mme de Sévigné, comme on le voit dans plusieurs lettres de celle-ci à Mme de Grignan. En décembre 1684, le prince de Conti l'avait pris pour son premier gentilhomme : c'est ainsi qu'il avait suivi ce maître dans son équipée de 1685 (ci-dessus, p. 137), et il avait eu ensuite rang d'officier général dans l'armée impériale. Il obtint encore, en 1697, la permission de suivre M. de Conti en Pologne; c'est tout ce que dit de lui le *Journal de Dangeau* (tome VI, p. 181).

3. Ce portrait reviendra tout à la fin des *Mémoires*, tome XIX, p. 169.

4. Tome XII, p. 176.

5. A Toulon, le 15 décembre : *Dangeau*, tome XII, p. 32 ; *Sourches*, p. 439 ; *Mercure* de janvier 1708, p. 240-244.

6. Il avait été fait prisonnier à Hochstedt ; renvoyé sur parole en avril 1706, et définitivement en juillet 1707, il fut employé alors en Aunis, puis désigné le 9 novembre pour aller commander sous M. de

étoit pauvre, estimé, et fort honnête homme. Je pense qu'il seroit un peu surpris, s'il revenoit au monde, de trouver son fils[1] marié à la comtesse de Clères[2], fille du feu comte de Chamilly[3], faire l'important au Palais-Royal sous le nom de Graville[4], en rejeton de cet amiral[5].

Grignan en Provence, mais mourut en arrivant à Toulon. Il s'était démis des chevau-légers d'Orléans avant la fin de sa captivité (*Chronologie militaire,* tome IV, p. 609-610). Je ne sais si c'est lui, ou si c'est son père, lequel ne mourut qu'en 1716, que Rigaud peignit en 1695. Sa femme était une fille du receveur général Sonning.

1. Louis-Robert Malet, d'abord appelé le marquis de Valsemé, ensuite le comte de Graville, baptisé le 22 janvier 1698, mis aux mousquetaires en 1714, puis au régiment du Roi en 1715, entra en 1719 dans la gendarmerie, obtint en 1734 le régiment d'Orléans-cavalerie, et passa alors brigadier, puis maréchal de camp en 1743, inspecteur général en 1745, lieutenant général en 1748, commandant du Roussillon en 1753, chevalier des ordres en 1759, gouverneur de Maubeuge en 1776, et mourut à Paris, le 18 décembre de cette dernière année (*Chronologie militaire*, tome V, p. 361-363). Il eut une charge de gentilhomme de la chambre du duc d'Orléans en 1724.

2. Ici, *Claire.*

3. Madeleine-Marie Bouton de Chamilly, née le 17 novembre 1697, fille de l'ancien ambassadeur en Danemark (tome II, p. 216), épousa le 7 février 1720 François Martel, comte de Clères, mestre de camp, devint veuve en 1726, se remaria le 30 mai 1730 avec M. de Valsemé (*Mercure* de juin, p. 1477-1478), eut une fille en 1739, et mourut le 24 janvier 1773.

4. Il prit ce titre aussitôt marié, et celui de marquis de Graville fut relevé par le chef d'une autre branche.

5. Louis Malet, sire de Graville, Marcoussis, Montagu, etc., l'un des serviteurs le plus en crédit sous les règnes de Louis XI, Charles VIII et Louis XII, mourut à Marcoussis le 30 octobre 1516, âgé de soixante-dix-huit ans, après avoir été gouverneur de Picardie et de Normandie, capitaine des cent gentilshommes du Roi, amiral de France de 1486 à 1508, et de 1511 jusqu'à sa mort (*Histoire généalogique*, tome VII, p. 865). Les auteurs de ce grand ouvrage ont donné la filiation des Malet seigneurs de Graville, entre le Havre et Honfleur, depuis le commencement du treizième siècle ; mais ils se sont abstenus de décider si les Malet de Valsemé, dont le nom primitif était de Cramesnil, et qui ne prirent le surnom de Malet qu'au quatorzième siècle, puis, au milieu du seizième, le titre de seigneur ou marquis de Valsemé, dans le pays d'Auge, et celui de comte de Drubec, se rattachaient authen-

Mme d'Armagnac mourut à la Grande-Écurie à Versailles, le jour de Noël, et laissa peu de regrets[1]. C'étoit, avec une vilaine taille grosse et courte, la plus belle femme de France jusqu'à sa mort[2] à soixante-huit ans[3], sans rouge, sans rubans, sans dentelles, sans or ni argent, ni aucune sorte d'ajustement, vêtue de noir ou de gris en tout temps, en habit troussé[4] comme une espèce de sage-femme, une cornette ronde[5], ses cheveux couchés sans poudre[6] ni frisure, un collet de taffetas noir et une petite coiffe courte et plate, chez elle comme chez le Roi, et en tout temps. Elle étoit sœur du maréchal de Villeroy, avoit été dame du palais de la Reine[7], avoit été exilée pour s'être trouvée

Mort de Mme d'Armagnac; son caractère.

tiquement aux Malet de Graville éteints avec l'amiral. Feu M.-P. Perret, en mourant prématurément, a laissé une étude biographique sur celui-ci, qu'on a publiée en 1889.

1. Son corps fut transporté aux Capucines le 28 : *Dangeau*, p. 36-37; *Sourches*, p. 440-442; *Mercure* de janvier 1708, p. 227-236.

2. Nous avons une peinture au musée de Versailles, n° 3533, un portrait gravé de 1654, à l'âge de treize ans, et une estampe de la collection Bonnart de 1694. L'auteur et l'annotateur des *Mémoires de Sourches* (tomes I, p. 35 et 276, II, p. 17, et X, p. 442) s'accordent avec Saint-Simon pour reconnaître que cette dame était le principal ornement de la cour, quoique d'une taille « un peu grossière, » et que son habileté, sa sagesse, son esprit dépassaient encore sa beauté.

3. *A 68 ans* a été ajouté en interligne, sans doute après consultation de la généalogie.

4. Ne pas confondre avec la *robe troussée* de cérémonie dont il est parlé dans les *Mémoires de Luynes*, tome V, p. 342.

5. « *Cornette*, sorte de coiffe de toile dont les femmes se servent dans leur déshabillé » (*Académie*, 1718; comparez l'*Histoire du costume*, par Quicherat, p. 523 et 555). Dangeau rapporte ceci, le 17 septembre 1686 (*Journal*, tome I, p. 388) : « Mme la princesse de Conti soupa avec le Roi, en cornette, dans l'antichambre de Mme la Dauphine, où le Roi a accoutumé de manger en public. » Madame ne pouvait souffrir les cornettes (recueil Brunet, tome I, p. 81).

6. La mode de la poudre blanche commença avec le siècle; mais Louis XIV n'en voulait point.

7. C'est en cette qualité qu'elle avait conduit en Piémont, en mars 1663, la fille de Gaston destinée au duc de Savoie (*Gazette*, p. 220, 310 et 538; *Muse historique*, tome IV, p. 58-59), et Louis XIV, très sensible à ses charmes, lui avait écrit à cette occasion : « On pourroit

dans l'affaire qui fit chasser la comtesse de Soissons, Vardes et le comte de Guiche, dont j'ai parlé ailleurs[1], et que la faveur de son mari n'avoit jamais pu raccommoder avec le Roi, qui ne la souffrit[2] qu'avec peine, et qui, tant que Marly demeura un peu réservé, et même quelque temps après, ne l'y mena point[3]. C'étoit une femme haute, altière, entreprenante, avec peu d'esprit toutefois et de manège[4], qui, de sa vie, n'a donné la main, ni un fauteuil chez elle, à pas une femme de qualité[5], qui menoit haut à la main les ministres et leurs femmes, qui passoit sa vie chez elle à tenir le plus grand état de la cour[6], qui la faisoit

dire que jamais prince ne fut mieux en ambassadeur que je suis en ambassadrice. Aussi, de tous les ministres que j'ai dans les pays étrangers, il n'y en a pas un de qui les dépêches me plaisent plus que les vôtres. » (*Œuvres de Louis XIV*, tome V, p. 133 et 138, et recueil Rose de 1755, tome I, n° LXXXVIII.) Par un passage de 1674, dans les *Lettres historiques de Pellisson*, tome II, p. 103, on voit que Mme d'Armagnac, ni non plus la princesse de Bade, ne touchaient les appointements de leur charge.

1. Dans nos tomes VIII, p. 275 et 598, et X, p. 5, note 4. Ce n'est pas pour cette affaire de 1665, mais en 1668, pour une lettre écrite à la Reine au sujet de Mme de Montespan, que Mme d'Armagnac aurait été exilée : *Mémoires de Mademoiselle*, tome IV, p. 65; Chéruel, *Saint-Simon historien*, p. 482-483; J. Lair, *Louise de la Vallière*, p. 185. Elle ne rentra en grâce qu'au mois de décembre 1680 (*Correspondance de Bussy*, tome V, p. 198, 199 et 209), et, plus tard, une tentative de faire épouser sa troisième fille par le comte de Toulouse leur valut (notre tome X, p. 5), pour quelque temps, l'« exclusion de tout. »

2. Après *souffrit*, il a biffé un second *jamais*.

3. Dangeau a consigné la même remarque dans ses tomes II, p. 12 et 82, et V, p. 57, de même que les premières apparitions à Marly, le 4 août 1695 et le 8 avril 1696, tome V, p. 253 et 391.

4. Assertion tout à fait contraire à celle des *Mémoires de Sourches* et de leur annotateur (tome II, p. 17, note 1), qui dit que cette spirituelle et belle femme valait l'homme du meilleur conseil, et qu'il y avait bien paru aux affaires de son mari et de leur fils.

5. On se rappelle l'algarade qu'elle fit à notre jeune duchesse de Saint-Simon en 1699 : tome VI, p. 73 et suivantes.

6. Sa maison, dit l'annotateur des *Mémoires de Sourches*, tome X, p. 442, était « le rendez-vous de ce qu'il y avoit de plus beau et de

assez peu, et qui ne visitoit presque jamais personne qu'aux occasions. Toute occupée de son domestique[1], également avare et magnifique, elle menoit son mari comme elle vouloit, qui ne se mêloit ni d'affaires, ni de dépense, ni de la grande écurie, que pour le service, et elle de tout, despotiquement impérieuse et dure, tiroit la quintessence[2] de la charge, du gouvernement et des biens de son mari, traitoit ses enfants comme des nègres[3], et leur refusoit tout, excepté ses filles[4], dont la beauté l'avoit apprivoisée, sur laquelle elle ne les tint pas de fort près, ayant conservé et mérité toute sa vie elle-même une réputation sans ombre sur la vertu[5]. Tout ce qui avoit affaire à elle la re-

meilleur à la cour. » La table et le jeu de son mari achevaient d'attirer la foule : voyez notre tome II, p. 247-249, et ci-dessus, p. 17.

1. On a dans les Insinuations, registre Y 271, fol. 365, une donation qu'elle fit en 1698 à sa fille d'honneur, nommée Thérèse le Roy de Rodon.

2. *Quintessence* « se dit aussi de tout le profit qu'on peut tirer d'une affaire d'intérêt, d'une charge, d'un parti, d'une terre à ferme : *Il a tiré toute la quintessence de cette ferme* » (*Académie*, 1718). Nous avons déjà eu cet emploi dans la notice Effiat, tome VIII, p. 634.

3. *Nègre* ne devait entrer au *Dictionnaire de l'Académie* qu'en 1762; mais nous avons déjà eu la locution relevée ici dans le tome XIV, p. 377, et p. 480, dans l'Addition n° 728, et ci-dessus, p. 21.

4. Nous connaissons déjà l'aînée, mariée au duc de Cadaval (tome VIII, p. 128), la seconde, Marie, née le 12 août 1674, mariée au duc de Valentinois (tome IV, p. 28-29) le 13 juin 1688, et qui mourra le 30 octobre 1724, et la troisième, Charlotte, demoiselle d'Armagnac (tomes II, p. 260, et III, p. 18), qui a dû épouser le comte de Toulouse, puis le cardinal de Médicis, et peut-être beaucoup d'autres grands seigneurs, parmi lesquels notre auteur lui-même (tomes X, p. 5-6, et XIII, p. 353-354), mais restera fille et gouvernera la maison paternelle en place de sa mère.

5. Mme de la Fayette dit d'elle, dans ses *Mémoires*, p. 22-23 : « Il y avoit à la cour un grand nombre de belles dames sur qui le Roi auroit pu jeter les yeux. Mme d'Armagnac, fille du maréchal de Villeroy, étoit d'une beauté à attirer ceux de tout le monde. Pendant qu'elle étoit fille, elle avoit donné beaucoup d'espérance, à tous ceux qui l'avoient aimée, qu'elle souffriroit aisément de l'être lorsque le mariage l'auroit

[Add. SᵗS.. 783] doutoit. Elle noya[1] son fils l'abbé de Lorraine[2] parce qu'il voulut partager au moins avec elle le revenu de ses bénéfices, et, en ayant de gros, les lui laisser toucher en entier, et dépendre d'elle comme un enfant[3]. Il avoit la nomination de Portugal, que le duc de Cadaval[4] lui avoit procurée; elle avoit eu l'agrément du Roi et de Rome[5]. Cette considération n'arrêta point sa[6] mère : elle s'en prit à ses mœurs, qui en effet n'étoient pas bonnes; elle força Monsieur le Grand à demander au Roi de l'enfermer à Saint-Lazare[7].

mise dans une condition plus libre. Cependant, sitôt qu'elle eut épousé M. d'Armagnac, soit qu'elle eût de la passion pour lui, ou que l'âge l'eût rendue plus circonspecte, elle s'étoit entièrement retirée dans sa famille. » Il paraît presque certain qu'elle repoussa les hommages du Roi lui-même, d'où des brouilles et disgrâces passagères. Mme de la Fayette dit aussi (p. 83-88) que Monsieur jeta peut-être les yeux du même côté dans un temps où sa femme, Madame Henriette, était l'objet d'une passion de M. d'Armagnac, et c'est là-dessus que, suivant les *Mémoires* de la comtesse, se serait greffée une affaire de lettres écrites au marquis de Vardes avant le mariage, dont le récit est assez long.

1. Au sens de perdre irrémissiblement : tome IX, p. 9.

2. François-Armand, dit l'abbé de Lorraine : tome V, p. 275.

3. Nous voyons du moins, par deux arrêts du Conseil (Arch. nat., E 1929, 26 novembre et 29 décembre 1704), qu'il abandonna à ses créanciers tout son revenu, sauf une douzaine de mille livres de rente, et, par les *Archives de la Bastille*, tome XI, p. 44, qu'il faisait des affaires de finance. — Ici, notre auteur veut dire qu'il refusa de laisser toucher ses revenus en entier par sa mère.

4. Mari de sa sœur.

5. En 1687 : *Dangeau*, tome II, p. 39; Hanotaux, recueil des *Instructions aux ambassadeurs de France à Rome*, tome I, p. 346.

6. *Sa* corrige *d*[*e*].

7. J'ai déjà dit (tome I, p. 135) que la maison du faubourg Saint-Denis, quoique passée aux prêtres de la Mission (ci-dessus, p. 171), servait, comme par le passé, de lieu de détention pour les aliénés ou pour les gens déréglés que le Roi ou leurs familles voulaient mettre hors d'état de se nuire à eux-mêmes. On a un curieux mémoire de ce qu'elle était en 1697 dans le ms. Joly de Fleury 1415, fol. 1-11. Nous trouvons aussi dans le ms. Clairambault 986 des rapports sur les gens qui y furent détenus de 1692 à 1722, et Pierre Clément en a donné un autre, pour 1708, dans *la Police sous Louis XIV*, p. 459.

Le Roi y résista par bonté : il représenta à Monsieur le Grand que, son fils étant déjà prêtre[1], il le perdroit sans ressource par cet éclat. Monsieur le Grand, poussé par sa femme, insista : l'abbé de Lorraine fut mis à Saint-Lazare, et demeura perdu sans qu'il fût plus question de sa nomination, dont Rome ne voulut plus ouïr parler, et que le Portugal retira. Il fut assez longtemps à Saint-Lazare, et n'en sortit qu'en capitulant avec sa mère sur le revenu de ses bénéfices[3]. Il vécut depuis obscur, et bien des années sans oser paroître[4]. C'est lui qui est mort évêque de Bayeux[5], qu'il eut pendant la Régence.

Époque de visiter en manteau et en mante le[s] princes et les princesses du sang pour les deuils de famille. [*Add. St-S. 784*]

Cette mort donna lieu à une nouvelle usurpation des princes du sang. Une des distinctions des petits-fils de France et d'eux étoit que les personnes qui, à l'occasion des grands deuils de famille, saluoient le Roi en manteau long pour les hommes[6], et pour les femmes en mante, visitoient dans le même habit les petits-fils et les petites-filles de France, mais non les princes ni les princesses du sang. Ceux-ci, toujours blessés de ces différences, s'attirèrent

1. Il avait été ordonné avant l'âge, en janvier 1688 : *Dangeau*, tome II, p. 96 et 97.

2. En mai 1691 : *Dangeau*, tome III, p. 336, avec l'Addition n° 783.

3. Ne s'appelant encore que le chevalier d'Armagnac, il avait eu, à onze ans, l'abbaye des Châtelliers, en 1676; celles de Saint-Faron de Meaux et de Royaumont lui furent conférées en 1685 et 1689.

4. Aussi Dangeau ne parle-t-il pas de lui entre 1693 et 1718. Nous avons son portrait, comme évêque, gravé par Fr. Chéreau, d'après la peinture de Robert Tournières.

5. Cet évêché, que d'Ossat avait eu (ci-dessus, p. 25), rapportait de soixante à quatre-vingt-dix mille livres. Les *Mémoires* en reparleront plus d'une fois.

6. Tomes I, p. 127, V, p. 20, VIII, p. 366, et XII, p. 344-345. Voyez le recueil des *Manteaux* publié en 1746, 1re partie, p. 96-100, et comparez de nombreux passages des *Mémoires du duc de Luynes*, tomes VII, p. 369, VIII, p. 318, IX, p. 317, XI, p. 422-429, etc. La longueur de la traîne diminuait selon les rangs et qualités : quatre pieds pour le Dauphin, trois et demi pour Monsieur, deux pour les princes du sang, trois ou quatre doigts seulement pour les princes étrangers, ducs, maréchaux, officiers de la couronne et grands officiers du Roi.

peu à peu des visites en mante et en manteau, des personnes de qualité qui, par attachement, voulurent bien avoir cette complaisance, bientôt après se laissèrent entendre qu'ils ne trouvoient pas bon qu'on y manquât, enfin l'établirent en prétention, et y soumirent beaucoup de gens. Dès qu'ils s'y crurent affermis[1], ils se mirent à prétendre la même déférence des maréchaux de France, et, peu à peu, les y amenèrent comme ils avoient fait les gens de qualité. Une des choses qui y contribua le plus fut la prostitution où tombèrent les mantes et les manteaux[2]. La protection publiquement donnée à la confusion en tout par l'intérêt, le[3] crédit et l'adresse des ministres les étendit à chaque occasion douteuse[4], par des permissions expresses, puis par exemples; enfin y alla qui voulut. Beaucoup de gens de qualité, plusieurs titrés, choqués d'un mélange qui ne laissoit plus de distinction, crurent en reprendre en faisant demander permission au Roi de paroître devant lui sans manteau et sans mante. Ceux qui usurpoient d'en porter n'étoient pas en état de disputer rien aux princes du sang. Tout est exemple et mode : tels et tels l'ont fait, il faut donc le faire aussi; c'est ce qui aida le plus au succès des princes du sang. Quand, après, les gens considérables, titrés et non titrés, se mirent à se faire dispenser de saluer le Roi en manteau et en mante[5], plusieurs firent dire aux princes du sang, comme aux fils et petits-fils de France, que le Roi les avoit dispensés. « C'est une honnêteté,

1. *Affermis* est en interligne, au-dessus d'*establis*, biffé.

2. « Prostitution des manteaux longs à toutes sortes de gens » (notre tome XII, p. 344-345). C'est la magistrature qui se permettait ainsi de quitter la robe pour imiter les gens de qualité ou les titulaires de hautes fonctions, et notre auteur y reviendra encore en 1711 (éd. 1873, tome VIII, p. 306), comme d'ailleurs le duc de Luynes dans ses *Mémoires*, tomes VII, p. 369-370, et XI, p. 423.

3. *La* corrigé en *le*.

4. *Douteuses*, au pluriel par mégarde, dans le manuscrit.

5. La désuétude finit par être générale sous le règne de Louis XV : *Mémoires de Luynes*, tome IV, p. 409.

disoient-ils, qui ne coûte rien. Nous n'irons point en manteau et en mante chez les princes du sang; qu'importe de ne leur pas faire cette civilité? » De l'un à l'autre, elle s'introduisit. Les princes du sang la reçurent, et comme un devoir, et comme une reconnoissance de l'obligation de les voir en manteau et en mante quand on y avoit vu le Roi[1], puisque, les voyant sans cet habillement, on les avertissoit que le Roi en avoit dispensé pour lui[2], comme il étoit vrai qu'en ce cas il le falloit faire dire aux fils et petits-fils de France. Ainsi, peu à peu, les princes du sang le prétendirent de tous les gens titrés, mais toutefois sans oser se fâcher lorsqu'ils y manquoient, comme il arrivoit souvent à plusieurs ducs et duchesses, et surtout aux princes étrangers et à ceux qui en ont le rang, toujours si attentifs à l'accroître avec qui ils peuvent, et à se conserver au moins, à faute de mieux. J'ai vu tout cela naître, et, à la mort de mon père, je me souviens qu'ayant vu le Roi presque sur-le-champ, et sans deuil, et Monsieur, qui se trouva dans ce moment-là avec lui, par le hasard que j'ai raconté p. [13][3] en parlant de la perte de mon père, je ne fis rien dire à personne parce que la vue de Monsieur[4] lui avoit tout dit pour lui et pour les siens, sinon à Madame la Grand-Duchesse et à Mme de Guise, filles de Gaston. A la mort de Mme d'Armagnac[5], Monsieur le Duc, en curée[6] de l'usurpation du service seul de la communion du Roi[7], crut

1. C'est-à-dire après être allés ainsi chez le Roi.

2. Le manteau ne se portait pas à Marly : *Sourches*, tome X, p. 327.

3. Il a laissé le chiffre en blanc. C'est la page 135 de notre tome I, correspondant à la page 13 du manuscrit.

4. Le fait d'avoir été vu par Monsieur sans appareil de deuil devant le Roi lui-même, comme il a été dit quatorze lignes plus haut.

5. Ci-dessus, p. 329.

6. *Curée* se dit figurément « des hommes, lorsque le but et le profit qu'ils ont fait les anime davantage à quelque entreprise : *Le profit qu'il a trouvé d'abord en cette affaire l'a mis en curée* » (*Académie*, 1718).

7. Ci-dessus, p. 236-241.

le temps favorable pour emporter celle-ci. L'intérêt de l'assimilation des bâtards du Roi avec les princes du sang eut, pour celle-ci, le même ascendant qu'il avoit eu pour l'autre, quoiqu'il s'agît de Monsieur le Grand. Le Roi, après quelque répugnance, lui ordonna d'aller, avec ses enfants, en manteau, chez les princes et princesses du sang, et d'y faire aller ses filles en mante. Monsieur le Grand résista, représenta; tout fut inutile : il en sauta le bâton par force, et c'est l'époque de l'établissement de ce nouveau droit[1]. Il a fait que presque tout le monde s'est fait dispenser depuis de voir le Roi en manteau et en mante, mais en le faisant dire après aux princes et princesses du sang : ce qui, à présent, revient au même, et n'affranchit plus que de l'importunité du vêtement.

Monsieur le Grand veut épouser Mme de Châteautiers, qui le refuse; son caractère et sa fin. [*Add. St-S. 785*]

Le grand écuyer, qui n'aimoit que lui dans le monde, n'eut pas plus tôt perdu une femme qui avoit si bien vécu avec lui, et si utilement pour sa famille, qu'il songea à se remarier. La figure et la conduite de Mme de Châteautiers[2], dame d'atour de Madame[3], lui avoit toujours plu. Quoique éloignée de l'âge de la beauté, elle en avoit encore[4], et grand air par sa taille et son maintien, et toujours une

1. Dangeau ne parle pas de ce détail, mais enregistre, au bout de cinq jours (tome XII, p. 40), que le grand écuyer, resté à Paris, a eu une attaque de paralysie. Il ne reparut à la cour que le 29 janvier, selon la lettre que Mme de Maintenon écrivit ce jour-là à la princesse des Ursins, et quinze jours ne s'étaient pas écoulés, qu'on parlait du projet de mariage qui suit.

2. Anne de Foudras : tome I, p. 72.

3. Elle est la seule dame depuis 1706 : tome XIV, p. 120. « Favorite de Madame, et digne de l'être, » a dit Saint-Simon.

4. Sa beauté était telle, lorsqu'elle parut à la cour en 1679, que les méchantes langues pensèrent qu'elle pourrait bien succéder à Mlle de Fontanges; la petite vérole, en 1680, ne gâta sans doute pas ses charmes, puisque, douze ou quinze ans plus tard, elle gardait encore la même réputation (*Correspondance de Bussy*, tomes IV, p. 419 et 424, et V, p. 126 et 128). Un très beau portrait d'elle, peint par P. Mignard, et acquis par le duc de Valentinois à la mort de la comtesse de Saint-Géran, en 1744, est actuellement au palais de Monaco.

vertu sans soupçon dans le centre de la corruption[1]; la probité étoit pareille dans un lieu qui n'y étoit pas moins opposé, tout cela au moins du temps de la cour de Monsieur, qui étoit celui de sa jeunesse et de sa beauté[2]. Avec cela, beaucoup d'esprit et de grâces, aimable au possible dans la conversation, quand elle le vouloit bien, et que l'humeur ne s'y opposoit pas. Monsieur le Grand, un mois après être veuf, lui fit parler[3]. C'étoit une très bonne demoiselle toute simple[4], dont le nom étoit Foudras. Ils étoient d'Anjou[5], et avoient des baillis dans l'ordre de Malte[6]. Elle n'avoit rien vaillant que ce que lui donnoit

1. Elle n'aimait que « les plaisirs innocents, » dit Madame en 1719.

2. En ce temps-là, M. de Florensac l'aima à la folie (recueil Jaeglé, tome I, p. 21; notre tome XIII, p. 49, note 2); six ans plus tard, on parla de mariage avec le marquis de Montgon (ms. Fr. 10265, fol. 132 v°), et, en 1692, avec le marquis de la Fare (*Mercure* d'octobre, p. 324). L'annotateur des *Mémoires de Sourches* revient, en toute occasion, sur sa conduite « admirable. »

3. *Lettres de Mme de Maintenon à Mme des Ursins*, tome I, p. 225.

4. Comme noblesse.

5. Non pas d'Anjou, mais de Lyonnais. Ils firent insérer dans le *Dictionnaire de la Noblesse*, par la Chenaye des Bois, une magnifique généalogie remontant jusqu'au dixième siècle, avec toutes les qualifications d'ancienne chevalerie. La terre de Châteautiers, en Beaujolais, qu'ils possédaient depuis deux siècles au moins, fut érigée en comté, pour le père d'Anne, au mois de juin 1680, c'est-à-dire au temps de la première faveur (Arch. nat., X^{1A} 8675, fol. 231 v°).

6. Il y avait sept baillis conventuels, tenant le premier rang après le grand maître, des baillis capitulaires, et des baillis de grâce; ils portaient sur leur manteau et sur leur pourpoint de grandes croix de Malte en satin blanc (*Dangeau*, tome XIV, p. 277; *Sourches*, tome I, p. 347; Vertot, *Histoire de l'ordre de Malte*, tome V, p. 295 et 299-301). Un oncle d'Anne, qui mourut dans les guerres d'Italie, fut reçu chevalier de Malte en 1656, et son frère, Alexandre-Antoine, reçu en 1680 (Cabinet des titres, vol. 286, fol. 2), mourut le 13 octobre 1730, dans sa soixante-septième année, étant bailli grand'croix et grand maréchal de la Religion, commandeur de Levreuil, abbé de Ham et prieur de Saint-Marcel-lès-Chalon. D'autres chevaliers de Malte ou commandeurs appartenaient à la branche de Saint-Uruge, qui compta aussi plusieurs chanoines-comtes de Lyon.

Madame, et n'en savoit pas même tirer, parce qu'elle étoit tout à fait noble et désintéressée[1]. Monsieur le Grand lui fit sentir le rang et les biens qu'elle trouveroit avec lui, et le soin qu'il prendroit, en l'épousant, de lui assurer après lui une subsistance convenable au nom qu'elle porteroit. Elle résista, et répondit comme elle devoit sur une proposition aussi flatteuse; mais elle ajouta qu'elle ne vouloit point faire cette peine aux enfants de Monsieur le Grand. Eux, qui virent l'empressement de leur père, et qui craignirent qu'éconduit de celle-là, il n'en épousât quelque autre, furent trouver Mme de Châteautiers, et la conjurèrent de consentir au mariage; ils l'en firent presser par leurs amis. Monsieur le Grand ne se rebuta point; mais la sage et modeste résistance de Mme de Châteautiers fut la plus forte : jamais elle n'y voulut consentir. Toute la France l'admira, et ne l'en estima que davantage, Monsieur le Grand lui-même et toute sa famille. Elle préféra son repos, et sa modestie fut telle, qu'elle n'en prit aucun avantage, et qu'elle évitoit même depuis de s'en laisser parler. M. le duc d'Orléans, dans sa régence, lui donna plus qu'elle ne voulut[2], avec quoi elle se retira, après la mort de Madame, dans une maison qu'elle loua dans Paris[3], d'où elle [n'est] sortie que pour aller à l'église, et n'y reçut qu'un très petit nombre d'amis. D'une sage retraite elle s'en fit une de piété; elle s'y donna toute entière, et elle y est morte depuis deux ou trois ans[4], ne voyant plus presque personne, à soixante-dix-sept ou dix-huit ans[5].

1. « A part Mme de Châteautiers, dit encore Madame (p. 193 et 219), je ne connais personne qui ne soit horriblement intéressé et avide. » En 1693 (*Sourches*, tome IV, p. 220), cette princesse ayant la petite vérole, toutes ses dames tinrent à s'enfermer avec elle, et, comme elle ne voulait pas que Châteautiers s'y risquât, en raison de son mérite et de sa beauté, celle-ci « prit le temps qu'on avoit laissé la porte ouverte, se jeta dans la chambre, et n'en voulut plus sortir. »

2. On le verra en 1719. — 3. Chez le bailli son frère, dit l'Addition.

4. Le 30 juin 1741, moins d'un an avant que ceci ne soit écrit.

5. Le manuscrit porte : *77 ou 18 ans*. — La *Gazette* dit : à quatre-

Mort de Villette. Ducasse et d'O lieutenants généraux des armées.

Villette, lieutenant général des armées navales, mourut en ce même temps[1]. Il étoit cousin germain de Mme de Maintenon, traité d'elle comme tel[2], et père de Mursay et de[3] Mme de Caylus, dont j'ai parlé plus d'une fois[4]. Sa mort fit une promotion dans la marine; au lieu d'un lieu-

vingts ans, ou environ. Le duc de Luynes, qui ne paraît pas l'avoir connue, rapporte cependant (tome II, p. 220) qu'une « plaisanterie du temps » était qu'à la chapelle, M. de Lauzun, qui apportait toujours son carreau, « en donnoit la moitié à Mme de Châteautiers, fille d'honneur de Madame, qui ne pouvoit en avoir un. »

1. Le 25 décembre 1707 : *Dangeau*, p. 37; *Sourches*, p. 442; *Gazette*, p. 12; *Gazette d'Amsterdam*, 1708, n° II; *Mercure* de janvier, p. 166-168. Philippe de Valois, marquis de Villette et de Mursay (tome XII, p. 217 et 328), père du Mursay que nous avons vu mourir au siège de Turin (tomes XI, p. 164, et XIV, p. 77-80), avait été marié deux fois : 1° le 31 juillet 1662, avec Marie-Hippolyte de Châteauneuf, qui mourut à Paris le 12 juin 1691 (*Sourches*, tome III, p. 425-426), ayant eu deux fils et une fille, Mme de Caylus; 2° le 3 avril 1695, avec Marie-Claire des Champs de Marcilly. Mme de Maintenon, qui le fit nommer chef d'escadre par faveur, eut beaucoup de peine à le ramener au catholicisme ainsi que ses fils, et il n'abjura que le 20 décembre 1685, recevant en retour une pension de trois mille livres (*Dangeau*, tome I, p. 308; *Gazette de Leyde*, 7 décembre 1684; *Mémoires de Nicolas Foucault*, p. 148 et 171, et *de M. de Gergy*, p. 149; P. Clément, *Seignelay en Italie*, p. 323). Sa pension fut doublée en 1688, et il eut aussi un cordon de commandeur de l'ordre de Saint-Louis doté de quatre mille livres. De plus, Mme de Maintenon, toujours prête à favoriser cette parenté, lui avait fait acheter en 1706 (Arch. nat., O¹ 50, fol. 34 v°) la lieutenance générale du bas Poitou, quoiqu'il fût appesanti au point de ne plus pouvoir servir (*Sourches*, tome IX, p. 177-178); aussi, au bout de dix mois, avait-il cédé cette charge à son second fils. Lui mort, le Roi s'empressa d'accorder une pension de trois mille livres à chacun de ses trois enfants (Arch. nat., O¹ 51, fol. 177 v°, 29 décembre 1707). Rigaud avait peint le portrait du marquis en 1697.

2. La lettre de condoléance très affectueuse qu'elle écrivit dès le lendemain à Mme de Caylus a été imprimée dans le recueil Geffroy, tome II, p. 151.

3. Après ce *de*, Saint-Simon a biffé *Quaylus*.

4. En dernier lieu dans notre tome XIV. Depuis lors, en 1899, un intéressant travail de M. Henri Gelin, intitulé : *Françoise d'Aubigné*, a donné des détails nouveaux sur la terre de Mursay et sur la famille de Villette.

navales.
O et Pontchartrain raccommodés.

tenant général, il y en eut deux[1] : le mérite fit Ducasse[2], la faveur fit d'O, qui, de capitaine tout nouveau, et tout au plus lorsqu'il fut mis auprès du comte de Toulouse, monta à ce grade si rare et si réservé dans la marine sans être sorti de Versailles, ni s'en être absenté qu'avec M. le comte de Toulouse[3]. On a vu qu'il en coûta de ne pas donner[4] une seconde bataille sûrement gagnée, et Gibraltar repris malgré la volonté de l'amiral[5] et de toute la flotte, p. 457[6]. C'est ainsi que la protection puissante tient lieu de tout à la cour. Pontchartrain, qui la craignoit, et qui, remis auprès du comte de Toulouse par la considération du mérite de sa femme[7], et raccommodé après avec le maréchal d'Estrées[8], n'avoit pu se rapprocher[9] celui-ci, il[10] essaya la conjoncture, et lui manda, au sortir du travail avec le Roi, qu'il étoit lieutenant général. La joie de l'être, et l'orgueil flatté du message d'un ministre ennemi, le disposa à s'en ôter l'épine : un moment après, il vint le remercier, et ils se raccommodèrent, comme on se raccommode d'ordinaire dans les cours[11].

1. Il y en avait alors quatre, dont Villette, nommé par Seignelay en octobre 1689 (Catalogue des autographes du cabinet Ét. Charavay, n° 43303), était le plus ancien; le Roi créa une cinquième charge en surnombre, comme cela s'était déjà fait (*Dangeau*, p. 37 et 38; *Sourches*, p. 442 et 443; *Mercure* de janvier 1708, p. 339-342; *Mémoires de Forbin*, p. 593-594). Forbin avait compté recueillir cette succession.

2. Nous le verrons ramener en 1708 des galions richement chargés.

3. Comparez l'Addition n° 173, sur Guilleragues, dans notre tome III, p. 364. A raison de ses attaches avec M. de Toulouse, d'O touchait mille écus de pension de chef d'escadre et cinq cents livres par mois, tout comme s'il eût été employé dans un port (*Dangeau*, tome XIV, p. 237).

4. Ces quatre mots sont en interligne, comme, à la ligne suivante, *repris*.

5. *La volonté de* et l'autre *de* qui suit sont également en interligne.

6. Notre tome XII, p. 221-223. — 7. Tome XII, p. 324-327.

8. Tome XIII, p. 11-12. — 9. Sens déjà rencontré plusieurs fois.

10. Ce pléonasme de sujets existe bien au manuscrit, et *il* est précédé d'un point.

11. *Dangeau*, p. 38, à propos de cette promotion : « Il y a déjà

Le Roi s'entremet entre le duc de Rohan et son fils.

Celui[1] de Mme de Soubise fit mêler le Roi d'une affaire particulière assez ridicule, contre sa coutume[2], entre[3] des gens qu'il n'aimoit point et avec qui il n'avoit aucune familiarité. Le duc de Rohan, qui alternoit avec le duc de la Trémoïlle la présidence de la noblesse aux états de Bretagne[4], avoit cédé la sienne depuis quelque temps, avec

quelques années que M. d'O n'alloit plus chez M. de Pontchartrain, et Mme la duchesse d'Orléans même avoit voulu faire ce raccommodement, sans en pouvoir venir à bout. M. de Pontchartrain, dès que M. d'O a été nommé lieutenant général, lui a envoyé un gentilhomme pour lui en porter la nouvelle. M. d'O est allé l'en remercier; ils sont entrés en éclaircissement sur le passé, et sont sortis contents l'un de l'autre. »

1. *L'orgueil*, cinq lignes plus haut, dans le précédent paragraphe.

2. La coutume du Roi de ne pas s'en mêler.

3. *Entre* est en interligne, au-dessus d'*et avec*, biffé.

4. Déjà dit dans nos tomes V, p. 189-192, et XIV, p. 172. Le corps de la noblesse se composait des neuf barons de la province et de tous les gentilshommes appelés par lettres du Roi aux sessions biennales, ou simplement originaires de Bretagne et y possédant des biens. La présidence appartenait alternativement aux deux premières baronnies, Léon (Rohan) et Laval-Vitré (la Trémoïlle). A défaut de l'une et de l'autre, elle revenait au plus ancien des sept autres barons, et, à défaut encore de ceux-ci, à un membre choisi par la noblesse elle-même. Quoique le président reçût d'ordinaire une dizaine de mille livres comme chef de la noblesse, quinze mille livres pour la présidence des états, et un pot-de-vin autorisé, de dix mille livres, des fermiers de la province, ces sommes étaient loin de compenser la dépense à laquelle chaque tenue l'obligeait. On a vu, à l'endroit cité de notre tome V, et au tome XIV, p. 172, dans quelles conditions l'alternative entre les deux baronnies avait été réglée en 1451, par le duc Jean VI, mais avait donné lieu ensuite à un long litige, qui se renouvela encore sous Louis XV (*Mémoires de Luynes*, tome I, p. 115-116; comparez l'*Art de vérifier les dates*, tome II, p. 870-871). Tallemant des Réaux, dans son historiette de MESDAMES DE ROHAN (tome III, p. 443-444), raconte certains incidents qui s'étaient produits aussi en 1645 et 1646; les pièces de ce temps-là se trouvent dans les papiers Lamoignon conservés à la bibliothèque de Rouen, ms. 2032. Un privilège honorifique était attribué aussi aux deux présidents, celui de faire tenir un de leurs fils sur les fonts baptismaux par les états, au nom de la province, dont l'enfant recevait le nom; cela se passa ainsi en 1710 pour le prince de Léon, qui lui même s'appelait déjà Louis-Bretagne,

l'agrément du Roi, à son fils aîné[1], que, pour accoutumer le monde peu à peu à quelque chimère dont j'ai expliqué, p. 568[2], la moderne vue, il faisoit appeler le prince de Léon[3], et arborer le manteau ducal à tous ses enfants avec d'autant plus de facilité que, n'ayant point l'Ordre, leurs carrosses passoient pour être les siens[4]. Le prince de Léon étoit un grand garçon élancé, laid et vilain au possible, qui avoit fait une campagne en paresseux[5], et qui, sous prétexte de santé, avoit quitté le service pour n'en pas faire davantage. On ne pouvoit d'ailleurs avoir plus d'esprit, de tournant[6], d'intrigue[7], ni plus l'air et le lan-

Caractère du prince de Léon.

et en 1711 (*Correspondance des Contrôleurs généraux*, tome III, nos 637 et 1104) pour le prince de Talmond, ce frère du duc de la Trémoïlle que nous venons de voir marier. Au contraire du duc de Rohan-Chabot, qui, dans sa présidence, créait toujours des embarras aux états comme au gouvernement royal, le duc de la Trémoïlle réussissait à merveille. Le rapport sur la tenue de 1705 (*ibidem*, tome II, n° 915) dit de lui : « La noblesse a une déférence entière et absolue pour ses sentiments ; elle est fondée sur sa probité, sur son honnêteté, et sur les égards qu'il a pour tout ce corps, tant en général qu'en particulier. »

1. *Dangeau*, tome XI, p. 466, 20 septembre 1707 : « M. le duc de Rohan a prié le Roi de trouver bon qu'il n'allât point, cette année, tenir les états de Bretagne, et de vouloir bien que le prince de Léon, son fils, les allât tenir en sa place. » En se démettant de la principauté, sous réserve du revenu, le 27 septembre 1695, M. et Mme de Rohan avaient spécifié que c'était pour donner à leur fils le droit de présider les états (ms. Fr. 8424, fol. 338-341).

2. Notre tome XIV, p. 149-151. — 3. Tomes VI, p. 84, et XIV, p. 142.

4. On trouve en effet des cachets du prince avec ce manteau.

5. Ce ne peut être que la campagne de 1702, puisqu'il quitta au mois de novembre, étant simple capitaine de cavalerie après avoir passé un temps dans les mousquetaires.

6. En citant cet exemple de *tournant*, Littré l'a défini « moyen détourné, » définition qui est applicable à un autre exemple, mais tout différent, qu'il empruntait également à nos *Mémoires* : « Prendre de loin des tournants auprès du Roi. » Ici, ce n'est pas de moyen détourné qu'il s'agit, mais de l'habitude de prendre des voies de ce genre et d'une tendance naturelle à y recourir. Le *Dictionnaire de l'Académie* de 1718 ne donnait aucun emploi au figuré.

7. Nous avons déjà rencontré (tome VI, p. 439) « un homme.... qui avoit de l'esprit, du sens, de l'adresse, de l'intrigue, de la conduite,

gage du grand monde, où d'abord il étoit entré à souhait; gros joueur, grand dépensier pour tous ses goûts, d'ailleurs avare[1]; et, tout aimable qu'il étoit, et avec un don particulier de persuasion, d'intrigues, de souterrains et de ressources de toute espèce, plein d'humeur, de caprices et de fantaisies, opiniâtre comme son père, et ne comptant en effet que soi[2] dans le monde[3]. Il étoit devenu fort amoureux de Florence[4], comédienne que M. le duc d'Orléans avoit longtemps entretenue[5], dont il eut l'archevêque de Cambray d'aujourd'hui[6] et la femme de Ségur, lieutenant général, fils de celui dont j'ai parlé avec l'abbesse de la Joye sœur de M. de Beauvillier[7]. M. de Léon dépensoit

de l'honneur, » et, ci-dessus, p. 70, « une créature.... d'une intrigue de toutes les façons. » Cet emploi au sens d'habileté et de goût à intriguer, relevé par Littré chez Pascal, Dancourt et Rousseau, comme dans Saint-Simon, ne paraît pas avoir attiré l'attention de M. Hatzfeld.

1. On le voit, dans le tome XI des *Archives de la Bastille*, p. 33, 34, 44 et 45, faire des affaires de finance, et, dans la *Correspondance des Contrôleurs généraux*, solliciter souvent des secours pécuniaires. Avant la guerre, il a voyagé en Angleterre : tome XIV, p. 142-143.

2. *Luy* effacé du doigt et corrigé en *soy*.

3. En novembre 1701, on avait fait courir le bruit de son mariage avec la troisième fille du ministre Chamillart, qui a épousé peu après le frère de Mme de Saint-Simon (notre tome IX, p. 313, note 4).

4. Florence Pellerin, fille d'un cabaretier du faubourg Saint-Germain et danseuse à l'Opéra. Elle paraît être morte dans un couvent vers 1716. Feu M. de Lescure a longuement parlé d'elle dans ses *Maîtresses du Régent* (1860), p. 47-63.

5. C'est en 1696 que, entretenue jusque-là par le greffier Mitantier elle fit la conquête du duc de Chartres, qui la retira du théâtre, et c'est le 5 avril 1698 qu'elle lui donna le fils dont il va être parlé.

6. Celui que l'on appelait l'abbé de Saint-Albin : ci-après, p. 613.

7. C'est dans notre tome IX, p. 2-6, que cette historiette a été contée, mais sans prononcer le nom de la mère de la bâtarde, et, de fait, notre auteur attribuera celle-ci tantôt à la Florence, et tantôt à la Desmares; c'est cette dernière attribution qui paraît le mieux établie (recueil Jaeglé, tome III, p. 51-52), à en croire même Madame, grand'mère paternelle, quoique la liaison avec Florence durât encore après 1700, année où naquit, selon toute vraisemblance, la future Mme de Ségur. A cette époque (Chansonnier, ms. Fr. 12 692,

fort avec cette créature[1], en avoit des enfants, l'avoit menée avec lui en Bretagne, mais non pas dans Dinan même, où il avoit présidé aux états[2], et il arrivoit avec elle en carrosse à six chevaux, avec un scandale ridicule. Son père mouroit de peur qu'il ne l'épousât[3]. Il lui offroit d'assurer cinq mille livres de pension à cette créature et d'avoir soin de leurs enfants, s'il vouloit la quitter : à quoi il ne vouloit point entendre[4]. Quelque mal qu'il eût été toute sa vie

p. 151), Florence était déjà obligée de réparer sa beauté par des artifices de toilette. D'Argenson l'a dépeinte ainsi en 1707 : « La bouche fort agréable, les dents blanches et bien rangées, la gorge fort belle, et un assez grand air de beauté, qu'elle orne de beaucoup de mines ; » mais il ajoute aussi que son teint est gâté par le rouge. Madame écrivait encore en 1720 (recueil Brunet, tome II, p. 294) : « La mère de l'abbé de Saint-Albin était fort belle ; mais elle n'avait aucun esprit. C'était une sotte. Lorsqu'on la voyait, on aurait pensé, avec ses jolies mines, que personne n'était plus fin qu'elle. »

1. Dès le 18 novembre 1705, il lui avait assuré, « pour son amitié, » une pension de mille écus (Arch. nat., Y 278, fol. 192), et le contrat en fut trouvé chez elle par M. d'Argenson. Elle y est dite fille majeure demeurant au cul-de-sac des Blancs-Manteaux, c'est-à-dire tout proche du palais Soubise.

2. On trouvera ses lettres dans le dossier des états de novembre 1707 : Arch. nat., Contrôle général, G7 187. Pour ménager à son frère cadet le chevalier la bonne aubaine d'un présent de dix mille livres, M. de Léon se fit suppléer une fois par lui dans la présidence de l'ordre de la noblesse.

3. Au contraire, sa première déclaration fut pour dire que son amant ne lui avait donné aucune promesse de mariage qui pût alarmer la famille, et qu'elle l'avait souvent conjuré de la laisser entrer au couvent. Le bruit qui avait couru venait d'une plaisanterie faite en 1705 par le curé de Créteil (*Archives de la Bastille*, tome XI, p. 381, 387 et 388, d'après la correspondance de police, ms. Fr. 8124, fol. 239).

4. *Dangeau*, tome XII, p. 32, 17 décembre 1707 : « M. le prince de Léon est revenu de Bretagne, dont il a tenu les états cette année. Il y avoit mené dans son carrosse Florence, et l'a ramenée ; mais elle n'étoit point à Dinan, où les états se tenoient. M. de Rohan a obtenu du Roi qu'on la fît enfermer, et on l'a enlevée depuis quelques jours à une maison auprès de Paris qui s'appelle les Ternes. Le prince de Léon ne veut plus voir M. et Mme de Rohan. M. de Rohan lui offre de donner à Florence cinq mille livres de pension et d'avoir soin des

avec Mme de Soubise, qui, de son côté, ne l'aimoit pas mieux, et qu'on a vue[1] prendre si amèrement le parti des Rohans contre lui dans ce procès du nom et des armes que j'ai raconté p. 569[2], et qu'il gagna malgré ses charmes, elle étoit fort peinée de voir son propre neveu, et qui devoit être si riche, dans de pareils liens. Elle fit donc en sorte, avec ces billets dont j'ai parlé qui mouchoient si ordinairement entre le Roi et elle, qu'il parlât au fils, puis au père, à qui, séparément, il donna des audiences, et longues, dans son cabinet. Le fils prit le Roi par ses deux foibles, les respects et l'amour, et avec tant d'esprit, de grâces et de souplesse, que le Roi en fit l'éloge, plaignit son cœur épris et le malheur du père, qu'il entretint après aussi, fort longtemps, dans son cabinet. La Florence fut pourtant enlevée aux Ternes[3], jolie maison dans les allées du Roule où le prince de Léon la tenoit, et mise dans un couvent[4] : il devint furieux, ne voulut plus voir ni ouïr parler de père ni de mère[5], et ce fut pour consommer la séparation d'avec Florence, et raccommoder le fils avec ses parents, et le rendre traitable à un mariage, que le Roi

enfants qu'il a d'elle, s'il veut ne la plus voir. » C'est le 12 décembre que la Florence fut arrêtée aux Ternes, et M. d'Argenson la mit d'abord dans une maison particulière, en raison de son état de grossesse (*les Correspondants de la marquise de Balleroy*, p. 17; *Archives de la Bastille*, tome XI, p. 387-400).

1. Il a écrit : *veu*, au masculin. — 2. Tome XIV, p. 149 et suivantes.

3. Il écrit : *Termes*. « Entre le Roule et le pont de Neuilly, » dit le rapport du 12 décembre. — L'orthographe primitive était *l'Esterne*, et l'on disait aussi : le Bas-Roule. Le château, qui appartenait au duc d'Uzès en 1703, se distingue très bien sur le plan de Roussel (1731), en pleine campagne, avec jardins et parc, proche de la voie qui constituait alors le grand chemin de Saint-Germain à Paris, et sur le bord de celle qui se dirigeait vers Saint-Denis. C'est là que, le 29 avril 1707, le prince de Léon avait reconnu une petite Marie-Louise pour être fille de lui et de Florence. (Bournon, *Rectifications et additions à l'Histoire du diocèse de Paris par l'abbé Lebeuf*, 3e livraison, 1re partie, p. 507-508.)

4. Après avoir cherché vainement un couvent où son amant ne pût la découvrir, on se décida pour la Bastille.

5. C'est ce que disent aussi les rapports de la police.

manda le prince de Léon, puis le duc de Rohan. Cela se passa à la fin de décembre[1].

Chute d'un plancher du premier président.

Le 18[2] du même mois[3], le premier président[4] étant à dîner chez lui, au Palais[5], avec sa famille et quelques conseillers, le plancher fondit tout à coup, et tous tombèrent dans une cave, où il se trouva des fagots qui les empêchèrent de tomber tout en bas, et même de se blesser; il n'y eut que le précepteur des enfants qui le fut[6]. La première présidente[7] se trouva placée de manière qu'elle fut la seule qui ne tomba point[8]. L'effroi fut grand, et tel dans

1. Florence fut conduite à la Bastille le 31 décembre. Comme on la savait grosse de trois mois, tous les égards lui furent prodigués dans la maison du fameux chirurgien Clément, qui l'accoucha d'une fille le 27 juin 1708. La liberté lui fut rendue le 8 août, son amant ayant fait alors le très singulier mariage que nous verrons, et elle demanda qu'on obtînt asile pour elle dans un couvent, de préférence à la Roquette. M. d'Argenson eut grand'peine à faire rembourser par le duc de Rohan les frais avancés par la police pour l'entretien de la prisonnière.

2. *17* corrigé en *18*.

3. *Dangeau*, p. 33; *Sourches*, p. 440.

4. M. le Peletier, qui a succédé à Harlay depuis huit mois.

5. L'archiviste E. Labat avait publié en 1844 une brochure sur *l'Hôtel de la Première Présidence, actuellement hôtel de la Préfecture de police*. Depuis lors, l'incendie de mai 1871 a modifié singulièrement toute la partie méridionale des anciens bâtiments qui avaient été primitivement la résidence du bailli du Palais, mais dont M. de Lamoignon avait complété l'ensemble en 1671.

6. Un fils du premier lit, deux ou trois du second, nés en 1700 et 1702, et une fille qui épousera en 1721 le marquis de Fénelon.

7. Charlotte-Henriette le Mairat de Verville, fille d'un conseiller au Grand Conseil, mariée par contrat du 27 décembre 1694 (Arch. nat., Y 264, fol. 487; *Dangeau*, tome V, p. 78), et morte le 13 décembre 1760, à quatre-vingt-quatre ans. Le premier président avait perdu en 1693 une première femme, Mlle du Cosquer.

8. Quelques-uns de ces détails, qui manquent dans l'article de Dangeau, se retrouvent dans les *Mémoires de Sourches* : « On sut que, le premier président du parlement de Paris dînant dans sa maison du Palais avec trois conseillers de grand'chambre qui devoient travailler avec lui de petits commissaires, sa femme avec ses enfants, et un homme qui leur servoit de précepteur, le plancher qu'ils avoient sous

le premier président, que, depuis, il n'a jamais été ce qu'il étoit auparavant.

Retour du duc de Noailles. Villars à Strasbourg. 400 000[#] de brevet de retenue au duc de Tresmes.

Le duc de Noailles, qui, pour consolider son état de commandant et de petit général d'armée[1], s'étoit tenu tant qu'il avoit pu en Roussillon[2], arriva pour servir son quartier de capitaine des gardes[3], et le maréchal de Villars prit congé[4] pour aller passer le reste de l'hiver à Strasbourg[5], avec sa femme, qu'il ne quittoit pas volontiers[6]. En ce même temps, le duc de Tresmes, qui n'avoit point encore de brevet de retenue sur sa charge depuis qu'il[7] l'avoit en titre par la mort de son père[8], en obtint un de quatre cent mille livres[9].

eux avoit fondu tout à coup, mais qu'il n'y avoit eu que le précepteur de blessé, parce que la cave dans laquelle ils étoient tombés n'avoit que six pieds de haut et étoit toute pleine de fagots. »

1. Est-ce avec intention qu'il emploie ce terme de « petit général » particulier à la Pologne (ci-dessus, p. 152)? Il veut plutôt dire que M. de Noailles commandait une armée secondaire.

2. Outre les mentions qui se trouvent dans les deux journaux et dans les gazettes ou dans le *Mercure*, on peut voir les *Mémoires de Noailles*, p. 200-201, les archives du Dépôt de la guerre, vol. 2104-2107, les lettres du duc à Chamillart réunies dans les mss. Fr. 6924 et 6925, une autre imprimée dans le recueil de l'abbé Esnault, tome II, p. 148-150, etc. Le maréchal de Berwick raconte, dans ses *Mémoires*, tome I, p. 378-381, pourquoi il repoussa les offres que M. de Noailles lui fit d'opérer une diversion en entrant en Catalogne.

3. *Dangeau*, p. 26 et 31; *Sourches*, p. 438.

4. Ci-dessus, p. 288-289.

5. *Dangeau*, tome XII, p. 4, 11, 16, 24-25, 34 et 40; *Sourches*, p. 437-438; *Gazette d'Amsterdam*, 1708, n° x.

6. Comme pendant l'hiver 1705-6: tome XIII, p. 88, note 6, et p. 602, Additions et corrections. Sur celui de 1707-8, voyez deux lettres de Mme de Maintenon à Mme des Ursins, dans le tome I du recueil Bossange, p. 175 et 185, et celles de l'abbé Dubois à son maître, dans le recueil Seilhac, tome I, p. 349-350. « C'est trop d'affaires à un général, disait Mme de Maintenon, d'avoir à commander une armée et à garder une belle femme;... je crains que ce voisinage ne lui trouble encore plus la tête de près que de loin. »

7. L'abréviation de *que* corrige *le* ou *la*. — 8. Tome XII, p. 337-338.

9. *Dangeau*, p. 38; *Sourches*, p. 442-443. Ce brevet, du 31 dé-

Retour de M. le duc d'Orléans.

M. le duc d'Orléans arriva d'Espagne le 30 décembre, au lever du Roi, après lequel il demeura longtemps seul avec lui dans son cabinet[1]. La réception du Roi et du monde fut telle que méritoit son heureuse et agréable campagne[2]. Comme il devoit retourner bientôt en ce pays-là, il y avoit laissé presque tous ses équipages. Il en étoit fort content, et on l'y étoit fort de lui. Le duc de Berwick eut ordre de l'y attendre.

1708.

150000 [lt] de brevet de retenue à Chamillart;

L'année 1708[3] commença par les grâces, les fêtes et les plaisirs; on ne verra que trop tôt qu'elle ne continua pas longtemps de même. Chamillart obtint, sur sa charge de l'Ordre[4], cent cinquante mille [livres] de brevet de retenue[5], et le maréchal de Tessé, sur la sienne de Mme la duchesse

cembre, fut porté à cinq cent mille livres le 10 janvier 1712 (Arch. nat., O¹ 51, fol. 178, v°, et O¹ 56, fol. 5).

1. *Dangeau*, p. 40; *Sourches*, p. 445; *Mercure* de janvier 1708, p. 209-215; Chansonnier, ms. Fr. 12 694, p. 143. « Le 30, disent les *Mémoires de Sourches*, le duc d'Orléans arriva à Versailles sur les neuf heures du matin, étant venu nuit et jour de Loches sans s'arrêter. D'abord il alla chez le Roi, qui le reçut dans son cabinet avec tous les agréments possibles, et ensuite il alla voir la duchesse sa femme, avec laquelle il resta deux heures enfermé. »

2. Nous l'avons laissé, dans le tome XIV, p. 431, vainqueur de Lerida, mais obligé de remettre à 1708 le siège de Tortose. Après s'être séparé de Berwick et avoir mis son armée en quartiers d'hiver, il est passé par Madrid, où on lui a donné de nouveau le traitement d'infant et offert des fêtes : *Gazette d'Amsterdam*, n° CIII; *Mercure* de décembre, p. 651-687; lettres de Mme de Maintenon et de Mme des Ursins, tomes I, p. 118, et IV, p. 108, 112, 119, 121-122, 127-128 et 130. En passant par Bayonne, il a eu une conversation, sur Berwick, avec le duc de Gramont, qui l'a transmise au ministre : Dépôt de la guerre, vol. 2052, n° 334. Philippe V avait écrit à son grand-père une lettre de gratitude et de félicitations, le 18 décembre; le Roi répondit après l'arrivée du prince : Dépôt des affaires étrangères, vol. *Espagne* 174, fol. 197 et 206.

3. L'écriture change pour cette nouvelle année.

4. Il était grand trésorier depuis 1706 : tome XIV, p. 101.

5. Le 2 janvier, Dangeau (tome XII, p. 41) dit : deux cent cinquante mille francs. Notre auteur a sans doute mal lu le *Journal*.

de Bourgogne, un[1] autre de deux cent mille[2]. M. de Vendôme procura à son Alberoni[3] trois mille livres de pension[4], à qui nous verrons faire dans quelque temps[5] une fortune et une figure si prodigieuse. L'évêque de Marseille[6], frère du comte du Luc[7], passa à l'archevêché d'Aix[8] : je le remarque parce qu'il devint, longues années après, le triste successeur à Paris du cardinal de Noailles[9]. Le Roi fit à Versailles de magnifiques Rois[10], avec beaucoup de dames, où la cour de Saint-Germain se trouva ; il y eut, après le festin, un grand bal chez le Roi, qui en donna plusieurs

200 000 ᵗᵗ de brevet de retenue au maréchal de Tessé ; 3 000 ᵗᵗ de pension à Alberoni.

Du Luc, évêque de Marseille, passe à Aix.

Rois et force bals à la cour ;

1. *Un* surcharge *200[000]*.

2. Le *Journal de Dangeau* (p. 72) et les *Mémoires de Sourches* (p. 19) ne mentionnent ce don que le 5 février ; voyez le *Mercure* du même mois, p. 248-249.

3. Tome XIII, p. 287-291.

4. *Dangeau*, p. 55 ; *Sourches*, tome XI, p. 9-10 ; ci-après, p. 562.

5. Dans le prochain volume.

6. Charles-Gaspard-Guillaume de Vintimille du Luc, né le 15 novembre 1655, docteur de Sorbonne, évêque de Marseille le 31 mai 1684, archevêque d'Aix en 1708, devint commandeur de l'ordre du Saint-Esprit en 1724, archevêque de Paris en 1729, et mourut le 15 mars 1746. Largillière peignit, en 1708, son portrait, qui fut gravé par Cœlemans, et Rigaud le peignit de nouveau, comme archevêque de Paris, en 1731.

7. Charles-François de Vintimille : tome XII, p. 196.

8. Le 10 février : *Dangeau*, p. 76 ; *Sourches*, p. 20 ; *Mercure* de février, p. 255-257. M. de Cosnac était mort le 21 janvier : ci-dessus, p. 326. M. de Vintimille ne fit son entrée dans sa ville épiscopale que le 4 novembre (*Mercure* du mois, p. 142-143).

9. En 1729 ; mais cela dépasse la date où s'arrêteront les *Mémoires*. M. de Vintimille fut un des plus bouillants défenseurs de la Bulle.

10. *Dangeau*, p. 43-44 ; *Sourches*, tome XI, p. 3-8 ; *Mercure* de janvier (reproduit en note dans le *Journal de Dangeau*), p. 244-288, où il y a une description détaillée du souper et du bal qui suivit. Il a déjà été question de la fête des Rois à la cour dans le tome VIII, p. 14 ; voyez encore Franklin, *Variétés gastronomiques*, p. 164-173, et les *Mémoires de Sourches*, tomes III, p. 343, et VIII, p. 257-258, ou la *Gazette* de 1633, p. 24, qui relève ce fait que le roi de la fève buvait couvert devant le Roi. En 1664, le doyen J. Deslyons avait fait paraître un *Discours ecclésiastique contre le paganisme des Rois de la fève et du Roi boit.*

comédies de Mme du Maine.

parés et masqués tout l'hiver, à Marly et à Versailles[1], où il y en eut aussi chez Monseigneur[2] et dans l'appartement de Mme la duchesse de Bourgogne[3]. Les ministres lui en donnèrent[4], Mme la duchesse du Maine encore, laquelle se donna en spectacle, tout l'hiver, à[5] jouer des comédies à Clagny, en présence de toute la cour et de toute la ville[6]. Mme la duchesse de Bourgogne les alla voir souvent, et M. du Maine, qui en sentoit tout le parfait ridicule, et le poids de l'extrême dépense, ne laissoit pas d'être assis au coin de la porte et d'en faire les honneurs[7].

Duc de Villeroy capitaine des gardes sur la démission de son père. [*Add. St S. 786*]

Le maréchal de Villeroy, fatigué des dégoûts d'une cour où il avoit tant brillé, et où il n'espéroit plus de se pouvoir reprendre[8], flottoit depuis quelque temps dans l'incertitude, sur sa charge, entre le dépit journalier de la faire avec des désagréments continuels, accoutumé de longue main à trouver des distinctions partout, et la crainte du vuide et de l'ennui. Il y avoit longtemps que le duc et la duchesse de Villeroy m'avoient dit qu'il leur en avoit parlé. Ils ne laissoient pas de s'ennuyer de la lenteur de sa résolution, et ils s'en consoloient dans la crainte d'un refus qui deviendroit une exclusion. L'espérance, fondée sur un reste de bonté pour le maréchal, étoit légère après

1. A Versailles, les 16 janvier et 3 février; à Marly, les 21, 23, 25 et 27 janvier, 17, 19 et 21 février.

2. Il n'y eut pas de bal chez Monseigneur, mais seulement des soupers à Meudon, après lesquels Monseigneur emmenait la duchesse de Bourgogne et les dames à l'Opéra de Paris.

3. Le 13 février : *Dangeau*, p. 77; *Sourches*, p. 21.

4. Il y eut bal en masque chez Mme Chamillart, le 8 février (*Dangeau*, p. 74; *Mercure*, p. 304-306). La jeune princesse de Conti en avait aussi offert un à la duchesse de Bourgogne le 30 janvier.

5. Le manuscrit porte *et*, et non *à*.

6. Voyez nos tomes XIII, p. 186, et XIV, p. 298-299. Dangeau parle (p. 107) d'une représentation de *la Mère Coquette*, le 27 mars.

7. Déjà dit dans les mêmes termes en 1707 : tome XIV, p. 298-299. « Héroïne de roman farcie de son théâtre, » dira plus tard Saint-Simon en parlant de la duchesse (tome XVI de 1873, p. 175).

8. Comme une plante remise en terre, ou une blessure se cicatrisant.

tout ce qui s'étoit passé. Le duc de Villeroy, dans toute la faveur de son père, n'avoit jamais cessé de sentir que ses lettres en Hongrie n'étoient point effacées[1]; il ne s'apercevoit pas moins que Mme de Maintenon n'étoit jamais bien revenue pour lui depuis l'affaire de Mme de Caylus[2]. Parmi ces angoisses, le maréchal de Villeroy, qui, depuis quelque temps, ne leur parloit plus de rien, prit enfin sa résolution, et, la veille des Rois, au retour de la messe du Roi, il s'approcha de lui dans son cabinet, pour lui demander à se démettre de sa charge en faveur de son fils. A peine en eut-il commencé la proposition, que le Roi, qui vit d'abord où elle tendoit, l'interrompit, et se hâta de lui accorder sa demande[3], tant il se sentit soulagé de se défaire de lui comme que ce fût, dans une fonction si intime et si continuelle pendant le quartier, et néanmoins si fréquente encore dans les autres quartiers, par mille détails. Ainsi, ce que la faveur du maréchal la plus déclarée n'avoit pu obtenir de lui-même, ce qu'elle n'eût peut-être pas arraché du Roi, avec son goût pour le père et ses anciennes répugnances pour le fils, que les nouvelles n'avoient pas raccommodées, tout céda à la disgrâce du maréchal de Villeroy et à la peine que le Roi avoit à le supporter. Le duc de Villeroy étoit ce jour-là avec Monseigneur, qui couroit le daim au bois de Boulogne[4]. La nouvelle lui fut portée,

1. Voyez l'Addition n° 121, dans notre tome II, p. 408, et ci-dessus, p. 137, 140 et 327. Le duc de Villeroy, alors marquis d'Alincourt, avait été relégué à Thaumiers, en Berry, et n'était rentré en grâce qu'en 1689, après un hiver passé à l'armée.

2. Tomes XII, p. 410-411, et XIV, p. 279 et 310.

3. *Dangeau*, p. 43, avec l'Addition indiquée ci-contre; *Sourches*, p. 3. Il y avait treize ans, jour pour jour, dit Dangeau, que le maréchal avait succédé à M. de Luxembourg. La transmission du bâton à son fils se fit le 14 janvier.

4. Ce n'est pas dans le *Journal de Dangeau* qu'il prend ce détail. — En 1705, pour rendre la chasse plus vive, on avait transporté dans le bois de Boulogne (notre tome XIII, p. 130) des cerfs et des daims de Marly, et ils s'y multiplièrent si bien, qu'en 1733, il fallut en diminuer le nombre pour la sécurité des promeneurs et la conservation des

sans qu'il voulût la croire avant d'en avoir reçu des avis redoublés. Je ne vis jamais des gens si aises que la[1] duchesse de Villeroy et lui, et nous nous rappelâmes avec plaisir ce souper si plein de larmes de la duchesse, et des soupirs de son mari, qui crut ses peines, ses services et sa fortune perdus par le caprice de son père à persévérer de lui défendre de voir Chamillart[2]. La maréchale de Villeroy, avec son bon et sage esprit, fut ravie; mais le maréchal, après avoir joui vingt-quatre heures des compliments de la cour, sentit avec horreur tout son vuide, et qu'il ne tenoit plus à rien. Cette situation lui devint insupportable. Jus-
[Add. St-S. 787] qu'alors il avoit été le roi de Lyon[3]: il se voulut rejeter sur cette partie d'existence[4], et y aller régner; mais ce gouvernement étoit dans le département de Chamillart[5] : il en craignit tout, il chercha à s'en délivrer. Torcy étoit de ses amis[6], qui avoit le Dauphiné dans le sien; il lui proposa de troquer avec Chamillart, qui n'auroit pas bonne grâce de refuser le gouvernement de son gendre[7] pour se conserver les occasions de tourmenter le maréchal dans le sien. Torcy y consentit, Chamillart aussi, et le Roi y donna son approbation, pour éviter les querelles sur Lyon et les importunités qu'il en auroit essuyées[8]. Voilà donc le maréchal en repos; mais, quand, de là, il voulut profiter du troc pour s'en aller à Lyon, la permission lui en fut refusée : ce[9] qui renouvela et combla ses désespoirs.

arbres (*Dangeau*, tome X, p. 484, 486 et 490; *Revue rétrospective*, 2e série, tome V, p. 179).

1. *Que la* surcharge un *d* dans le manuscrit.
2. Tome XIV, p. 303 et 310.
3. Tomes VI, p. 322-323, et XIII, p. 258-259.
4. *Existance*, dans le manuscrit.
5. La répartition des provinces entre les quatre secrétaires d'État a été expliquée dans notre tome IV, p. 254, note 2.
6. Lettre de Mme des Ursins à Mme de Maintenon, janvier 1708.
7. Le duc de la Feuillade.
8. *Dangeau*, 1er mars 1708, p. 89, avec l'Addition n° 787; *Sourches*, 26 février, p. 31, avec les mêmes explications que nous avons ici.
9. *Ce* a été ajouté en interligne.

Ce fut en ce temps-ci que M. de Vaudémont obtint la souveraineté sur Commercy[1], et la préséance en Lorraine sur tous ceux de cette maison, qui le brouilla avec eux sans retour, comme je l'ai raconté d'avance[2]. Il eut en même temps à Versailles le petit logement que la mort du marquis de Thiange laissa vacant[3].

Vaudémont souverain de Commercy, etc.

Thiange étoit Damas[4] et de grande naissance[5], fort brave, avec de l'esprit et des lettres, beaucoup d'honneur et de probité[6], mais si particulier, si singulier, qu'il vécut toujours à part, et ne tira aucun parti de se trouver fils de[7] la sœur de Mme de Montespan, et d'une sœur par elle-même si bien avec le Roi, et si grandement distinguée tant qu'elle a vécu[8]. Elle n'étoit morte

Mort du marquis de Thiange son caractère; courte disgression sur sa mère. [*Add S^t^S. 788 et 789.*]

1. Ci-dessus, p. 39-42.
2. Ci-dessus, p. 55-56; *Dangeau*, tome XII, p. 52, 57 et 70.
3. « Le Roi a donné à M. de Vaudémont le logement qu'avoit ici M. de Thiange. Il est petit; mais il est commode parce qu'il est en bas. » (*Dangeau*, p. 55.) Il s'agit sans doute du logement que les Thiange avaient hérité de leur oncle l'archevêque de Paris, en 1695 (*Dangeau*, tome V, p. 264). — C'est au cours de cette même année 1708 que M. de Vaudémont fit faire des copies, par Rigaud, des portraits du Roi, de Philippe V et de Monseigneur, la première pour cinq cents livres, les autres pour cent cinquante chacune.
5. Claude-Philibert Damas : tomes I, p. 237, et X, p. 149. Il mourut à Bougon, auprès de Nantes, le 4 janvier 1708, âgé de quarante-quatre ans (*Dangeau*, tome XII, p. 54; *Sourches*, tome XI, p. 9; *Gazette d'Amsterdam*, n° x; *Mercure* de mars, p. 78-82; *Lettres de Mme de Maintenon à la princesse des Ursins*, tome I, p. 213).
5. Tome X, p. 146.
6. « Brave et digne homme, dit Madame, quoiqu'il eût une mère bien méchante, une vraie diablesse » (recueil Brunet, tome II, p. 236). Depuis 1705, sa santé l'obligeait à ne servir qu'en Bretagne, sous M. de Châteaurenault.
7. Les mots *fils de* surchargent *neveu*.
8. Voyez ce que Mme Scarron écrivait en 1671 et en 1681 (recueil Geffroy, tome I, p. 27-29, 130-131 et 178), et la lettre du 26 juillet 1676 où Mme de Sévigné raconte avoir vu le Roi en calèche avec Mme de Montespan, Monsieur, Mme de Thiange, et la bonne Heudicourt sur le strapontin. Fine lettrée, Mme de Thiange faisait jouer la comédie ou l'opéra pour le Roi, et celui-ci aimait à la convoquer aux lectures de

qu'en 1693[1], dans un magnifique logement de plain-pied et contigu à celui de Monseigneur, où les enfants du Roi et de sa sœur, qui l'aimoient et la craignoient, la visitoient continuellement, ainsi que tout ce qui étoit de plus distingué à la cour[2]. Monsieur y alloit souvent, et il n'y avoit point de ministre qui ne comptât avec elle. Tout jeune que j'étois alors, j'étois admis chez elle avec bonté, par la parenté et l'amitié de ma mère[3]. Je me souviens qu'elle étoit au fonds de son cabinet, d'où elle ne partoit pour personne, et même ne se levoit guères. Elle avoit les yeux fort chassieux, avec du taffetas vert dessus, et une grande bavette de linge qui lui prenoit sous le menton. Ce n'étoit pas sans besoin : elle bavoit sans cesse et fort abondamment. Dans cet équipage, elle sembloit, à son air et à ses manières, la Reine du monde. Et, tous les soirs, avec sa bavette et son taffetas vert, elle se faisoit porter en chaise[4] au haut du petit escalier du Roi[5], entroit dans ses cabinets, et y étoit avec lui et sa famille, assise dans un fauteuil, depuis la fin du souper jusqu'au coucher du Roi[6]. On prétendoit qu'elle avoit en-

Racine et de Boileau. D'ailleurs, la » chambre du Sublime » qu'elle fit faire pour les étrennes du petit duc du Maine, en 1675, avec des vers de sa façon et de celle de Mme de la Fayette, témoigne en faveur de ses goûts. On ne saurait, non plus, oublier qu'elle arracha au Roi l'approbation de l'élection de J. de la Fontaine à l'Académie française, et que l'épître xv lui fut adressée par le poète en 1675. Son oraison funèbre fut prononcée par le P. Archange (Cenami), capucin. Le *Mercure* de septembre 1693, p. 255-261, fit aussi l'éloge de sa charité et de son austérité. Elle ne voulut pas de monument, ni d'épitaphe sur sa tombe, dans le chœur du couvent de Picpus.

1. Tome X, p. 147-149.

2. Additions au *Journal de Dangeau*, tomes III, p. 301, et XVI, p. 51. — En son beau temps, elle avait habité l'hôtel d'Avaux, rue Sainte-Avoye.

3. Ci-dessus, p. 100. — 4. Comme M. de Vaudémont, ci-dessus, p. 44.

5. C'est par ce petit escalier, aujourd'hui le cabinet des Chasses n° 128, que les personnages venus *incognito* montaient chez le Roi (*Dangeau*, tome XIII, p. 109 et 112).

6. *Dangeau*, tomes I, p. 424, et IV, p. 359, avec l'Addition n° 789, indiquée ci-dessus.

core plus d'esprit que Mme de Montespan, et plus méchante[1]. Là, elle tenoit le dé, et disputoit, et souvent aigrement, contre le Roi, qui aimoit à l'agacer[2]. Avec des choses fort plaisantes, elle étoit impérieuse et glorieuse au dernier point. Elle vantoit toujours sa maison[3] au Roi, en effet grande et ancienne[4], et le Roi, pour la piquer, la rabaissoit toujours[5]. Quelquefois, de colère, elle lui disoit des injures, et, plus le Roi en rioit, plus sa furie augmentoit. Un jour, étant là-dessus, le Roi lui dit qu'avec toutes ses grandeurs, elle n'en avoit aucune de celles de la maison de Montmorency, ni connétables, ni grands maîtres[6], etc. « Cela est plaisant! répondit-elle; c'est que ces Messieurs-là d'auprès de Paris étoient trop heureux d'être à vous autres Rois, tandis que nous, rois dans nos provinces, nous avions aussi nos grands officiers comme eux, des gentilshommes d'autour de nous. » C'étoit la personne du monde qui demeuroit le moins court, qui s'em-

1. D'après Mme de Caylus, elle était dénigrante et moqueuse, mais avec beaucoup d'éloquence, et sans rien de mauvais dans le cœur. Devenue une masse de chair, elle n'en resta pas moins galante, glorieuse et médisante, dit le Chansonnier (ms. Fr. 12688, p. 276 et 282).

2. Elle se disputait aussi avec sa sœur.

3. Nous avons déjà dit l'antiquité de cette maison (tome III, p. 145) et cité (tome X, p. 148, note) l'ouvrage du général comte de Rochechouart.

4. Les généalogistes font remonter la maison de Rochechouart jusqu'au commencement du onzième siècle, en la rattachant aux anciens vicomtes de Limoges.

5. Elle était folle sur deux chapitres, dit Mme de Caylus, sa personne, et sa naissance : « Pour sa personne, comme pour son esprit, elle s'imaginoit que c'étoit le produit le plus parfait de sa naissance supérieure et du rang qu'elle occupoit au-dessus des mortels. » Aussi ne pouvait-elle comprendre que Mlle de Blois, issue d'une Mortemart sa sœur, ne fût pas la perfection pour cela même.

6. Mathieu Ier, connétable sous Louis le Jeune, et Mathieu II sous Philippe-Auguste; Anne, grand maître, connétable, duc et pair sous François Ier, et son fils Henri sous Henri IV; Mathieu IV, amiral et grand chambellan de Philippe le Hardi et de Philippe le Bel; Charles, maréchal de France en 1344, François en 1559, Henri II en 1630, etc.

barrassoit le moins, et qui, très souvent, embarrassoit le plus la compagnie. Elle ne sortoit presque jamais de Versailles, si ce n'étoit pour aller voir Mme de Montespan. M. de la Rochefoucauld étoit son ami intime[1], et Mademoiselle aussi[2]. Toutes deux étoient fort propres pour leur manger. Le Roi prenoit plaisir à leur faire mettre des cheveux dans du beurre et dans des tourtes, et à leur faire d'autres vilenies pareilles : elles se mettoient à crier et à vomir, et lui à rire de tout son cœur; Mme de Thiange vouloit s'en aller, chantoit pouille au Roi, mais sans mesure, et quelquefois, à travers la table, faisoit mine de lui jeter ces saletés[3] au nez[4]. Elle fut de toutes les parties et de tous les voyages tant qu'elle le voulut bien, et le Roi l'en pressa souvent depuis que sa santé l'eut[5] rendue plus sédentaire[6]. Elle parloit aux enfants de sa sœur avec un ton et une autorité de plus que tante, et eux avec elle dans les recherches et les respects. Elle avoit été belle, mais non comme ses sœurs[7]. Elle étoit mère de Mme de Nevers[8] et

1. Notre tome V, p. 123. Aussi n'admettait-elle que cette seule maison de comparable aux Mortemart, et elles s'étaient souvent alliées.

2. Mademoiselle fit son portrait à Lyon en novembre 1658 (*Galerie de Mademoiselle*, p. 501-503), et parle souvent d'elle dans ses *Mémoires*, notamment tome III, p. 8, 12 et 13. Dans le portrait en question, elle la fait s'exprimer ainsi : « Je puis dire sans vanité que je suis princesse, et la quantité de souverains dont je suis descendue en font foi;... je dirai seulement que les alliances de ma maison avec celles des ducs de Guyenne, des comtes de Limousin et de Poitiers me laissent assez croire que je suis descendue de Rosanire, fille de Policandre roi des Pictes. Jugez, après cela, si j'ai bon air, et si je l'ai haut.... »

3. Il a écrit : *saltés*.

4. Comparez les anecdotes de Lassay rapportées dans les *Mémoires de Luynes*, tome II, p. 244.

5. Il a écrit : *l'eust*, au subjonctif.

6. Elle était devenue dévote vers 1674 sous l'influence de Tréville et de Mme de Sablé, et surtout en 1683, en même temps que sa sœur et que le Roi; mais Mme de Sévigné (*Lettres*, tome III, p. 346-347) cite des traits plaisants de cette dévotion subite.

7. Voyez ce que disaient d'elle la Fontaine, Benserade, Bussy, etc.

8. Diane-Gabrielle Damas de Thiange : tome X, p. 147.

de Mme Sforze[1], et du marquis de Thiange, duquel elle ne fit jamais grand cas[2]. Il étoit menin de Monseigneur, lieutenant général[3], et, depuis longtemps, fort homme de bien[4]. Il ne laissa point d'enfants de la nièce[5] de l'archevêque de Paris Harlay[6], personne fort extraordinaire, qui, avec de la beauté, ne fit jamais parler d'elle, et qui avoit passé longues années fille d'honneur de Mademoiselle, avec qui elle se querelloit souvent[7].

1. Tome V, p. 43. — 2. Elle avait perdu un fils à l'âge de six mois.

3. Depuis octobre 1704 : *Chronologie militaire*, tome IV, p. 555-556. Son commandement de Saint-Malo fut donné à M. de Vibraye, comme récompense du voyage d'Écosse.

4. Les *Mémoires de Sourches* (tome X, p. 252) rapportent un compliment que lui fit le Roi en janvier 1707.

5. Anne-Philippe-Geneviève-Françoise de Harlay de Bréval, mariée par le duc du Maine et Mme de Montespan au marquis de Thiange, le 2 mars 1695 (minute du contrat conservée dans l'étude de Me Cocteau), mourut à Paris le 9 avril 1728, à soixante-trois ans. — Saint-Simon ne dit pas, quoiqu'il l'eût mentionné dans sa première notice THIANGE (notre tome X, p. 501) et que cela fût dans le *Journal de Dangeau*, que le marquis était veuf, depuis le mois de juillet 1686, d'Anne de la Chapelle, demoiselle de la Rochegiffart, riche héritière de Bretagne qu'il avait épousée le 3 novembre 1685 (contrat du 31 octobre, transcrit dans le registre Y 248, fol. 289 v°), après avoir refusé la fille du marquis de Vardes (*Lettres de Mme de Sévigné*, tome V, p. 459). On trouvera ci-après, appendice XII, une lettre du duc du Maine au premier président Harlay sur le second mariage. Le duc de Luynes prétend (*Mémoires*, tome XI, p. 166, note) que, le soir de ces noces, M. de Thiange supplia sa nouvelle femme de prendre un breuvage où il avait infusé le cœur de la première réduit en poudre, et qu'elle y consentit; mais, d'autre part, le *Mercure* de juillet 1709, p. 152-165, raconte que, sur l'ordre de M. de Thiange, on réunit son cœur dans une même urne, avec celui d'Anne de la Rochegiffart, et, par cela même, le récit du duc de Luynes est infirmé.

6. Elle était fille de son frère aîné, François-Bonaventure de Harlay, marquis de Bréval, et cette terre lui revint à la mort des deux Champvallon.

7. Quoiqu'elle eût été élevée chez cette princesse, comme l'atteste le *Mercure* de juillet 1677, p. 150-151, il n'est point question d'elle dans les *Mémoires de Mademoiselle*, ou du moins dans la table de l'édition Chéruel.

Mariage de Seignelay et de Mlle de Fürstenberg.

Seignelay[1] épousa une fille de la princesse de Fürstenberg[2], avec peu de bien, mais trop pour une si grande alliance[3]. A la mort de son père, ministre et secrétaire d'État, il avoit eu, en payant gros, la survivance de la charge de maître de la garde-robe du Roi[4] de la Salle[5], qui n'étoit point marié[6], et qui avoit très peu ou point de bien[7].

Vilenies des serments chez le Roi. [*Add. St-S. 790*]

Le comte d'Évreux, qui n'avoit pas encore prêté son serment de colonel général de la cavalerie[8], le prêta les premiers jours de cette année[9], et encourut l'indignation

1. Marie-Jean-Baptiste Colbert : tome VI, p. 390.

2. Marie-Louise-Maurice, troisième fille d'Antoine-Égon, prince de Fürstenberg, et de Marie de Ligny (notre tome IV, p. 112), fut mariée le 10 janvier 1708, et mourut le 16 mars 1749, à soixante ou soixante-trois ans.

3. *Dangeau*, p. 41, 42, 54-55; *Sourches*, p. 9; *Mercure* de janvier, p. 299-304; *Gazette d'Amsterdam*, n° v. Il avait été question d'un mariage entre ce Seignelay et une fille de Chamillart, en décembre 1700 : notre tome IX, p. 313, note 4.

4. Tome V, p. 118.

5. Louis de Caillebot, marquis de la Salle, bailli et gouverneur de Châteauneuf-en-Thimerais, sous-lieutenant des chevau-légers de la garde (1674), eut en 1679 la charge de maître de la garde-robe, le collier du Saint-Esprit en 1688, un justaucorps à brevet en 1691, puis se retira dans ses terres, et ne mourut que le 7 décembre 1728, à quatre-vingt-trois ans. C'est en 1690 que MM. de Beauvillier et de Chevreuse avaient traité avec lui de la survivance de la garde-robe pour leur neveu Seignelay, sur le pied de cent mille écus; en 1700, il offrit d'abandonner la jouissance moyennant une autre pareille somme, sans que la famille du jeune marquis y consentît, et, comme celui-ci mourut prématurément, M. de la Salle, libre de toute attache, put vendre à M. de Maillebois en 1712 (*Dangeau*, tome III, p. 246; *Sourches*, tome VI, p. 223-225).

6. Il ne se mariera qu'en octobre 1712, à soixante-six ans, avec une jeune fille de vingt ans.

7. Notre auteur racontera bien plus longuement en 1712 (éd. 1873, tome IX, p. 369-373) quel était ce personnage, son voisin à la Ferté-Vidame, et comment on l'avait poussé à la garde-robe.

8. Nous l'avons vu, en 1703, succéder dans cette charge à son oncle le comte d'Auvergne : tome XI, p. 58-61.

9. Le 16 janvier : *Dangeau*, p. 60-61.

des valets de la chambre. La monopole[1] des serments étoit toujours allée croissant[2] : d'une libéralité légère à ceux qui prennent et rendent l'épée et le chapeau[3], cela s'étoit[4] tourné en droit par l'usage, et le droit avoit toujours grossi par la sottise des uns et l'intérêt des autres. Depuis plusieurs années, il y en avoit quantité montés à sept et à huit mille livres[5]. Il ne falloit pas se brouiller avec des valets que le Roi croyoit et aimoit mieux que personne, sans exception d'aucuns, si ce n'étoit de ses bâtards, et qui, par la fréquence des heures rompues[6] qu'ils passoient seuls avec le Roi tous les jours, pouvoient quelquefois servir, mais incomparablement plus nuire, et qui ont bien

1. Le *Dictionnaire de l'Académie* de 1718 fait *monopole* du masculin, ainsi que tous les autres lexiques, et cependant notre auteur l'a employé au féminin, non seulement ici, mais dans l'Addition indiquée ci-contre, et encore dans la suite des *Mémoires*, tome VI, p. 113 et 414.

2. Sur la manière dont se prêtaient les serments de fidélité au Roi, on peut voir l'*État de la France* de 1698, tome I, p. 274-279, les *Mémoires de Sourches*, tome VIII, p. 368, et les *Mémoires de Luynes*, tomes II, p. 12, et XV, p. 416.

3. Comme dans le serment de fidélité du vassal faisant hommage au Roi : tome VI, p. 394-395.

4. Par mégarde, il a écrit : *c'estoit*.

5. Et encore plus. Il a déjà été parlé de ces droits énormes dans notre tome I, p. 115-116. Le comte de Toulouse, comme amiral et gouverneur de Guyenne, donna deux mille louis d'or (*Sourches*, tome IV, p. 412, note). En 1703, le serment des dix maréchaux valut cinq mille louis aux huissiers (*Lettres de Madame*, recueil Jaeglé, tome I, p. 280). En 1710, prêtant serment de grand maître et de gouverneur de Bourgogne, le duc de Bourbon paya vingt-cinq mille livres, dont dix-huit mille pour les quatre premiers valets de chambre (*Sourches*, tome XII, p. 177). Voyez encore le *Journal de Dangeau*, tomes I, p. 200, et VII, p. 122, les *Mémoires de Sourches*, tomes IV, p. 30, VI, p. 111, XI, p. 65, et les *Mémoires de Luynes*, tomes III, p. 146, VIII, p. 195, note 2, XIII, p. 149, XIV, p. 379, et XV, p. 416. Les gants et les épées des hommes, les bracelets des dames appartenaient de droit aux huissiers du cabinet (*Luynes*, tome X, p. 343-344).

6. A intervalles non réglés, ni prévus : comparez notre tome II, p. 372, note 5. Il y a analogie avec les locutions *nombres rompus et bâtons rompus*.

rompu des fortunes. Le comte d'Évreux paya en argent blanc[1] : ils s'offensèrent, ils dirent qu'ils ne recevoient qu'en or, et firent grand vacarme[2].

Chamillart, fort languissant, songe à se soulager et à marier son fils. Réflexions importantes sur les choix

On a vu ci-devant, en plus d'un endroit[3], combien Chamillart, accablé sous le poids des affaires, desiroit d'être déchargé des finances, qui, de jour en jour, devenoient plus difficiles. A la fin, sa santé y succomba. Les vapeurs lui firent traîner une vie languissante qui ressembloit à une longue mort[4] : une petite fièvre fréquente, un abattement universel, presque aucuns aliments indifférents, le travail infiniment pénible, des besoins de lit et de sommeil à des heures bizarres ; en un mot, un homme à bout, et qui se consumoit peu à peu. Dans ce triste état, qui le forçoit souvent à manquer des conseils[5], et quelquefois son travail avec le Roi, il se sentit pressé de se décharger du détail du Trésor royal[6]. Ce ne pouvoit être qu'entre les mains d'un des deux directeurs des finances[7]. Armenonville, avec de l'esprit, de la douceur, de la capacité et de l'expérience, même avec du monde, ne s'étoit pu défaire d'une fatuité qu'une fortune prématurée donne aux gens de peu, et il avoit quelquefois hasardé jusqu'à des airs d'indépendance, dont Chamillart l'avoit fait repentir[8]. Le choix tomba donc sur Desmaretz[9]. Quoique cette nou-

1. En monnaie d'argent, par opposition aux louis et pistoles d'or.

2. C'est Dangeau qui raconte cela, p. 61. Le 17 avril suivant, M. de Berwick ayant prêté serment comme maréchal, ne put en faire autant comme gouverneur du Limousin, parce qu'il n'avait plus assez d'argent, dit l'annotateur des *Mémoires de Sourches*, tome XI, p. 65.

3. En dernier lieu, tome XIV, p. 247, note 6, et p. 313-315.

4. Rhumastismes et vapeurs, disent les contemporains.

5. *Sourches*, p. 21, 24, 25, 40 et 41.

6. *Dangeau*, p. 75 et 77-80, février 1708.

7. Créés en juin 1701 : tome IX, p. 17-18.

8. Voyez ce qui a déjà été dit de lui dans nos tomes IV, p. 271, IX, p. 17, XI, p. 256. Il n'était « bon à rien, » selon Mme de Maintenon.

9. Dangeau dit, le 21 janvier (p. 64) : « M. de Chamillart se reposera sur M. Desmaretz de beaucoup de petits détails de finances, surtout pour ce qui regarde l'extraordinaire des guerres. » Nous avons

velle confiance ne fût rien en effet qu'une augmentation de travail, comme il s'en expliqua lui-même, on pressentit dès lors son élévation, et on s'empressa chez lui comme si déjà il eût été déclaré contrôleur général[1]. Chamillart, instruit par l'affoiblissement de sa[2] santé, songeoit en même temps à solider[3] son fils dans sa charge[4] par une alliance qui pût l'y soutenir. Les Noailles, ancrés partout par leurs filles[5], en vouloient mettre une dans cette maison toute-puissante, pour tenir tout : ils y travailloient, et Mme de Maintenon se laissoit entendre que ce mariage lui seroit fort agréable; mais la famille de Chamillart y répugnoit. Il s'étoit mis, dans la cour de Mme la duchesse de Bourgogne, une jalousie entre les filles de Chamillart et les Noailles, qui, de la part des premières, alloit jusqu'à l'antipathie[6]. Gâtées comme elles l'étoient par une prodigieuse fortune, et non moins encore par père et mère, elles ne se contraignoient pas, et se croyoient tout permis. La duchesse de Lorge[7] étoit fort au gré de Mme la duchesse de Bourgogne; elle étoit souvent admise[8] en des confidences : c'étoit moissonner le champ de la maréchale d'Estrées[9], et un peu dans celui de ses jeunes sœurs; c'en étoit plus qu'il ne falloit pour qu'elles ne pussent se souf-

vu qu'on était parvenu, en 1703, à faire agréer Desmaretz comme directeur (tome XI, p. 252-257).

1. Ci-après, p. 375 et suivantes. — 2. *Sa* est répété deux fois.

3. Le *Dictionnaire de l'Académie* de 1718 ne donne pas cet équivalent de solidifier, consolider; cependant nous le retrouverons dans la suite des *Mémoires*, tome VI de 1873, p. 361.

4. Michel II Chamillart (nos tomes VI, p. 302, et XIV, p. 247-249), qui prendra le titre de marquis de Cany en se mariant (ci-après, p. 370 et 388), a la survivance de secrétaire d'État depuis 1707, et est entré en fonctions le 5 janvier 1708 (*les Correspondants de la marquise de Balleroy*, tome I, p. 22-23).

5. Nous venons de voir l'avant-dernière épouser le fils de d'Antin (tome XIV, p. 261-262); deux autres s'étaient mariées en 1698 au comte d'Estrées et au marquis de la Vallière.

6. Il écrit : *antipatie*. — 7. Élisabeth-Geneviève-Thérèse Chamillart.

8. Le *d* surcharge peut-être *en*. — 9. Lucie-Félicité de Noailles.

frir. Mme Chamillart, ardente à conserver l'air de gouverner chez elle[1], quelque peu et quelque mal qu'elle y gouvernât, craignoit le joug des Noailles; son mari, qui l'éprouvoit souvent, le redoutoit bien plus encore : il s'éloignoit donc beaucoup de leur donner toutes sortes de droits chez lui en prenant leur fille[2] pour son fils. Le Roi même, qui les appréhendoit souvent, n'avoit pas paru[3] de goût pour cette affaire. Pour moi, qui voyois tout ce qu'il y avoit à voir sur la santé de ce ministre, sur les calamités de son administration, sur les cabales naissantes, sur son peu de précaution fondée sur une excessive confiance, je ne cessois d'inculquer[4] à ses filles l'alliance des Noailles, qui, par elle-même infiniment honorable aux Chamillarts, étoit la seule qui embrassât toutes les cours et tous les âges, et qui, par conséquent, fût un soutien pour tous les temps : elle fixoit Mme de Maintenon par la considération du duc de Noailles[5], elle dont les changements de goût avoient été si funestes à des gens avec qui elle avoit été autant ou plus intimement unie, et plus longuement, qu'avec Chamillart; Monseigneur, pour d'autres temps, leur étoit assuré par tous ses entours; Mlle Choin, à qui les Noailles faisoient une cour servile, les ménageoit à cause de Mme de Maintenon, dont ils étoient le canal de communication avec elle; Madame la Duchesse, déjà leur amie, et d'Antin[6], d'un autre côté; d'un troisième, la Vallière[7], et Mme la

1. Voyez nos tomes VI, p. 301-302, et IX, p. 7. Elle donna encore un grand bal, pour la duchesse de Bourgogne, le 8 février 1708 : ci-dessus, p. 350, note 4.

2. Marie-Émilie (tome XI, p. 64), qui épousera en 1713 le fils du maréchal de Châteaurenault. Il y avait encore, après elle, deux autres filles, nées en 1691 et en 1695.

3. Au sens de faire paraître : tome VI, p. 227.

4. Il écrit : *inqulquer*.

5. Qui avait épousé sa nièce, Françoise d'Aubigné.

6. Dont le fils Gondrin vient d'épouser une Noailles.

7. Marié depuis dix ans à une Noailles qui vient d'être faite dame du palais : tome XIV, p. 261.

princesse de Conti, quelque peu considérable qu'elle fût devenue. Enfin les liens secrets qui attachoient ensemble Mme la duchesse de Bourgogne et les jeunes Noailles, ses dames du palais[1], répondoient de cette princesse pour le présent et pour le futur, et, par eux-mêmes auprès de Mgr le duc de Bourgogne, ils étoient sûrs des ducs de Chevreuse et de Beauvillier. Ils y gagnoient encore la duchesse de Guiche[2], dont l'esprit, le manège et la conduite avoit tant de poids dans sa famille, chez Mme de Maintenon, et auprès du Roi même, et qui imposoit tant à la cour et au monde[3]. Je n'avois avec aucun des Noailles nulle[4] sorte de liaison, sinon assez superficiellement avec la maréchale, qui ne m'en avoit jamais parlé; mais je croyois voir tout là pour les Chamillarts, et c'étoit ce qui m'engageoit à y exhorter les filles, et ceux de leur plus intime famille qui pouvoient être consultés. Le[5] duc de Beauvillier étoit ami intime de Chamillart[6]; il pouvoit beaucoup sur lui, mais non assez pour le ramener sur des choses qu'il estimoit capitales au bien de l'État. Il espéra vaincre cette opiniâtreté en se l'attachant de plus en plus par les liens d'une proche alliance. Je n'entreprendrai pas de justifier la justesse de la pensée, mais la pureté de l'intention, parce qu'elle m'a été parfaitement connue. Lui et la duchesse sa femme, qui ne pensèrent jamais différemment l'un de l'autre, prirent donc le dessein de faire le mariage de la fille de la duchesse de Mortemart[7], qui

1. Mmes de la Vallière et d'Estrées.
2. L'aînée de toutes : tome XII, p. 302.
3. Comparez le portrait donné d'elle en 1704, tome XII, p. 302-303.
4. *Nulle* est en interligne, au-dessus d'*aucune*, biffé.
5. Ici, changement de plume.
6. Tome XI, p. 253-255.
7. Marie-Françoise de Rochechouart, née le 1er janvier 1686, qui va épouser le marquis de Cany, devint veuve en 1716, et se remaria, le 10 décembre 1722, avec Louis-Jean-Charles de Talleyrand-Périgord, prince de Chalais. Dame du palais de la Reine en 1725, elle démissionna en 1740 en faveur de sa fille, et ne mourut qu'en janvier 1771.

n'avoit aucun bien[1], qui étoit auprès de sa mère, et ne vouloit point être religieuse. Au premier mot qu'ils en touchèrent à la duchesse de Mortemart, elle bondit de colère, et sa fille y sentit tant d'aversion, que, plus d'une année avant qu'il se fît, la marquise de Charost[2], fort initiée avec eux, lui ayant demandé sa protection, en riant, lorsqu'elle seroit dans la faveur, pour la sonder là-dessus : « Et moi la vôtre, lui répondit-elle, lorsque, par quelques revers, je serai redevenue bourgeoise de Paris. » M. et Mme de Chevreuse, quoique si intimement uns avec M. et Mme de Beauvillier, car unis est trop peu dire, rejetèrent tellement cette idée, qu'ils ne furent plus consultés : je l'ai su d'eux-mêmes, et, de la duchesse de Mortemart, que, si sa fille l'eût voulu croire, jamais ce mariage ne se seroit fait. De tout cela je compris que M. et Mme de Beauvillier, résolus d'en venir à bout, gagnèrent enfin leur nièce, et que, sûrs de leur autorité sur Mme de Mortemart et sur le duc et la duchesse de Chevreuse, ils poussèrent leur pointe vers les Chamillarts, qui, peu enclins aux Noailles, ne trouvoient point ailleurs de quoi se satisfaire, [et] saisirent avidement les suggestions qui leur furent faites. Une haute naissance, avec des alliances si proches de gens si grandement établis, flatta leur vanité; un goût naturel d'union, qu'ils voyoient si grande dans toute cette parenté, les toucha fort aussi. Une raison secrète fut peut-être la plus

1. Voici ce que Desmaretz, alors directeur des finances, écrivait au prévôt des marchands de Paris, le 29 septembre 1707 : « Je suis obligé de vous écrire pour la capitation de Mlle de Mortemart, et de vous dire qu'elle n'a aucun bien, qu'elle ne subsiste que des bienfaits de Mme la duchesse de Mortemart, sa mère, et qu'il seroit de la justice de réduire sa capitation sur un très bas pied. » Saint-Simon dira (tome VI de 1873, p. 268), en parlant des Mortemart, que « ces Messieurs-là se ruinoient régulièrement de père en fils. » Nous voyons dans Dangeau (tome XII, p. 34) qu'on ne sut pas quelle dot aurait Mlle de Mortemart, tandis que son futur époux devait recevoir soixante mille livres de rente; mais le Roi lui assura dix mille livres de pension (O^1 52, fol. 4 v°).

2. Marie Brûlart (tome XII, p. 335), qui se remariera avec le duc de Luynes auteur des *Mémoires*.

puissante à déterminer Chamillart; en effet, elle étoit très spécieuse à qui n'envisageoit point les contredits. Personne ne sentoit mieux que lui-même l'essentielle incompatibilité de ses deux charges et l'impossibilité de les conserver toutes deux : il périssoit sous le faix, et avec lui toutes les affaires[1]. Il ne vouloit[2], ni ne pouvoit quitter celle de la guerre; mais, étant redevable du sommet[3] de son élévation aux finances, il comprenoit mieux que personne qu'elles emporteroient avec elles toute la faveur et la confiance, et combien il lui importoit, en les quittant, de s'en faire[4] une créature reconnoissante qui l'aidât, non un ennemi qui cherchât à le perdre, et qui en auroit bientôt tout le crédit. Le comble de la politique lui parut donc consister dans la justesse de ce choix, et il crut faire un chef-d'œuvre en faisant tomber les finances sur un sujet de soi-même peu agréable au Roi, et, par là, peu à portée de lui nuire de longtemps, il se le liât[5] encore par des chaînes si fortes qu'il lui en ôtât le vouloir et le pouvoir. La personne de Desmaretz lui parut faite exprès pour remplir toutes ces vues. Proscrit avec ignominie à la mort de Colbert son oncle, revenu à Paris à grand peine après vingt ans d'exil[6], suspect jusque par sa capacité et ses lumières; silence imposé sur lui à Pontchartrain[7], contrôleur général, qui n'obtint qu'à peine de s'en servir tacitement, dans l'obscurité, et comme sans aveu ni permission[8]; la bouche

1. Voyez ci-après, Additions et corrections, p. 613-614, quelques fragments de lettres de lui.

2. *Vouloit* surcharge *pouv*[*oit*], effacé du doigt.

3. Au sens de comble.

4. De se faire de son successeur dans ce département.

5. Construction vicieuse, pour *s'il se le lioit*.

6. Tome VII, p. 135-137 et appendice XI. Nous avons vu là qu'il n'y avait pas eu exil, en réalité, pendant vingt ans.

7. Même appendice, p. 576-589; comparez la suite des *Mémoires*, tome X, p. 417.

8. En fait, la situation fut la même avec Chamillart pendant ses trois ou quatre premières années.

fermée sur lui à[1] tous ses parents en place, qui l'aimoient; poulié[2] à force de bras et de besoins par Chamillart, mais par degrés jusqu'à celui de directeur des finances[3], mal reçu même alors du Roi[4], qui ne put s'accoutumer à lui tant qu'il fut dans cette place, redevable de tout à Chamillart : c'étoit bien l'homme tout tel que Chamillart pouvoit desirer. Restoit de l'enchaîner à lui par d'autres liens encore que ceux de la reconnoissance, si souvent trop foibles pour les hommes; et c'est ce qu'opéroit le mariage de Mlle de Mortemart, qui rendroit encore les ducs de Chevreuse et de Beauvillier témoins et modérateurs[5] de la conduite de Desmaretz, si proche de tous les trois[6], et si étroitement uni et attaché aux deux ducs. Tant de vues si sages et si difficiles à concilier, remplies avec tant de justesse, parurent à Chamillart un coup de maître; mais il en falloit peser les contredits, et comparer le tout ensemble. Il ne tint pas à moi de les faire tous sentir, et je prévis aisément, par la connoissance de la cour et des personnages, le mécompte du duc de Beauvillier et de Chamillart. Celui-ci étoit trop prévenu de soi, trop plein de ses lumières, trop attaché à son sens, trop confiant, pour être capable de prendre en rien les impressions d'autrui. Je ne crus donc pas un moment que l'alliance acquît sur lui, au duc de Beauvillier, le plus petit grain de déférence, ni d'autorité nouvelle[7]; je ne crus pas un instant que Mme de Maintenon, indépendamment même de son desir pour les Noailles, pût jamais s'accommoder de ce mariage. Sa haine pour Monsieur de Cambray étoit aussi vive que dans le fort de son affaire; son esprit et ses appuis le faisoient tellement redouter à ceux qui l'avoient renversé, et qui

1. La préposition *à* est en interligne, au-dessus de *par*, biffé.

2. Tome XIV, p. 168. — 3. Tome XI, p. 255-256. — 4. *Ibidem*, p. 245.

5. Substantif déjà relevé, aux deux genres, dans nos tomes XI, p. 240, et XIV, p. 333.

6. Fils d'une sœur de Colbert, et ainsi cousin germain des trois duchesses.

7. Ci-dessus, p. 363.

possédoient Mme de Maintenon toute entière, que, dans la frayeur d'un retour, ils tenoient sans cesse sa haine en haleine. Maulévrier, aumônier du Roi[1], perdu pour son commerce avec lui[2], avoit eu besoin des longs efforts du P. de la Chaise, son ami intime, pour obtenir une audience du Roi, afin de s'en justifier, il n'y avoit que peu de jours[3]. La duchesse de Mortemart étoit, après la duchesse de Béthune[4], la grande âme du petit troupeau[5], et avec qui, uniquement pour cela, on avoit forcé la duchesse de Guiche, sa meilleure et plus ancienne amie, de rompre entièrement et tout d'un coup[6]. La duchesse de Mortemart, franche, droite, retirée, ne gardoit aucun ménagement sur son attachement pour Monsieur de Cambray; elle alloit à Cambray, et y avoit passé souvent plusieurs mois de suite[7] : c'étoit donc une femme que Mme de Maintenon ne haïssoit guères moins que l'archevêque; on ne le pouvoit même ignorer. J'étois de plus effrayé du dépit certain qu'elle concevroit de voir Chamillart, sa créature et son favori,

1. Charles Andrault de Langeron, abbé de Maulévrier, oncle de l'abbé de Langeron, ce lecteur du duc de Bourgogne que nous avons vu chasser en 1698 (tome V, p. 154-155), licencié de Sorbonne et d'abord chanoine-comte de Lyon, avait été aumônier de la Dauphine (1680), puis du Roi (1695), agent général du clergé en 1699 et en 1702, et avait reçu l'abbaye de Méjemont en 1681 et celle de Saint-Pierre de Chalon en 1691. En 1709, le Roi lui donnera l'évêché d'Autun; mais sa santé et diverses autres considérations (tome VIII de 1873, p. 102-104) l'empêcheront d'accepter, et il recevra en échange, en 1710, l'abbaye du Moutier-Saint-Jean, près Semur. Il mourut à Moulins, le 16 septembre 1720.

2. *Correspondance de Fénelon*, tome VII, p. 471 et 480.

3. Le 7 février 1708 : *Dangeau*, tome XII, p. 73. L'Addition mise en regard de cet article sera placée en 1710.

4. Fille de Foucquet : tome II, p. 345.

5. Mêmes expressions qu'en 1698 : tome V, p. 173.

6. Tome XII, p. 302.

7. On ne trouve que deux lettres qui lui soient adressées dans la *Correspondance de Fénelon*, tome I, p. 190-194 et 217-219; mais, dans la seconde, du 8 juin 1708, ce prélat lui recommande de ne point se mêler des affaires de Chamillart, ni rechercher sa confiance.

lui déserter[1] pour ainsi dire, et passer du côté de ses ennemis, comme il lui échappoit quelquefois de les appeler, je veux dire dans la famille des ducs de Chevreuse et de Beauvillier, qu'elle rugissoit encore en secret de n'avoir pu réussir à perdre[2]. Je n'étois pas moins alarmé sur son intérêt que sur son goût. Elle en avoit un puissant d'avoir un des ministres au moins dans son entière dépendance, et sur le dévouement sans réserve duquel elle pût s'assurer. On voit comme elle étoit avec les ducs de Chevreuse et de Beauvillier; elle n'aimoit guères mieux Torcy, et par lui-même, et comme leur cousin germain qui s'étoit toujours dextrement soustrait à sa dépendance, et ne s'en maintenoit pas moins bien avec le Roi[3]. Elle étoit tellement mal avec le Chancelier, dès le temps qu'il avoit les finances, qu'elle contribua, pour s'en défaire dans cette place, à lui faire donner les sceaux[4], et, depuis qu'il les eut, ses démêlés avec Monsieur de Chartres, et, par lui, avec les évêques pour leurs impressions et leurs prétentions à cet égard, avoient de plus en plus aigri Mme de Maintenon contre lui[5]. Son fils[6] étoit un homme tout de travers[7], tout insupportable, duquel elle ne pouvoit, ni ne se vouloit aider. Chamillart, l'unique de tous entièrement à elle, lui manquant entièrement aussi, à son sens, par ce mariage, il ne lui en demeureroit plus aucun. Je prévis bien que le fruit, et prompt, de ce mariage seroit de donner les finances à Desmaretz, qu'elle n'en pourroit parer le coup, qu'il en résulteroit qu'elle se résoudroit à défaire son propre ouvrage, désormais subsistant sans elle et lié à ses ennemis, et que, son intérêt excitant sa vengeance, elle entreprendroit tout pour le chasser, et, par ce moyen, mettre en sa place une créature entièrement affidée dont elle pût

1. A remarquer ce complément indirect avec l'actif *déserter*.
2. Tome V, p. 144 et suivantes, surtout p. 156.
3. Voyez nos tomes X, p. 27, XI, p. 236, etc. — 4. Tome VI, p. 286.
5. Tome X, p. 392-398. — 6. Jérôme de Pontchartrain.
7. D'esprit mal fait, mal tourné (*Académie*, 1718).

entièrement disposer. Croire Mme de Maintenon toute-puissante, on avoit raison; mais, la croire telle sans art et sans contours, ce n'étoit pas connoître le Roi ni la cour. Jamais prince ne fut plus jaloux que lui de son indépendance et de n'être point gouverné, et jamais pas un ne le fut davantage; mais, pour le gouverner, il ne falloit pas qu'il pût le soupçonner, et c'est pour cela que Mme de Maintenon avoit besoin d'un ministre dans un entier abandon à elle, et auquel elle se pût parfaitement fier : par lui, elle faisoit tout ce que le Roi croyoit faire, et qu'il auroit refusé, par jalousie d'être gouverné, si elle y eût paru. Ce curieux détail, qui mèneroit trop loin ici, pourra se développer ailleurs[1]; il suffit de le marquer ici en gros pour faire comprendre comment Mme de Maintenon étoit toute-puissante, et l'extrême besoin d'un ministre tout à elle pour l'être. Elle en trouva toujours, parce que c'étoit le moyen sûr de primer tous les autres en faveur, en autorité, en confiance, et que le tout-puissant Louvois, qu'elle avoit tué à terre[2], et qui alloit à la Bastille, s'il n'étoit mort la veille de cette exécution résolue[3], étoit une formidable leçon; et, pour le duc de Beauvillier, contre lequel ses poursuites n'étoient pas finies, on verra ailleurs[4] ce qui l'y[5] déroba. Ni lui ni Chamillart n'envisagèrent donc pas assez ce que je prévis de ce mariage; ils aimèrent mieux se croire que ces frayeurs. Dès qu'ils l'eurent conclu entre eux, Chamillart en parla à Mme de Maintenon, qui d'abord se hérissa, et qui en éloigna le Roi. Le ministre s'en aperçut

1. Dans le grand portrait de Louis XIV qu'il se propose de faire à la fin du règne (tome XII de 1873, p. 122 et suivantes).

2. Cette locution se rencontre dans les lettres de Bussy et de Mme de Sévigné (tome I, p. 526 et 527). Le premier écrit : « Je vous ai demandé la vie; vous me voulez tuer à terre! Cela est un peu inhumain. » Sa cousine répond : « Levez-vous, comte; je ne veux point vous tuer à terre, ou reprenez votre épée pour recommencer notre combat. »

3. Déjà dit dans notre tome VI, p. 348 et note 3.

4. Dès l'année prochaine : tome VI de 1873, p. 291-298.

5. La lettre *y* surcharge *en*.

Mariage de Cany avec Mlle de Mortemart.

bien, lorsqu'il lui en parla; mais, malheureusement, accoutumé à marier ses enfants contre le gré de la puissance souveraine, comme on l'a vu de la Feuillade[1], il retourna à la charge. Il obtint donc un consentement dépité de sa bienfaitrice[2], et forcé du Roi, à qui, contre sa coutume, il échappa de dire que, puisque Chamillart vouloit absolument une quiétiste, au bout du compte cela ne lui faisoit rien. De cette façon s'accomplit le mariage[3], au cuisant déplaisir de toute la famille des Mortemarts, qu'ils ne prirent pas soin de trop cacher[4]. Les bâtards, qui se sont toujours piqués de prendre part en eux tous[5], ne se cachèrent pas non plus d'entrer sur cela dans leur sentiment, et cette conduite put confirmer ce qui vient d'être expliqué du dépit qu'en conçut Mme de Maintenon, leur ancienne gouvernante, qui tenoit si tendrement à eux, et eux à elle

1. Tome IX, p. 313-314. — L'article *la* surcharge *cel[uy]*.

2. Une fois le mariage fait, et comme on criait que c'était se livrer au duc de Beauvillier, Mme de Maintenon et son amie des Ursins le défendirent (recueil Bossange, tome I, p. 253, 259 et 269).

3. « Le mariage du marquis de Chamillart avec Mlle de Mortemart est public. On ne donne à la demoiselle que vingt mille écus d'argent comptant, et Madame sa mère lui assure quarante mille francs après sa mort; outre cela, elle aura encore près de cent mille francs du douaire de sa mère, et le Roi, en faveur du mariage, donne à la demoiselle dix mille francs de pension » (*Dangeau*, tome XII, p. 34-35, 23 décembre 1707; ci-dessus, p. 364, note 1). Ce même jour, disent les *Mémoires de Sourches*, p. 441, le ministre envoya prévenir ses principaux amis, comme M. d'Armagnac et M. de la Rochefoucauld, que le mariage était résolu, « et tout le monde trouva qu'il donnoit à son fils une très grande alliance. » Le contrat, du 9-11 janvier, est dans le registre des Insinuations du Châtelet Y 281, fol. 18; voyez aussi *Michel Chamillart*, par l'abbé Esnault, tome II, p. 302 et suivantes, la *Gazette d'Amsterdam*, nos I, II, V et VI, *les Mariages dans l'ancienne société*, par M. Ernest Bertin, p. 363-365, et, dans le volume 659 de la série des *Pièces originales*, au Cabinet des titres, les pièces 36 et 69.

4. On fit des chansons à cette occasion, dont une adressée aux mânes de Mme de Thiange (dossier CHAMILLART du fonds *Cabinet de d'Hozier*, vol. 84, et ms. Fr. 12694, p. 175).

5. A tout ce qui concernait leurs parents maternels Mortemart.

avec tant de dépendance. La noce se fit à l'Étang[1], avec joie et magnificence, mais sans rien d'outré, et la nouvelle marquise de Cany jouit environ six semaines de toute la splendeur de son beau-père; mais, sa santé[2] devenant tous les jours plus mauvaise, et son crédit plus tombé, faute d'avoir pu tenir tous les engagements que la nécessité des affaires lui avoit fait contracter, et que cette même nécessité l'empêchoit de remplir, il songea tout de bon à tirer de ce mariage le principal avantage qu'il s'en étoit proposé.

Mesures sur la place des finances.

De longue main Chamillart avoit préparé sa besogne en faisant valoir celle de Desmaretz en toute occasion, et en se déchargeant sur lui des affaires les plus importantes que sa santé ne lui permettoit pas de suivre d'assez près[3]. Il avoit, de plus, commencé à sentir que la nécessité des affaires s'étoit enfin montrée au Roi de manière à le laisser abdiquer, et il connoissoit trop Mme de Maintenon pour n'avoir pas remarqué du changement en elle depuis la proposition du mariage de son fils. Il en jugea, mais trop tard, qu'il étoit tellement temps de remettre les finances, qu'elles lui seroient arrachées pour peu qu'il différât à lui en donner la satisfaction[4]. Cette découverte le dégoûta de

1. L'abbé Esnault a reproduit dans son livre sur Chamillart, tome II, p. 303-304, les principales clauses du contrat passé devant les notaires Savalette et Beauvais, le 11 janvier. Le même jour, à minuit, la bénédiction nuptiale fut donnée, dans Saint-Sulpice, par l'évêque de Senlis, et, le lendemain, le ministre fit un magnifique repas dans sa maison de Paris, mais non à l'Étang (*Dangeau*, tome XII, p. 57; *Sourches*, tome XI, p. 9; *Mercure* du mois, p. 304-310 et 317-319; *les Correspondants de la marquise de Balleroy*, tome I, p. 20-23). La nouvelle marquise de Cany fut présentée le 15, et, le 20 février, le Roi accorda un supplément de quarante mille livres d'appointements pour la charge de secrétaire d'État exercée par le père et le fils (*Correspondance des Contrôleurs généraux*, tome II, p. 472).

2. La santé du beau-père.

3. Ci-dessus, p. 360 et 365.

4. Nous avons vu (tome VIII, p. 16-17) que, dès 1701, il avait voulu se débarrasser d'un des deux fardeaux.

telle sorte, qu'il fut extrêmement tenté de se défaire de tout à la fois, et d'en laisser démêler la fusée[1] à son fils. Il le fut au point qu'il n'en pût[2] être détourné qu'à peine par toute l'autorité de la famille à laquelle il venoit de s'allier, et par les désespoirs de sa femme. C'est un secret que je sus dès lors par la duchesse de Mortemart, que cela ne consola pas du mariage auquel elle s'étoit laissé entraîner malgré elle[3]. Le Roi étoit alors à Marly[4]. Il étoit piqué de ce que Mme de Saint-Simon et moi avions quitté la danse, qu'il nous avoit fait continuer d'autorité jusqu'à cette année. Je ne crus pas qu'à trente-quatre ans que j'avois lors[5], elle me parât du ridicule de la pousser si loin[6]. On dansoit à Marly, et nous ne fûmes point du voyage[7]. J'étois à l'Étang, où Chamillart, presque toujours au lit et

1. « On dit, proverbialement et figurément, *démêler une fusée*, pour dire débrouiller une affaire, une intrigue » (*Académie*, 1718). Cette expression a déjà passé dans l'Addition n° 412 (tome X, p. 415); nous la retrouvons dans les *Lettres de Guy Patin*, tome II, p. 44, dans les *Œuvres de Malherbe*, tome IV, p. 129, dans les *Lettres de Chapelain*, tome I, p. 398, dans la *Muse historique* de Loret, tome III, p. 421, dans la *Gazette* de 1672, p. 1102, et enfin, sous la plume même de notre auteur, dans ses *Écrits inédits*, tome VII, p. 280, et dans sa *Relation du voyage d'Espagne*, publiée par M. Édouard Drumont, p. 293.

2. Il y a bien *pust*, au subjonctif, dans le manuscrit.

3. Ci-dessus, p. 364.

4. La cour y séjourna du 19 au 27 janvier 1708.

5. Il est seulement entré dans sa trente-quatrième année le 15 janvier 1708.

6. Il ne crut pas que l'autorité du Roi le garantît du ridicule de pratiquer la danse aussi longtemps.

7. « Le Roi a amené ici les dames de la cour qui dansent, dit Dangeau (p. 63), et en fera même danser plusieurs de celles qui y avoient renoncé. Il veut que Madame la Duchesse danse. Il fait danser aussi quelques courtisans qui y avoient renoncé, et en a amené trois ou quatre de jeunes gens qu'il n'avoit jamais menés ici.... » Les danseuses et danseurs sont nommés le 21 janvier, p. 64. Les *Mémoires de Sourches*, p. 23, attribuent cette pénurie de danseurs à ce que les jeunes gens partaient trop tôt pour la guerre, avant d'avoir pu se perfectionner dans les exercices du corps, non plus que dans les sciences.

presque point au travail[1], s'amusoit avec sa famille. M'étant trouvé seul avec lui, il me confia ce qu'il alloit faire, mais sans aller jusqu'à me dire ses desseins sur un successeur. Le mariage étoit fait, la haine en étoit encourue : en cette situation, il falloit au moins profiter de ce qu'il se pouvoit. J'étois ami de Desmaretz[2], je connoissois les desirs des ducs de Chevreuse et de Beauvillier, je voyois l'intérêt de Chamillart ; quoique je me doutasse bien que son choix tomboit sur lui, je craignis la défaillance des moribonds qui leur fait si souvent changer leur testament. Sans lui nommer Desmaretz, pour ne le point mettre en garde, et ne l'irriter point aussi d'avoir pénétré ses vues, je lui représentai son extrême intérêt d'avoir un successeur à lui qu'il eût le crédit de faire, que ce successeur ne pût douter qu'il ne tînt son élévation que de lui, et, s'il étoit possible encore, qu'il fût tel que d'autres engagements, outre ceux de la reconnoissance, l'unissent étroitement à lui. Je le fortifiai surtout à n'être[3] pas, dans une affaire pour lui si capitale, la dupe des complaisances et des respects, mais à nommer, et à faire, s'il en étoit besoin, un effort de crédit pour que son choix l'emportât. J'appuyai fortement sur ce dernier article, parce que je craignis les ruses de Mme de Maintenon, la foiblesse et l'indécision du Roi, et, plus que tout, la confiance de Chamillart, qui s'y pourroit trouver trompée. Le soir même, j'allai à Paris ; j'y vis en arrivant Desmaretz chez lui, à qui je parlai franchement, et qui me parla de même. Je trouvai un homme qui voyoit les cieux ouverts[4], et qui, bien informé de toutes les démarches, bien appuyé des ducs de Chevreuse et de Beauvillier,

1. Cependant, selon Dangeau, Chamillart travailla avec le Roi, pendant ce séjour à Marly, les 22, 25 et 26 janvier.

2. Tomes VII, p. 137, et XI, p. 256.

3. A remarquer encore cet emploi de *fortifier à n'être pas*.

4. « On dit figurément : *voir les cieux ouverts*, pour dire avoir une grande joie, se trouver dans un grand bonheur » (*Académie*, 1718). Voyez notre tome I, p. 67, et comparez la locution *les enfers ouverts*, dans les *Mémoires du cardinal de Retz*, tome II, p. 563.

comptoit[1] pour le lendemain le changement de sa fortune. M. le duc d'Orléans, qui étoit sur son départ pour l'Espagne[2], m'avoit donné rendez-vous pour le lendemain matin au Palais-Royal. Nous y fûmes enfermés longtemps tête à tête à discuter ses affaires : après quoi, je le mis en propos de celle des finances. Il savoit tout par Mme de Maintenon, avec qui il étoit bien alors. Il me la dit embarrassée, et si peinée de l'état des choses, qu'elle l'avoit assuré que tout homme lui seroit bon pourvu que ce fût le plus habile, et que, l'ayant pressée par curiosité sur Desmaretz, elle ne lui en avoit point dit de mal, mais l'avoit trouvée froide, et avoit su d'elle que le Roi y avoit un grand éloignement, sans quoi sa déclaration eût été déjà faite[3]. Je voulus pénétrer davantage sur les prétendants ; mais je n'en vis aucun de formel, sinon Voysin[4], porté par Mme de Maintenon[5], mais foiblement, parce qu'à ce coup elle ne se trouvoit pas la plus forte, qu'elle sentoit que Chamillart obtiendroit qui il voudroit, auquel elle ne s'ouvroit plus, et qu'elle s'attendoit bien qu'il feroit tout pour Desmaretz[6]. Là-dessus, je retournai du Palais-Royal chez lui, et lui donnai une vive alarme. Il m'assura cependant qu'il avoit des lettres de Marly de ce même matin, et il étoit lors midi, qui l'assuroient que les mesures étoient si bien prises, qu'il n'étoit pas possible qu'elles manquassent. Nous raisonnâmes sur ce qui se pouvoit faire. Je l'exhortai à presser vivement les deux ducs de faire ter-

1. Le *c* de *comptoit* surcharge un premier *c*.

2. Il quitta Paris le 23 février, mais préparait son départ depuis plusieurs jours, et ne s'attarda que pour chercher de l'argent avec Chamillart (*Dangeau*, p. 79, 80 et 83; *Sourches*, p. 20-27).

3. Dangeau dit, le 18 février : « M. de Chamillart s'est trouvé fort incommodé d'avoir travaillé hier si longtemps avec le Roi et avec M. le duc d'Orléans, et presse fort S. M. de mettre un contrôleur général en sa place. »

4. *Sourches*, p. 37, note 2. — 5. Elle lui donnera la guerre en 1709.

6. Dès le 24 janvier, elle écrivait à sa nièce Caylus : « M. Desmaretz est bon, et va devenir meilleur que jamais. Attachez-vous là ; il est solide, et le voilà parent du ministre. »

miner la chose, l'un, qui étoit à Paris[1], en poussant son beau-frère, l'autre par lui-même, pour ne pas donner le temps à Mme de Maintenon de gagner du terrain, et au Roi de s'affermir trop dans sa répugnance. Je lui recommandai de se garder bien de faire part de[2] ce que je venois de découvrir au duc de Beauvillier, de peur de le ralentir sur la chose même en armant sa foiblesse naturelle, surtout de bien confirmer Chamillart à le nommer nettement et fortement sans se[3] cacher sous des ambages, ni laisser au Roi à le deviner, ni la liberté de lui résister en face, ni de différer la nomination à une autre fois.

Desmaretz contrôleur général des finances; ma conversation avec lui.

Je laissai Desmaretz dans ces agitations, quoique pleines d'espérance. J'y étois moi-même pour lui et pour l'intérêt de Chamillart. C'étoit le dimanche gras[4]; je devois souper à l'hôtel de Chevreuse[5]. On y fut gai en apparence, inquiet en effet de n'avoir point de nouvelles, que nous nous promîmes de nous envoyer dès que nous en aurions. Le lundi matin[6], je fus chez le Chancelier, sur le midi, qui étoit à Paris, et qui m'apprit que Desmaretz étoit contrôleur général[7]. Je le mandai à l'instant à l'hôtel de Chevreuse, où

1. M. de Chevreuse, comme on va le voir par la suite.

2. *De* corrige *au*.

3. *Se* est répété deux fois en passant d'une ligne à la suivante.

4. Le 19 février. Ce jour-là, dit Dangeau (p. 80), Chamillart, toujours incommodé, se fit suppléer à Marly par son fils, et Dangeau ajoute : « On ne sait pas encore tous les changements qu'il y a dans les finances; mais on ne doute plus que la place de contrôleur général ne soit remplie par M. Desmaretz, et qu'on ne rembourse les deux directeurs, dont on supprime les charges. Dans toute cette affaire, M. de Chamillart a eu le procédé du plus honnête homme du monde, et le Roi en est plus content que jamais. »

5. A Paris : tome II, p. 342. Cet hôtel vient de disparaître.

6. La commission de Desmaretz fut expédiée ce même jour 20 février : *Correspondance des Contrôleurs généraux*, tome III, Appendice, p. 601-602.

7. *Dangeau*, 20 février, p. 80-81 : « Le Roi travailla le matin avec M. de Chamillart. Il vint ici de l'Étang, et s'y en retourna dîner. Il est toujours fort incommodé, et le Roi a enfin consenti qu'il lui remît la charge de contrôleur général des finances, et le Roi a mis à sa

Goësbriand[1] arrivoit dans le même moment de la part de son beau-père, lequel étoit à Marly, et en vint descendre le soir chez le Chancelier, auprès duquel il logeoit, et avec qui il avoit toujours conservé une grande liaison. Lorsqu'il fut employé aux finances, il demeura plusieurs jours sans en être directeur[2] : surquoi le Chancelier[3] lui dit plaisamment que l'enfant étoit baptisé et en sûreté, mais non encore nommé[4]; il avoit beaucoup de traits comme celui-là, tous plaisants et fort justes. Le mardi gras, lendemain de cette déclaration, j'allai le matin chez Desmaretz[5]. Je le trouvai dans son cabinet, au milieu des compliments[6], et déjà des affaires. Il quitta tout dès qu'il me vit, et commença son remerciement par des excuses de n'avoir pu venir lui-même chez moi me donner part de sa nouvelle fortune, lesquelles il assaisonna de tout ce qu'il put de mieux; puis, me tirant à part dans une fenêtre, il me raconta pendant plus d'une grosse demi-heure tout ce qui

place M. Desmaretz, qui étoit un des directeurs des finances. » Sur la retraite « honnête » de Chamillart et son remplacement par M. Desmaretz, on peut voir les lettres de Mme de Maintenon à Mme des Ursins, dans le recueil Bossange, tome I, p. 227, 232, 253 et 259, et dans le recueil Geffroy, tome II, p. 155, les *Mémoires de Sourches*, tome XI, p. 26, le *Mercure* de février, p. 324-336, la *Gazette d'Amsterdam*, n° XVIII, les lettres de Mme des Ursins au maréchal de Villeroy (1806), p. 58-62, le *Nouveau siècle de Louis XIV*, tome III, p. 241-246, le Chansonnier, ms. Fr. 12 694, p. 201, 255, 355 et suivantes, 379, 387, 423, etc. Selon d'Argenson, le duc de Bourgogne se jeta aux pieds de son grand-père pour obtenir ce changement.

1. Celui qui avait épousé en 1695 Marie-Madeleine Desmaretz : tome IV, p. 319, et ci-dessus, p. 212 et 217.

2. Tome XI, p. 256, note 4. Il avait alors dans ses attributions les monnaies, la capitation, les charges de l'artillerie, une partie des affaires extraordinaires, les gabelles, les charges de justice, la loterie.

3. Ancien contrôleur général.

4. Comparez le mot analogue de Saint-Simon lui-même, ci-après, p. 591.

5. Il habitait rue Vivienne, à côté de Torcy : tome VII, p. 588.

6. Diverses lettres de félicitation sont indiquées dans le *Musée des Archives nationales*, n°s 927-931, et le *Mercure* de mars (p. 249-257) relate quelques compliments qui lui furent adressés, notamment ceux de

s'étoit passé : il me dit que Chamillart, qui n'avoit pu sortir de l'Étang le samedi[1], étoit allé à Marly le dimanche[2], et avoit parlé au Roi, qui, ayant accepté sa démission des finances sans y faire de difficulté, avoit longtemps raisonné avec lui sur le successeur sans témoigner de goût particulier pour personne ; que ce ministre, pressé à diverses reprises de proposer qui il croyoit le plus capable de bien remplir ses pénibles fonctions, prononça enfin son nom, après avoir vainement essayé, par beaucoup de contours et de propos vagues, de le désigner et[3] d'y faire venir le Roi ; que le Roi n'en fit encore nulle difficulté, et l'accepta aussitôt, et lui ordonna de le lui amener le lendemain matin lundi ; qu'étant retourné tard à l'Étang, il ne[4] lui put mander que fort tard aussi de se rendre de bon matin, le lendemain lundi, à l'Étang, sans ajouter rien de plus ; qu'arrivé à sept heures, Chamillart lui apprit lui-même l'heureux changement de sa fortune[5]; qu'aussitôt après il

l'Académie française. On trouvera ci-après, appendice XIII, un choix de lettres du même genre.

1. *Samedi* est en interligne, au-dessus de *dimanche*, biffé, et, après *allé*, Saint-Simon a biffé *le lundi*.

2. *Dangeau*, p. 79-81. — « Le 21 au matin, disent les *Mémoires de Sourches* (p. 26), comme on vit Desmaretz, directeur général des finances, au lever du Roi, lui qui n'étoit jamais venu à Marly, et en un jour où tout le Conseil avoit vacance, personne ne douta plus que les bruits qui couroient depuis quelque temps que le ministre d'État de Chamillart vouloit quitter son emploi de contrôleur général des finances ne fussent véritables. En effet, le Roi, ayant fait entrer Desmaretz dans son cabinet, lui déclara qu'il le faisoit contrôleur général des finances, ce qui lui avoit déjà été annoncé par le ministre d'État de Chamillart, qui lui avoit mandé de le venir trouver à l'Étang. Au sortir du cabinet du Roi, il alla chez la marquise de Maintenon, et, de là, faire la révérence à Monseigneur et à tous les princes. Il reçut, en passant dans le salon, les compliments de toute la cour, et ensuite il s'en retourna à Paris en recevoir bien d'autres. »

3. La conjonction *et* surcharge un *d*.

4. Après *ne*, Saint-Simon a biffé *le*.

5. « Après lui avoir annoncé qu'il lui alloit succéder, dit l'annotateur des *Mémoires de Sourches* (p. 26), et l'envoyant pour l'apprendre

le mena à Vaucresson, petite maison de campagne du duc de Beauvillier assez proche[1], où, après avoir conféré assez longtemps, ils s'en allèrent tous trois ensemble à Marly, pour arriver à l'issue de la messe du Roi. Chamillart et Desmaretz entrèrent dans son cabinet, où il consomma l'affaire et prévint Desmaretz en lui expliquant lui-même l'état déplorable de ses finances, tant pour lui faire voir qu'il savoit tout, que pour lui épargner peut-être l'embarras de lui en rendre un compte exact, comme cela ne se pouvoit éviter à l'entrée d'une administration[2]. Le Roi ajouta que, les choses en cet état, il seroit très obligé à Desmaretz s'il y pouvoit trouver quelque remède, et point du tout surpris si tout continuoit d'aller de mal en pis : ce qu'il assaisonna de toutes les grâces dont il avoit coutume de flatter ses nouveaux ministres en les installant. Desmaretz[3] alla ensuite rendre ses hommages à Mme de Maintenon, qui le reçut honnêtement, sans rien de plus[4]. Il revint

de la bouche du Roi, il lui dit ces paroles mémorables : « Monsieur, « vous me rendez la vie, et moi, je vous donne la mort. » Son procédé fut fort loué à la cour. La *Gazette* officielle annonça (p. 96) que, sur sa démission volontaire, il était remplacé par le neveu de Colbert qui avait exercé la principale intendance des finances sous ce ministre.

1. Tome XI, p. 5.

2. De même que Chamillart avait rendu compte au Roi de la situation des affaires au moment où il prenait la place de Pontchartrain, Desmaretz établit un compte pareil de l'état des choses en 1708. Leurs mémoires à tous deux sont imprimés dans l'Appendice des tomes II et III de la *Correspondance des Contrôleurs généraux*, où l'on trouvera, par exemple, le rapport de Chamillart, 17 septembre 1707, sur les fonds à faire pour 1708 (tome II, p. 475-476), le plan de Desmaretz, en 1708, pour régulariser la régie et les payements du Trésor (tome III, p. 608), l'état comparé des finances en 1662, 1683 et 1708 (p. 611-614), une lettre que Desmaretz adressa à Mme de Maintenon, le 26 juillet 1709, pour lui expliquer ses débuts (p. 602-603), etc.

3. Après *Desmarests*, Saint-Simon a biffé *me dit que le Roy*.

4. Pourtant, le 4 mars suivant, elle écrit à Mme des Ursins (recueil Geffroy, tome II, p. 155) : « M. Desmaretz n'a point l'air désespéré, et tous les gens d'affaires sont ravis de l'avoir; » le 22 avril (p. 161) : « On est toujours content de M. Desmaretz; cependant il ne peut pas

de là à Paris par où il en étoit venu. Il me dit que le Roi l'avoit infiniment surpris et soulagé en lui disant si nettement l'état de ses finances : surpris, parce qu'il n'imaginoit pas qu'il en sût le quart; soulagé, en lui ôtant la peine indispensable de lui rendre un compte affligeant, et qui étoit désagréable pour son prédécesseur, duquel il tenoit son retour et sa place. Il me fit ensuite un plan abrégé de la conduite qu'il prétendoit garder, qui me parut très bonne : il se proposoit de ne se point engager comme Chamillart en des paroles impossibles à tenir, de rétablir la bonne foi, qui est l'âme de la confiance et du commerce, de rendre au Roi un compte si net et si journalier, que, profitant des connoissances qu'il lui avoit montrées, il ne lui en laissât pas perdre le souvenir, soit pour être disculpé des impossibilités qui se trouveroient dans les affaires, soit aussi pour profiter auprès de lui des ressources qu'il pourroit trouver[1]. Comme il me parla avec beaucoup de confiance, et qu'il ne laissa pas de me laisser entrevoir qu'il n'estimoit pas tout ce qu'avoit fait Chamillart, je me licenciai à lui bien représenter les obligations qu'il lui avoit, et, sur ce qu'il en voulut mettre quelque chose sur le compte du Chancelier, je ne le marchandai pas, et je lui remis bien expressément devant les yeux que celui-là n'avoit que desiré, mais que l'autre avoit effectué ; que, du néant d'une disgrâce obscure et douloureuse par son prétexte et sa longueur, il l'avoit à force de bras ramené sur l'eau pour l'honneur et pour la fortune, et lui avoit enfin donné sa

faire des miracles, et M. Chamillart ne nie pas qu'il ne lui ait laissé les affaires bien gâtées. »

1. En prenant possession du contrôle général, il promit aux traitants de ne jamais leur manquer de parole et de ne pas faire révoquer une seule déclaration (*les Correspondants de la marquise de Balleroy*, par Éd. de Barthélemy, tome I, p. 29). Sur ses premières mesures, on peut consulter le même recueil, p. 30-31, les *Mémoires de Sourches*, tome XI, p. 33 et 35, les *Mémoires du marquis d'Argenson*, éd. Janet, tome I, p. 4 et suivantes, et surtout les pièces indiquées ci-dessus, ou les *Recherches et considérations* de Forbonnais.

propre place. Je m'échappai même jusqu'aux considérations de reconnoissance et d'ingratitude. Desmaretz les reçut bien; à ce propos, il me dit que, s'il se trompoit désormais en amis, ce seroit bien sa faute, puisque vingt ans de disgrâce lui avoit[1] appris à les bien démêler. J'en pris occasion de lui toucher un mot de quelques personnes considérables, sur lesquelles je lui trouvai une mémoire nette et présente. Je lui dis, en même temps, que, depuis qu'il étoit rentré dans les finances, il devoit savoir les gens qui y faisoient des affaires; que j'étois bien assuré qu'il n'y trouveroit Mme de Saint-Simon et moi pour rien; que nous avions toujours abhorré ces sortes de moyens d'avoir, et que, du temps de Pontchartrain et de celui de Chamillart, nous n'avions jamais voulu nous salir les mains d'aucune; que tout ce que je lui demanderois seroit accès facile, payement de mes appointements, et marques de considération et d'ancienne amitié dans les affaires qu'on ne pouvoit éviter d'avoir avec la finance depuis que tout l'étoit devenu[2], et qu'il n'y avoit patrimoine qui ne passât souvent devant Messieurs des finances à raison des taxes, des impositions, des droits qui s'imaginoient tous les jours, tellement qu'il falloit leur être redevable du peu qui en demeuroit aux propriétaires de plusieurs siècles[3]. Il ne se put rien ajouter à tout ce qu'il me répondit là-dessus : il me dit qu'il n'étoit pas à savoir combien nous

1. *Avoit* est bien au singulier.

2. C'est ainsi que, lorsqu'il avait été gravement malade en 1704 (tome XII, p. 52), Chamillart avait veillé à ce que les intérêts de son héritier fussent sauvegardés.

3. En effet, c'est à peu près à quoi se borne ce que l'on possède de sa correspondance avec le Contrôle. Voici, par exemple (Arch. nat., G^7 13), une lettre que Desmaretz adressa, le 5 septembre de sa première année, à M. de Bouville, intendant à Alençon : « Je suis de longue main ami de M. le duc de Saint-Simon. Il a une terre très considérable dans votre département, dans laquelle il se plaît et fait présentement travailler. Vous ne sauriez me faire un plus sensible plaisir que de lui donner des marques d'une attention particulière de votre part en ce qui peut regarder ses intérêts et sa satisfaction. »

étions éloignés, Mme de Saint-Simon et moi, de faire des affaires, et, de là, se lâcha sur les prostitutions en ce genre de gens du plus haut parage, sur les trésors que MM. de Marsan et de Matignon[1], unis ensemble, avoient amassés sans nombre et sans mesure, et sur tout ce que[2] la maréchale de Noailles et sa fille la duchesse de Guiche ne cessoient de tirer[3], qui, tous les quatre entre autres, avoient fait grand tort à Chamillart. Je l'arrêtai sur les dernières, et lui contai que, Mme de Saint-Simon, fatiguée à la fin de tout ce qu'elle entendoit contre Chamillart à l'occasion de ces deux dames, l'en ayant averti, il s'étoit mis à sourire en avouant les choses en leur entier, et lui apprit qu'il avoit un ordre du Roi pour leur donner part, à toutes les deux, dans toutes les affaires qui se faisoient et se feroient : ce qui surprit extrêmement Desmaretz. Il le fut bien plus encore de ce que Chamillart se lavoit les mains des autres qui faisoient leurs affaires par le canal d'Armenonville à son insu, mais avec certitude qu'il ne le trouveroit pas mauvais, bien qu'il ignorât le nombre prodigieux et les détails de ces exactions[4]. Ces propos lui ouvrirent le champ sur Armenonville, indigné toujours que son premier retour n'eût abouti qu'à le faire, pour son argent, confrère cadet d'un homme dont la comparaison lui étoit odieuse. Il s'en étoit souvent ouvert à moi dans ces temps-là. Jamais il n'avoit été bien avec lui qu'à l'extérieur. J'étois content d'Armenonville dans tout ce qui s'étoit présenté à juger devant lui pour des taxes de terres et d'autres semblables

1. Il reviendra sur les profits de Matignon et du comte de Marsan lors de la mort de ce dernier, à la fin de 1708 : éd. 1873, tome VI, p. 173.

2. Le manuscrit porte : *et sur ce que tout ce que*.

3. Il a déjà parlé de cela dans nos tomes IX, p. 21-22, et X, p. 381, et il y reviendra encore (tome XI de 1873, p. 280). La duchesse de Guiche avait réussi à charmer et gagner Chamillart malgré l'opposition de la Feuillade (Esnault, *Michel Chamillart*, tome II, p. 27).

4. On trouvera ci-après, aux Additions et corrections, une lettre qui prouve que Chamillart se faisait une règle de résister même aux plus puissantes instances.

misères, qui ne sont que trop continuelles. Il aimoit naturellement à obliger, surtout les personnes de qualité. Il me contoit souvent aussi ses griefs sur Desmaretz[1], dont il me savoit ami, et, plus d'une fois, tandis qu'ils furent directeurs des finances, je fus arbitre de leurs pointilleries[2]. Desmaretz n'étoit pas de meilleure condition[3] qu'Armenonville : si l'un étoit neveu de Colbert, l'autre étoit beau-frère de Peletier le ministre[4]; mais le cruel compliment de ce dernier en congédiant Desmaretz, que j'ai rapporté p. 215[5], étoit sans doute le germe de cette haine qu'il ne put retenir avec moi dans ce moment de prospérité, quoiqu'il ne pût ignorer que je fusse de ses amis, et la joie de pouvoir l'humilier et s'en défaire. Je quittai Desmaretz l'esprit rempli de réflexions sur les étranges mutations de ce monde, et de doute d'une grande et indissoluble union entre Chamillart et Desmaretz.

Directeurs généraux des finances abolis; chute* d'Armenonville. [*Add. St S.* 791]

L'instant de l'élévation d'un contrôleur général libre de tout autre emploi fut celui de la suppression des deux directeurs des finances qui n'avoient été faits que pour le soulagement de Chamillart[6]. Le Roi voulut que Desmaretz fût remboursé de la sienne[7], et, pour Armenonville, on chercha quelqu'un qui voulût acheter bien cher une nouvelle place d'intendant des finances. Le Roi acheva le payement par l'érection d'une capitainerie nouvelle du bois de Boulogne[8] avec la jouissance du château de la Meute[9] et[10] la survivance pour son fils, et une pension de

1. *Desmarests* surcharge *Cham[illart]*.
2. « Picoterie, contestation sur des bagatelles » (*Académie*, 1718). Nous avons eu *pointille* au début de notre tome I, p. 31.
3. Comme origines.
4. Nos tomes IV, p. 271, et VII, p. 129-130.
5. Tome VII, p. 135. — 6. Ci-dessus, p. 376, et tome IX, p. 23, note 1.
7. De sa charge de directeur.
8. L'érection en capitainerie date de 1705 : tome XIII, p. 130.
9. *Ibidem*, p. 130 et 428; ci-dessus, p. 252-253.
10. *Et* est en interligne, au-dessus *d'avec*, biffé.

* Il écrit : *cheutte*.

douze mille [livres][1]. Il lui conserva aussi son logement au château de Versailles[2]; mais, en même temps, il le priva de

1. Registre O[1] 52, fol. 22. — *Dangeau*, p. 81 : « M. d'Armenonville sera remboursé des huit cent mille francs que la charge lui avoit coûtés. Le Roi lui donne douze mille francs de pension, et il ne se mêlera plus des affaires de finances. Il est conseiller d'État et a la capitainerie du bois de Boulogne. Les six intendants de finances, qui sont MM. de Caumartin, du Buisson, Bignon, des Forts, Guyet et Rebours, donneront chacun deux cent mille francs, et on crée un septième intendant des finances, qui donnera huit cent mille francs : ainsi, voilà deux millions. Il ne faut que huit cent mille francs pour M. Desmaretz, et huit cent mille francs pour M. d'Armenonville; il restera quatre cent mille francs pour le Roi. » L'opération est encore mieux expliquée dans les *Mémoires de Sourches*, p. 27-28 : « Le même soir du 21, on apprit le détail du changement des finances, et l'on sut que le Roi abolissoit les deux charges de directeur général, moyennant quoi d'Armenonville se trouvant sans emploi, le Roi lui donnoit une place de conseiller d'État; que les six intendants des finances payeroient chacun deux cent mille livres pour l'extinction des charges de directeur général, desquelles le Roi leur feroit l'intérêt en leur augmentant leurs appointements à chacun de vingt mille livres par an; que, sur ces douze cent mille livres, d'Armenonville en toucheroit huit cent mille pour le remboursement de sa charge de directeur général; que Desmaretz toucheroit les autres quatre cent mille livres restant, et que, comme il lui falloit encore rembourser quatre cent mille livres, puisqu'il avoit financé huit cent mille livres pour sa charge de directeur général, le Roi créoit une septième charge d'intendant de ses finances pour Poulletier, garde de son Trésor royal, de laquelle il payeroit six cent mille livres parce qu'outre les départements qu'il auroit comme les autres intendants, il auroit encore une attribution particulière, qui seroit de connoître toutes les affaires qui auroient rapport à la guerre, et que, pour cette attribution, il payeroit deux cent mille livres plus que les autres, le Roi lui faisant valoir, par des appointements, cette somme de six cent mille livres au denier dix, sur laquelle Desmaretz trouveroit son remboursement, et que Poulletier vendroit sa charge de garde du Trésor royal. On sut encore que Desmaretz achetoit du ministre d'État de Chamillart sa maison de l'Étang deux cent mille livres, et que le Roi lui donnoit le château de Noisy, pour les réparations duquel il lui accordoit une somme de cinquante mille livres. » Cette dernière nouvelle ne se confirma point.

2. Dangeau ne parle pas du logement d'Armenonville; mais il annonce que le Roi dépossède plusieurs personnes pour donner à Desmaretz, qui habitait jusque-là au Grand-Commun, tout l'appartement

l'entrée au conseil des finances, et le réduisit à la sèche fonction de simple conseiller d'État[1] : encore lui donna-t-il un dégoût inusité. La moitié des conseillers d'État est ordinaire, l'autre moitié semestre. Cette différence est plutôt un nom qu'une chose; mais les[2] semestres sont touchés de monter à ordinaires, et le Roi avoit toujours coutume de faire monter l'ancien[3]. Armenonville l'étoit[4] : Fourcy[5] mourut; il demanda à monter. Voysin, son cadet, fut préféré[6]. Ce pauvre homme, si entêté du monde et de la cour,

qu'avait autrefois le contrôleur général le Peletier (*Dangeau*, p. 85), et les *Mémoires de Sourches* donnent ce détail (p. 26) : « La promotion de Desmaretz faisoit un grand changement dans les logements de Versailles, car il ne pouvoit pas se passer d'un très grand logement, tant pour lui que pour sa famille et pour ses bureaux. Ainsi le Roi lui rendit l'appartement qu'avoit autrefois occupé le contrôleur général le Peletier, et, par ce moyen, la princesse d'Espinoy, le duc de la Rocheguyon, le duc de Villeroy, le Peletier de Souzy, le marquis de Souvré et les deux Bontemps frères se trouvoient délogés après avoir fait des ajustements dans leurs appartements, dont ils avoient espéré une plus longue possession. »

1. Toutefois, avec sa pension de douze mille livres.

2. *Les* surcharge *ceux*, effacé du doigt.

3. Voyez, dans le tome IV, p. 398-400, et dans le tome VI, p. 497, l'Appendice sur les Conseils.

4. Il était l'ancien des conseillers semestres.

5. Henri de Fourcy, ancien prévôt des marchands, ci-dessus, p. 252, avait été bon magistrat, probe et intéressé aux affaires du Palais (Depping, *Correspondance administrative*, tome II, p. 43). Il mourut le 4 mars, dans sa terre de Chessy, où il s'était retiré depuis que sa santé ne lui permettait plus de siéger au Conseil (*Dangeau*, p. 91; *Sourches*, p. 37; *Gazette*, p. 120; *Mercure* du mois, p. 209-216). Le Louvre possède aujourd'hui le médaillon en bronze de ce magistrat provenant du tombeau qu'on lui fit élever par Coysevox.

6. *Sourches*, p. 37; *Mercure* de mars, p. 288-292; Arch. nat., O^1 52, fol. 33. Dangeau (p. 92-93) fait remarquer que Voysin avait été fait conseiller semestre avant Armenonville. Celui-ci, qui avait eu simplement l'entrée au Conseil en 1690, n'était semestre en titre que depuis le mois de mai 1705, et, en outre, comme âge, il avait sept ans de moins que Voysin. Selon les *Mémoires de Sourches*, p. 33, Armenonville ambitionnait une place au Conseil royal; mais il eut le crève-cœur de savoir qu'elle était réservée pour Amelot.

vit disparoître en un moment celle qui remplissoit ses antichambres, congédia ses bureaux, et nettoya son cabinet de papiers de finance pour y faire place aux factums des plaideurs[1]. Il étoit à l'Étang, pour son travail ordinaire, un jour avant que Desmaretz y fût mandé pour devenir son maître, il y étoit encore le matin qu'il y arriva : il l'y vit arriver de Marly contrôleur général; rien ne le surprit davantage, tant on aime à se flatter. Il étoit fort répandu dans le monde, il y avoit des amis, il voyoit que les finances alloient changer de main, il connoissoit les appuis de Desmaretz, il devoit être averti[2] : il ne put désespérer de sa fortune; il ne crut pas le coup de foudre si imminent. Tout étourdi qu'il en fut, il le supporta en galant homme, et il fut regretté[3]. Je l'allai voir, et je me fis toujours un

1. Des plaideurs qui avaient affaire au conseil des parties.

2. En effet, notre auteur a dit (tome XI, p. 256) que, dès 1703, Desmaretz avait fait à Armenonville l'effet d'un nouvel astre se levant sur l'horizon.

3. Voici la lettre que, sur le moment même, il écrivit à M. Desmaretz (Arch. nat., G⁷ 545) : « Je crois, Monsieur, devoir remettre entre les mains de MM. les intendants des finances toutes les affaires qu'ils m'avoient remises. Je ne le dois pas faire sans prendre vos ordres, que je vous prie de m'envoyer. Le sieur de Lorne aura l'honneur de remettre entre les mains de qui vous lui ordonnerez les papiers concernant les affaires qui ont passé par ses mains. Son état me fait compassion, sa fortune étant bien différente de ce que j'apprends qu'on l'a cru. Je vous demande instamment pour lui l'honneur de votre protection; il a besoin de travailler pour subsister. Il avoit sous moi le détail des ponts et chaussées, qui ont toujours fait partie du département du contrôleur général. Si vous ne changez rien à cet égard, il est plus capable que personne de vous y servir utilement. Quant à moi, Monsieur, on ne peut être plus touché que je le suis des assurances que M. le duc de Chevreuse m'a données de votre part de vos bontés pour moi et du desir que vous auriez de concourir au succès de la demande que j'ai pris la liberté de faire au Roi. Si cela ne peut réussir, je vous supplie au moins de faire en sorte de me conserver ma place dans les bureaux de finance et dans les directions. J'espère aussi que M. le duc de Beauvillier voudra bien me souffrir dans les assemblées qui se tiennent chez lui, surtout quand vous aurez la bonté de le lui proposer. Vous serez obligé de faire un nouvel arrangement

Poulletier intendant des finances; colère du Conseil et du Chancelier.

plaisir de lui marquer la même considération et la même amitié. Le nouvel intendant des finances fut Poulletier[1], très riche financier qui avoit passé sa vie dans les partis. Chamillart, à qui il étoit fort attaché[2], lui voulut faire cette fortune inouïe pour un financier qu'aucune magistrature n'avoit encore décrassé[3]. Ce fut ce que le Chancelier appela le testament de Chamillart, la honte de ces charges, la flétrissure du Conseil, où ces intendants s'asseoient, jugent, ont rang de conseillers d'État, et, quand ils le deviennent, en fixent l'ancienneté à leur date d'intendant des finances. Cela fit grand bruit. Le Chancelier cria bien haut, le Conseil députa pour faire des oppositions, puis de très humbles[4] remontrances. Ce n'en étoit plus le temps : rien ne fut écouté. Desmaretz se tint neutre pour plus d'une raison; Chamillart tint ferme, et le Roi maintint le changement d'un financier en juge de la finance et des autres

pour le conseil de commerce; je vous supplie de m'y conserver ma place. J'espère que vous y trouverez M. de Pontchartrain bien disposé. Ce sont de justes consolations, qui me seront précieuses quand elles me viendront de votre part. Je suis, Monsieur, avec autant d'attachement que de respect, votre très humble et très obéissant serviteur. D'ARMENONVILLE. »

1. Jacques Poulletier, né vers 1644, d'abord commis à la régie des cartes, puis à la marque de l'étain, passa receveur général des finances à Rouen en 1685, entra dans les fermes générales en 1701, devint garde du Trésor royal en septembre 1704, et fut créé intendant des finances le 22 février 1708. Il mourut le 4 avril 1711. (*Mercure* de février 1701, p. 287, d'octobre 1704, p. 208-209, de mars 1708, p. 346-347, et d'avril 1711, 2e partie, p. 80). Il fallait toujours dire, par complaisance, qu'il était malade (*Mélanges d'histoire nobiliaire*, publiés en 1882, p. 517).

2. Il avait prêté naguère de l'argent à Chamillart pour payer sa charge d'intendant des finances (Papiers du P. Léonard, MM 827, fol. 46), puis s'était donné tout à ce ministre « jusqu'à risquer de se ruiner pour lui fournir de l'argent » (*Sourches*, tome XI, p. 28, note 2).

3. Il avait seulement acheté en 1690 une charge de secrétaire du Roi.

4. Le manuscrit porte : *tres h^bles^*, abréviation d'*humbles*, et non d'*horribles*, comme on le lisait jusqu'ici.

procès[1]. Un jour que, dans la chaleur de cette lutte, le Chancelier s'emportoit sur cette tache, seul avec moi, qu'il disoit si livide et qui déshonoroit tout un corps illustre, je me mis à sourire et à lui demander froidement si ces charges d'intendants des finances étoient héréditaires : il fut surpris de la question. Je lui demandai ensuite s'il les comparoit à nos dignités, et le corps du Conseil à notre collège[2] : il fut encore plus étonné. Après qu'il m'eut répondu à ces deux questions : « Ne vous émerveillez donc pas, lui dis-je, si vous m'avez vu si outré lorsque ce pied plat de Villars, sorti du greffe de Condrieu, est devenu duc héréditaire[3]. » A cela le Chancelier n'eut pas un mot à répliquer ; il baissa la tête, il m'avoua que j'avois grande raison, et il se lâcha avec moi sur cet avilissement incroyable où, avec tant de soin, on prend plaisir à tout confondre. Jamais depuis je ne l'ouïs dire un mot du Conseil et de Poulletier. Je me suis un peu étendu sur ce mariage du fils de Chamillart, sur le changement de contrôleur général, et sur ce qui se passa alors entre Desmaretz et moi : l'application de toutes ces choses trouvera sa place en son temps.

Il n'est pas croyable combien on en prit occasion de crier contre le duc de Beauvillier[4]. Avec sa dévotion, sa modestie, sa retraite, il sacrifioit, disoit-on, sa nièce, d'un sang illustre, à la passion de dominer dans le Conseil et de se rendre l'arbitre des affaires par Chamillart, dont le fils devenoit son neveu, par Desmaretz et par Torcy, ses cou-

1. La lettre que Poulletier écrivit à Desmaretz, le 22 février, en entrant en charge, est dans les Papiers du Contrôle général, carton G[7] 1097. Outre les fonctions ordinaires des intendants des finances, les affaires relatives à la guerre lui furent particulièrement attribuées (*Dangeau*, p. 82; *Sourches*, p. 28), en raison de ses attaches avec Chamillart. Ses provisions de septième intendant ne furent expédiées que le 31 mars (Arch. nat., O[1] 52, fol. 42), quoique sa charge du Trésor fût donnée depuis le 10 à M. de Montargis.

2. Ci-dessus, p. 247-249. — 3. Tomes I, p. 77, et XII, p. 364-375.

4. Ci-dessus, p. 364.

sins germains. La pureté de ses intentions n'étoit pas à portée d'une cour si ambitieuse, où les envieux de ses places et de sa faveur ne pouvoient comprendre qu'elles fussent si parfaitement soumises, en lui, à la plus sévère vertu. Mme de Maintenon, enragée de n'avoir pu le perdre, y donnoit secrètement le ton par ses confidentes; Harcourt et sa cabale, qui dévoroient[1] ses emplois, déployèrent une éloquence agréable à leur protectrice; les Noailles, si outrés d'avoir manqué leur coup[2], ne se ménagèrent pas, et c'étoit une tribu qui entraînoit bien des gens; M. de la Rochefoucauld, qui ne les aimoit pas, ni Mme de Maintenon, mais envieux-né jusque d'une cure de village[3], ne clabauda pas moins. Il n'y avoit pas moyen d'expliquer à cette multitude des raisons secrètes, et qu'ils étoient si peu capables de croire et de goûter. Il fallut donc se taire, et laisser écouler le torrent, qui passa aussi vite qu'il s'étoit formé, et dont la sage tranquillité du duc de Beauvillier ne put être[4] seulement émue.

Duchesse du Maine refuse de signer après Mlle de Bourbon le contrat de mariage de Cany. [*Add. St-S. 792*]

Le contrat de mariage de Cany (c'est le nom que prit le fils de Chamillart en se mariant[5]) fit naître une difficulté qui eut des suites dont il n'est pas temps de parler[6] : Mlle de Bourbon[7] le signa au-dessous de Madame la Duchesse, sa mère; Mme la duchesse du Maine s'en scandalisa, et refusa de signer. Pour lors, il n'en fut autre chose[8].

1. Qui les visaient avec une jalousie dévorante. — 2. Ci-dessus, p. 361.

3. Il a comparé le cardinal de Coislin (tome XIII, p. 251) à un curé de village.

4. Le mot *estre* a été ajouté en interligne.

5. De la terre de Cany-Caniel, que Chamillart venait d'acheter pour lui : tome XIII, p. 208, note 2, et p. 611-612; *Dangeau*, tome XII, p. 53. Ce nom avait été porté au quinzième siècle par Mariette d'Enghien, maîtresse de Louis d'Orléans et mère de Dunois.

6. Elles seront racontées en 1710 : tome VII de 1873, p. 292-293.

7. Louise-Élisabeth de Bourbon-Condé (tome XIII, p. 50), qui devint princesse de Conti en 1713.

8. Dangeau raconte les choses ainsi (p. 53-54, 9 janvier 1708) : « Au sortir du Conseil, S. M. signa le contrat de mariage du fils de

Mort extraction, et caractère du chevalier de Nogent. [*Add. St-S.* 793 et 794]

Le chevalier de Nogent[1] mourut fort vieux[2], et s'étoit marié par une ancienne inclination, il n'y avoit pas longtemps[3], à une Mme de la Jonchère[4], à qui, et à ses enfants, il avoit donné tout son bien[5], et ne laissa point d'enfants. C'étoit une manière de cheval de carrosse[6], qui étoit de tout temps ami intime de Saint-Pouenge et favori de

M. de Chamillart avec Mlle de Mortemart. Il y eut une petite difficulté, l'après-dînée, entre les princesses, sur la signature de ces mariages (Seignelay et Chamillart) : Mlle de Bourbon avoit signé après Madame la Duchesse, et Mme du Maine ne voulut point signer au-dessous de Mlle de Bourbon, le Roi n'ayant pas encore décidé laquelle des deux doit marcher devant. » Les *Mémoires de Sourches* (p. 9) ne disent rien de cet incident. Le mariage fut célébré le 11, comme il a été dit ci-dessus, p. 371, note 1.

1. Louis Bautru : tome XII, p. 283 et appendice XII, p. 566.

2. *Dangeau*, p. 65, 24 janvier; *Sourches*, p. 14; *Mercure* de février, p. 199-212. Le bruit de cette mort avait déjà couru en octobre 1705 (*Dangeau*, tome X, p. 447 et 449).

3. Le *Mercure* de septembre 1703, p. 229-234, annonce que le chevalier de Nogent a déclaré son mariage, qui remontait déjà à huit ans. Le contrat, du 16 mai 1695, insinué seulement en mars 1708, après la mort du mari, est dans le registre du Châtelet Y 280, fol. 164. Il avait pris alors le titre de marquis. Lorsqu'il annonça son mariage au Roi, celui-ci le renvoya au P. de la Chaise pour juger ce qu'il y avait à faire à l'égard de ses pensions sur des bénéfices (lettre inédite de la marquise d'Huxelles, 24 juillet 1704).

4. Madeleine Colbert de Turgis, baptisée le 4 août 1656, mariée le 26 novembre 1674 à Louis Jossier de la Jonchère, qui fit une grosse banqueroute comme trésorier général de l'extraordinaire des guerres, et, devenue veuve en 1683, épousa en 1695 le chevalier, ou plutôt marquis de Nogent, et mourut le 3 octobre 1714. Son billet d'enterrement est dans le ms. Clairambault 1073, fol. 339.

5. *Dangeau*, p. 66. En janvier 1706, le Roi avait accordé à Mme de Nogent une pension de deux mille livres, qui fut portée à trois mille après la mort de son mari (*ibidem*, tomes XI, p. 20, et XII, p. 67). Le défunt ne laissait que le très petit gouvernement de Sommières, en Languedoc.

6. « Une espèce de brutal, » dit-il dans l'Addition ci-contre, n° 794. — « On dit figurément d'un homme stupide, grossier, brutal, que c'est *un cheval, un gros cheval de carrosse, un cheval de bât* » (*Académie*, 1718).

M. de Louvois[1]. Cela l'avoit fait aide de camp du Roi en toutes ses campagnes, et donné une sorte de considération. Pendant une de celles-là, M. de Louvois, qui étoit magnifique pour ses amis, lui fit bâtir et meubler la plus jolie maison du monde sous la terrasse de Meudon, avec des jardins fort agréables, qu'il trouva prête à habiter à son retour : on peut juger du plaisir de la surprise[2]; c'est la même que Mme de Verue a eue depuis, et qu'elle a tant embellie[3]. Ce chevalier de Nogent étoit assez familièrement avec le Roi, mais depuis longtemps fort peu à la cour et dans le monde; tout son mérite étoit son attachement à M. de Louvois[4]. Il étoit frère de Nogent tué au passage du Rhin, maître de la garde-robe[5], beau-frère de M. de Lauzun, de Vaubrun[6] tué lieutenant général au combat d'Altenheim[7], cette admirable retraite que fit M. de Lorge à la mort de M. de Turenne[8], et de la princesse de

1. Notre tome XII, p. 607. Comparez la suite des *Mémoires*, tome XII de 1873, p. 10, sur la fin de Louvois.

2. Additions ci-contre, n°s 793 et 794; *Mercure*, septembre 1703, p. 230, et février 1708, p. 211. Monseigneur et la princesse de Conti sont allés s'y promener en mai 1696.

3. La maison de Meudon que Mme de Verue avait achetée en 1703 de Mme de Louvois, pour la somme de vingt-quatre mille livres, n'était pas celle du chevalier de Nogent, et se trouvait, non point sous la terrasse, mais à l'entrée du village; elle la légua en mourant au prince de Grimberghen (*la Comtesse de Verue*, par G. de Léris, p. 190, 202 et 215; *Documents sur Bellevue, Meudon et Chaville*, publiés par le vicomte de Grouchy dans les *Mémoires de la Société de l'Histoire de Paris*, tome XX, p. 115-117).

4. Notice BAUTRU-NOGENT, dans l'Appendice de notre tome XII, p. 566 : « Le chevalier de Nogent, par Saint-Pouenge, et sans aucun esprit ni mérite que de l'insolence et de la brutalité, fut un des plus grands favoris de M. de Louvois, par lui souvent aide de camp du Roi et assez bien avec lui, du reste peu avec le monde, où il étoit pourtant compté à cause de M. de Louvois, qu'il survécut assez peu. » Ce dernier trait, comme on le voit ici, est inexact.

5. Armand Bautru : tome XII, p. 283.

6. Nicolas II Bautru, marquis de Vaubrun : tome VII, p. 152.

7. Il a écrit par mégarde : *Altenhein*. — 8. Tome X, p. 331-337.

Montauban[1]. Leur père[2] étoit capitaine de la porte, qui, par son esprit, s'étoit bien mis à la cour[3], et fort familièrement avec le cardinal Mazarin et la Reine mère[4]. Leur nom étoit Bautru, de la plus légère bourgeoisie de Tours[5].

Langlée mourut aussi en même temps[6], sans avoir jamais été marié. J'ai suffisamment parlé de ce bizarre personnage p. 210[7]. Le monde y perdit du jeu, des fêtes et des modes[8], et les femmes beaucoup d'ordures[9]. Il laissa

Mort de Langlée.

1. Charlotte Bautru : tomes V, p. 259, et XII, p. 283-287 et 606-608.

2. Nicolas Bautru, comte de Nogent, capitaine des gardes de la porte en 1638, mourut en septembre 1661. Son corps fut transporté en 1668 dans l'église de sa terre de Nogent-le-Roi, près Dreux.

3. Notre tome XII, appendice XII, p. 565-566 ; *Historiettes de Tallemant des Réaux*, tome II, p. 261 ; *Mémoires de Mme de Motteville*, tomes I, p. 368-369, et IV, p. 69-72 et 294 ; *Muse historique* de Loret, tome III, p. 403 ; *Nouveaux entretiens*, par le marquis de Châtres, p. 9, et *Nouveaux jeux d'esprit*, éd. 1694, p. 18-23 ; *Mémoires de M. de Bordeaux*, tome I, p. 23-24, et *de M. d'Artagnan*, tome I, p. 69-70 ; recueil des *Pièces intéressantes* de 1759 et 1788, tome VI, p. 395-398 ; Walckenaer, *Mémoires sur Mme de Sévigné*, tome II, p. 55. Loret dit qu'on l'avait surnommé Bautru *l'Esprit*.

4. *Lettres de Mazarin*, tome V, p. 347 ; *Mémoires de Mme de Motteville*, tome I, p. 368-369. Feu M. Chéruel a publié dans son *Histoire de France sous le ministère de Mazarin*, tome II, p. 405-412, une curieuse lettre que le comte de Nogent adressa au Roi pendant le séjour de la Reine à la Fère, 13 août 1655.

5. Dans la Notice (notre tome XII, p. 564), il les avait dits, plus exactement, originaires d'Angers, et non de Tours, et élevés peu à peu par la magistrature locale. On peut voir, sur cette famille, les *Historiettes de Tallemant*, tome II, p. 327-328, le *Cabinet historique*, tome V, p. 74-76 et 95, l'article du *Dictionnaire* de Jal, p. 129-131, celui du *Dictionnaire de Maine-et-Loire*, par M. Célestin Port, tome I, p. 234-236, et le dossier 48144 des *Pièces originales*, vol. 2120, au Cabinet des titres.

6. Le 26 février : *Dangeau*, p. 85 ; *Sourches*, p. 31 ; *Mercure* de mars, p. 189-192 ; *les Correspondants de la marquise de Balleroy*, tome I, p. 30. Notre auteur a fait à cette occasion l'Addition qui a été placée dans le tome VII, p. 390-391, n° 327. Nous avons donné le résumé de l'acte mortuaire dans le même volume, p. 624.

7. Tome VII, p. 70-76. — 8. *Ibidem*, p. 73-74.

9. *Ibidem*, p. 74. Le ms. Arsenal 3128, fol. 206, contient une épi-

plus de quarante mille livres de rente, sa belle maison meublée[1] et d'autres effets à Mlle de Guiscard[2], fille unique de sa sœur[3].

Mort du comte d'Oropesa. [Add. St-S. 795]

En même temps mourut encore le comte d'Oropesa[4], retiré auprès de l'Archiduc à Barcelone[5], duquel aussi j'ai suffisamment parlé p. 246[6].

Mort, extraction, fortune et caractère de Montbron. Sa dépouille. [Add. St-S. 796]

Fort peu après[7] mourut Montbron[8], que le servage à Louvois avoit élevé, et porté même dans la familiarité du Roi par la petitesse des détails. C'étoit un petit homme de mine chétive, d'esprit médiocre, mais tout tourné à faire, grand vanteur[9], parleur impitoyable, toutefois point malhonnête homme[10], assez bon officier et brave, que le Roi

taphe satirique qui lui prête un goût pareil à celui de Monsieur et du duc de Vendôme.

1. Dans la rue Neuve-des-Petits-Champs : tome VII, p. 75.

2. Catherine de Guiscard (tome VI, p. 438), qui avait dû épouser le chevalier de Sully en 1705 (*la Marquise d'Huxelles*, par Édouard de Barthélemy, p. 86), et que nous verrons se marier en juillet 1708 avec le marquis de Villequier.

3. *Dangeau*, p. 85 et 88. Il laissa une pension de six mille livres à sa sœur, Mme de Guiscard, en cas qu'elle devînt veuve ou se séparât de son mari, et six mille livres de rente viagère à son frère l'abbé de Langlée, auquel il avait déjà donné quarante mille livres en 1703 (Y 276, fol. 113). Quant à Guiscard, il ne le vit point, étant brouillé avec lui à propos de partis proposés pour la fille.

4. Manuel-Joachim : tome VII, p. 252.

5. C'est le 23 décembre 1707 qu'il mourut, à soixante-six ans environ (*Gazette* de 1708, p. 45 et 153; *Mercure* de mars, p. 180-184). Il s'était retiré auprès de l'Archiduc depuis 1706 et était son premier ministre (tome XIII, p. 411 ; *Gazette d'Amsterdam*, 1707, n^os xxi et xxiv). Nous avons reproduit son portrait par l'ambassadeur vénitien dans notre tome VIII, Appendice, p. 566-567. Le duc Molès le remplaça.

6. Non pas *246*, mais *248*, qui correspond au tome VIII, p. 107-113.

7. Le 16 mars : *Dangeau*, tome XII, p. 50-51 et 100 ; *Sourches*, tomes X, p. 434, et XI, p. 44-45 ; *Mercure* du mois, p. 299-300.

8. François de Montbron : tome I, p. 97.

9. Ce substantif n'a jamais figuré que dans la 1re édition du *Dictionnaire de l'Académie*, qnoique très usité au seizième siècle.

10. Grand babillard, plein de son mérite et de sa naissance, griveleur, etc., avocat ennuyeux plutôt que soldat, d'après le Chansonnier,

eût volontiers fait maréchal de France, s'il eût osé par la comparaison de Montal, du duc de Choiseul et d'autres qu'il ne voulut pas faire[1]. Montbron portoit en plein le nom et les armes de cette grande et ancienne maison[2], fort tombée depuis longtemps[3], et qui le laissa faire, parce qu'on fait là-dessus tout ce qu'on veut en France[4]. Il venoit de père en fils d'un Charles[5] de Montberon, général des finances en 1539, qui étoit son trisaïeul[6], et qui portoit de Montberon brisé d'un filet en barre[7] : cette marque, qui

mss. Fr. 12 619, p. 171, et 12 620, p. 163. « Pour Montbron, disait Bussy-Rabutin (*Correspondance*, tome IV, p. 274), je ne saurois assez m'étonner de la vitesse avec laquelle il est allé aux grands emplois. » Comparez les *Mémoires de M. d'Artagnan*, tome III, p. 312. L'état des services de Montbron est dans la *Chronologie militaire*, tome IV, p. 289-291. Il habitait rue des Saints-Pères, bien près de notre auteur.

1. En 1693 : voyez notre tome I, p. 117 et suivantes.

2. Ci-dessus, p. 95, note 5. Les armes étaient : écartelé, aux un et quatre burelé d'argent et d'azur de dix pièces, aux deux et trois de gueules plein.

3. Cette « grande, illustre et antique » maison de Montbron, ou plutôt Montberon, dont il y a une filiation détaillée dans le tome VII de l'*Histoire généalogique* du P. Anselme, p. 16-29, et de laquelle Brantôme a parlé comme parent, existait encore dans une branche de Beauregard, confinée alors en Angoumois. Le rameau des comtes de Fontaine-Chalandray avait fini avec un premier écuyer de la duchesse d'Orléans mort le 31 mars 1645 et avec son fils, mort sans postérité le 5 juillet 1666. Quant à la terre du nom, réputée première baronnie d'Angoumois, Madeleine de Savoie l'avait apportée en mariage au connétable de Montmorency. M. Marvaud a publié une notice sur les seigneurs de Montbron dans le *Bulletin de la Société archéologique de la Charente*, années 1851, 1852 et 1860, et M. Champeval a donné leur généalogie en 1893. Une autre généalogie manuscrite se trouve dans le carton M 475, aux Archives nationales.

4. Remarque déjà faite bien souvent avec amertume, comme ci-dessus, p. 51 et 53.

5. Jusqu'ici, on interprétait l'abréviation *Ch.* par *chevalier*.

6. *Histoire généalogique*, tome VII, p. 29. Ce Charles de Montbron, auteur de la branche de Tourvoye, « dont on n'a point trouvé la jonction » avec les anciens Montbron, était lieutenant des cent-suisses, et non général des finances. Voyez ci-après, p. 573.

7. Le sceau ainsi décrit par les auteurs de l'*Histoire généalogique* figure dans l'*Inventaire des sceaux de la collection Clairambault*,

est d'un bâtard[1], et son emploi sont[2] parlants dans un homme de ce nom[3]. Sa postérité ne fit guères plus de figure en biens ni en emplois. Le père[4] de celui dont il s'agit ici fit ériger son méchant petit fief de Sourdun[5] en vicomté, sous le nom de Montberon, en 1654[6], servit en de petits emplois, fut gouverneur de Bray-sur-Seine[7], et parvint à faire deux de ses fils chevaliers de Malte[8]. L'aîné, dont on

tome I, n°s 6264-6265. On peut comparer, dans le volume 2009 des *Pièces originales*, fol. 49, un sceau des anciens et authentiques Montberon, en 1509.

1. Ci-dessus, p. 54. Les bâtards brisaient les armes paternelles soit d'une barre, soit du filet dont il est ici question, et qui n'était qu'une barre extrêmement amincie. Sur une remontrance des Notables, Louis XIII inséra cet article dans son ordonnance du 15 janvier 1629, art. 197 : « Ne seront tenus pour nobles les bâtards des gentilshommes, et, en cas qu'ils aient été anoblis par les Rois nos prédécesseurs, ou par nous, eux et leurs descendants seront tenus de porter en leurs armes une barre qui les distingue d'avec les légitimes ; et ne pourront prendre les noms des familles dont ils seront issus, sinon du consentement de ceux qui y ont intérêt. » (Gilles de la Roque, *Traité de la noblesse*, éd. 1734, p. 121 et 328.)

2. La première lettre de *sont* surcharge un *o*.

3. Voyez ci-après, p. 573, sa notice de chevalier de l'Ordre.

4. Henri de Montbron, lieutenant de la compagnie colonelle du régiment de Fossés en 1640, gentilhomme ordinaire du Roi, avait épousé Louise de Boulainvilliers.

5. Sourdun, en Seine-et-Marne, arrondissement de Provins, canton de Villiers-Saint-Georges. Il y a encore dans cette commune un hameau portant le nom de Montbron.

6. Henri de Montbron obtint, le 21 mars 1640, l'union des fiefs de Tourvoye, Bezay et Colombel, sis dans la paroisse de Sourdun, sous le nom de Montbron, et, en avril 1654, l'érection de cette terre en vicomté (Arch. nat., X^{1A} 8661, fol. 549). Les lettres patentes énumérèrent ses services aux sièges de Saint-Jean-d'Angély et de Montauban et pendant les guerres de la Fronde. Son fils obtint ensuite l'érection en comté.

7. Seine-et-Marne, dans l'arrondissement de Provins, au sud-ouest de cette ville. La seigneurie était passée des Longueville aux Rochechouart.

8. Trois fils, d'après le P. Anselme (tome VII, p. 30) : Jean-Baptiste en 1656, Joseph et Eustache le 6 juillet et le 8 août 1661 ; les preuves des deux derniers sont conservées aux archives du départe-

parle ici, se fourra dans la confiance de M. de Louvois, qui lui fit donner la seconde compagnie des mousquetaires, dont le Roi s'amusoit fort alors[1]. Il devint lieutenant général et successivement gouverneur d'Arras[2], Gand, Tournay et Cambray[3], et seul lieutenant général de Flandres[4], où il demeuroit toujours. M. de Louvois le fit chevalier de l'Ordre en la promotion [de][5] 1688[6], où il mit

ment de Seine-et-Marne, H 724. On sait d'ailleurs qu'il était facile d'obtenir certaines complaisances des commissaires de la Religion, et que les preuves admises par eux ne peuvent être tenues pour des documents irrécusables.

1. Cette seconde compagnie, les *noirs*, avait été constituée primitivement par et pour Mazarin : voyez notre tome I, p. 524-525. C'est pour avoir gardé Mme du Plessis-Bellière, après la disgrâce de Foucquet, d'abord à Montbrison, puis à Charenton, de 1661 à 1664 (tomes XI, p. 260, et XII, p. 451), que Montbron eut d'abord la sous-lieutenance (*Archives de la Bastille*, tomes I, p. 379 et 396, et II, p. 15, 25, 28, 146 et 181 ; *Mémoires de M. de Bordeaux*, tome IV, p. 333-334 ; *Mémoires de M. d'Artagnan*, tome III, p. 311). Il ne prit le commandement de la compagnie que lors de la retraite de M. de Maulévrier.

2. Ce gouvernement, qui avait valu jusqu'à cinquante mille livres, n'en rapportait plus que huit ou dix (*Muse historique* de Loret, tome I, p. 215; *Dangeau*, tomes II, p. 412, et XIV, p. 429).

3. Le gouvernement de Tournay valait près de trente mille livres par an, et celui de Cambray vingt-cinq mille (*Dangeau*, tomes IV, p. 299, et XII, p. 100).

4. Charge rapportant de vingt-quatre à vingt-huit mille livres (*Dangeau*, tome XIV, p. 33 ; *Mémoires de Luynes*, tome VIII, p. 17).

5. Les mots *la prom.* ont été ajoutés en interligne, et le *de* oublié.

6. Lorsqu'il fit ses preuves à cette occasion, il remonta jusqu'au Montbron qui avait été lieutenant dans la garde de François Ier; mais on crut les titres faux, et l'on prétendit que ses ancêtres étaient simplement notaires, avocats et officiers de justice à Provins, qu'il ne venait des Montbron que par la main gauche, etc. (*Nouveau siècle de Louis XIV*, tome III, p. 349 ; *Cabinet historique*, généalogies de Guillard, tomes V, p. 98, et VI, p. 25; Chansonnier, mss. Fr. 12 620, p. 163 et suivantes, 12 688, p. 317-319, 321-324, et 12 689, p. 488.) Tallemant des Réaux (*Historiettes*, tome V, p. 325) nous a conservé ce couplet :

Colbert tirera d'Écosse
Ses preuves de chevalier,

tant de militaires et tant de gens de bas aloi[1]. Montbron conserva toute sa vie ses cheveux verts[2], avec une grande calotte, qui figuroit fort mal avec son cordon bleu par-dessus[3]. Il venoit voir le Roi tous les ans, et en étoit toujours bien traité et distingué. Il s'avisa d'être médecin et chimiste; il mit un remède à la mode[4], qui tua la plupart de ceux qui en usèrent, tous par des cancers: il lui en vint un à la main[5], dont il mourut aussi. Un peu auparavant, il

Car les livres de négoce
Ne donnent pas le collier.
Montbron, ce foudre de guerre,
En prendra chez un faussaire;
Mais Villars a des aïeux
Au greffe de Condrieux.

Selon une note du Cabinet des titres, qu'il est toutefois difficile de tenir pour valable, c'est à l'instigation de l'obligeant Vyon d'Hérouval que le capitaine des mousquetaires s'identifia de nom et d'armes avec les Montberon du siècle précédent. Notre auteur avait fait deux notices sur ce MONTBERON, comme chevalier des ordres, et comme capitaine des mousquetaires; l'une et l'autre seront reproduites dans l'appendice XIV.

1. Déjà dit plusieurs fois, en dernier lieu dans nos tomes IX, p. 320, et XIII, p. 147.

2. Même particularité que pour le président Rose (notre tome VIII, p. 383, Addition n° 349), pour Dodart, premier médecin de Louis XV (Addition au *Journal de Dangeau*, tome XVII, p. 281), pour le duc d'Alburquerque (*Mémoires*, éd. 1873, tome XVIII, p. 8). Pour les physiciens, cette apparence verdâtre de la chevelure jaunâtre ou grise sur un habit rouge est un effet du phénomène du contraste des couleurs.

3. Largillière avait fait de lui un portrait qui figura à l'Exposition de 1699. Dans celui qui a été gravé (ms. Clairambault 1167, fol. 9), une calotte couvre de longs cheveux retombant sur les épaules. Une peinture assez bonne, avec écharpe blanche et cordon bleu, nous a été signalée aussi dans un château du Nord.

4. D'après l'Addition n° 795, ce remède consistait dans un abus de café préparé d'une certaine façon; voyez Alfred Franklin, *le Café, le thé et le chocolat*, p. 80.

5. Il avait commencé à gagner le bras, disent les *Mémoires de Sourches*, tome X, p. 434; on voit *ibidem*, tome XI, p. 33, que Mme de Croissy se servait contre la goutte d'un remède analogue, qui provoqua un érysipèle dangereux, et encore, au tome VIII, p. 276, que le marquis de l'Hospital s'était tué dans les mêmes conditions.

se démit de sa lieutenance générale de Flandres[1], dont le Roi lui fit donner cent cinquante mille livres par le chevalier de Luxembourg[2], et, à sa mort, il donna Cambray à Bezons, et Gravelines[3], qu'avoit celui-ci, à Chemerault, favori de M. de Vendôme[4].

M. le duc d'Orléans n'avoit pas voulu partir que mains garnies[5]; il savoit ce qu'il avoit coûté à sa gloire et aux succès de la guerre, la campagne précédente, du dénûment

Oran pris par les Maures.

1. *Dangeau*, tome XII, p. 50-51 et 53; *Sourches*, tome XI, p. 8. — M. de Montbron, qui avait épousé une Gruyn, en avait eu le fils ami de notre auteur dont la mésaventure aux bals de 1692 a été racontée dans notre tome I, p. 97-99, et qui est mort à Ulm en janvier 1704, colonel-lieutenant du régiment d'infanterie du Dauphin (*Dangeau*, tome IX, p. 418; *Sourches*, tome VIII, p. 268; *Gazette* de 1704, p. 59; *Mercure* de février 1707, p. 314-315). « Il se dit que le fils de M. de Montbron étoit marié secrètement à la fille d'un Morin, grand joueur qui avoit passé en Angleterre; qu'il y avoit un petit garçon de trois ans, la demoiselle étant au Chasse-Midi » (lettre inédite de la marquise d'Huxelles, 11 février 1704, dans le ms. de la bibliothèque d'Avignon n° 1419).

2. Il a déjà été parlé de ce Christian-Louis de Montmorency-Luxembourg, quatrième fils du maréchal, dans le tome I, p. 233, note 3. Né le 9 février 1675, reçu chevalier de Malte de minorité en 1676, il a combattu sous son père à Steinkerque et à Nerwinde, a eu en 1693 le régiment de Provence, en 1700 celui de Piémont, le grade de brigadier en 1702, celui de maréchal de camp en 1704. Son audacieuse expédition pour secourir Lille assiégé lui fera donner le grade de lieutenant général en 1708; il aura en 1711 le gouvernement de Valenciennes, et prendra le titre de prince de Tingry en se mariant. Chevalier du Saint-Esprit en 1731, maréchal de France en 1734, il releva alors le nom de maréchal de Montmorency, et mourut le 23 décembre 1746.

3. Gouvernement valant de douze à dix-huit mille livres (*Dangeau*, tomes VII, p. 387, XII, p. 100, et XIV, p. 245; *Luynes*, tome XIV, p. 304).

4. *Dangeau*, tome XII, p. 100. L'annotateur des *Mémoires de Sourches* (tome XI, p. 45) dit de Chemerault, qui a figuré en dernier lieu dans notre tome XIV : « Il étoit galant homme; mais on croyoit que le duc de Vendôme avoit encore eu autant de part à lui faire avoir ce gouvernement qu'il en avoit eu à le faire faire maréchal de camp et lieutenant général. »

5. Expression déjà relevée dans notre tome VII, p. 305.

extrême de l'Espagne[1]. Lorsqu'il arrangeoit tout pour son départ, on apprit que les Maures avoient pris Oran[2] et accordé une honnête capitulation à la garnison[3], qui s'étoit retirée à Muzalquivir[4].

Mort de Thésut; sa charge donnée à son frère par l'exclusion de l'abbé Dubois*. Caractère des deux frères. [*Add.* St-S. *797*]

Thésut[5], fils d'un conseiller au parlement de Bourgogne[6] des amis de mon père, et qui prenoit soin de sa provision de vin[7], mourut subitement[8]. Il étoit secrétaire des commandements de M. le duc d'Orléans. C'étoit un garçon de beaucoup d'esprit et de connoissances, fort singulier et fort atrabilaire, et cependant assez répandu dans le monde, où il étoit estimé et considéré au-dessus de son état[9]. Il avoit été en même qualité à Monsieur, et, quoique bien avec tout ce qui le gouvernoit, il ne laissoit pas d'être fort honnête homme. L'abbé Dubois, que nous verrons cardinal et maître du Royaume, brigua fort la charge de Thésut, et M. le duc d'Orléans, avec ce foible qu'il a toujours eu pour lui, et qui semble devenu une plaie fatale aux princes

1. Nous verrons dans le prochain volume ce que l'on fit cette fois pour lui. Son départ ne fut décidé que le 17 février.

2. Oran, à cinquante lieues à l'ouest d'Alger, au fond d'un golfe assez vaste, avait été enlevé par les Espagnols, en 1509, au roi maure de Tlemcen; mais, comme les autres places qu'ils tenaient sur cette côte, celle-ci était, pour ainsi dire, sous le coup d'un siège perpétuel.

3. *Dangeau*, p. 2, 76 et 79; *Gazette*, p. 90; *Gazette d'Amsterdam*, année 1707, n° CII, de Madrid, et année 1708, n°s XVI et XVII, de Paris; lettre du duc de Gramont, dans le recueil Esnault, tome II, p. 176.

4. Dangeau a mieux écrit : *Marsalquivir*. — Cette petite place, aujourd'hui Mers-el-Kebir, à une lieue O. d'Oran, avec un très bon port, était au pouvoir des Espagnols depuis 1506.

5. Jean de Thésut : tome X, p. 127.

6. Jacques de Thésut, reçu conseiller le 15 mars 1649.

7. Leurs terres étaient en Chalonnais et en Charolais.

8. Le 23 juillet 1707 (*Dangeau*, tome XI, p. 422). Notre auteur n en parle que maintenant, parce que c'est en février 1708 qu'il trouve dans le *Journal*, tome XII, p. 76, la nomination du successeur.

9. Grand joueur selon l'annotateur des *Mémoires de Sourches*, tome X, p. 364.

* Après *Du Bois*, Saint-Simon a biffé *qui ne le luy pardonna jamais.*

pour leurs précepteurs[1], mouroit d'envie de la lui donner. Mme la duchesse d'Orléans, dont pourtant il avoit achevé le mariage, ne craignoit rien davantage, parce qu'elle le connoissoit, et le Roi, qui le connoissoit encore bien mieux, s'y opposa si décisivement, que son neveu n'osa passer outre[2]. Il donna donc la charge à l'abbé de Thésut[3] frère de celui qui venoit de mourir, tout aussi honnête homme, mais tout aussi atrabilaire, et qui avoit été employé en Hollande, en Allemagne et à Rome, pour les affaires de la succession palatine entre Madame et l'électeur palatin[4]. L'abbé Dubois ne put digérer cette exclusion; ne pouvant s'en prendre au Roi, ni guères à Mme la duchesse d'Orléans, son désespoir se tourna contre l'émule qui l'avoit emporté sur lui : jamais il ne lui pardonna, non pas même après que la fortune aveugle l'eut élevé sur le plus haut pinacle[5]. Il n'est pas temps de s'étendre sur cet étrange compagnon.

Caractère de Nancré, exclus par le Roi de suivre M. le duc d'Orléans en Espagne.

Le Roi voulut savoir les gens qui devoient suivre M. le duc d'Orléans en Espagne, et ne voulut pas permettre que Nancré en fût[6] : le voyage de sa belle-mère avec Mme d'Argenton l'avoit gâté auprès du Roi. Il avoit obtenu une audience pour s'en justifier à son retour de Dauphiné,

1. Nouvelle allusion au cardinal Fleury.
2. *Dangeau*, p. 76-77, avec l'Addition n° 797.
3. Louis de Thésut : tome X, p. 126. Ce n'est qu'en février 1708, plus de six mois après la mort de son frère, que le duc d'Orléans se décida à donner la charge à cet abbé (*Mercure* du mois, p. 320-322; *les Correspondants de la marquise de Balleroy*, tome I, p. 27). Elle rapportait treize mille livres, et l'abbé la revendit trois cent mille livres en 1723 (*ibidem*, tome II, p. 546). Il y en avait une seconde, possédée par Doublet de Breuilpont.
4. Tome X, p. 125-128.
5. Saint-Simon écrit : *pinnacle*. — Voyez L. Wiesener, *le Régent, l'abbé Dubois et les Anglais*, tome I, p. 15. Cependant cette hostilité de Dubois n'empêchera pas l'abbé de Thésut d'avoir la feuille des bénéfices en 1720, comme il sera raconté dans la suite des *Mémoires*, tome XVI, p. 456.
6. *Dangeau*, p. 83, avec une Addition qui a été placée dans notre tome XIV, p. 474, n° 721.

comme je l'ai dit alors[1]; il crut y avoir réussi, et se trouva bien étonné de ce coup de caveçon. Il ploya les épaules; mais, en compère adroit, plein d'esprit, de fausseté et de manèges, à qui les moyens, quels qu'ils fussent, ne coûtoient rien, il espéra bien de se relever[2]. Parmi[3] ceux qui devoient être de la suite du voyage, M. le duc d'Orléans nomma Fontpertuis. A ce nom, voilà le Roi qui prend un air austère : « Comment, mon neveu, lui dit le Roi, Fontpertuis, le fils de cette janséniste, de cette folle qui a couru M. Arnauld partout! Je ne veux point de cet homme-là avec vous. — Ma foi, Sire, lui répondit M. le duc d'Orléans, je ne sais pas ce qu'a fait[4] la mère; mais, pour le fils, il n'a garde d'être janséniste, et je vous en réponds, car il ne croit pas en Dieu. — Est-il possible, mon neveu? répliqua le Roi en se radoucissant. — Rien de plus certain, Sire, reprit M. d'Orléans; je puis vous en assurer. — Puisque cela est[5], dit le Roi, il n'y a point de mal : vous pouvez le mener. » Cette scène, car on ne peut lui donner d'autre nom, se passa le matin, et, l'après-dînée même, M. le duc d'Orléans me la rendit, pâmant de rire, mot pour mot telle que je l'écris. Après en avoir bien ri tous deux, nous admirâmes la profonde instruction d'un roi dévot et religieux, et la solidité des leçons qu'il avoit prises, de trouver sans comparaison meilleur de ne pas croire en Dieu que d'être ce qu'on lui donnoit pour janséniste, celui-ci[6] dangereux à suivre un jeune prince à la guerre, l'autre sans inconvénient par son impiété. M. le duc d'Orléans ne se put tenir d'en faire le conte, et il n'en parloit

Plaisante exclusion, et plus rare inclusion* de Fontpertuis; son caractère.

1. Tome XIV, p. 90-91.
2. Mme des Ursins, en 1707, avait signalé à Mme de Maintenon l'influence que Nancré prenait sur son maître.
3. L'anecdote qui va suivre vient déjà d'être racontée, et presque dans les mêmes termes, dans notre tome XIV, p. 300-303.
4. Peut-être *faite*. — 5. Verbe ajouté en interligne.
6. *Cy* est en interligne.

* Ce substantif, que nous retrouverons, et que Retz aussi a employé, n'a point été relevé par nos lexicographes.

jamais sans en rire aux larmes. Le conte courut la cour, et puis la ville; le merveilleux fut que le Roi n'en fut point fâché : c'étoit un témoignage de son attachement à la bonne doctrine, qui, pour ne lui pas déplaire, éloignoit de plus en plus du jansénisme. La plupart en rirent de tout leur cœur; il s'en trouva de plus sages qui en eurent plus d'envie de pleurer que de rire, en considérant jusqu'à quel excès d'aveuglement le Roi étoit conduit. Ce Fontpertuis étoit un grand drôle bien fait, ami de débauche de M. de Donzy depuis duc de Nevers[1], grand joueur de paume · M. le duc d'Orléans aimoit aussi à y jouer, et, de tout temps, aimoit M. [de] Donzy, qu'il avoit vu d'enfance, avec nous, au Palais-Royal, et beaucoup plus en débauche, lorsqu'il s'y fut livré. Donzy lui produisit ce Fontpertuis, pour qui il prit de la bonté. Longtemps après, dans sa régence, il lui donna moyen de gagner des trésors au trop fameux Mississipi[2], toujours sous la protection de M. de Nevers; mais, quand ils furent gorgés de millions, Fontpertuis sans proportion plus que l'autre, ils se brouillèrent, dirent rage l'un de l'autre, et ne se sont jamais revus[3].

Projet d'Écosse.

Depuis longtemps un projet des plus importants frappoit secrètement à toutes les portes pour se faire écouter; son heure arriva enfin au dernier voyage de Fontainebleau[4], où il fut résolu, où les promoteurs, que je devinai à leurs démarches, me l'avouèrent sous le dernier secret,

1. Tomes IX, p. 282, et XIV, p. 302. Nous allons le voir, p. 452, se marier et devenir prince de Vergagne.

2. Ce nom s'appliqua d'abord, non seulement au grand fleuve qui se jette dans le golfe du Mexique, mais encore à tout le pays environnant, qui prit plus tard le nom de Louisiane. C'est en 1699-1700 que MM. de Châteaumorand et d'Iberville découvrirent l'embouchure du Mississipi, dont Cavelier de la Salle avait déjà descendu le cours en 1682 et 1683. En août 1717, le Régent autorisa Law à fonder une compagnie de commerce, qui prit le nom de compagnie du Mississipi, et Saint-Simon dira alors le succès de cette création et le désastre financier qui suivit bientôt après.

3. Voyez Varin, *la Vérité sur les Arnauld*, tome II, p. 159, etc.

4. Ci-dessus, p. 257 et 276.

Duc de Chevreuse ministre d'État *incognito*.

où j'en découvris un qui n'a été su que de bien peu de personnes intimes[1] : c'est que le duc de Chevreuse étoit en effet ministre d'État, sans en avoir l'apparence et sans entrer au Conseil[2]. A la fin, je m'en doutai : ses conférences si fréquentes à Fontainebleau avec Pontchartrain, l'aveu qu'ils me firent l'un et l'autre de ce qu'il s'y traitoit, les suites de cette affaire dans ce même voyage, achevèrent de me persuader que je ne me trompois pas en croyant le duc de Chevreuse ministre. Je me hasardai de le dire nettement au duc de Beauvillier, qui, dans sa surprise, me demanda avec trouble d'où je le savois, et qui, enfin, me l'avoua sous le plus profond secret. Dès le jour même, je me donnai le plaisir de le dire au duc de Chevreuse : il rougit jusqu'au blanc[3] des yeux, il s'embarrassa, il balbutia ; il finit par me conjurer de garder sur cela un secret impénétrable, qu'il ne put me dissimuler plus longtemps. Je sus enfin par eux-mêmes qu'il y avoit plus de trois ans, même quatre[4], que les ministres des affaires étrangères, de la guerre, de la marine et des finances avoient ordre de ne lui rien cacher, les deux premiers de lui communiquer tous les projets et toutes les dépêches, et tous quatre de conférer de tout avec lui[5]. Il entroit très souvent chez le Roi par les

1. Comparez ce qui va suivre avec l'article du duc de Chevreuse dans la notice du duché de MAILLÉ-LUYNES, imprimée au tome VIII des *Écrits inédits*, p. 290-302, et avec l'Addition au *Journal de Dangeau*, tome XIV, p. 255. Il y aura plusieurs redites dans les *Mémoires*.

2. C'est ce qu'il a déjà promis d'expliquer (notre tome XIII, p. 217). Dans le *Parallèle*, p. 111, il dit que cette situation dura plus de vingt ans, et cela concorde avec une note du Chansonnier (ms. Fr. 12 691, p. 237) où le compilateur raconte que c'est en 1694 que M. de Chevreuse dut entrer au Conseil comme représentant de la cabale dévote. Si les archives du château de Dampierre étaient plus accessibles, on y trouverait certainement le détail de ce ministère occulte.

3. Il a corrigé *aux* en *au blanc*, et écrit ensuite : *balbucia*.

4. C'est aux environs des années 1703 ou 1704.

5. Déjà, le 22 juin 1702, Fénelon lui demandait, de la part de l'intendant Bagnols, d'entrer en correspondance avec celui-ci sur les affaires de son département de Flandres.

derrières, souvent aux heures ordinaires; il avoit des audiences du Roi, longues, dans son cabinet, tantôt retenu par le Roi, tantôt y restant de lui-même quand tous en sortoient. Quelquefois au dîner, mais presque tous les soirs au milieu du souper, il venoit au coin du fauteuil du Roi: on se rangeoit alors pour les seigneurs; le Roi, qui entendoit le mouvement, ne manquoit guères à se tourner pour voir qui arrivoit, et, quand c'étoit M. de Chevreuse, la conversation se lioit bientôt, puis se faisoit à l'oreille, ou par M. de Chevreuse, de lui-même, ou par le Roi, qui l'appeloit et lui parloit bas. J'en fus longtemps la dupe avec toute la cour, qui admiroit qu'un détail des chevau-légers[1] pût fournir à des conversations si longues, si fréquentes et si fort à l'oreille, et qui s'en étonna bien plus quand ce prétexte eut cessé par la démission de cette compagnie à son fils[2]. A la fin, je me doutai d'autre chose, et j'en découvris tout le mystère à Fontainebleau. C'étoit d'affaires d'État qu'il s'agissoit dans ces conversations, et d'affaires d'État que le duc de Chevreuse s'occupoit si assidûment dans son cabinet, où personne ne pouvoit comprendre que ses affaires domestiques, ni celles des chevau-légers, le pussent tenir si habituellement[3]. Il avoit toujours été au goût du Roi; c'étoit peut-être le seul homme d'esprit et savant qu'il ne craignît point : il étoit rassuré par sa douceur, sa mesure, sa modestie, et par ce tremblement devant lui qui fit toujours son grand mérite et celui du duc de Beauvillier. Personne ne parloit plus juste, plus nette-

1. Ce commandement était sa fonction unique à la cour.

2. En 1701 : tome IX, p. 326. A la mort de ce fils, le duc de Montfort, la compagnie est passée au cadet, le vidame d'Amiens : tome XII, p. 210.

3. Déjà dit dix lignes plus haut. — Dans un mémoire que Fénelon adressa au duc sur la campagne de 1702, il lui recommande de ménager sa santé, d'éviter un travail outré et des détails pénibles qui lui ôtent toute relâche d'esprit et le plongent dans la tristesse. Dans une lettre antérieure, de 1699, il lui reprochait d'avoir l'esprit trop occupé de choses extérieures, et plus encore de raisonnements.

ment, plus facilement, plus conséquemment[1], ni avec plus de lumière, avec une douceur et un tour aisé en tout[2]. Le Roi l'auroit volontiers mis dans le Conseil; mais Mme de Maintenon, Harcourt, jusqu'à M. de la Rochefoucauld, qu'il craignit là-dessus, l'en empêchèrent[3]: il prit donc le parti de cet *incognito,* que je crois avoir été unique en ce genre, et dont personne peut-être, hors le duc de Chevreuse, ne se seroit accommodé, surtout avec la certitude que l'obstacle qui le réduisoit à cette sorte de ténèbres subsisteroit toujours[4], et toujours lui fermeroit la porte du Conseil. Il étoit un avec le duc de Beauvillier[5], et ils passoient presque tout leur[6] loisir ensemble; ils étoient en liaison et cousins germains de Torcy, et maintenant de Desmaretz, et amis intimes de Chamillart dès son entrée au ministère. Quoique le Chancelier fût ennemi de Beauvillier, il aimoit le duc de Chevreuse, et celui-ci en avoit été si content lors de ses divers échanges avec Saint-Cyr[7], qu'il en étoit demeuré de ses amis; par conséquent, Pontchartrain, quoiqu'il n'aimât pas les amis de son père, n'osoit, avec les ordres qu'il avoit, n'être pas en grande mesure avec lui, et, de cette façon, les commerces conti-

1. *Raisonner conséquemment,* c'est raisonner d' « une manière qui marque la juste liaison que des propositions ont les unes avec les autres » (*Académie,* 1718 et 1878).

2. Comparez ce que disent de lui la *Relation de Spanheim,* p. 416, es *Portraits et caractères de 1703,* p. 37, la notice des *Écrits inédits,* tome VIII, p. 293, et les *Mémoires* mêmes, en maint autre endroit. « C'est dommage, lisons-nous dans le recueil de 1703, qu'il ne soit dans un poste qui réponde encore mieux à son mérite que celui qu'il occupe. »

3. C'est là-dessus que Michelet a placé en 1705 la consécration du pouvoir de Mme de Maintenon.

4. *Toujours* surcharge des lettres illisibles.

5. Tome XIII, p. 217-218. — 6. *Leur* surcharge *loi*[*sir*].

7. Échange du duché de Chevreuse contre le comté de Montfort, en 1691-93 : tome VI, p. 298; voyez le *Journal de Dangeau,* tome III, p. 241, et les *Mémoires de Sourches,* tome III, p. 358. Il y avait eu un échange de justices et de seigneuries avec le Chancelier lui-même, en juin 1704 (Arch. nat., K 1243, liasse 7).

nuels d'affaires des ministres avec lui, et de lui avec eux, étoient couverts des liaisons[1] de parenté, d'amitié et de société.

Ce fut par lui que le projet fut admis. Hough[2], gentilhomme anglois plein d'esprit et de savoir, et qui surtout possédoit les lois de son pays, y avoit fait divers personnages. Ministre de profession et furieux contre le roi Jacques, puis catholique et son espion, il avoit été livré au roi Guillaume, qui lui pardonna. Il n'en profita que pour continuer ses services à Jacques. Il fut pris plusieurs fois, et s'échappa toujours de la Tour de Londres[3], et d'autres prisons. Ne pouvant plus demeurer en Angleterre, il vint en France, où, vivant en officier, il s'occupa toujours d'affaires, et fut payé pour cela par le Roi et par le roi Jacques, au rétablissement duquel il pensoit sans cesse. L'union de l'Écosse avec l'Angleterre[4] lui parut une conjoncture favorable, par le désespoir de cet ancien royaume de se voir réduit en province sous le joug des

1. Il a écrit, par mégarde, et au singulier : *laison*.

2. Lisez : *Hooke*. — Nathaniel Hooke, plus tard baron, fils d'un marchand de Drogheda et né en 1664, fut d'abord puritain et chapelain indépendant. Compromis avec Monmouth en 1685, il se fit catholique et entra au service de Jacques II, fut mis à la Tour lors de la révolution de 1688-89, fut alors envoyé en mission secrète en Hollande et en Écosse, combattit à la Boyne pour le roi légitime, et entra ensuite au service de la France, dans le régiment irlandais de Galmoy, puis dans celui de Sparre, se mit en communication avec Marlborough en 1702, fut fait baron par Jacques II en janvier 1703, accepta en 1705 une mission pour le parti jacobite, reçut la naturalisation française en 1706, et combattit à Ramillies. Lors de l'expédition qui va être racontée, il fut fait brigadier (3 mars 1708), et Jacques III le créa pair en Irlande. Il remplira une mission en Pologne en 1711-12, deviendra maréchal de camp en 1718, obtiendra une confirmation de naturalité en 1720, le cordon de commandeur de Saint-Louis en 1721, et mourra le 25 octobre 1738. (*Chronologie militaire*, tome VII, p. 29-30.) Sa bonne foi, comme agent secret, fut souvent suspectée, dit le rédacteur du *Dictionary of national biography*, tome XXVII, p. 281-282. Le Roxburghe-Club a publié en 1870-71 sa correspondance de 1703 à 1707.

3. Ci-après, p. 615. — 4. En 1707 : tome XIV, p. 280-281.

Anglois. Le parti jacobite s'y étoit conservé; le dépit de cette union forcée l'accrut dans le desir de la rompre par un roi qu'ils auroient rétabli[1]. Hough, qui conservoit partout des intelligences, fut averti de cette fermentation : il y fit des voyages secrets[2], et, après avoir frappé longtemps ici à diverses portes de ministres, Callières, à qui il s'ouvrit, en parla au duc de Chevreuse, puis au duc de Beauvillier, qui y trouvèrent de la solidité[3]. C'étoit un moyen sûr de faire une diversion puissante, de priver les alliés du secours des Anglois, occupés chez eux, et les mettre dans l'impuissance de soutenir l'Archiduc en Espagne, et dans l'embarras partout ailleurs, dénués des forces angloises. Les deux ducs gagnèrent Chamillart[4], puis Desmaretz, tout à la fin, dès qu'il fut en place[5]; mais le Roi étoit si rebuté des mauvais succès qu'il avoit si souvent éprouvés de ces sortes d'entreprises[6], que pas un d'eux n'osa la lui

1. L'Union inquiétait profondément ces presbytériens, qui s'étaient jadis dégagés du joug odieux des anglicans. En outre, la lutte intestine entre wighs et torys était des plus vives à la fin de 1707; Marlborough força Harley et ses amis à quitter leurs charges.

2. Hooke fit un premier voyage en 1705, mais avait été précédé en 1703 par un autre émissaire écossais, le colonel Murray, et, dans l'intervalle, un commencement de conspiration avait été réprimé. On trouve, aux Affaires étrangères, *Angleterre, mémoires et documents*, vol. 24, la seconde instruction qui fut donnée à Hooke, le 9 mars 1707, et la relation de son voyage, datée du 9 juillet suivant; à la Guerre, vol. 2089, un mémoire de l'Écossais Fleming, en date du 2 février 1706, et, en date du 1er janvier 1707, un autre mémoire de Hooke, avec annotations de Chamillart.

3. Chamlay avait proposé en 1702 un projet de descente (Dépôt de la guerre, vol. 1698). Il présenta encore un nouveau plan de campagne en 1707, et enfin un troisième en 1708 (Guerre, vol. 2471, 15 janvier); Hooke fournit alors aussi un mémoire, ainsi que le maréchal de Berwick (*ibidem*, 20 et 21 février).

4. On trouve au Dépôt de la guerre, vol. 2017, n° 301, et 2109, nos 207-210, le mémoire donné à Chamillart, en août 1707, par le duc de Chevreuse, avec un énorme rapport de Hooke et sa proposition pour envoyer d'avance des armes et des officiers en Écosse.

5. Ce n'est donc qu'à la fin de février 1708.

6. On ne pouvait avoir oublié Seignelay et son projet, en 1689, de conduire lui-même une expédition maritime contre l'Angleterre rebelle

proposer. Chamillart ne faisoit qu'y consentir : épuisé de corps et d'esprit, accablé d'affaires, il n'étoit pas en situation de devenir le promoteur de cette affaire. Chevreuse[1] en parla au Chancelier pour voir s'il la goûteroit, et s'il voudroit persuader son fils[2], dont le ministère devenoit principal en ce genre : le Chancelier y entra[3]. Pontchartrain n'osa rebuter[4] ; mais il essaya de profiter de la lenteur naturelle de M. de Chevreuse, et de sa facilité[5] à raisonner sans fin[6], pour allonger et le rebuter à force de difficultés : c'est ce qui me fit découvrir l'affaire à Fontainebleau[7]. J'y logeois chez Pontchartrain, au château, et j'étois fort souvent chez M. de Chevreuse; leurs visites continuelles, leurs longues conférences me mirent en curiosité, et je sus enfin, dès Fontainebleau, de quoi il s'agissoit entre eux, que Callières après me mit au net à mesure du progrès[8]. C'étoit cependant à qui attacheroit le grelot. Le duc de Noailles leur parut propre à gagner Mme de Maintenon, qui en étoit coiffée, et qui lui parloit de tout. M. de Chevreuse, nonobstant tout ce que le maréchal avoit fait et tenté contre eux dans l'affaire de Monsieur de Cambray[9], étoit toujours en liaison avec eux, parce que, tantôt par ordre du Roi, et quelquefois à la prière des parties, il

à Jacques II, puis la descente en Irlande, enfin le projet manqué en 1696 (notre tome III, p. 57-58).

1. L'initiale surcharge *il*. — 2. Le secrétaire d'État de la marine.

3. Ce verbe surcharge un premier *entra*.

4. Emploi du neutre admis par l'*Académie*. — 5. *Facilités* corrigé au singulier.

6. Ci-dessus, p. 403, note 3. Il reviendra souvent sur ce défaut de M. de Chevreuse, esprit de géomètre, faux et malade à force de raisonner, grand abstracteur de quintessence par excès de science et de curiosité.

7. Pontchartrain fournit, le 23 janvier 1708, un rapport sur l'époque où se pourrait faire l'armement.

8. On a vu, dans le tome XIII, p. 170-171 et 234, que notre auteur s'était fait instruire par Callières lorsqu'il avait songé à prendre une ambassade, et, à cette époque, ou un peu auparavant (*Sourches*, tome X, p. 104), toute la cour croyait Callières en train de négocier secrètement pour la paix.

9. Tome V, p. 144 et suivantes.

avoit essayé de les accommoder avec les Bouillons dans l'affaire de la vassalité de Turenne, qui avoit été poussée extrêmement loin entre eux, et qui n'étoit rien moins que finie, ni qu'amortie[1]. Ils attendirent donc le retour du duc de Noailles de Roussillon[2], et s'ouvrirent à lui du projet d'Écosse. Flatté de la confiance, du besoin de son secours, et d'une occasion d'entrer de plus en plus avec Mme de Maintenon en affaires importantes, il se chargea volontiers de lui parler de celle-ci, et de la lui faire approuver[3]. Elle étoit alors, pour le duc de Noailles, en admiration continuelle; elle n'eut donc pas de peine à approuver ce qu'il lui représenta comme faisable. Ces mesures prises, il ne fut plus question que d'y amener le Roi : il ne falloit pas moins, pour y réussir, que Mme de Maintenon avec tous les ministres. Encore étoit-il si dégoûté de toutes ces sortes d'entreprises, dont pas une n'avoit réussi, qu'il ne donna dans celle-ci que par complaisance, et sans avoir pu la goûter[4]. Dès qu'il y eut consenti, on mit tout de bon la main à l'œuvre; mais, en même temps, on se proposa une autre entreprise, de cadence et de suite à celle-ci. On crut pouvoir profiter du désespoir dans lequel les traitements des Impériaux avoient jeté les Pays-Bas espagnols tombés entre leurs mains après la bataille de Ramillies[5], et les faire révolter dans le temps que l'affaire d'Écosse étourdiroit les alliés, les priveroit[6] de tous secours d'Angleterre, et les engageroit peut-être à y en envoyer. Bergeyck,

Projet de faire révolter les Pays-Bas* espagnols.

1. Tomes IV, p. 77-80, VII, p. 85, XII, p. 4-5.

2. Ce duc arriva à Marly le 15 décembre, pour faire son quartier de capitaine des gardes : *Dangeau*, tome XII, p. 26 et 31.

3. Mme de Maintenon était toujours en froid, et même pis, avec le duc de Chevreuse, depuis l'affaire du quiétisme.

4. On verra plus loin, p. 433, note 1, que le Roi et Mme de Maintenon cédèrent à une espèce de pression de l'opinion publique, mais sans s'abuser sur les chances de succès.

5. Tome XIII, p. 382.

6. Il a écrit : *priveroient*, au pluriel.

* Il a écrit deux fois le mot *bas*.

dont j'ai eu assez souvent occasion de parler[1] pour n'avoir plus à le faire connoître, fut mandé comme l'homme le plus instruit de l'état de ces pays par les amis et les intelligences qu'il y avoit toujours conservés[2], et dont la capacité, le grand sens et la connoissance des personnes et des lieux seroient les plus capables d'éclairer, tant pour la résolution à prendre, que pour la manière d'exécuter[3]. Il arriva donc chez Chamillart[4]. Ce ministre, séduit dans tous les commencements[5] par ceux dont il se[6] servoit à Bruxelles[7], qui, pour conserver et accroître leur autorité, voulurent ruiner celle de Bergeyck, avoit conçu des soupçons, auxquels il donna trop d'essor[8]. Boufflers, qui commandoit alors à Bruxelles et dans tous les Pays-Bas françois, et même espagnols par son union avec le marquis de Bedmar[9], suivit de près Bergeyck, et, à force de s'en informer et de l'éclairer, il reconnut qu'il n'y avoit point

Soupçons injustes de Chamillart éclaircis par Boufflers; retour sincère de Chamillart pour Bergeyck.

1. Précisément à l'occasion d'une première venue à Versailles en novembre 1706 : tome XIV, p. 127-129.

2. *Conservée* corrigé en *conservés*.

3. Dès la visite de 1706 nous avons vu que l'on crut à la préparation de quelque mouvement en Flandre, ce qui ne plaisait point à Chamlay.

4. Il arriva à Marly, de Mons, le 5 mai 1708, mais ne vit le Roi que le jour suivant : *Dangeau*, p. 130 et 131 ; *Sourches*, p. 74-75. Dangeau dit : « Le Roi lui a fait donner l'appartement qui est au-dessous de celui de M. de Chamillart. Il ne demeurera ici qu'un jour, et compte d'être de retour à Mons mardi. C'est un homme qui gouverne les affaires de finances du roi d'Espagne en Flandre depuis longtemps, et qui est en grande réputation et de capacité et de probité. C'est chez lui que M. de Chamillart a logé pendant qu'il a été à Mons, et ils sont en fort grande amitié. » C'est sur cet article que notre auteur a fait l'Addition ci-après, n° 798; il ne racontera que dans le prochain volume, à la vraie date, les curieux incidents de l'audience du 6 mai.

5. Dans les premiers commencements. — 6. *Se* est en interligne.

7. Nous verrons qu'il entretenait à l'étranger un service de renseignements, et même de négociations, en concurrence avec ceux de M. de Torcy, comme Louvois l'avait fait jadis au temps de Croissy.

8. Il écrit : *essort*. Auparavant, *soubçons*, et *soupçons* dans la manchette.

9. En 1702 ou en 1703 : voyez nos tomes X et XI.

d'homme plus capable, plus fidèle, plus désintéressé. Sa conduite avec nos généraux, nos officiers, nos intendants, confirma si pleinement le témoignage que Boufflers ne cessa d'en rendre[1], que Chamillart, n'osant plus attaquer son autorité, entra enfin en concert avec lui de toutes choses, et s'en trouva si excellemment bien, qu'il lui donna toute sa confiance, et devint pour toujours son ami particulier. On confia donc à Bergeyck le projet résolu d'Écosse[2], et on lui proposa celui des Pays-Bas; il ne le jugea pas impossible. L'embarras étoit que les Espagnols étoient les moins forts dans toutes les places; mais Bergeyck, après y avoir bien pensé, crut pouvoir pratiquer si bien les principaux des villes, que tout réussiroit sans peine dans ce premier étonnement de l'entreprise d'Écosse, avec l'appui de la combustion de l'Angleterre, de nos armées en Flandres, et, en même temps, de quelque expédition sur le Rhin, pour tenir partout les ennemis en incertitude et en haleine. Avant de congédier Bergeyck, il fallut examiner, dans la supposition du succès, les mouvements à faire faire aux armées de Flandres selon les divers cas et les diverses ouvertures[3] qui se pourroient présenter[4]. Pour cela, il fallut raisonner avec celui qui les devoit commander : c'étoit le duc de Vendôme, que le goût du Roi mettoit volontiers dans ce secret. Lui et Bergeyck[5] en raisonnèrent

1. Le 9 juillet 1702, Fénelon écrivait au duc de Chevreuse (sa *Correspondance*, tome I, p. 135) : « M. de Bergeyck a ébloui le maréchal de Boufflers et M. de Puységur; mais tous les honnêtes gens du pays le croient un homme très dangereux. Il a de l'esprit, de la souplesse, il flatte, il fait le zélé; mais approfondissez. »

2. Ce n'est pas dans son séjour de mai 1708, mais le 1er mars, que l'on envoya copie du projet à Bergeyck et à l'Électeur son maître, en Flandre même (Guerre, vol. 2089, n° 34).

3. *Ouverture* « se prend quelquefois pour occasion » (*Académie*, 1718).

4. Chamlay avait fait un mémoire pour la campagne de 1708 en Flandre : Dépôt de la guerre, vol. 2486.

5. Ni le *Journal de Dangeau*, ni les *Mémoires de Sourches* ne parlent de la présence du duc de Vendôme entre Chamillart et Bergeyck, en mai 1708; cependant il avait conféré le jeudi 3 avec le Roi et Puységur,

devant le Roi, Chamillart présent. Parcourant les différentes choses qui se pourroient exécuter, selon que la facilité s'en présenteroit par un côté ou par un autre, il fut question de Maëstricht. Vendôme, ne doutant de rien, expliquoit comment il prétendoit s'y prendre; Bergeyck contestoit. Vendôme, indigné qu'un homme de plume osât disputer de mouvements de guerre et d'entreprises sur des places avec lui, s'échauffa; l'autre, froid et respectueux, demeura ferme. A la fin, ils comprirent que le cours de la Meuse formoit la dispute. Vendôme se moqua de Bergeyck comme d'un ignorant qui ne savoit pas la position des lieux. Bergeyck, toujours modeste, se rabattit à ne se point mêler des dispositions que Vendôme prétendoit faire, mais à maintenir qu'elles seroient inutiles, parce qu'il mettoit la Meuse entre lui et Maëstricht; Vendôme, plus échauffé, soutint que c'étoit le contraire, que la Meuse ne couloit point là, mais d'un autre côté, et qu'elle n'étoit point entre lui et Maëstricht de la manière qu'il proposoit de se mettre[1]. De cette façon, il pouvoit avoir raison; de l'autre, à se placer comme il vouloit, l'entreprise étoit non seulement impossible, mais ne se pouvoit imaginer. Dans ce contraste de facilité ou d'impossibilité physique, le fait en décidoit. Vendôme eut beau répondre qu'il étoit sûr de ce qu'il avançoit, et crier en maître de l'art, avec mépris de cet homme de plume qui vouloit savoir mieux que lui la situation des lieux[2]; le Roi, lassé d'une pure question de

[Add. St-S. 798]

Ignorance et opiniâtreté surprenantes de Vendôme avec Bergeyck, devant le Roi.

et il retourna le 4 à Clichy, partant pour les Flandres le 7. Dangeau dit que, le dimanche 6, le Roi s'entretint longtemps dans son cabinet, avant le Conseil, avec Bergeyck et le ministre, travailla ensuite avec M. le Peletier des fortifications, puis montra les jardins à Bergeyck, et travailla enfin deux heures avec lui et Chamillart, chez Mme de Maintenon. Mais tout cela est postérieur à l'expédition d'Écosse dont il s'agit ici.

1. Maëstricht est sur la rive gauche de la Meuse : voyez sa description, en 1663, dans les *Voyages de Monconys*, tome II, 2e partie, p. 123, et, en 1673, par le Roi lui-même, dans ses *Œuvres*, tome III, p. 326-331, et par Pellisson, dans ses *Lettres historiques*, tome I, p. 354-355.

2. Nous avons déjà eu plus d'un témoignage de cette outrecuidance.

fait, prit des cartes : on chercha celle où étoit Maëstricht, et elle prouva que Bergeyck avoit raison[1]. Un autre que le Roi eût senti à ce trait quel étoit ce général de son goût, de son cœur, de sa confiance, un autre que Vendôme eût été confondu; mais ce fut Bergeyck qui le demeura de cette scène, et qui ne cessa depuis de trembler de plus en plus de voir les armées en de telles mains, et l'aveuglement du Roi pour elles[2]. Il fut renvoyé très promptement en Flandres, pour travailler au projet de révolte, et il le fit si utilement, qu'on put compter bientôt après sur un[3] solide succès; mais ce succès étoit si dépendant de celui d'Écosse, par lequel il falloit commencer avant que de remuer rien en Flandres, que, le premier ayant avorté, ce ne fut que par la spéculation[4] qu'on put juger de ce qui seroit résulté des intelligences et des pratiques de Bergeyck[5].

On avoit caché dans le village de Montrouge, près Paris[6], des députés écossois, chargés des pouvoirs des principaux seigneurs du pays et d'une infinité d'autres signatures; ils pressoient fortement l'expédition[7] : le Roi en donna tous les ordres. On arma trente vaisseaux à Dunkerque et dans les ports voisins, en comptant les bâtiments de trans-

1. Feuquière, dans le tome II de ses *Mémoires*, chap. LIII, fait allusion à d'autres témoignages de pareille ignorance chez nos généraux.

2. Dans sa lettre du 3 décembre 1708, au duc de Chevreuse, Fénelon dit que le duc de Vendôme « fait la guerre comme le duc de Richelieu joue, c'est-à-dire hasarde tout sans mesure dès qu'il est piqué. »

3. *Une* corrigé en *un*.

4. La théorie, opposée à la pratique (*Académie*, 1718).

5. Le 2 décembre suivant, Mme de Maintenon (recueil Bossange, tome I, p. 361) se plaint à Mme des Ursins que Bergeyck se soit trompé deux fois dans ses expériences, et qu'on n'ait rencontré aucune disposition favorable à Bruxelles.

6. Il y avait à Montrouge une habitation reconstruite par le grand-père maternel de notre auteur, M. d'Hauterive (*Voyage de deux jeunes Hollandais*, p. 376), et où le garde des sceaux Châteauneuf se retira après sa chute.

7. *Dangeau*, p. 99; *Sourches*, p. 37 et 47; Affaires étrangères, *Angleterre, mémoires et documents*, vol. 24.

port[1]; le chevalier de Fourbin, qui s'étoit signalé, comme on l'a vu en son temps[2], dans la mer Adriatique, dans celle du Nord et sur les côtes d'Angleterre et d'Écosse, fut choisi pour commander l'escadre destinée pour l'Écosse; on envoya quatre[3] millions en Flandres pour le payement des troupes[4], dont on fit avancer six mille hommes sur les côtes vers Dunkerque. Ce qui s'y passoit fut donné pour armements de particuliers, et le mouvement des troupes pour changements de garnisons[5]. Le secret fut observé très entier jusqu'au bout; mais le mal fut que tout fut très lent[6]. La marine ne fut pas prête à temps, ce qui dépendit

1. Dangeau en eut les premières nouvelles le 29 février (p. 88-89) : « On arme trente vaisseaux à Dunkerque ou dans les ports voisins. Les troupes de terre qui sont sur cette côte sont en mouvement. On y fait marcher encore quelques bataillons. Cela fait faire bien des raisonnements à Paris et ici, et même il paroît, par les nouvelles qu'on a de Hollande et d'Angleterre, que cela y donne de l'inquiétude. » On sut deux jours plus tard (p. 90) que l'objectif de ces armements était l'Écosse; comparez les *Mémoires de Sourches*, p. 34. Le 8, Louis XIV annonça par lettre à son ambassadeur Amelot ce qui était en train; Philippe V répondit le 19, puis Mme des Ursins (Affaires étrangères, vol. *Espagne* 178, fol. 186, et vol. 179, fol. 115 et 148).

2. En dernier lieu ci-dessus, p. 189-190.

3. Le chiffre *4* surcharge une lettre illisible.

4. *Dangeau*, p. 92. Il n'est question que d'un million dans la pièce n° 31 du volume 2089 du Dépôt de la guerre.

5. Ce fut précisément ce qui retarda la réunion des troupes tirées de Bretagne ou de Normandie.

6. Les Papiers de la marine (B^2 33 et 205, et B^3 154) et ceux de la Guerre (vol. 2089) permettent de suivre jour par jour la préparation de cette entreprise, alors même qu'elle se faisait dans le plus profond secret. C'est le 19 janvier que M. de Pontchartrain annonça à son collègue de la guerre que l'on entrait dans la première période d'exécution : « Nous commençons à disposer l'affaire que vous savez. » M. du Guay, intendant à Dunkerque, fut mis alors au courant, mais sans que rien pût être compromettant dans la correspondance. On remit au dernier moment ce qui eût révélé quelque chose aux indiscrets, comme armements, levées, approvisionnements, etc., et, le 4 février, sur demande de l'intendant, ordre fut donné de fermer tous les ports de Normandie, de Picardie et de Flandres, sous prétexte de menaces des marines ennemies. C'est Dunkerque que l'on avait choisi pour centre

de Chamillart encore plus tard[1]. Lui et Pontchartrain, de longue main aigris au dernier point l'un contre l'autre[2], se rejetèrent mutuellement la faute avec beaucoup d'aigreur[3].

de l'armement et comme point de départ. Lorsque Pontchartrain annonça au chevalier de Forbin qu'il serait appelé au commandement avec assurance d'y gagner le grade de lieutenant général, le marin critiqua le choix de Dunkerque, comme d'ailleurs tout l'ensemble du projet, car il estimait improbable de trouver un terrain propice en Écosse, malgré les effets de l'Union, et il eût préféré un coup de main sur la Hollande. Pontchartrain lui imposa silence par ces mots : « Le Roi le veut, et il y a sans doute des vues que vous ignorez. » En effet, le maître refusa de l'entendre, et ne prêta l'oreille qu'aux instances pressantes de la reine Marie et de Gacé (*Mémoires de Forbin*, éd. Michaud et Poujoulat, p. 594-600; Dossiers bleus, vol. 275, dossier 7179, fol. 44). Des lettres de service pour Forbin furent expédiées le 26 février, pour « se mettre à la tête des armements que le Roi avait permis à plusieurs de ses sujets de faire au port de Dunkerque, » et son instruction le 28, ainsi que d'autres pour l'intendant du Guay, pour M. d'Andrezel, nommé intendant à la suite des armées de terre, et pour M. de Beauharnais, à la suite de l'escadre. Comme on se méfiait toujours des indiscrétions, sachant une flotte en préparation à Plymouth avec prétendue destination pour le Portugal, les défenses de passer par mer en Angleterre ou en Hollande furent renouvelées le 29, et toutes les amirautés eurent ordre de surveiller les suspects et les malintentionnés. On tablait, pour les troupes d'embarquement, sur deux mille cinq cents soldats de terre et cinq cents de marins; ils pouvaient être concentrés à Dunkerque le 9 mars, et embarqués le 10. Dès le 29 février, le public commençait à savoir les faits et à deviner le but de l'armement; le 2 mars, on ne douta plus en cour que ce ne fût l'Écosse, où il y avait des symptômes, même des promesses de soulèvement; l'essentiel était de partir avant que les Anglais eussent eu le temps de se mettre sur la défensive (*Dangeau*, p. 88-90; *Sourches*, p. 34-37). Le Roi lui-même s'employa pour accréditer les bruits favorables, qui ne firent que grossir (*Sourches*, p. 39, 47 et 49).

1. Cela ressort de la correspondance de la marine. Les rapports entre les deux ministères, pour l'emploi de troupes de terre sur les vaisseaux, étaient déterminés par un règlement de 1671.

2. *L'autre* a été ajouté en interligne.

3. Forbin lui-même, dans la partie de ses *Mémoires* consacrée à cette expédition, parle des différends entre les deux ministres, p. 602-603. Bonrepaus, dans un de ses mémoires sur la marine (Arch. nat., K 1360, nº 48, fol. 6-8), a exposé le rôle néfaste de M. de Pontchartrain

La vérité est que tous deux y étoient, mais que Pontchartrain fut plus qu'accusé d'y avoir été par mauvaise volonté, et l'autre par impuissance[1]. On eut grand soin qu'il ne parût aucun mouvement à Saint-Germain. On couvrit le peu d'équipages qu'on tint[2] prêts au roi d'Angleterre d'un voyage à Anet pour des parties de chasses. Il ne devoit être suivi, comme en effet il ne le fut, que du duc de Perth[3], qui avoit été son gouverneur, de Scheldon[4], qui avoit été son sous-gouverneur, des deux Hamiltons[5], de[6] Middleton[7], et de fort peu d'autres[8]. Perth étoit Écossois[9]; il avoit été longtemps chancelier d'Écosse, qui est la première dignité et la plus autorisée du pays[10], et qui est aussi militaire, toujours remplie par les premiers seigneurs[11].

[Add. StS. 799]

Principaux de la suite du roi d'Angleterre en Écosse; leur état et leur caractère.

et ses efforts pour faire retomber la responsabilité sur son collègue. D'autre part, la marine se plaignait des intendants, particulièrement de l'intendant d'Andrezel, chargé de l'expédition parce qu'il avait eu les mêmes fonctions en Italie.

1. Selon Dangeau (p. 92), Chamillart donna l'assurance que, quoique malade, il avait vu à ce que rien ne manquât, et M. de Pontchartrain affirma au Roi que tout était prêt en rade de Dunkerque.

2. Avant *tint*, Saint-Simon a biffé *luy*, pour ajouter, plus loin, en interligne, *au Roy d'Angl.*

3. Tome VIII, p. 98-99.

4. C'est *Skelton.* — Le major général Bevil Skelton, second du nom, était fils d'un fidèle serviteur des Stuarts mort catholique en 1692. Après avoir eu des fonctions militaires, et surtout des emplois diplomatiques, il s'était retiré du service actif, quoique bon officier, parce qu'il était très sourd, et avait été secrétaire d'État et des commandements du roi Jacques II. Il mourut à Paris le 24 mai 1736.

5. J'ai donné une notice sur eux dans le tome XIV, appendice IX, p. 560-562; mais un seul des frères prit part, comme on le verra, à cette expédition.

6. *De* surcharge *et de.* — 7. Tome XII, p. 448.

8. *Dangeau*, p. 93-94; *Sourches*, p. 39; Guerre, vol. 2089, nos 26-27.

9. Sur cette maison de Drummond, voyez le *Mercure* de septembre 1703, p. 308-330, le *Moréri*, tome IV, 2e partie, p. 259, et le *Nobiliaire* de Saint-Allais, tomes XIX et XX. M. de Perth ne portait le titre ducal que depuis la mort de Jacques II et par ordre de sa veuve.

10. Cette charge disparut par le fait de l'union des deux royaumes.

11. La *Gazette d'Amsterdam* imprima dans son n° XXVI cette infor-

Ses gendres[1], ses neveux[2], ses plus proches y occupoient encore les premiers emplois, y avoient[3] le principal crédit, et étoient tous dans le secret et les plus ardents promoteurs de l'entreprise. Le sous-gouverneur[4] étoit un des plus beaux, des meilleurs, et des plus étendus esprits de toute l'Angleterre, brave, pieux, sage, savant, excellent officier, et d'une fidélité à toute épreuve, mais vieux et extrêmement sourd[5]. Les Hamiltons[6] étoient frères de la comtesse de Gramont, des premiers seigneurs d'Écosse, braves et pleins d'esprit, fidèles. Ceux-là, par leur sœur, étoient fort mêlés dans la meilleure compagnie de notre cour; ils étoient pauvres, et avoient leur bon coin de singularité[7]. Middleton étoit le seul secrétaire d'État, parce qu'il avoit coulé à fonds le duc de Melfort, frère du duc de Perth, qui étoit l'autre, qui n'en avoit plus que le nom depuis les exils où, fort injustement à ce que les Anglois de Saint-Germain prétendoient, Middleton l'avoit fait chasser; il n'habitoit plus même Saint-Germain[8]. La femme de Mid-

Middleton et sa femme; leur état, leur fortune, leur caractère.

mation envoyée de Paris le 23 mars : « On publie que le chancelier d'Écosse a négocié le traité touchant cette entreprise, lequel avoit été commencé par un Anglois venu à Paris sous prétexte de vendre quelques marchandises, et que ce chancelier est en otage à Paris avec huit autres seigneurs écossois. »

1. Middleton eut trois filles : 1° Élisabeth, mariée à Édouard Drummond, héritier du titre de duc de Perth, et morte à Paris, en 1773; 2° Marie, qui épousa sir Jean Giffard; 3° Catherine, dite la « belle Middleton, » mariée au comte Michel de Rothe, lieutenant général au service de la France, et morte le 10 juillet 1763, à soixante-dix-huit ans.

2. Les fils de son frère cadet Melfort, de qui il a été parlé aussi dans le tome VIII.

3. *Avoient*, au pluriel, corrige *avoit*, au singulier. — 4. Skelton.

5. Ces cinq derniers mots ont été ajoutés dans la marge. Voyez ci-dessus, p. 415, note 4.

6. Richard seul partit avec son roi, et se trouva le plus ancien lieutenant général de l'expédition.

7. C'est ce qui a été exposé dans l'appendice IX du tome XIV.

8. Cette révolution de palais a été racontée en 1701 (tome VIII, p. 98-100), mais sans que le nom de Middleton y fût mêlé; c'est seulement en 1705, et à propos du rappel de Melfort (tome XII, p. 448-

dleton[1] étoit gouvernante de la princesse d'Angleterre, et avoit toute la confiance de la reine. C'étoit une grande femme bien faite, maigre, à mine dévote et austère. Elle et son mari avoient de l'esprit et de l'intrigue comme deux démons, et Middleton, par être de fort bonne compagnie, voyoit familièrement la meilleure de Versailles. Sa femme étoit catholique, lui protestant, tous deux de fort peu de chose, et les seuls de tout ce qui étoit à Saint-Germain qui touchassent tous leurs revenus d'Angleterre[2]. Le feu roi Jacques, en mourant, l'avoit fort exhorté à se faire catholique[3]. C'étoit un athée[4] de profession et d'effet, s'il peut y en avoir, au moins un franc déiste[5]; il[6] s'en cachoit même fort peu. Quelques mois après la mort de Jacques, il fut un matin trouver la reine, et, comme éperdu, lui conta que ce prince lui avoit apparu la nuit, lui déclara avec grande effusion de cœur qu'il devoit son salut à ses prières, et protesta qu'il étoit catholique. La reine fut assez crédule pour s'abandonner au transport de sa joie. Middleton fit une retraite, qu'il termina par son abjuration[7], se mit

451), qu'il a été dit que Middleton « étoit entré en sa place » quoique suspect à tout le monde.

1. Catherine Brudenell de Cardigan : tome XII, p. 449.

2. Les orangistes l'avaient traité assez bien parce qu'il représentait le parti modéré anticatholique et poussait Jacques II à abdiquer au profit du prince son fils.

3. Cela est raconté dans la relation du duc de Perth qui fait l'appendice XIV de notre tome IX, p. 426.

4. Le *Dictionnaire de l'Académie* admettait *athée* comme adjectif aussi bien que comme substantif.

5. Même observation pour *déiste* que pour *athée*. *Déiste*, dit le *Dictionnaire*, est celui « qui reconnoît un Dieu, mais qui ne reconnoît aucune religion. » Saint-Simon écrit : *deïste*.

6. Après *il*, l'auteur a biffé *ne*.

7. *Dangeau*, 17 août 1702 (tome VIII, p. 480) : « Milord Middleton, premier ministre du roi d'Angleterre, et qui étoit protestant, se fait catholique, et son fils se fait catholique avec lui; sa femme, qui a beaucoup de mérite et de vertu, étoit déjà catholique. Le feu roi Jacques, en mourant, avoit fort exhorté ce milord à prendre ce bon parti-là. »

dans la grande dévotion et à fréquenter les sacrements : la confiance de la reine en lui n'eut plus de bornes; il gouverna tout à Saint-Germain, la Jarretière lui fut offerte, qu'il refusa par modestie; mais, pour tout cela, ses revenus d'Angleterre ne lui étoient pas moins fidèlement remis[1]. Plus d'une fois le projet d'Écosse, proposé d'abord à Saint-Germain, avoit été rejeté par lui, et méprisé par la reine, qu'il gouvernoit. Quand il se vit pleinement ancré, il quitta peu à peu la dévotion, et peu à peu reprit son premier genre de vie, sans que son crédit en reçût de diminution. Cette fois[2], comme les précédentes, il fut de tout le secret[3]; mais, comme notre cour y entroit avec efficace[4], il n'osa le contredire, mais il s'y rendit mollement[5]. Tel fut le seul et véritable mentor que la reine donna au roi son fils pour l'expédition d'Écosse[6].

L'affaire étoit au point qu'elle ne pouvoit plus être retardée : le secret commençoit à transpirer; on avoit em-

1. Cependant il y avait été condamné pour haute trahison, le 23 juillet 1694.

2. Ci-dessus, p. 405. — 3. Il a écrit, par mégarde : *seret*.

4. *Efficace*, substantif féminin, « la force, la vertu de quelque cause pour faire son effet » (*Académie*, 1718). On le trouve dans Chapelain et dans Molière, comme dans l'oraison funèbre de Mme de Montausier par Fléchier.

5. Aussi le rendit-on responsable de l'échec. Il est possible que notre auteur ait connu ces dessous de la politique de Saint-Germain par son ami Gualterio, à qui rien n'en échappait comme représentant des Stuarts à Rome; mais les hésitations et les réticences de la *National biography* sur Middleton n'indiquent pas que la question ait été tirée au clair.

6. Sur cette expédition, outre les gazettes et mémoires qui seront indiqués au fur et à mesure, il faut voir le *Journal de Verdun*, 1re partie, p. 257-263 et 286-289, le *Mercure* de mars, p. 368-375 et 381-383, et d'avril, p. 320-327, les *Mémoires de Forbin*, p. 594-605, le *Journal de Torcy*, publié par M. Fréd. Masson, p. 55-66, les *Lettres intimes d'Alberoni*, publiées par M. Bourgeois, p. 65-70, les *Lettres de Mme de Maintenon à la princesse des Ursins*, tome I, p. 228-231, et surtout les documents officiels conservés au Dépôt des affaires étrangères, au Dépôt de la guerre et au Dépôt de la marine.

barqué une prodigieuse quantité d'armes[1] et d'habits pour les Écossois, les mouvements de terre et de mer étoient nécessairement devenus trop visibles sur la côte. Chamillart fit nommer pour lieutenants généraux Gacé, frère de Matignon, et Vibraye[2] : le premier, bon et honnête homme, mais[3] sans esprit, sans capacité, sans réputation quelconque à la guerre[4]; Vibraye, brave et fort débauché : c'étoit tout. M. de Chevreuse voulut que Levis, son gendre, fût l'ancien des deux maréchaux de camp; Ruffey[5], mort sous-gouverneur du Roi, fut l'autre[6]. Chamillart, intime des Matignons, saisit cette occasion pour faire Gacé maréchal de France[7]. Le Roi eut la complaisance pour son ministre de faire expédier par Torcy des patentes à Gacé d'ambassadeur extraordinaire auprès du roi d'Angleterre, et de trouver bon que Chamillart remît au roi d'Angleterre un paquet cacheté qui contenoit les provisions de maréchal de France pour le même Gacé, à qui ce prince le devoit remettre lorsqu'il auroit mis pied à terre en Écosse[8].

Officiers généraux françois de l'expédition. Gacé désigné maréchal de France; son caractère.

1. La troisième lettre d'*armes* surcharge une autre lettre.

2. Henri-Éléonor Hurault, marquis de Vibraye, lieutenant général depuis 1704, et mari de Mlle de Grignan, dont il a été parlé au tome XIV, p. 68. On l'avait fait passer d'Italie en Guyenne pour l'année 1707.

3. Ces cinq mots sont ajoutés en interligne.

4. Lauzun se plaignit que Chamillart eût choisi Gacé plutôt que son aîné.

5. A.-M.-L. Damas, marquis de Ruffey : tome X, p. 56.

6. *Dangeau*, p. 90 et 94; *Sourches*, p. 36-37. Selon ces derniers *Mémoires*, le bruit courait que les deux maréchaux de camp seraient faits lieutenants généraux, ce qui eût amené une promotion. Les instructions pour MM. de Gacé et de Levis sont dans le volume Guerre 2089, n°s 57 et 58.

7. Les motifs de cette bienveillance du ministre ont déjà été donnés dans notre tome IX, p. 36-37, et répétés dans le tome XI, p. 280. Mme de Maintenon (recueil Bossange, tome I, p. 251-252 et 263-264) expliqua à la princesse des Ursins que, les Écossais voulant un homme titré, et M. d'Estrées, seul maréchal disponible, n'étant pas du tout conciliant, il avait fallu choisir Gacé, bon officier, homme de bien, accommodant, encore que l'on craignît pour lui une mission si délicate.

8. Cela fut su le 8 avril, par une confidence du Roi au maréchal

Départ du roi d'Angleterre, que la rougeole arrête à Dunkerque.

Enfin, le mercredi 6 mars[1], le roi d'Angleterre partit de Saint-Germain[2]. Tant de lenteurs ne permirent pas de douter qu'on ne fût enfin instruit en Angleterre. On comptoit qu'ils[3] n'auroient pas de quoi s'y opposer, parce que le chevalier Leake[4] avoit emmené presque tout ce qu'il leur restoit de vaisseaux de guerre à l'escorte d'un grand convoi pour le Portugal[5]; on fut surpris de voir arriver[6], le dimanche 11 mars[7], le chevalier de Fretteville[8] à Versailles, avec la nouvelle que Leake, repoussé par les vents contraires à Torbay[9] (où on sut depuis qu'il s'étoit

de Boufflers : *Dangeau*, p. 114; *Sourches*, p. 57-58. C'est Middleton qui avait été chargé de remettre les patentes, mais dès qu'on aurait levé l'ancre : Guerre, vol. 2089, n° 59.

1. Le 7, et non le 6 : *Dangeau*, p. 92-93; *Sourches*, p. 38; *Gazette d'Amsterdam*, n°s xxii et xxiii.

2. « Après avoir parlé très honnêtement à tout le monde et avoir témoigné sa reconnoissance pour toute la nation françoise, et en particulier pour tous les officiers des gardes du corps » (*Sourches*).

3. Les Anglais.

4. Sir Jean Leake (ici, *Léack*), fils et élève de marin, né en 1656, capitaine de vaisseau en 1688, contre-amiral en 1702, vice-amiral en 1703, fait chevalier en 1704 pour la campagne de Portugal, s'était distingué à Gibraltar, Malaga, Majorque, etc., dans les campagnes précédentes, et venait d'être récompensé par le titre d'amiral de l'escadre blanche (8 janvier 1708), avec le commandement en chef dans la Méditerranée. Il passera lord de l'amirauté en novembre 1709, mais sera destitué de ses fonctions à l'avènement du roi Georges, se retirera auprès de Greenwich, et mourra le 21 août 1720.

5. L'Extraordinaire xxii de la *Gazette d'Amsterdam* affirma que, bien au contraire, on était prêt pour « déconcerter » toute tentative.

6. La fin de ce mot corrige d'autres lettres.

7. *Dangeau*, p. 95-96; *Sourches*, p. 40.

8. Ancien page de la Dauphine, Jean de Fretteville avait servi très longtemps dans le régiment de Bourbonnais et combattu à Friedlingue, Kehl, Hochstedt, etc., puis avait été donné au duc de la Feuillade comme aide-major général de l'infanterie (mars 1703), et faisait fonction de major général du corps expéditionnaire, ainsi qu'il le fit ensuite dans le corps du comte de la Motte en Flandre (*Sourches*, tome XI, p. 123; *Dangeau*, tome XII, p. 178; *Chronologie militaire*, tome VIII, p. 298). Il ne passera brigadier d'infanterie que le 1er février 1719.

9. Dans le Devonshire, au N. de Darmouth.

tenu caché[1]), étoit venu bloquer Dunkerque : sur quoi, on avoit débarqué nos troupes[2]. Il apportoit une lettre du roi d'Angleterre, qui crioit fort contre ce débarquement, et qui vouloit tout forcer, et, à quelque prix que ce fût, tenter de passer et de se rendre en Écosse[3]. Il en fit tant de bruit à Dunkerque, que le chevalier de Fourbin ne put s'empêcher d'envoyer reconnoître cette flotte par les chevaliers de Tourouvre[4] et de Nangis[5], sur le rapport desquels on espéra de pouvoir passer; et tout de suite on fit rembarquer les troupes[6]. Mais voici le contretemps, supposé que l'entreprise ne fût pas déjà échouée longtemps avant le départ de Saint-Germain. La princesse d'Angleterre avoit eu la rougeole; elle commençoit à peine à entrer en

1. *Dangeau*, p. 101-102. Voyez la *Gazette d'Amsterdam*, n°s XIX-XXI.

2. Les gazettes étrangères exposèrent avec complaisance la force de l'escadre anglaise.

3. « Le roi d'Angleterre a écrit au Roi une lettre où il marque fort l'envie qu'il a de passer et de ne pas abandonner des sujets qui se sacrifient pour lui, mais qu'il n'ose rien faire sans recevoir les ordres du Roi ; ainsi on croit cette entreprise-là manquée » (*Dangeau*, p. 96).

4. Ce chevalier, Jean-Alexandre de la Vove de Tourouvre, entré dans la marine en 1682, était d'une famille du Perche et avait un frère brigadier au service de l'électeur de Bavière après avoir commandé le régiment de Normandie, un autre, aussi chevalier de Malte, colonel du régiment de Vermandois, et un troisième d'Église, qui devint évêque de Rodez en 1716. Il fut promu lieutenant de vaisseau le 1er novembre 1689. En 1703, n'étant que capitaine de frégate, il avait été écrasé dans la Manche par une grosse escadre anglaise, mais en faisant preuve lui-même d'une bravoure extraordinaire (*Sourches*, tome VIII, p. 148-149; *Gazette*, p. 408), et il avait été promu capitaine de vaisseau en 1705. En 1707, il a servi sous les ordres de Forbin (*Sourches*, tome X, p. 318-319; *Dangeau*, tomes XI, p. 497, et XII, p. 1). En 1716, il sera chargé de mener à Constantinople l'ambassadeur Bonnac. Né le 22 avril 1667, il mourut à Toulon le 8 juillet 1716. Duguay-Trouin et Forbin parlent de lui dans leurs *Mémoires*.

5. Tome XIII, p. 363. Un faux bruit avait couru que ce dernier chevalier était allé faire une reconnaissance en Écosse avant que l'expédition ne fût organisée.

6. *Dangeau*, p. 96; *Sourches*, p. 40-41.

convalescence lors du départ du roi son frère[1]; on l'avoit empêché de la voir, de peur qu'il ne gagnât ce mal sur le point de l'entreprise : il[2] se déclara à Dunkerque à la fin de l'embarquement des troupes[3]. Voilà un homme au désespoir, qui veut qu'on l'enveloppe dans des couvertures, et qu'on le porte au vaisseau. Les médecins crièrent que c'étoit le tuer avec certitude : il fallut demeurer. Deux des cinq[4] députés écossois cachés chez le bailli à Montrouge avoient été renvoyés, il y avoit plus de quinze jours, pour annoncer en Écosse l'arrivée imminente de leur roi avec des armes et des troupes[5]; le mouvement que cela devoit produire donnoit encore plus d'impatience du départ[6]. Enfin le roi d'Angleterre, à demi guéri et fort foible, se voulut déterminément[7] embarquer le samedi 19 mars[8], malgré

Il met à la voile.

les médecins et la plupart de ses domestiques[9]. Les vaisseaux ennemis s'étoient retirés; à six heures du matin, ils[10]

1. *Dangeau*, p. 92; *Sourches*, p. 41.

2. *Il* est en interligne, au-dessus d'*elle*, biffé.

3. *Dangeau*, p. 96-97; *Sourches*, p. 41. « Cela s'accorde si peu avec la raison qu'on dit qui a empêché l'embarquement, que nous ne savons plus à qui en attribuer la faute, » dit Dangeau. C'est là-dessus que notre auteur a fait l'Addition n° 799, placée ci-dessus, p. 415.

4. *Cinq*, en interligne, a été récrit au-dessus de *deux*, biffé. Dangeau (p. 99) dit qu'il n'y avait que trois députés. Ci-dessus, p. 412.

5. Ces députés s'appelaient Fleming et Artnot; l'instruction qui fut dressée pour leur transport est dans les Papiers de la marine, B⁴ 33, fol. 50-51.

6. On eut le 21 (*Dangeau*, p. 103, et *Sourches*, p. 47) de très bonnes nouvelles de leur arrivée en Écosse.

7. Nous trouvons cet adverbe dans les *Œuvres de Brantôme*, tome VI, p. 260.

8. Lisez : *le samedi 17* (*Dangeau*, p. 100-102; *Sourches*, p. 45). Chamillart annonça ce départ à M. de Vendôme le 21 : ms. Fr. 14178, fol. 211.

9. Au contraire, les gazettes ennemies prétendirent que son médecin avait exagéré par ordre le danger, et qu'il fallut, de Versailles, le forcer à partir, en quelque état qu'il fût. C'est du moins le bruit mis en circulation dans la *Gazette d'Amsterdam* du 23 mars, n° xxiv, correspondance de Paris.

10. Les vaisseaux français.

mirent à la voile par un bon vent et par une brune[1] qui les fit perdre de vue sur les sept heures[2].

Belle action du vieux lord Greffin.

Il y avoit à Saint-Germain un vieux milord Greffin[3], fort borné, fort protestant, mais fort fidèle, que la passion de la chasse et sa bonté avoit attaché à M. le comte de Toulouse, à M. de la Rochefoucauld, et aux chasseurs de la cour, qui tous l'aimoient[4]. Il n'avoit rien su du tout que par le départ du roi d'Angleterre; il fut sur-le-champ trouver la reine : avec la liberté angloise, il lui reprocha son peu de confiance en lui malgré ses services et sa constante fidélité, celle qu'elle témoignoit à d'autres qui, sans le[5] nommer, ne le valoient en rien, le peu de bonté qu'elle lui avoit montré en tous les temps, finit par l'assurer que son âge, sa religion, ni la douleur de se voir si maltraité, ne l'empêcheroient pas de suivre le roi, et de le servir jusqu'au dernier moment de sa vie, de manière à faire honte à la reine; et, de ce pas, vint à Versailles demander un cheval et cent louis à M. le comte de Toulouse, et tout de suite piqua droit à Dunkerque, où il s'embarqua avec les autres[6].

1. « On dit : *sur la brune*, pour dire sur le commencement de la nuit » (*Dictionnaire de l'Académie*, 1718). Nous trouvons dans la Fontaine (*Œuvres*, tome IV, p. 207) : « Un temps fort brun; » mais, ici, notre auteur a fait confusion avec *brume*, brouillard fort épais en termes de marine, qui est dans le texte de Dangeau, p. 100.

2. Le jeune roi écrivit à sa mère : « Enfin, me voici à bord. Le corps est fort foible; mais le courage est si bon, qu'il soutiendra la foiblesse du corps » (*Dangeau*, p. 101). On avait reconnu que les vaisseaux ennemis étaient moins nombreux et moins forts que leur premier aspect ne l'avait fait croire.

3. Édouard Griffin, et non *Greffin*, lieutenant-colonel de la garde du duc d'York, créé lord le 3 décembre 1688, était déjà condamné à mort en Angleterre.

4. Arrivé à la cour de Saint-Germain en mai 1694, il avait aussitôt déterminé Jacques II à se débarrasser de son ministre Melfort (*Dangeau*, tome V, p. 17). C'était un amateur de chevaux et de courses.

5. Le manuscrit porte bien : *le*.

6. Il n'y a rien de ces détails dans nos deux journaux Le correspondant parisien de la *Gazette d'Amsterdam* (n° XXVI) annonça que le lord avait reçu du comte de Toulouse onze cents louis d'or.

Espions à Dunkerque.

On arrêta en divers endroits de Dunkerque onze hommes que le gouverneur d'Ostende y avoit envoyés pour être exactement informé de tout. Il y en avoit un douzième, qui se cacha si bien dans la ville, qu'on ne le put trouver[1]; mais, lors de cette capture, le roi d'Angleterre étoit à la voile. Il essuya le soir même une furieuse tempête, après laquelle il mouilla derrière les bancs d'Ostende[2]. Deux fois vingt-quatre heures après le départ de notre escadre[3], vingt-sept vaisseaux de guerre anglois parurent devant Dunkerque; beaucoup de troupes angloises marchèrent vers Ostende, et des hollandoises vers la Brille[4], pour se mettre en état de passer la mer[5]. Rambures[6], lieutenant de vaisseau qui commandoit une frégate[7], fut séparé de l'escadre par la tempête; il fut obligé de relâcher aux côtes de Picardie, d'où, dès qu'il le put, il se remit après l'escadre, qu'il crut déjà en Écosse : il fit donc route sur Édimbourg, et ne trouva aucun vaisseau dans

Le roi d'Angleterre battu d'une grande tempête.

1. *Dangeau*, p. 102. Les *Mémoires de Sourches*, p. 46, donnent plus de détails, et nous avons deux rapports dans le volume Guerre 2089, n°s 131 et 133 *bis*. Cadogan était à Ostende, dirigeant tout.

2. *Dangeau*, p. 102-103; *Sourches*, p. 46-47.

3. Le mercredi 21 : *Dangeau*, p. 103; *Sourches*, p. 48. Les rapports adressés à Chamillart sont au même volume 2089, n°s 73, 79, 83 et 88-92.

4. La Brille ou Brielle, place forte sur la gauche de la Meuse, à son embouchure et à vingt kil. O. de Rotterdam; patrie de l'amiral Tromp.

5. Dangeau, p. 105, n'entendit parler d'abord, d'après une lettre arrivée à la reine Marie, que de vaisseaux dirigés sur Ostende pour emmener des troupes anglaises en Angleterre; c'est huit jours plus tard, p. 110, qu'il eut le complément de cette nouvelle. Comparez les *Mémoires de Sourches*, p. 47 et 49, et la *Gazette*, p. 154-156, 165 et 178.

6. Ce chevalier était, selon Dangeau, fort estimé à la cour, mais n'appartenait pas à la maison dont il a été parlé, comme éteinte, dans notre tome XIII. C'était Daniel-Alexandre de Rambures, des seigneurs de Hulleu et de Poireauville, né vers 1673, élevé à l'académie d'Indret, puis devenu garde-marine, enseigne en 1691, enfin lieutenant de vaisseau en 1703. Il sera tué au siège de Douay, en septembre 1712. Saint-Simon a écrit : *Rambure*, puis : *Rambures*.

7. La frégate *le Protée*.

toute sa traversée. Comme il approchoit de l'embouchure de la rivière, il vit la mer couverte de barques et de petits bâtiments, qu'il ne crut pas pouvoir éviter, et dont il aima mieux s'approcher de bonne grâce. Les patrons lui dirent que leur roi devoit être arrivé, qu'ils n'en avoient point de nouvelles, qu'il étoit attendu avec impatience, que ce grand nombre de bâtiments venoit au-devant de lui et à sa découverte, qu'ils lui amenoient des pilotes pour le faire entrer dans la rivière et le conduire à Édimbourg, où tout étoit dans l'espérance et la joie. Rambures, également surpris que l'escadre qui portoit le roi d'Angleterre n'eût point encore paru, et de la publicité de son arrivée prochaine, remonta vers Édimbourg, toujours de plus en plus environné de barques qui lui tenoient les mêmes langages. Un gentilhomme du pays passa d'un de ces[1] bâtiments sur la frégate : il lui apprit la signature des seigneurs principaux, qu'il lui nomma, que ces seigneurs étoient assurés de plus de vingt mille hommes du pays prêts à prendre les armes, et de toute la ville, qui n'attendoit que son arrivée pour le proclamer[2]. Rambures se mit ensuite à descendre la rivière pour chercher à rejoindre, dont il étoit d'autant plus en peine que ce qu'il venoit de voir et d'apprendre étoit plus satisfaisant[3]. Approchant de l'embouchure, il

Attente et desirs des Écossois.

Le roi

1. *Ses* corrigé en *ces*.

2. On peut voir, sur les mouvements qui se produisirent alors en Écosse, la *Gazette d'Amsterdam*, Extr. xxx, n° xxxii et Extr. xxxiv.

3. Jusqu'ici, nous avons eu le résumé sommaire de cet épisode d'après le *Journal de Dangeau*, p. 109-110 ; ce qui va suivre est une confusion avec les nouvelles apportées par un garde-marine, le chevalier de Fontenay, le 31 mars (*Dangeau*, p. 108-109; *Sourches*, p. 49-52), et d'ailleurs n'est pas emprunté au *Journal*. Les *Mémoires de Sourches* contiennent, sous la date du 2 avril (p. 53-54), un ample complément de la relation de Rambures, et nous avons, au Dépôt de la guerre, vol. 2089, nos 146-148, 150 et 159-162, les journaux de la navigation du *Protée*. Le récit de la *Gazette*, 167-168, présente une conformité presque absolue avec celui que nous avons ici. Il y faut comparer encore les correspondances de la *Gazette d'Amsterdam*, n° xxviii et Extr. xxix et xxx.

d'Angleterre chassé en mer et combattu par la flotte angloise, qui déclare Gacé maréchal de France et revient à Dunkerque. Gacé prend le nom de maréchal de Matignon.

entendit un grand bruit de canon à la mer, et, peu après, il aperçut beaucoup de vaisseaux de guerre. Approchant de plus en plus, et sortant de la rivière, il distingua l'escadre de Fourbin poursuivie par vingt-six gros navires de guerre et de quantité d'autres bâtiments, dont il perdit bientôt la vue, tant de notre escadre que de l'avant-garde des ennemis. Il continua de hâter sa route pour joindre; mais il ne put arriver que tout n'eût dépassé l'embouchure. Alors, après avoir évité les plus reculés de l'arrière-garde angloise, il remarqua que leur flotte donnoit une rude chasse au roi d'Angleterre, qui longeoit cependant la côte parmi le feu du canon, et souvent de la mousqueterie. Rambures essaya longtemps de profiter de la légèreté de sa frégate pour gagner la tête; mais, toujours coupé par des vaisseaux ennemis, et toujours en danger d'être pris, il prit le parti de revenir à Dunkerque, d'où il fut aussitôt dépêché à la cour pour y porter ces tristes et inquiétantes nouvelles[1]. Elles furent suivies, cinq ou six jours[2] après, du retour du roi d'Angleterre, qui rentra le 7 avril à Dunkerque[3] avec peu de ses vaisseaux, fort maltraités. Ce prince[4], après la tempête qu'il essuya d'abord, ayant repris sa route avec son escadre rassemblée, se perdit de son chemin deux fois

1. *Dangeau*, p. 111-113; *Sourches*, p. 56-57. — 2. Il a écrit : *jour*.

3. *Dangeau*, p. 114; *Sourches*, p. 57; *Gazette*, p. 161, 162 et 178. Voici comment cette nouvelle fut annoncée par la *Gazette* du 14, p. 180 : « On a eu avis que, le coup de vent qui avoit fait relâcher vers Nieuport l'escadre de Dunkerque ayant donné le temps à l'amiral Byng d'arriver presque en même temps en Écosse, la descente n'avoit pas été jugée praticable en une pareille conjoncture, et qu'ainsi on avoit pris le parti de retourner à Dunkerque, où l'escadre étoit arrivée le 7 et le 8 avec le roi d'Angleterre, qui, en cette occasion, a témoigné une fermeté, un courage et une présence d'esprit dignes de sa naissance. Tous les vaisseaux et autres bâtiments sont revenus, à la réserve du *Salisbury*. On ajoute que, depuis huit jours, plus de huit cents déserteurs étoient venus se rendre à Nieuport, à Dunkerque et en d'autres places. » Nous donnerons ci-après, p. 615, le récit de la *Gazette d'Amsterdam*.

4. Ce qui suit ne vient pas de Dangeau.

vingt-quatre heures : ce qui, sans la violence des vents, qui étoit cessée, n'est pas aisé à comprendre dans la traversée de la hauteur des bancs d'Ostende, où ils s'étoient jetés pendant la tempête, à la rivière d'Édimbourg[1]. Cette méprise donna le temps aux Anglois de les joindre : sur quoi, le roi d'Angleterre tint conseil sans y appeler personne des autres vaisseaux. On perdit beaucoup de temps, et fort précieux, en délibérations. Middleton, qui avoit seul toute la confiance, y prévalut[2]. Ils perdirent le temps d'entrer dans la[3] rivière. Les Anglois étoient si proches, qu'il n'y avoit pas moyen de prendre le tour pour entrer, et d'éviter le combat ou en entrant, ou dans la rivière même, tout au plus d'être suivis d'assez près pour être brûlés au débarquement[4]. On résolut donc de dépasser la rivière d'Édimbourg, de longer la côte, et de gagner le port d'Inverness[5], à quinze ou vingt lieues plus loin ; mais Middleton cria si haut que le roi d'Angleterre n'étoit attendu qu'à Édimbourg, et qu'il ne trouveroit aucune disposition ailleurs, et le chevalier de Fourbin le seconda si puissamment et d'une manière si équivoque[6], que, malgré le duc de Perth, malgré les deux Hamiltons[7], malgré tous les officiers principaux du vaisseau, et sans y en appeler des autres navires,

Middleton et Fourbin causes du retour, et très suspects.

1. Leith, port d'Édimbourg, à deux ou trois kil. N. de cette ville, est sur l'estuaire du Forth.

2. Selon les documents du Dépôt de la guerre et le résumé analytique qui en a été fait par le général de Vault (vol. 2090), ce conseil se tint le 18, et ce fut le jeune roi qui décida qu'on irait jusqu'au bout.

3. Cet article est répété deux fois.

4. Il s'en fallut de quelques heures seulement que le chevalier de Forbin pût tout débarquer à portée d'Édimbourg, en sacrifiant, il est vrai, ses navires.

5. Ce port, à l'embouchure de la Ness, dans le golfe de Moray, est à cent quatre-vingt-deux kil. N. O. d'Édimbourg. — M. de Gacé et l'intendant d'Andrezel étaient d'avis de prendre ce parti.

6. Comme il le raconte lui-même dans ses *Mémoires*, il refusa de débarquer le Prétendant pour pouvoir sauver la flotte.

7. J'ai dit qu'il n'y en avait qu'un.

Belle action du chevalier de Tourouvre.

Prisonniers sur *le Salisbury* bien traités. Levis lieutenant général. Grandeur de courage de Greffin.

il fut décidé qu'on reprendroit la route de France[1]. Ils ne longèrent donc presque point la côte, et revirèrent. Dans ce mouvement, la flotte ennemie, forçant de voiles, joignit par son avant-garde l'arrière-garde de l'escadre, avec qui elle engagea un combat fort opiniâtre. Le chevalier de Tourouvre s'y distingua beaucoup[2], et, avec son vaisseau, couvrit toujours celui du roi d'Angleterre, du salut duquel il fut uniquement cause. Les Anglois prirent deux vaisseaux de guerre et quelques bâtiments; sur l'un de ces deux vaisseaux[3] étoient le marquis de Levis, le lord Greffin et les deux fils de Middleton[4], qui tous, après divers mauvais traitements, furent conduits à Londres. Greffin, condamné promptement à mort, insulta ses juges, demeura ferme à ne répondre jamais un mot qui pût intéresser personne, méprisa la mort, et fit tant de honte à ses juges, qu'ils suspendirent l'exécution. La reine lui envoya un répit, puis un autre, sans que jamais il en demandât, et, finalement, il demeura libre dans Londres sur sa parole. Il eut toujours de nouveaux répits[5], et, bien reçu partout, vécut là comme dans sa patrie; il eut toujours des répits[6]. Averti enfin qu'ils ne cesseroient point, il y vécut ainsi

1. Le rapport de M. de Gacé sur les motifs qui déterminèrent cette résolution fut publié par la *Gazette d'Amsterdam*, Extr. XXXIX.

2. Son rapport est reproduit dans les *Mémoires de Sourches*, p. 60-62, et Forbin dit que le Roi voulut l'entendre de sa bouche.

3. *Le Salisbury*, comme il est dit dans la manchette; c'était un vaisseau anglais pris précédemment par les nôtres, et confié au chevalier de Nangis, qui se compromit imprudemment. La nouvelle fut connue dès le 6, par la voie de Hollande : *Dangeau*, p. 112-113; *Sourches*, p. 56; *Gazette*, p. 178; *Gazette d'Amsterdam*, n°s XXVIII-XXX. La correspondance de Paris, 6 avril, insérée dans le n° XXX, semble être une reproduction du compte rendu de Rambures.

4. Ces deux fils, dont l'un, Jean, lord Clermont, puis comte de Middleton et de Monmouth, mourut le 3 novembre 1746, à soixante-trois ans, et le second, Charles, capitaine au régiment de Nogent, se titra à son tour lord Clermont, restèrent prisonniers jusqu'en 1711.

5. Des lettres de répit (*Académie*, 1718 et 1878).

6. Il n'a pas vu cette répétition, même en revisant son manuscrit.

plusieurs années, déjà fort vieux, et il y mourut de sa mort naturelle[1]. Les deux fils de Middleton ne furent ni arrêtés ni poursuivis, mais partout fort accueillis. M. de Levis fut envoyé à Nottingham[2] tenir compagnie au maréchal de Tallard et aux autres prisonniers[3]; le reste de ceux de ce vaisseau fut renvoyé en France sur leur parole[4]. Le parti pris de revirer de bord sur Dunkerque dans le vaisseau du roi d'Angleterre, ce prince ouvrit le[5] paquet que Chamillart lui avoit remis cacheté[6]. Il en savoit le contenu, et très apparemment Gacé aussi. Il lui remit sa patente, [*Add. St-S. 800*] et le déclara maréchal de France : il étoit difficile de l'être

1. Je ne saurais dire encore où Saint-Simon a pris ces détails; ils ne sont pas absolument exacts. L'ancienne condamnation à mort de Griffin fut ratifiée, et l'exécution fixée au 16 juin; mais, contre l'avis du Conseil, la reine accorda d'abord un répit de quinze jours, puis une prorogation de quatre-vingt-dix-neuf ans, sur les instances du fils du prisonnier et sur celles du Dauphin, transmises par le duc de Vendôme (*Gazette*, p. 309 et 334; *Mémoires de Sourches*, tome XI, p. 113 et 135 ; *Gazette d'Amsterdam*, n°s XLV, LI-LIV, LVIII, etc.). C'était à charge d'internement dans l'île de Wight, et cependant il mourut dans la prison de la Tour de Londres le 21 novembre 1710, après deux ans et demi de détention (*Dangeau*, tome XIII, p. 291 ; *Sourches*, tome XII, p. 408; *Gazette*, p. 597 ; *Gazette d'Amsterdam*, 1710, n° XCVI; *Lettres de Mme Dunoyer*, lettre LXXXVIII, tome IV, p. 70). Notre auteur mentionnera cette mort à sa date.

2. Ce détail de résidence n'est indiqué par Dangeau, p. 123, que pour les deux fils Middleton, qui se trouvaient être fort proches parents du duc de Shrewsbury. En effet, les officiers prisonniers furent répartis entre diverses autres villes; le chevalier de Nangis, que notre auteur ne mentionne pas, étant malade, obtint d'aller aux eaux, puis à Londres même, grâce à sa parenté avec lord Feversham et la comtesse de Roye.

3. Les prisonniers d'Hochstedt : tome XII, p. 385.

4. Ceci, non plus, n'est pas tiré de Dangeau. Il y a quelques détails sur les papiers et objets précieux que portait *le Salisbury*, dans les n°s XXX, XXXVII et XXXVIII de la *Gazette d'Amsterdam*, et, sur les prisonniers, dans les n°s XXXIV, XXXVII et XXXVIII.

5. Avant *le*, il a biffé *la patente*.

6. Ci-dessus, p. 419. Selon Forbin, le paquet avait été ouvert dès l'arrivée de M. de Gacé à bord.

à meilleur marché. Il prit sur-le-champ le nom de maréchal de Matignon en mémoire de son bisaïeul[1], qui a fait l'honneur de leur maison[2]. Levis fut en même temps déclaré lieutenant général[3]; c'étoit pour cela que son beau-père l'avoit fait embarquer. Ce fut[4] la première fois que le[5] roi d'Angleterre prit, pour être *incognito*, le nom de chevalier de Saint-Georges[6], et que ses ennemis lui donnèrent celui de *Prétendant*[7], qui lui sont enfin demeurés tous deux. Il montra beaucoup de volonté et de fermeté, qu'il gâta par une docilité qui fut le fruit d'une mauvaise éducation, austère et resserrée, que la dévotion mal entendue, en partie, en partie le desir de le[8] maintenir dans la crainte et la dépendance, lui fit donner par la reine sa mère, qui voulut

Époque des noms de chevalier de Saint-Georges et de Prétendant demeurés enfin au roi Jacques III.

1. Jacques, maréchal de Matignon : ci-dessus, p. 127.

2. « S. M. avoit donné un paquet à d'Andrezel pour le rendre au roi d'Angleterre quand il seroit à la mer, et dans ce paquet étoient les provisions de maréchal de France pour M. de Gacé, qui prit d'abord le nom de maréchal de Matignon » (*Dangeau*, p. 114; comparez les *Mémoires de Sourches*, p. 57-58, et la *Gazette*, p. 204). M. de Vendôme, pour qui notre auteur accusera bientôt Gacé de professer une honteuse bassesse, avait eu bonne part dans cette promotion, si l'on en juge par la lettre de remerciement que le nouveau maréchal lui écrivit le 7 avril, et dont une copie se trouve dans le ms. Fr. 14 178, fol. 212 v°. La lettre à Chamillart est dans le volume Guerre 2089, n°s 172 et 176. L'original d'une autre lettre semblable, mais sans nom de destinataire, a figuré dans une vente d'autographes faite par Étienne Charavay le 20 mai 1890, n° 98. Les lettres adressées à Pontchartrain à partir du 9 mars sont dans le volume du Dépôt de la marine B[3] 154.

3. *Dangeau*, p. 117 et 120. Ce marquis ne sera définitivement échangé qu'en 1709 : *ibidem*, p. 368.

4. *Fut* surcharge un autre *fut*.

5. Après *le*, notre auteur a biffé *Chev. d[e]*.

6. *Dangeau*, p. 92 et 114; *Sourches*, p. 59. Déjà, en août 1707, le jeune roi avait demandé à prendre un nom anglais pour aller servir en Flandre sous les ordres du duc de Vendôme : Guerre, vol. 2009, n° 280.

7. C'est le nom, *Pretender* en anglais, que lui avait donné l'acte de la reine Anne déclarant coupables de haute trahison tous ses partisans : *Dangeau*, p. 111; *Gazette d'Amsterdam*, n°s XXVI et XXVII.

8. *Se* corrigé en *le*.

toujours dominer avec toute sa sainteté[1]. Il écrivit de Dunkerque pour demeurer en quelque ville voisine, en attendant l'ouverture de la campagne, qu'il demanda à faire en Flandres[2]. Cette dernière partie fut accordée; mais on le fit revenir à Saint-Germain[3]. Hough le précéda[4] avec les journaux du voyage et celui de Fourbin[5], à qui le Roi donna mille écus de pension et deux mille de gratification[6], que lui valut Pontchartrain, qu'il avoit si bien servi à sa mode; Hough avoit été fait pair d'Irlande avant partir[7]. Le roi d'Angleterre arriva à Saint-Germain le vendredi 20 avril[8], et vint, avec la reine, le dimanche suivant, à Marly, où le Roi étoit[9]. Je fus curieux de l'entrevue : il faisoit fort

Entrevue du Roi et de la cour, débarquée et revenue à Marly.

1. Mme des Ursins écrivait, au milieu des anxiétés, au duc de Gramont (lettre inédite du 2 avril) : « Ce roi fait bien voir, en méprisant tous les périls où il s'expose, qu'il est digne du trône où il est appelé. Cela est d'autant plus beau que sa grande jeunesse et son peu d'expérience lui peuvent faire craindre d'échouer dans un si grand projet; mais Dieu lui a inspiré sans doute un courage au-dessus de ses forces, et le conduira heureusement. Je ne laisse pas, malgré ces réflexions consolantes, d'attendre avec une inquiétude inexprimable la nouvelle de son débarquement dans quelque port d'Écosse, et qu'on l'y ait reconnu pour ce qu'il est, car cette affaire me paroît encore douteuse, les Anglois ayant eu le temps, à cause du retardement de l'embarquassion (*sic*), de prendre les mesures pour traverser ce que nous souhaitons. »

2. *Dangeau*, p. 114 et 116; *Sourches*, p. 59.

3. Cette résolution fut prise à la suite d'une visite du Roi à la reine mère : *Dangeau*, p. 116; *Sourches*, p. 60.

4. Le 11 avril : *Dangeau*, p. 116-117.

5. Ceux de M. de Gacé et de M. d'Andrezel sont dans le volume Guerre 2089, nos 169, 170 et 174.

6. *Dangeau*, p. 138; *Sourches*, p. 69. C'est alors que Forbin prit le titre de comte : *Dangeau*, p. 114.

7. *Dangeau*, p. 112 : « Avant que le roi d'Angleterre partît, il avoit fait M. Hougue pair d'Irlande, et la reine et lui l'avoient traité de *milord*, et, pour témoigner combien on étoit content de la négociation qu'il avoit faite en Écosse, où on le fit passer l'été dernier, le Roi l'a fait brigadier d'infanterie; il n'étoit que colonel réformé. »

8. *Dangeau*, p. 121; *Sourches*, p. 68.

9. *Dangeau*, p. 122; *Sourches*, p. 68-69.

beau; le Roi, suivi de tout le monde, sortit au-devant. Comme il alloit descendre les degrés de la terrasse[1], et que nous voyions la cour de Saint-Germain au bout de cette allée de la Perspective[2], qui s'avançoit lentement[3], Middleton seul s'approcha du Roi d'un air fort remarquable, et lui embrassa la cuisse[4]. Le Roi le reçut gracieusement, lui parla à trois ou quatre reprises, le regardant à chaque fois fixement, à en embarrasser un autre[5], puis s'avança dans l'allée. En approchant les uns des autres, ils se saluèrent: puis, les deux rois se détachèrent en même temps chacun de sa cour, doublèrent un peu le pas, assez également l'un et l'autre, et, avec la même égalité, s'embrassèrent[6] étroitement plusieurs fois[7]. La douleur étoit peinte sur les visages de tous ces pauvres gens. Le duc de Perth fit après sa révérence au Roi, qui le reçut honnêtement, mais seulement comme un grand seigneur. On s'avança après vers le château, avec quelques mots indifférents, qui mouroient sur les lèvres. La reine, avec les deux rois, entrèrent chez Mme de Maintenon; la princesse demeura dans le salon avec Mme la duchesse de Bourgogne et toute la cour[8]. M. le prince de Conti, saisi de

1. Contre son habitude, dit la seconde relation, car il ne dépassait jamais pour eux l'entrée du vestibule.

2. Tome X, p. 371.

3. Le premier *t* surcharge un *d*.

4. « Manière de saluer pleine de respect, d'affection, » disait le *Dictionnaire de l'Académie*.

5. Il n'y a rien sur Middleton dans le récit des *Mémoires de Sourches*.

6. L'élision *s'*, d'abord écrite en fin de la page 679 du manuscrit, est répétée au début de la suivante.

7. « En joignant le roi d'Angleterre, le Roi lui dit : « Monsieur, il « faut bien aller au-devant de vous pour vous embrasser; » et, en même temps, l'ayant embrassé des deux côtés, il continua en disant : « Je suis ravi de vous voir en bonne santé; mais je vous avoue que je « suis bien fâché de vous voir ici » (*Sourches*).

8. Il y a ici une erreur, puisque Dangeau dit qu'on alla d'abord chez Mme la duchesse de Bourgogne, qui gardait le lit, ce que les

sa curiosité naturelle, s'empara de Middleton; le duc de Perth prit le duc de Beauvillier et Torcy. Le peu d'autres Anglois, plus accueillis que d'ordinaire, pour les faire causer, se dispersèrent parmi les courtisans, qui ne tirèrent rien de leur réserve qu'une[1] ignorance affectée qui disoit beaucoup, et des plaintes générales du sort et des contretemps. Les deux rois furent longtemps tête à tête, pendant que Mme de Maintenon entretenoit la reine[2]. Ils[3] sortirent au bout d'une heure; une courte et triste promenade suivit, qui termina la visite[4]. Middleton fut violemment soupçonné d'avoir bien averti les Anglois. Ils ne firent pas

Mémoires de Sourches racontent ainsi : « Après cela, ils entrèrent tous dans le château, et allèrent d'abord chez la duchesse de Bourgogne, où ils restèrent un demi-quart d'heure, et, de là, ils passèrent dans l'appartement de la marquise de Maintenon. »

1. L'abréviation *qu'* corrige *et*.

2. J'ai déjà dit que Mme de Maintenon, comme le Roi, n'avoit point compté sur un succès certain. Ces anxiétés lui donnèrent dix jours de fièvre, et l'on trouve ce curieux détail dans sa lettre du 22 avril à Mme des Ursins (recueil Geffroy, tome II, p. 160) : « Jamais entreprise n'a eu un si général applaudissement que celle-là. Il n'y a eu, entre vous et moi, que le Roi qui en ait toujours eu mauvaise opinion; mais il s'est rendu à la voix publique, car, depuis M. le Dauphin jusqu'au dernier galopin de la cour et aux harengères de la Halle de Paris, tout vouloit qu'on allât en Écosse. Mais, Madame, Dieu ne le vouloit pas : il envoie la rougeole au roi d'Angleterre, qui le retarde dix jours à Dunkerque; le vent change une heure après qu'il a mis à la voile, et le retient vingt-quatre heures à Ostende; on se méprend pour entrer dans la rivière d'Édimbourg, et tout concourt à y amener nos ennemis en même temps que nous!... » En Espagne, comme Mme de Maintenon, Mme des Ursins s'était fait moins d'illusions que le public.

3. Par mégarde, il a écrit : *il*, au singulier.

4. *Sourches*, p. 68-69 : « La princesse en sortit peu de temps après, pour aller rendre visite à la princesse de Conti, qui avoit une fluxion sur la joue, et le Roi, ayant tenu compagnie au roi et à la reine d'Angleterre jusqu'à huit heures, les quitta pour aller travailler dans son appartement avec le Peletier de Souzy. Il y resta jusqu'à neuf heures et demie, qu'il alla les reprendre pour souper, et, après le souper, ils s'en retournèrent à Saint-Germain. »

semblant de se douter de rien; mais ils prirent sans bruit toutes leurs précautions, cachèrent leurs forces navales, firent semblant d'en envoyer la plus grande partie escorter un convoi en Portugal, tinrent prêtes le peu de troupes qu'ils avoient en Angleterre, qu'ils firent approcher de l'Écosse, où ils envoyèrent des gens affidés en attendant mieux[1], et la reine[2], sous divers prétextes de confiance et d'amitié, retint à Londres le duc d'Hamilton, le plus accrédité seigneur d'Écosse[3], sur le point d'y retourner, et qui étoit l'âme et le chef de toute cette affaire[4]. Elle n'en donna part à son parlement que lorsqu'elle fut devenue publique[5], et, après qu'elle fut avortée, elle ne voulut rechercher personne, et elle évita sagement de jeter l'Écosse dans le désespoir[6]. Toute cette conduite augmenta fort son

Sage conduite de la reine Anne et de ses alliés.

1. Dès le 17 février, la flotte de Leake se mit en mouvement pour surveiller Dunkerque, et l'on prit des mesures sur les côtes d'Écosse. La vérité fut connue à Londres le 8 mars, au plus tard.

2. La reine Anne.

3. Jacques Douglas, né le 11 avril 1658, d'abord comte d'Arran et venu sous ce nom en ambassade extraordinaire à Paris, en 1683, était resté en Angleterre après la Révolution, et avait même été créé quatrième duc d'Hamilton le 10 avril 1698. Quoique opposé à l'Union, il fut un des seize pairs écossais élus en 1708, puis prit rang dans la pairie d'Angleterre en 1710, comme duc de Brandon, et obtint en 1712 la grande maîtrise de l'artillerie, un collier de la Jarretière et l'ambassade extraordinaire à Paris, mais fut tué en duel par lord Mohun, le 15 novembre.

4. Ce duc, arrivé à Londres sous la garde d'un messager d'État le 22 avril, fut relâché moyennant caution le 16 mai, et repartit pour l'Écosse, où se faisait l'élection des seize pairs (*Gazette d'Amsterdam*, n°s XXXVII et XLII). L'existence dans notre Dépôt de la guerre (vol. 2089, n° 5) d'une lettre écrite en son nom, le 12 août 1707, pour provoquer une action décisive, prouve quelles étaient ses vraies intentions; cependant on le soupçonna d'avoir dénoncé les projets des jacobites.

5. C'est le 15 mars que la reine fit annoncer aux Communes l'armement fait en France et l'arrivée du Stuart à Dunkerque; le 22, elle alla elle-même notifier aux deux chambres le départ de l'expédition française, la proclamation royale contre le Prétendant étant lancée depuis le 17 (*Gazette d'Amsterdam*, n°s XXVI et suivants).

6. Il y eut cependant de nombreuses arrestations, poursuites et

autorité chez elle, lui attacha les cœurs, et ôta toute envie de remuer davantage, par n'avoir plus d'espérance de succès[1]. Ainsi avorta un projet si bien et si secrètement conduit jusqu'à l'exécution, qui fut pitoyable, et, avec ce projet, celui de la révolte des Pays-Bas[2], auquel il ne fut plus permis de penser. Les alliés firent sonner bien haut cette tentative d'une puissance qu'on avoit lieu de croire aux abois, qui ne le dissimuloit pas même, pour les mieux tromper, et qui, ne cessant de faire des démarches humiliantes pour obtenir la paix par des émissaires obscurs qu'elle envoyoit de tous côtés avec des propositions spécieuses, ne songeoit à rien moins qu'à envahir la Grande-Bretagne, et, par contre-coup, à pousser ses conquêtes partout. L'effet en fut grand pour resserrer et irriter de plus en plus cette formidable alliance. Heinsius, pensionnaire d'Hollande le plus accrédité qu'aucun autre, dans cette grande place, ne l'avoit été dans sa république, avoit hérité de tout l'esprit, de toutes les vues et de toute la haine du prince d'Orange[3]. On verra ailleurs[4] que le prince Eugène, Marlborough et lui n'étoient qu'un, et que ce for- [*Add. St-S. 801.*]

condamnations, en Écosse comme en Irlande; mais la politique, si ce n'est la crainte de représailles, poussa la reine à user de clémence (*Gazette*, p. 262-263 et 309-310; *Gazette d'Amsterdam*, n^os xxxix-liii; O'Callaghan, *History of the irish brigades in the service of France*, publiée en 1870, p. 257). Le duc de Gordon, qui avait été un des premiers instigateurs, comme on le voit dans le volume 2089 du Dépôt de la guerre, et le duc d'Athol furent l'objet de simples mesures préventives, tandis que l'on prétendait traiter comme « pirates à la solde d'un rebelle » les officiers écossais et irlandais pris sur *le Salisbury*.

1. Comparez les très justes réflexions du correspondant anglais de la *Gazette d'Amsterdam*, Extr. xxxiv. Malgré l'insuccès, M. de Chevreuse persista à croire que l'on eût pu tirer de grands avantages de son projet (*Correspondance de Fénelon*, tome I, p. 290).

2. Ci-dessus, p. 410.

3. Comparez notre tome X, p. 137. Heinsius avait déjà fait rejeter les ouvertures de paix de 1705 : Esnault, *Michel Chamillart*, tome II, p. 36-47.

4. Dans toute la suite des négociations pour la paix, puis pour la formation de la Quadruple alliance.

midable triumvirat menoit tout. Les[1] deux généraux étoient déjà en conférence avec le Pensionnaire à la Haye[2]. Le prince Eugène avoit refusé d'aller en Espagne[3] : ce que l'Archiduc ne lui pardonna jamais, et l'accusa toujours d'avoir empêché la cour de Vienne de le secourir autant et aussi à temps qu'il auroit fallu pour assurer ses succès. Stahremberg alla commander l'armée d'Espagne[4]. J'ai voulu raconter de suite toute cette expédition manquée d'Écosse; retournons maintenant un peu en arrière.

Mariage de Béthune et d'une sœur du duc d'Harcourt;

Il se fit plusieurs mariages. Béthune[5], neveu de la reine de Pologne, qui n'avoit presque rien vaillant, plus touché de l'alliance que du bien, épousa[6] une sœur du duc d'Harcourt[7], qui n'eut que quatre-vingt mille livres. C'est dommage que le bout du projet de ces *Mémoires*[8] n'atteigne pas le temps de la mort du dernier prince de la maison d'Autriche[9] : on verroit dans ce mariage, si indifférent en apparence, et si fort ignoré des puissances de l'Europe[10], le germe dont la Providence avoit destiné la foiblesse à les

1. *Ils* corrigé en *les*.

2. *Dangeau*, p. 118, 122 et 139.

3. *Dangeau*, p. 112. On crut d'abord qu'il irait commander entre la Moselle et la Meuse : *Dangeau*, p. 117; *Sourches*, p. 65.

4. *Dangeau*, p. 62, 121-122 et 141; *Sourches*, p. 34. Ce maréchal général (tome XI, p. 73), qui venait d'être nommé commandant général en Hongrie au mois d'avril 1707, s'en est démis dès le mois de décembre suivant pour passer en Espagne.

5. Louis-Marie-Victoire : ci-dessus, p. 151. Il avait failli épouser précédemment Mlle d'Armenonville, avec cinq cent mille livres de dot, qui vont passer à un Gassion, ci-après, p. 438-439.

6. Le 17-18 mars : *Dangeau*, p. 70, 76, 95 et 100; *les Correspondants de la marquise de Balleroy*, tome I, p. 25 et 33.

7. Henriette d'Harcourt-Beuvron, demoiselle de la Mailleraye : ci-dessus, p. 154.

8. Ci-dessus, p. 198.

9. L'empereur Charles VI, le compétiteur de Philippe V au trône d'Espagne, qui est mort le 20 octobre 1740.

10. De ce mariage vint la femme du maréchal de Belle-Isle (ci-dessus, p. 154), qui détermina en Allemagne les changements dont il va être parlé.

remuer toutes, à anéantir cette fameuse pragmatique qui avoit enrôlé toute l'Europe pour son soutien[1], et à mettre sur la tête d'un prince de Bavière[2] qui n'étoit pas prêt à nuire le diadème impérial, la couronne de Bohême[3], et partager encore d'autres provinces avec d'autres princes aux dépens de l'héritière[4], qui se les croyoit toutes si assurées, avec l'Empire pour son époux[5], et qui avoit de si puissants défenseurs, dont les intérêts avec les siens étoient les mêmes[6]. A qui considère les événements que racontent les Histoires dans leur origine réelle et première, dans leurs degrés, dans leurs progrès, il n'y a peut-être aucun livre de piété, après les divins et après le grand livre toujours

1. Ci-dessus, p. 206 et note 6. La clause principale était qu'à défaut d'héritier mâle, les filles de Charles VI devaient lui succéder préférablement à celles de l'empereur Joseph, son frère aîné, dont l'une était mariée à l'électeur de Saxe, et l'autre à l'électeur de Bavière qui suit.

2. Charles-Albert, fils et successeur de l'électeur de Bavière, proclamé empereur à Francfort, sous le nom de Charles VII, le 4 janvier 1742 : tome XIV, p. 24. Dès que Marie-Thérèse s'est fait couronner reine de Hongrie (25 juin 1740), il a protesté.

3. Il vient de se faire reconnaître roi par les états de Bohême, le 19 décembre 1741.

4. Marie-Thérèse.

5. François de Lorraine : ci-dessus, p. 203.

6. Allusion aux grands événements qui viennent de changer en 1741-1742 l'équilibre existant en Europe. En Angleterre, par suite de la chute des Walpole, le parti de la paix est tombé, et celui de la guerre porte son influence jusqu'en Russie; l'Autriche, menacée par l'alliance de la France avec l'Espagne et la Bavière, a cherché un secours du côté du roi Frédéric de Prusse, qui s'est accommodé de la Silésie comme prix de sa défection envers la France, et du côté du roi de Sardaigne, qui s'est agrandi du duché de Plaisance et des territoires détachés du Milanais; les États du prince bavarois sont envahis, son armée, unie à celle de Louis XV, vient de perdre Linz, Munich a été enlevé, etc. De même que Saint-Simon l'a dit ci-dessus, p. 156, M. le duc de Broglie (*Frédéric II et Marie-Thérèse*, tome I, p. 167-174) estime que l'alliance du maréchal de Belle-Isle, par sa femme, avec l'électeur de Bavière dut être le mobile de sa politique anti-autrichienne, et que c'est lui qui entraîna le cardinal de Fleury dans ce sens.

ouvert[1] du spectacle de la nature, qui élève tant à Dieu, qui en nourrisse plus l'admiration continuelle, et qui montre avec plus d'évidence notre néant et nos ténèbres. Cette réflexion m'échappe à cette occasion, qui[2] auroit la même application, sous de bons yeux, à une infinité d'autres, mais non pas avec la même évidence et la même clarté, pour qui a connu de source le ressort unique de ce grand événement et les jeux différents de ce ressort unique[3].

de Fervacques et de Mlle de

Fervacques[4], fils de Bullion, épousa[5] la fille[6] de la marquise de Bellefonds[7], et Gassion[8] une fille d'Armenon-

1. *Tojours* (sic) *ouvert* est en interligne.

2. *La* surcharge une *s*.

3. Comparez les « Considérations préliminaires » que notre auteur a mises en 1743, c'est-à-dire un an plus tard, en tête des *Mémoires*.

4. Anne-Jacques de Bullion : ci-après, Additions et corrections, p. 616.

5. Le 27 mars : *Dangeau*, p. 98 et 105 ; *Sourches*, p. 42, 48 et 59 ; *Mercure* d'avril, p. 298-302 ; ms. Clairambault 1142, fol. 16 v°. Le contrat, du 26 (*Sourches*, p. 48), est transcrit dans le registre des Insinuations du Châtelet Y 280, fol. 365.

6. Marie-Madeleine-Hortense de Bellefonds, qui ne mourut que le 22 janvier 1766, à quatre-vingt-trois ans et demi, et fut inhumée à Saint-Sulpice. « Ce mariage, disent les *Mémoires de Sourches*, étoit très bien assorti, le cavalier étant l'un des hommes du Royaume le mieux fait, et la damoiselle étant très bien faite et très aimable. D'ailleurs, le cavalier étoit très riche, et la damoiselle, qui ne l'étoit pas tant, lui apportoit de magnifiques alliances. » L'annotateur a expliqué comment ces alliances venaient du fait de Mme de Bellefonds, qui suit.

7. Marie-Olympe-Emmanuelle Mazarin, fille d'Hortense Mancini et du fils du maréchal de la Meilleraye, avait épousé en 1681 Louis-Christophe Gigault, marquis de Bellefonds, gouverneur de Vincennes et premier écuyer en survivance de la Dauphine, qui mourut de blessures reçues à Steinkerque le 3 août 1692. Elle-même ne mourut qu'en janvier 1754, à près de quatre-vingt-dix ans. Elle avait été fort belle et galante (*Mémoires de Luynes*, tome XIII, p. 142).

8. Pierre-Armand, chevalier puis marquis de Gassion, neveu du Gassion tué à Nerwinde (tome I, p. 255) et du *petit* Gassion que nous avons rencontré dans le tome XIII, p. 373, naquit le 1er juillet 1678, entra aux mousquetaires en 1696, servit ensuite comme sous-lieutenant au régiment du Roi, eut une commission de colonel en 1702, et acheta en 1709 le régiment de Navarre. Nommé brigadier en mars 1710, maréchal de camp en février 1719, il eut le gouvernement de

ville[1]. Il étoit petit-fils du frère aîné[2] du maréchal de Gassion[3], et sert actuellement de lieutenant général avec réputation[4]. Monasterol[5], envoyé de l'électeur de Bavière, tout à fait dans sa confiance, qui recevoit ici ses subsides, gros joueur[6], grand dépensier, et fort dans les belles compagnies, devint amoureux de la veuve de la Chétardye[7] gouverneur de

Bellefonds; de Gassion et d'une fille d'Armenonville; de Monasterol et de la veuve

Dax en 1725, le grade de lieutenant général en août 1734, le cordon de l'ordre du Saint-Esprit en 1743, et mourut le 20 mai 1746. Il apportait en mariage plus de cent mille livres de rente.

1. Marie-Jeanne Fleuriau, fille du futur garde des sceaux, mariée le 16-17 avril 1708 (*Dangeau*, p. 70, 76 et 115; *Sourches*, p. 59; *Mercure* d'avril, p. 302-308; *Gazette d'Amsterdam*, n° XXXIII), mourut le 14 octobre 1735, à quarante-huit ans. Voyez ci-après, Additions et corrections, p. 616.

2. Jean III, marquis de Gassion, procureur général, puis président à mortier au parlement de Navarre (1628), devint conseiller d'État en 1636, et intendant en Béarn et à Bayonne en 1640; il avait épousé en 1635 une sœur du marquis d'Avaray. Son fils Pierre fut aussi président à mortier et conseiller d'État; celui-là s'était marié avec une fille de Colbert de Terron.

3. Jean, comte de Gassion, né à Pau le 20 août 1609, commença à servir à seize ans sous le grand duc de Rohan, puis en Italie et en Allemagne sous Gustave-Adolphe. Après la mort de ce prince (1632), il rentra en France avec son régiment et combattit avec succès sous le maréchal de la Force. En 1643, il prit une part prépondérante à la victoire de Rocroy, et eut en récompense le bâton de maréchal de France. Lieutenant général de l'armée de Gaston d'Orléans en Flandre en 1644, il mourut de blessures reçues au siège de Lens, le 2 octobre 1647 (*Gazette*, p. 897-908). L'abbé de Pure fit paraître en 1683 une *Vie du maréchal de Gassion*, et M. Frossard lui a consacré une notice étendue dans le *Bulletin de la Société de l'Histoire du Protestantisme français*, avril 1895.

4. Notre auteur n'ajoutant pas que M. de Gassion est chevalier du Saint-Esprit (février 1743), et ayant relaté, p. 437, l'élévation de l'électeur de Bavière au trône impérial (janvier 1742), c'est une nouvelle preuve que la rédaction du présent texte se place entre ces deux dates.

5. Tome XI, p. 88. Nous aurons une redite en 1713.

6. Fripon, menteur, petit misérable, selon le maréchal de Villars (*Mémoires*, tome II, p. 329, 334 et 336). Sur son jeu public, voyez les *Rapports du lieutenant de police René d'Argenson*, p. 258, et une Addition au *Journal de Dangeau*, tome XVII, p. 276.

7. Joachim Trotti de la Chétardye, d'une famille habituée en Angou-

*

de la Chétardye. [Add. St-S. 802]

Béfort[1], frère de ce curé de Saint-Sulpice directeur de Mme de Maintenon[2], duquel elle avoit des enfants[3], dont l'aîné[4] a été ambassadeur en Prusse, où il a fort bien servi, et l'est maintenant à Pétersbourg, où il a eu part à la révolution qui a mis la czarine Élisabeth[5], fille de ce célèbre

mois, mais sans doute originaire du Milanais, capitaine des cent gentilshommes entretenus pour le service du Roi, inspecteur général d'infanterie en Alsace en 1679, brigadier en 1682, avait eu le commandement de la place de Brisach en 1683, et le gouvernement de Landrecies en juin 1701; il est mort le 24 juin 1705 (*Chronologie militaire*, tome VIII, p. 41). Il était borgne, fort laid, et très impertinent, mais avait su se mettre dans les bonnes grâces de Louvois (*Mémoires de Sourches*, tome II, p. 49, note 4; Chansonnier, ms. Fr. 12620, p. 39). Par contrat du 1er mars 1703 (Arch. nat., Y 278, fol. 57 v°), il avait épousé Marie-Claire-Colette de Bérard de Villebreuil, fille d'un officier d'Asfeld-étranger attaché au comte de Toulouse.

1. Ainsi écrit ici, selon la prononciation locale, au lieu de *Belfort*.

2. Joachim Trotti de la Chétardye, né le 23 novembre 1636, entra en 1663 dans la congrégation de Saint-Sulpice et devint successivement directeur aux séminaires du Puy (1665) et de Bourges (1680), eut en 1684 le prieuré de Saint-Côme-lès-Tours, et l'échangea en février 1696 contre la cure de Saint-Sulpice; nommé en 1702 à l'évêché de Poitiers, il refusa ce siège. Il devint le directeur de Mme de Maintenon à la mort de l'évêque de Chartres (1709), et mourut le 29 juin 1714. Sa famille était alliée aux d'Aubigné. C'est lui qui, en 1702, lorsque notre auteur a été reçu au Parlement, a déposé sur sa foi et sur sa pratique de la religion catholique (notre tome X, p. 453).

3. Elle était grosse de plusieurs mois, du fils qui suit, lorsque son premier mari mourut (*Sourches*, tome IX, p. 279).

4. Joachim-Jacques Trotti, marquis de la Chétardye, né posthume le 3 octobre 1705, fut d'abord lieutenant au régiment du Roi (1721), puis colonel du régiment de Tournaisis (1734). Envoyé comme ambassadeur en Prusse de 1732 à 1739, puis en Russie en 1739, il en revint à la fin de 1742, y retourna un an après, et fut enfin rappelé en 1744. Promu maréchal de camp en 1745, lieutenant général en 1748, il servit en Italie et en Provence pendant les campagnes de 1745 à 1749, alla en ambassade auprès du roi de Sardaigne de 1749 à 1752, reçut le gouvernement du Fort-Louis en 1754, et mourut le 1er janvier 1758.

5. Ci-dessus, p. 211. Le bruit courut même qu'il avait su obtenir les faveurs de la souveraine; mais, en septembre 1744, la police russe intercepta des lettres qu'il écrivait en France et dans lesquelles il parlait des amours de la Czarine, et celle-ci le fit reconduire à la

czar Pierre Ier, sur le trône. Cette Mme de la Chétardye étoit faite à peindre[1] et grande, fort belle, sans esprit, mais très galante et fort décriée, grande dépensière, et fort impérieuse[2] : elle subjugua Monasterol, qui fit la folie de l'épouser, et qui fut après bien honteux de le déclarer[3].

Le chancelier de Pontchartrain refuse

Thévenin[4], riche partisan, mourut sans enfants[5]. Il devoit sa fortune au Chancelier tandis qu'il étoit contrôleur général. Il avoit une fort belle[6] maison[7] joignant la sienne[8],

frontière par un peloton de cavalerie (*Archives de la Bastille*, tome XV, p. 217). Dans l'Addition placée ici, et qui est antérieure à 1739, Saint-Simon dit seulement que M. Chauvelin l'a employé en Prusse.

1. La quatrième lettre de *peindre* surcharge un *d*.

2. *Mémoires du président Hénault*, p. 26; *Journal de Buvat*, tome I, p. 161; *Gazette d'Amsterdam*, 1714, n° XCIII; Chansonnier, ms. Fr. 12 694, p. 22 et 61.

3. Le contrat est du 3 février 1708 (Arch. nat., Y 280, fol. 150); mais M. de Monasterol ne déclara son mariage qu'au mois de mars, grande surprise pour ses amis (*Dangeau*, tome XII, p. 72, 76, 104 et 119; *Sourches*, tome XI, p. 19 et 64-65; *Gazette d'Amsterdam*, n° XVIII; Édouard de Barthélemy, *les Correspondants de la marquise de Balleroy*, tome I, p. 25-26; É. Raunié, *Chansonnier Clairambault-Maurepas*, tome II, p. 109; Chansonnier, ms. Fr. 12694, p. 205). Le 15 avril, quand on présenta cette mariée à la cour, tous les courtisans manifestèrent leur curiosité, et le Roi lui dit : « Madame, j'espère que vous serez parfaitement heureuse, et je le souhaite de tout mon cœur. »

4. Jean Thévenin, né en 1647, sans doute fils de l'entrepreneur de la nouvelle enceinte de Paris en 1633, dont les généalogies firent un major d'infanterie, entra dans les affaires après avoir servi divers financiers, peut-être comme laquais, essuya une banqueroute, mais réussit à payer ses créanciers, et put acheter une charge de secrétaire du Roi en 1694 et acquérir le marquisat de Tanlay, dont le titre, érigé pour le grand-père de M. de la Vrillière en 1671, lui fut confirmé en mars 1705. Il mourut le 10 mars 1708, non marié. M. de Marsan était un de ses protecteurs, et le servit même dans sa dernière maladie, mais n'en eut rien, comme il sera raconté dans le prochain volume. Voyez le volume 630 des *Dossiers bleus*, dossier 16 788.

5. Le 10 mars 1708 : *Dangeau*, p. 97. Son corps fut porté à Tanlay.

6. Le mot *belle* est répété deux fois.

7. Cette maison de la rue Sainte-Anne dont parle Germain Brice, et contiguë à l'hôtel qui suit.

8. M. de Pontchartrain, lorsqu'il devint chancelier, avait habité

un riche legs de Thévenin. [*Add. St-S. 803*]

magnifiquement meublée, qu'il lui donna avec les meubles par son testament. Le Chancelier ne voulut point prendre[1] le legs, quoique le Roi lui conseillât de l'accepter. Cette action de désintéressement fut fort approuvée[2], d'autant qu'après que le Roi lui en eut parlé, il n'en parla plus pendant six semaines, en sorte qu'on croyoit qu'il l'accepteroit : au bout de ce temps, il représenta au Roi ses raisons, et fit après sa renonciation[3].

Mort et substitution du vieux marquis de Mailly.

Le vieux marquis de Mailly[4] mourut à quatre-vingt-dix[5] ans, dans la belle maison qu'il avoit bâtie au bout du pont Royal[6], et laissa plus de soixante mille écus de rente en fonds de terre[7]. Sa femme, qui[8] avoit lors quatre-vingts ans, et qui le survécut encore longtemps[9], étoit devenue

l'hôtel bâti pour Pierre Douilly dans la rue Neuve-Saint-Augustin, entre la rue Vivien et les Augustins réformés. C'est seulement le 27 mars 1703 qu'il acquit du duc d'Estrées, héritier de M. de Lionne, un hôtel de la rue Neuve-des-Petits-Champs, avec un terrain énorme qui s'étendait jusqu'à la rue Saint-Augustin. Cet hôtel, après avoir été acheté en 1747 par le Roi, pour en faire la résidence des ambassadeurs extraordinaires, devint en 1754 le ministère des Finances, et est aujourd'hui représenté par la place Ventadour. (Germain Brice, *Description de Paris*, tome I, p. 384 et 450; *Mémoires de Luynes*, tomes VIII, p. 328, IX, p. 201, XIII, p. 250, XIV, p. 400; Arch. nat., Q^1 1099[6], fol. 128 v° et 148.)

1. *Prendre* est en interligne, au-dessus d'*accepter*, biffé.

2. On a vu (tome IV, p. 28, note 1) que le premier président Harlay en avait fait autant en 1691.

3. Cela est emprunté au *Journal de Dangeau*, p. 130, 4 mai 1708. Le legs était estimé cinq cent mille livres.

4. Louis-Charles : tome I, p. 88.

5. Le nombre *98*, donné par Dangeau (p. 106), mais inexact, semble avoir été corrigé grossièrement en *90* par une surcharge d'encre sur la partie supérieure du *8*. L'acte d'inhumation porte : *91* ans. — M. de Mailly mourut le 26 mars et fut inhumé le 28, à Saint-Sulpice (*Mercure* d'avril, p. 65-71 ; *Gazette*, p. 156).

6. L'entrée était dans la rue de Beaune. Il a déjà été parlé de cet hôtel dans nos tomes I, p. 88, et XIII, p. 106.

7. En terres substituées, comme il sera dit plus loin.

8. Après *qui*, il a biffé *en*, et, plus loin, le mot *ans* est en interligne.

9. Elle ne mourra qu'en 1713. C'est elle qu'on avait surnommée *la Bécasse.*

héritière de tous les biens de sa maison, qui étoit Montcavrel[1], par la mort du fils de son frère, jeune garçon de douze ou quatorze ans[2] dont elle prenoit soin depuis la mort de son frère et de sa belle-sœur[3], qu'elle avoit plaidés toute sa vie[4]. Ces Montcavrel étoient la branche aînée de la maison de Monchy, dont étoit cadet le maréchal d'Hocquincourt[5], frère du grand-père de Mme de Mailly[6]. Sa tante paternelle avoit épousé le frère aîné de son mari[7]. De ce

1. La maison de Monchy-Montcavrel, dont il a déjà été parlé dans nos tomes VI, p. 161, et XIII, p. 46, était originaire de Picardie. Les généalogistes la prétendent remonter jusqu'au milieu du quatorzième siècle. Notre auteur en a fait une double notice dans ses *Chevaliers du Saint-Esprit :* Affaires étrangères, vol. *France* 189, fol. 111 et 115.

2. Jean-François de Monchy, marquis de Montcavrel, mort à quatorze ans, en novembre 1703 (*Dangeau*, tome IX, p. 349-350). « Il avoit, dit alors Dangeau, de grandes prétentions sur les biens de Montcavrel, dont la vieille Mme de Mailly, sa tante, étoit en possession depuis longtemps, et cela auroit fait des procès capables de ruiner la maison de Mme de Mailly. Cette mort la met en plein repos, et lui donne encore plus de droit à attaquer M. le prince de Conti sur la succession du feu roi Guillaume pour la principauté d'Orange. » Voyez ci-dessus, p. 134-136 et 143. En effet, la marquise, par un arrêt du Conseil du 25 janvier 1706, a obtenu permission de se qualifier princesse d'Orange, sans préjudice du droit des parties, et son petit-fils fera prendre possession de la principauté en 1710.

3. Jean-Baptiste de Monchy, marquis de Montcavrel, né en novembre 1629, avait épousé Claude de Mailly, fille de René IV, marquis de Mailly, lequel était frère aîné du marquis objet du présent article.

4. Voyez ci-dessus, note 2, la citation de Dangeau. — Nous avons ici le même emploi de *plaider* à l'actif, avec complément direct, qu'on trouve dans *les Plaideurs*.

5. Charles de Monchy : tome XIII, p. 46.

6. Notre auteur commet ici une erreur. Le grand-père de Mme de Mailly était Jean IV de Monchy, chevalier des ordres, gouverneur d'Ardres et d'Étaples, mort en 1638; son frère cadet, Georges, fit la branche d'Hocquincourt et fut père du maréchal. Il aurait fallu dire : *fils du frère du grand-père*.

7. Marguerite de Monchy, mariée le 29 avril 1630 à René IV, marquis de Mailly, gouverneur de Corbie, qui servit aux sièges de la Rochelle, de Casal et d'Arras, et à la bataille de Sedan, et mourut le 5 décembre 1695, à quatre-vingt-cinq ans. Ce que notre auteur ne dit pas,

mariage une fille[1], mariée à Montcavrel frère unique de Mme de Mailly[2]. A force de procès et d'épargnes, de mariés[3] chacun avec fort peu de bien, l'héritage[4] de la branche de Montcavrel, et[5] une très longue vie toute appliquée à former une opulente maison[6], ils y parvinrent. Le mariage de leur second fils[7] avec la parente de Mme de Maintenon[8], qu'elle fit dame d'atour de Mme la duchesse de Bourgogne, leur fit obtenir en 1701 des lettres patentes dérogeantes en leur faveur à tous édits, déclarations et coutumes[9], qui autorisèrent la substitution qu'ils firent du marquisat de Nesle et d'autres terres, pour plus de quarante mille écus de rente, en faveur des mâles à perpétuité[10]. A tout ce qui

c'est que ce même René IV, veuf de Marguerite de Monchy, se remaria en 1654 avec Madeleine Aux-Épaules, dite de Laval (tome XIII, p. 452), veuve elle même de Bertrand-André de Monchy, père de sa première femme, et qui était mère de Mme de Mailly-Nesle *la Bécasse*. Il n'eut d'enfants que de son premier mariage.

1. Après *fille*, Saint-Simon a biffé *unique*. — Outre Mme de Montcavrel, René IV de Mailly eut encore trois fils, dont deux moururent sans postérité.

2. Ci-dessus, p. 443, note 3.

3. Quoique les deux époux eussent été mariés.

4. Avec l'héritage.

5. Avant *et*, Saint-Simon a biffé un mot illisible.

6. « Mme de Mailly avoit, par son application aux affaires, fait revenir un furieux bien dans sa maison » (*Dangeau*, tome XIV, p. 384).

7. Louis, comte de Mailly : tome I, p. 88.

8. Mlle de Saint-Hermine.

9. Sur la prohibition des substitutions au delà du troisième degré, voyez notre tome V, p. 324-325, fin de la note 9.

10. C'est l'*Histoire généalogique*, tome VIII, p. 638, qui fournit tous ces détails à notre auteur. Le marquisat de Montcavrel étant devenu Mailly en mai 1701 (Arch. nat., X[1A] 8695, fol. 96), la substitution graduelle et perpétuelle du nom et du titre a été autorisée par arrêt du Conseil du 25 juillet 1700 (Dépôt des affaires étrangères, vol. *France* 1080, fol. 216-224), et le contrat enregistré au Parlement et au Châtelet (Arch. nat., X[1A] 8696, fol. 49 v°, Y 40, fol. 61, et Y 275, fol. 199). Le 5 décembre 1706, la marquise a fait encore don à son petit-fils des droits seigneuriaux de la terre d'Offoy, dépendant du marquisat de Nesle (Y 280, fol. 493).

est arrivé depuis au marquis de Nesle, leur petit-fils[1], qui leur a immédiatement succédé, il n'a pas paru que Dieu ait béni ou l'acquisition de ces biens[2], ou la vanité d'avoir laissé sans aucune sorte de portion, même viagère, les filles et les cadets, sur cette substitution[3].

Mort de la duchesse douairière d'Uzès.

Le duc d'Uzès perdit aussi sa grand mère paternelle[4], depuis longtemps retirée, fort vieille[5]. C'étoit une femme de grand mérite et de beaucoup de piété[6]. Elle étoit d'Apchier[7], c'est-à-dire de[8] la branche aînée de la maison de Joyeuse, grande et fort ancienne, dont la diversité du nom[9] et des armes[10] que portent ses diverses branches

1. Louis III : tome I, p. 89.

2. Allusion à ce qu'il n'eut que des filles, dont trois certainement, et peut-être même quatre, Mmes de Mailly, de Vintimille, de la Tournelle, et Mme de Lauraguais, furent successivement maîtresses du roi Louis XV.

3. Comme on l'a déjà dit, notre auteur aime à se répéter sur ces Mailly à cause de sa parenté et de son amitié avec eux (tome XIII, p. 106).

4. Marguerite, comtesse héritière d'Apchier, etc., que François de Crussol, duc d'Uzès, chevalier des ordres et chevalier d'honneur de la Reine en 1656, mort le 14 juillet 1680 (tome I, p. 138), avait épousée en secondes noces le 28 décembre 1636, après annulation d'un premier mariage (1625) avec Louise-Henriette de la Chastre, déjà veuve du comte d'Alais. Le portrait de cette dame a été publié dans la *Galerie de Mademoiselle*, p. 54 de l'édition Éd. de Barthélemy.

5. Elle mourut le 16-17 avril, au couvent de Bon-Secours de la rue de Charonne, âgée de quatre-vingt-dix à onze ans, ou seulement de quatre-vingt-six (*Dangeau*, tomes XI, p. 332 et 336, et XII, p. 119; *Sourches*, tome XI, p. 65; *Mercure* de mai, p. 50-55). Un recueil de ses lettres à son intendant se trouvait dans la collection de manuscrits de Cheltenham, ms. 3542.

6. Elle était retirée depuis très longtemps dans la communauté, et y vivait fort saintement, dit Dangeau. La famille alla faire ses révérences, en grand manteau, le 17 mai (*Sourches*, p. 79).

7. Suivant les éditeurs des *Mémoires du duc de Luynes*, tome XI, p. 273, on prononçait *Aché*.

8. La préposition *de* corrige une *l*. — 9. *Des* corrigé en *du nom*.

10. Châteauneuf-Randon portait d'or à trois pals d'azur et un chef de gueules; Joyeuse, palé d'or et d'azur de six pièces, au chef de gueules chargé de trois hydres d'or; Apchier, d'or au château à trois tours de

les font souvent méconnoître pour sorties[1] masculinement de la même tige[2]. Le nom de la maison est Châteauneuf seigneurs de Randon[3].

Retraite, caractère et traits de Brissac major des gardes du corps. [*Add. St S. 804*]

Brissac major des gardes du corps[4], qui n'étoit ni ne se prétendoit rien moins que des Cossé, mais un fort simple gentilhomme tout au plus[5], se retira dans ce temps-ci de la cour chez lui, à la campagne[6], où il mourut bientôt après d'ennui et de vieillesse, à plus de quatre-vingts ans[7].

gueules maçonné de sable, et deux guidons de gueules posés en pal aux côtés de la tour du milieu.

1. *Sorties* est en interligne, au-dessus de *sortir*, imparfaitement biffé.

2. Notre auteur a donné une notice sur la maison de Joyeuse et ses différentes branches dans les *Notes sur les duchés-pairies* (*Écrits inédits*, tome V, p. 248-269), d'après l'*Histoire généalogique*, tome III, p. 801-845. Elle avait ses biens en Vivarais, en Gévaudan et en Auvergne. La branche aînée, dite de Châteauneuf, s'était fondue dans celle de Polignac en 1277; mais des rameaux de celle d'Apchier, en Quercy, et de celle des barons du Tournel subsistaient encore sous Louis XV, si l'on s'en rapporte à la longue notice fournie au *Dictionnaire de la Noblesse*, laquelle remonte jusqu'au milieu du onzième siècle. Le ms. Clairambault 1115 contient (p. 191 et suivantes) le livre de raison des Apchier depuis 1506.

3. Châteauneuf-Randon est aujourd'hui un chef-lieu de canton du département de la Lozère, arrondissement de Mende; c'est devant cette place que mourut Du Guesclin : ci-dessus, p. 290.

4. Voyez, en dernier lieu, notre tome XII, p. 292 et 293.

5. Tout ce qui précède, depuis *qui n'estoit*, a été ajouté en interligne ou sur la marge. — Sur les Grillet de Brissac, voyez notre tome VI, p. 222, Guichenon, *Histoire de Bresse et Bugey*, 3e partie, p. 205-213, l'*Histoire de la maison de Gondy*, tome I, p. CCLIV-CCLV, et Pithon-Curt, *Noblesse du Comtat-Venaissin*, tome II, p. 45.

6. *Dangeau*, tome XII, p. 114; *Sourches*, tome XI, p. 59; *Gazette*, p. 180; *Mercure* du mois d'avril, p. 331-335. Il fut remplacé par d'Avignon à la majorité des gardes du corps.

7. Nous verrons sa mort, en 1713, dans la suite des *Mémoires*, tome IX, p. 423-425, et Saint-Simon amplifiera alors le portrait et les anecdotes qu'il va donner ici. En 1708, le commentateur des *Mémoires de Sourches* lui attribuait quatre-vingt-quatre ans d'âge, dont soixante-cinq passés au service: ce qui ferait quatre-vingt-neuf ans, au moins, en 1713.

C'étoit, de figure et d'effet, une manière de sanglier[1], qui faisoit trembler les quatre compagnies des gardes du corps, et compter avec lui les capitaines, tous[2] grands seigneurs et généraux d'armées qu'ils fussent[3]. Le Roi s'étoit servi de lui pour mettre ses gardes sur ce grand pied militaire où ils sont parvenus, et pour tous les détails intérieurs de dépense, de règle, de service et de discipline, et il s'étoit acquis toute la confiance du Roi par son inexorable exactitude, par[4] la netteté de ses mains, par son aptitude singulière en ce genre de service[5]. Avec tout l'extérieur d'un méchant homme, il n'étoit rien moins, mais serviable sans vouloir qu'on le sût, et a souvent paré bien des choses fâcheuses; mais tout cela avec des manières dures et désagréables. Il avoit de la valeur; mais ses fonctions, qui l'attachoient auprès du Roi, ne le laissoient jamais sortir de la cour, où il devint lieutenant général[6] et gouverneur de Guise[7]. Le[8] Roi parlant un jour du service des majors dans les troupes[9] qui, pour être bons

1. Comme le comte d'Auvergne : ci-dessus, p. 288.

2. *Tous* est bien au pluriel.

3. Les *Mémoires de Sourches*, tome I, p. 370, parlent d'une querelle qu'il eut en 1686, avec Tilladet, capitaine des cent-suisses, et, tome IV, p. 453, d'une autre dispute avec le duc de la Trémoïlle.

4. Ce *par* corrige l'abréviation p^r (pour).

5. Nous avons vu Brissac chargé par le Roi d'une mission de confiance lors de la mort de Madame Henriette (tome VIII, p. 377 et 632). En 1674, il fit preuve d'activité et d'intrépidité en arrêtant Latréaumont, instigateur de la conspiration du chevalier de Rohan.

6. En mars 1693 : Pinard, *Chronologie militaire*, tome IV, p. 358.

7. Ce gouvernement rapportait vingt mille livres.

8. L'anecdote qui va suivre a déjà été racontée dans notre tome XII, p. 293, dans l'Addition indiquée ci-contre, et dans une autre Addition (*Journal de Dangeau*, tome XIV, p. 340), qui trouvera place en 1713.

9. C'est en 1685 que Louvois créa ou consolida dans chaque régiment un emploi de capitaine-major, sur lequel roulait tout le détail du régiment, avec l'assistance d'aides-majors pris parmi les lieutenants (C. Rousset, *Histoire de Louvois*, tomes I, p. 216, et III, p. 291; *Mémoires de Sourches*, tome I, p. 282; *Œuvres de Louis XIV*, tome III, p. 143-145; *Mémoires de Bussy-Rabutin*, tome II, p. 5). Il n'était pas

majors[1], les en faisoit haïr : « S'il faut être parfaitement haï pour être bon major, répondit M. de Duras, qui avoit le bâton derrière le Roi, voilà, Sire, le meilleur qui soit en France! » tirant Brissac par le bras, qui en fut confondu. Et le Roi à rire, qui l'eût trouvé fort mauvais de tout autre; mais M. de Duras s'étoit mis sur un tel pied de liberté, qu'il ne se contraignoit sur rien ni sur personne devant le Roi, ce qui le faisoit fort redouter, et il en disoit souvent de fort salées[2]. Ce major avoit une santé très robuste, et se moquoit toujours des médecins, et très souvent de Fagon, en face devant le Roi, que personne autre n'eût osé attaquer. Fagon payoit de mépris, souvent de colère, et, avec tout son esprit, en étoit embarrassé. Ces courtes scènes étoient quelquefois très plaisantes. Brissac, peu d'années avant sa retraite, fit un étrange tour aux dames[3]. C'étoit un homme droit, qui ne pouvoit souffrir le faux. Il voyoit avec impatience toutes les tribunes[4] bordées de dames l'hiver au salut, les jeudis et les dimanches, où le Roi ne manquoit guères d'assister, et presque aucune ne s'y trouvoit quand on savoit de bonne heure qu'il n'y viendroit pas; et, sous prétexte de lire dans leurs heures, elles avoient toutes de petites bougies devant elles[5], pour

rare que ces majors passassent colonels, ou même brigadiers. Dans les gardes du corps, le major (tome VI, p. 222) suppléait au besoin les capitaines et tenait le bâton en leur absence (*Dangeau*, tomes I, p. 56, et IV, p. 183). Brissac était le troisième qui eût occupé ce poste.

1. *Bon* est au singulier, *majors* au pluriel. — 2. Tome XII, p. 291-293.

3. L'anecdote qui va suivre, que notre auteur répétera encore en 1713, a été reproduite par Duclos (*Mémoires*, tome III, p. 86) et par Anquetil (*Galerie de l'ancienne cour*, éd. 1788, tome III, p. 143-144). On peut en rapprocher ce que dit Jean de la Bruyère sur la Chapelle, dans son chapitre DE LA MODE, tome II, p. 151.

4. Sur l'ancienne chapelle et sa tribune, voyez notre tome VIII, p. 427, et la suite des *Mémoires*, tome XVI, p. 147.

5. La nuit de Noël 1696, environ vingt dames et demoiselles de la cour, très parées, allèrent en dévotion à la chapelle du Roi, à Versailles, portant chacune une petite lanterne : c'était la première fois que la future duchesse de Bourgogne assistait aux trois messes.

les faire connoître et remarquer. Un soir que le Roi devoit aller au salut, et qu'on faisoit à la chapelle la prière de tous les soirs, qui étoit suivie du salut quand il y en avoit[1], tous les gardes postés[2] et toutes les dames placées[3], arrive le major vers la fin de la prière, qui, paroissant à la tribune vuide du Roi, lève son bâton, et crie tout haut : « Gardes du Roi, retirez-vous, rentrez dans vos salles; le Roi ne viendra pas. » Aussitôt les gardes obéissent : murmures tout bas entre les femmes, les petites bougies s'éteignent, et les voilà toutes parties, excepté la duchesse de Guiche, Mme de Dangeau, et une ou deux autres, qui demeurèrent. Brissac avoit posté des brigadiers aux débouchés de la chapelle pour arrêter les gardes, qui leur firent reprendre leurs postes sitôt que les dames furent assez loin pour ne pouvoir pas s'en douter. Là-dessus arrive le Roi, qui, bien étonné de ne point voir de dames remplir les tribunes, demanda par quelle aventure il n'y avoit personne. Au sortir du salut, Brissac lui conta ce qu'il avoit fait, non sans s'espacer[4] sur la piété des dames de la cour[5]. Le Roi en rit beaucoup, et tout ce qui l'accompagnoit. L'histoire s'en répandit incontinent après; toutes ces femmes auroient voulu l'étrangler.

1. L'ordre du service avait été réglé en 1682 : Arch. nat., O[1] 26, fol. 112 v°. Le Roi seul, mais non la Reine elle-même, avait le droit de faire célébrer le salut (*Luynes*, tome III, p. 438), et nous avons à l'Arsenal, ms. 1179, un manuscrit des prières de cet office exécuté pour Louis XIV par le maître à écrire des pages de sa chambre. Il y avait obligation d'assister aux saluts pour les dames de la cour (Addition n° 448, dans notre tome X, p. 432), et nous avons vu plus haut, p. 23, que le duc du Maine n'y manquait pas les dimanches et fêtes.

2. Le duc de Luynes (*Mémoires*, tome I, p. 219-220) indique quels postes prenaient les gardes du corps lorsque le Roi devait venir.

3. *Placées* surcharge *postées*. — C'était le major des gardes du corps qui faisait placer les assistants (*Luynes*, tome XIV, p. 407); mais il semble qu'il n'y avait pas d'ordre établi, car Saint-Simon aurait voulu que les duchesses eussent un rang réservé, au lieu de se placer selon leur ordre d'arrivée (*Écrits inédits*, tome III, p. 356-357).

4. Expression déjà relevée dans le tome VIII, p. 108.

5. D'après Dangeau (tome I, p. 84), Brissac était chargé de dénoncer les courtisans qui causaient pendant la messe.

Cardinal de Bouillon perd un procès devant le Roi contre les réformés de Cluny.

Le cardinal de Bouillon, dans son exil, vuide d'occupations meilleures, travailloit à s'assujettir les moines réformés de la congrégation de Cluny. Comme cardinal et abbé général, il avoit assujetti les non-réformés, parce que les cardinaux ont usurpé tous les droits d'abbés réguliers[1], et, par cette raison, il les vouloit étendre sur les réformés. Ceux-ci disoient que cet abus des cardinaux ne se pouvoit tolérer qu'à l'égard de moines qui n'avoient point d'autre supérieur général, mais que, pour eux, qui dépendoient du général particulier de leur réforme[2] et du régime de leur congrégation, qu'ils n'avoient que des honneurs et des respects à rendre au cardinal de Bouillon, dont l'autorité bouleverseroit tout chez eux, et n'y avoit jamais été reconnue depuis qu'ils étoient réformés et rassemblés en congrégation subsistante[3]. Cela fit un procès au Grand Conseil, où les causes de l'ordre de Cluny sont commises[4],

1. Les cardinaux, dira-t-il plus tard (suite des *Mémoires*, tome XII, p. 270), pouvaient « engloutir » tous les bénéfices et posséder les abbayes régulières aussi bien que les séculières; ils avaient en outre la faculté de se démettre d'une abbaye en en conservant les revenus, d'après le privilège de *retentis fructibus* (*Dangeau*, tomes VI, p. 186, VIII, p. 66, et X, p. 227).

2. Le général régulier de la congrégation, vicaire général de l'abbé, était alors dom Paul Rabusson.

3. La dernière réforme de Cluny, à laquelle avaient adhéré la plupart des abbayes dépendantes, avait été entreprise en 1621 par l'abbé Jacques de Vény d'Arbouze, qui avait ramené les religieux à l'étroite observance de la règle primitive. En somme, le conflit entre le cardinal et les moines consistait en ce que ceux-ci ne voulaient lui laisser que les fonctions honorifiques d'abbé général, avec la collation des divers bénéfices, mais entendaient rester maîtres de leur discipline intérieure et de la nomination aux offices claustraux. Notre auteur y reviendra en 1710.

4. Le *committimus* était un privilège accordé par lettres du Roi à certaines personnes ou communautés, de faire évoquer leurs procès en matière civile devant une juridiction spéciale, Grand Conseil, Requêtes de l'hôtel, ou Requêtes du Palais (Fr. du Chesne, *Nouveau style du Conseil*, p. 426-427; Guillard, *Histoire du Conseil*, p. 305; notre tome IV, Appendice, p. 408).

qui fut soutenu de part et d'autre avec grande chaleur. Le cardinal le perdit en entier[1], et entra en furie. Sa famille renouvela les clameurs qu'on a vu ailleurs qu'ils firent sur la manière dont fut dressé l'arrêt de la coadjutorerie de Cluny pour l'abbé d'Auvergne[2]; les plaintes furent portées au Roi[3], qui fut pressé de manière que, contre toute règle, il voulut bien que l'affaire fût portée devant lui pour y être jugée de nouveau. Elle fut examinée par un bureau de trois conseillers d'État, devant qui elle fut rapportée par un maître des requêtes, et tous quatre vinrent un samedi, après dînée, chez le Roi, où le conseil de finances se trouva, pour avoir des magistrats : le cardinal de Bouillon n'eut que trois voix pour lui; l'affaire dura quatre heures, et l'arrêt du Grand Conseil confirmé en tous ses points[4]. Il est difficile d'exprimer la rage qu'il en conçut lorsqu'il apprit cette nouvelle, qui lui tourna telle-

1. Arrêt sur rapport du 30 mars 1705 : Arch. nat., registre V^5 969. Dangeau n'en ayant pas fait mention, notre auteur n'a pu en parler en temps voulu.

2. En juin 1705 : tome XIII, p. 45-46.

3. L'avocat Louis de Sacy dressa pour le cardinal une requête qui a été imprimée dans un *Recueil de mémoires, factums et harangues* (1724), tome I, p. 539-561. On a vu, tome XIII, p. 45-46, que des voies avaient été laissées ouvertes au cardinal pour poursuivre l'affaire contre M. de Verthamon, et, par deux arrêts du Conseil des 11 avril et 17 juillet 1707 (E 1938, fol. 214-215 et 284), il avait obtenu défense au chapitre général, qui devait se tenir dans le courant de cette année, de se réunir avant le jugement du procès.

4. C'est le 14 avril 1708 que le Conseil se prononça : *Dangeau*, tome XII, p. 118; *Sourches*, tome XI, p. 64. L'arrêt original est dans le registre E 1943, fol. 149-176. Le cardinal était alors à Rouen, comme le prouve sa correspondance, et Saint-Simon fera erreur quand, revenant sur cette affaire dans la suite des *Mémoires* (tome VI, p. 20-26), il attribuera son voyage en cette ville au dépit de la perte d'un si long procès. L'affaire d'ailleurs ne se termina pas ainsi : le cardinal fit de nouvelles oppositions, et, par un arrêt du Conseil du 3 décembre 1708 (E 1944, fol. 326), le Roi renvoya à la grand'-chambre du Parlement toutes contestations sur l'exécution de l'arrêt du 14 avril.

ment la tête, qu'elle eut une part principale à ce qu'il exécuta depuis[1].

Mariage et grandesse de M. de Nevers d'aujourd'hui.

M. de Donzy[2], hors d'espérance d'être duc[3], avoit cherché à y suppléer par un mariage. Il le trouva dans la fille aînée de Jean-Baptiste Spinola[4], gouverneur d'Ath[5] et lieutenant général des armées de Charles II, roi d'Espagne, qui, en 1677, le fit faire prince de l'Empire, et le fit enfin grand d'Espagne de la première classe pour un gros argent qu'il paya[6]. Il n'eut point de fils; il n'eut que deux filles, dont l'aînée eut sa grandesse après lui, et que Donzy épousa[7], et prit d'elle, en se mariant, le nom de prince de Vergagne[8]; il falloit craindre, à la vie qu'il menoit, de se méprendre, et de dire : *Vergogne*. L'autre fille épousa le frère de Seignelay[9]. Ni l'une ni l'autre ne furent heureuses.

1. C'est-à-dire à sa désertion chez l'ennemi. Nous donnerons ci-après, appendice XV, des lettres du cardinal au contrôleur général, qui expliquent toute l'affaire à son point de vue.

2. Tome IX, p. 282. — 3. Tome XIV, p. 393-395.

4. Il a déjà été question de Jean-Baptiste (ici, *J. B.*) Spinola et de sa fille Marie-Anne dans le tome IX, p. 282.

5. Tome IV, p. 144 et 530.

6. Tome IX, p. 282.

7. Le Roi signa le contrat le 6 mars 1709 : *Dangeau*, tome XII, p. 327; *Sourches*, tome XI, p. 281; *Mercure* de juillet, p. 123-127. « Le Roi n'avoit pas voulu qu'il fût duc après son père, dit l'annotateur des *Mémoires de Sourches* (p. 281); ... ainsi il ne prenoit point de titre, ne pouvant avoir celui de duc, et il trouvoit le moyen, par ce mariage, d'avoir un jour les honneurs du Louvre comme grand d'Espagne. » Voyez aussi notre tome XIV, p. 393-395, et une lettre de Pontchartrain à la duchesse de Nevers sur ce mariage, avec réponse de la duchesse, dans le ms. Clairambault 1144, fol. 103-107.

8. Vergagni, dans la vallée de la Trebbia, district de Novi, jouissait de tous les droits de souveraineté depuis près de sept siècles.

9. Anne-Françoise-Thérèse Spinola épousa en juin 1714 Paul-Édouard Colbert, comte de Creuilly, baptisé le 8 février 1686, second fils du ministre Seignelay, mestre de camp du régiment Royal-dragons en 1704, brigadier en 1719, maréchal de camp en 1734, qui revendiqua en 1752 le titre de duc d'Estouteville comme descendant par sa mère d'Adrienne d'Estouteville, fille du comte de Saint-Pol (*Mémoires de Luynes*, tomes XI, p. 362-363, 372 et 504, et XIII, p. 214, note;

Le prince de Chimay, beau-frère alors de Vergagne[1], fut fait en ce temps-ci grand[2], aussi de première classe[3].

Extraction et caractère de Jarzé, qui succède à Puysieulx en Suisse.

Puysieulx, lieutenant général, gouverneur d'Huningue, à qui l'ambassade de Suisse avoit valu l'Ordre comme on l'a vu[4], et une des trois places de conseiller d'État d'épée[5], se lassa d'un emploi qui ne pouvoit plus le conduire à rien, et où il s'ennuyoit malgré l'estime, l'affection, la considération qu'il s'y étoit universellement acquise. On chercha qui y envoyer[6], et on trouva peu de gens qui s'y offrissent : il falloit la singularité[7] de l'éducation de Puysieulx avec le Roi, celle de sa grand mère[8], l'alliance de sa mère, pour en tirer, avec tout son esprit, tout le parti qu'il en tira[9]. Faute de mieux, Jarzé[10] fut nommé, à la surprise de tout le monde[11]. C'étoit un gentilhomme d'Anjou[12] fort riche

Mémoires de Saint-Simon, éd. 1873, tome XXI, p. 401; *Écrits inédits*, tome VII, p. 118). Il mourut le 28 février 1756, et sa femme le 7 septembre 1744. En 1754, il avait pris une seconde alliance avec Mlle de Lascaris d'Urfé.

1. Charles-Louis-Antoine de Hennin d'Alsace, marié depuis 1700 à Diane-Gabrielle-Victoire Mazzarini-Mancini, et plus tard gendre de notre auteur : tome XIV, p. 393.

2. C'est sa réception qui eut lieu le 13 avril 1708, comme il a été dit dans le tome XIV, p. 393, note 7. En 1707, le prince avait adressé à Philippe V un mémoire sur ce sujet (Dépôt des affaires étrangères, vol. *Espagne* 174, fol. 228-229).

3. Cette dernière phrase, depuis *Le P.*, a été ajoutée dans le blanc qui restait à la fin du paragraphe.

4. Tome XII, p. 316-322. — 5. Tome XIV, p. 287.

6. C'est le 18 avril qu'on apprit le retour de Puysieulx, et que le Roi lui annonça qui le remplacerait. On avait parlé de l'abbé de Pomponne.

7. La troisième lettre de *singularité* surcharge un *g*.

8. *Grd.*, en abrégé, surcharge *mer*[*e*].

9. Cela a déjà été expliqué dans notre tome XII, p. 316-322.

10. Il écrit ce nom *Jarzé*, dans le texte, et *Jersey*, dans la manchette. — Marie-Urbain-René du Plessis, seigneur de la Roche-Pichemer, dit le comte de Jarzé, fit ériger cette terre en marquisat au mois d'avril 1694 (Arch. nat., X[1A] 8689, fol. 729 v°).

11. *Dangeau*, p. 120; *Sourches*, p. 67; *Mercure* d'avril, p. 337-340.

12. Voici ce que Du Buisson-Aubenay dit (*Journal des guerres civiles*, tome I, p. 48) du père de notre marquis : « Il signe : DU PLESSIS; sa

et fort avare, avec de l'esprit, de la lecture et quelques amis[1], mais fort peu répandu, et tout appliqué à ses affaires et à amasser, quoique sans enfants[2]. Il avoit perdu un bras, il y avoit plus de trente ans, à la guerre[3], et n'avoit pas servi depuis, ni presque vu la cour[4]. Apparemment qu'il s'ennuya, et qu'il voulut enfin tenter quelque fortune[5]. Il n'étoit connu que par son père[6], qui est ce Jarzé

mère étoit Beaumanoir, fille du maréchal de Lavardin, qui n'avoit rien et épousa cet homme fort riche, qu'on appela lors marquis de Jarzé comme fils d'une Bourré fille d'un secrétaire du Roi sieur de Jarzé. Le père de lui n'est point connu. » C'est en 1572 que Renée Bourré, épousant René du Plessis, lui avait apporté le château de Jarzé.

1. Il était lié notamment avec la marquise d'Huxelles (Éd. de Barthélemy, *la Marquise d'Huxelles*, p. 277-283, 293 et 296), qui lui légua une copie de sa correspondance (notre tome XI, p. 38, note 4), et avec le collectionneur Gaignières, à qui il donna les papiers de son aïeul maternel Jean Bourré, secrétaire de Louis XI (Vaesen, *Notice sur Jean Bourré*, dans la *Bibliothèque de l'École des chartes*, année 1885, p. 727-728).

2. Il avait épousé en 1687 Anne-Thérèse de Goury (contrat du 23 juillet, dans le registre Y 251, fol. 320), fille d'un intendant en Alsace et parente des le Tellier (*Mercure* d'avril 1708, p. 340-343), et, quoi qu'en dise notre auteur, il avait un fils nommé René ; c'est après la mort de celui-ci sans enfants, le 23 septembre 1723, que Jarzé passa à des cousins, les Savary de Brèves : beau et somptueux château fort, reconstruit par Bourré, avec grand parc de haute futaie enclos de murs sur une lieue et demie de tour (Célestin Port, *Dictionnaire historique du département de Maine-et-Loire*, tome II, p. 400-403).

3. Il avait eu le poignet emporté par un boulet au siège de Philipsbourg, le 10 octobre 1688, et portait un bras artificiel d'argent (*Gazette*, p. 516 ; *Dangeau*, tome II, p. 187 ; *Sourches*, tomes II, p. 245, et XI, p. 67 ; *Correspondance de Mme de Maintenon*, tome III, p. 120).

4. Comme il s'était défait en 1691 du régiment d'infanterie qu'il avait acheté en 1685, le Roi ne lui permit plus de rentrer au service.

5. Nous verrons dans le prochain volume qu'il fut obligé de renoncer à l'ambassade.

6. François-René du Plessis, dit le marquis de Jarzé, cornette des chevau-légers de la garde en mars 1648, devint capitaine des gardes du corps le 17 août suivant, par suite de l'aventure à laquelle Saint-Simon va faire allusion de nouveau, fut nommé maréchal de camp le 30 novembre suivant, pour sa conduite à la bataille de Lens, eut, le

qui, par l'aventure des capitaines des gardes aux Feuillants[1], fut un moment capitaine des gardes du corps à la place du vieux Charost[2], à qui la charge fut rendue tôt après[3]. Cette aventure, entre autres, est très bien détaillée dans les mémoires de Mme de Motteville[4], et celle encore des folles amours du même Jarzé pour la Reine mère, qui le chassa, et dont il perdit sa fortune[5].

La[6] promotion des deux lieutenants généraux des armées Tentative

30 mars 1649, une commission pour commander dans le Maine les troupes royales envoyées contre le marquis de la Boulaye, dut rendre à M. de Charost la charge de capitaine des gardes du corps le 9 novembre 1649, et passa alors capitaine des gardes du duc d'Anjou, mais fut destitué le 30 du même mois, et envoyé à la Bastille, d'où il ne sortit qu'en 1651. Il s'attacha alors à Condé, puis se retira à Rocroy, d'où la cour, par prudence, le fit interner à Reims. Revenu en grâce, il fut exilé de nouveau à Jarzé en 1658, pour des cabales pendant la maladie du Roi (lettre de cachet, dans le registre O[1] 12, fol. 175). Durant la guerre de Hollande, il reprit du service comme volontaire dans les troupes de l'évêque de Münster, et fut tué au mois de juin 1672. M. Pavie lui a consacré une notice biographique dans la *Revue de l'Anjou*, 1881, tome III, p. 65-82 et 141-157. Gaignières nous a conservé son portrait, avec des vues coloriées du château de Jarzé.

1. Incident déjà raconté dans notre tome III, p. 146-147.

2. Tome I, p. 212. — *Charost* est en interligne, au-dessus de *Bethune*, biffé, et l'*à* qui suit a été ajouté en interligne.

3. Ci-dessus, p. 454, note 6.

4. *Mémoires de Mme de Motteville*, tome II, p. 134-144. Ces mémoires furent publiés en 1723. L'auteur, Françoise Bertaut (notre tome XIII, p. 205, note 1), née vers 1621, fille de deux serviteurs d'Anne d'Autriche, et mariée en 1639 au très vieux premier président de Motteville, devint en même temps première femme de chambre ou dame de la Reine, et resta dans ce poste jusqu'à la mort de sa maîtresse. Elle-même mourut le 29 décembre 1689.

5. *Mémoires de Mme de Motteville*, tome III, p. 87-98, *de Nicolas Goulas*, tome III, p. 142-145, et *de Mademoiselle*, tome I, p. 407-409; *Ménagiana*, tome I, p. 220-222; Chéruel, *Histoire de la minorité de Louis XIV*, tome III, p. 338-341; ms. Fr. 22 222, fol. 154-177. En 1645, Jarzé avait failli être jeté par les fenêtres, sur l'ordre de Gaston, pour une rivalité d'amour, et, en 1649, il eut une querelle bien connue aux Tuileries, dans le jardin de Renard, avec le duc de Beaufort.

6. L'écriture change.

d'un capitaine de vaisseau qui avoit pris le nom et les armes de Rouvroy, a être reconnu de ma maison*. [*Add.* St-S. *805*]

navales[1] en fit faire une autre en descendant[2], quelque temps après[3], dont Rouvroy ne fut pas content. C'étoit[4] un capitaine de vaisseau, bon officier et brave homme, qui seroit vice-amiral il y a longtemps[5], si son humeur incompatible, ses folles hauteurs, et son audace à piller partout ne l'avoient fait honnêtement chasser près de toucher au but[6] : je dis honnêtement, mais toutefois, malgré ses plaintes et ses cris, sans aucune récompense. C'étoit un homme dont le père ou le grand-père obscur[7] avoit appa-

1. Ci-dessus, p. 339.

2. C'est-à-dire dans les grades inférieurs à celui de lieutenant général.

3. C'est la même promotion du 27 décembre où furent compris, comme chefs d'escadre, Champigny et Serquigny, ce dernier neveu de Tourville.

4. Comparez ce qu'il avait dit antérieurement dans la notice Saint-Simon reproduite au tome XXI de l'édition de 1873, p. 94-95.

5. Jean-Baptiste, dit le marquis de Rouvroy, né vers 1660, fut successivement enseigne de vaisseau en 1675, lieutenant en 1677, capitaine en 1682, mais ne passa chef d'escadre que le 6 octobre 1712, au bout de trente ans de grade, et fit alors, en janvier 1714, ériger ses terres du Puis, de la Vallée et autres, entre Beauvais et Breteuil, en marquisat de Rouvroy. Il devint enfin lieutenant général en 1720 et commandeur de l'ordre de Saint-Louis, eut aussi la survivance du grand prieuré, se retira en 1734, et mourut le 23 mars 1744.

6. N'étant que lieutenant, en 1679, sous les ordres du chevalier de Lhéry, il fut traduit en conseil de guerre pour un démêlé avec M. de Pallières, capitaine en second (*Lettres de Colbert*, tome III, 1re partie, 2e pagination, p. 160). Plus tard, il commanda un vaisseau dans l'escadre de Pointis en 1700, une des petites escadres de la Méditerranée en 1704, et un vaisseau à la bataille de Malaga.

7. Le père, Pierre, dit le marquis de Rouvroy, seigneur du Puis-Froissy, de la Vallée et autres lieux du bailliage de Montdidier, après avoir servi aux gardes, comme lieutenant, de 1642 à 1645, puis y avoir eu une compagnie, fut forcé de s'en démettre dès l'année suivante, mais obtint un brevet de maréchal de camp pendant la Fronde, le 18 juin 1652 (*Chronologie militaire*, tome VI, p. 367-368). Il était

* Avant cette manchette, et de la même encre que les manchettes précédentes, notre auteur avait écrit celle-ci, qu'il a reportée deux pages plus loin sur son manuscrit : « Mme la Duch. de Bourgogne blessée. Mot estrange du Roy. »

remment trouvé le nom et les armes de Rouvroy meilleures à prendre dans le choix qu'il[1] s'en proposoit, puisqu'il les prit sans en être; le peu qu'ils étoient le fit longtemps ignorer[2]. Ce Rouvroy-ci[3] avoit deux sœurs. La beauté de l'une a fait longtemps du bruit; elle avoit été fille d'honneur de Madame, et Saint-Vallier, capitaine de la porte du Roi alors, l'épousa[4]. L'autre[5] suppléa par l'intrigue à la beauté;

maître d'hôtel ordinaire du Roi depuis janvier 1651, et eut, en quittant l'armée, une charge de gentilhomme ordinaire de la vénerie (23 juillet 1660); c'est en cette qualité que, le 1er novembre 1661, Louis XIV l'envoya porter à Turin la nouvelle de la naissance du Dauphin : il est nommé *Rouvray* dans la lettre de la main imprimée au recueil Rose, tome I, p. 68. Étant déjà en Piémont, il avait épousé par amour, le 14 février 1643 (dossier bleu Rouvroy, vol. 587, dossier 15453, fol. 167), Marie-Ursule Gontery de Saint-Alban, qui était fille d'honneur de Madame Royale (*Sourches*, tome III, p. 154, note 1; *Mémoires du maréchal de Gramont*, p. 318). Cette dame obtint la naturalité en 1664, étant depuis le 29 mai 1657 gouvernante des filles de la Reine, et, après la mort de celle-ci, elle eut une pension de six mille livres (10 janvier 1684). M. de Rouvroy mourut le 6 janvier 1670, et sa femme le 14 juin 1685 : comme leur famille se trouvait réduite au plus pitoyable état, le Roi accorda une pension de cinq cents écus au fils, et autant à la fille (*Dangeau*, tome I, p. 190, avec l'Addition n° 805; *Sourches*, tome I, p. 253 et 258). Le grand-père, Frédéric de Rouvroy, tué en Flandre avant 1636, avait épousé, le 2 avril 1607, Anne de Brouilly, qui avait eu la même gouvernance des filles d'honneur le 20 janvier 1642.

1. Après l'abréviation de *que*, il a biffé *aparam*[t].

2. Voyez ci-après l'appendice XVI, et les Additions et corrections, p. 617-618.

3. *Cy* surcharge *av*[*oit*].

4. A l'occasion de la mort de Saint-Vallier, en 1699, il a été parlé (tome VI, p. 233) de sa femme, « belle, spirituelle et galante, » qui fut fort du monde et « régna sur les cœurs et sur les esprits » jusqu'à ce que son mari l'eût emmenée dans la retraite, en Dauphiné, et nous avons reproduit alors la notice de notre auteur sur l'un et sur l'autre. Le commentateur des *Mémoires de Sourches*, tome I, p. 253, qualifie cette dame de « la plus jolie personne de la cour. » Le mariage s'était fait par ordre exprès du Roi, sous peine de disgrâce, et sans le consentement du père de Saint-Vallier, comme il se voit dans les *Lettres historiques de Pellisson*, et dans le *Sévigné*, tome III, p. 292-293, 475-476 et 512. On trouvera ci-après, p. 617, une lettre de Mme de Saint-Vallier.

5. Marie-Antoinette de Rouvroy, qui fut faite fille d'honneur de

elle fut aussi fille d'honneur de Madame; elle épousa un riche gentilhomme d'auprès de Cambray qui avoit la terre d'Oisy, dont il portoit le nom[1]; et toutes deux ont eu des enfants[2]. Elles s'étoient données à Monsieur et à Madame pour être de même maison que nous. Leur frère se maria mal à leur gré[3]; elles firent ce qu'elles purent pour l'en

Madame en 1687 (*Mercure* de juillet 1687, p. 270-272), et que l'on voit, en cette qualité, assister au souper des Rois de 1690 (*Dangeau*, tome III, p. 49), fut épousée le 10 novembre 1694 par le comte d'Oisy, Jean-Eustache de Tournay d'Assignies, vieux gentilhomme qui possédait plus de quarante mille livres de rente en terres et s'était épris d'elle à première vue (*Dangeau*, tome V, p. 101 et 105-106; *Sourches*, tome IV, p. 468; contrat transcrit dans le registre des Insinuations Y 264, fol. 266). En 1712, à la suite de ravages produits en Artois par la guerre, Mme d'Oisy obtint du Roi une gratification, qui se tourna en pension de quatre mille livres (*Dangeau*, tome XV, p. 42).

1. Terre située à deux lieues un tiers de Cambray, et érigée en comté, en 1665, pour Philippe de Tournay, qui, en 1678, la substitua, avec son nom, à M. d'Assignies, son cousin.

2. Dans la notice sur les Saint-Vallier (notre tome VI, appendice XI, p. 553), notre auteur a parlé d'un fils d'Oisy fou et enfermé, sans doute celui qui, étant chevalier de Saint-Lazare, eut une commanderie en 1716. Mme de Saint-Vallier Rouvroy eut, outre deux filles, qui se marièrent en Dauphiné, trois fils : 1° Jean-Baptiste, qui mourut jeune; 2° Henri-Bernard, né en 1678, qui quitta l'Église à la mort de son aîné pour prendre un régiment d'infanterie en 1704, et mourut à Grenoble en 1754, laissant descendance; 3° François-Paul, dit le chevalier de Saint-Vallier, né le 18 avril 1689, capitaine d'infanterie en 1704, puis de cavalerie en 1707, colonel du régiment de son frère en 1714, puis de celui de Bretagne en 1720, brigadier en 1734, maréchal de camp en 1738, tué en Bohême le 25 septembre 1742 (notre tome VI, p. 553). Ce dernier était chevalier de Saint-Lazare comme son cousin d'Oisy, et avait eu aussi une commanderie en 1716, plus une pension sur l'évêché de Bayeux.

3. Il épousa, le 21 février 1687 (contrat transcrit dans le registre Y 251, fol. 127 v°), Renée-Thérèse d'Abon, d'une famille de Gap, fille de Jacques d'Abon, seigneur des Boulays, chevalier de l'ordre du Roi, et de Madeleine-Thérèse de Laigneau, sous-gouvernante de Marie-Anne d'Orléans, duchesse de Savoie. Cette dame, née le 15 février 1659 et élevée auprès de la même princesse, l'avait servie ensuite comme fille d'honneur. Elle mourut à Paris le 8 juillet 1736, âgée de soixante-dix-huit ans, et ayant eu pour enfants : 1° Jean-Au-

empêcher : ne sachant plus qu'y faire, elles s'avisèrent de venir trouver mon père dans l'espérance qu'il ne les désavoueroit pas en face, et qu'elles en tireroient protection pour empêcher ce mariage, tout[1] près de se célébrer. Elles lui dirent qu'elles avoient recours à lui pour se plaindre de leur frère et pour lui demander s'il souffriroit qu'un homme qui avoit l'honneur d'être de sa maison se mariât de la sorte[2]. Mon père, qui n'avoit jamais eu aucun commerce avec pas un d'eux, et qui étoit vif, prit feu, leur répondit tout net qu'il ne reconnoissoit ni lui ni elles, que jamais il n'avoit ouï parler de cette parenté, qu'il les défioit de la prouver, et que, partant, il ne se mêleroit point de leurs affaires; il ajouta que c'étoit bien assez qu'il ne dît mot au nom de Rouvroy et à la croix de ses armes qu'ils portoient, sans lui venir parler impudemment d'une fausse parenté. Une abondance de larmes fut toute leur réponse, et elles s'en allèrent interdites, confuses, et enragées de l'affront qu'elles se venoient d'attirer. La scène se passa

guste de Rouvroy, ci-après, p. 462; 2° Marie-Louise-Adélaïde de Rouvroy, tenue sur les fonts, le 24 août 1698, par le duc et la duchesse de Bourgogne, et mariée le 22 juillet 1719 avec Nicolas de Blottefière, marquis de Vauchelles, lieutenant de Roi au gouvernement de Picardie et mestre de camp de cavalerie, mais morte sans enfants le 5 janvier 1723 ? (*Mercure* d'août 1736, p. 1924). M. de Rouvroy se remaria avec une seconde femme, mais n'en eut pas d'enfant (*Mémoires de Luynes*, tome IX, p. 159).

1. Il a écrit : *tous*.

2. Outre le marin, étaient issus du mariage Rouvroy et Gontery plusieurs autres fils : Jacques, dit le marquis de Rouvroy, qui, étant aide de camp du maréchal de la Feuillade, fut tué à Besançon le jour de la capitulation de cette ville, 15 mai 1674; Pierre, qui, tout jeune, fut fait abbé de Notre-Dame-de-Chage le 15 avril 1669, mourut à vingt-six ans, le 9 avril 1684, et eut pour successeur, en novembre 1684, son frère Louis-Philippe, filleul de Monsieur et de la Reine (2 août 1663), qui mourut en mai 1740; Jean, né vers 1660 et chevalier de Malte; et une fille, Anne, qui prit le voile à Saint-Antoine-des-Champs le 6 octobre 1660, et que le duc d'Orléans nomma, en août 1703, à l'abbaye cistercienne de Leau, dans son duché de Chartres : elle mourut le 8 janvier 1720.

dans la chambre de ma mère, qui ne dit mot : j'y étois, et cela me frappa tellement, que je m'en souviens comme d'hier, maintenant que je l'écris[1]. Mme de Saint-Vallier étoit lors mariée, dans la force de sa beauté, fort du grand monde[2], fort galantisée[3], et elle avoit tout l'esprit et le tour à profiter de tant d'avantages. Sa sœur étoit fille de Madame. Elles s'allèrent plaindre à Monsieur, qui se trouva à Paris, et firent grand bruit de leur aventure, que mon père méprisa parfaitement. Monsieur l'envoya prier de passer au Palais-Royal : il y raconta, à lui et à Madame, le fait, et ce qui s'étoit passé entre lui et ces femmes, de manière que l'un et l'autre en demeurèrent satisfaits, et leur conseillèrent de se taire dès qu'elles n'avoient point de preuves à montrer. Cela finit tout court de la sorte, et leur frère se maria. Ce seroit ici le lieu d'expliquer mon nom et mes armes, et comment, avec un nom que je ne porte point et la moitié des armes que j'écartèle[4], c'étoit prétendre en effet être de ma maison ; la parenthèse en seroit trop longue : elle se trouvera mieux parmi les Pièces[5], pour ne pas interrompre le fil de la narration. Bien des années se passèrent sans plus en entendre parler. La personne que Rouvroy avoit épousée étoit fille de la sous-gouvernante des

1. Il avait déjà raconté cette scène dans l'Addition, mais très sommairement, et sans parler de ses souvenirs personnels.

2. C'était une des familières de la princesse de Conti (*Dangeau*, tome V, p. 447). On voit dans les *Archives de la Bastille*, tome XI, p. 36, que la situation de sa mère lui permettait de patronner des affaires de finance et de s'en faire un revenu.

3. Tome VI, p. 233, note 3. On lui prêtait au moins deux amants, Xaintrailles et le comte de Brionne, et il dut y avoir de la jalousie de la part du mari lorsqu'il l'emmena dans son pays de Dauphiné. — Le verbe *galantiser*, que nous avons déjà eu au tome XII, p. 103, passait, au dix-huitième siècle, pour être vieux et familier, avec une nuance de ridicule.

4. J'ai exposé dans l'appendice I du tome Ier, p. 395-399, quelles modifications successives et intentionnelles les Saint-Simon introduisirent dans leurs armes primitives dès le quatorzième siècle, et comment, en 1626, ils finirent par les écarteler d'un prétendu Vermandois.

5. Les Pièces justificatives déjà indiquées plusieurs fois, mais que,

filles de Monsieur et de feu Madame sa première femme[1]. Elle se trouva une personne d'esprit, de vertu, de douceur, et d'un véritable mérite, extrêmement bien avec Mme la princesse de Conti, et ne bougeant de chez elle sur un pied d'amitié, d'estime et de confiance[2], et tout aussi aimée et comptée de Mlle de Lillebonne, de Mme d'Espinoy et de Mme d'Urfé, et très bien avec Mmes de Villequier, puis d'Aumont, et de Châtillon, sa sœur[3]. Monseigneur même, qui, dans ces temps-là, ne bougeoit de chez Mme la princesse de Conti, prit de la bonté pour elle, et elle fut toujours de tout avec eux. A la fin, le mari ou la femme s'ennuyèrent d'un état agréable à Versailles et à Fontainebleau, mais non à la cour. Pour en être, c'est-à-dire des fêtes et des voyages de Marly, il falloit pouvoir être admise à table et dans les carrosses comme les femmes de qualité; c'est ce qui manquoit à l'agrément solide de sa vie, et c'est ce qui eût été de plain-pied son mari étant de ma maison. Il se mit donc à me faire sa cour dans les galeries, puis à venir quelquefois chez moi les matins, en homme qui me faisoit sa cour comme à un ami de M. de Pontchar-

le plus souvent, nous n'avons pu, et sans doute ne pourrons pas, pour l'avenir, retrouver dans les Papiers de notre auteur; il en sera d'ailleurs parlé ci-après, dans l'appendice XVII.

1. Madeleine-Thérèse de Laigneau, femme de M. d'Abon : ci-dessus, p. 458. Le généalogiste Haudicquer de Blancourt, dans son article Rouvroy du *Nobiliaire de Picardie*, dit que le père de cette dame avait été employé dans des négociations, et que, la mère ayant élevé, comme sous-gouvernante, la dernière fille de Madame Henriette et l'ayant conduite en Savoie en 1684, pour épouser Victor-Amédée, cette princesse l'y retint, prit sa fille, pendant deux ans, dans ses filles d'honneur, et lui donna la même dot qu'à celles-ci, quoique M. de Rouvroy fût un Français.

2. Dangeau la nomme deux fois (tomes VII, p. 325, et XIII, p. 219) dans l'entourage intime de la princesse de Conti, et l'on voit, en un autre endroit (tome XVI, p. 354), que le Régent lui conserva jusqu'en avril 1716 un logement au Palais-Royal.

3. Nous connaissons déjà toutes ces dames. Dangeau dit, le 4 août 1710 (tome XIII, p. 219) : « Mme la princesse de Conti alla hier coucher à Meudon, où elle demeurera jusqu'à ce que Monseigneur en

train, pour son avancement dans la marine. Je le recevois civilement; je lui fis même plaisir utilement, et autant que je le pus, néanmoins toujours attentif[1] à ses propos et à ses démarches, dans le souvenir très présent de ce qui s'étoit passé de ses sœurs avec mon père. Cette conduite dura ainsi quelques années sans aucune mention que d'avancement; et moi toujours poli et serviable, mais toutefois en garde de l'attirer chez moi. Enfin, cette année, sur la fin du carême, piqué de la promotion de marine dont j'ai parlé[2], il me vint faire ses plaintes avec vivacité, s'applaudit d'avoir tiré son fils de la marine pour le mettre dans le régiment des gardes[3], et ajouta que, par tout ce qui lui en revenoit du duc de Guiche[4] et de tous les officiers[5], il

revienne. Elle y a mené Mlle de Lillebonne, Mme d'Espinoy, la duchesse d'Aumont, Mlle de Melun, Mmes de Rupelmonde et de Rouvroy. »

1. Le dernier *t* d'*attentif* surcharge une *f*.

2. On a vu ci-dessus, p. 456, que, outre les deux lieutenants généraux, cette promotion avait compris deux chefs d'escadre; les quatre précédentes, 13 novembre 1706, 9 mai, 7 juin et 27 septembre 1707, n'avaient fait que trois chefs d'escadre. Après Pâques 1708, il y eut encore une promotion, ou plutôt un « remplacement, » où ne figuraient que deux capitaines de vaisseau et deux de frégate, deux lieutenants, etc.

3. Jean-Auguste, marquis de Rouvroy, baptisé le 30 juin 1690, eut un emploi de garde-marine en mai 1705, puis quitta la mer pour une sous-lieutenance aux gardes, 27 février 1707, et acheta en 1710 un régiment de dragons. Il reçut la croix de Saint-Louis et fut reçu chevalier de Saint-Lazare sur des preuves que nous avons au Cabinet des titres, dossier bleu 15453. Il épousa en 1726 Marie-Anne Giraud, petite-fille d'un greffier en chef du parlement de Bretagne (*Gazette d'Amsterdam*, année 1726, n° XXXII), et mourut le 13 novembre 1729, laissant sa femme enceinte d'une fille, qui naquit posthume le 16 mars suivant (ci-après, p. 581, note 2), mais mourut au printemps de 1732. Une première fille, nommée Marie-Thérèse-Sophie, était née en 1727 ou 1728; c'est celle dont le duc de Luynes raconte le mariage, en 1749, avec un fils du duc de Rochechouart, et qui mourut treize mois plus tard, 21 février 1750, fort janséniste. Sa mère était morte le 26 mars 1744, à trente-neuf ans. On possède (ms. Clairambault 298, fol. 325-361) trois factums de celle-ci contre son beau-père le marin.

4. Comme colonel du régiment des gardes : ci-dessus, p. 256.

espéroit qu'il ne me feroit pas déshonneur, ni au nom qu'il portoit. J'entendis ce françois. Nous descendions le degré, moi pour aller dîner[1] à Paris, et lui m'accompagnant. Pour toute réponse, je lui demandai s'il n'y vouloit rien mander, et me séparai de lui à la galerie[2], qui me parut fort embarrassé. Avant de monter en carrosse, j'allai chez Mme d'Urfé[3], à qui je contai ce qui venoit de m'arriver, l'aventure de mon père, et la priai de vouloir bien dire à Rouvroy et à sa femme que, tant que les politesses n'avoient été que douteuses, je les avois reçues[4] avec la civilité qu'ils pouvoient desirer, mais qu'au propos qui me venoit d'être tenu, je ne pouvois dissimuler que je ne[5] connoissois nulle parenté avec eux, que je n'en avois jamais ouï parler autrement à mon père et aux trois autres branches de notre maison, dont je ne suis que la quatrième[6]; que je croyois Rouvroy tout aussi bon qu'il le pouvoit souhaiter, mais nullement de ma maison; que ces choses-là consistoient en preuves; que je serois ravi qu'il m'en montrât qui me le fissent reconnoître, mais que, jusque-là, je n'en ferois rien, et que lui-même, s'il n'en avoit point, auroit mauvaise grâce de le vouloir prétendre, et le prétendroit inutilement. J'ajoutai que je la priois d'en rendre compte à Mme la princesse de Conti, et de lui dire que, sans l'amitié qu'elle avoit pour sa femme, je n'aurois pas entendu le propos de parenté si

1. *Disner* a été ajouté en interligne.

2. Ces détails de topographie sont expliqués par la description que notre auteur, en 1713 (éd. 1873, tome X, p. 97), fera de son logement, « donnant d'un côté et de plain-pied dans la galerie de l'aile Neuve qui est de plain-pied à la tribune de la chapelle, appuyé de l'autre côté à un degré, et tenant la moitié du large corridor qui est vis-à-vis du grand escalier qui communique la galerie basse avec la haute. »

3. Il a fait un grand éloge de cette dame d'honneur de la princesse de Conti en 1696 : tome III, p. 195-196.

4. Ayant écrit, par mégarde : *avoient*, il a corrigé en *avois*, et mis en surcharge sur les finales *nt* les premières lettres de *receues*.

5. L'initiale de *ne* corrige une *l*.

6. Voyez le tableau généalogique dans l'Appendice de notre tome I, p. 408-416, et ci-après, p. 465, note 2.

patiemment, et qu'il se devoit contenter de ce que je lui laissois faire ce que bon lui sembloit sur le nom et les armes qu'il prenoit, sans vouloir encore être reconnu pour être ce qu'il n'étoit pas et ce qu'il ne pouvoit prouver qu'il fût, puisqu'il n'avoit pas encore tenté de le faire. Revenu à Versailles, je trouvai le duc d'Aumont[1] sortant de chez le Chancelier comme j'y entrois. Il m'arrêta dans l'antichambre, et me fit un grand préambule du désespoir de Rouvroy, et qu'il n'étoit pas permis d'attaquer les gens sur leur naissance, et du bruit que cela faisoit. Je me mis à rire, et à lui dire que j'attaquois si peu cet homme sur sa naissance, que je ne m'étois pas seulement donné la peine de savoir qui il étoit et de quel droit il prenoit le nom et les armes qu'il portoit; mais, de penser que, à force de bruit, de plaintes et de langages, il me feroit ou l'avouer, ou consentir tacitement qu'on le crût de ma maison, il pouvoit être bien persuadé que je n'en ferois rien. M. d'Aumont me répondit que ces sortes d'affaires étoient toujours délicates et désagréables[2]; que c'étoit par amitié et par intérêt pour moi qu'il me parloit; qu'il ne falloit pas avoir toujours tant de délicatesse sur les parentés; que Rouvroy étoit enragé et résolu de porter ses plaintes au Roi. Je répondis encore, avec le même sang-froid, que, si Rouvroy étoit assez fou pour se plaindre au Roi de ce que je ne le voulois pas reconnoître, j'aurois l'honneur de lui en dire les raisons, qu'il goûteroit, je croyois, autant que celles de Rouvroy; qu'en un mot, ce n'étoit point là une affaire de crierie[3], mais de preuves, à quoi je reviendrois toujours; que tout ce bruit ne m'émouvroit[4] pas le moins du monde, mais que je me persuadois qu'il nuiroit fort à qui y avoit

1. Le Villequier qui a succédé à son père comme duc, premier gentilhomme et gouverneur du Boulonnais, en 1704 (tome XII, p. 38).

2. Au manuscrit, *deseagreables*.

3. *Crierie*, « bruit que l'on fait en criant, soit que l'on conteste ou que l'on réprimande, soit que l'on se plaigne à haute voix » (*Académie*, 1718 et 1878).

4. Il a écrit : *mévoüveroit*.

recours, faute de preuves si aisées à montrer, s'il en avoit, et si ridicules à prétendre, s'il n'en avoit pas. Je laissai ainsi M. d'Aumont peu content de la commission qu'il avoit apparemment prise par amitié pour Mme de Rouvroy, et de l'effet de son éloquence. Je ne laissai pas de prendre mes précautions du côté de Monseigneur et du Roi : après quoi, je me mis peu en peine des clabauderies[1], que je ne payai que de mépris. Je sus que Rouvroy avoit été à nos autres branches, dont il ne fut pas plus content que de moi[2]. Il fut à divers généalogistes, qui ne le satisfirent pas mieux, Clairambault[3] entre autres, qui l'assura qu'il ne

1. *Clabauderie*, « criaillerie importune et sans sujet » (*Académie*, 1718). On trouve *clabaudement* dans les *Mémoires de Monglat*, p. 246.

2. Ces branches avaient alors pour chefs : 1° Claude, comte de Vaux, qui ne paraissait pas et vivait fort péniblement dans ses terres de Picardie, sans même que son fils aîné pût entrer au service; 2° le comte de Saint-Simon, chef de la branche de Monbléru, simple capitaine de cavalerie, fils d'un ancien lieutenant de Roi de Blaye, et son frère, qui était capitaine de vaisseau comme le marquis de Rouvroy; 3° le marquis et le comte de Sandricourt, ce dernier brigadier d'infanterie et résidant dans son gouvernement de Nîmes.

3. Il écrit : *Clerambault*, quoique très lié avec ce fameux généalogiste. — Pierre Clairambault, qui mourut à Paris le 14 janvier 1740, dans sa quatre-vingt-neuvième année, et qui signait primitivement : PIERRE CLAIRAMBAULT *le Jeune*, pour se distinguer de frères dont il est parlé dans l'*Histoire généalogique*, tome IX, p. 344-345, était d'origine bourguignonne. Il entra dans les bureaux de Colbert à la Marine, puis fut placé par Seignelay, le 1er janvier 1685, au service des fonds, dont son aîné était premier commis, et se revêtit, trois mois plus tard, d'une charge de secrétaire du Roi près la Chambre de l'édit de Languedoc. Dix ans auparavant, en 1676, Bossuet avait eu recours à ses connaissances spéciales en histoire pour réunir des documents destinés à l'instruction du Dauphin, comme il le fit, vingt ans plus tard, pour le duc de Bourgogne; sa spécialité étant la science généalogique, Jérôme de Pontchartrain, successeur de Seignelay à la marine et à la maison du Roi, lui fit donner, le 25 août 1698, la place vacante de Cotignon de Chauvry, le troisième généalogiste des ordres de ce nom, en considération, disent les lettres de provisions, « tant de l'entière connoissance qu'il a de l'histoire des grandes familles du Royaume, des amples et curieux recueils qu'il en a rassemblés, ainsi que de tout ce qui s'est passé à l'occasion desdits ordres depuis leur institution,

trouveroit jamais ombre de la moindre preuve, ni même de remonter bien haut[1]. A ma grande surprise, Mlle de

que pour les recherches qu'il a ci-devant faites sur l'histoire de France pour servir aux études de notre très cher et amé fils le Dauphin. » Cette fonction permit à Clairambault d'augmenter abondamment les collections déjà réunies par lui, et dont tous les historiens du règne de Louis XIV savent apprécier aujourd'hui les incomparables richesses. « Il n'était pas de grand seigneur à la cour, a dit Armand Baschet (*Histoire du Dépôt des archives des affaires étrangères*, p. 108), de président illustre au Parlement, de curieux collectionneur, de possesseur d'un cabinet, qu'il ne connût, et qui ne lui eût ouvert ses liasses composées de titres, ses cartons remplis de documents, ses registres de négociations, ses portefeuilles de lettres et mémoires. » M. Léopold Delisle, dans *le Cabinet des manuscrits*, tome II, p. 19-25, a exposé quelle est l'importance des collections que Clairambault forma, le plus souvent par des moyens qui n'étaient pas absolument corrects et honnêtes, mais qui nous ont conservé, même après la tourmente révolutionnaire, les documents les plus précieux. Les principales de ces collections, souvent citées ici, sont, à la Bibliothèque, la série du Saint-Esprit, celle de la Marine, celles des Ordres du Roi, des Mélanges et des Titres scellés, le Chansonnier, etc.; aux Archives nationales, le recueil de la Pairie : toutes collections, a dit M. Delisle, « aussi utiles pour l'histoire générale de France, que pour l'histoire particulière des familles. » D'Hozier faisait l'éloge de Clairambault en ces termes (Guigard, *Bibliothèque héraldique*, p. 267) : « M. Clairambault s'est tourné au bien depuis la mort du feu abbé le Laboureur, étant parvenu par son mérite à être généalogiste des ordres du Roi, et, par des recherches immenses et un travail continu depuis plus de cinquante ans, a rassemblé de quoi composer le plus riche cabinet de France. » Le portrait de Clairambault, comme généalogiste des ordres, est dans le volume 1170 de ses manuscrits actuels, fol. 55. — Nous avons, dans ce qui reste de la correspondance de Saint-Simon (éd. 1873, tomes XIX, p. 331-332, et XXI, p. 235 et 387-390), la preuve qu'il prenait soin d'entretenir des relations avec Clairambault. « Je meurs d'impatience d'avoir un moment pour vous aller embrasser, » lui écrit-il en 1716. En 1703, lorsqu'on réimprima les statuts de l'ordre du Saint-Esprit, il avait circonvenu le généalogiste pour faire supprimer ou modifier le règlement de préséance obtenu en 1585 par les Guises, et Clairambault dut recourir à Pontchartrain et au duc de Chevreuse pour avoir raison de son insistance.

1. Le ms. Clairambault 1140 renferme une grande quantité de documents originaux, de copies ou de notes réunies par le généalogiste ou

Lillebonne et Mme d'Espinoy lui conseillèrent de se taire, par le tort irréparable que lui faisoit une prétention rejetée qu'il ne pouvoit prouver. Sa femme pleuroit sans cesse une folie[1] qu'elle faisoit tout ce qu'elle pouvoit pour arrêter. Enfin, las de crier et d'aboyer à la lune[2], sans toutefois qu'il lui échappât que des plaintes et des cris dont rien ne pouvoit me blesser, il prit le parti de se taire, et je n'en ai pas ouï parler depuis. Je n'ai pas cru devoir omettre cette aventure, pour ne pas laisser dans l'erreur ceux que le nom et les armes que ces gens-là ont pris y pourroient induire. Je l'ai déjà dit à propos de Maupertuis et de la maison de Melun[3] : on fait en France tout ce que l'on veut là-dessus ; nulle voie de l'empêcher, nulle justice à attendre[4]. Un

par son ami Gaignières, sans doute en vue de s'édifier sur les prétentions de Saint-Simon lui-même, plutôt que sur celles des Rouvroy, mais rien qui témoigne des sentiments personnels de l'un ni de l'autre sur ce point délicat, et j'ai supposé (tome I, p. 401, note 3) qu'on pouvait voir là une marque de leur indulgence pour le duc qui se faisait leur ami et était un confrère en curiosité. En dehors de ce manuscrit, il y a nombre d'autres documents à voir à la Bibliothèque nationale, et j'en ai indiqué une certaine quantité dans la généalogie placée en tête de l'Appendice de notre tome I.

1. « *Pleurer* est aussi actif : *pleurer la perte de ses amis, ses péchés, le pain qu'on mange*, etc., » disait le *Dictionnaire de l'Académie* de 1718.

2. « On dit figurément, de ceux qui crient contre une personne à qui ils ne peuvent faire mal, qu'*ils abboyent à la lune* « (*Académie*, 1718). Même orthographe d'*abboyer* ici.

3. Tome I, p. 30. Dans une notice inédite que nous donnerons plus tard, Saint-Simon dit de Maupertuis : « Il prétendoit être cadet de la maison de Melun et en portoit les armes brisées d'un demi-lion de gueules issant en chef. Personne de la maison de Melun ne l'a jamais reconnu, et, pour en dire le vrai, je ne sais du tout qui il étoit. »

4. Ce n'est pas à l'endroit indiqué, mais en divers autres, qu'il a fait cette réflexion. Ainsi, dans la notice Bailleul (notre tome IX, appendice II, p. 344) : « Tout passe en France, et rien ne s'y conteste. » Dans la notice Saint-Simon, et précisément à propos des Rouvroy (éd. 1873, tome XXI, p. 93) : « Comme les rangs, les honneurs et les distinctions sont peu à peu tombés au pillage en France, aussi ont fait les noms, les armes, les maisons : s'ente qui veut et qui peut. De cela,

garde-marine qui n'étoit point Rochechouart[1] en prit le nom et les armes : il trouva M. de Vivonne[2] prêt à s'embarquer pour la révolte de Sicile[3]; il le sut, et, ne le pouvant empêcher, il l'appela devant tout le monde, et le remercia de la bonne opinion qu'il avoit de sa maison, dont il ne pouvoit donner une plus sûre marque que de l'avoir préférée à tant d'autres pour en choisir pour soi le nom et les armes[4]. Venons maintenant à quelque chose de plus intéressant.

nulle justice. Le seul parti est le mépris, et de laisser faire. » Enfin, dans la notice SAINT-VALLIER (notre tome VI, appendice XI, p. 553), il s'est exprimé ainsi : « Comme on fait tout ce qu'on veut en France, cette fille d'honneur s'appeloit Mlle de Rouvroy et vouloit être parente du duc de Saint-Simon, sans ombre, ni trace de preuves.... » Ci-dessus même, p. 393, à propos des Montbron, il a dit : « On fait là-dessus tout ce qu'on veut en France. » Voyez aussi p. 51, 53, 334 et 573.

1. Il faut faire observer qu'un chevalier de Rochechouart était capitaine de galère depuis 1673 (*Lettres de Colbert*, tome III, 2e volume, p. 702), et il commandait encore *l'Amazone* en 1684, sous le duc de Mortemart. Un chevalier de la branche de Montigny servit dans le corps des galères de 1685 à 1690; un autre, de la branche des Landes, de 1687 à 1698.

2. Vivonne (tome III, p. 325, note 5) était précisément général des galères, et maréchal depuis la mort de Turenne.

3. La révolte des Messinois qui s'était produite en 1671 (tome II, p. 148), et que la flotte française alla seconder dans l'automne de 1674. Le duc de Vivonne s'y rendit ensuite pour faire les fonctions de vice-roi, et il en fut rappelé le 2 janvier 1678. L'historique de la conquête et de l'occupation, où Vivonne fut loin de réussir comme on l'avait espéré, a été fait par Eugène Sue, dans le tome III, p. 111-493, de son *Histoire de la marine française*, par Rousset, dans l'*Histoire de Louvois*, tome II, p. 370-476, par Jal, dans le tome II de son *Abraham du Quesne*, etc. Les documents originaux sont conservés dans les Papiers de la marine, B2 27, 35 et 37, B3 18, 20-26 et 29, B4 6-8, dans ceux de la guerre, vol. 463-464 et 510-511, dans le recueil de la correspondance de Vivonne, à la Bibliothèque nationale, mss. Fr. 8031-8033, etc. Une partie des dépêches du ministre a été publiée par Pierre Clément dans le tome III des *Lettres de Colbert*.

4. Comme les Rouvroy, ci-dessus, p. 457. — Je trouve tout à fait l'équivalent de cette anecdote dans la correspondance du cardinal de Bouillon, encore plus orgueilleux de son extraction que pouvaient l'être

Mme la duchesse de Bourgogne étoit grosse; elle étoit fort incommodée. Le Roi vouloit aller à Fontainebleau, contre sa coutume, dès le commencement de la belle saison, et l'avoit déclaré[1]. Il vouloit ses voyages de Marly en

Mme la duchesse de Bourgogne blessée; mot étrange du Roi.

notre auteur ou M. de Vivonne. De pauvres gens, du nom de la Tour de Landorte, en Cominges, avaient demandé au juge d'armes d'Hozier et au premier écuyer Beringhen la reconnaissance de leur droit à porter les mêmes armes que la maison de la Tour-d'Auvergne, ce qui aurait supposé même extraction; le cardinal fit répondre, le 4 avril 1703 : « Si le personnage dont il s'agit, et qui veut avoir l'honneur d'être page du Roi, me fait voir qu'il porte le nom de la Tour pour être descendu de ma maison, soit légitimement, soit par bâtardise, dont des bâtards depuis plusieurs siècles reconnus pour gentilshommes sur ce seul titre, je le reconnoîtrois volontiers pour être de ma maison, fût-il dans le dernier état de misère; et, s'il n'en est pas, comme je le crois, n'ayant jamais entendu parler de ces Messieurs-là pour en être, ni légitimement, ni par bâtardise, je ne laisse pas de lui être obligé de la préférence qu'il veut donner à ma maison sur tant d'autres dans le monde qui ont pour surnom de la Tour, puisque, lui étant apparemment libre de s'accrocher et de prendre les armes de toute autre de ce même surnom, il veut préférer la mienne à toutes les autres. Cela n'empêche pas que l'attention de M. d'Hozier ne me paroisse conforme aux obligations de son emploi, de ne pas vouloir, par son approbation, autoriser sans preuves que lui ou ses parents s'avisent de se dire de notre maison et d'en prendre les armes, qui ne sont pas bien propres, dans le temps présent, au moins par rapport à moi, à améliorer sa fortune. Et ainsi je lui conseillerois, pouvant apparemment choisir à sa volonté, de s'accrocher à quelque autre maison plus heureuse que la nôtre. » (Bibl. nat., ms. Baluze 203, fol. 268 et 270, et *Dossiers bleus*, vol. 322, dossier 8963.) Voyez ci-après, p. 618, un autre cas.

1. *Dangeau*, p. 106, 26 mars : « On parle fort d'un voyage à Fontainebleau pour le mois de mai, supposé que Mme la duchesse de Bourgogne soit grosse, à quoi il y a beaucoup d'apparence, parce qu'en ce cas-là elle ne pourroit pas être à Fontainebleau les mois de septembre et d'octobre, qui seroit le temps qu'elle pourroit accoucher. » *Ibidem*, p. 107, 29 mars (comparez *Sourches*, p. 50) : « Le Roi.... déclara le matin qu'il iroit à Fontainebleau le 15 de mai, si Mme la duchesse de Bourgogne continuoit à être grosse. Il dit même à M. d'Antin, qui étoit venu de Meudon à son lever, d'en porter la nouvelle à Monseigneur, qui souhaite fort ce voyage-là. Il dit de plus à M. d'Antin qu'il iroit coucher chez lui à Petit-Bourg, comme l'année passée. » *Ibidem*, p. 115, 9 avril : « Le Roi dit, à son dîner, qu'il

attendant. Sa petite-fille l'amusoit fort, il ne pouvoit se passer d'elle, et tant de mouvements ne s'accommodoient[1] pas avec son état. Mme de Maintenon en étoit inquiète, Fagon en glissoit doucement son avis[2] : cela importunoit le Roi, accoutumé à ne se contraindre pour rien, et gâté par avoir vu voyager ses maîtresses grosses, ou à peine relevées de couches, et toujours alors[3] en grand habit[4]. Les représentations sur les Marlis le chicanèrent sans les pouvoir rompre[5]. Il différa seulement à deux reprises celui du lendemain de la Quasimodo[6], et n'y alla que le mercredi de la semaine suivante, malgré tout ce qu'on put dire et faire pour l'en empêcher, ou pour obtenir que la princesse demeurât à Versailles[7]. Le samedi suivant[8], le Roi se pro-

partiroit pour Fontainebleau le 10 mai. Monseigneur partira un jour devant. Le Roi a donné ordre à Du Metz pour que tout fût meublé dans ce temps-là. » Le 13 (p. 117), la grossesse étant dûment constatée, on pratiqua une saignée, selon la mode nouvelle.

1. *Mouvem^t* est au singulier, et le verbe au pluriel.

2. Cependant on était satisfait de constater des changements de taille et de formes très rassurants.

3. *Alors* est en interligne.

4. Comparez le résumé du règne, dans la suite des *Mémoires*, éd. 1873, tome XII, p. 128-130.

5. Il y alla se promener le 29 mars, courre le cerf le 30, et se promener encore le 3 avril, quoique dans l'anxiété sur l'affaire d'Écosse.

6. Le lundi 16 avril. Dangeau ne parle pas de voyage différé.

7. Le mercredi 18, après le dîner, il alla passer la revue de ses gendarmes et de ses chevau-légers sur les hauteurs du parc de Marly, et, la princesse y étant arrivée un peu après lui, le Roi fit défiler devant elle les deux compagnies; mais, au coucher, « on s'aperçut qu'il y pouvoit avoir quelque changement à sa grossesse; » et, le jour suivant, Clément déclara qu'elle devait s'être blessée. Elle se mit au lit, et, depuis lors, le Roi alla la voir trois fois par jour, sans qu'il semblât avoir renoncé au voyage de mai (*Dangeau*, p. 120-122; *Sourches*, p. 66-67).

8. Non pas le samedi 21, jour où, tandis que le Roi courait un cerf, la princesse garda le lit, sans encore sentir de douleurs, et eut la musique ordinaire le soir, avec trente femmes dans sa chambre, le jeu et les allées et venues de plusieurs hommes, mais le lundi 23, lendemain de l'arrivée du roi Jacques : *Dangeau*, p. 121-122; *Sourches*,

menant après sa messe, et s'amusant au bassin des Carpes entre le château et la Perspective[1], nous vîmes venir à pied la duchesse du Lude toute seule, sans qu'il y eût aucune dame avec le Roi, ce qui arrivoit rarement le matin. Il

p. 67-70. Ayant répété que le Roi va voir la princesse trois fois par jour, après le conseil du matin, après la chasse ou la promenade, après le souper, Dangeau ajoute simplement qu' « elle est accouchée d'un faux germe et a souffert fort peu de douleurs en s'en délivrant. » La journée se passa « fort doucement, » suivie de la musique dans le salon contigu à la chambre, et, le soir, le Roi, comme à l'ordinaire, travailla avec M. de Pontchartrain, chez Mme de Maintenon. L'annotateur des *Mémoires de Sourches* (p. 70, note 4) proteste contre cette expression de « faux germe, » et assure que c'était un « véritable enfant » et que l'accident venait du défaut de ménagements. On voit, dans la lettre écrite par Mme de Maintenon à la princesse des Ursins le 22 (recueil Geffroy, tome II, p. 161), c'est-à-dire quand l'accident était devenu inévitable, que Mme d'Heudicourt n'avait jamais voulu croire à la réalité de la grossesse, et, dans les lettres précédentes, que ce doute était commun à bien des gens, même à la princesse.

1. Les *Mémoires de Sourches* racontent ainsi (p. 69) la journée du 23 : « Le Roi mena la marquise de Maintenon, en chaise, voir les nouvelles beautés de ses jardins, et, entre autres, au canal, où il avoit depuis peu fait mettre des oiseaux de mer de différentes espèces, et qui étoit terminé aux deux bouts par deux volières pleines de petits oiseaux chantants. » — La passion du Roi pour avoir les plus belles carpes du monde était bien connue, et ses familiers, la Rochefoucauld, Beringhen, Chamillart, Pontchartrain, comme Monsieur le Prince, ou Monseigneur lui-même, lui en offraient pour rivaliser avec celles qu'il payait jusqu'à cent pistoles ou plus, et que l'on nourrissait de biscuits. C'est surtout en 1702 et en 1703 que cette collection s'enrichit d'espèces de toutes couleurs, comme on le voit dans les journaux ou dans les correspondances de ce temps-là : *Dangeau*, tomes VIII, p. 421, et IX, p. 162, 188 et 224; *Sourches*, tome VIII, p. 67, note 2; *Lettres de Madame*, recueil Rolland, p. 243; Papiers du P. Léonard, portefeuille des Rois, Arch. nat., M 763, n° 1, fol. 183; Dussieux, *le Château de Versailles*, tome II, p. 384-385; Alfred Franklin, *la Vie privée d'autrefois : les Animaux*, tome II (1899), p. 196-199. Il y avait un bassin pour les carpes à chacun des quatre angles du château. Le *Nouveau siècle de Louis XIV*, tome IV, p. 336, contient un méchant couplet sur la mort d'une carpe dorée qui était la favorite du Roi. On se souvient que Mme de Caylus a prêté cette exclamation à sa tante devant des carpes engourdies : « Elles sont comme moi, elles regrettent leur bourbe. »

comprit qu'elle avoit quelque chose de pressé à lui dire : il fut au-devant d'elle, et, quand il en fut à peu de distance, on s'arrêta, et on le laissa seul la joindre. Le tête-à-tête ne fut pas long. Elle s'en retourna, et le Roi revint vers nous, et jusque près des carpes, sans mot dire. Chacun vit bien de quoi il étoit question, et personne ne se pressoit de parler. A la fin, le Roi, arrivant tout auprès du bassin, regarda ce qui étoit là de plus principal, et, sans adresser la parole à personne, dit d'un air de[1] dépit ces seules paroles : « La duchesse de Bourgogne est blessée. » Voilà M. de la Rochefoucauld à s'exclamer, M. de Bouillon, le duc de Tresmes et le maréchal de Boufflers à répéter à basse note[2], puis M. de la Rochefoucauld à se récrier plus fort que c'étoit le plus grand malheur du monde, et que, s'étant déjà blessée d'autres fois[3], elle n'en auroit peut-être plus[4]. « Eh ! quand cela seroit, interrompit le Roi tout d'un coup avec colère, qui jusque-là n'avoit dit mot, qu'est-ce que cela me feroit? Est-ce qu'elle n'a pas déjà un fils? Et, quand il mourroit, est-ce que le duc de Berry n'est pas en âge de se marier et d'en avoir? Et que m'importe qui me succède des uns ou des autres ! Ne sont-ce pas également mes petits-fils? » Et tout de suite, avec impétuosité : « Dieu merci ! elle est blessée, puisqu'elle avoit à l'être, et je ne serai plus contrarié dans mes voyages et dans tout ce que j'ai envie de faire par les représentations des médecins et les raisonnements des matrones[5]. J'irai et viendrai à ma

1. Les mots *air d*[*e*] ont été effacés du doigt à la fin de la ligne, puis récrits au commencement de la ligne suivante.

2. « Façon de parler adverbiale, pour dire sans élever la voix » (*Académie*, 1718). Voyez ci-après, p. 480, Addition n° 741. Nous trouverons plus tard : *en basse note.*

3. Déjà, le 8 ou le 9 mai 1703, un accident avait forcé de différer de huit jours le voyage de Marly, et la princesse était accouchée d'un fœtus : *Dangeau*, tome IX, p. 187 ; *Sourches*, tome VIII, p. 77 ; *Lettres de Mme de Sévigné*, tome X, p. 486.

4. Elle n'aurait plus d'enfants.

5. *Matrone*, « sage-femme qui accouche les femmes ; n'a d'usage qu'en termes de pratique » (*Académie*, 1718).

fantaisie, et on me laissera en repos. » Un silence à entendre une fourmi marcher[1] succéda à cette espèce de sortie : on baissoit les yeux, à peine osoit-on respirer. Chacun demeura stupéfait; jusqu'aux gens des bâtiments et aux jardiniers demeurèrent immobiles. Ce silence dura plus d'un quart d'heure. Le Roi le rompit, appuyé sur la balustrade, pour parler d'une carpe. Personne ne répondit. Il adressa après la parole, sur ces carpes, à des gens des bâtiments, qui ne soutinrent pas la conversation à l'ordinaire; il ne fut question que de carpes avec eux. Tout fut languissant, et le Roi s'en alla quelque temps après. Dès que nous osâmes nous regarder hors[2] de sa vue, nos yeux, se rencontrant, se dirent tout : tout ce qui se trouva là de gens furent, pour ce moment, les confidents les uns des autres. On admira, on s'étonna, on s'affligea, on haussa les épaules. Quelque éloignée que soit maintenant cette scène[3], elle m'est toujours également présente. M. de la Rochefoucauld étoit en furie, et, pour cette fois, n'avoit pas tort; le premier écuyer en pâmoit d'effroi. J'examinois, moi, tous les personnages des yeux et des oreilles, et je me sus gré d'avoir jugé[4] depuis longtemps que le Roi n'aimoit et ne comptoit que lui, et étoit à soi-même sa fin dernière[5]. Cet étrange propos retentit bien loin au delà de Marly [6].

1. On ne trouve pas plus cette locution familière dans les dictionnaires du temps que dans les modernes. Saint-Simon écrit : *fourmis*.

2. L'*o* de *hors* surcharge une lettre illisible.

3. Trente-quatre ans se sont écoulés.

4. La dernière lettre de *jugé* corrige un *a*.

5. *Fin dernière*, « ce qu'on se propose pour but, ce pour quoi on agit » (*Académie*, 1718).

6. Ce récit se retrouve en première rédaction dans la grande Addition sur Louis XIV, tome XVI du *Journal de Dangeau*, p. 70-71, et il a été pris ici par nombre d'historiens. On peut voir que bien des détails ne concordent ni avec le *Journal de Dangeau*, ni avec les *Mémoires de Sourches*. Le 28 avril, Mme de Maintenon écrivit à la princesse des Ursins (recueil Bossange, tome 1, p. 248) : « Mme la duchesse de Bourgogne étoit véritablement grosse. Il faut qu'elle se soit blessée dès le commencement, car l'enfant ne grossissoit plus, et c'est

Anecdote oubliée sur l'abbé de Polignac, depuis cardinal.

Avant d'aller plus loin, j'ai besoin de retourner un moment sur mes pas, pour ne pas oublier une anecdote qui auroit dû être écrite dès la fin de 1705[1], ou le commencement de 1706 tout au plus tard[2] : cette transposition, au moins, servira de préliminaire à une autre plus importante. On se souviendra de ce qui a été dit en son lieu[3] de l'abbé de Polignac, de sa figure, de son caractère, de son brillant à la cour depuis son retour d'exil, et de sa dangereuse galanterie. Je le vis, dès les commencements de ces temps-là, courtiser fort le duc de Chevreuse, le mettre sur des points de science, laisser des queues aux questions pour y revenir, enfin s'introduire chez lui, qui[4] n'étoit pas une chose facile. Cette conduite attira mes réflexions. Le bel air et M. de Chevreuse n'alloient point ensemble, beaucoup moins les allures de l'abbé de Polignac, ni de[5] pas un des gens de la cour avec qui il s'étoit[6] particulièrement lié. Je crus voir son dessein; je crus aussi en apercevoir le danger. Je m'y confirmai de plus en plus, et je pris enfin la résolution de le montrer à celui qu'il regardoit de plus près. Un soir, à Marly, causant avec le duc de Beauvillier

ce qui faisoit qu'elle soutenoit toujours qu'elle n'étoit point grosse. On la croit quitte de cet accouchement, qui s'est passé fort doucement; mais elle ne sortira du lit que pour aller à Versailles couchée dans son carrosse. Nous n'y demeurerons que huit à neuf jours, car on en part le 14 pour Fontainebleau. » Le jour suivant, ce départ fut remis au 18 juin, et nous voyons que le danger avait été plus grand dans ce passage des *Mémoires de Sourches*, sous la date du 25 (p. 71) : « On sut par les médecins que la duchesse de Bourgogne avoit jeté une partie du délivre, ce qui faisoit connoître clairement qu'elle avoit été véritablement grosse d'un enfant, lequel on disoit même avoir resté mort près d'un mois dans son corps, et, en même temps, quel danger elle auroit couru, si la nature n'avoit pas été assez forte pour pousser au dehors ce reste de délivre, lequel, certainement, l'auroit fait mourir. »

1. Il a écrit, par mégarde : *1605*.

2. Il oublie qu'il a placé ce même récit à la fin de 1705, dans notre tome XIII, p. 216-220.

3. *Ibidem*, p. 211 et suivantes. — 4. Ce qui.

5. Ce *de* est en interligne. — 6. La lettre *s* corrige un *c*.

au coin de son feu, tête à tête, je lui témoignai ma surprise de cette liaison si nouvelle du duc de Chevreuse et de l'abbé de Polignac, si peu faits l'un pour l'autre. M. de Beauvillier me dit que cela étoit tout naturel; que tous deux savoient beaucoup, tous deux gens d'esprit; qu'à Marly on étoit plus rassemblé qu'à Versailles, et qu'on se trouvoit plus souvent chez le Roi à différentes heures; qu'il étoit tout naturel que ce hasard les eût mis aux mains sur quelque question de belles-lettres ou de science; que je savois comme ils étoient l'un et l'autre; que, de question en question, ils s'étoient accoutumés et plu[1] à raisonner ensemble, et que cela avoit formé la liaison. Je lui dis que cela étoit tout simple de la part de M. de Chevreuse, mais que, du côté de l'abbé de Polignac, je croyois apercevoir du dessein; que ma pensée étoit qu'il en vouloit faire un pont[2] pour l'aborder lui-même. « Eh bien! interrompit le duc, quand cela seroit, où est le mal? Il est vrai que M. de Chevreuse m'en a parlé; je l'ai vu chez lui, et il l'a amené chez moi. C'est un homme de qualité, de beaucoup d'esprit, et de fort bonne compagnie, avec qui il y a mille choses agréables à apprendre[3]. — Eh! Monsieur, voilà le

1. Il a écrit : *plûs*, et effacé ensuite une virgule.

2. Nous avons déjà eu plusieurs fois la locution : *faire un pont d'or*, la seule que donnât *l'Académie;* celle-ci équivaut à *faire la planche*, que nous avons eu également.

3. Dans l'éloge du cardinal fait pour l'Académie des inscriptions et belles-lettres, Gros de Boze a dit : « Ce que les deux académies célébreront toujours à l'envi, c'est son amour pour les exercices qui leur sont propres, son assiduité aux assemblées, la douceur de son commerce, et les charmes de sa conversation. Fait pour donner le ton, il sembloit toujours le prendre. Son génie aisé, et, pour ainsi dire, maniable, se laissoit, en quelque façon, saisir, étendre, rétrécir au gré de ceux qui l'approchoient. S'il se plaisoit quelquefois à disputer sur ce qui étoit susceptible de dispute, ce n'étoit jamais pour faire prévaloir son sentiment : il ne vouloit y amener que par la force des raisons; et, si l'universalité de ses connoissances le rendoit inférieur en certaines choses à ceux qui en avoient fait une étude particulière, ils étoient eux-mêmes étonnés de le trouver toujours en état d'en

point, lui dis-je. Vous le trouvez tel, et cela est vrai. Ce qu'il veut, c'est, de vous-même, d'en faire un autre pont pour pénétrer jusqu'à Mgr le duc de Bourgogne. — Eh! pourquoi, répliqua-t-il[1], ne le lui pas faire voir, s'il y a de l'instruction et de l'utilité à trouver dans une conversation agréable pour Mgr le duc de Bourgogne? Je ne vois à cela aucun inconvénient[2]. — Et moi, Monsieur, lui dis-je, j'en vois beaucoup, et tel que vous ne le sentirez que quand il n'en sera plus temps. » Il s'altéra un peu, et me pria de lui développer ce qui ne se présentoit pas à lui, avec un petit air de doux défi. « Voilà, lui dis-je, votre charité qui déjà s'effarouche; mais vous me pardonnerez de vous dire qu'avec une charité si délicate, on ignore tout, et on tombe en beaucoup d'inconvénients dans une cour. Puisque j'ai commencé à l'effaroucher, j'irai jusqu'au bout. Tâchez, Monsieur, de connoître vos gens. L'abbé de Polignac est une sirène enchanteresse, et qui en fait métier et profession; c'est un homme faux, ambitieux, qui entreprendra tout, et à qui aucun moyen ne coûtera pour arriver à ses fins. Toute sa vie, jusqu'à présent, n'a été que cela. Ses mœurs, ses liaisons, sa conduite n'ont aucun rapport avec M. de Chevreuse, ni avec vous : il n'a été[3] à lui que pour arriver à vous; il ne veut vous capter que pour parvenir par vous à Mgr le duc de Bourgogne, qu'il enchantera par son esprit, par son jargon, par son savoir. Il s'y ancrera[4] par soi-même, et, une fois ancré, le voudra dominer pour faire

parler sur-le-champ avec justesse, de leur faire des objections solides, et de leur fournir souvent de nouvelles preuves. » (*Histoire de l'Académie*, tome XVI, p. 318.)

1. *Répliquat'il* (sic) est en interligne.

2. Le P. Charlevoix, dans un autre éloge qu'il fit paraître du cardinal, parle (p. 22-23) de ses relations scientifiques avec le duc de Bourgogne et avec le duc d'Orléans.

3. *N'a esté* surcharge *ne v[eut]*.

4. *Ancrer*, que nous avons déjà eu p. 361 et 418, « se dit figurément, et signifie s'établir, s'affermir dans quelque emploi, dans quelque condition, et, dans cette acception, il ne se dit guère qu'au neutre passif » (*Académie*, 1718).

sa fortune, ne[1] pensera conséquemment qu'à vous écarter pour être seul possesseur ; et souvenez-vous, Monsieur, que je vous prédis qu'il en viendra à bout, si vous avez la simplicité de l'introduire. » M. de Beauvillier rougit, et se fâcha tout de bon : il me dit qu'il n'y avoit plus moyen de raisonner avec moi, que je soupçonnois tout, que je jugeois mal de tout le monde, qu'en un mot, tout ce qui me passoit par la tête, je croyois le voir ; que rien ne me coûtoit, charité, jugements téméraires, imputations de desseins impossibles ; que je ne lui persuaderois pas que l'abbé de Polignac eût ni la pensée, ni la volonté, ni, quand cela seroit, le pouvoir de le débusquer, quelque bien qu'il réussît auprès du jeune prince, et que, pour fin[2], il me prioit de ne lui parler jamais de l'abbé de Polignac. « Vous serez obéi, lui dis-je, et très ponctuellement, mais à votre dam[3], Monsieur ; je ne puis m'empêcher de vous le répéter pour la dernière fois, et de vous prier de vous en souvenir. » De là nous passâmes à d'autres choses. Il eut contentement : je ne lui nommai plus le nom de l'abbé de Polignac, je cessai aussi d'en parler à M. de Chevreuse. On verra[4] que je fus prophète, et que M. de Beauvillier le reconnut humblement. Il n'avoit pu se le dissimuler lors de ce que je vais raconter : il ne me l'avoit pas avoué encore ; mais ce qui lui étoit arrivé de conforme à ce que je lui avois prédit auroit dû le rendre, pour une autre fois, plus docile. Il est vrai que l'excès de l'énormité le trompa. Reprenons maintenant au temps où nous étions, c'est-à-dire à Marly au sortir de Pâques.

1. *Ne* corrige *et*.
2. Pour en finir, pour conclure, comme dans notre tome XIII, p. 201, et dans Brantôme, *Œuvres*, tomes IV, p. 163, et V, p. 25. Nous avons eu ci-dessus, p. 210 et 249, *pour conclusion*.
3. *Dam*, « dommage ; n'a d'usage que dans ces façons de parler adverbiales : *à son dam*, *à votre dam*, *à leur dam* » (*Académie*, 1718).
4. En 1710, au retour de Polignac.

APPENDICE

PREMIÈRE PARTIE

ADDITIONS DE SAINT-SIMON AU *JOURNAL DE DANGEAU*

740. *Faveur et conduite de la princesse de Soubise.*

(Page 12.)

28 novembre 1690. — C'étoit en effet une nouvelle que Mme de Soubise à Marly. Jamais tant de constance que celle du Roi pour elle, jamais tant de fidélité que celle qui fut établie entre elle et Mme de Maintenon. Elle en fut uniquement crainte, et l'habile Soubise ne se servit de cette crainte que pour lui en faire un hommage, dont toute l'utilité lui revint : jamais de particulier entre le Roi et elle; jamais de voyages, de privances; presque jamais de Marlis, et, les autres, comme Fontainebleau, elle ne les faisoit que comme toute la cour. En revanche, tout ce qu'elle voulut, elle l'obtint: outre que le Roi ne lui pouvoit rien refuser, elle en eut un gage plus assuré : Mme de Maintenon s'y étoit engagée. M. de Soubise, en habile homme, n'avoit jamais voulu s'apercevoir de rien, étoit peu à la cour, et ne parloit au Roi que de sa compagnie des gendarmes, vivoit assez retiré à Paris entre son intendant et son maître d'hôtel, et parvint de la sorte, de né gentilhomme avec quatre mille livres de rentes, à mourir prince avec quatre cent mille livres, comme il le disoit bien lui-même (tant la vérité use de force), et à voir les prodigieux établissements de sa famille, qui augmentèrent bien encore après lui.

741. *Ressentiment de Monsieur le Grand contre la maison de Bourbon.*

(Page 17.)

30 janvier 1705. — M. de Commercy, deux fils de la princesse d'Harcourt l'un après l'autre, le prince Eugène, le prince Emmanuel d'Elbeuf, et, pour imiter les princes, un fils du comte d'Auvergne, passés au service des ennemis, ne diminuèrent en rien le crédit de leurs

plus proches, pas même l'éclat énorme du cardinal de Bouillon, qui se trouvera en son lieu. A ce propos, on ne peut s'empêcher de se souvenir ici d'un mot échappé à Monsieur le Grand, si merveilleusement traité du Roi et si persévéramment distingué en toutes sortes, d'ailleurs si peu propre aux vues par sa stupidité, qui[1] marque, mieux que tout, l'esprit inné dans sa maison. Il coupoit au lansquenet, où il se trouva coupé par Mme la Grande-Duchesse, fille de Gaston. Monseigneur, Monsieur et beaucoup de joueurs y coupoient aussi, et grand nombre de spectateurs. Monsieur le Grand fit un coupe-gorge, et, tout aussitôt, frappant sur la table et jurant, s'écria à basse note, mais assez fort pour être entendu : « Ah! maudite race, toujours fatale à la nôtre! » MM. de Guise n'auroient pas pensé plus vivement, s'ils avoient survécu à leurs desseins.

742. *La princesse de Phalsbourg.*

(Page 26.)

8 septembre 1693. — Voici ce que c'étoit que ce prince de Phalsbourg[2], ou plutôt sa femme. Le duc Henri de Lorraine, connu longtemps sous le nom de duc de Bar, étoit fils du duc Charles à qui Catherine de Médicis avoit donné une de ses filles en mariage, et qu'elle voulut, avec de si grands et continuels efforts, porter sur le trône de France à l'exclusion d'Henri IV et de tous les princes du sang. Henri avoit épousé une sœur d'Henri IV, fort malgré lui, et encore plus malgré elle, et fut à Rome pour en obtenir dispense après l'avoir fait, mais en effet pour faire casser son mariage. Il finit bientôt après, par la mort de sa femme sans enfants, et il épousa une fille du duc Vincent de Mantoue et d'Éléonore tante paternelle de la reine Marie de Médicis. Il fut possédé si entièrement par un bâtard du cardinal de Guise tué à Blois, qui s'appeloit le baron d'Ancerville, qu'il voulut à toute force le faire son successeur en lui faisant épouser l'aînée de ses deux filles, et le combla de biens. Cela mit une telle division entre le duc Henri, qui n'avoit que deux filles, et le comte de Vaudémont, son frère, qui les vouloit pour ses deux fils, qu'il fallut qu'il consentît à donner sa fille aînée à ce bâtard, que l'Empereur créa prince de Lixin, et à qui le duc Henri donna de grandes terres : moyennant quoi il donna Nicole, sa fille aînée, à Charles, fils aîné du comte de Vaudémont, qui fut ce Charles IV célèbre pour ses ruses, ses exploits, ses perfidies, ses divers dépouillements, sa prison en Espagne, plus célèbre par son neveu le fameux Charles, beau-frère de l'empereur Léopold et généralissime des armées de l'Empire, qui est le grand-père du duc de Lorraine d'aujourd'hui. Ce célèbre neveu étoit fils du frère de Charles IV, à qui il céda plus d'une fois son

1. Ce pronom se rapporte à *mot*.
2. Ici, *Faltzbourg*.

duché en fraude, qui avoit quitté le chapeau de cardinal pour épouser l'autre fille du duc Henri son oncle, voyant le duc Charles IV, son frère, sans enfants de l'aînée, la duchesse Nicole.

Ces deux frères, Charles IV et François, en mourant ducs de Lorraine, étoient donc frères de la princesse de Phalsbourg[1], laquelle ne fut pas moins une héroïne de roman que Charles IV, son frère. Ce fut elle qui séduisit Gaston, frère de Louis XIII, retiré en Lorraine, et qui encouragea ses frères à lui faire épouser leur autre sœur sans aucune forme et en grand secret, le 13 janvier 1631, dans le couvent du Saint-Sacrement de Nancy, par un moine, en présence d'un autre, qui s'évadèrent, de Puylaurens, de M. d'Elbeuf et de Madame de Remiremont tante des ducs Charles IV et François. C'est ce mariage qui fit après tant de vacarme, et qui eut tant de peine et de temps à être reconnu de Louis XIII.

Les aventures sans nombre de cette princesse de Phalsbourg composeroient un juste volume. Elle se brouilla avec son mari, et le força à chercher une retraite à Munich, en 1631, après dix ans de mariage. Elle épousa ensuite Christophle Moura, puis Charles Guasco, après un M. de Chantelou, et enfin un Grimaldi de Gênes, tous par amour, tous brouillés avec elle, tous dits princes de Lixin. Elle mourut enfin le 16 novembre 1660, à cinquante-cinq ans, et fut, avec tous ces beaux mariages, fort crainte et considérée dans sa famille. Tous ces maris étoient des aventuriers, et tous sans nom, hors le Grimaldi.

743. *Le prince de Vaudémont.*

(Page 31.)

15 juin 1707. — M. de Vaudémont étoit l'homme du monde le plus rompu au grand monde et à l'intrigue, à qui les hauteurs étoient naturelles, et les bassesses les plus profondes et les flatteries les plus prostituées ne coûtoient rien. Les changements de partis et les perfidies lui coûtoient encore moins, et il les pratiquoit d'un air si aisé et si peu embarrassé, que cela lui étoit tourné en nature. Aussi étoit-il bâtard de grand maître en cet art, lequel art lui fit une prodigieuse fortune. Tout le monde sait l'histoire du rare mariage du duc Charles IV de Lorraine avec Mme de Cantecroix du vivant de la duchesse sa femme, qu'il n'avoit ni répudiée, ni pu répudier. Il en eut un fils et une fille : celle-ci, qui étoit l'aînée, épousa M. de Lillebonne, frère du duc d'Elbeuf, et le fils, qui fut le comte, puis le prince de Vaudémont dont il s'agit ici, épousa la fille du même duc d'Elbeuf et de sa première femme, Lannoy, mère en premières noces de la femme du duc de la Rochefoucauld grand maître de la garderobe et grand veneur. M. de Vaudémont, jeune, beau, bien fait, de la taille des héros, adroit à tous ses exercices, galant, magnifique, libé-

1. Ici, *Phaltzbourg*.

ral, beaucoup d'esprit, l'air et le langage du grand monde, souple, insinuant, tout à tous, et à personne qu'à lui-même, avoit fait de grands progrès dans notre frivole cour, et des amis de jeunesse et du bel air, qui crurent de ce même bel air, dont ils furent idolâtres toute leur vie, de demeurer aussi de ses amis, et tel fut le maréchal de Villeroy. Les aventures de son père et ses vues à lui-même ne lui permirent pas de demeurer ni de suite, ni longtemps en France : il chercha fortune parmi ses ennemis, et l'y trouva. L'Espagne lui donna des emplois aux Pays-Bas. Il se mit bien avec ses ministres et avec ceux de l'Empereur : il fut en Espagne, il y brigua la grandesse à vie pour couvrir ce qu'il ne pouvoit même prétendre par le défaut de sa naissance, là ni partout ailleurs, et il l'obtint avec la Toison. Il tira aussi de l'empereur Léopold des patentes de prince de l'Empire, et, de ces titres accumulés, il tâcha de s'en faire un tout de grandeur propre qui éblouît le commun du monde, et dont il ne produisoit les droits distincts que dans le besoin. Il devint bientôt favori du prince d'Orange et confident intime : ils avoient même haine pour la France, même aversion de la personne du Roi, sur laquelle M. de Vaudémont s'étoit lâché en Italie avec tant d'insolence, que le Roi ne put s'empêcher d'en témoigner son indignation. Vaudémont dut au roi Guillaume sa dernière élévation dans les Pays-Bas et le commandement des armées. Il dut, et à lui et à l'Empereur conjointement, le gouvernement du Milanois, que Charles II ne put refuser à des intercessions si puissantes auprès de lui, et Vaudémont y étoit placé de leurs mains, lorsque la mort de Charles II et son testament mit le duc d'Anjou sur le trône de la monarchie d'Espagne. Le Milanois suivit le torrent; toutes les puissances de l'Europe, excepté l'Empereur, le reconnurent roi de toute la monarchie. M. de Vaudémont n'étoit pas bastant pour résister : il se soumit donc, avec toutes les grâces dont il savoit si bien se parer, et il avoit en notre cour tout ce qu'il falloit pour les faire valoir bien au delà de leur mérite. Ses nièces, filles de Mme de Lillebonne sa sœur, possédoient Monseigneur et toutes ses avenues; elles en étoient fort ménagées par le Roi. L'aînée passoit depuis longtemps pour mariée au chevalier de Lorraine, qu'elle possédoit, et il étoit le maître de Monsieur. Le maréchal de Villeroy, espèce de favori brillant, s'étoit toujours piqué d'amitié pour M. de Vaudémont. Monsieur le Grand, beau-frère de Villeroy et très uni au chevalier de Lorraine, son frère, étoit dans les mêmes liaisons, et étoit aussi une manière de favori. Des intérêts qu'on ne développera pas ici, mais des intérêts solides et bien sentis des deux côtés, unissoient intimement M. de Vendôme aux nièces de Vaudémont, et M. de Vendôme et M. du Maine étoient la même chose alors, et longtemps depuis, conséquemment Mme de Maintenon. Tout ce qui se passa dans l'intérieur de notre cour depuis l'avènement de Philippe V au trône d'Espagne jusqu'à la catastrophe d'Italie, et longtemps depuis, ne fit que resserrer les liens de ces unions. Chamillart étoit arrivé au point suprême de la faveur et de la confiance : Mme de Maintenon étoit sa protectrice et son oracle, Monsieur le Grand l'avoit mis au monde par le billard, Mlles de Lillebonne étoient devenues ses gouvernantes; mille autres combinaisons se joignirent, qui ne permettoient pas de voir clair en plein midi sur les trahisons d'Italie, et qui préparèrent en France, et par la France, une retraite à Vaudémont, qui eut tout le solide de la plus immense fortune et tout l'éclat de la faveur et des plus brillantes distinctions. Le Roi s'intéressa pour lui obtenir d'Espagne la pension dont il s'agit, et que, malgré la situation de ses finances, Mme des Ursins n'avoit garde de refuser à Mme de Maintenon. Le Roi y en ajouta autant du sien, et se fit une affaire de lui procurer Commercy et cent cinquante mille livres de rentes là autour, en pleine souveraineté, que lui accorda le duc de Lorraine, réversibles à lui après la mort de M. de Vaudémont, en dédommagement de ses prétentions de légitimité et de droit au duché de Lorraine, avec le rang en Lorraine au-dessus de tous ceux de cette maison après les enfants de M. de Lorraine, et avec les mêmes distinctions qu'eux : ce qui outra Monsieur le Grand, et encore plus le prince Camille, son fils, établi et retiré en Lorraine. Le rare est que M. de Vaudémont étoit bâtard, s'il y en eut jamais; qu'il ne put, par aucune voie juridique, hasarder de sortir de cet état, et que, quand même il auroit été légitime, il n'auroit pas eu le moindre droit à la Lorraine, puisque le duc son père ne l'avoit lui-même que par sa femme la duchesse Nicole, qui n'eut point d'enfants, et dont le droit dévolu à sa sœur, épouse du frère du duc Charles IV, l'avoit transmis à son fils, le fameux beau-frère de l'empereur Léopold, père du duc de Lorraine d'alors gendre de Monsieur. Malgré des raisons si évidentes, M. de Vaudémont obtint ces grands établissements, et, avec cette souveraineté personnelle entée sur tout le reste, il prétendit tout; mais il s'y prit sourdement, et fit bien. Il avoit eu des maux étranges, et plus étrangement traités : ses mains crochues paroissoient comme sans os aux doigts; il prétendoit qu'il ne pouvoit marcher, ni se tenir debout; on le portoit partout dans un fauteuil, et cela sauvoit bien des choses. Toutefois, il fallut être debout devant le Roi, et, comme il ne vit point d'ouverture à faire autrement, et qu'il avoit besoin de lui en tout et pour tout, il s'y accoutuma. Il y avoit deux ou trois sièges à dos dans le salon de Marly, pour Monseigneur. Mme la duchesse de Bourgogne en prenoit quelquefois un, quand elle étoit grosse, ou que Monseigneur n'y étoit pas; à la fin, Madame la Duchesse en prit quelquefois un autre dans des coins. M. de Vaudémont en prit un, et cela deux voyages; là, il tenoit sa cour, et tout ce qu'il y avoit de plus distingué se rassembloit autour de lui sur les tabourets ordinaires. Il fit même rehausser les pieds de cette chaise pour être plus à son aise, et en effet pour se la mieux approprier. Là, il ne se levoit pour personne, et y avoit accoutumé Monseigneur, quand il s'approchoit de lui et qu'il lui parloit. Enfin le Roi le sut, et tout à coup on vit M. de Vaudémont, dans son même coin du salon, sur un tabouret rehaussé comme avoit été la chaise, de laquelle il ne fut plus question. Il ne parla plus assis à Monseigneur, ni aux princes ses fils, et il se tenoit même debout à leur jeu ou à leur conversation, eux assis, quelque temps, sans mention pour lui de s'asseoir jamais en leur présence. Ainsi, peu à peu, il ne lui resta que quelques familiarités avec le gros de la cour d'un homme impotent, et, dès qu'il entroit au château de Marly, il sortoit de sa chaise et alloit de son pied comme les autres. Il s'appuyoit quelquefois sur quelqu'un; mais, quand il vit que tous ces prétextes ne le mèneroient qu'à séparation, et non plus à aucune distinction, il les abandonna. Le Roi s'étoit expliqué fort sèchement sur le siège à dos : que M. de Vaudémont étoit grand d'Espagne, que c'étoit son seul titre pour avoir un rang, et qu'il ne lui en donneroit aucun autre; les prétentions demeurèrent donc tout court.

Il étoit à Marly tous les voyages, et fort peu à Versailles, où il voyoit le Roi le matin, comme les autres courtisans, et, le reste du jour, alloit où il avoit affaire, en homme incommodé, mais sans air de rien prétendre, et se tenoit dans l'appartement qu'on lui avoit donné au château; à Paris d'ordinaire, ou à Commercy, dont les voyages fréquents ne lui coûtoient rien pendant qu'on étoit à Versailles. Du reste, les distinctions de considération et de faveur, il les eut toujours. Il fut fort peiné de ne pouvoir être chevalier de l'Ordre. Il auroit bien paré au rang, s'il n'avoit pu en obtenir un à son gré par le prétexte de ses jambes; mais l'Ordre même lui fut constamment refusé dès l'Italie, et depuis encore qu'il fut à la cour, et nettement, parce que les Statuts en excluent tous autres bâtards que ceux des Rois. Mme de Vaudémont, également dévote et glorieuse, se tenoit en panne sous prétexte de conduire Mme de Mantoue dans son couvent de Pont-à-Mousson, en attendant le cours du marché, et quel vol son mari prendroit. On verra bientôt sa réception à la cour[1]; mais, comme elle n'y put atteindre à rien de ce qu'elle avoit espéré pour le rang, qui avoit été barré en tout à son mari, elle n'y fit qu'une ou deux apparitions légères, et, sous prétexte de retraite et de dévotion, demeura peu et rarement à Paris, et toujours à Commercy. Ce fut ainsi qu'ils vécurent, et, après la mort du Roi, M. de Vaudémont usurpa de se faire porter dans le cabinet de M. le duc d'Orléans, et d'y rester sans se lever dans sa même chaise, où M. le duc d'Orléans lui parloit d'ordinaire sans s'asseoir, pour abréger; puis, on le remportoit. Mais, cela ne satisfaisant que l'impotent, et non les prétentions, il n'en usa guères, vécut presque toujours à Commercy, en grande splendeur et magnificence, mais en triste compagnie, et ne vint presque point à Paris, et seulement pour peu de jours.

1. Ces huit mots ont été biffés par un correcteur.

744. *Madame de Lussan*[1].

(Page 70.)

5 janvier 1694. — Femme du chevalier de l'Ordre, est des dames qui font les Rois chez le Roi. A vérifier si elle étoit lors dame d'honneur de Madame la Princesse, et, en ce cas, faveur pour une fois.

745. *Services du maréchal d'Estrées.*

(Page 83.)

19 mai 1707. — Le maréchal d'Estrées avoit servi longtemps avec réputation d'une grande valeur, lorsque M. Colbert, voulant former une marine, proposa au Roi de le mettre à la tête en qualité de vice-amiral. Il y réussit très bien, et fit plusieurs actions de mer et de terre éclatantes, en sorte que le public attendit longtemps, avec une sorte d'indignation, que le Roi le fît maréchal de France : ce que M. de Louvois retardoit toujours pour faire dépit à la marine et montrer son crédit aux Colbert. La vice-royauté d'Amérique n'étoit qu'un titre vain sans fonctions et sans appointements, pour lui donner plus d'autorité en ce pays-là en quelques voyages de guerre qu'il y a faits avec grande réputation, qu'il a toujours soutenue tant qu'il a été à la mer.

746. *Madame de Montespan.*

(Page 88.)

28 mai 1707. — Mme de Montespan, qui, au milieu de ses désordres, n'auroit, pour rien, manqué à jeûner les jeûnes d'Église et tout le carême, toute grande mangeuse et gourmande qu'elle étoit, et qui quittoit le Roi pour aller réciter tous les jours quelques prières, profita de sa très involontaire retraite de la cour pour faire pénitence, dans laquelle elle s'avança de plus [en plus] jusqu'à sa mort, sous la direction du P. de la Tour, qui la menoit fort roide. Elle vit de plus en plus rarement ses enfants, et leur donna de moins en moins. Elle traita d'Antin en fils unique, et lui donna beaucoup et souvent. Elle écrivit à son mari la lettre la plus humiliée, et lui offrit de retourner avec lui, ou dans celle de ses maisons qu'il lui plairoit de lui prescrire. Elle donnoit presque tout ce qui lui restoit aux pauvres, et travailloit de ses mains pour eux, plusieurs heures par jour, à des chemises et d'autres vils ouvrages. Elle jouoit au plus petit jeu du monde, et, tant le jeu que la compagnie, elle les quittoit au bout de chaque heure pour s'aller mettre en prière et en réciter une certaine quantité, assez longtemps durant. Outre ses matinées et les exercices ordinaires de piété, sa table étoit frugale, ses jeûnes fréquents, et portoit sans cesse, jour et nuit, des instruments de pénitence à pointes de fer, ceintures, bracelets, jarretières, etc., très pénibles et très douloureux. Quoique

1. Note ajoutée sur le manuscrit du *Journal*.

sa langue eût aussi sa pénitence sévère, elle ne laissoit pas d'être d'excellente compagnie, et, parmi tant de macérations et de pratiques d'humilité, cet air de grandeur, de domination, de majesté, qui la montroit la reine en quelque lieu et avec quelque compagnie que ce fût, ne put jamais l'abandonner. Elle pensoit sans cesse à la mort, et en avoit des frayeurs si terribles, qu'elle gageoit des femmes qui n'avoient d'autre emploi que la veiller toutes les nuits. Elle dormoit ses rideaux ouverts, avec force bougies toujours allumées, et, toutes les fois qu'elle se réveilloit, elle vouloit trouver les veilleuses ou parlant, ou jouant, ou mangeant, de peur qu'elles ne s'endormissent. Elle aimoit à voyager, par inquiétude et mésaise partout, avoit plusieurs demoiselles d'esprit attachées à elle, et alloit aux terres de d'Antin, à Fontevrault, à Bourbon, sans besoin des eaux. Cette dernière fois qu'elle y fut, elle paya, deux ans devant, les pensions charitables qu'elle faisoit à un grand nombre de personnes, et doubla de même toutes ses autres sortes d'aumônes, dans la pensée qu'elle mourroit bientôt, sans pourtant avoir aucune maladie, ni rien de menaçant, et disoit que cette avance de payement donneroit le temps à ces pauvres gens de chercher de quoi vivre après elle. Surtout elle aimoit à marier les jeunes filles; mais elle en marioit tant, que les dots étoient courtes. Il y avoit dans son esprit un tour délicieux et des expressions singulières, mais si justes et si naturelles, qu'on en étoit charmé ; et l'un et l'autre s'est communiqué d'elle à ses filles, à ses nièces et aux personnes qui étoient élevées auprès d'elle. Sa maladie à Bourbon fut subite et dura très peu. Elle n'avoit ni chirurgien ni médecin auprès d'elle, nul chirurgien à Bourbon, mais quelques médecins, qui la virent, et qui ne la traitèrent point : en sorte qu'elle mourut dans l'abandon de secours, quoique avec une grande suite. Elle revint d'un grand assoupissement douze ou quinze heures avant de mourir, qu'elle employa toutes pour son salut; Dieu lui fit la grâce de lui ôter toute cette horreur de la mort pour y faire succéder une confiance humble et craintive, mais soumise et paisible. Elle voulut faire entrer toute sa suite jusqu'aux derniers valets, et, devant eux, fit une amende honorable de sa vie, la plus forte et la plus touchante, et rendit grâces à Dieu de mourir éloignée des fruits de son péché, qui, tous, lui rendoient beaucoup, et qu'elle aimoit infiniment. Elle reçut de la sorte tous ses sacrements, et mourut au milieu des regrets de tout ce qui étoit présent et des cris de plusieurs milliers de pauvres, qui accouroient des provinces voisines à Bourbon dès qu'elle y arrivoit, et qu'elle nourrissoit et vêtissoit tous. Son corps fut la proie de l'apprentissage du chirurgien d'un intendant de je ne sais où qui se trouva à Bourbon, et qui voulut l'ouvrir sans savoir comment s'y prendre, et de l'avidité des prêtres, qui se battirent à qui l'auroit dans la paroisse ou dans la Sainte-Chapelle, et qui retardèrent longtemps le très pauvre convoi. D'Antin étoit arrivé, qui l'avoit trouvée mourante, et qui repartit sans donner ordre à rien dès qu'elle fut morte. Elle avoit son testament avec elle; on le savoit, et il ne se trouva jamais. Tout cela fit fort crier contre d'Antin, fit grand bruit dans le monde, et lui fit des affaires très désagréables avec les enfants qu'elle avoit eus du Roi, qui, excepté M. du Maine, témoignèrent, et fort longtemps, une grande et vraie douleur. Le corps demeura longtemps, et très peu décemment, en dépôt à la paroisse, puis fut porté de même à Oiron. Le Roi ne nomma jamais son nom, et ne parut pas la moindre sensibilité à sa perte, qui, toute faite qu'elle étoit à son égard, ne laissa pas d'être une délivrance pour Mme de Maintenon. Les enfants du Roi ne reçurent aucun compliment en forme, et ne reçurent pas une petite mortification de n'oser porter aucune sorte de marque de deuil. Mme de Montespan étoit encore belle, et paroissoit encore tout ce qu'elle avoit été.

747. *Mademoiselle d'Aumale reine de Portugal.*

(Page 123.)

15 février 1707. — La première femme de ce roi de Portugal étoit Mlle d'Aumale, si célèbre pour avoir répudié, détrôné, enfermé, expatrié le roi son premier mari et épousé le frère de ce premier mari; lequel frère[1], durant sa vie, ne porta titre que de prince-régent, et de roi après sa mort, qui est le roi de Portugal qui vient de mourir, qui n'en a point laissé d'enfants, mais seulement de sa seconde femme, Palatine Neubourg, sœur de l'Impératrice femme de l'empereur[2] Léopold, etc. Cette première, qui étoit Mlle d'Aumale, étoit sœur de la mère du premier roi de Sardaigne, toutes deux filles de M. de Nemours tué en duel par le duc de Beaufort, et de la sœur de ce même duc de Beaufort, enfant de César, duc de Vendôme, bâtard d'Henri IV et de la belle Gabrielle d'Estrées. Cette raison aida fort au deuil de six semaines qu'on prétexta de l'honneur des têtes couronnées. Il en eut une fille unique, morte sans avoir été mariée, dont le mariage fait avec M. de Savoie, son cousin germain, fut rompu par lui.

748. *La succession de la duchesse de Nemours.*

(Page 133.)

16 juin 1707. — On a suffisamment parlé ailleurs de Mme de Nemours. Sa mort fit paroître beaucoup de prétendants à ses biens, surtout à Neuchâtel, parmi lesquels plusieurs ne se proposèrent que la vanité d'y prétendre. La diligence de M. le prince de Conti à s'y rendre, ou du moins à Pontarlier, fut un peu trop mise en parallèle avec sa lenteur à partir pour la Pologne. Le Roi, qui ne l'aima jamais, n'auroit pas vu avec plaisir Neuchâtel entre ses mains, et ne fit en sa faveur que ce qu'il ne put s'empêcher de faire, et s'excusa du reste,

1. Les mots *lequel frère* sont ajoutés en interligne, au-dessus de *qui*, biffé.
2. *L'empereur* a été ajouté en interligne.

sous prétexte de ne vouloir pas faire tort aux différents prétendants. Il ne fut pas difficile à Chamillart de profiter de cette disposition pour agir librement en faveur de Matignon : c'étoit son ancien ami, et qui avoit, de fort bonne grâce et gratuitement, affranchi une terre de Chamillart, en Normandie, de la mouvance de la sienne de Torigny. Chamillart ne l'oublia jamais, et l'enrichit pendant qu'il eut les finances : à quoi l'autre ne s'oublia pas, et fit son frère maréchal de France, qui en étoit bien éloigné.

749. *Le chevalier de Sillery.*

(Page 138.)

6 janvier 1708. — Le chevalier de Sillery étoit frère de Puysieulx chevalier de l'Ordre et ambassadeur en Suisse. Je ne sais quelle tracasserie il eut avec la princesse de Conti, qui étoit fort étrange. Il l'envoya promener. M. le prince de Conti ne fit qu'en rire. Il quitta. Il avoit de la valeur et de l'esprit singulier, à la Sillery. Il se maria depuis à sa mode, et il eut un fils qui prit le nom de Puysieulx, et qui continua cette dernière branche de Brûlart dit Genlis[1].

750. *Neuchâtel dévolu à l'électeur de Brandebourg.*

(Page 142.)

7 novembre 1707. — Il y a tant eu d'écrits sur les prétentions à Neuchâtel, qu'on s'abstiendra d'en parler ici : l'argent, l'éloignement et la conformité de religion prévalurent à tous droits en faveur du Brandebourg.

751. *Deuil de la duchesse de Nemours.*

(Page 144.)

18 juin 1707. — Le Roi auroit pu prendre le deuil de Mme de Nemours, dont la mère étoit princesse du sang, héritière de la branche de Soissons; mais il n'y avoit point de ces raisons qui le touchoient de plus près, comme celle qui le lui fit porter du roi de Portugal sous prétexte de sa couronne, ou du duc Maximilien de Bavière pour honorer les Électeurs, ses neveux, qui s'étoient perdus pour son service. Pour Mgr et Mme la duchesse de Bourgogne, M. de Nemours étant de la maison de Savoie, ils ne pouvoient ne pas prendre le deuil de sa veuve.

752 et 753. *Le marquis de Béthune, la reine de Pologne et le cardinal d'Arquien.*

(Page 150.)

16 mars 1686. — Ce Béthune, celui de Pologne, beau-frère du roi Sobieski et chevalier de l'Ordre, un chef d'escadre, l'évêque de

1. Les mots *dit Genlis* ont été ajoutés après coup.

Verdun et cette Mme de Rouville étoient tous enfants de Mme de Béthune, dame d'atour de la Reine, sœur du duc de Saint-Aignan, et du marquis de Béthune, chevalier de l'Ordre et chevalier d'honneur de la Reine, fort considéré à la cour, et fort employé. Lui et son père, frère cadet de Maximilien, premier duc de Sully, surintendant des finances d'Henri IV, aussi chevalier de l'Ordre, ont été ambassadeurs à Rome, et ont recueilli quinze mille manuscrits très curieux, qui sont la plupart dans la bibliothèque du Roi. Le chevalier d'honneur de la Reine, mort en 1665, étoit frère aîné de M. de Charost, duc à brevet, capitaine des gardes, père de celui qui fut fait duc et pair.

25 octobre 1692. — Ce marquis de Béthune étoit fils de la sœur du duc de Saint-Aignan, dame d'atour de la Reine. Son père et son grand-père étoient gens fort considérables, qui s'étoient acquittés avec capacité de grandes ambassades, depuis lesquelles ils avoient toujours figuré à la cour, en charges et en grande considération, tous deux chevaliers du Saint-Esprit : le premier, frère cadet du premier duc de Sully; l'autre, chevalier d'honneur de la Reine, et qui a enrichi la bibliothèque du Roi de plus de deux mille cinq cents volumes, la plupart originaux précieux, recueillis par son père et par lui, et si connus sous le nom de manuscrits de Béthune. Celui-ci, qui figura seul de beaucoup de frères et de sœurs qu'il eut, épousa la fille du marquis d'Arquien la Grange, capitaine des cent-suisses de Monsieur, qu'on n'avoit pas cru devoir faire son élévation. Elle avoit une sœur, que la princesse Marie de Gonzague aimoit fort, qu'elle emmena avec elle lorsqu'elle alla en Pologne épouser en moins de quatre ans les deux derniers frères Jagellons, rois de Pologne. Elle l'y maria à Jacques Radziwill, prince de Zamoyski, palatin de Sandomir, après la mort duquel elle épousa le fameux Jean Sobieski, en 1665, déjà grand maréchal, et ensuite grand général de Pologne, qui fut élu roi, 20 mai 1674, et qui mourut à soixante-douze ans, en 1696. Cette reine maria son autre sœur, quatre ans après, au comte Wielopolski, grand chancelier de Pologne, qui fut après ambassadeur en France, et attira auprès d'elle Mme de Béthune et son mari, qui y passa presque tout le reste de sa vie, y fut ambassadeur extraordinaire et chevalier du Saint-Esprit, qu'il donna au nom du Roi au roi de Pologne. Il fut toujours fort bien avec tous les deux, et sut se concilier en même temps les seigneurs et la nation. Sa femme, jalouse de lui, hautaine, et qui lui vouloit faire sentir que ce n'étoit que pour elle qu'il figuroit de la sorte, se fit haïr et mépriser jusque de sa sœur, qui engagea le Roi à la faire revenir, et qui l'exila en arrivant, d'où elle ne revint à la cour qu'au départ du Chancelier son beau-frère, qui le demanda et l'obtint; et, quelque temps après, elle retourna en Pologne.

Sa sœur, qui vint faire un tour en France, n'étant encore que grande maréchale, desira passionnément de s'y revenir montrer reine, et se fit ordonner les eaux de Bourbon, quoiqu'en fort bonne santé; mais, quand il fut question du voyage, elle le rompit elle-même, parce qu'ayant fait sonder Louis XIV, elle désespéra d'obtenir la main chez la Reine, comme pas un roi de Pologne ne l'a jamais eue d'aucun roi de France. Le dépit qu'elle en conçut fut si vif, qu'elle se servit de tout son crédit sur le roi son mari pour le lier à tous les ennemis de la France et à l'Empereur[1], malgré le traitement indigne qu'il en reçut après lui avoir sauvé l'Empire en faisant si glorieusement lever le siège de Vienne aux Turcs. Elle eut donc la plus grande part à la ligue d'Augsbourg, eut l'honneur que son fils aîné, né avant que le père fût roi, eut l'honneur d'épouser une sœur de l'Impératrice et de tant de reines, et, quoique son extrême avarice eût privé ses enfants de la couronne et l'eût rendue odieuse et méprisée, elle ne laissa pas d'obtenir l'Ordre pour ses deux cadets, qui ont toujours vécu jusqu'à la mort dans les intérêts, et presque toujours dans les États de l'Empereur; et, obligée elle-même de quitter Rome en 1714, après un séjour de quinze ans, et où elle s'étoit retirée après la mort du roi son mari, elle ne laissa pas d'être reçue et bien traitée en France, où elle mourut en 1716, à soixante-dix-sept [ans], à Blois, qu'elle avoit choisi pour sa demeure. Ces deux chevaliers du Saint-Esprit sont morts sans postérité. Leur aîné n'a eu que deux filles, mariées au roi Jacques III d'Angleterre, à Rome, et l'autre, à force d'adresse et d'argent, au duc de Bouillon, après l'avoir été huit jours à son frère aîné, et la fille de cette reine de Pologne fut mère des électeurs de Cologne, de Bavière, etc. Elle a eu un frère marié en Pologne, et, n'ayant pu venir à bout d'obtenir que son père[2], qu'elle avoit fait venir en Pologne, fût fait duc, elle lui procura la nomination de Pologne et l'ordre du Saint-Esprit, et il est mort à Rome, en 1707, à quatre-vingt-dix-sept ans, et dans la douzième de son cardinalat, logé avec la reine sa fille.

Pour revenir à M. et Mme de Béthune, le mari étoit un homme d'esprit, aimable et aimé de tout le monde, doux, insinuant, galant, qui dépensoit trois ou quatre fois ce qu'il avoit, et qui avoit quelque capacité, beaucoup d'amis effectifs et considérables, et des singularités sans aucune affectation: par exemple, celle de n'écrire et de ne dicter jamais pas une lettre qu'entre deux draps, et de revenir froidement s'y mettre toutes les fois qu'il avoit à écrire ou à travailler, et se relevoit aussitôt après. Il avoit acquis du crédit dans tout ce Nord, et sa mort fut regardée comme une perte. Il eut deux filles mariées en Pologne, l'une au prince Radziwill-Kleski, grand maréchal de Lithuanie, neveu du roi de Pologne, puis à un Sapieha, petit maréchal de Lithuanie; l'autre, en 1698, au comte Jablonowski, un an après palatin de Volhynie, puis de Russie, oncle maternel de la Reine femme de Louis XV. Les deux fils de Mme de Béthune ne purent jamais être persuadés, quelque jeunes qu'ils fussent, d'accepter la nomination de Pologne: tellement que ce ne fut qu'au refus obstiné de tous les deux que leur grand-père maternel fut cardinal. L'aîné fut tué à la bataille d'Hochstedt, sans

1. Ici, un correcteur a ajouté *Léopold* en interligne.
2. Ici, le correcteur a ajouté *d'Arquien* en interligne.

avoir été marié, au désespoir de la dureté de sa mère, et de n'avoir jamais eu ni pain ni chausses. Le second a épousé une sœur du maréchal-duc d'Harcourt, dont il a une fille mariée à Belle-Isle, si persécuté par Monsieur le Duc pendant son premier ministère, et si dignement échappé de ses mains, puis une fille du duc de Tresmes, dont il a des enfants, et de laquelle il est séparé. C'est un homme dont la fortune et l'état sont fort différents de ses pères. Sa mère a vécu à Paris, où elle se retira à la mort de son mari, tantôt pimpante, tantôt gueusante, avec beaucoup d'esprit, d'humeur, de bizarrerie, et un corps de fer, qui est parvenu à quatre-vingt-douze ou treize ans.

754. *La comtesse de Vaillac, née du Cambout.*

(Page 168.)

29 janvier 1693[1]. — Belle-fille de Vaillac chevalier de l'Ordre en 1661, qui avoit été capitaine des gardes et premier écuyer de Monsieur et chevalier d'honneur de Madame, mort à soixante et un ans en 1681.

755. *Le chapeau de l'archevêque de Bourges.*

(Page 169.)

5 juillet 1707. — Cet archevêque de Bourges, frère du duc de Tresmes, a usé sa vie à courre après un chapeau, et a été bien des fois au moment de l'obtenir. Il ne l'a eu qu'après la mort du Roi, en 1717, cinq ans après l'abbé de Polignac, qui ne le courut pas avec moins de sueurs. Le rare est qu'après que le cardinal de Gesvres fut arrivé à ce comble de ses desirs, et auquel il avoit sacrifié toutes les actions de sa vie, il n'en fit aucun usage : ni cour, ni cérémonies, ni assemblées d'aucune sorte, ni conclave, rien enfin de quelque sorte que ce soit. Il s'enferma chez lui, où il passa le reste de ses jours à raisonner avec le très peu de gens qui le visitoient, visitoit lui-même encore moins, passa longtemps ses matinées aux Tuileries à prendre l'air, et vivoit d'un grand régime, sans donner à manger à personne. Ce qu'il fit de mieux fut de se défaire de son archevêché, où il n'avoit jamais résidé, et de se retirer tout à fait des affaires de la Constitution, quand i vit la fureur où elles tournoient.

756. *Le prince de Salm et l'empereur Joseph.*

(Page 188.)

30 novembre 1707. — Ce prince de Salm avoit épousé la sœur aînée de Madame la Princesse et de la duchesse d'Hanovre, et, se trouvant en grand crédit à Vienne, avoit fait le mariage du roi des Romains, dont il avoit été gouverneur, avec une fille de cette duchesse d'Hanovre, qui étoit ainsi propre nièce de sa femme et cousine germaine

1. Note ajoutée sur le manuscrit du *Journal*, comme, ci-dessus, l'Addition 744.

de ses enfants. Cela le mit dans la première considération à Vienne, encore plus quand Joseph fut devenu empereur par la mort de Léopold, son père. C'étoit un prince fougueux au dernier point, adonné à ses plaisirs, médiocrement capable d'autre chose, et Amélie, sa femme, une princesse très vertueuse. Le prince de Salm souffrit une éclipse à sa faveur, qui reprit le dessus en peu de temps, et qui ne finit qu'avec le court règne de ce jeune empereur.

757. *Les débordements de la Loire.*

(Page 191.)

13 octobre 1707. — On connut trop tard la cause de ces débordements, sans qu'on y ait pu remédier, et qui ont continué à faire de cruels ravages. Il y avoit des rochers dans la Loire, qui en empêchoient la navigation au-dessus de Roanne, qui étoit au duc de la Feuillade. Son père avoit tenté de les faire sauter pour avoir le profit de cette navigation, et il en avoit été empêché par les oppositions d'Orléans, de Blois, de Tours, et de tout le cours de la Loire. Son fils eut plus de crédit, et Chamillart, sans écouter personne, fit sauter ces rochers, qui ont été depuis irréparables, et la ruine immense, et pour les particuliers et pour le Roi, par les inondations que la sage nature avoit arrêtées, et à laquelle rien n'a pu suppléer depuis.

758. *Monsieur de Fréjus pendant l'invasion de la Provence.*

(Page 195.)

23 juillet 1707. — Monsieur[1] de Fréjus étoit à Fréjus quand M. de Savoie y arriva, qui le combla de caresses et de marques de considération. Il les paya cher, puisqu'il entonna le *Te Deum* dans sa cathédrale pour l'occupation de Fréjus. Le Roi lui en sut tellement mauvais gré, que Torcy, son ami intime, eut toutes les peines du monde à l'empêcher d'éclater, et le prélat, à son tour, sut le même mauvais gré à Torcy de n'avoir pas caché au Roi une démarche si publique, et qui lui revenoit de toutes parts. Ce qu'il lui pardonna moins fut sa propre faute, dont il avoit été témoin plus que nul autre, et de lui en avoir parlé franchement ; ce n'étoit guères le chemin, avec la peine que le Roi avoit eue à le placer, d'être nommé par lui précepteur de Louis XV. Quand il fut premier ministre, il se piqua d'attachement pour M. de Savoie, avec lequel il avoit conservé des liaisons qui ne durèrent pas jusqu'au bout, et de compter pour rien toutes celles qu'il avoit eues avec Torcy, si longues et si étroites, et de l'éloigner bien soigneusement de tout.

1. Après *M.*, une main étrangère a ajouté *l'évêque*.

759. *La correspondance de Tessé avec le comte de Pontchartrain.*

(Page 225.)

30 juillet 1707. — Le maréchal de Tessé, valet de tous les ministres et de toute faveur, entretenoit de partout commerce avec tous, et plus soigneusement encore de Provence avec Pontchartrain, à cause du mélange de marine. C'étoit le côté foible qui donnoit une inquiétude mortelle, dont on peut juger par l'envoi subit des deux fils de France qui y fut résolu, et le dépouillement, autant qu'on le put, de toutes les armées. Ce qui est incroyable, c'est que Tessé, qui étoit chargé de toute la défense, et qui n'étoit pas plus rassuré qu'on l'étoit à la cour, écrivoit longuement les nouvelles, ses inquiétudes, ses mesures, ses détresses, tous les ordinaires, à Pontchartrain, et encore par les courriers qu'il envoyoit, et toujours en style de don Quichotte. Il étoit le Triste écuyer, adaptoit tous les noms et toutes les aventures du roman aux choses dont il rendoit compte; et ce qui est encore plus surprenant, c'est que Pontchartrain en mouroit tantôt de rire, et tantôt d'admiration, montroit ses lettres, et exigeoit des autres ce que lui-même en sentoit. On ne vit jamais telle impertinence.

760. *Les ducs et pairs à la communion du Roi.*

(Page 236.)

15 août 1707. — Ce que le duc de la Force disoit lui être arrivé[1] étoit arrivé à tous les autres. Le dernier duc de Lesdiguières, le duc de la Trémoïlle très souvent, le duc de Saint-Simon, quantité d'autres avoient servi à la communion du Roi avec des princes du sang, et notamment ceux-là avec ce même Monsieur le Duc. Il fut blessé de n'avoir pas été admis à y servir avec M. le duc d'Orléans peu avant que ce dernier commandât une armée; il en demanda le dédommagement sur les ducs : il l'obtint. Ils grommelèrent; pas un ne se plaignit au Roi, et, à leur ordinaire, ils furent battus sans oser dire un mot. Ce service leur a toujours appartenu privativement aux charges et aux princes étrangers, et c'est un monument du service qu'ils avoient autrefois partout sur les charges, et qui n'est demeuré qu'aux princes du sang.

761. *Madame de Torcy au souper du Roi.*

(Page 243.)

19 août 1707. — Mme de Torcy fut cette femme qui, arrivant tard, se fourra entre Madame et la duchesse de Duras[2]. Elle en fut bien embarrassée; mais elle y demeura. Le Roi se lavoit les mains; dès qu'il

1. Ce duc assurait avoir tenu la nappe avec le prince de Conti quelques années auparavant.

2. Dangeau avait dit seulement : « une dame. »

eut déployé sa serviette, et qu'il eut jeté les yeux de part et d'autre sur la compagnie, il demeura fort surpris, et fixa un regard sur Mme de Torcy, qui la démonta. Elle fit alors de grandes excuses à la duchesse de Duras, et le Roi dit demi-bas à Madame, mais assez haut pour être entendu du voisinage : « Voilà qui est bien impertinent ! je ne sais à quoi il tient que je ne la fasse sortir. » On peut juger que le repas parut long à Mme de Torcy, qui essuya encore divers regards du Roi, et tous ceux de la compagnie. Le lendemain, il en parla si vertement à Torcy, que cela devint une vraie affaire, et qui fit grand bruit à Marly. On peut juger qu'avant le règne du Roi les ducs et les princes étoient bien éloignés de compétence avec ce qui ne l'étoit pas, et qui voudroit rapporter des faits constants de la continuelle et très grande différence en tout de ce qui l'étoit d'avec ce qui ne l'étoit pas étonneroit et offenseroit bien des sortes de gens. Tant que le Roi a vécu, les états n'ont fait que se rapprocher sans cesse, mais toujours à distance, qui n'a pas été enfreinte jusqu'à la confusion. Monsieur arrêta le Roi à une musique, qui en alloit faire sortir Mlle de Melun pour pareille entreprise, et, comme c'en fut une de sa part, le Roi alla plus loin que pour Mme de Torcy, et il fallut les derniers efforts pour l'empêcher d'être chassée, et mandée auparavant au souper où elle étoit, à cause du tabouret qu'elle vouloit prétendre, parce que prétendre est toujours fondement de quelque chose. Depuis cette aventure[1], qui fut la première en ce genre, personne ne s'y étoit hasardé, et celle-ci en corrigea pour longtemps.

762. *Seignelay, et l'origine écossaise des Colbert.*

(Page 245.)

2 novembre 1690. — M. de Seignelay avoit toutes les parties d'un grand ministre d'État, et désespéroit M. de Louvois, qu'il mettoit souvent à n'avoir pas le mot à répondre devant le Roi. Ses défauts répondoient à ses grandes qualités, en débauche, en audace, en dépense, en témérité, en ambition[2], en orgueil. Jamais tant de bon goût en gens, en choses, en compagnie, en ennemis ; et, pour la haine et l'amitié, il n'eut de pareil que Louvois. Savant, éclairé, beaucoup d'esprit, de délicatesse, d'étendue, de pénétration, de justesse, beaucoup d'humeur, et même avec ses amis. Sa mort sauva et perdit sa famille, en sauva le bien, dont il avoit presque tout dissipé, et la perdit dans tout le reste. Le travail, joint à la débauche, le tuèrent à la fleur de son âge et de sa fortune[3]. Sa vanité l'avoit porté à cet excès de se persuader, par la conformité du nom, qu'il sortoit d'une famille d'Écosse qui portoit le nom de Cohlberg, et qui étoit bonne et ancienne parmi la noblesse. Il en fit faire des recherches, et s'en fit descendre par une

1. C'est l'aventure racontée dans notre tome V, p. 339-340.
2. *En ambition* est en interligne.
3. Ce portrait ne reparaîtra pas dans les *Mémoires.*

généalogie dont les ministres puissants ne manquent jamais de trouver les secours. Il fut plus loin; car il écrivit au roi Charles II d'Angleterre, et en obtint des certificats, en manière de patentes, qui le déclaroient descendu de cette famille, et il eut la folie de les présenter au Roi, qui n'en crut pas plus que le roi d'Angleterre lui-même. Le Roi, néanmoins, fut fort choqué d'une démarche si étrange, et il en garda le silence pendant sa vie. Il s'en dédommagea trop publiquement à sa mort. M. de Seignelay en avoit persuadé toute sa famille, qui n'en a plus douté, excepté la duchesse de Mortemart, qui avoit le bon esprit d'en rire avec ses amis; mais l'entêtement de son frère étoit tel là-dessus, qu'il avoit fait donner à un de ses fils un nom d'Édouard au baptême, et ne l'appeloit jamais autrement. Il faut avouer que lui et tous les Colberts ont eu l'âme et le courage élevés, et une valeur qui ne s'est point démentie, tandis que le contraire s'est fait sentir dans tous les Telliers, leurs oncles, dont le premier qui ait montré de la bravoure est Courtenvaux, qui a exercé longtemps la charge de capitaine des cent-suisses pour son neveu en bas âge. Aussi faut-il dire que cette famille, et mâle et femelle, sans exception, a toujours été aussi humble sur sa naissance, et à en parler très franchement, que l'autre a été on peut dire folle sur le même article, bien qu'en effet elles ne fussent ni meilleures, ni moins nouvelles, ni moins parfaitement connues l'une que l'autre.

763. *Madame de Fourcy au dîner de l'hôtel de ville.*

(Page 252.)

5 septembre 1707. — On a vu, au repas que la ville de Paris donna au Roi à l'hôtel de ville[1], que Mme de Fourcy, femme du prévôt des marchands et conseiller d'État, et fille du chancelier Boucherat, servit à table Mme la dauphine de Bavière, tandis que des dames, non seulement titrées, mais de qualité sans titre, étoient à table avec le Roi et cette princesse. Ce fut ici la même chose. Armenonville étoit conseiller d'État et directeur des finances, il devint garde des sceaux dans la Régence; mais, à quoi on ne se seroit pu attendre, Morville, son fils, qui, de procureur général du Grand Conseil, devint ambassadeur en Hollande et au congrès de Cambray, puis ministre et secrétaire d'État des affaires étrangères, fut chevalier de la Toison d'or sous Monsieur le Duc, avec M. le duc d'Orléans et lui en même temps : ce qui fut payé comptant, deux mois après, par le renvoi de l'Infante.

764. *Mademoiselle d'Orléans au grand couvert.*

(Page 253.)

7 septembre 1707. — Ce souper de la fille de M. le duc d'Orléans au grand couvert à Versailles, où les princesses du sang ne sont point

1. A l'endroit du *Journal* où Dangeau l'a rapporté, 30 janvier 1687.

admises, fut une grâce qui s'est faite quelquefois à Fontainebleau aux princesses du sang, même avec la cour d'Angleterre; mais une grâce passagère ne tourne pas en droit, et cette rare faveur n'eut pas plus de suite pour cette jeune princesse qu'elle en avoit eu pour les autres, et ne lui donna aucune distinction sur elles, ni de droit, ni de fait.

765. *Les princesses du sang ne mangent pas avec la Dauphine.*

(Page 253.)

31 décembre 1684. — Jamais les princesses du sang ne mangeoient quand Mme la Dauphine ou Madame y étoient; encore n'étoient-ce que les filles du Roi, hors les fêtes, et quelquefois à Fontainebleau, et même, là, les autres princesses du sang, mais très rarement.

766. *D'Antin récompensé de ses peines.*

(Page 257.)

27 septembre 1707. — La mort de Mme de Montespan ouvrit à d'Antin la porte de la fortune et de la récompense de ses longues sueurs et de ses infatigables travaux de cour. Jusqu'alors il avoit trouvé le Roi de fer pour lui, quelques souplesses, quelques soins, quelques intrigues qu'il eût employées. Mme de Maintenon ne se pouvoit résoudre à rien en sa faveur. Dès qu'il eut perdu sa trop fameuse mère, tout changea de face; Mme de Maintenon lui sourit. Le passage du Roi par Petit-Bourg fut un signe éclatant de ce grand changement. Cette grâce du gouvernement d'Orléanois ne tarda pas ensuite: « Me voilà donc dégelé! s'écria d'Antin, transporté à cette nouvelle; puisque le Roi commence à me donner, je ne suis plus en peine de ma fortune. » On verra bientôt qu'il ne se trompa pas, et qu'il la sut porter jusqu'où un habile courtisan la peut porter en tout genre.

767 et 768. *Bartet.*

(Page 264.)

16 janvier 1690. — Ce Bartet avoit fait figure à la cour par ses intrigues, et, depuis encore, dans le grand monde, par son esprit, qui étoit plaisant, mais audacieux. Il s'avisa de s'attaquer aux modes et à la galanterie de M. de Candalle, qui avoit usurpé l'autorité de leur donner le ton. Il menaça: Bartet s'en moqua, et s'attira force de coups de bâton de gens nommés de M. de Candalle, qui lui coupèrent de plus les moustaches, qu'on portoit fort en ces temps-là. Bartet fut enragé; mais il n'en fut autre chose que d'être blâmé encore de se l'être attiré. Ses insolences, dont il ne se pouvoit défaire, et les intrigues où il s'étoit plongé attirèrent sa disgrâce. Il eut ordre de se défaire de sa charge, et il obtint de passer son exil à Lyon, parce qu'il se trouvoit protégé de MM. de Villeroy.

14 septembre 1707. — Bartet avoit été fort dans le grand monde, dans les intrigues, et dans beaucoup de manèges avec le cardinal Mazarin. Il avoit beaucoup d'esprit, et il avoit été fort gâté, comme le sont ces sortes de gens, qui peuvent servir et nuire; il en étoit devenu fort insolent, et s'étoit rendu redoutable. Des impertinences qui lui échappèrent souvent sur M. de Candalle lui attirèrent de sa part une rude bastonnade, et qui fut avouée. L'aveu outra Bartet plus que les coups, et ce qui l'outra de désespoir, c'est qu'il eut beau crier, il n'en fut autre chose. Ce fut le commencement de son déclin. Il n'étoit point marié. Comme on le craignoit plus qu'on ne l'aimoit, et que son insolence avoit révolté tout le monde, chacun fut ravi de son aventure, et, quand la faveur se lassa de le soutenir, chacun le laissa tomber avec plaisir, et les ministres et les courtisans du haut parage se gardèrent bien de l'appuyer; et, quand, de dépit, il se fut retiré, ils se gardèrent tout autant de le faire revenir.

769. *Le cardinal le Camus.*

(Page 266.)

11 septembre 1686. — L'abbé le Camus, frère du lieutenant civil et du premier président de la Cour des aides à Paris, avoit été aumônier du Roi et dans les meilleures compagnies, galant, plein d'esprit, d'agrément, de sel, savoit beaucoup, débauché à l'excès, et impie jusqu'à avoir fait le baptême d'un cochon. L'abbé Bouthillier de Rancé, qui ne fut jamais impie ni vraiment débauché, mais galant, chasseur, et du plus grand monde, étoit fort de ses amis, et se retira quelques années avant d'entreprendre cette merveille de nos jours qu'il a si longuement et si saintement soutenue à la Trappe. L'abbé le Camus en fut touché, et prit toute une autre conduite, qui fut récompensée de l'évêché de Grenoble. Il y mena une vie très épiscopale, et y ajouta une pénitence extérieure, qui le canonisa avant le temps : ce fut de ne manger en tout temps que des légumes, sans viande, œufs ni poisson, et de prendre son repas en réfectoire chez lui avec tous ses domestiques, jusqu'aux plus abjects, avec une lecture commune. La visite exacte de son diocèse, les sermons, et tout le reste de la vie la plus digne d'un évêque, accompagna ces austérités, sans jamais sortir de son diocèse; du reste, agréable en compagnie, poli, aimable, et toujours un peu difficile à retenir ses bons mots. Parmi tant de piété, il ne laissa pas de profiter de ce que sa réputation lui valut à Rome, où il fomenta la bonne volonté de cette cour par une conduite fort mesurée et par un agent secret qu'il y entretenoit. Tout, en lui, avoit plu à Innocent XI, et sa singularité de vie surtout. Il en reçut la pourpre pour récompense, et la prit sans se commettre à la permission du Roi, qui ne[1] lui pardonna jamais. Sa joie, malgré des mauvaises nouvelles

1. Ici, un correcteur a ajouté *le* en interligne.

de Paris, ne put être tempérée; elle avoit éclaté jusqu'au scandale, et jamais cardinal ne le fut tant que lui : enfin jusqu'à ses bottes pour aller en mulet par les montagnes étoient rouges, et, quinze ans après, Mgrs les ducs de Bourgogne et de Berry ayant passé par Grenoble, son ivresse fut encore assez forte pour le faire douter s'il leur donneroit la main chez lui. A la vérité, il n'avoit jamais vu de cardinaux qu'à Rome, où le Roi ne le laissa aller qu'au second conclave et au troisième, qui fut le dernier de son cardinalat, et il avoit apparemment perdu les idées de son premier âge, où il en avoit vu à la cour. Il revint tout court après l'exaltation des deux papes où il assista, et ne put jamais obtenir, non seulement de venir à la cour, mais de mettre le pied hors de son diocèse. On lui voulut persuader d'adoucir sa nourriture. « Oh ! mes chères légumes ! » répondit-il, par un élan de vérité, « je vous ai trop d'obligations, je ne vous abandonnerai jamais. » Il n'avoit point d'autres bénéfices, étoit riche de patrimoine et dépensoit peu : néanmoins, il laissa de si immenses richesses, qu'elles furent également l'étonnement et le scandale de tout le monde. Il mourut en septembre 1707[1].

770. *Succession scandaleuse du cardinal le Camus.*

(Page 272.)

17 septembre 1707. — On a vu[2], lors du passage des princes à Grenoble, en 1701, en revenant d'accompagner le roi d'Espagne à Saint-Jean-de-Luz, quel étoit le cardinal le Camus, sa fortune, sa disgrâce, et la cause de l'une et de l'autre, et jusqu'à quel excès il poussoit la folie du cardinalat. Sa mort, ou plutôt ses suites ne furent pas édifiantes. Son testament fut immense, et sa succession prodigieuse. On eut peine à comprendre comment, avec un seul évêché, qui n'est pas riche, et cent mille écus de patrimoine, il avoit pu amasser tant de biens, et le mot salé *pietas ad omnia utilis* revint beaucoup dans l'esprit de tout le monde, quand on vit ses légumes et sa frugalité, qui l'avoient fait cardinal, l'avoir encore enrichi par ses épargnes si démesurément[3].

771. *Le comte d'Egmont, et sa succession.*

(Pages 272-273.)

28 septembre 1707. — Le comte d'Egmont, dernier de cette première maison des Pays-Bas, et qui a été un instant souveraine de Gueldre, n'eut point d'enfants de Mlle de Cosnac, nièce de l'archevêque d'Aix et élevée chez Mme des Ursins, lors duchesse de Bracciano, à

1. Cette dernière phrase a été ajoutée par un correcteur.
2. Dans l'Addition précédente, mais placée en regard du texte de Dangeau pour 1686, et non en 1701. Voyez notre tome VIII, p. 235-236.
3. Ces deux derniers mots paraissent avoir été ajoutés après coup.

Paris, où il l'épousa avant que cette illustre femme retournât en Italie, et qu'y étant devenue veuve, elle allât régner en Espagne. Il n'avoit qu'une sœur unique, qui avoit épousé un Pignatelli, duc de Bisaccia et grand seigneur à Naples. Il y avoit un fils unique et une fille unique de ce mariage. La fille épousa le duc d'Arenberg-Ligne, grand d'Espagne, qui, par la révolution de la bataille de Ramillies et des Pays-Bas, s'attacha à l'Empereur et au prince Eugène, qui l'éleva rapidement aux premiers grades de la guerre et au gouvernement de Mons et du Hainaut; il eut aussi la Toison et les hallebardiers de la garde de l'Empereur, quand le marquis de Westerloo, qui les avoit, fut chassé pour la magique aventure de M. de Richelieu à Vienne et de l'abbé de Sinzendorf, nommé au cardinalat, et que son père sauva avec M. de Richelieu pour sauver le cardinalat, que cet abbé obtint peu de mois après, avec des évêchés considérables. Le fils de M. de Bisaccia prit le nom de comte d'Egmont, en eut les biens et la grandesse, et son père, qui fut toujours fidèle à Philippe V, et qui se retira à Paris, où il mourut, le maria à une fille du feu duc de Duras.

772. *Les enfants du maréchal de Tourville.*

(Page 279.)

7 novembre 1707. — Les *Mémoires* se trompent[1] : le maréchal de Tourville avoit un fils, qui fut tué dans la suite au combat de Denain, sans avoir été marié, et une fille, qui le fut ensuite avec M. de Brassac, et qui fut une des dames de Mme la duchesse de Berry.

773. *Escroquerie du marquis de Listenois.*

(Page 280.)

20 novembre 1707. — Ce marquis de Listenois étoit un fou sérieux, plein de vues, de projets et d'idées; il se relaissa dans un village, d'où il fit tout ce manège pour tirer de l'argent, qui lui fut en effet envoyé : après quoi il reparut, sans trop savoir que dire. Tout fut bientôt découvert, et servit de leçon sur son compte.

774. *Catinat, Tessé et Chamillart.*

(Page 283.)

21 novembre 1707. — .... Tessé[2] avoit brouillé Catinat avec Chamillart; on voit la sagesse et la modération du maréchal à l'égard de l'un et de l'autre, et sa rare modestie sur tous les deux. On verra comme Tessé, après avoir usé et abusé de Chamillart, pratiqua à son égard, et à la lettre, le dévouement du vieux maréchal de Villeroy,

1. Dangeau a dit que le maréchal n'avait eu qu'un fils.
2. Le commencement de cette Addition trouvera place en regard du texte de la page 17 du tome XII de l'édition de 1873.

qu'il faut tenir le pot de chambre aux ministres en crédit, et, dès qu'ils branlent, le leur verser sur la tête.

775. *Prostitution de l'ordre de la Toison d'or.*

(Page 287.)

8 décembre 1707. — Le soi-disant marquis de Bay, fils d'un cabaretier de Gray[1], en Franche-Comté, Ducasse, dont le père vendoit des jambons à Bayonne, Morville, et quelques autres, déshonorèrent l'ordre de la Toison d'or. Le rare est qu'il fut offert à Bezons dans la suite, étant alors maréchal de France, et que le Roi ne voulut pas consentir qu'il l'acceptât. Son bâton pourtant lui valut l'Ordre en 1724, sans que l'exemple de Catinat lui en pût servir.

776. *Maladie du comte d'Auvergne.*

(Page 287.)

23 novembre 1707. — La maladie et la mort du comte d'Auvergne firent parler; mais elles ne demandent que le silence.

777. *La maison de la Trémoïlle.*

(Page 306.)

10 mars 1693. — Claude de la Trémoïlle, duc de Thouars, qui fut fait pair de France, étoit fils de Louis, qui fut fait duc, et d'une fille du connétable Anne de Montmorency. Ce Claude de la Trémoïlle se fit huguenot, étoit frère de la célèbre princesse de Condé grand mère du prince de Condé le héros, et avoit épousé une fille du prince d'Orange fondateur de la république des Provinces-Unies. Son fils épousa une fille du maréchal de Bouillon la Tour, et elle et lui étoient enfants des deux sœurs. Il fit abjuration entre les mains du cardinal de Richelieu au siège de la Rochelle, et maria son fils à une fille de Guillaume V landgrave de Hesse, sœur de la reine de Danemark et de l'électrice palatine mère[2] de Madame. Il eut la Jarretière, servit toujours les Hollandois, mourut avant son père, et laissa le duc de la Trémoïlle gendre du duc de Créquy et premier gentilhomme de la chambre.

778. *Le mariage Talmond et Bullion.*

(Page 314.)

25 novembre 1707. — On a vu ci-dessus[3], à l'occasion du tabouret de la princesse de Tarente, qui étoit la mère du duc de la Trémoïlle

1. Avant *de Gray*, le correcteur a ajouté *Ducasse*, par mégarde, en interligne, après l'avoir biffé à la ligne suivante, avant *Morville*.

2. *Mere* en interligne, au-dessus de *sœur*, biffé.

3. Dans l'Addition à l'article du 27 avril 1706, déjà placée dans notre tome XIII, n° 665.

et du prince de Talmond, son frère, et, de ce[1] qu'elle étoit sœur de la mère de Madame, M. de la Trémoïlle obtint un tabouret de grâce pour son frère à l'occasion de son mariage sous la cheminée, en cote mal taillée, et faisant accroire au Roi que c'étoit une suite du tabouret de sa fille et de sa belle-fille, par l'heureux hasard de n'avoir ni cadet ni cadette. Le Roi sentit après qu'il avoit été attrapé, et en parla; mais l'affaire étoit faite, et le brevet personnel lâché. Jusque-là, M. de Talmond n'avoit eu aucuns honneurs quelconques. Cela bâclé, M. de Talmond espéra que cette sauce feroit avaler le poisson à Madame; mais les Allemands abhorrent les mésalliances, et Madame avoit donné des preuves de la sienne. Elle n'avoit pas oublié qu'elle avoit tenu bon, plus de dix ou douze ans durant, contre toutes les instances de Mme de Ventadour, qui la conjuroit de faire monter une fois Mme de Bullion dans son carrosse. La mère de Bullion et la maréchale de la Motte, mère de Mme de Ventadour, étoient sœurs. Mme de Bullion étoit une femme fort haute, qui aimoit à aller à Versailles, et qui desiroit avec tant de passion d'entrer dans le carrosse de Madame, qu'elle promit vingt mille francs à Mme de Ventadour pour cela. A la fin, elle en fit confidence à Monsieur, qui s'y laissa gagner; mais Madame, à qui il fallut bien le dire aussi pour la toucher, y résista longtemps encore; puis, de guerre lasse, elle y consentit. Mme de Bullion paya vingt mille francs à Mme de Ventadour, puis entra une fois dans le carrosse de Madame; mais ce fut tout, et elle n'osa jamais songer à ceux de Mme la duchesse de Bourgogne, ni à Marly. Madame fut donc outrée de voir la fille de Mme de Bullion devenir sa cousine germaine, et fit un vacarme sans mesure, et qui fut tel, que, si le mariage n'avoit pas été avancé au point qu'il l'étoit, il ne se seroit jamais fait. La colère de Madame dura longtemps, et enfin s'apaisa à force de pardons et d'instances; mais, quoique la princesse de Talmond n'ait presque point paru à la cour, Madame ne fut jamais pour le prince de Talmond, ni même pour M. de la Trémoïlle, comme elle avoit été auparavant, et il y parut dans la régence de M. le duc d'Orléans, où le prince de Talmond n'eut aucune grâce qu'un petit gouvernement de place, et pensa mourir de douleur de n'avoir pu être fait duc-pair, surtout quand il en vit d'autres. Il se raccrocha, longtemps depuis, par le mariage peu pécunieux d'une parente de la Reine avec son fils, qui flatta sa vanité et qui tira son fils, par un brevet de duc, de l'état ordinaire dont le tabouret de grâce qu'il avoit obtenu à son mariage l'avoit lui-même tiré.

779. *Moreau et Monseigneur le duc de Bourgogne.*

(Page 321.)

7 décembre 1707. — Moreau étoit un premier[2] valet de garde-robe du Roi et avoit été des ballets et des plaisirs de sa jeunesse; très bien

1. *De ce* a été ajouté en interligne.
2. L'abréviation p^r a été ajoutée en interligne.

fait, de l'esprit, et nulle impertinence de valet; un fort honnête homme, et né pour être un vrai seigneur. Il avoit toute sa vie vécu avec ceux de la cour, dont il étoit aimé et estimé, et encore plus des dames, ayant été un des hommes de la cour des mieux faits et de la meilleure mine; on le voyoit bien encore à soixante-dix-sept ans qu'il avoit. Il lui étoit resté beaucoup d'amis, et d'amis considérables, et ne s'étoit jamais marié. Il fut le seul mis de la main du Roi auprès de Mgr le duc de Bourgogne. C'étoit un vrai répertoire de cour et un homme de très bonne compagnie, toujours considéré du Roi, et toutefois assez libre en ses propos, qui étoient souvent salés. Il en lâchoit quelquefois sur la dévotion de son maître et sur ses longues conférences avec son confesseur; il n'aimoit ni les dévots ni les jésuites, et toutefois avoit la confiance de son maître et du duc de Beauvillier. Du reste, il vivoit moralement bien, en honnête homme et plein d'honneur. Quand il se vit près de sa fin, il fut si touché de tout ce qu'il avoit vu de près en son maître, qu'il l'envoya supplier de lui accorder ses prières, et la grâce de faire une communion pour lui dès qu'il seroit mort, et déclara qu'il ne connoissoit rien de plus saint que ce prince. Mgr le duc de Bourgogne en fut très touché à son tour, monta chez lui, et fit ses dévotions pour lui dès qu'il fut mort. Jamais prince, et de cet âge, n'a peut-être reçu d'éloge si complet, ni si exempt de flatterie.

780. *Du Chesne fait premier valet de chambre du duc de Berry.*

(Page 323.)

24 août 1693. — .... Du Chesne[1] et Chesnedé, gens de sens et de mérite en leur état, mais le premier fort homme de bien, un peu pédant et fort janséniste. Je ne sais comme le Roi le tira de chez lui pour cet emploi.

781. *Monsieur de Noyon nommé à l'archevêché de Rouen.*

(Page 326.)

24 décembre 1707. — On a vu l'origine de la fortune de cet abbé en adoptant Mme de Maintenon pour être de son nom. L'évêque de Chartres, Godet, directeur de Saint-Cyr et de cette toute-puissante, l'avoit eu grand vicaire, et le trouva et le laissa mâchoire d'âne, mais de bonnes mœurs et de doctrine à la mode : ce qui étoit aisé à un prélat comme d'Aubigné, qui ne savoit pas lire. Il fut donc évêque de Noyon, avec un crédit qu'on a vu en son lieu. Sa cousine putative le

1. Le commencement de cette Addition trouvera place dans la suite des *Mémoires*, partie en regard de la page 160 du tome VIII de 1873, partie au tome XII, p. 412.

fit archevêque de Rouen, et, comme tout lui étoit facile, elle obtint pour lui la conservation du rang de comte-pair, ce qui étoit sans exemple, et qui n'en a eu que trop depuis. Tout stupide qu'il étoit, il attrapa le parlement de Normandie : les archevêques de Rouen y prêtoient serment à genoux, à la grande chambre, entre les mains du premier président, avant d'y prendre leur place ; les derniers archevêques, Harlay, Médavy et Colbert, avoient trouvé que cette forme étoit indigne de l'épiscopat, et aimèrent mieux se priver de la séance que de s'y soumettre, quoique leurs prédécesseurs ne fussent pas moins archevêques qu'eux, et que, pour la naissance, il n'y eût pas même de proportion. Celui-ci, armé de l'autorité de sa cousine, leur dit qu'ayant prêté au parlement de Paris le serment de pair de France comme évêque-comte de Noyon, et là acquis séance en tous les parlements du Royaume, il n'avoit plus de serment à prêter, alla au Parlement avec l'habit de pair ecclésiastique, se mit en place, opina, et a continué depuis d'y aller de la sorte. Il étoit bien aisé de lui répondre que, n'ayant plus Noyon, il n'avoit plus de séance de pair nulle part, et qu'il devoit un serment au parlement de Rouen pour s'y acquérir la séance comme archevêque, puisqu'il n'y en pouvoit avoir qu'à ce titre ; mais cela passa de la sorte, et il se moqua d'eux. Son prédécesseur avoit fort embelli la superbe maison de Gaillon. La maison archiépiscopale de Rouen étoit fort abandonnée ; celui-ci la rebâtit presque toute, très magnifiquement.

782. *Le chevalier de Lauzun.*

(Page 327.)

29 décembre 1707. — Ce chevalier de Lauzun n'avoit pas moins de valeur, ni guère moins d'esprit et d'extraordinaire que le duc de Lauzun, son frère ; mais il étoit fort obscur. Il avoit pourtant été des amis de M. le prince de Conti, et été avec lui en Hongrie, puis en Pologne. Il demeura après lui en Hongrie ; mais il ne put s'y accommoder, parce qu'il ne le pouvoit avec personne, pas même avec son frère, qui le faisoit vivre et lui donnoit abondamment.

783. *L'abbé de Lorraine, fils de Madame d'Armagnac.*

(Page 332.)

13 mai 1691. — Il y avoit longtemps que M. l'abbé de Lorraine méritoit une forte correction[1] ; mais son âge, son état et sa naissance firent crier bien haut contre une de si grand éclat, après ses parents, et qui lui coûta le chapeau auquel, du consentement du Roi, le Portugal l'avoit nommé. Jamais Monsieur le Grand ni Mme d'Armagnac ne se fussent portés à une extrémité si étrange, sans la furie où Mme d'Ar-

1. Dangeau raconte que son père l'a fait enfermer à Saint-Lazare.

magnac entra à la fin de n'avoir pu réduire son fils à lui laisser empocher le revenu de ses bénéfices. Cette avanie ne le changea ni sur sa bourse ni sur ses mœurs. Longues années depuis, il en prit de meilleures, et devint évêque de Bayeux pendant la régence de M. le duc d'Orléans, où il est mort dans une assez sauvage mescolance de la principauté avec l'apostolat.

784. *Les visites de deuil aux princes du sang.*

(Page 333.)

31 janvier 1708. — Une des différences des petits-fils de France et des princes du sang étoit d'être visités en mante et en manteau, tant sur leurs propres grands deuils, que sur ceux des particuliers qu'ils étoient allés voir. Les princes du sang, qui toujours ont monté, et qui se sont utilement servis des avantages communs avec eux que le Roi peu à peu a donnés à ses enfants naturels, se procuroient tant qu'ils pouvoient, par insinuation, les visites en mante et en manteau des gens de qualité non titrés. Quand cela fut devenu ordinaire à ceux-là, ils en vinrent à la prétention ouverte, qui ne leur fut contestée par aucun d'eux, tout étant devenu mode et exemple et imitation en France : de là, ils essayèrent sur les gens titrés, qu'ils trouvèrent moins faciles, et, à la fin, en firent faire le commandement par le Roi en cette occasion, qui emporta les ducs avec la maison de Lorraine. On verra ailleurs comme cela fut exécuté, quand il fallut que tous le subissent en même temps pour de grands deuils de princes du sang.

785. *Madame de Châteautiers.*

(Page 336.)

24 février 1708. — Mme de Châteautiers étoit une demoiselle de bon lieu, et rien davantage, et que l'amitié de Madame avoit tirée d'entre ses filles d'honneur pour la faire sa dame d'atour : ce qui la fit appeler *Madame*. Elle avoit encore de la beauté, quoiqu'elle ne fût plus fort jeune, et avoit toujours été sage, modeste et vertueuse dans son plus grand éclat, et, à force de bienséances et de se respecter, elle s'étoit fait respecter sans avoir été dévote. Elle avoit beaucoup d'esprit, et un esprit naturel et franc, quand elle étoit en liberté et en humeur; et, de l'honneur, elle en avoit beaucoup. On n'avoit jamais parlé d'elle, et l'amitié de Madame et son attachement pour elle furent entiers et réciproques jusqu'à la mort de Madame. Elle eut le bon esprit de sentir toutes les épineuses suites d'un mariage tel que celui de Monsieur le Grand; son humeur, ses infirmités, sa nombreuse famille lui firent solidement préférer sa liberté à des chaînes aussi honorables. Elle n'en fut que plus estimée, plus honorée de Monsieur le Grand, et plus considérée de tous ses enfants. Après la mort de Madame, elle s'enterra chez son

frère, commandeur de Malte, à Paris, dans la retraite, dans une grande piété et parmi un très petit nombre d'amis, et sans sortir de chez elle.

786. *Le maréchal de Villeroy dans la disgrâce.*

(Page 350.)

5 janvier 1708. — Le maréchal de Villeroy étoit en disgrâce depuis son retour, en 1706[1], duquel il avoit tout espéré par son habitude et par la protection de Mme de Maintenon; l'une et l'autre échouèrent: le Roi ne put revenir de sa dureté à le croire, à[2] profiter de ses bontés, et à demander son retour. Lui[3] s'en prit à Chamillart et rompit ouvertement avec lui : ce qui ne raccommoda pas ses affaires. Le Roi ne le pouvoit supporter et avoit peine à lui répondre, et même à lui dire les choses que sa charge exigeoit. L'embarras extrême du maréchal, et avec le Roi, et de paroître devant le monde sur un pied avec lui si différent de ce qu'il avoit été, le résolut à donner sa charge à son fils pour n'avoir plus de détails de rien avec le Roi, ni de quartier à le suivre, et le Roi regarda comme une délivrance cette grâce que lui demanda le maréchal. Il prit ensuite le parti d'être beaucoup à Villeroy, peu à Paris, et point du tout à Versailles; mais ce parti forcé mit au désespoir un courtisan que sa faveur avoit élevé à tout, et qui n'avoit de mérite avec les autres, ni de consistance avec soi-même, que par cette faveur, qui avoit nourri son orgueil et mis au net son incapacité parfaite.

787. *Villeroy et la Feuillade obtiennent un troc de provinces entre les secrétaires d'État.*

(Page 352.)

1er mars 1708. — Le maréchal de Villeroy, de père en fils, étoit roi dans son gouvernement, et la Feuillade avoit commencé de l'être dans le sien. Leur disgrâce eut besoin de l'étai du secrétaire d'État de la province pour y éviter la décadence et les dégoûts. Le maréchal, brouillé avec le sien autant qu'avec le Roi, s'en trouvoit fort en presse, et la Feuillade avoit besoin de toute l'autorité de son beau-père, qu'il ne trouvoit pas dans Torcy. C'est ce qui fit le troc[4], indifférent à Torcy, et qui ne le fut ni à Chamillart, à cause de son gendre, ni au Roi même, pour éviter les tracasseries journalières entre son ministre et le maréchal de Villeroy.

1. *En 1706* a été ajouté en interligne par un correcteur moderne.
2. Ces trois derniers mots ont été biffés par un correcteur et remplacés par *refuser de*.
3. Le correcteur a biffé *Luy* pour mettre *Le Mal* en interligne.
4. Un correcteur a biffé *troc* pour y substituer en interligne *changement*.

788. *Le fils de Madame de Thiange et sa femme.*
(Page 353.)

9 janvier 1708. — M. de Thiange étoit un très brave homme, très particulier, très dévot, et encore plus extraordinaire. Il étoit fils unique de Mme de Thiange sœur de Mme de Montespan, et frère de Mmes de Nevers et Sforce. Il avoit épousé Mlle de Bréval, fille du frère d'Harlay archevêque de Paris, fille d'honneur de la grande Mademoiselle, aussi singulière que lui, et dont il n'eut point d'enfants.

789. *La marquise de Thiange.*
(Page 353.)

15 septembre 1693. — Mme de Thiange étoit sœur de M. de Vivonne, de Mme de Montespan et de l'abbesse de Fontevrault, mère du marquis de Thiange mort depuis sans enfants, de la duchesse de Nevers et de la duchesse Sforce, qui n'a point eu d'enfants. Si Mme de Thiange étoit la moins belle de toutes, c'étoit celle qui, avec beaucoup d'esprit, avoit le plus de conduite, et qui gouvernoit fort sa sœur et le Roi, et ne perdit jamais faveur, crédit et privance dans l'éloignement de sa sœur, et dans un état de chassie et de baverie à faire mal au cœur. Elle avoit comme relégué son mari en province, et en avoit quitté les armes et[1] les livrées; amie intime de M. de la Rochefoucauld, excellente amie, cruelle ennemie, et la plus glorieuse femme du monde. Le Roi, qui se plaisoit à l'impatienter quelquefois pour en tirer des traits ravissants qu'elle décochoit sans cesse quand elle étoit excitée, la tourmentant un jour plus que de coutume sur sa maison où l'on ne voyoit pas ce grand nombre d'officiers de la couronne que fournit celle de Montmorency, elle lui répondit en colère : « Voulez-vous que je vous dise pourquoi? c'est que ces Messieurs-là, dans leur petite terre près de Paris, n'avoient rien de meilleur à faire que ces fortunes, tandis que nous autres avions en petit de tout cela à nous, qui étions fort loin de vouloir être à vous autres. » Cela fit taire le Roi, qui ne lui en a plus parlé depuis.

790. *Le payement des droits de serment.*
(Page 358.)

16 janvier 1708. — Cette monopole des serments a toujours été croissant. La délicatesse de se faire un titre d'être payés en or, et une injure de l'être en argent, n'avoit pas encore été imaginée; mais que n'imaginent pas les valets d'un roi aussi arbitrairement maître, qui aimoit mieux ses valets que ses ministres et que ses enfants, légitimes s'entend, non légitimés, avec lesquels valets il étoit plus dangereux mille fois de se mettre mal qu'avec fils de France et ministres, quels qu'ils fussent!

1. Cet *et* a été ajouté en interligne.

791. *Desmaretz élevé aux finances, et Armenonville abaissé.*

(Page 382.)

20 février 1708. — On a vu quel étoit Desmaretz lors de son retour en grâce, quand on le fit directeur des finances avec Armenonville. Celui-ci pensa mourir de douleur de voir ce camarade contrôleur général, et lui retomber à n'être plus que simple conseiller d'État après avoir manié les finances avec tant d'autorité toute sa vie, et lorsque Desmaretz étoit le plus éloigné de tout. Mais il fut vengé : Desmaretz, à la mort du Roi, retomba presque aussi bas qu'il avoit été, et y mourut de regret, tandis qu'Armenonville brilla avec son fils par des emplois qui les distinguèrent et qui les portèrent au ministère et aux sceaux, dont ils tombèrent après de plus haut, et en moururent à leur tour, de regret, l'un et l'autre. Il faut attendre encore un an à parler de Chamillart, pour mettre tout ce qui le regarde ensemble.

792. *Prétention de la duchesse du Maine à la préséance de signature.*

(Page 388.)

9 janvier 1708. — De cette difficulté de Mme du Maine en vinrent d'autres, dont il sera parlé en leur temps et lieu.

793 et 794. *Le chevalier de Nogent et Louvois.*

(Page 389.)

8 mai 1696. — Le chevalier de Nogent étoit ami intime de M. de Louvois de tout temps. Il lui donna une petite maison de rien sous sa terrasse à Meudon, dans une vue charmante, avec un grand jardin. La dernière campagne de M. de Louvois, qui fut à Mons, où le chevalier de Nogent servit d'aide de camp du Roi, M. de Louvois, qui en avoit fait le projet et supputé à peu près la durée de la place, prit si bien ses mesures, qu'au retour le chevalier de Nogent fut bien étonné de trouver la plus jolie maison du monde, et assez grande, à la place de la sienne, bien meublée, de basses-cours commodes, et ses jardins étendus et charmants. Telle étoit la magnificence et la libéralité de ce puissant ministre pour ses amis.

24 janvier 1708. — Ce chevalier de Nogent étoit une espèce de brutal, favori de M. de Louvois et de Saint-Pouenge, qui avoit toujours été aide de camp du Roi, et à qui M. de Louvois, toujours magnifique, fit bâtir à son insu la plus jolie maison du monde sous sa terrasse de Meudon, qu'il trouva prête à loger au retour d'une des dernières campagnes du Roi et de ce ministre, sans s'en être douté. Il étoit frère du mari de la sœur de M. de Lauzun tué au passage du Rhin, de Vaubrun tué à la belle retraite d'Altenheim de M. de Lorge, à la mort de M. de Turenne, et de la princesse de Montauban.

795. *Fin du comte d'Oropesa.*

(Page 392.)

24 janvier 1708. — Le comte d'Oropeze[1] avoit été président du conseil de Castille, qui est la première place d'Espagne; fort autrichien. Philippe V le trouva exilé, l'y laissa, et il se retira auprès de l'Archiduc, où il mourut peu considéré.

796. *Le comte de Montberon.*

(Page 392.)

6 janvier 1708. — Montberon étoit un homme de guerre tel qu'il le falloit au Roi et à M. de Louvois, quoique trop homme d'honneur pour ce dernier. C'étoit un homme sans aucune naissance, et qui avoit pris le nom et les armes de l'ancienne maison de Montberon sans aucun fondement; pédant et parleur, conteur, vanteur à l'excès, brillant en bas détails, et qui avoit succédé à M. de Nevers au commandement des mousquetaires et du régiment d'infanterie du Roi. C'étoit une manière de médecin, qui vivoit de régime, et qui se tua, lui et bien d'autres qui le crurent, par l'usage du café qu'il faisoit lui-même. Il lui en vint à la fin un cancer à la main, dont il mourut. Il n'avoit point servi de toute la dernière guerre, et passoit sa vie à Cambray, dont il étoit gouverneur, venant un instant à la cour une fois tous les hivers. C'étoit un petit homme grison, avec une calotte pour éviter la perruque, qui avoit tout à fait l'air de ces régents de collège qui n'ont point de petit collet, et qui en avoit encore plus le jeu; un brave homme, mais fort peu au delà.

797. *L'abbé de Thésut préféré à l'abbé Dubois.*

(Page 398.)

12 février 1708. — Il n'y eut rien que l'abbé Dubois ne fit pour être secrétaire des commandements de M. le duc d'Orléans. Mme la duchesse d'Orléans ne l'aimoit pas auprès de ce prince, encore qu'il eût fait son mariage, et lui fit donner l'exclusion par le Roi. Il n'est pas encore le temps de parler de ce scélérat célèbre, qui devint cardinal et premier ministre, et qui, dans cette fortune si prodigieuse, ne put pardonner à l'abbé de Thésut la préférence qu'il en avoit essuyée.

798. *Discussion de géographie entre Bergeyck et le duc de Vendôme.*

(Page 411.)

5 mai 1708. — Bergeyck ne fut d'accord ni avec Chamillart ni avec Vendôme, qui vouloit faire le siège de Maëstricht et soutenoit à Ber-

1. Ainsi francisé.

geyck, avec son opiniâtreté accoutumée, que cette place n'étoit pas du côté de la Meuse où elle est, et il fut convaincu sans avoir voulu se rendre, et sur laquelle rouloit tout son projet de l'assiéger.

799. *Causes de l'échec en Écosse.*

(Page 415.)

13 mars 1708. — Cette expédition d'Écosse ne fut jamais goûtée de Pontchartrain; en haine de Chamillart, il fut accusé d'y avoir mis tous les retardements qu'il put, qui causèrent le contretemps de la rougeole du roi d'Angleterre prêt à s'embarquer, et le loisir aux Anglois de venir bloquer le port. Fourbin fut accusé aussi d'avoir pu éviter les Anglois sur les côtes d'Écosse et pu faire le débarquement entier. Le malheur de cette entreprise fut certain; les causes demeurèrent douteuses, mais les soupçons fort grands. Chamillart en profita pour le frère de Matignon, son ami, qu'il en fit maréchal de France, et M. de Chevreuse pour son gendre, M. de Levis, qui en fut lieutenant général, mais qui fut pris avec le vaisseau qu'il montoit.

800. *Récompenses à Gacé, Levis et Forbin.*

(Page 429.)

14 mai 1708. — Gacé fait maréchal de France, Levis lieutenant général, et d'autres officiers de terre ayant été avancés pour cette malheureuse expédition d'Écosse, Pontchartrain n'oublia rien pour procurer des grâces à Fourbin, qui en avoit commandé l'escadre, et qui étoit si accusé de l'avoir commandée si fort à son gré.

801. *Union du prince Eugène avec Marlborough et Heinsius.*

(Page 435.)

1er juin 1709. — .... Il[1] avoit toute la confiance de l'empereur Joseph, comme Marlborough celle de la reine Anne, et ces deux hommes formoient avec le Pensionnaire le triumvirat le plus uni, que les succès et l'espérance resserroient encore....

802. *Triste fin des époux Monasterol.*

(Pages 439-440.)

23 mars 1708. — Cette Mme de la Chétardye étoit veuve du gouverneur de Brisach, frère du curé de Saint-Sulpice, lequel avoit tout crédit auprès de Mme de Maintenon. Sa belle-sœur étoit parfaitement belle et galante. On fut surpris que Monasterol songeât à l'épouser. Ils vécurent dans une splendeur extravagante, qui les ruina à la fin, et

1. Le prince Eugène. — Le commencement et la fin de cette Addition se placeront dans la suite des *Mémoires*, tome VI de 1873, p. 64 et 409.

dont la catastrophe fut funeste. Longtemps après, Monasterol, pressé pour ses comptes en Bavière, trouva plus court de se tuer d'un coup de pistolet que de les rendre, et sa femme, sans bien et sans considération, tomba dans l'obscurité à Paris. Elle n'en eut point d'enfants. Son fils du premier lit a été longtemps depuis employé en Prusse par le garde des sceaux Chauvelin.

803. *Thévenin, et sa fortune faite par Pontchartrain.*

(Pages 441-442.)

13 mars 1708. — Thévenin n'avoit ni femme ni enfants, et devoit toute sa fortune au Chancelier[1], alors qu'il étoit contrôleur général.

804. *Le major Brissac, et le tour qu'il joue aux dames.*

(Page 446.)

9 avril 1708. — Ce Brissac étoit tout au plus gentilhomme, mais fort au goût du Roi pour la discipline de ses gardes du corps, et fort peu à celui des capitaines. Le Roi parlant de majors, et combien ils étoient haïs quand ils faisoient bien leur devoir, M. de Duras, qui avoit le bâton derrière le Roi, prit la parole, et en même temps Brissac par le bras : « Oh! s'il ne tient qu'à être bien haï pour faire son devoir, voilà, Sire, et sans difficulté, le meilleur major de France. » Puis se mit à rire, et chacun se tint. Il étoit en possession de dire tout ce qu'il lui plaisoit, sans que le Roi le trouvât mauvais. Brissac avoit plus de quatre-vingts ans et avoit passé sa vie dans les gardes du corps; il y étoit craint et autorisé, brutal, mais homme d'honneur et de valeur. Il fit, un jour, un tour fort plaisant, quoique lui-même ne le fût guères. Le Roi étoit sur le point d'arriver au salut l'hiver, et toutes les dames étoient aux tribunes, avec chacune leurs petites bougies sous le nez, pour prier Dieu bien dévotement dans leurs livres. Brissac, qui les soupçonnoit fort d'avoir moins leurs bougies pour lire que pour s'éclairer et être vues du Roi, arrive à la tribune, passe sa tête sur celle où étoit le drap de pied, et crie aux gardes déjà postés de se retirer, et que le Roi ne viendra pas. Les gardes obéissent; les dames se regardent, soufflent leurs bougies, s'en vont, et laissent le salut, qui alloit commencer indépendamment du Roi. Elles ne faisoient que sortir, que Brissac replace les gardes, et que le Roi arrive, bien étonné de ne trouver qu'eux. Brissac lui en dit la raison, et ne fit pas sa cour aux dames, qui furent d'autant plus outrées que le Roi en rit, et qu'on en parla longtemps, et qu'il n'y étoit resté que trois ou quatre dames, qui furent bien remarquées du Roi aux dépens des autres.

1. Ici, le correcteur a ajouté *de Pontchartrain*.

805. *Madame de Rouvroy.*

(Pages 455-456.)

13 juin 1685. — Mme de[1] Rouvroy étoit fort du monde, et mère de Mme de Saint-Vallier, qui en a été beaucoup aussi, de Mme[2] d'Oisy, et de deux fils, dont l'aîné est devenu premier lieutenant général des armées navales; sa femme étoit fort attachée à Mme la princesse de Conti fille du Roi, et ses sœurs avoient été filles de Madame. Ils tentèrent, en deux ou trois occasions, de se faire reconnoître par les ducs de Saint-Simon père et fils pour être de leur maison, et y employèrent Monsieur, Madame et Mme la princesse de Conti, avec grande chaleur de leurs amis; mais, s'étant trouvés courts de preuves, ils ne purent y réussir. Comme on fait ce qu'on veut en France, et qu'à chose si reconnue ce n'est pas la peine de faire un procès, ils continuèrent à porter la croix de Saint-Simon seule, comme ils avoient commencé.

1. *Du*, dans le manuscrit.
2. *M.*, dans le manuscrit.

APPENDICE

SECONDE PARTIE

I

MARIE-FÉLICE DE BUDOS, MARQUISE DE PORTES[1].

(Fragment inédit de Saint-Simon[2].)

« ....Mlle de Portes, sa fille aînée du premier lit[3], ne se maria point[4], et ne pardonna jamais au duc de Saint-Simon d'avoir préféré sa sœur, qui étoit fort belle, et dont l'âme étoit encore plus belle que le corps, à elle, plus laide que le péché, et dont l'âme étoit encore pire. C'étoit une folle de vanité, qui se faisoit appeler par ses valets Mlle la marquise de Portes, et qui se rendit ridicule en voulant être appelée ainsi. Après avoir épuisé les intrigues pour se mêler tant qu'elle pouvoit, et n'y avoir pu réussir, elle se fit dévote, et une cour de toutes sortes de gens pour avoir part en son testament, car elle étoit fort riche. Monsieur le Prince et M. le prince de Conti la recherchoient fort dans l'espérance de son héritage et l'appeloient *ma tante*, et la vieille fée se rengorgeoit et étoit à la joie de son cœur. Elle infecta longtemps ses clients par un cancer dont elle [mourut] enfin à Paris, un mois après sa mère, avec qui elle étoit rarement bien ; et, comme une folle de vanité qu'elle étoit, elle donna tout son bien à M. le prince de Conti à condition que, toutes les armoiries dont on [se] serviroit à toujours dans les terres de Portes, Terrargues[5] et autres qu'elle lui donna en Languedoc, et belles, aux poteaux, aux justices, aux litres aux églises, aux marteaux à marquer le bois, aux bandoulières des gardes-chasses et bois, etc., l'écusson seroit mi-parti de Bourbon-Conti et de Budos. M. le prince de Conti accepta fort bien ; mais, pour les armes de Budos, il n'en tint compte, et, comme la vieille fée étoit la dernière de cette maison, personne ne l'a sommé d'exécuter cette condition du testament : à quoi elle pouvoit bien s'attendre. »

1. Ci-dessus, p. 65, note 4.
2. Dépôt des affaires étrangères, vol. Saint-Simon 34 (*France* 189), *Chevaliers de Saint-Esprit*, fol. 121 v°, notice de M. DE BUDOS-PORTES.
3. Filleule de Marie-Félice des Ursins, duchesse de Montmorency.
4. Sous prétexte d'un vœu de virginité, comme il a été dit dans notre tome I, p. 196, note 4.
5. Écrit : *Teyragues*.

II

LE COMTE DE LUSSAN[1].

(Fragment inédit de Saint-Simon[2].)

« Le comte DE LUSSAN, Jean d'Audibert, étoit gentilhomme de la chambre de Monsieur le Prince, et l'avoit été de Monsieur son père, à qui il avoit été attaché de jeunesse. C'étoit un bon gentilhomme de Languedoc, tout uni, dont la mère étoit pourtant Beauvoir du Roure; un fort brave homme, plein d'honneur et de probité, estimé tel, et considéré par ces qualités. Il n'étoit pas riche, et il étoit en Languedoc lors de la promotion, depuis longtemps, ne pensant à rien moins qu'à être chevalier de l'Ordre. La promotion divulguée et non nommée, Monsieur le Prince dit au Roi qu'il n'ignoroit pas qu'il n'avoit pas succédé à Monsieur son père dans la qualité de premier prince du sang, qui étoit passée à M. le duc de Chartres, quoique petit-fils de France, et que, par conséquent, il n'avoit point de droit à demander un chevalier de l'Ordre, mais que, ce qu'il n'avoit pas de droit, il le demandoit de grâce, et qu'il plût au Roi d'en ajouter un à la promotion qu'il avoit résolue; que c'étoit Lussan, qui, à la bataille de Lens, 20 août 1648, s'étoit jeté sur feu Monsieur le Prince, porté par terre d'un coup de mousquet dans les reins, environné d'ennemis, les avoit écartés, puis chargé Monsieur le Prince sur son dos, et l'avoit emporté hors de la mêlée[3] : sur quoi, Monsieur le Prince, ravi de la beauté de cette action, lui avoit, de lui-même, promis sa présentation pour être chevalier de l'Ordre; qu'en 1661 Lussan n'avoit pas l'âge; qu'il étoit malheureux que la mort de Monsieur son père le privât de l'effet de sa promesse, et qu'il demandoit avec instance qu'il lui accor-

1. Ci-dessus, p. 69, note 8.

2. Dépôt des affaires étrangères, vol. Saint-Simon 34 (*France* 189), fol. 138. C'est ici seulement, et non dans les *Mémoires*, comme il croyait s'en souvenir, que notre auteur a raconté la « très belle action » qui valut le cordon bleu à M. de Lussan; mais le même récit a trouvé place aussi dans la notice du duché de LUYNES, actuellement publiée au tome VIII des *Écrits inédits*, p. 257-258.

3. Il est exact que Condé reçut une balle dans les reins à la bataille de Lens (*Chronologie militaire*, tome I, p. 501); mais, dans un autre récit (tome I, p. 322), notre auteur a placé la belle action de Lussan à la bataille de Seneffe, 11 août 1674, où, effectivement, le héros eut trois chevaux tués sous lui et n'échappa que par miracle à une charge de la cavalerie ennemie. Toutefois, Mgr le duc d'Aumale, dans cette seconde bataille (tome VII, p. 521), semble indiquer que le prince, loin d'être sauvé par son écuyer, dont il ne donne pas le nom, fut abandonné par lui. Si c'est Seneffe, comme tout le fait préférer, on voit qu'il faudrait ne point tenir compte d'une partie du récit que nous avons ici.

dât la grâce de réparer ce malheur par sa bonté. Le Roi fut touché de l'action et du desir de M. le Prince, et lui accorda sur-le-champ de faire Lussan. Monsieur le Prince, au sortir du cabinet du Roi, lui dépêcha un courrier en Languedoc, et il arriva à temps pour être reçu avec les autres. Le Roi fit la galanterie entière à Monsieur le Prince; car il le mit le dernier de la promotion, comme si Monsieur le Prince l'eût présenté. Lussan mourut en 1712. Il avoit épousé en 1674 Fr[ançoise] Raimond, qui étoit dame d'honneur de Madame la Princesse, et une fausse, hardie et maîtresse poulette, très dissemblable de son mari, audacieuse, entreprenante, et ne doutant de rien. Elle mourut en 1716. Ils n'eurent qu'une fille, dont Mme la duchesse du Maine embâta le duc d'Albemarle, bâtard du roi Jacques II d'Angleterre, qui l'épousa en 1700. Il mourut deux ans après, à trente ans, à Bagnols en Languedoc, sans enfants, et laissa une fille et sa veuve, misérable, qui se remaria bientôt après à Mahony, colonel irlandois, mais sans déclarer ce mariage, et meurt de faim encore aujourd'hui à Saint-Germain. »

III

PROCÈS DE SAINT-SIMON CONTRE LES LUSSAN[1].

Notre auteur s'est certainement fait illusion sur l'importance du procès qu'il soutint sans succès contre les héritiers naturels de Mlle de Portes, et, pour s'excuser de l'avoir raconté avec trop de prolixité, il a voulu nous faire croire que cette affaire aurait eu des conséquences d'un intérêt général. Ce n'est pas la première fois que nous le voyons user de pareil procédé et compter par trop naïvement sur la crédulité de ses futurs lecteurs; comme toujours en ce cas, la clarté de son exposition s'en est ressentie, parce qu'il était gêné pour expliquer son attitude « oblique » et pour faire une manière de question politique, ou tout au moins de cour, du procès où se trouvait seulement en cause, de part et d'autre, l'état civil, presque également défectueux, des deux familles adverses. Je vais donc essayer de reconstituer l'enchaînement précis des faits à l'aide des pièces de procédure, et particulièrement des innombrables factums versés au débat. Par la même occasion, on verra que ce fut Saint-Simon lui-même, en dépit de ses dénégations, qui introduisit les Dizimieu dans l'affaire, où, jusque-là, ils n'avaient point paru, et qui les engagea en une procédure dont la terminaison nous échappe, si tant est qu'elle ait pu aboutir avant la fin de l'ancien régime.

Il faut, tout d'abord, établir qui étaient ces Dizimieu. Comme on l'a vu ci-dessus[2], la paroisse de ce nom est située en Dauphiné, dans les environs de Crémieu. Son église portait le vocable de Saint-Martin, et c'est aussi une famille du nom de Martin, bien alliée, ayant même une attache directe avec les Rouvroy de la branche de Sandricourt comme avec les Budos et les Clermont, qui en possédait la seigneurie, qui en prit le nom, et qui la fit ériger en comté sous la régence de Marie de Médicis. Ce fut, pour César Martin de Dizimieu, fils d'une Clermont de Saint-Beron et mari de Marguerite de Budos[3], la récompense d'un service important rendu à Henri IV : tenant le gouvernement de Vienne pour Charles de Savoie, duc de Nemours, qui l'avait élevé, il avait livré néanmoins cette ville aux troupes royales le 23 avril 1595, ainsi que le raconte Brantôme; bien des gens crurent alors qu'il se hâta de faire empoisonner son premier maître de peur d'avoir à expier cette trahison[4]. La régence suivante lui donna donc un brevet de maréchal de camp en 1615[5], et il testa le 10 décembre 1617. César avait eu deux frères : Jean, l'aîné, qui mourut sans postérité, et Antoine, chevalier de Malte depuis 1581. Seul, César laissa de nom-

1. Ci-dessus, p. 64-81. — 2. Ci-dessus, p. 71, note 4.
3. Ci-dessus, p. 71. — 4. De Thou, *Histoire*, liv. CXIII.
5. Cabinet des titres : *Carrés d'Hozier*, dossier 228, fol. 45-49; *Pièces originales*, vol. 1006, dossier 22828; *Dossiers bleus*, vol. 237, dossier 6091.

breux enfants, cinq ou six fils[1], dont trois furent chevaliers de Malte, et trois filles. L'aîné des fils, Jérôme, épousa en 1636 Anne du Puy-du-Fou, et n'eut qu'une fille, Marie-Angélique : c'est celle-ci qui se maria en 1655 avec le quatrième et dernier marquis d'Aix, de la maison de Seyssel de la Chambre, et qui, l'ayant perdu à Turin, le 14 mai 1660, sans avoir d'enfants, convola en secondes noces avec le comte de Verue, dont elle eut le mari de la dame de Volupté[2].

Deux autres fils de César, Hercule et Abel, étant également morts sans enfants mâles, le nom ne se trouvait plus représenté que par un cadet, Henri, et celui-là avait, non seulement la tonsure et le sous-diaconat, mais même deux prieurés, Béziers (1620) et Saint-Beron (1642)[3]. Quitta-t-il ses bénéfices pour relever le titre de comte de Dizimieu? C'est chose d'autant moins probable que les obligations canoniques ne lui pesaient guère, vivant au milieu d'une troupe de concubines et faisant baptiser les enfants qu'elles lui donnaient très régulièrement, non point *incognito*, mais publiquement, sous son nom, dans la paroisse même de Saint-Beron dont la seigneurie lui venait d'une grand'mère Clermont, et dans l'église dont il était prieur. Onze bâtards, pour le moins, avaient été ainsi présentés au baptême, depuis l'année 1654, lorsqu'il songea, en 1671, — du moins ses fils prétendirent le prouver — à épouser en légitimes noces Marguerite de Salines, qui était la mère de quelques-uns d'entre eux, sinon de tous[4]. Guy Allard prétend que cette Marguerite et sa sœur Anne étaient les dernières représentantes d'une maison noble de Dauphiné[5]; bien déchues, en tout cas, à les voir telles que les factums Lussan dépeignent la pauvre et misérable Marguerite. Puis, soit que son mari n'eût pas confiance dans la vertu d'un mariage tardif, ni de la légitimation subséquente, soit pour un motif qui nous échappe, il finit par tester, non point au profit des enfants « mis sous le poêle, » mais bien de sa nièce Mme de Verue, comme héritière universelle, avec substitution aux enfants mâles qu'elle aurait, tandis qu'il léguait seulement vingt mille livres à l'aîné de ses propres fils, François de Dizimieu, douze mille livres à chacun des autres, Louis, Antoine, Henri, et quinze mille livres à chacune de ses deux filles, Françoise et Jeanne. Il est vrai que, à défaut de fils Verue, il appelait à la substitution son fils aîné François, et les autres successivement[6]. Ce testament fut fait le 26 avril 1679. A cette époque, Marguerite de Salines, piteusement renvoyée de Saint-Beron et de la maison de famille, venait de finir dans une chaumière du Pont-

1. La Table de la *Gazette* indique plusieurs de ces Dizimieu, chevaliers ou comtes, comme s'étant distingués à l'armée en 1636 et 1640.

2. Ci-dessus, p. 72. — 3. *Ibidem.* — 4. Ci-dessus, p. 73.

5. Rivoire de la Bâtie, *Armorial du Dauphiné*, p. 679-680.

6. Il est à remarquer que, vingt-deux ans auparavant, le 12 juillet 1658, il avait, tout au contraire, obtenu de Marie-Angélique, alors marquise d'Aix, une cession de tous les droits que celle-ci eût pu faire valoir sur les biens substitués.

de-Beauvoisin (19 janvier 1679); le mari lui-même, octogénaire, alla mourir en Bresse, le 14 décembre 1680, après avoir donné à sa nièce et héritière une procuration générale en vertu de laquelle elle eut à soutenir l'instance engagée sur le très suspect mariage auquel ses jeunes parents, enfants du prieur, devaient leur légitimation. C'est leur propre cousin germain, un comte de Serrières[1], qui contestait et le mariage et la légitimation par-devant le bailliage de Vienne, et il eut gain de cause le 16 décembre 1685. La procédure fut renvoyée en appel au parlement de Dijon; François de Dizimieu et ses frères y intervenaient à côté de Mme de Verue, qui d'ailleurs avait le crédit nécessaire pour soutenir le choc, étant dame d'honneur de Madame Royale, et fort considérée, nous a dit Saint-Simon. Aussi aboutit-on, au bout de sept ans, à une transaction qui fut passée à Lyon, le 25 novembre 1686, entre Mme de Verue, François de Dizimieu et M. de Serrières, ce dernier se laissant désintéresser par une grosse somme d'argent. Cependant, Dizimieu voulant faire trancher la question d'état, l'affaire resta en suspens à Dijon.

Douze ans plus tard, le procès de Saint-Simon contre les Lussan[2] remit indirectement le feu aux poudres, et il paraît hors de doute que, ayant eu le dépit de perdre son procès et la rente de Mlle de Portes, ce fut notre duc qui alla chercher les enfants du prieur pour jouer le rôle du troisième larron. S'il s'en défend dans les *Mémoires*[3], c'est très mollement; du reste, le fait seul que l'affaire fut reprise dès le mois qui suivit sa défaite (mai 1700) par l'aîné de ces Dauphinois, que, pour diriger la procédure, Saint-Simon leur prêta son très retors et fidèle abbé le Vasseur[4], qui signa deux de leurs factums en 1706[5], et que même nous pouvons produire une lettre adressée alors par l'abbé à Saint-Simon sur cette affaire[6], suffirait pour qu'on ne prît pas à la lettre le passage des *Mémoires* sur le hasard qui fit que ce « provincial inconnu et peu pécunieux, ne connoissant personne à Paris, s'adressa à lui pour avoir protection contre les chicanes et le crédit de Mme de Lussan[7]. » Comme celle-ci et sa fille le firent dire par leur avocat, c'est bien Saint-Simon qui, pour s'affranchir de la restitution à laquelle le premier président Harlay l'avait condamné, et ne rien rendre de ce qu'il avait touché depuis 1693, mit successivement en avant François, puis Antoine de Dizimieu, et, « par des voies souterraines et obliques, » reprit l'affaire sous leurs noms[8].

1. Claudine de Dizimieu, fille de César, avait épousé en 1617 Abel de la Poype, comte de Serrières et baron de Corsant, mestre de camp d'infanterie, et c'est leur fils Henri qui attaqua les enfants du prieur.

2 et 3. Ci-dessus, p. 67-69. On ne trouve pas la déclaration, ou la clause, dont il parle comme faite exprès contre lui; mais le texte même des articles 92 et 93 de la coutume de Paris (1510 et 1580) le condamnait formellement.

4. Voyez notre tome I, p. 489.

5. Bibl. nat., F^m série in-folio, n° 4867; collection Thoisy, vol. 188, fol. 505 et 508; *Dossiers bleus*, vol. 39, dossier 907, fol. 22-27.

6. Ci-après, p. 521. — 7. Ci-dessus, p. 74.

8. Factum de Mme d'Albemarle : collection Thoisy, vol. 188, fol. 495.

Donc, dès le mois de mai 1700, François, comte de Dizimieu, se présenta comme héritier naturel de Mlle de Portes et réclama les quatre quints que l'arrêt du 3 avril venait d'attribuer au comte de Lussan. Le 17 janvier de l'année suivante, 1701, il somma son adversaire de justifier d'une attache effective avec les Budos, et, en 1703, il se fit donner par la Chancellerie des lettres de bénéfice d'inventaire[1]; mais il mourut sur ces entrefaites, et, toujours soutenu par Saint-Simon, son frère Antoine, premier capitaine des grenadiers au régiment de Thouy, reprit l'affaire, où intervinrent également certaines légataires de Mlle de Portes, à savoir : la veuve de Georges de Scudéry, inscrite au testament pour une rente viagère de cinq cents livres; Mlle de la Chétardye[2], inscrite pour pareille pension de trois cents livres; les religieuses de la Visitation de Moulins, à qui la marquise, sans doute en souvenir de sa marraine, avait légué mille livres. M. de Lussan, dont la jonction avec les Budos était contestée[3], s'inscrivit en faux, de son côté, contre l'authenticité du mariage du prieur avec Marguerite de Salines: son nouvel adversaire riposta, le 5 juin 1704, en demandant itérativement une preuve que les Lussan descendaient bien de Gabrielle de Budos tante de Mme la Connétable et de Mme de Dizimieu, et non d'un autre mariage[4].

Tel était l'état des choses quand le Parlement, présidé par M. de Harlay, et au rapport de l'abbé Robert, rendit son arrêt du 14 août 1705[5] : l'appel de faux et les autres demandes du comte de Lussan étaient rejetés, les deux adversaires maintenus dans la jouissance de la succession de Portes, et notamment des quatre quints de la rente que Saint-Simon devait rendre avec les arrérages indûment perçus, M. de Lussan obligé d'en restituer les titres à Dizimieu, les parties mises pour le surplus hors de Cour, avec suppression des termes injurieux produits de part et d'autre, et M. de Lussan condamné aux trois quarts des dépens.

A la fin de l'année, M. de Lussan ayant fait l'abandon à sa fille Albemarle des droits qu'il pouvait avoir sur la succession en litige[6],

1. Entérinées au Châtelet le 22 mai 1703. On a de son frère un factum immédiatement postérieur à cette date et signé de l'avocat Doulcet : Fm in-folio, n° 4869.

2. Gabrielle-Renée Trotti.

3. Pour les besoins de cette partie du litige, les Lussan exhumèrent quelques lettres de bonne amitié de M. et Mme de Montmorency. Ils eussent pu également produire le testament d'Antoine-Hercule, le marquis de Portes, qui, en date du 20 mai 1628, désignait pour prendre soin de sa fille unique, âgée de quatre mois, le duc de Montmorency-Damville et Charlotte de Montmorency, princesse de Condé (Arch. nat., K 573, n° 43). Selon Tallemant, ce fut le marquis de Portes qui éleva son neveu le dernier Montmorency, dirigea sa maison, l'assista dans ses combats, etc.

4. Sur ce chapitre, tout ce que dit Saint-Simon, p. 74 et 75, est entaché de la plus évidente partialité.

5. Ci-dessus, p. 74.

6. La duchesse, en se remariant l'année suivante avec M. de Perth, trans-

cette duchesse obtint la permission d'assigner M. de Dizimieu, sur la question d'état, en règlement de juges entre Dijon et Paris.

Ni sa requête civile, ni son instance en règlement de juges n'eurent gain de cause contre Antoine de Dizimieu et contre son conseil le Vasseur, encore bien que la duchesse s'appuyât sur une consultation des trois célèbres avocats Issaly, Chardon et Daramond. Recours en cassation et requêtes civiles s'ensuivirent, toujours aussi peu favorables aux Lussan, pendant les années suivantes 1706 et 1707. Au courant de cette dernière, Antoine de Dizimieu se maria avec une protégée du maréchal de Joyeuse, et la duchesse douairière de Saint-Simon lui fit l'honneur d'assister aux épousailles. C'est aussi dans cette période de l'affaire que Dizimieu produisit au Conseil, sous forme de copies volantes, à défaut des registres disparus, ou qui n'avaient jamais existé à Saint-Béron, son baptistaire du 14 mars 1664 et ceux de sept de ses frères, mais non point le contrat du mariage conclu postérieurement, en janvier 1671, entre leur père et Marguerite de Salines, tandis que Mme d'Albemarle exhibait les provisions en due forme du prieuré de Saint-Béron, 6 février 1642, pour Henri de Dizimieu. Sa prétention était toujours de faire renvoyer l'affaire au parlement de Dijon; mais Antoine de Dizimieu la fit débouter par l'arrêt rendu au Conseil privé le 18 avril 1707, celui dont notre auteur triompha si bruyamment[1]. C'est six jours auparavant que l'abbé le Vasseur adressa à notre auteur, son maître, la lettre suivante, qui s'est conservée par hasard dans les Papiers du Contrôle général[2]. On y verra que Mme de Lussan n'avait rien moins prétendu que de faire juger son affaire par le Roi lui-même, en conseil des dépêches; incidemment, on constatera aussi que les affaires de Saint-Simon étaient déjà, au point de vue pécuniaire, assez embarrassées pour que son factotum adressât un appel pressant au contrôleur général.

« De Paris, ce mardi au soir, 12 avril 1707.

« J'ai appris, Monseigneur, que M. Chamillart doit avoir, dans cette semaine et la prochaine, une très grosse somme d'argent comptant, et on m'a dit que cela pourroit aller à huit ou dix millions. Ainsi il lui seroit facile, si il vouloit, de vous faire encore un fonds pour vous payer les quatre mille quatre cent soixante francs qui sont dus de reste de votre lettre de change. Les cinq mille francs que nous avons reçus se sont évanouis comme feu de paille; cela ne peut être autrement quand on est en arrière comme nous étions : on est d'abord accablé d'une multitude de demandes, toutes justes et pressantes. Si nous pouvions recevoir le reste, on en pourroit envoyer la moitié à Versailles, où Bretonneau dit que vous devez encore quatre mille francs, et cela feroit attendre le reste plus patiemment. C'est pour-

féra ces mêmes droits à sa fille Albemarle, non encore nommée. L'acte, du 17 août 1707, est dans l'étude de Me Cocteau, notaire à Paris.

1. Ci-dessus, p. 74.

2. Arch. nat., G^7 560.

quoi je voudrois fort que nous pussions recevoir cette somme avant Pâques, pour pouvoir faire ce payement pendant que vous serez à la Ferté, ou au moins immédiatement à votre retour, afin de conserver là votre crédit, dont vous avez tous les jours besoin. Ainsi, tâchez, ou Madame la duchesse, d'obtenir cela de M. Chamillart.

« Je ne doute point que vous n'ayez dit à M. le Chancelier la tentative que M. de Richebourg nous a avertis que Mme de Lussan veut faire pour tâcher d'obtenir que son affaire soit rapportée devant S. M. Je ne puis croire, si elle l'a faite, qu'elle y réussisse : le Roi a d'autres occupations bien plus importantes, et cela renvoyeroit le pauvre de Dizimieu aux calendes grecques : ce qui seroit un grand malheur pour lui, parce que cela l'empêcheroit d'aller chez lui, où il est très nécessaire pour donner ordre à ses affaires, et pour y établir sa femme, s'étant déjà consommé ici en beaucoup de dépenses. Le malheur qu'il a eu de perdre tous ses équipages à la bataille de Ramillies, où il a été blessé et prisonnier, et la dépense que lui a causée sa blessure, le long temps qu'il y a qu'il est ici, et son mariage, et son procès, avec les deux cents pistoles qu'on lui a prises à la bataille, ne peuvent manquer de lui avoir dérangé ses affaires.

« Je suis toujours, Monseigneur, avec tout le respect que je dois,

« Votre très humble et très obéissant serviteur.

« L'ABBÉ LE VASSEUR. »

Je ne saurais suivre plus loin, indéfiniment, la destinée des Dizimieu et de leur procès, d'autant que l'issue finale de celui-ci m'échappe. Il faut dire cependant ce que la douairière de Verue fit encore pour l'adversaire des Lussan. Elle avait revêtu du titre de comte de Dizimieu le fils légitime de sa belle-fille, celui qui combattait à Hochstedt lorsque son père y périt, mais qui mourut en Flandre, de maladie, deux ans plus tard[1]. Privée de cet héritier, la douairière institua alors à sa place, en 1710, le comte Antoine, et, celui-ci étant mort, elle le remplaça en 1712 par un tout jeune fils qu'il laissait, nommé Louis-Angélique, sans doute filleul de Mme de Verue[2]. Or, à plus d'un demi-siècle de là, ce Louis-Angélique poursuivait encore le procès de 1700 contre les Melfort, héritiers des Lussan, et un factum qu'il produisit comme demandeur en cassation de deux arrêts du Parlement des 1er septembre 1760 et 18 mai 1763 renferme l'historique le plus complet de l'affaire que je viens de résumer sommairement[3].

1. Nos tomes VII, p. 227, note 5, et XII, p. 211, note 5.

2. On trouve trace d'un autre Henri de Dizimieu, seigneur aussi de Saint-Beron, qui aurait eu pour héritière Isabelle de Dizimieu, mariée le 17 février 1712 à Balthazard de Bayard, seigneur de Louvières.

3. Bibl. nat., Fm, série in-quarto, nº 9960.

IV

LES COMTES DE VAILLAC[1].

(Fragment inédit de Saint-Simon[2].)

« Le comte DE VAILLAC, Jean-Paul Ricard, dit de Gourdon et de Genouillac, servit avec réputation et devint lieutenant général. Il fut successivement premier écuyer, puis capitaine des gardes de Monsieur, enfin chevalier d'honneur de Madame, et il est mort dans cette charge, au Palais-Royal à Paris, à soixante et un ans, 18 janvier 1688. C'étoit un grand homme, fort bien fait et de bonne mine, qui avoit des amis et qui étoit estimé et considéré. De Marie-Félice de Voisins, il eut quantité d'enfants, des chevaliers de Malte, un[3] capucin, des religieuses, des filles médiocrement mariées, un fils qui a très bien servi, est devenu lieutenant général, mais qui étoit étrangement livré au vin, quoique d'ailleurs très bon officier et homme de mérite. On le maria ivre-mort, sur la frontière, avec une fille de condition, mais dont la conduite l'excluoit d'un honnête mariage. On les coucha ensemble. Quand le vin fut cuvé, il se réveilla, et fut bien étonné de se trouver en compagnie, et bien davantage quand, ayant demandé à cette créature ce qu'elle faisoit là et qui l'y avoit mise, elle lui répondit qu'elle étoit sa femme. Grand vacarme; témoins attestent le mariage, et lui de nier d'en avoir jamais ouï parler, ni eu seulement la moindre pensée. A la fin, ce beau mariage s'en alla en fumée comme il étoit venu. C'étoit un honnête homme, et très bon homme, de bonne compagnie, et fort aimé; mais le vin arrêta sa fortune. Il mourut à Paris, sans alliance, en 1707. Un abbé encore de Saint-Romain dans Blaye, le meilleur homme du monde et fort aimé, de très bonne compagnie, et homme d'honneur, mais qui jouoit tout ce qu'il avoit, et, quand[4] il avoit tout perdu, il jouoit aux liards, sur les remparts de Blaye, avec les soldats de la garnison. Il n'avoit jamais pu se résoudre à se captiver pour suivre la route des avancements ecclésiastiques, et il est mort toujours pauvre et joueur, et toujours en province, en 1716. Leur frère[5] aîné eut un régiment de cavalerie, servit peu, épousa une Cambout d'une arrière-branche, et mourut en 1696, trois ans après elle. Ils n'eurent qu'un fils, qu'ils laissèrent jeune, et qui épousa, dans sa province, une Saint-Gelais, fille du marquis de Montchaude. Le lendemain matin du mariage, il monta à cheval, et on fut sept ou huit ans sans savoir pourquoi

1. Ci-dessus, p. 163-168.
2. Dépôt des affaires étrangères, vol. Saint-Simon 34 (*France* 189), fol. 126.
3. *Un* surcharge *des*.
4. *Qui* corrigé en *quand*.
5. *Ais* [*né*] corrigé en *frere*.

il avoit disparu, ni ce qu'il étoit devenu. Il revint comme il étoit parti, et, à l'heure qu'on y pensoit le moins, on entendit plusieurs chevaux dans la cour du même[1] château où il s'étoit marié, et d'où sa femme n'étoit point partie. La surprise fut grande; mais, pour lui, il se présenta comme s'il fût arrivé d'un voyage de deux jours; et ont depuis demeuré ensemble. Il a passé sa vie en province, à se ruiner, et à Paris, à plaider, avec force mauvaises affaires. Il est mort depuis peu, et a laissé un fils qui fait mieux espérer de lui. Notre chevalier de l'Ordre se remaria à Élisabeth de la Vergne de Tressan, remariée au comte de la Motte, lieutenant général et enfin grand d'Espagne. Elle n'eut point d'enfants de M. de Vaillac, et elle est mère du comte[2] de la Motte d'aujourd'hui, grand d'Espagne et lieutenant général[3].

« Cette maison est illustrée par le célèbre Jacques Ricard, dit *Galliot*[4] *de Genouillac*[5]....

« On ne voit point d'où leur sont venues ces terres de Gourdon, Genouillac et Vaillac, et beaucoup moins pourquoi ils ont affecté en noms propres ces deux premières seigneuries, de la première desquelles ils n'avoient même qu'une partie[6]....

« Venons maintenant à la branche d'Acier, qui n'a eu que trois générations.

« Jean Ricard, frère puîné du premier grand maître de l'artillerie et père du second, épousa Catherine, fille héritière d'Auger du Bos, seigneur d'Acier, en Quercy, et de Jeanne de Rassials, dame de Vaillac. Il n'en eut qu'un fils et trois filles, dont la dernière épousa Annet de Turenne, baron d'Aynac, lieutenant de l'artillerie.

« Le fils fut le célèbre Jacques Ricard, seigneur d'Acier, dit *Galliot de Genouillac*, seigneur d'une infinité de terres; fut élevé par le grand maître de l'artillerie son oncle. Il se trouva l'un des preux de Charles VIII à la bataille de Fornoue, 1495, au siège de Capoue en 1501, et à la journée d'Aignadel en 1509. Il fut après sénéchal d'Armagnac, puis grand maître de l'artillerie en 1512, par la mort de Paul de Busserade, seigneur de Cepy. Il fut aussi chambellan de François Ier, qui, dès 1515, lui donna la terre de Montrichard. Il se trouva la même année à la bataille de Marignan, et se signala à la funeste bataille de Pavie, 1524 en février, que nous compterions 1525. Il en fut récompensé par l'office de grand écuyer de France, qu'avoit Galéas de Saint-Séverin, qui y fut tué. Il servit encore au siège de Luxembourg et eut en 1545 le gouvernement de Languedoc; mais il mourut l'année suivante, 1546, à plus de quatre-vingts ans. Il[7] fit magnifique-

1. *Mesme* corrige *c*[*hasteau*].
2. *Du Ce* surcharge *d'un sgr.*
3. Cette dernière phrase a été ajoutée en interligne. — 4. Ainsi écrit.
5. Suit la généalogie, paraphrasée de celle des continuateurs du P. Anselme dans leur tome VIII, p. 162-167 et 175.
6. Suit le père du chevalier de l'Ordre.
7. Cet *Il* corrige un *O*.

ment bâtir, et meubla de même le château d'Acier, et ne négligea pas ses affaires. On lui en fit une sur cela, avec François Ier, qui le manda. On ne répétera pas ici avec quelle galanterie il en sortit, et se maintint mieux que jamais, parce que cela se trouve aux *Duchés-pairies existants*, titre d'Uzès. Antoine de la Fayette, seigneur de Pontgibault, lui succéda en la charge de l'artillerie et, à l'office de grand écuyer de François-Claude Gouffier, qui fut duc à brevet de Rouannois, fils du grand maître de France de Boisy. Brantôme s'étend avec plaisir sur ce seigneur d'Acier, et en rapporte quantité de choses illustres et curieuses[1].

« Il n'eut point d'enfants de Catherine d'Archiac, sa première femme. De la seconde, Françoise de la Queille, il n'eut qu'un fils et une fille. Le fils mourut sans enfants de Louise d'Estampes, dame de la Ferté-Nabert, des blessures qu'il avoit reçues à la bataille de Cerisoles, et sa sœur porta tous les grands biens de son père, en mariage, à Charles de Crussol, vicomte d'Uzès par sa mère, héritière de cette ancienne et illustre maison. Cette[2] héritière d'Acier, fille du grand maître de l'artillerie et grand écuyer de France, fut mère des deux premiers ducs d'Uzès. Elle se remaria au rhingrave Jean-Philippe. »

1. *Œuvres de Brantôme*, éd. Lalanne, tome III, p. 72-76.
2. Ce mot corrige des lettres informes.

V

FLEURY ET L'INVASION A FRÉJUS[1].

Les imputations très précises de notre auteur contre l'évêque de Fréjus valent la peine qu'on les examine de près, ne fût-ce qu'en raison de l'importance du personnage qu'il a voulu accuser de manquement à tous ses devoirs envers la France.

Sa rédaction date des premiers mois de 1742, au temps d'une guerre dont tout le poids allait retomber sur Louis XV et sur sa créature l'empereur bavarois, par la défection de la Prusse, du Danemark, de la Russie et de la Hollande; mais on en retrouve déjà le principal contexte dans l'Addition au *Journal de Dangeau*[2], rédigée bien antérieurement[3], à une époque même où Saint-Simon était très flatté de la confiance que le premier ministre semblait lui témoigner. Chose singulière, et qui ferait douter qu'il soit aussi l'auteur du portrait de 1743 retrouvé par les éditeurs des *Mémoires du duc de Luynes*, et que nous avons cru devoir reproduire dans notre tome VI[4], toute précision de détails compromettants a disparu dans ce dernier texte; voici ce que nous y lisons :

« L'irruption de M. de Savoie en Provence donna quelque embarras aux amis de M. de Fleury. M. de Savoie fut reçu à Fréjus avec le plus grand empressement; il goûta le caractère et l'esprit de M. de Fleury, et fit ce qu'il put pour l'engager à s'attacher à lui. Quoique M. de Fleury eût refusé constamment les offres de ce prince, on blâma cependant, à la cour, le zèle et l'attachement qu'il lui avoit montrés dans cette occasion, et, si le ministère avoit voulu profiter de cette occasion pour le perdre, l'ouvrage n'étoit pas difficile. M. de Fleury avoit conservé toujours depuis des sentiments de reconnoissance pour M. le duc de Savoie, dont il a donné des marques au feu roi Victor, et depuis à son fils, dans des occasions importantes.... »

Ainsi, plus de réception solennelle à l'entrée de l'église, plus de *Te Deum* officiel; l'évêque repousse toutes les offres de l'envahisseur.

Il m'a donc paru nécessaire de chercher des témoignages contemporains. Bien entendu, les biographies du tout-puissant ministre ne peuvent pas être prises pour des autorités suffisantes. Voici, par exemple, la version que les continuateurs de Moréri, en 1759, ont empruntée à la biographie écrite par l'abbé de Ranchon :

« M. de Fleury étoit dans son diocèse lorsque le duc de Savoie, à

1. Ci-dessus, p. 195-196. — 2. N° 758, ci-dessus, p. 492.
3. Au moins avant 1739. — 4. Appendice III, p. 515 et suivantes.

la tête d'une puissante armée d'alliés, secondé par une flotte de quarante-huit vaisseaux de guerre, fit, en 1707, une entreprise sur la ville et sur le port de Toulon. Les habitants de Fréjus, d'autant plus alarmés que leur ville étoit sans défense et l'objet le plus prochain du pillage, voulurent l'abandonner, et se retirer loin des côtes où se portoient toutes les forces des ennemis : M. de Fleury les en empêcha, et fit aussitôt nommer trois députés pour aller au-devant du prince et pour lui représenter très respectueusement combien il étoit digne de S. A. R. d'user avec modération de la victoire. La réponse fut favorable, mais conditionnelle, par la difficulté de retenir le soldat en pareille occasion, et dans une armée composée de nations différentes. M. de Fleury eut ensuite des conférences particulières avec le duc de Savoie, pendant trois jours que ce prince demeura à Fréjus, et il ne cessa pas d'être admis à sa table, où se trouvoient en même temps le prince Eugène et le prince de Hesse-Cassel, depuis roi de Suède. Le prélat plut, et obtint ce qu'il voulut : la contribution fut modique, la ville n'éprouva aucun désordre, et la campagne des environs fut épargnée. »

Il est inutile également d'invoquer l'éloge académique de Fréret[1] ; mais déjà le calviniste Larrey sera moins discutable, si c'est lui qui a dit[2] avant Fréret que Victor-Amédée prétendit se faire prêter serment par l'évêque, que celui-ci riposta que le prince était dans son diocèse depuis trop peu de temps et ne comptait peut-être pas y séjourner, et qu'il obtint la permission de se retirer ailleurs[3].

Remontant à des témoignages encore plus immédiatement contemporains des événements[4], nous voyons que l'évêque, loin de s'épouvanter de l'invasion[5], avait cru de son devoir d'aller jusqu'à Grasse au-devant de Victor-Amédée, afin de tirer de celui-ci des promesses rassurantes pour son diocèse[6]. Aussi un témoin oculaire rapporte-t-il que, lorsque le prince arriva à Fréjus, le 18 juillet, il ne permit aucun désordre, conformément aux pla-

1. *Histoire de l'Académie des inscriptions*, tome XVI, p. 359.
2. *Histoire de la France sous le règne de Louis XIV* (1722), tome IX, p. 101.
3. Cette anecdote se retrouve aussi, en d'autres termes, dans l'*Istoria delle guerre* du comte Ottieri, tome IV, p. 247-248.
4. M. Mireur, archiviste du département du Var, a bien voulu vérifier qu'on ne trouvait rien, ni dans les archives du diocèse, ni dans celles de la ville, qui permît de contrôler les dires de Saint-Simon.
5. Lettre de l'abbé Dubois au duc d'Orléans, dans le livre du comte de Seilhac, tome I, p. 341.
6. *Gazette d'Amsterdam*, Extr. LXIII. Selon les *Mémoires de Sourches*, tome X, p. 372, les habitants de Grasse, qui avaient refusé la subsistance aux troupes de M. de Sailly, furent accusés d'avoir, d'eux-mêmes, fait offrir cinquante mille livres à M. de Savoie, sans qu'il eût rien demandé. Ils eurent vite fait de se disculper : Affaires étrangères, vol. *France* 1152, fol. 22, 1er octobre 1707. — Cannes et Cuers auraient également montré trop d'empressement à répondre aux sommations : ci-après, p. 598.

cards qui avaient été affichés sur le passage de son armée, et alla se loger en droiture à l'évêché, tandis qu'Eugène et les princes allemands se casaient dans les principales maisons de la ville. Quant à la cathédrale, l'office divin y était suspendu par suite de la fuite des chanoines et bénéficiers[1]. La relation du *Mercure*[2] dit bien que Victor-Amédée s'y rendit le 19, et que l'évêque était là; mais ce prélat portait seulement le manteau long, il ne se mit pas au prie-Dieu préparé pour lui ou pour le duc, et l'on n'eut point de musique à la messe. La relation ajoute que le prince, une fois installé chez l'évêque, eut toujours l'attention de lui donner la place d'honneur à table et de boire à sa santé, ainsi que les représentants des puissances alliées; qu'il se plaisait à l'entretenir pendant des heures entières, mais non pas sur les affaires présentes, et qu'il parlait toujours avec respect du roi de France; qu'enfin, quand il quitta Fréjus pour marcher plus avant, ce ne fut pas sans avoir ordonné qu'une escorte accompagnât le prélat se retirant sur Aix. Dans tout cela, rien de plus que les procédés courtois qui étaient de règle alors, même entre ennemis, et auxquels le père de la duchesse de Bourgogne, et aussi bien le prince Eugène, pouvaient moins manquer que personne[3]. Le texte du *Moréri* serait donc exact.

Voici d'ailleurs une correspondance toute confidentielle échangée entre l'évêque lui-même et le ministre Chamillart, qui, sans aucune allusion au prétendu *Te Deum*, spécifie bien des faits à l'honneur de Fleury, comme le Roi et son ministre le reconnurent[4].

1. *L'évêque de Fréjus à M. Chamillart*[5].

« A Fréjus, ce 14e juillet.

« Je me crois obligé, Monsieur, de rendre compte de ma conduite à S. M., et je ne le puis mieux faire que par vous. Je n'ai reçu aucun ordre de ce que nous aurions à faire en cas que les ennemis entrassent en Provence, quoique je l'aie demandé, et on nous a absolument abandonnés. Cette pauvre ville n'a de consolation que par moi, et je ne puis m'empêcher d'être attendri de toutes les pleurs des habitants sur un faux bruit qui courut que je partois. Je n'ai jamais pu me résoudre à

1. Aubenas, *Histoire de Fréjus* (1881), p. 326-327, d'après un journal du temps.

2. Éd. in-quarto, p. 104-106.

3. L'auteur de la biographie inédite de Fleury (ms. Nouv. acq. fr. 2076, fol. 87-94), l'abbé de Ranchon cité ci-dessus, p. 525, dit en substance que l'évêque remplit les devoirs et les formalités auxquels il était tenu, mais en ménageant tous les droits de son souverain légitime.

4. On a lieu de croire que ces documents du Dépôt de la guerre n'ont pas été utilisés par les historiens de l'invasion de 1707, sauf le marquis de Saporta, ni par les biographes de Fleury.

5. Dépôt de la guerre, vol. 2041, n° 171; copie, n° 169.

abandonner des gens qui iroient errer dans les bois sans vivres et sans argent. Je ne pourrai pas leur être fort utile; mais au moins je remplis mon devoir. Je crois, Monsieur, que mon cœur vous est assez connu pour être persuadé que je ne ferai rien que d'un fidèle serviteur et sujet du Roi; j'aimerois mieux m'exposer à tout, et à perdre même la vie. Je n'ai osé faire transporter mes meubles, de peur d'alarmer encore davantage la ville; mais je leur ai conseillé de mettre les leurs en sûreté. S'il ne m'en coûte que cela pour les exempter du pillage, e n'y aurai aucun regret. J'aurois bien des choses à vous dire sur tout ce qui se passe ici depuis un mois; mais, comme cela n'est pas de mon ministère, j'aime mieux le supprimer. Je vous supplie d'être persuadé que, quoique vous paroissiez m'avoir absolument oublié, je n'en suis pas avec moins de respect et d'attachement,

« Monsieur,

« Votre très humble et très obéissant serviteur.

« A.-H., ÉV. DE FRÉJUS.

« Tout le pays est d'une parfaite fidélité. »

2. *M. Chamillart, à l'évêque de Fréjus*[1].

« 23 juillet 1707.

« J'ai lu au Roi les deux lettres[2] que vous m'avez fait l'honneur de m'écrire, par lesquelles je vois le désordre qui règne autour de vous, qui n'a pu, jusques à présent, vous ébranler. Si tous les habitants du pays étoient capables de profiter de votre exemple et avoient la même fermeté que vous, on pourroit se flatter de voir répéter une seconde fois la destinée de l'armée de Charles-Quint. Il y a si longtemps que vos Provençaux ne connoissent plus la guerre, que j'appréhende qu'ils ne trouvent des vivres et des subsistances à donner à l'armée de M. de Savoie dans les lieux où ils laisseroient mourir de faim les troupes du Roi. Rien ne m'a fait plus de peine que ce que j'ai appris des habitants de Cannes, qui travailloient avec toute la diligence possible à préparer dix mille rations de pain et de fourrages pour l'armée ennemie[3]. S'ils trouvoient partout les mêmes facilités, ils pourroient arriver à Toulon avant M. le maréchal de Tessé. Quoique je ne sois pas d'humeur à me flatter, et que je voie d'ailleurs l'accablement dans lequel le plat pays de Provence va se trouver, on pourroit néanmoins espérer, si cette guerre est bien conduite, que les ennemis auroient lieu de se repentir de l'avoir entreprise. Je ferai des vœux bien sincères pour tout ce qui peut avoir rapport à vous; les affaires de l'État ne m'empêcheront pas d'y songer. »

1. Guerre, vol. 2041, n° 255, minute. — 2. Je n'en ai qu'une.

3. Les consuls de Cuers fournirent soixante mille rations, et ceux de Grasse trente mille (*Gazette d'Amsterdam*, Extr. LXIII et n° LXIV).

3. *L'évêque de Fréjus à M. Chamillart*[1].

« A Aix, ce 27e juillet.

« POUR VOUS SEUL.

« J'arrivai hier ici de Fréjus, Monsieur, dont j'ai cru devoir sortir après avoir vu passer la dernière troupe de l'armée ennemie. J'en ai donné les nouvelles les plus fraîches à MM. de Tessé et de Sailly, qui ne manqueront pas de vous en rendre compte. J'ai dit au premier ce que j'avois pu découvrir de leurs desseins sur le Languedoc, dont il m'a prié d'avoir l'honneur de vous instruire moi-même, pour ne rien oublier.

« Cavalier est à la suite de M. de Savoie, qu'il est venu joindre de Barcelone avec la flotte[2], n'étant pas encore guéri d'un coup de sabre qu'il reçut à Almanza. Il logeoit, à Fréjus, chez un homme qui ne manque pas de sens, et qui m'en avertit. Je lui dis de lui faire bonne chère, de le louer beaucoup, parce que je sais qu'il est fort vain, de faire même semblant de craindre ses projets, pour le faire parler; et cela réussit. Voici ce qu'en trois jours de temps il en a pu tirer :

« Belcastel a une patente de général de la princesse Anne, et doit commander tout le débarquement. Il y a sur la flotte les débris de son régiment et de celui de Cavalier, qui furent détruits à Almanza. Il y a de quoi armer quinze ou vingt mille hommes, des pioches, des pelles, des affûts pour du canon, de la poudre et autres munitions, et ils peuvent débarquer de la flotte quatre à cinq mille hommes de la marine qui passent pour les meilleures troupes d'Angleterre. Ils comptent, avec les Fanatiques, de se saisir de la Camargue et d'avoir ainsi la mer, le Rhône et la Durance, d'où il ne sera pas facile de les débusquer. Il ne s'expliqua point sur le temps et le lieu du débarquement[3].

« A l'égard de la force de M. de Savoie, ils disent tous, dans l'armée, qu'ils sont quarante mille hommes; mais un capitaine de Piémont à qui je fis quelque plaisir dans le temps qu'il étoit prisonnier en Provence, et qui m'en a marqué une grande reconnoissance, m'a dit qu'il étoit vrai que le fond de quarante mille hommes y étoit, mais qu'ils n'étoient pas complets, et qu'ils attendoient six ou sept mille hommes de recrue.

« Je laisse à M. de Tessé et à M. de Sailly, que j'ai entretenus deux heures, de vous faire part des autres lumières que j'ai pu leur

1. Guerre, vol. 2041, n° 298; copie, n° 297. Lettre citée en partie par Saporta

2. Selon les *Mémoires de Sourches*, tome X, p. 377, il était venu, habillé en pauvre, sur une barque de Majorque. Il est question aussi de lui dans les lettres de M. de Grignan dont Saporta s'est servi, vol. Guerre 2041, nos 274 et 302.

3. Dans une lettre au duc d'Orléans, datée du 25 juillet (Affaires étrangères, vol. *Espagne* 176, fol. 391), Chamillart exprimait sa conviction que le duc de Savoie était attiré par l'espoir de trouver appui chez les religionnaires et par l'esprit de révolte constaté depuis quelques années en Languedoc et en Guyenne.

donner sur toute cette armée. Je prends la liberté seulement de vous demander de ne point me citer, parce que M. de Savoie a eu beaucoup de peine à me laisser sortir de Fréjus dans la crainte que, comme j'avois été trois jours avec eux, et que j'y avois été traité avec beaucoup d'honnêteté, je ne donnasse des avis de leur armée. Ils ont de grands et de vastes projets, que j'espère que Dieu confondra. Ils nous ont ruinés pour deux ans, quoiqu'ils aient eu quelques égards pour moi, et ont brûlé deux villages, sous prétexte que les habitants avoient déserté. Je cherche ici de l'argent pour moi et pour mes habitants, et y attendrai la fin de cet orage.

« Je suis, Monsieur, avec tout le respect possible,

« Votre très humble et très obéissant serviteur.

« A.-H., Év. de Fréjus. »

4. *L'évêque de Fréjus à M. Chamillart*[1].

« A Marseille, ce 1er août.

« Pour vous seul.

« Je reçois ici, Monsieur, la lettre que vous me faites l'honneur de m'écrire du 23 juillet, et je crois être obligé, comme bon serviteur du Roi, de vous dire ce que peut-être personne n'a eu le courage de vous mander. Je ne le fais que par un pur zèle pour le service, et par la sûreté où je suis qu'on peut tout vous confier, et connoissant surtout mes intentions. Je crois donc qu'il est essentiel que vous sachiez qu'on n'a aucune confiance pour le général[2], que tout le pays marque même un grand mépris pour lui, et que tous les officiers généraux sont très mécontents de ses projets et de sa conduite. Quand vous leur ordonnerez de vous parler comme ils pensent, ils vous en diront plus qu'il ne m'est permis de vous en dire à cause de ma profession, qui m'empêche de me mêler de ces sortes de choses. Si tous, sans exception, ne m'avoient paru dans les mêmes sentiments, je me serois bien gardé de toucher cette corde; mais les affaires sont trop sérieuses, et j'ai une trop forte passion pour la gloire du Roi et la vôtre, pour vous laisser ignorer une chose aussi importante.

« Le vent, qui avoit été contraire jusqu'astheure pour le débarquement des ennemis, a changé cette nuit, et nos galères, qui étoient à Toulon, viennent d'arriver. Quatorze vaisseaux ont paru à la hauteur de la Ciotat, qui est entre cette ville et Toulon, et cette manœuvre me fait craindre qu'ils ne songent à couper notre communication avec Toulon, et que M. de Tessé n'y soit plus à temps pour établir son camp dans la plaine de Gémenos. Dieu veuille que nos craintes soient mal fondées!

« Il me paroît, Monsieur, qu'on vous a prévenu contre nos Provençaux. Ils n'ont cédé seulement qu'à la force, et lorsqu'ils ont vu le pays sans défense. Ils haïssent tous M. de Savoie; mais la crainte d'être brûlés et saccagés les a forcés à se soumettre.

1. Guerre, vol. 2042, n° 8. — 2. Médavy sans doute.

« Je vous demande pardon de ma mauvaise écriture et de ma liberté.

« Je suis, Monsieur, avec tout le respect possible,

« Votre très humble et très obéissant serviteur.

« A.-H., ÉV. DE FRÉJUS.

« Je suis venu chercher ici de l'argent, et m'en retourne demain à Aix. »

5. *L'évêque de Fréjus à M. Chamillart*[1].

« A Aix, ce 3e août.

« Dans la disette d'argent que j'ai trouvée ici, Monsieur, je crois qu'on ne doit pas craindre de vous offrir de petites sommes. J'ai quinze mille livres des pensions que je dois à M. d'Aquin, mon prédécesseur, qui sont destinées pour les réparations de mon évêché. Elles sont en dépôt à Paris, et je les ferai venir ici, si cela vous convient. Je vous les offre de bon cœur, et voudrois pouvoir vous en offrir davantage. J'en ai parlé à M. Lebret, et il n'est question que de donner une forme à cela pour mes sûretés. Vous en pouvez disposer.

« Je compte que ce que j'ai eu l'honneur de vous écrire avant-hier n'est que pour vous seul, et je vous en supplie de tout mon cœur; car je ne l'ai fait que par la confiance que j'ai en vous, et pour le bien du service.

« Je me sais bon gré d'avoir quitté Fréjus. J'eus hier des nouvelles que M. de Savoie y avoit fait appliquer deux placards adressés à tous ses sujets de la Basse-Provence, portant défense d'avoir aucune communication avec ses ennemis et ordre de mener tous les déserteurs au camp, sous peine d'être brûlés. Le corps du général Kricbaut[2], qu'ils attendent, n'avoit point encore paru dans le comté de Nice. J'en aurai des nouvelles deux fois la semaine, par des porteurs exprès.

« Je prends la liberté de vous répéter encore qu'on vous a injustement prévenu contre la fidélité des Provençaux, et qu'on ne peut pas marquer plus de zèle pour le service du Roi. Vous pouvez m'en croire assurément.

« Je suis, avec tout le respect et l'attachement possible, Monsieur,

« Votre très humble et très obéissant serviteur.

« A.-H., ÉV. DE FRÉJUS. »

6. *M. Chamillart à l'évêque de Fréjus*[3].

« Versailles, 10 août 1707.

« Vous ne devez point être en peine des deux dernières lettres que vous m'avez écrites de votre main. Je ne m'en expliquerai avec qui

1. Guerre, vol. 2042, n° 21.
2. Ainsi, pour *Kriechbaum*.
3. Guerre, vol. 2042, n° 101, minute.

que ce soit, qu'avec un supérieur auquel il ne m'est pas permis de m'en cacher. Il me paroît qu'il est bien content de tout ce que vous me mandez, et de la conduite que vous avez tenue. Si vos Provençaux reprennent courage, et qu'il se passe quelque action à Toulon heureuse pour les troupes du Roi, capable de refroidir la vivacité des assiégeants, vous pourriez rentrer triomphalement dans Fréjus avant la fin du mois d'octobre. Il y a encore beaucoup à travailler avant ce temps-là, sans compter les inquiétudes qui sont inséparables de l'état auquel nous nous trouvons. Je vous promets, à mon premier voyage de l'Étang, de traiter plus amplement la matière dont je vous parle aujourd'hui très superficiellement par le peu de temps dont je puis disposer. »

7. *L'évêque de Fréjus à M. Chamillart*[1].

« A Aix, ce 21e août.

« Le bruit du départ des princes et des secours qui nous venoient a fait son effet, Monsieur, et vous apprendrez par M. de Tessé que les ennemis sont à la veille de décamper, avec bien de la honte de voir leurs vastes projets, qu'ils publioient devoir être infaillibles, échoués par les bons ordres de S. M. pour secourir cette province. Dieu veuille que leur perte soit encore plus grande que leur honte, et que leur retraite leur soit aussi funeste que celle de Charles-Quint! Tous nos paysans, qui ont été ruinés, se sont armés, et je ne doute pas qu'ils ne fassent leur devoir. La joie qu'on a témoignée dans tout le pays de la prochaine retraite des ennemis et du voyage des princes marque bien la haine qu'ils ont pour M. de Savoie et leur fidélité.

« Ce prince a fait publier un ban à Brignoles de porter toutes les armes à l'hôtel de ville, pour les prendre, et de tirer leurs fourrages hors des greniers, pour les brûler, afin que nous n'en profitassions pas. Il nous donne l'exemple de ce que nous devions faire. Je songe à m'en retourner à Fréjus pour tâcher, si je puis, de les préserver du feu, qu'il y a grand lieu de craindre[2]. J'en ai demandé la permission à M. le maréchal de Tessé, que j'attends demain. Je suis infiniment touché de la bonté que le Roi a eue d'être satisfait de ma conduite ; car je n'ai jamais eu d'autre ambition que de lui plaire, et de pouvoir mériter quelque part dans l'honneur de son estime.

« Je suis, Monsieur, avec un respectueux attachement sans réserve,

« Votre très humble et très obéissant serviteur.

« A.-H., ÉV. DE FRÉJUS. »

1. Guerre, vol. 2042, n° 236.

2. On voit dans le livre d'Aubenas que Victor-Amédée, repassant par Fréjus le 25, entendit la messe dans une salle de l'évêché et se reposa un jour; mais la relation du *Mercure* dit (p. 249-250) que l'évêque, n'ayant pas de passeport pour se trouver là, attendit à deux lieues de la ville que l'armée ennemie eût disparu. Voyez ci-après, p. 534.

8. *L'évêque de Fréjus à M. Chamillart*[1].

« A Fréjus, ce 4e septembre.

« Vous aurez appris, Monsieur, que les ennemis achevèrent de passer le Var jeudi, le matin, sans perte ni inquiétude, et il faut apparemment qu'on n'ait pas pu faire mieux. Tous nos paysans m'ont dit que, s'ils avoient été soutenus par quelques troupes réglées, ils les auroient fort incommodés dans leur retraite. Un parti d'un village de mon diocèse nommé Callian leur a pourtant pris un étendard où il y a pour devise une colonne avec ces paroles : *Semper immobilis*, et qui est apparemment du général Fels, qui est d'une branche de la maison Colonne établie en Allemagne. Il l'ont remis entre les mains de M. le maréchal de Tessé, et je crois qu'il eût été mieux de le laisser dans l'église du lieu, qui est belle, pour servir de monument qui eût contribué à encourager les habitants dans quelque autre occasion.

« Ceux d'un autre village à moi, nommé Bagnoles, leur ont bien pris trente chevaux ou mulets et tué vingt soldats ; mais ils ont eu deux des leurs tués et quatre prisonniers, que M. de Savoie a emmenés, et j'ai grand peur qu'il ne les fasse pendre. On les a réclamés comme des soldats gardes-côtes, et je ne sais si cela leur sauvera la vie.

« Je dois vous rendre témoignage, Monsieur, de la bonne manœuvre que le sieur Paillet, maire de Saint-Tropez, a faite dans sa citadelle. Il est certain que, par sa fermeté et vigilance, il a sauvé son golfe du pillage, qu'il a conservé beaucoup de nos bâtiments, et qu'il en a pris un assez grand nombre aux ennemis. On s'en loue fort dans tout le pays.

« J'ai approfondi ce que M. de Savoie peut avoir tiré de contributions en argent, et je ne crois pas que cela aille à quatre-vingt mille livres, parce qu'ils se sont payés en rations de pain, en fromage, fer, vin, etc.

« J'apprends tous les jours des nouvelles insolences de ce malheureux Cotta de Nice, et, s'il tombe jamais sous notre main, il mérite bien d'être puni. Il a obligé un prêtre de mon diocèse de lui donner à laver et à boire, en disant mille sottises de la nation, et il n'a pas tenu à lui qu'il ne nous ait traités avec la dernière dureté. Il a une sœur religieuse dans un de mes couvents, qui ne vaut guère mieux que lui.

« La flotte ennemie commença hier, sur les trois heures après midi, à paroître au milieu de notre côte, forte de cinquante-cinq voiles. Elle a disparu ce matin et pris le large.

« Je suis obligé, Monsieur, d'avoir l'honneur de vous parler pour mes religieuses. Aucun particulier ni communauté ne les paye, et tout le monde s'imagine que M. de Savoie a donné un jubilé à tous les

1. Guerre, vol. 2043, n° 39.

débiteurs. Elles meurent de faim, et je n'ai pu empêcher déjà deux couvents entiers de déserter; je ne suis plus en état de les soutenir, et le reste suivra. Je vous serois très obligé, Monsieur, pour arrêter ce scandale, si vous aviez la bonté d'écrire à M. Lebret de contraindre au moins les communautés qui n'ont pas souffert, et les particuliers aussi, de payer ces pauvres filles. Ils sont, en ce pays-ci, d'une dureté qui n'est pas concevable pour tout ce qui s'appelle prêtres et religieuses.

« Je crains bien aussi qu'on ne puisse pas semer dans toute cette ligne où ont passé les ennemis, et je crois qu'un mot de vous à M. Lebret et à la province, pour chercher les moyens de les aider, les hâteroit un peu; car le temps presse[1].

« Je suis, Monsieur, avec tout le respect et l'attachement possible,

« Votre très humble et très obéissant serviteur.

« A.-H., ÉV. DE FRÉJUS. »

La lettre suivante, du maréchal de Tessé[2], confirme ce que notre auteur dit de la mésintelligence qui régnait entre les Impériaux et le duc de Savoie :

« Au camp d'Antibes, ce 4e septembre 1707.

« Voici, Monsieur, plusieurs riens que j'ai ramassés du P. Charonnier, jésuite, homme d'esprit, lequel a vu et entretenu M. le duc de Savoie en allant à Toulon et à son retour, mais plus à son retour qu'à son premier passage, parce que Monsieur de Fréjus n'étoit pas au dernier.

« Ce prince lui dit : « Mon Père, voilà une fichue cacade que j'ai faite ! « C'étoit un dessein d'Angleterre projeté depuis longtemps, auquel je « me suis opposé, et, si l'on m'en avoit cru, au lieu de venir faire en « Provence les sottises que j'y suis venu faire, j'aurois porté plus aisé- « ment la guerre aux portes de Lyon par la Savoie. » Ensuite, il lui dit : « Votre évêque fit fort bien, quand j'arrivai, de ne pas quitter sa « maison; mais je serois fâché qu'il y fût revenu quand nous repas- « sions : je n'aurois pas été maître de le préserver de la fureur des « Allemands, qui me font l'honneur de croire que je suis d'intelligence « avec le Roi pour avoir fait périr l'armée. »

« Dans une autre conversation, ce prince lui dit : « Mon Père, j'ai eu « un ingénieur à Toulon, qui en partit le 15 de mai, et qui non seule- « ment m'en avoit apporté le plan, mais certitude qu'il n'y avoit ni « chemin couvert, ni palissades, que tout y manquoit, que le glacis « étoit bordé de maisons de plaisance; et je croyois, quand je partis « de Piémont, que je l'emporterois en huit jours, auquel cas Marseille,

1. Une autre lettre, du 22 février 1708, également relative à la situation du pays, a été publiée en 1881 dans la *Revue des Sociétés savantes*, 7e série, tome V, p. 215-216.

2. Guerre, vol. 2043, no 35. Le no 65 est un rapport analogue, daté du 6.

« Aix, Arles, à ma disposition, me faisoient aisément prendre des « quartiers d'hiver en Languedoc. »

« Quelque temps après, il lui dit : « Je n'ai jamais cru que M. de « Tessé pût, ni osât mettre plus de vingt bataillons à Toulon. »

« Un général allemand, soupant avec ledit Père, lui dit, devant cinq ou six personnes : « Ce traître de Savoyard nous a sacrifiés, et nous « savons que, le 18, il eut une conférence dans une cassine avec M. le « maréchal de Tessé, entre Toulon et la Valette. Il n'a été question, « depuis ce temps-là, que de se retirer. »

« Un Piémontois, lieutenant-colonel, lui dit : « Mon Père, nous aurons « la paix ; elle se traite à Louvain. Et savez-vous que M. de Tessé a « envoyé de la part du roi de France du vin de Champagne à S. A. R., « et qu'il eut une conférence avec lui, le 18, entre la Valette et « Toulon? »

« Tout cela, quoique sans fondement, ne laisse pas de faire voir une extrême division entre les nations.

« Le prince de Hesse lui dit : « Mon Père, j'ai regret de porter les « armes contre le roi de France, et je souhaite passionnément la paix, « pour que, six mois après, je puisse aller me mettre à ses pieds. Si vous « voyez Monsieur le maréchal et M. de Goësbriand, faites-leur mes com- « pliments. Je les reconnoîtrois entre mille personnes, sans les avoir « jamais vus, excepté qu'à l'affaire du 15, ils étoient tous deux habillés « d'un camelot gris blanc, et que l'un avoit une perruque fort noire, « et l'autre fort blonde. »

« Le P. Charonier remarqua qu'en allant à Toulon, tous les princes et officiers généraux étoient à l'ordre chez S. A. R., et qu'au retour, personne n'y est venu, excepté les officiers de jour.

« Un autre officier principal a dit au même jésuite : « Une marque « que M. le duc de Savoie nous trahit, c'est que, de toute la cam- « pagne, nous ne l'avons vu si gai ni de si bonne humeur qu'après « notre sotte affaire du 15, où nous perdîmes tant d'honnêtes gens. »

« J'ai cru, Monsieur, que, quoique tout ce que dessus ne soit qu'une bagatelle, je ne devois pourtant pas négliger de vous en informer.

« J'ai l'honneur d'être pour ma vie,

« Monsieur,

« Votre très humble et très obéissant serviteur.

« TESSÉ. »

VI

LETTRES DU COMTE DE GRIGNAN A M. CHAMILLART[1].

I

« A Aix, jeudi 28 juillet 1707.

« Monsieur,

« Permettez-moi d'ajouter encore à ce que j'ai l'honneur de vous écrire par le courrier de M. le maréchal de Tessé, que nos milices sur le bord du Var y ont été assemblées en très peu de temps, quoique dans celui de la récolte, au nombre de quatre à cinq mille, plus de la moitié de désarmées, parce que les communautés ne le sont point en Provence, et qu'on ne s'avise pas d'armer les peuples de sang-froid, surtout quand on craint le faux-saunage partout. Nos milices du Var ont travaillé à des retranchements avec une diligence surprenante; mais, quand les troupes réglées, forcées par la supériorité des ennemis de faire une retraite qui l'a été avec toute la conduite qu'on devoit attendre de celui qui commandoit, se retirent, on ne doit pas imaginer, Monsieur, que des paysans peu accoutumés à la guerre ne soient bientôt dissipés. Il y en a actuellement dans Toulon plus de trois mille, presque tous désarmés, mais qui ont été, et qui sont encore d'un grand secours pour les travaux. Du surplus, trouvez bon, Monsieur, que je me remette à ce que j'ai eu l'honneur de vous expliquer touchant l'usage que j'ai fait du reste des milices de cette province, et que vous m'avez fait la grâce d'approuver.

« Je suis toujours, avec un attachement respectueux, votre très obéissant serviteur.

« Grignan.

« Je ne vous laisserai point encore ignorer, Monsieur, que je proposai à M. de Saint-Pater, à son arrivée en cette province, de recruter à Toulon, parmi nos milices, les bataillons qui se trouveroient foibles, à condition de les renvoyer chez eux dès qu'on n'en auroit plus de besoin. Je suis persuadé qu'il aura fait un bon usage de la pensée que j'ai eue sur cela, et c'est tout ce qu'il y a de meilleur à faire des milices.

« A Aix, le 31 juillet 1707. »

1. Ci-dessus, p. 211, note 6. Je tire ces lettres, transcrites d'après les originaux du Dépôt de la guerre, vol. 2041 et 2042, d'un recueil de la correspondance du gendre de Mme de Sévigné que j'avais formé, il y a plus de trente ans, à l'instigation de feu M. Adolphe Regnier, mais qui est encore inédit. Le marquis de Saporta s'est servi de quelques-uns des mêmes textes.

II

« Au camp près de Toulon, le 16 août 1707.

« Monsieur,

« La résolution que M. le maréchal de Tessé prit hier de faire partir aujourd'hui un exprès pour rendre compte au Roi de ce qui venoit de se passer m'empêcha d'avoir l'honneur de vous écrire par un courrier de la malle. Vous aurez donc appris, Monsieur, deux jours avant que de recevoir cette lettre, que les troupes de S. M. chassèrent les ennemis du poste et des hauteurs de Sainte-Catherine, détruisirent leurs ouvrages et une batterie prête à recevoir du canon qui auroit pu nous incommoder beaucoup. J'ai trouvé une grande satisfaction à voir avec quel ordre, quelle supériorité et quel succès les troupes du Roi ont agi en cette occasion glorieuse pour les armes de S. M. Le canon de la ville et des vaisseaux faisoit un feu étonnant sur les troupes des ennemis qni paroissoient dans la plaine entre leur camp et les retranchements de Sainte-Catherine.

« Les batteries qu'ils ont à la Malgue commencèrent hier au soir à tirer des bombes sur la ville et sur le port. Ils n'en tirent point ce soir[1].

« Le fort Saint-Louis se soutient toujours. On va travailler cette nuit à des batteries tout auprès de ce fort.

« Le fameux partisan Fezzer Cohorne, qui tua, il y a deux ans, M. de Vaubecourt, fut tué avant-hier près du château d'Ardennes[2], dans les montagnes voisines de Toulon, par des paysans joints à quelques soldats.

« En divers autres endroits, les gens du pays harcèlent vigoureusement les ennemis, leur tuent et prennent bien du monde, interrompent leur convois, leur enlèvent beaucoup de chevaux et d'équipages ; et cela ira de mieux en mieux. Le corps de cavalerie et d'infanterie qui est du côté de Tourves, aux ordres de M. de Médavy, et auquel les gens du pays se sont joints, resserre extrêmement les ennemis, qui ont retiré le dernier détachement qu'ils avoient de ces côtés-là.

« On me mande du côté du Var que ce qui arriva à Nice le 5e de ce mois, par le col de Tende, ne consiste qu'en mille chevaux et autant de fantassins, outre les deux régiments qui étoient déjà à Nice.

« Dans ce moment, à neuf heures du soir, des chaloupes des vaisseaux ennemis attaquent la batterie qui vient d'être établie au Frairet, à la pointe qui est vis-à-vis de la Grosse-Tour. Il y a là des troupes de terre et de la marine, et je doute qu'ils puissent y réussir.

« Je suis, etc.

« *P. S.* Il me paroît qu'ils ont été repoussés, et qu'ils ont abandonné cette tentative. »

1. Dans l'interligne : « Ils viennent d'en tirer deux à dix heures. »
2. Ou Dardennes.

III

« Au camp près de Toulon, le 21 août 1707.

« Il y auroit une infinité de choses à faire remarquer, qui pourront être vues avec plaisir en temps et lieu. Si le zèle et la fidélité de cette province avoient eu besoin d'épreuve, il paroît que celle-ci auroit été assez forte. Hier, M. le maréchal de Tessé me dit, et je crois qu'il l'aura même écrit au Roi, que S. M. n'a pas de sujets plus zélés et plus sûrs que ceux-ci pour son service : cette guerre les accable, et ils paroissent ne sentir que la joie de voir les armes du Roi prospérer, et celles de ses ennemis se couvrir de honte; mais, si quelque chose pouvoit mettre cette province dans l'abattement et le désespoir, ce seroit que les mauvais discours des calomniateurs, ou de ceux qui parlent après eux sans réflexion, puissent faire la moindre impression. Permettez-moi, Monsieur, de vous représenter qu'il est de votre justice et de votre bonté de la mettre à couvert de ce malheur.

« Je suis, etc. »

IV

« Au camp près de Toulon, le 22 août 1707.

« Monsieur,

« La nouvelle que M. le comte de Tessé porte au Roi de la retraite des ennemis doit assez, par elle-même, le faire bien recevoir, et il peut d'ailleurs s'y attendre, puisque ce succès est une suite de tout ce que Monsieur le maréchal son père a pensé, ordonné et exécuté, et puisqu'il a lui-même, en plus d'une occasion, contribué à ce qui le préparoit.

« L'armée doit marcher demain, et M. de Médavy marchera de son côté pour la joindre avec le corps qu'il commande. Je m'y rendrai dans le temps de cette jonction, et celui qui y est nécessaire me donnera le loisir de voir la flotte s'éloigner de Toulon pour s'en retourner, de consoler ce peuple des maux que les ennemis lui ont faits, de me mettre en état d'en rendre compte, et de voir cependant, avec MM. de Saint-Pater et de Chalmazel, de Langeron et de Vauvré, tout ce qu'il peut y avoir présentement de mieux à faire pour le service de S. M.

« Je suis, etc. »

V

« A Marseille, le 30 août 1707.

« Monsieur,

« Lorsque les ennemis eurent décampé de la Valette, j'envoyai des gens de confiance pour voir si, dans les maisons que M. le duc de Savoie, le prince Eugène et d'autres généraux, les envoyés de l'Empereur, d'Angleterre et de Hollande avoient occupées, il ne seroit point resté par hasard quelques papiers d'où l'on pût tirer quelques connoissances. On me rapporta un petit tas de papiers déchirés qui avoient été trouvés dans un cabinet de l'appartement de M. le duc de Savoie, et c'étoit l'endroit où travailloit son secrétaire du cabinet, le commandeur Lanfranchi[1]....

« Il m'est revenu d'ailleurs, par une prise qu'un de nos partis a faite du côté de Saint-Tropez, une relation qu'un officier de l'armée ennemie envoyoit en Piémont. Elle commence au 10e juillet, jour de l'arrivée de leur infanterie à Nice, et finit au 4 août.

« Il paroît que ce fut le 14 juillet, dans un conseil de guerre tenu sur la flotte, où M. le duc de Savoie et le prince Eugène étoient allés dîner, à la hauteur de Saint-Laurent, que la résolution fut prise de marcher droit à Toulon, où l'on comptoit d'arriver avant les troupes du Roi.

« Il est dit pourtant que, le 16, il y eut encore des contestations parmi les généraux sur la proposition de faire le siège d'Antibes; que même, par la manière dont on s'étoit campé, il sembloit qu'on eût intention de le faire. Cette relation parle d'une querelle particulière entre un lieutenant-colonel piémontois et un colonel allemand, laquelle causoit quelque division entre les deux nations.

« Il y est dit que ce fut à Pignans, le 23, que M. le duc de Savoie apprit que les bataillons dont j'avois fait changer la marche, la dirigeant par un chemin auquel il ne s'attendoit pas, étoient arrivés sous Toulon. Il avoit fait ses supputations sur la carte de Provence, par la route ordinaire des troupes; il questionna beaucoup les gens du pays sur le chemin que celles-ci avoient suivi, et dit que je l'avois « gagné « de la main. » Ce sont là les termes de la relation.

« Elle parle ensuite de ce qui se passa lorsque les ennemis s'emparèrent des hauteurs de Sainte-Catherine, et l'officier qui l'écrit conclut, assez plaisamment et ironiquement, en ces termes : « Nous voilà maî« tres des hors-d'œuvre; il ne nous reste plus que l'armée à battre et « la ville à prendre. »

« Sa relation était accompagnée d'une lettre à son frère, à qui il dit que leur armée étoit dans de grandes souffrances, générales et particulières, et qu'elle manquoit de tout. C'étoit le langage d'autres lettres que j'ai vues de cette armée, où l'on faisoit assez ouvertement des imprécations contre l'entreprise où l'on s'étoit engagé.

« Je suis, etc. »

VI

« A Marseille, le 5 septembre 1707.

« On ne peut être plus pénétré que je suis, Monsieur, des bontés que vous me témoignez dans la lettre du 22 que vous m'avez fait l'honneur de m'écrire[2]. Rien n'est plus aisé, ce me semble, que de trouver des ressources et des forces quand il est question de marquer son zèle et sa fidélité à un maître comme celui que nous servons. Je

1. Ici, il rend compte de ces papiers, qui n'avaient pas d'importance.

2. Les *Mémoires de Sourches* rapportent (p. 402) qu'il avait fait des choses surprenantes pour un homme de quatre-vingts ans.

ne puis vous cacher même, Monsieur, la joie intérieure que je ressens de n'avoir pas été inutile à son service en cette province, où, par une entière connoissance du pays, j'ai été en état plus qu'un autre de donner à M. le maréchal de Tessé des avis dont il a fait l'usage d'un véritable général; car on doit ce témoignage à la vérité, qu'il a toujours pris les bons partis qu'il y avoit à prendre dans notre guerre. Toute notre Provence est instruite des mouvements que je me suis donnés; mais cela peut-il me suffire, Monsieur, si vous ne l'êtes pas assez, et si, par vous et par vos bons offices, la connoissance n'en revient point au maître? Et pour qui pouvez-vous mieux employer vos bontés que pour l'homme du monde qui vous est le plus intimement dévoué? Personne peut-il l'emporter, dans mon cœur, sur vous, par une ancienne inclination et par les sentiments d'une juste reconnoissance? Pardonnez, s'il vous plaît, Monsieur, si je cherche le soulagement, au reste de mes tristes jours, de vous parler avec autant de liberté dans la situation où il a plu au Seigneur de me mettre par les cruels événements qui ont appesanti sa main sur moi et sur ma famille. Je n'ai d'autre consolation à lui demander en ce monde que de voir le Roi content de moi, et vous, Monsieur, comme son plus fidèle ministre.

« Je ne doute point, Monsieur, que vous ne soyez informé que nos procureurs du pays, qui sont les consuls d'Aix, ont signalé leur zèle et leur fidélité dans la conjoncture présente. Rien ne peut égaler l'attention qu'ils ont eue à pourvoir notre armée de toutes les choses nécessaires qui ont été de leur ministère. M. le maréchal de Tessé et les autres généraux ne peuvent assez se louer de leurs soins, et de leur activité. Surtout le marquis de Castellane, qui est à leur tête, s'est distingué, et n'a point quitté M. le maréchal de Tessé. Le sieur de Saint-Hippolyte, son collègue, a été avec M. de Médavy. Et permettez-moi de vous dire que je croirois très à propos qu'il plût à S. M. de les continuer pour l'année prochaine, autant pour marquer la satisfaction qu'on a de leur bonne conduite, que parce que, toutes les affaires les plus épineuses de notre province ayant passé sous leur connoissance et par leurs mains, de nouveaux venus se trouveroient embarrassés à les débrouiller. Je ne doute point, Monsieur, que M. le maréchal de Tessé ne vous en écrive : il me l'a dit plusieurs fois. J'en écris à M. de Torcy, qui a le département de notre province. Je vous supplie très humblement, Monsieur, d'appuyer ma proposition. Elle n'est pas sans exemple; mais, comme la nouvelle élection du premier procureur du pays doit commencer à la Saint-Michel prochaine, il n'y a pas de temps à perdre, si c'est l'intention du Roi de m'envoyer l'ordre pour continuer les quatre dans l'année prochaine, d'autant mieux que l'assesseur et le dernier, qui étoit resté à Aix, n'y ont pas moins signalé leur zèle pour le service du Roi. Je puis dire qu'on ne sauroit trouver dans la province quatre plus dignes sujets[1].

1. Comparez quelques pages du livre du marquis de Saporta, p. 198-200.

« Je ne saurois assez vous dire, Monsieur, l'accablement où se trouve notre Provence. Elle est abîmée à ne s'en relever de longtemps, si elle n'est secourue par les bontés charitables du Roi, soutenues de l'honneur de votre protection. Ne condamnez pas, s'il vous plaît, mes libertés; je vous suis trop dévoué pour oser me dispenser de vous instruire des choses qui sont de ma connoissance, et que mon devoir ne me permet pas de vous laisser ignorer.

« Trouvez bon, Monsieur, si vous laissez quelques troupes en Provence, que je vous supplie de me donner le régiment du comte de Sanzay, qui est mon ami et mon parent, et ajoutez à toutes les grâces que je prends la liberté de vous demander celle d'être persuadé du fidèle et respectueux attachement avec lequel je serai toute ma vie, Monsieur, votre très humble et très obéissant serviteur. »

VII

LES ARNAULD ET LES COLBERT[1].

I

Les Arnauld.

D'après les nombreux documents réunis dans les dossiers du Cabinet des titres[2], il semble que l'on doive considérer comme premier auteur marquant de la famille Arnauld, sous Louis XII et François Ier, un Henri, gouverneur de la petite ville d'Herment en basse Auvergne et écuyer de Pierre de Bourbon, comte de Beaujeu, puis écuyer du connétable. Cet Henri épousa en 1480 la fille du maître des requêtes Barjot et fut père d'Antoine Arnauld, qui, étant procureur général de Catherine de Médicis dans son comté d'Auvergne en même temps qu'homme d'épée, fut appelé à Paris par cette reine, s'y établit en 1547, et y fit souche. L'aîné des sept fils issus d'un second mariage de ce personnage s'appelait aussi Antoine: il succéda à son père comme procureur général, et est surtout connu pour son plaidoyer de 1594 contre les jésuites. C'est à ce degré que l'abbé de Pomponne arrêta les preuves qu'il fournit pour l'ordre du Saint-Esprit en 1716, tandis que Robert Arnauld d'Andilly, le solitaire de Port-Royal, fils de ce second Antoine et père de M. de Pomponne, mais homme vain par excellence, se fût fait volontiers remonter jusqu'à un Gracieux Arnauld qui aurait figuré en 1340 dans la « bataille » du roi Philippe de Valois et serait venu s'établir de Provence en Auvergne[3]. Cela leur permettait de se rattacher, au moins en fiction, à une prétendue famille chevaleresque de Provence, les Arnauld de Rousset, dont la filiation depuis l'an 980 se lit dans le *Dictionnaire* de la Chenaye des Bois. Les Arnauld ne comptant plus personne à la cour ni dans les conseils lorsque le dix-huitième siècle commença, d'Hozier n'a eu à leur consacrer aucune notice dans le recueil où, au contraire, nous allons trouver son opinion sur la noblesse des Colbert. On peut, sans risque d'erreur, suppléer

1. Ci-dessus, p. 245, fin de note.
2. Bibl. nationale : *Pièces originales*, vol. 99-101; *Dossiers bleus*, vol. 32; *Cabinet de d'Hozier*, vol. 14 et 341; *Nouveau d'Hozier*, vol. 12; Papiers Rochebilière, ms. Nouv. acq. fr. 3615, nos 251-287.
3. Voyez, dans le dossier bleu 734, fol. 1-13, un fragment de mémoires écrits par Robert, au château de Pomponne, le 25 juin 1667, et, dans le volume 100 des *Pièces originales*, fol. 183, une généalogie remontant à ce Gracieux comme cinquième aïeul du gouverneur d'Hermant. P. Varin, l'auteur de *la Vérité sur les Arnauld* (1847), paraît avoir cru à ces origines, mais non Sainte-Beuve, venant après lui.

à cette lacune par la conclusion de Sainte-Beuve[1] : « C'était, au commencement du dix-septième siècle, ce qu'on appelait une bonne famille, une solide et ancienne maison[2], peut-être noble, à coup sûr de condition notable, pleine de services et de mérites évidents, en charge près des grands et dans leurs conseils, parfaitement appuyée, apparentée même à des seigneurs, et poussée de toutes parts dans la guerre, dans les finances et au Palais.... Ce qu'elle est aujourd'hui devant la postérité.... vaut mieux pour elle, même au seul point de vue de la gloire, que ce qu'elle aurait jamais été autrement.... »

On en peut, pour le moins, dire autant des Colbert.

II

Les Colbert[3].

Dans un de ses nombreux ouvrages apocryphes[4], que je ne voudrais pas citer, s'il ne se trouvait confirmé par des autorités beaucoup plus respectables, Sandras dit que le père du grand ministre, d'abord marchand de vin à Reims comme l'avait été le grand-père, puis marchand de draps, et enfin de soieries, envoya Jean-Baptiste apprendre le commerce à Paris et à Lyon, et que le jeune homme, rentré dans la capitale, y fut successivement clerc de notaire, puis de procureur, ensuite commis du financier Sabatier, et enfin fut placé par son cousin Saint-Pouenge chez le ministre le Tellier, d'où il passa chez le cardinal Mazarin. Oudart Colbert, auteur des branches de Saint-Pouenge et de Villacerf, était aussi marchand de soieries et acheta la maison à l'enseigne du *Long-Vêtu*, sans doute une image de magistrat[5]. Il s'associa vers 1600 avec les négociants entreprenants qui fondèrent une compagnie de soieries à la place Royale de Paris, y firent leur fortune, gagnèrent par surcroît des lettres de noblesse, et commencèrent des familles importantes[6]. Oudart fut anobli avec eux en 1604[7]. Le grand-père du ministre, dont il a été parlé tout à l'heure, est celui que les généalogistes qualifient de premier seigneur de Terron, et qui épousa une Bachelier. Après avoir fait métier de marchand d'étoffes, le père de Jean-Baptiste cumula ou occupa successivement les places les plus diverses dans la finance : en 1621, il est receveur des aides et tailles de Forez ; en 1630,

1. *Port-Royal*, tome I, p. 59.
2. Saint-Simon n'eût pas admis ce terme.
3. Un érudit rémois bien connu, M. Henri Jadart, vient de traiter à nouveau, en 1900, la question des origines, dans une étude sur *la Maison natale de Colbert*.
4. *Vie de J.-B. Colbert*, p. 3-4.
5. Voyez, dans les *Journaux de Pierre de l'Estoile*, tome I, p. 153, la pièce de 1576 intitulée : *Évangile des Long-Vêtus*. Cette interprétation paraît plus admissible que celles dont M. Jadart parle p. 5-6 et 21.
6. Lumagne, Parfaict, Sainctot, Camus, etc. — 7. Ms. Fr. 4139, fol. 158.

il acquiert un office de secrétaire du Roi[1]; en 1634, il a un office de receveur et contrôleur des consignations au Conseil; en 1635, un office de receveur général et payeur des rentes constituées sur la ferme des aides et un office de commissaire triennal des vivres; en 1638, celui de payeur des rentes constituées sur les trente sols par muid de vin et sur le droit de bûche. En 1642, il est receveur des consignations, trésorier des deniers provenant des débets de quittances, greffier des saisies et arrêts, etc.; enfin, en 1650, maître d'hôtel du Roi[2]. Ce Colbert, qui acheta la seigneurie de Vendières, mourut à Paris, le 21 décembre 1661, pourvu d'un brevet de conseiller d'État et du gouvernement de la petite ville de Fismes, en Champagne, voisine de ses terres. Il avait épousé une sœur de Pussort, aussi issue de marchands de draps.

Quant à la provenance d'Écosse et à l'attache avec ces Cuthbert barons de Castle-Hill[3] qui portaient en pal, eux aussi, une bisse, c'est-à-dire l'équivalent de la guivre ou couleuvre des Colbert français[4], il n'en est dit mot dans un petit livret que Brice Bauderon publia à Mâcon, en 1680, sous ce titre : *la Guyvre mystérieuse, ou l'Explication des armes de la très illustre famille de Colbert.*

La prétention des Colbert, qui commençaient à s'élever, pouvait dater déjà du premier tiers du dix-septième siècle, puisque l'on voit alors le prénom d'Oudart, qui était Champenois, et fort usité jusque-là dans la famille, faire place à celui d'Édouard, beaucoup plus exotique[5] : ainsi, le frère cadet du ministre qui devint comte de Maulévrier fut nommé Édouard-François le 11 mars 1633, et même l'autre Colbert qui devint marquis de Villacerf avait reçu le nom d'Édouard dès 1628, tandis que le parrain d'Édouard-François, qui fut abbé de Saint-Sauveur de Vertus de 1620 à 1654, paraît avoir porté le nom d'Oudart tout aussi bien que celui d'Édouard[6]. C'était le temps où les généalogistes allaient trop

1. Il acheta une autre charge en 1661, ayant résigné la première, en 1642, avant d'avoir gagné la noblesse.

2. Cabinet des titres, *Pièces originales*, vol. 811. Sous Richelieu, un Colbert « domestique » du ministre de Noyers fut chargé de missions en Hollande (1638) et en Italie (1639), comme on le voit dans la correspondance du cardinal et dans un catalogue d'autographes vendus par Eugène Charavay le 23 mai 1885. Est-ce le nôtre?

3. Notre auteur dit : *Cohlberg*, dans l'Addition n° 762. Une ville de ce nom existe près de Dantzig.

4. Les barons écossais brisaient ce blason d'une fasce en chef, et avaient pour devise : *Nec minus fortiter*, tandis que nos Colbert prirent celle-ci : *Perite et recte.* — Voyez un intéressant article publié en 1882 dans le *Bulletin de la Société héraldique*, col. 612-620; comparez le ms. Arsenal 4951, et, dans les Papiers du P. Léonard, MM 824, fol. 78-81, un éloge de l'évêque saint Cuthbert, du septième siècle.

5. Saint-Simon, dans l'Addition n° 762, a donc tort de dire que ce nom d'Édouard fut donné, pour la première fois, au fils de Seignelay.

6. Il serait intéressant d'examiner à ce point de vue un relevé des actes de l'état-civil parisien relatifs aux Colbert, qui se trouve au Cabinet des titres, dans le dossier bleu 5167 (vol. 203-204), fol. 702 et suivants.

volontiers chercher dans les pays étrangers des origines difficiles à accepter. Je me bornerai à citer les de Mesmes, que Guillaume Colletet (1659) disait venir d'un Écossais établi en Guyenne à l'époque de la domination anglaise[1], ou les Forbin, soi-disant sortis des Forbes d'Angleterre[2]. Nous pourrions aussi trouver un précédent à la ridicule exhumation de la tombe de ce preux chevalier Richard Colbert, dit *l'Écossais*, dans l'église des Cordeliers de Reims, et cela au début même de la généalogie de notre auteur. Ne raconte-t-il pas[3] que des fouilles faites à Saint-Quentin firent découvrir dans une casemate du boulevard de la Reine la dalle funéraire de « M. Guy, dit de Rouvroy, fils jadis de Mgr Jarremont, seigneur de Rouvroy, qui trépassa 1316 » ?

J'ai publié en 1874[4] le procès-verbal officiel qui constata l'existence de l'inscription du « preux chevalier Colbert » en 1688, c'est-à-dire au beau temps de Seignelay, puis un second procès-verbal daté de 1719 ; mais la plupart des contemporains s'accordent à faire remonter cette production jusqu'au grand ministre lui-même, qui y aurait été aidé, soit par Ménage († 1692), soit par un d'Hozier[5].

Quel d'Hozier ? Si c'est le père, mort en 1660[6], et l'un des hommes qui ont fait le plus de mal à la science généalogique, nous nous trouvons reportés avant le temps de la puissance et de la gloire de Jean-Baptiste Colbert. Et en effet, dès 1642, les Colbert de Saint-Pouenge s'arrangèrent pour produire devant les commissaires de l'ordre de Malte[7] des preuves remontant jusqu'à un Gérard Colbert vivant en 1500, seigneur de Crèvecœur et frère puîné d'un Hector, ou même jusqu'à l'an 1285. C'est peut-être à ces preuves que travailla d'Hozier père ;

1. *Le Cabinet historique*, année 1878, 1re partie, p. 14.
2. *Dossiers bleus*, vol. 275, dossier 7179, fol. 12.
3. Notice du duché de Saint-Simon, publiée dans le tome XXI et supplémentaire de l'édition de 1873, p. 5, 7-9, etc. Toute cette anecdote de Saint-Quentin vient de l'*Histoire généologique ;* mais les auteurs s'étaient abstenus de rattacher directement le chevalier Guy à la maison de Saint-Simon, et notre duc a voulu mieux faire, sans autre preuve.
4. *Documents inédits sur Colbert*, p. 5-7. Ces deux procès-verbaux viennent d'être reproduits à nouveau par M. Jadart.
5. C'est Amelot de la Houssaye qui raconte qu'au moment où d'Hozier travaillait à une généalogie des Colbert que je ne connais point, un avocat de Reims vint lui présenter la « vieille figure de pierre grise » et son inscription. D'autre part, l'abbé le Gendre a dit que « les preuves s'en trouvèrent dans le cabinet du sieur d'Hozier, qui étoit en réputation de créer des généalogies à ceux qui le payoient bien. » Et il ajoute : « Quelle foiblesse pour un homme d'État tel que l'étoit M. Colbert ! J'ai ouï dire à des gens de Reims que son père, qui en étoit, y avoit tenu boutique ouverte. » (*Mémoires*, p. 66, cités dans le tome VII de P. Clément, p. CLXXXIV.)
6. Le premier juge d'armes.
7. Il s'agissait d'établir les quartiers de noblesse de Gabriel Colbert, qui fut reçu en 1647. L'information, du 31 mai 1642, cinq ans plus tôt, est conservée dans le minutier de Me Blanchet, notaire à Paris.

plus tard elles servirent encore pour Malte en 1668, 1676, 1688, puis pour le Saint-Esprit en 1688 et 1701, et, alors, les commissaires trouvèrent les parchemins « trop moisis de trois cents ans[1]. » Cela serait donc antérieur, comme je le disais, à l'élévation de Jean-Baptiste Colbert, qui ne resterait plus personnellement responsable d'une prétention nobiliaire si contraire à ses belles paroles : « Mon fils doit bien penser et faire souvent réflexion sur ce que sa naissance l'aurait fait être, si Dieu n'avait pas béni mon travail, et si ce travail n'avait pas été extrême. »

Au contraire, lorsque Charles-René d'Hozier le fils fournit à Louis XIV et à Mme de Maintenon, en 1706-1708, ces notices sur toutes les familles marquantes de la cour et du ministère que je cite si souvent, il n'hésita pas un seul instant à établir la vérité, quoique plusieurs Colbert fussent encore au pouvoir ou en faveur; et voici dans quels termes[2] : « M. de Torcy, secrétaire d'État et ministre, est neveu de feu M. Colbert, ministre et secrétaire d'État, contrôleur général des finances, et du feu comte de Maulévrier, son frère, lieutenant général des armées du Roi et chevalier de ses ordres. Il est cousin germain du feu marquis de Seignelay, aussi ministre et secrétaire d'État, et il est fils de feu M. de Croissy, ministre et secrétaire d'État, mort l'an 1696. Son grand-père, Nicolas Colbert, sieur de Vendières, après avoir quitté le négoce des serges qu'il faisoit à Reims, vint s'établir à Paris, où il se fit et où il est mort payeur des rentes de l'hôtel de ville. Le père de celui-ci, sieur de Terron, étoit aussi marchand de serge à Reims, demeurant à l'enseigne du *Long-Vêtu*, et il avoit succédé dans ce commerce à Oudart et à Gérard Colbert, ses père et aïeul, l'un et l'autre vivant et qualifiés marchands bourgeois de la ville de Reims l'an 1550 et l'an 1586[3]. »

C'est ainsi que fut révélée à Louis XIV l'impertinence des prétentions écossaises, auxquelles lui-même, par une complaisance qui ne subsista pas après la mort de Seignelay, avait cru devoir intéresser les Stuarts d'Angleterre. La preuve en ressort de cette note préliminaire mise par Clairambault en marge de la copie de la partie du manuscrit de d'Hozier relative aux ministres et aux membres des conseils[4] :

« M. d'Hozier me fit confidence de cet ouvrage après avoir commencé à le livrer. Il m'en étoit aussi revenu quelque chose malgré le secret

1. *Journal d'Ol. d'Ormesson*, tome II, p. 486-488, 548, 550 et 557. Cet auteur rapporte même que, Colbert s'étant permis d'entremêler sa couleuvre avec les fleurs de lis dans la décoration des Tuileries, Louis XIV, indigné de tant d'outrecuidance, la fit disparaître.

2. D'après la copie du ms. Clairambault 664, p. 724. Jal a déjà donné ce texte dans son *Dictionnaire critique*, p. 395.

3. Comparez l'analyse des papiers Colbert donnée dans l'*Inventaire sommaire des archives de l'Aube*, série E, p. 7, les notes du P. Léonard, Arch. nat., MM 828, fol. 65, et une note de Clairambault, M 610, n° 4.

4. Bibl. nat., ms. Clairambault 719, p. 29-30.

qu'on lui avoit promis, et le Roi, dans quelques occasions, s'étoit un peu lâché contre les duchesses et contre d'autres dames de sa cour à cause de ce qu'il avoit vu dans ces mémoires[1]. Je représentai à M. d'Hozier le danger auquel il s'exposoit de décider sur beaucoup de choses légèrement et sans preuves, et toujours en mal; que la récréation qu'il pouvoit donner au Roi pendant quelque quart d'heure, et que ce prince oublieroit aisément, ne devoit pas le garantir du péril où il devoit être exposé toute sa vie de médire de gaieté de cœur contre des personnes si relevées par leurs dignités ou par leurs services; que, quelque disgrâce qui lui arrivât, et quelque protection qu'on lui donnât, il auroit toujours tort; que nous devions rendre témoignage de la vérité, mais non pas pour scandaliser personne; qu'il étoit inutile aux princes de savoir ce que c'étoit que les familles avant qu'elles eussent eu un certain rang dans le monde et à la cour, que, quand j'avois eu ordre, en 1693 et depuis, d'instruire les trois princes fils de Mgr le Dauphin et M. le comte de Toulouse, fils légitimé du Roi, des grandes maisons de la cour et de celles qui pouvoient y produire quelqu'un, j'avois été fort en garde de ne leur rien dire qui pût mortifier personne. Je sais trop combien cela seroit blâmable et mortifiant pour les familles. Ces instructions ne sont point pour faire des généalogistes de ces princes; cela pourroit même leur être fort nuisible, s'ils se portoient à en faire un mauvais usage. Il suffit qu'ils connoissent en général ceux qui méritent des égards et des distinctions par leur ancienneté et par leurs services. De crainte même que l'on ne m'imputât quelque chose, je mettois par écrit ce que j'avois à leur dire, et j'en conserve la minute pour servir à ma justification, et d'exemple à ceux qui voudront s'en servir. M. d'Hozier ne laissa pas de prendre peur de ce que je lui avois dit. Il en écrivit à M. Chamillart, qui lui fit la réponse que voici, et que M. d'Hozier a bien voulu me communiquer avec ces mémoires, où je trouve beaucoup de choses à souhaiter, particulièrement sur la distribution qu'il veut faire de toute la grande noblesse en trois classes : il faut les autoriser autrement qu'il ne fait, par des titres et par des preuves bien authentiques, et non pas par des idées. C'est une matière à une trop grande discussion pour ce lieu-ci. Voici la lettre de M. Chamillart, écrite de sa main le 14 octobre 1707 :

« Quand le Maître (c'est le Roi), qui est le seul à qui j'ai confié « votre ouvrage, m'assure qu'il n'en a parlé qu'à la seule personne « pour laquelle il n'a rien de caché (Mme de Maintenon), et que je « n'ai pas lieu de douter de la vérité; que l'on m'assure de la même « exactitude pour l'avenir, et que l'on souhaite ce que j'avois fait « espérer sur la promesse que vous m'avez faite, laissez nommer « M. de Pontchartrain, tenons notre commerce le plus secret qu'il sera « possible; mais ne me faites pas une affaire pour les discours de

1. Voilà qui correspond à la scène où Mme de Torcy fit si triste figure.

« M. Clairambault. Donnez-moi, dans le 10 ou 12 du mois prochain, « les moyens de m'acquitter ; les relations de Saint-Cyr autorisent notre « commerce. Je vous demande la vérité sans déguisement, et vous « serai très obligé de la diligence. Signé : CHAMILLART. »

Les plus importants généalogistes du dix-huitième siècle ne parlèrent plus d'origines chevaleresques et écossaises ; il faut arriver jusqu'à la Restauration pour voir celles-ci reparaître sous la plume du chevalier de Courcelles, dans son livre des *Pairs de France*[1]. Lainé répondit avec beaucoup de convenance, quelques années plus tard, et rétablit les faits[2]. Néanmoins, on voit dans le livre de Pierre Clément que les Colbert qui vivaient vers 1860 jugèrent encore opportun de protester contre une opinion devenue presque unanime dans le monde des historiens[3], et qu'ils appuyèrent leurs réclamations sur les documents officiels qui suivent[4] : 1° Bill du parlement d'Écosse, en date du 29 juillet 1681, attestant que les barons de Castle-Hill étaient la tige des Colbert de France et portaient mêmes armes ; 2° Attestation conforme du baron qui vivait alors ; 3° Arrêt du même parlement, en date du 15 juin 1686, confirmant l'acte de 1681 ; 4° Lettres patentes du roi Jacques II, en date de mai 1687 ; 5° Certificat du roi d'armes d'Écosse, délivré en notre siècle, le 24 août 1816. Feu M. P. de Courcy n'en a point voulu tenir compte dans son Supplément à l'*Histoire généalogique*[5].

J'ai déjà eu l'occasion de faire remarquer que le père de notre auteur s'était montré moins difficile que celui-ci lorsque, en compagnie du duc de Montausier, il donna son attache aux preuves présentées par M. de Maulévrier pour entrer dans l'ordre du Saint-Esprit.

1. Tome X, publié en 1829. Ce généalogiste rattache délibérément Édouard (*sic*) Colbert, sire de Crèvecœur en 1351, et le Richard des Cordeliers de Reims aux barons de Castle-Hill, près Inverness, connus depuis la fin du douzième siècle, et, quant au commerce du père de Colbert, il n'y voit qu'une pure supposition puisque, dit-il, ce personnage fut capitaine des ville et tour de Fismes, et finit maître d'hôtel ordinaire et conseiller d'État.

2. *Dictionnaire des origines des familles nobles*, tome I, p. 209-212. Comparez Francisque Michel, *les Écossais en France*, tome I, p. 36-37.

3. Cette croyance ne paraît plus aussi nettement affirmée dans l'Appendice que le marquis de Colbert-Chabanais a ajouté plus récemment à son livre : *Traditions et souvenirs.... du général Auguste Colbert*, tome I, p. 421-490. On trouve là toutes les pièces, certificats ou lettres de Jacques II, citées ci-après.

4. Ces mêmes pièces se retrouvent dans le ms. Arsenal 4951, qui est moderne.

5. Supplément au tome IX, 1re partie (1890), p. 597-607.

VIII

LES CHASSES DANS LA PLAINE SAINT-DENIS[1].

Si étonnant que le fait puisse paraître aux Parisiens modernes, la plaine Saint-Denis était un des plus beaux terrains de chasse à tir que la cour eût dans le dix-septième et dans le dix-huitième siècle. Quelques citations, quelques chiffres suffiront à le prouver.

En décembre 1665, Louvois écrit à son ami la Vallière[2] : « La plaine Saint-Denis est toujours fort remplie de gibier. Mes occupations, qui ont triplé, m'ont ôté le temps d'aller à la chasse ; les lièvres et les perdrix attendent les gens avec effronterie. » Quatre mois auparavant, le 1er août, le Roi y avait tué plus de cent perdreaux, et les vingt tireurs de ce jour-là plus de neuf cents, avec quarante lièvres[3]. En 1670, le même auteur de qui nous tenons ces chiffres, et qui traversait continuellement la plaine pour aller dans ses terres, dit que l'on y voyait une infinité de perdrix et de lièvres[4]. C'est là sans doute que Monseigneur fit ses débuts : en 1673, la *Gazette* annonça[5] que, chassant à cheval, il y avait tué trente-quatre perdrix ou lièvres.

Lorsque le convoi funèbre de la reine Marie-Thérèse se rendit à l'abbaye en 1683, le populaire en profita pour faire une telle rafle de gibier, qu'il y eut ensuite nécessité de repeupler en perdrix rouges et grises, et que, sept ans plus tard, on prit le parti de faire passer le convoi de la Dauphine par les faubourgs, « tant pour épargner les blés que pour sauver le gibier de la plaine[6]. » Le repeuplement réussit très bien : « Le 9 août 1689, dit Dangeau[7], Monseigneur partit de Villeneuve-Saint-Georges et vint tirer dans la plaine Saint-Denis, où il tua à lui seul trois cents pièces de gibier. M. de la Rochefoucauld y étoit avec lui, et en tua deux cents. Il y en a eu plus de douze cents de tués à cette chasse-là. » Le 27 mars 1703, les ducs de Bourgogne et de Berry tuèrent cent cinquante lièvres, sans vouloir toucher aux perdrix, « qui étoient à la pariade[8]. » Le duc de Berry, dès sa première jeunesse, était un tireur incomparable, et ses « tableaux » allaient sans cesse s'augmentant : le 4 août 1705, en sept heures de chasse dans la plaine, il abattit deux cent vingt-cinq pièces, ce que jamais homme n'avait fait, dit Dangeau ; mais, le 11 du même mois, se rendant à Livry, il

1. Ci-dessus, p. 254, note 7.
2. Rousset, *Histoire de Louvois*, tome I, p. 88, note 1.
3. *Journal d'Ol. d'Ormesson*, tome II, p. 383.
4. *Ibidem*, p. 601. — 5. *Gazette*, p. 768.
6. *Gazette de Leyde*, 3 août 1683 ; *Mémoires de Sourches*, tome III, p. 233.
7. Tome II, p. 444.
8. *Dangeau*, tome IX, p. 154.

« tua lui seul deux cent quatre-vingt-quatorze pièces[1], » et, au cœur de l'hiver suivant, le 28 janvier 1706, soixante pièces de gibier, chose inouïe pour la saison[2]. Le 30 juillet 1706, à une chasse des deux frères, on ramassa quinze cents perdreaux, le cadet en ayant tué, pour sa part, deux cent quarante, « et pourtant il ne tira pas si bien qu'à son ordinaire, car il tira près de sept cents coups, chose sans exemple, et n'en fut point du tout incommodé[3]. » Le 6 août suivant[4], meilleure journée encore, puisqu'il y eut seize cents pièces tuées, dont deux cent trente-huit pour le compte du duc de Berry.

Les chasses ne furent pas moins belles sous Louis XV : en septembre 1736, avant que le Roi ne soit venu dans la plaine, les ducs d'Aumont et de Richelieu y tuent sept ou huit cents pièces en un jour[5]; le 6 août 1737, tout le monde tirant, il y a plus de neuf cents pièces au tableau, dont cent vingt pour le Roi; le 19 août 1738, mille sept pièces, dont quatre-vingt-dix seulement pour le Roi; le 16 août 1752, à lui seul, il en tue quatre cent quarante[6]. Du 11 au 13 août 1748, il n'en avait eu que quatre cents, sur trois mille pièces tuées dans la plaine et dans le petit parc de la Muette[7].

Sous Louis XIV, Catelan, sur lequel j'ai donné une notice spéciale dans le tome XII, p. 602-603, avait dans sa capitainerie la plaine Saint-Denis, comme d'ailleurs toute la banlieue de Paris à trois lieues à la ronde; le Roi appréciait fort ses soins pour y assurer l'abondance du gibier, et les savait récompenser. On a vu, dans la même notice, que le prix d'achat de la capitainerie était fort élevé; mais le duc de Luynes nous apprend que l'intérêt de l'argent se retrouvait amplement dans la vente des petites charges qui en dépendaient, et dans le trafic du gibier[8].

1. *Dangeau*, tome X, p. 385 et 390. — 2. Tome XI, p. 19.
3. *Ibidem*, tome XI, p. 166. — 4. *Ibidem*, p. 173.
5. *Lettres du commissaire Dubuisson au marquis de Caumont*, p. 260.
6. *Mémoires du duc de Luynes*, tomes I, p. 317, et II, p. 225; *Mémoires du duc de Croÿ*, publiés par le vicomte de Grouchy, p. 122.
7. *Mémoires du duc de Luynes*, tome IX, p. 79.
8. *Ibidem*, p. 437.

IX

LETTRES DE RÉMISSION POUR LE COMTE DE CLERMONT[1].

Versailles, novembre 1707[2].

« Louis, etc., à tous présents et à venir, Salut. Nous avons reçu l'humble supplication de Philippe-Aynard de Clermont, comte de Clermont, âgé de dix-neuf ans, faisant profession de la religion catholique, apostolique et romaine, contenant que, le suppliant ayant été depuis quatre ou cinq ans lié d'amitié avec le sieur Amelot de Brunet[3], fils du sieur Amelot de Gournay conseiller d'État et notre ambassadeur en Espagne, ils se voyoient fréquemment et vivoient ensemble dans une parfaite union, sans avoir eu le moindre démêlé. Le 5 septembre dernier, ils allèrent se promener au bois de Boulogne, où une chasse avoit attiré beaucoup de monde. Au retour de la promenade, le sieur Amelot de Brunet dit au suppliant qu'il avoit une permission de chasser et avoit un espèce d'engagement avec le sieur Molé pour chasser ensemble le lendemain; mais, ayant appris chez lui que ledit sieur Molé ne lui avoit point donné de ses nouvelles, il promit au suppliant de l'aller prendre le lendemain sur les sept heures du matin. Pour cet effet, s'étant rendu chez lui, rue des Minimes, à l'heure marquée, ils partirent un moment après, suivis, savoir : le suppliant, du sieur Porson, son gouverneur, et d'un laquais; le sieur Amelot de Brunet, suivi aussi d'un laquais; tous à cheval, ayant chacun un fusil; et chassèrent pendant la matinée au lieu appelé la Courneuve. Le suppliant, s'étant séparé de sa compagnie et se trouvant fatigué, quitta la chasse et entra seul dans un cabaret du village de Dugny, où le sieur Amelot de Brunet et le sieur Porson se rendirent, et y dînèrent ensemble. Ils sortirent à pied du cabaret, sur les trois heures après midi, excepté le laquais du suppliant, qui resta, allèrent ensuite chasser du côté de Bonneuil, et, environ les quatre à cinq heures du soir, le sieur Amelot et le suppliant, s'étant reposés au pied d'une grande pierre faite en forme de pont où passe un petit ruisseau, se levèrent peu de temps après pour aller dans une prairie où étoit ledit Porson. Le suppliant, qui étoit accoutumé depuis longtemps à badiner en jeunes gens avec le sieur Amelot de Brunet, le poussa pour le faire mouiller dans le ruisseau. Le sieur Amelot s'en fâcha, et dit au suppliant qu'il étoit un sot animal, et qu'il ne devoit pas en user de même. Le suppliant lui répondit qu'il étoit un animal lui-même, se jeta sur ses cheveux, qu'il tira par

1. Ci-dessus, p. 255, note 8.
2. Copie dans le registre de la Maison du Roi O^1 51, fol. 167.
3. C'est *Brunel* ou *Brunelles*, dont le père se qualifiait baron.

le boudin qui les enfermoit, et, le laquais du sieur Amelot ayant dit au suppliant qu'il ne devoit pas traiter ainsi ledit sieur Amelot, le suppliant le quitta, et ledit sieur Amelot, parlant dans l'instant à son laquais, qui s'étoit ainsi mêlé dans la contestation, lui dit : « Ne vois-« tu pas que c'est un sot animal qui ne sait pas vivre? » parlant du suppliant, qui lui répondit en ces termes : « Animal toi-même! » Et, ayant reproché audit suppliant qu'après lui avoir procuré l'occasion de le divertir, et l'avoir pris à sa charge, il n'avoit pas pour lui plus d'honnêteté et de considération qu'une vache, ils s'envoyèrent dans le moment promener l'un et l'autre, et le sieur Amelot de Brunet menaça le suppliant en ces termes : « Tais-toi et ne me dis plus rien ; sinon, je te « ferai bien taire, non par moi-même, mais par mon laquais ; » le montrant du doigt au suppliant, qui étoit seul, au lieu que le sieur Amelot étoit accompagné de son laquais, qui avoit un fusil. Le suppliant fut si troublé de ces menaces, précédées de paroles si offensantes et si souvent réitérées, que, dans la crainte que le sieur Amelot ne portât les choses à la dernière extrémité, et dans le trouble et l'agitation de ce premier mouvement, il lui lâcha le coup de son fusil, chargé de dragée et menu plomb, que le sieur Amelot de Brunet reçut dans la tête, du côté gauche, dont il fut renversé. Le suppliant, pénétré d'une vive douleur de ce fâcheux accident, dit dans le même moment qu'il ne l'avoit pas fait exprès, et le soutint constamment au laquais du sieur Amelot, qui lui disoit le contraire, ajoutant qu'il en étoit très fâché, qu'il voudroit être à la place du sieur Amelot et qu'il fût à la sienne ; et il le dit en des termes qui marquoient assez la vive douleur qu'il avoit de la mort du sieur Amelot, quoiqu'il en eût été offensé. Il a été informé de l'action par le juge en la justice de Dugny et par les officiers du Châtelet de Paris, qui ont décrété contre le suppliant, lequel, craignant la sévérité des lois, a recours à nos lettres de grâce, rémission et pardon, qu'il nous a très humblement fait supplier de lui accorder.

« A CES CAUSES, voulant préférer miséricorde à rigueur de justice, nous, de notre grâce spéciale, pleine puissance et autorité royale, avons audit Philippe-Aynard de Clermont, suppliant, quitté, remis et pardonné, et, par ces présentes, signées de notre main, quittons, remettons et pardonnons le fait et cas tel qu'il est ci-dessus exposé, avec toute peine, amende et offense corporelle, civile et criminelle, qu'il a, pour raison de ce, encourue envers nous et justice, mettons au néant tous décrets, défauts, contumaces, sentences, jugements et arrêts, si aucuns s'en sont ensuivis, le mettons et restituons en sa bonne renommée et en ses biens non d'ailleurs confisqués, satisfaction faite à partie civile, si fait n'a été, et s'il y échet ; imposant sur ce silence perpétuel à notre procureur général, ses substituts présents et à venir, et à tous autres. Si donnons en mandement à nos amés et féaux conseillers les gens tenant notre cour de parlement de Paris, dans le ressort duquel le fait et cas ci-dessus est arrivé, que du contenu en ces présentes nos lettres de grâce, rémission et pardon ils fassent jouir et user le suppliant pleinement, paisiblement et perpétuellement, cessant et faisant cesser tous troubles et empêchements contraires, à la charge de se représenter pardevant nous pour l'entérinement des présentes, dans..., à peine de nullité. Et, afin que, etc. »

X

LE CARDINAL LE CAMUS[1].

(Fragment inédit de Saint-Simon[2].)

« Le cardinal LE CAMUS étoit frère de M. le Camus, premier président de la Cour des aides, à qui M. le Camus d'aujourd'hui, son petit fils. a succédé dans cette charge[3], et du lieutenant civil. L'abbé leur frère naquit en 1632. Son esprit amusant, liant, aimable au dernier point, le fit percer dans le monde et lui fit beaucoup de liaisons. Il savoit, il débitoit bien; mais il fut fort débauché, et poussa les débauches jusqu'à la plus étrange impiété, ayant, avec cela, tous les talents agréables, qui ne laissoient pas de lui donner des amis d'un mérite et d'un genre distingué. Le baptême d'un cochon fut un de ses crimes. Il devint même assez public pour être chassé de Paris et de la cour, où il avait acheté une charge d'aumônier du Roi, et où il étoit fort agréablement. La solitude et la honte qui furent la suite de cet éclat le préparèrent à profiter du grand exemple de la première et fameuse retraite en son abbaye de la Trappe du célèbre abbé de Rancé, qui étoit fort de ses amis, mais qui, dans les temps les plus dissipés de sa vie, n'avoit jamais été le[4] compagnon de ses débauches, beaucoup moins de ses impiétés. L'abbé le Camus pensa donc à faire une sérieuse pénitence, et se condamna aux jeûnes et aux légumes pour le reste de ses jours. Un si grand changement, qu'il soutint parfaitement plusieurs années, toucha, et lui valut l'évêché de Grenoble en janvier 1671. Il y continua son genre de vie, auquel tout le reste répondit. Ses domestiques mangeoient avec lui, en réfectoire, même sa livrée; on y faisoit la lecture, et on ne lui servoit que des légumes, tandis que ses gens mangeoient de la viande. La modestie, chez lui, étoit entière, qu'il accompagnoit de toutes sortes de bonnes œuvres, d'une grande vigilance pastorale, et d'un grand soin des pauvres. Il prêchoit fort souvent, et très bien, et les lieux les plus difficiles de son diocèse par les précipices étoient visités par lui aussi exactement, et aussi continuellement, que ceux du plus facile accès. Jamais il ne sortit de son diocèse, et s'acquit ainsi une si grande réputation, toujours conservant sa gaieté et ces manières aisées et polies qu'on acquiert par l'usage du monde, qu'Innocent XI, qui aimoit extrêmement la régularité et le mérite, et qui d'ailleurs avoit été content de lui dans l'affaire de la régale, quoiqu'il s'y fût conduit sagement par rap-

1. Ci-dessus, p. 267, note 1.
2. Dépôt des affaires étrangères, vol. Saint-Simon 45 (*France* 200), CARDINAUX CRÉÉS PAR LOUIS XIV, fol. 163.
3. De 1715 à 1746. — 4. *De* corrigé en *le*.

port à la cour[1], le fit cardinal *motu proprio* dans la promotion de 1686, sans la participation du Roi. Grenoble détourne fort peu du grand chemin d'Italie à Paris ; c'étoit aussi la promotion des couronnes : ainsi le même courrier qui en apporta la nouvelle à Paris, et la calotte au cardinal de Fürstenberg, passa à Grenoble, et laissa au cardinal le Camus la sienne. Là se démentit toute la pénitence du prétendu saint : il oublia ce qu'il devoit au Roi, mit sa calotte sur sa tête, écrivit à Rome en conséquence, et se contenta de donner part au Roi, par une lettre respectueuse, de l'honneur qu'il venoit de recevoir. La colère du Roi fut grande. Il la témoigna à ses frères; mais, pour ne pas augmenter ses démêlés avec Innocent XI, il se contenta de défendre au nouveau cardinal de sortir de son diocèse, duquel il n'avoit bougé depuis son épiscopat. L'Éminence nouvelle sentit ce coup, et fut étrangement mortifiée de ne pouvoir montrer sa pourpre à la cour. Comme il la tenoit, il ne craignit pas de faire au Roi toutes les soumissions possibles; mais il n'y gagna rien, et, à la mort d'Innocent XI, il eut défense expresse d'aller à Rome, à laquelle il fallut bien qu'il se conformât. Il se consola par sa dignité même, dont il fut amoureux jusqu'à la folie. C'est tout dire que, pour visiter son diocèse à cheval ou en mule, parce qu'il ne le pouvoit autrement pour la plupart, il avoit des bottines rouges, et que, lorsque Mgr le duc de Bourgogne et M. le duc de Berry passèrent chez lui en leur voyage par les provinces au retour de Bayonne, où ils avoient conduit le roi d'Espagne leur frère, le cardinal le Camus fut assez ignorant et assez enivré pour être fort en peine et s'informer beaucoup s'il devoit leur donner la main chez lui. Il est vrai pourtant qu'il eut la bonté de leur rendre cet honneur et beaucoup d'autres, et de les recevoir magnifiquement chez lui. Il espéra toujours revenir de sa faute, et reçut avec grand joie la permission d'aller à Rome aux conclaves où Alexandre VIII et Innocent XII furent élus; mais, quoiqu'il y eût été du plus grand concert avec les autres cardinaux françois, jamais il ne put obtenir, hors ces voyages de Rome, de mettre le pied hors de son diocèse. Avec toute sa pénitence, il ne pouvoit s'abstenir de bons mots, et personne, à Grenoble, n'en étoit à l'abri; souvent même il ne s'en pouvoit empêcher en face, et ils étoient toujours également salés et plaisants. Innocent XII lui ordonna de manger du poisson. « Ah! mes chères légumes, s'écria-t-il; « je vous ai trop d'obligation pour vous abandonner jamais. » A la fin pourtant, il s'y mit, et même, les cinq dernières années de sa vie, à la viande. Il mourut à Grenoble, 12 septembre 1707, à soixante-dix-sept ans. Quoiqu'il eût fait de grands biens dans son diocèse, il scandalisa par l'énorme quantité de bien, et d'argent comptant surtout, qu'il laissa, et encore plus ses héritiers, parce qu'il les légua en séminaires, fondations et œuvres pieuses. »

1. Ici est biffé *qu'il*.

Le cardinal le Camus en 1703[1].

« Il est d'un sérieux et d'un froid à glacer avec ses diocésains, dans les audiences qu'il donne publiquement; dans le particulier et avec ses amis, il est d'une humeur enjouée, badine et agréable, c'est-à-dire qu'il se contraint en public, et que, dans le tête-à-tête, il parle naturellement. Il rit pour des sujets assez légers, et parle finement.

« Il se retire ordinairement dans le séminaire des Pères de l'Oratoire dix jours avant l'ordination, et souvent il prêche trois fois le jour.

« Le P. Lamy a été supérieur et œconome du séminaire de Grenoble. Il étoit un peu avare dans son œconomat; peut-être que l'état de la maison l'obligeoit à cette parcimonie. Un jour, Monsieur de Grenoble étoit à la récréation avec quelques Pères de l'Oratoire : il releva un peu sa soutane, pour marcher avec plus de liberté dans leur jardin, et laissa entrevoir sa culotte, où il y avoit nombre de pièces. Le Père Lamy ne perdit pas cette occasion; il dit, assez haut pour être entendu : « Si « je vous donnois, mes Pères, une culotte comme celle de Son Émi« nence, vous n'en voudriez point. » Monsieur de Grenoble se tournant vers le P. Lamy : « Le P. Lamy, dit-il, parlera toujours en « œconome! »

« Il y a des Savoyards et des Dauphinois dans le séminaire. Monsieur de Grenoble regarde les premiers comme nous regardons à Paris les Picards, et les seconds comme les Normands : il donne la simplicité picarde aux Savoyards, et la finesse normande aux Dauphinois.

« M. le Camus est gras, replet, et pesant à marcher; il a toujours deux hommes à ses côtés pour le soutenir, et ne sauroit passer un ruisseau d'un pied de large sans ce secours.

« Monsieur de Grenoble fait faire la lecture à sa table. Ses domestiques mangent tous avec lui. Il fait toujours maigre. Il a été longtemps qu'il ne mangeoit point de poisson, il se contentoit de légumes. Ce n'est que par un bref du Pape qu'il mange à présent du poisson. Il est grand mangeur. Sa table est faite en équerre, plus longue par un bout que par l'autre. Il est au bout de la table le plus court; son aumônier, son gentilhomme, son homme d'affaires, le prédicateur, quand il y en a, sont auprès de lui; son valet de chambre, son cocher, son palfrenier et ses autres domestiques, ses trois laquais sont à l'autre table, exposés à sa vue. Chacun des domestiques fait la lecture à son tour pendant le repas. On y sert des portions. Les étrangers et les domestiques mangent gras; mais les viandes sont mal apprêtées.

« Monsieur de Grenoble se donne la discipline une fois la semaine.

« Je tiens ce détail d'un père de l'Oratoire (M. Lalouëtte) qui a prêché à Grenoble, qui a bu, mangé et conversé plusieurs fois avec M. le cardinal le Camus. »

1. Cette pièce est tirée des mémoires sur l'année 1703 réunis par le P. Léonard : Arch. nat., M 768, p. 9.

XI

NOTICE DE D'HOZIER SUR LA MAISON DE LA TRÉMOÏLLE[1].

« Le fief de la Trémoïlle est un petit fief de la province de la Marche qui a donné le nom à cette maison devenue l'une des plus puissantes du Royaume.

« Les premiers possesseurs de ce fief sont connus dès l'an 1080. Cela prouve que cette race est une race de nom et d'armes, puisque, comme on l'a déjà dit, elle prend son surnom de sa seigneurie, et ce terme la met dans le rang de la plus ancienne, quoique petite noblesse, quant à l'origine.

« Son élévation commença en la personne de Guy VI, seigneur de la Trémoïlle, porte-oriflamme de France l'an 1383, par le mariage qu'il eut le bonheur de contracter l'an 1386 avec Marie de Sully, l'une des plus riches héritières du Royaume, et d'une maison si considérable, qu'elle étoit veuve de Charles de Berry, petit-fils de France et comte de Montpensier comme fils de Jean de France, duc de Berry, et petit-fils du roi Jean[2]. Ce fut la faveur qu'il eut auprès de Charles le Hardi, duc de Bourgogne, troisième fils du même roi Jean, qui lui procura cette haute fortune, et qui fut cause encore que Georges, seigneur de la Trémoïlle, son fils, grand chambellan de France l'an 1413, épousa, l'an 1416, Jeanne, comtesse d'Auvergne et de Boulogne, veuve du même prince Jean de France, duc de Berry, et fille de Jean II, comte d'Auvergne et de Boulogne, et de Léonore de Cominges.

« Son petit-fils Louis, seigneur de la Trémoïlle, amiral de France, surnommé *le Chevalier blanc*, comme le plus grand capitaine et un des plus honnêtes hommes de son siècle, mérita aussi d'être appelé *le Chevalier sans peur et sans reproche*, car il s'étoit signalé dans toutes les batailles où il avoit commandé, surtout à celle de Marignan, que le roi François Ier lui-même gagna sur les Suisses l'an 1515 : à l'occasion de quoi, ce prince rendant compte à la régente Louise de Savoie, sa mère, de cet heureux succès par lequel il commençoit son règne, il lui écrivit qu' « à ce coup Dieu s'étoit montré bon François. » Mais ce grand homme, qui n'a eu de pareil que le grand François de Lorraine, duc de Guise, qui fut tué par Poltrot au siège d'Orléans l'an 1563, et de qui

1. Ci-dessus p. 305, note 5. Cette pièce fait partie des notices sur l'origine des ducs et pairs de France dressées pour le Roi et pour Mme de Maintenon en 1707 et 1708 : ms. Clairambault 719, p. 38-39. Comparez la notice du duché de THOUARS, dans le tome VIII des *Écrits inédits de Saint-Simon*, p. 166-215. Ici, le nom est écrit : LA TRIMOUILLE.

2. Ce grand mariage n'avait pas été consommé, le fiancé étant mort avant la célébration.

on disoit alors qu'il avoit toutes les vertus d'un honnête homme, et presque pas un vice de prince ni de courtisan, fut tué à la funeste journée de Pavie, l'an 1525, après avoir eu l'honneur encore d'épouser, l'an 1485, la princesse Gabrielle de Bourbon, fille de Louis, comte de Montpensier, et d'Anne, dauphine et comtesse de Clermont et de Sancerre.

« C'est par le mariage de François, seigneur de la Trémoïlle, son fils, accordé, l'an 1521, avec Anne de Laval, fille de Guy XVe du nom, comte de Laval, et de Charlotte d'Aragon, fille de Frédéric, roi de Naples, que ses descendants fondent leur droit sur la principauté de Tarente, et qu'ils en conservent le titre.

« La branche du duc de Noirmoutier descend de Claude de la Trémoïlle, le second des enfants de François de la Trémoïlle et d'Anne de Laval; mais, comme il n'a point d'enfants, la branche finit en sa personne.

« Celle des marquis de Royan et comtes d'Olonne, aînée des seigneurs de Noirmoutier, est éteinte depuis l'an 1690. »

XII

LETTRE DU DUC DU MAINE AU PREMIER PRÉSIDENT DE HARLAY[1].

« A Versailles, ce 30 mai 1694[2].

« La manière honnête avec laquelle, Monsieur, vous vous êtes employé pour moi dans ces derniers temps, me met, je crois, à portée de vous parler d'une affaire que je souhaiterois fort, et dans laquelle nous avons besoin de vous. L'intérêt que je prends à Mlle de Bréval et à M. le marquis de Thiange me fait envisager avec plaisir de les voir unis ensemble. Je vous avouerai que ce qu'elle a l'honneur de vous être ne contribue pas peu à me faire desirer une alliance qui la rapprocheroit de nous. J'ai envoyé quatre fois chez Monsieur l'archevêque, par le conseil de Mme de Montespan, quoique mon premier dessein eût été de m'adresser à vous; mais on n'a pu lui parler. Cependant le temps presse, et le cavalier, qui n'a pas accoutumé d'être des derniers à se ranger à son devoir, n'attend pour partir qu'une réponse positive, que je vous prie de lui procurer. Ce n'est pas à moi à vous donner des avis sur la manière dont vous devez vous conduire, et, bien au contraire, j'aurois grande confiance à ceux que vous voudriez me donner en des affaires plus difficiles à manier.

« Louis-Auguste de Bourbon. »

1. Sur le mariage Thiange et Bréval : ci-dessus, p. 357, note 5.
2. Original autographe, dans les Papiers Harlay, ms. Fr. 17427, fol. 22.

XIII

LETTRES DE FÉLICITATION A M. DESMARETZ[1].

Lettre du maréchal de Noailles[2].

« A Versailles, ce 21e février 1708.

« J'aurois été des premiers à vous faire mon compliment, Monsieur, si ma santé m'avoit pu permettre de suivre le Roi à Marly. La même raison m'empêcha d'aller à Paris, où j'irois bien volontiers vous dire moi-même combien je m'intéresse à ce qui vous regarde. La place est belle ; mais les circonstances du temps en augmentent les peines et les difficultés. J'entre dans tous vos sentiments comme un de vos anciens serviteurs et amis, et suis très véritablement, Monsieur, votre très humble et très obéissant serviteur.

« LE MARÉCHAL-DUC DE NOAILLES. »

Lettre de la princesse d'Harcourt[3].

« A Marly, ce 21e février 1708.

« J'écris si mal, Monsieur, que cela m'a fait prendre la liberté de me servir d'une autre main pour vous témoigner la véritable part que je prends à la grâce que le Roi vient de vous faire. Vous avez le plaisir que tout le monde convient que personne n'étoit plus digne de le remplir. Pour moi, Monsieur, il y a longues années que je fais profession d'être de vos amies. Je me flatte que vous n'en doutez point, et que vous êtes bien persuadé que personne ne vous honore plus parfaitement que votre très humble servante

« LA PRINCESSE D'HARCOUR[4].

« Je me suis chargée des compliments de ma belle-fille et de mon fils pour vous épargner la peine de lire leurs lettres. Ils prennent toute la part qu'ils doivent à tout ce qui vous regarde. Pour moi, Monsieur, j'espère bien que le neveu de M. Colbert aura toujours un peu de bonté pour moi en se souvenant de celle qu'il a toujours eue pour moi. »

1. Ci-dessus, p. 376, note 6. On trouvera plus loin, p. 591, une lettre antérieure de Saint-Simon. Il faut signaler, outre les lettres qu'on va lire, celles du duc du Maine et du duc de Roquelaure, que l'abbé Esnault a publiées d'après les originaux, et celles des gens d'Église, hauts magistrats, gens d'affaires et dames de qualité qui se trouvent dans les cartons du Contrôle général cotés G7 562, 566 et 567.

2. Papiers du Contrôle général : Arch. nat., G7 543[2].

3. G7 541.

4. Telle est bien la signature.

Lettre de la duchesse de la Vallière[1].

J † M.

« Ce 23 février.

« En vérité, Monsieur, je sens dans cette occasion la vivacité que j'ai sur ce qui vous touche. Le fardeau dont on vous accable dans la situation des choses est si grand, qu'il m'effraie, quoique je sois persuadée de votre religion, de votre droiture et de votre capacité singulière; mais les yeux de la foi font voir tant de périls, qu'à peine voit-on, dans l'embarras et le tumulte du monde, que l'on ne peut trop prier le Dieu de toute bonté, père des miséricordes, de vous en combler, Monsieur. Je le fais de tout mon cœur. Il me semble que j'aurois bien des choses que je crois même que Dieu me fait penser sur votre sujet, et par conséquent qui sont bonnes; mais, Monsieur, il faut que la prudence et l'humilité me retiennent, vous suppliant seulement, Monsieur, de me faire l'honneur d'être assuré de la sincérité et du zèle avec lesquels je souhaite votre bien, et suis, Monsieur, votre très humble et très obéissante servante.

« Sœur Louise de la Miséricorde,
religieuse carmélite indigne. »

Lettre du traitant Miotte[2].

« Ce 23 février 1708.

« Monseigneur,

« En vous faisant ce matin mes très humbles compliments, je n'ai pas osé prendre la liberté de vous dire que, si, dans cette conjoncture, vous avez besoin de cinquante mille écus, je les ai, partie en argent et partie en bons effets qui seront payables dans les mois prochains, dont Votre Grandeur peut disposer. Si cela ne suffit pas, j'ai encore d'autres bons effets, qui montent à peu près à pareille somme, dont elle est la maîtresse absolue. Je lui suis dévoué et attaché à un point que je n'ai rien au monde que je ne sois prêt de lui sacrifier pour lui marquer ma reconnoissance de la protection dont elle m'a honoré jusqu'à présent, et pour en mériter la continuation. Comme j'ai résolu de m'attacher entièrement à vous, Monseigneur, je vous demande très humblement en grâce, si, dans la suite, vous disposez de quelque maison particulière dans l'étendue du parc de l'Étang, que ce soit en ma faveur, afin que j'aie plus souvent occasion de vous rendre mes respects et de vous marquer de plus en plus ceux avec lesquels j'ai l'honneur d'être,

« Monseigneur,

« Votre très humble et très obéissant serviteur.

« Miotte. »

1. Arch. nat., G⁷ 543².
2. G⁷ 562. Miotte était un grand partisan et fournisseur, très mêlé aux affaires de la finance.

Lettre du duc de Vendôme[1].

« A Marly, le 24e février 1708.

« Quoique je vous aie fait faire mes compliments, Monsieur, par M. Crozat, sur votre élévation à la charge de contrôleur général des finances, je ne veux pas m'en retourner à Anet sans vous l'écrire moi-même, puisqu'on ne sauroit vous voir ici, pour vous assurer de la part très sincère que je prends à tout ce qui vous regarde. Je vous supplie, en même temps, de vouloir bien ordonner qu'on mette sur l'état de distribution M. l'abbé Alberoni [pour sa pension][2]; je vous en serai fort obligé. Je suis plus parfaitement que personne, Monsieur votre très humble serviteur.

« Louis de Vendôme. »

Lettre de Monsieur le Grand[3].

« A Versailles, ce vendredi 24 février 1708.

« Je suis bien fâché, Monsieur, de ne vous avoir point fait mon compliment moi-même. Je vous le fais par écrit en attendant que j'aie l'honneur de vous voir. Les incommodités de M. de Chamillart l'ayant obligé de quitter, la place de contrôleur général ne pouvoit pas mieux être remplie. J'espère, Monsieur, que vous me continuerez votre amitié, et que vous serez persuadé que personne ne vous honore plus que moi.

« Louis de Lorraine, grand écuyer de France.

« Trouvez bon, je vous prie, que j'assure ici Madame votre femme de la part que je prends à sa joie. »

Lettre de M. Voysin, conseiller d'État[4].

« A Paris, le 24 février 1708.

« J'ai été plusieurs fois, depuis quatre jours, à votre porte, Monsieur. Je me flatte que vous me rendez assez de justice pour ne pas douter que je n'aie plus de joie que personne du monde de vous voir dans la place où vous êtes. Toute sorte de raisons m'engagent à m'y intéresser et à vous marquer les véritables sentiments de l'attachement sincère et du respect avec lequel je suis, Monsieur,

« Votre très humble et très obéissant serviteur.

« Voysin. »

Lettre du maréchal de Tessé[5].

« Du château de Vernie, 25 février 1708.

« Tout cela, Monsieur, est bel et bon. La confiance distinguée des maîtres a ses agréments; mais je ne saurois quasi vous faire le compliment que je dois. Je prends et dois prendre une part sensible à votre conservation, et je la prends de si bon cœur, que c'est cela précisément

1. G7 541.
2. Ci-dessus, p. 349. Les mots entre crochets sont autographes.
3. G7 541. — 4. G7 566. Voyez ci-dessus, p. 374. — 5. G7 543[2].

qui combat la joie que je ressens des témoignages d'estime et d'amitié que le Roi vient de vous donner. Tout ce que je crois donc pouvoir faire de mieux dans un si grand événement, c'est de m'en réjouir extérieurement, et vous plaindre intérieurement. Vous devez cependant avoir la consolation de croire que le public est persuadé que, si quelqu'un peut mettre quelque emplâtre à l'état des affaires, c'est vous. Songez à vivre, s'il est possible, à ne vous pas tuer, et faites-moi l'honneur de croire que je sais et saurai toujours penser sur ce qui vous regarde comme l'homme du monde qui fait la plus sincère profession d'être, Monsieur, votre très humble et très obéissant serviteur.

« TESSÉ. »

Lettre du comte de Chamillart[1].

« Du 26 février, à Thionville.

« Monsieur,

« Je ne saurois être fâché que mon frère se soit démis du contrôle général des finances, puisque le Roi vous l'a donné. Je vous regarde comme le père et l'ami de ma famille, et comme l'homme du Royaume le plus capable de bien servir le Roi et l'État. Je vous supplie, Monsieur, d'être bien persuadé que personne ne vous fera de compliment plus sincère que le mien dans cette occasion, et d'être bien persuadé de l'attachement sincère et respectueux avec lequel je suis, Monsieur,

« Votre très humble et très obéissant serviteur.

« CHAMILLART. »

Lettre du maréchal de Villars[2].

« A Strasbourg, le 27e février 1708.

« Vous voulez bien, Monsieur, que j'aie l'honneur de vous faire mes compliments sur la grande marque d'estime et de confiance que vous recevez de S. M. en vous donnant le plus important, le plus grand et le plus difficile emploi du Royaume. Vos serviteurs, Monsieur, doivent commencer par se réjouir de ce qui marque l'estime du Roi la plus parfaite, et les bons François de voir les finances entre vos mains, la mauvaise santé de M. de Chamillart ne lui permettant plus un travail qui, joint à tous les détails de la guerre, ne pouvoit être soutenu par un seul homme. J'espère, Monsieur, que vous y soutiendrez l'opinion que le public avoit conçue dans des temps où son approbation n'étoit pas suspecte de flatterie. Je voudrois bien, pour le public aussi, qu'il vous fût un peu plus aisé de le satisfaire, et vous ne me saurez pas mauvais gré, quelque grands que soient vos talents, de leur souhaiter de moindres épreuves. Je vous supplie d'être bien persuadé, Monsieur, que je chercherai toujours à mériter l'honneur de vos bonnes grâces par l'attachement avec lequel je serai toujours, Monsieur, votre très humble et très obéissant serviteur.

« LE MARÉCHAL-DUC DE VILLARS.

1. G7 566. — 2. G7 543².

« Mme la maréchale de Villars, pour ne vous point fatiguer, Monsieur, d'une lettre et d'une réponse, met ici ses très humbles compliments pour vous et pour Mme Desmaretz. Vous voulez bien que je l'assure de mes respects très humbles ? »

Lettre de l'électeur de Cologne[1].

« Lille, le 27 février 1708.

« Monsieur,

« Vous voulez bien que je me réjouisse avec vous de la nouvelle dignité que S. M. T. C. vient d'accorder à votre mérite, et que je vous en félicite du meilleur de mon cœur, et en personne qui s'intéresse véritablement à l'avantage et à la satisfaction de toute la maison de Colbert? Comme, en cette qualité, Monsieur, j'aurai peut-être à l'avenir besoin de votre ministère, pour le payement de mes subsides et pour d'autres choses qui regardent les finances, j'espère que, dans les occasions qui se présenteront, vous voudrez bien me favoriser de votre appui avec le même zèle et la même honnêteté qu'en a toujours agi M. de Chamillart envers moi. En attendant, soyez bien persuadé, je vous prie, que je ne négligerai rien de mon côté pour vous marquer, par tout ce qui pourra dépendre de moi, avec combien d'estime je suis, Monsieur,

« Votre très affectionné ami.

« Joseph-Clément, électeur. »

Lettre du duc de Gramont[2].

« A Bayonne, le 29 février 1708.

« J'apprends dans le moment, Monsieur, par Mgr le duc d'Orléans, qui arrive, que M. de Chamillart s'étoit démis entre les mains du Roi de la charge de contrôleur général, à cause de ses incommodités et de sa mauvaise santé, et que S. M. vous avoit honoré de cet important emploi. Je ne veux pas différer un instant à vous témoigner ma joie et à vous assurer de la part sensible que je prends à la marque distinguée de la bonté du Roi pour vous en ce rencontre. Personne en France n'est plus capable que vous, Monsieur, d'occuper cette place, quelque épineuse et difficile qu'elle puisse être. La matière en est venue à un point qu'il s'en faut tout que ce soit œuvre facile à manier; mais, si quelqu'un peut tirer du cahos[3] où une longue suite de mauvais événements nous ont plongés, c'est certainement, Monsieur, les lumières et les talents du neveu de feu M. Colbert qui le peuvent faire. Vous n'en aurez pas davantage de moi à ce sujet. Vous savez, Monsieur, la liaison que j'avois avec lui, l'amitié tendre qui étoit entre M. de Seignelay et moi, et la profession sincère que j'ai faite, dans tous les temps, de vous honorer et d'être très parfaitement, Monsieur, votre très humble et très obéissant serviteur.

« Le duc de Gramont. »

1. G^7 541. — 2. G^7 543^1. — 3. Ainsi écrit.

Lettre du duc de Perth[1].

« A Saint-Germain-en-Laye, le 1er mars 1708.

« Monsieur,

« Je comptois d'aller moi-même vous témoigner la joie que j'ai de la ustice que le Roi a rendue à votre mérite en vous faisant contrôleur général de ses finances dans un temps si difficile; mais une indisposition qui m'est survenue m'a empêché de suivre mon inclination, qui est toute portée à vous honorer. Recevez donc, s'il vous plaît, Monsieur, les compliments très affectionnés que je prends la liberté de vous adresser sur ce sujet, et les assurances de mon parfait attachement, qui est très particulier pour la famille de feu M. de Colbert, qui est originaire de mon pays[2], qui trouvera, comme je l'espère, une puissante protection en vous, et moi aussi, qui ai l'honneur d'être avec tout le dévouement imaginable, Monsieur,

« Votre très humble et très obéissant serviteur.

« LE DUC DE PERTH. »

Lettre de l'archevêque de Cambray.

« A Cambray, 1er mars 1708.

« Monsieur,

« Vous ne recevrez aucun compliment plus sincère que le mien sur la grande place que le Roi vient de vous donner. J'en espère, avec toute la France, de grands biens pour le public. De plus, je suis déjà en possession et en expérience de vos bontés. Aussi puis-je vous assurer, indépendamment de toute votre autorité, que je suis du fonds du cœur, avec un vrai zèle, Monsieur,

« Votre très humble et très obéissant serviteur.

« FR., ar.-duc de Cambray. »

Lettre de l'électeur de Bavière[3].

« Mons, ce 2 de mars 1708.

« Ayant appris, Monsieur, que le Roi vous a conféré la charge de contrôleur général, je me fais un vrai plaisir de vous faire là-dessus mon compliment, et je dois prendre d'autant plus de part à ce choix que S. M. a fait de votre personne pour ladite charge, que mon conseiller des finances Bombarda m'a toujours fait connoître que vous étiez de mes amis, et, comme j'espère que vous voudrez bien continuer à l'être particulièrement en ce qui regarde mes intérêts dépendants de votre ministère, je vous prie, Monsieur, de non seulement recevoir et

1. G7 543[2].
2. Ci-dessus, p. 543-548.
3. G7 541.

écouter favorablement mondit conseiller des finances Bombarda, mais aussi de l'assister et de le secourir de manière qu'il puisse continuer à me faire des avances, ainsi qu'il vous le fera connoître plus amplement de ma part. Je vous assure que j'aurai une vraie reconnoissance de toutes les marques d'amitié que vous me donnerez, et que ce sera avec empressement que je chercherai les occasions de vous pouvoir témoigner combien je suis, Monsieur, tout à vous.

« M.-Emanuel, électeur. »

Lettre de l'abbé de Saint-Pierre[1].

« A Saint-Pierre-Église, Basse-Normandie, 2 mars 1708.

« J'ai appris, Monseigneur, avec beaucoup de joie, que vous occupez présentement la place la plus importante de l'État, et qu'au jugement du Roi, et même de votre prédécesseur, elle ne pouvoit être mieux remplie. Les États ne fleurissent qu'à proportion que les diverses places sont remplies des meilleurs sujets selon les divers talents qui leur sont nécessaires, et leur décadence ne vient qu'à proportion que cet ordre est perverti et lorsque ceux qui ont plus de lumière sont menés par ceux qui en ont moins. M. de Chamillart ne s'est point démenti de son caractère : il ne manquoit point de bons sujets parmi ses proches et ses alliés; son attachement sincère au service du Roi et de l'État a prévalu ici, comme dans le reste de sa conduite, sur tous ses autres intérêts. Il lui a été permis de voir le vrai. Il a vu que vos talents étoient encore supérieurs, et aucune considération ne l'a pu empêcher de rendre témoignage à la vérité. Comme rien ne lui sauroit faire plus d'honneur, rien aussi, Monseigneur, ne vous peut jamais être plus glorieux que ce témoignage. Aussi c'est le fondement de nos espérances, et nos vœux vont présentement se borner à la conservation d'une santé qui va nous être si précieuse, et si nécessaire pour notre bien. Je les fais, Monseigneur, avec tout le monde; mais je les fais, e crois, avec plus d'ardeur qu'un autre, puisque je suis de tout mon cœur, et avec respect,

« Votre très humble et très obéissant serviteur.

« L'abbé de Saint-Pierre[2]. »

Lettre de M. de la Loubère[3].

« A Toulouse, le 3 mars 1708.

« Monsieur,

« Quelque retiré que je sois du monde, et quelque inconnu que je vous puisse être, je me suis réjoui, avec tout le Royaume, de voir un

1. G[7] 566. Cette lettre est exposée au musée des Archives, n° 927.
2. Vient ici un long post-scriptum, relatif d'abord à une affaire particulière de coupes de bois de main-morte, et ensuite au mémoire bien connu sur la réparation des grands chemins.
3. G[7] 566.

élève, et presque un fils de feu M. Colbert à la tête des finances[1]. Indépendamment de ce préjugé si favorable pour vous, tout le monde sait l'application que vous avez toujours apportée à vous rendre capable d'un emploi aujourd'hui si difficile, et toujours très important.

« Je suis, avec un très profond respect, Monsieur,

« Votre très humble et très obéissant serviteur.

« LA LOUBÈRE. »

Lettre du Père Ange[2].

« A Perpignan, ce 4e mars 1708.

« Monseigneur,

« Parmi les acclamations de toute la France sur le sage et juste choix que le Roi vient de faire de vous pour remplir la plus importante place de son royaume, oserois-je me flatter que ma foible voix sera écoutée? Ce n'est point vous, Monseigneur, que je dois féliciter : au contraire, je vous plaindrois véritablement, si je ne connoissois depuis longtemps votre extrême habileté et la grande facilité que vous avez pour le travail; mais c'est l'État, c'est le public à qui doivent s'adresser nos félicitations en ce rencontre. Quels avantages l'un et l'autre n'ont-ils pas lieu d'espérer de votre attention et de votre vigilance sur les affaires! Vous ferez celles du Roi avec avantage; cela est dans votre sang, et le peuple trouvera en vous ces sentiments de compassion que nous vous avons toujours connus. Que le Seigneur vous donne, Monseigneur, une santé capable de résister aux nouvelles fatigues qui vont vous survenir, et que vous ayez un jour la consolation de trouver dans une bonne paix les moyens de travailler au soulagement de la France! Ce sont, Monseigneur, les vœux que forme pour vous un pauvre exilé, qui, sensible aux bontés dont vous l'avez honoré et à la compassion que vous avez bien voulu marquer pour sa disgrâce[3], ne cesse de prier Dieu pour votre conservation, et qui a l'honneur d'être, avec un très profond respect,

« Monseigneur,

« Votre très humble et très obéissant serviteur.

« Frère ANGE RAFFARD,

« augustin déchaussé. »

1. L'académicien la Loubère avait été un des protégés et des pensionnaires de Colbert.

2. G7 566. François Raffard, dit le P. Ange de Sainte-Rosalie dans la maison des Petits-Pères, était le principal continuateur de l'œuvre généalogique du P. Anselme.

3. Ses supérieurs l'avaient relégué en Roussillon, et il n'eut permission d'en revenir qu'en 1712, pour travailler à la continuation de l'*Histoire généalogique*.

Lettre du sieur Boileau, président d'élection[1].

« De Sainte-Menehould, en Champagne, ce 8e mars 1708.

« Monseigneur,

« J'ai eu l'honneur d'étudier en rhétorique avec vous sous le P. Antien, aux Jésuites à Reims, en 1671. Sur la fin de l'année, je vous demandai si vous feriez votre philosophie aux Jésuites ou à l'Université. Vous me dites que non, et, si je voulois, que vous me confieriez un secret. Je vous promis de garder le silence. Vous me fîtes la grâce de me dire que Mgr de Colbert, votre oncle, vous avoit mandé, et que vous partiriez aussitôt les vacances pour aller prendre un beau poste chez lui qu'il vous destinoit. Je vous répondis, Monseigneur, que cette nouvelle me faisoit un gros plaisir, et que, comme vous aviez de l'esprit et que vous aimiez à travailler, vous occuperiez un jour sa place de contrôleur général des finances. Je vous priai, lorsque cela seroit arrivé, de vous souvenir de moi. Vous me le promîtes, me disant : « Va, va, Boileau! si cela arrive, je me souviendrai de toi et « de ta prédiction. » Puisque la chose est arrivée, et que notre grand Roi a rendu justice à votre mérite, permettez-moi, Monseigneur, de vous en féliciter et vous marquer la grande joie que j'en ressens. J'espère que, dans peu, il vous fera l'un de ses ministres. Je prie et prierai Dieu pour que cela soit bientôt, comme aussi pour votre santé et prospérité. Je vous supplie de tout mon cœur d'être persuadé que je serai toute ma vie, avec un profond respect, Monseigneur,

« Votre très humble et très obéissant serviteur.

« Boileau, président en l'élection. »

Lettre du maréchal de Tallard[2].

« A Nottingham, ce 10e de mars 1708.

« Si vous voulez bien vous représenter, Monsieur, toutes les raisons qui m'engagent à prendre une part sincère au grand emploi dont le Roi vient de vous charger, vous ne mettrez pas mon compliment au nombre de ceux que l'usage attire. Permettez-moi, s'il vous plaît, Monsieur, de vous assurer qu'il n'y a personne en France qui s'intéresse si fortement que moi à tout ce qui vous regarde, qui vous honore davantage, ni qui soit si parfaitement que je suis, Monsieur, votre très humble et très obéissant serviteur.

« Le maréchal de Tallard. »

1. G^7 566.
2. G^7 543^2. Le maréchal est prisonnier en Angleterre.

Lettre de la princesse des Ursins[1].

« A Madrid, le 12e mars 1708.

« L'idée que j'ai toujours eue de votre mérite, Monsieur, et la parfaite estime que je vous ai témoignée en tout temps doivent vous persuader de la part que je prends à votre élévation. Je vous en fais mon compliment avec bien de la joie, et je ne desire pas moins que ce qui dépend du hasard dans ce nouvel emploi réponde à vos souhaits et à votre travail, Monsieur, que les occasions de vous marquer combien je vous honore.

« La princesse des Ursins[2].

« Trouvez bon, je vous supplie, que j'assure ici Mme Desmaretz de mes très humbles services. J'ai compté jusqu'à présent sur l'honneur de son amitié, et je ne crains pas qu'elle me la retire aujourd'hui. »

Lettre du duc de Noirmoutier[3].

« A Paris, le 15 mars 1708.

« Je vois, Monsieur, avec toute la joie d'un bon citoyen et les sentiments d'un homme qui vous honore véritablement les premiers succès de votre ministère. J'en ai respecté les commencements, et je voudrois pouvoir me dispenser de me mettre sur les rangs de ceux qui vous demandent ; mais je m'y trouve obligé par l'état violent où est mon frère[4]. Il est chargé des affaires de France dans Rome, avec douze mille écus d'appointement, sans aucun bien de patrimoine et avec des bénéfices médiocres par eux-mêmes, et amoindris encore par les charges du clergé et les malheurs des temps. Il est entré en fonction il y a près de deux ans, sans avoir reçu de gratification extraordinaire pour son établissement. Une partie de ses appointements lui a été payée en billets de monnoie, et ils souffrent encore une nouvelle diminution par le change, aussi bien que ce qu'il tire de ses bénéfices. Le Roi a vu, par l'état que mon frère a pris la liberté de lui envoyer de sa dépense nécessaire, qu'elle excédoit la recette de moitié. M. le marquis de Torcy voudra bien, Monsieur, vous en rendre témoignage. Mon frère, dans cette situation, n'avoit pensé qu'à ménager son crédit,

1. G7 541.
2. Le 31 du même mois, elle écrivait à Chamillart (recueil Geffroy, p. 330-331) : « Vous avez cru vos incommodités assez fortes pour demander au Roi qu'il vous soulageât des fatigues des finances.... Une telle résolution, qui marque si bien votre véritable attachement pour le Roi et l'intérêt que vous prenez au bien de l'État, est digne d'un aussi honnête homme que vous, et les circonstances de la manière dont vous vous êtes gouverné en cette occasion marquent si fort votre désintéressement, qu'elles doivent vous attirer des louanges de tout le monde. »
3. G7 543[2]. — 4. Le cardinal de la Trémoïlle.

afin d'être en état d'attendre que les grâces du Roi le tirassent des engagements où il entre tous les jours. Il avoit proposé que l'on voulût bien lui faire toucher ses appointements entiers dans Rome, sans lui en faire payer le change. Si vous croyez, Monsieur, pouvoir entrer dans cette idée, qui ne laisseroit pas de lui apporter quelque soulagement, elle trouverait son application dans deux ordonnances, de dix-huit mille francs chacune, que j'ai entre les mains, l'une il y a dix mois, l'autre il y en a quatre. J'ose vous demander, Monsieur, sur le payement de ces ordonnances, et sur le payement dans la meilleure forme, tout ce que peut permettre l'état présent des affaires, pour ne pas laisser tomber dans Rome celui que le Roi y a honoré du soin de ses affaires. Je suis, Monsieur, avec plus d'attachement que personne, votre très humble et très obéissant serviteur.

« Le duc de Noirmoutier. »

Copie d'une lettre de M. de Bergeyck au président Rouillé[1].

« A Mons, le 4e mars 1708.

« J'ai reçu, Monsieur, votre lettre du 2 de ce mois, que vous m'avez fait l'honneur de m'écrire, et, quoique la relation que j'aurai avec M. Desmaretz ne doive pas être grande, parce qu'elle ne peut regarder que le commerce de ce pays-ci, auquel il n'y a point d'attention à avoir, étant réduit à quatre villes qui n'ont presque aucun commerce, je souhaite néanmoins mériter quelque part à l'honneur de son amitié par la grande idée que j'ai conçue de ses connoissances et de son travail dans les affaires de finance, d'où dépend aujourd'hui l'honneur et la gloire de la France, et le sort de l'Espagne.

« Si les ennemis voient un changement capable de leur persuader que la France peut soutenir et continuer la guerre, ils feront indubitablement la paix l'hiver prochain. Les malintentionnés ne portent les peuples et les foibles esprits de leur gouvernement à prolonger la guerre que par la persuasion que la France ne peut plus la soutenir.

« Je prends la liberté, Monsieur, de vous envoyer la lettre que je me donne l'honneur d'écrire à M. Desmaretz pour lui faire mon compliment. J'ai lu celle que S. A. É. lui a écrite, qui doit lui avoir été remise par M. Bombarda[2]. Vous savez, Monsieur, que j'ai toujours eu pour maxime de ne m'avancer en rien, et de m'en tenir à répondre. Je crois que je dois observer la même chose à l'égard de M. Desmaretz, d'autant plus que ses lumières sont infiniment au-dessus des miennes, et qu'il connoît parfaitement l'esprit de la noblesse, du négociant et du peuple sur qui sa direction doit s'étendre ; mais je veux bien, dans notre amitié, vous dire toutes mes pensées, dont vous ferez l'usage que vous jugerez à propos pour le bien du service, qui est ma seule vue, et je pourrai rectifier mes idées par les éclaircissements que vous

1. G7 1691. — 2. Ci-dessus, p. 565-566.

me donnerez sur la présente situation et sur les difficultés qu'on y peut rencontrer.

« Je conviens qu'il faut du temps pour rétablir ce qui est si dérangé par la dépense, qui est excessive eu égard aux revenus; je vous ai écrit, dans ce sens, que M. Desmaretz devoit profiter de toute la bonne volonté de ses amis et des partisans qui s'offriront à lui pour entrer dans les affaires, pour commencer à fournir à la dépense du quartier d'hiver et des dispositions nécessaires pour la campagne. En faisant cela, il se dégagera un peu, et se donnera le temps de tout l'été pour pouvoir, avec quelque aisance, travailler à l'arrangement des affaires. Je suis ravi d'apprendre par vous qu'il a déjà fourni de grosses sommes à l'extraordinaire de la guerre; mais ce n'est pas assez. Croyez-moi, Monsieur, il faut un total dans la dépense de la guerre pour qu'elle soit profitable, et cette dépense doit être faite à temps pour que l'officier puisse bien employer ce qu'il reçoit. Il faut un fonds pour les recrues et la remonte, qui ne sont pas encore tout à fait payées, quoique la saison soit fort avancée; il en faut un pour la subsistance de l'hiver, qui est fort en arrière, et il en faut un autre pour la subsistance des armées pendant la campagne. Quand ces fonds seront assurés, M. Desmaretz pourra un peu respirer et s'appliquer au principal de l'arrangement. L'on doit encore, du moins en Flandre et en Alsace, tout l'ustensile du présent quartier d'hiver; mais, comme l'on a donné pour cela des billets sur le trésorier de l'extraordinaire de la guerre payables en douze mois, et que les officiers les ont déjà négociés à perte, il suffira, il me semble, d'acquitter ces billets à leur échéance.

« Quant à l'évaluation de la monnoie, si c'étoit mon affaire, je la ferois baisser tous les mois jusqu'à ce qu'elle se trouvât réduite à son ancien prix; il seroit trop long de vous en détailler les raisons. M. Desmaretz les connoîtra mieux que moi, et comprendra le bien qui en résulteroit pour le Roi, pour le public et pour le commerce.

« Je mettrois tous les billets de monnoie hors du commerce, et j'en laisserois néanmoins le commerce libre de gré à gré; je les exclurois de tous les payements que l'on fait pour les revenus, fermes et impositions. Je m'explique: je n'obligerois personne à recevoir des billets de monnoie dans les payements qu'on lui doit faire, et permettrois de faire de concert tout ce qu'on voudroit.

« Quant au commerce des Indes, j'ai brûlé, avant que de sortir de Bruxelles, tous les mémoires que j'avois faits sur l'Espagne et sur les Indes dans le commencement de notre union. Comme il faut un peu de temps pour rappeler mes idées afin que vous les communiquiez à M. Desmaretz, je ne puis vous satisfaire par ce courrier.

« M. Helvétius a repassé par ici aujourd'hui. Il a eu un entretien avec S. A. É.; mais je ne l'ai point vu, et S. A. É. ne m'a point encore fait part de ce qu'il a appris de lui : ainsi, je ne vous en puis rien dire.

« Je vous prie, Monsieur, de croire que je suis, etc. »

XIV

LES MONTBERON OU MONTBRON[1].

(Fragments inédits de Saint-Simon[2].)

« Le comte DE MONTBERON, seul lieutenant général de Flandres et gouverneur de Cambray, étoit une créature de Louvois. A la mort du cardinal Mazarin, qui, sous prétexte des troubles qui le chassèrent deux fois du Royaume, s'étoit attribué en petit une maison militaire à l'image de celle du Roi, ses mousquetaires furent conservés et donnés à Marsac, qui les commandoit, sous le nom de petits mousquetaires, et lui de capitaine en plein. En 1663, le Roi les prit, en fit la seconde compagnie de ses mousquetaires, s'en rendit capitaine comme de la première compagnie, et comme de ses gendarmes et chevau-légers, et en fit capitaine-lieutenant M. de Maulévrier qu'on vient de voir, p. 146[3], chevalier de l'Ordre de cette promotion. En 1670, Montbron[4] lui succéda, et le fut jusqu'en 1674, que Jonvelle le fut en sa place, et il eut le régiment d'infanterie du Roi, que le Roi prit alors en fantaisie, et dont il s'est toujours depuis amusé comme d'un régiment particulièrement à lui, et du détail duquel il disposoit par lui-même. Montbron, incapable du grand et fort propre au petit, plut infiniment au Roi à force d'exactitude de séminaire et de détails de collèges, et conserva toute sa vie cette bonne volonté et de la familiarité avec lui. C'étoit un fort petit homme portant [une calotte] pour garder quatre cheveux verts, poli, révérencieux, respectueux, qui avoit ses adresses et ses finesses, et pourtant homme d'honneur, mais à qui la bouche ne fronçoit[5] point, qui avoit tout dit, tout fait, tout prévu, qui se citoit volontiers, ou d'autres parlant à lui, et toujours disant : « Moi, comte « de Montbron. » Il passoit sa vie en Flandres, et, quand il venoit, c'étoit pour peu de jours, et le Roi le traitoit toujours bien. Il étoit homme de bien, et se mêloit aussi de chimie, et fit un diaphorétique minéral, qu'il conseilloit à tout le monde, et dont il prenoit souvent. Avec cette drogue, il donna des cancers à ceux qui s'y livrèrent; aucun, par cette voie ou par d'autres, ne vieillit, et lui-même mourut d'un cancer à la main, à Cambray, en mars 1708, à soixante-dix-huit[6] ou neuf ans. Il avoit épousé Marie[7] Gruyn[8], fille d'un secrétaire du Roi, qui se trouva

1. Ci-dessus, p. 396, fin de note.
2. Dépôt des affaires étrangères, vol. Saint-Simon 34 (*France* 189), *Chevaliers du Saint-Esprit*, fol. 135, et vol. 45 (*France* 200), CAPITAINES DES MOUSQUETAIRES, fol. 189 v°.
3. Actuellement, fol. 132 v°. — 4. Ainsi écrit ici.
5. Je crois lire : *fronsoit*. — 6. Il a corrigé *72* en *78*.
7. En abrégé, *M.* — 8. Il a écrit : *Gruin*.

une femme de vertu et de mérite. Ils perdirent dès 1704 leur fils unique, de la petite vérole, à trente ans, brigadier d'infanterie et colonel du régiment Dauphin, qui promettoit beaucoup en tout genre[1], et ce fut grand dommage; il n'étoit point marié. Il avoit aussi une fille unique, mariée à Jean[2] de Bonnières, comte de Souastre en Flandres, qui avoit un régiment de cavalerie, et qui a laissé des enfants. Mme de Montbron mourut en 1720.

« Ce bonhomme, avec le nom et les armes pleines de Montberon, n'étoit rien moins. Nulle jonction avec la maison de Montbron, et reconnu de pas un d'eux. Ce qui est probable, c'est qu'il en étoit par bâtardise, parce qu'il se trouve en 1522 et 3, et en 1556 et 56[3], deux légitimations de Louis[4] et de François, bâtards de Montberon[5], dont il est d'autant plus apparent que ceux-ci sont venus, que le trisaïeul de notre chevalier de l'Ordre, le premier connu de ses pères, portoit les armes de Montberon avec un filet en barre, ce qui se voit à ses armes en une de ses quittances du 28 août 1539, au sieur Prudhomme, trésorier général des finances, pour ses gages de lieutenant des cent-suisses, dont le duc de Bouillon étoit lors capitaine. Les enfants et petits-enfants de celui-là n'eurent rien de plus relevé, ni d'alliances qu'à l'avenant. Le père du chevalier de l'Ordre fut lieutenant-colonel du régiment de Fossés, gouverneur de Bray-sur-Seine, et obtint l'érection du fief et de la seigneurie de Sourdun, sous le nom de Montberon, en 1654. Il avoit épousé la fille de Philippe de Boulainvilliers, sœur du lieutenant de Roi de la citadelle de Montpellier. Aucun de cette race n'a fait branche, et tout a fini avec notre chevalier de l'Ordre. »

« M. DE MONTBERON. Il est inutile de donner ici l'idée d'une maison illustre et fort ancienne, dont M. de Montberon n'étoit point, encore qu'il en portât le nom et les armes, parce qu'en France on fait ce qu'on veut sur ces choses-là. Il se faisoit appeler le comte de Montberon. Son père, sieur de Tourvoye, gentilhomme ordinaire, commanda le régiment de Fossés, fut gouverneur de Bray-sur-Seine, épousa une Boulainvilliers, et obtint en 1654 l'érection du fief et seigneurie de Sourdun en vicomté, avec haute, moyenne et basse justice, sous le nom de Montberon. Son père étoit homme d'armes du connétable de Montmorency en 1555, le frère de celui-là lieutenant des cent-suisses de la garde, sous le duc de Bouillon, en 1557, et le père de ces[6] deux-là

1. Il a mis *tous* au pluriel, et *genre* au singulier.
2. *J.*, en abrégé.
3. Cette répétition est bien au manuscrit.
4. Ce *Louis* surcharge *Fran.*, récrit ensuite : *Fr.*, en abrégé.
5. Il a écrit, au pluriel : *Montberons.*
6. *Celu[y]* corrigé en *ces.*

est le premier que l'on connoisse, sans savoir d'où il est venu. Il étoit aussi lieutenant des cent-suisses et portoit de Montberon brisé d'un filet en barre : cela sent bien la bâtardise. Ni terre, ni emploi, ni alliance, ni figure quelconque; quelques cadets chevaliers de Malte; nulle jonction avec les Montberon, et reconnus de pas un, même dans la longue fortune de celui dont il s'agit.

« C'étoit un petit homme, brave, appliqué, sage et droit, homme de bien et d'honneur, dévot même, extrêmement courtisan; valet à tout faire de M. de Louvois, qui en étoit devenu son protecteur, babillard à tuer, fort bien avec le Roi, à qui les détails et les minuties plaisoient; poli, respectueux, et grande envie de cheminer. Toujours force récits de guerre, force citations de soi-même et par son nom, et force morale. Des cheveux gris, et une calotte. Il servit toute sa vie, et fut successivement gouverneur d'Arras, Gand, Tournay, lieutenant général, et enfin seul lieutenant général de Flandres et d'Artois, chevalier de l'Ordre 1688, et gouverneur de Cambray à soixante-dix-huit ans[1], où il mourut, 16 mai 1708, d'un cancer à la main qu'il s'étoit procuré par sa confiance en des remèdes chimiques qu'il faisoit lui-même, et qui en ont tristement abusé bien d'autres, séduits par ses discours et par son exemple. Il eut, quatre ans avant sa mort, la douleur de perdre son fils unique, colonel du régiment Dauphin-infanterie, qui, à trente ans, promettoit et tenoit déjà tout ce qu'il étoit possible en tout genre. Il n'étoit point marié. Sa fille unique avoit épousé le comte de [*un blanc*] Souastre, un très galant homme, du nom de Bonnières, mort maréchal de camp, dans la prétention d'être de la maison de Guines, à quoi ses pères n'avoient jamais pensé. Ce M. de Montberon, prétendu Montberon, a été le dernier de sa race. »

1. Il a ajouté l'âge en interligne : *à 78 ans.*

XV

LETTRES DU CARDINAL DE BOUILLON A M. DESMARETZ[1].

I

« A Rouen, le 3e avril 1708.

« Dans l'état de disgrâce où je suis depuis huit ans accomplis, vous savez bien, Monsieur, qu'il ne m'a pas été permis de me rendre ni à la cour, ni à Paris, pour pouvoir solliciter par moi-même toutes les affaires qui m'ont été d'autant plus facilement suscitées, à l'abri de cette même disgrâce, que l'on s'est persuadé qu'étant dénué de toute protection, l'on parviendroit facilement à me faire condamner dans toutes ces affaires, quelque injustes qu'elles fussent; et, sachant que S. M. a donné jour au 14e de ce mois pour entendre le rapport et prononcer son jugement, dans son Conseil, sur l'affaire dont elle s'est retenu la connoissance, tant par rapport à ma demande en cassation de l'arrêt du 30 mars 1705 attribué au Grand Conseil quoique, dans le fond, il ne fut jamais arrêt de Grand Conseil, mais simplement signé, comme tous les autres véritables arrêts de cette compagnie, par le premier président et par le rapporteur, à la vérité vingt-quatre jours après le véritable arrêt rendu à la pluralité des voix, j'ai cru, Monsieur, qu'il étoit au moins de mon devoir de vous supplier de rappeler dans votre mémoire ce qui se passa devant S. M. lorsque, dans son même Conseil, on jugea que je devois être pour lors débouté de ma requête, quelque véritable qu'elle fût en tous les points, et quelque faux que fût l'arrêt signé par M. de Verthamon, premier président du Grand Conseil, et par le rapporteur, par la seule raison que, cet arrêt étant revêtu du même extérieur que tous les autres arrêts de cette compagnie, on ne pouvoit en ordonner sa cassation sans aller contre les formes ordinaires et prescrites de la justice, mais qu'en me laissant en même temps une porte ouverte pour revenir en cassation par les voies de droit contre cet arrêt, S. M., pour lors, sous le moindre prétexte, se serviroit de son autorité, en cassant ledit arrêt, pour empêcher qu'un tel faux arrêt ne pût jamais, à l'avenir, servir de loi et de règle pour la manutention de l'ordre de Cluny, dont les désordres deviendroient irrémédiables, si un tel arrêt subsistoit, supposé même qu'il fût effectivement émané de l'autorité du Grand Conseil, et qu'il ne fût pas l'effet de la seule autorité du premier président et du rapporteur, ainsi que M. le Chancelier le fit connoître à S. M. et à tout son Conseil lorsqu'il rendit compte de cette affaire à S. M., et qu'il lui fit connoître que tout le contenu de ma requête étoit, en tous ses points, très véri-

1. Arch. nat., G7 542. Sur la perte de son procès contre les religieux réformés de Cluny : ci-dessus, p. 450-452.

table, et que, sans l'ordre donné par S. M. au Grand Conseil de ne pas s'assembler sur cette affaire le mercredi ensuivant, ainsi que les deux semestres, assemblés le lundi précédent, l'avoient déterminé, cet arrêt, à la pluralité des voix de tous les juges qui l'avoient rendu, auroit été déclaré par eux faux en la plupart de tous ses points, et, en plusieurs, diamétralement opposé à ce qui avoit été décidé et arrêté par eux le 30e mars 1705, à la pluralité des voix, contre le sentiment particulier de M. de Verthamon, premier président du Grand Conseil.

(*Autographe.*) « Je vous supplie, Monsieur, de vouloir bien accorder à la justice de ma cause toute l'étendue de votre puissante protection, et de croire qu'on ne peut vous être plus absolument acquis par estime et par reconnoissance que je vous le suis.

« Le cardinal de Bouillon,
doyen du sacré collège. »

II

« A Rouen, ce 16e avril 1708.

« Trouvez bon, Monsieur, que, dans la crainte qu'il n'échappât à ma plume quelque imprudence dans ce jour que j'apprends qu'en conséquence de l'avis de M. le Chancelier, S. M. a jugé que l'arrêt signé par M. de Verthamon, quoique tout contraire, suivant même le rapport qu'en fit M. le Chancelier à S. M. dans son conseil de finance tenu au mois de juin de l'année 1705, à celui rendu le 30e mars de la même année, par le Grand Conseil, à la pluralité des voix, serviroit néanmoins, à l'avenir, de règle pour la manutention de l'ordre de Cluny, tout comme s'il étoit un véritable arrêt du Grand Conseil trouvez, dis-je, bon que, dans cette crainte, je me retranche simplement, dans ce jour dans lequel j'apprends cette plus que surprenante nouvelle de la confirmation entière d'un tel arrêt rendu dans une affaire de cette nature, laquelle il ne m'a jamais été permis de pouvoir solliciter en personne, à vous rendre, au moins par une lettre, mes très humbles et très sensibles actions de grâces de ce que, par un effet de votre droiture, de votre justice et de votre générosité, ma disgrâce n'a paru contribuer qu'à réchauffer en vous toutes ces vertus en faveur de la vérité, et, à même temps, en ma faveur, et leur donner un nouveau degré de chaleur pour soutenir en présence de S. M. la droiture et la justice de ma demande, laquelle demande avoit pour fin principale, pour ne pas dire unique, le rétablissement de la règle et de la discipline monastique dans un ordre que Dieu a commis à mes soins, et lequel ordre, s'il n'y est remédié dans la suite, devra son entier renversement à ce coup que la divine Providence vient de permettre pour ajouter de nouvelles peines et mortifications à celles que j'endure depuis huit ans et plus. Faites-moi la justice, Monsieur, de vous dire tout ce que je ressens, et que, par retenue, je n'ose vous dire ici, par rapport à ma reconnoissance de ce que vous avez fait pour moi en cette occasion.

(*Autographe.*) « Ce qui vous doit bien persuader que je vous suis et vous serai acquis jusques au tombeau, quoique apparemment bien inutilement, plus véritablement et plus absolument que personne.

« LE CARDINAL DE BOUILLON,
doyen du sacré collège.

« Mon écriture, Monsieur, est trop mauvaise pour vous devoir faire des excuses d'avoir fait transcrire ma lettre. »

III

« A Cluny, ce 10e octobre 1708.

« Il est bien juste, Monsieur, de vous rendre compte de ce qui vient de se passer dans le chapitre de Cluny, que je suis venu tenir avec les meilleures intentions du monde de réunion et de paix. L'événement n'en a pu être plus malheureux, puisque, par une révolte de la plus grande partie des réformés, d'autant plus audacieux qu'ils se croient autorisés, je me suis vu contraint de la dissoudre dès la troisième journée. Les séditieux forment actuellement un schisme qui met l'ordre de Cluny à la veille de sa ruine, si le Roi n'a la bonté de venir à notre secours. Vous apprendrez, Monsieur, un si triste détail par la copie ci-jointe du placet que j'adresse aujourd'hui à M. de la Vrillière (parce que la province de Bourgogne est de son département), et laquelle copie je vous envoie toujours en attendant les procès-verbaux et les autres actes que vous recevrez incessamment, et que je vous supplie, malgré vos importantes occupations, de vouloir bien lire[1].

« Vous connoissez mieux qu'un autre, Monsieur, la source de ce désordre, et vous aviez bien su le prévoir et le prévenir par votre sage et prudent avis, qui, par malheur pour moi et pour tout l'ordre de Cluny, ne prévalut pas. Je ne doute pas que la lecture de ces actes n'excite votre zèle et votre indignation. Ainsi, Monsieur, loin de vous rebuter par les mauvais succès que j'en éprouve, j'espère que vous vous sentirez porté de plus en plus à m'aider de vos bons offices et de vos salutaires conseils auprès de S. M., pour me faciliter les moyens de sauver du naufrage un grand ordre religieux qui est depuis vingt-cinq ans l'objet de mes soins et de mon application, et de la conservation duquel je me crois responsable à Dieu et à son Église.

« Mon écriture est si mauvaise, que j'ai prié mon neveu l'abbé d'Auvergne, qui n'écrit guère mieux que moi, de me servir de secrétaire.

« Je me flatte, Monsieur, que vous me rendez la justice d'être bien persuadé qu'on ne peut vous être plus absolument acquis que je vous le suis.

« LE CARDINAL DE BOUILLON,
doyen du sacré collège. »

1. Voyez ci-derrière, n° IV.

IV

Placet au Roi[1].

« A Cluny[2], ce 10e octobre 1708.

« Sire,

« Le cardinal de Bouillon représente très humblement à Votre Majesté par ce placet, ne lui étant pas permis, depuis plus de huit ans qu'il a le malheur d'être dans sa disgrâce, de se donner l'honneur de lui écrire avec espérance que ses lettres soient lues, que l'intérêt de l'Église, celui du service de Votre Majesté, et l'exécution de ses arrêts demandent qu'elle daigne aujourd'hui [ouïr] ses justes plaintes.

« L'arrêt du 30e mars 1705, rédigé et signé par M. de Verthamon, premier président du Grand Conseil, et par M. Hénault, rapporteur de l'affaire, et lequel a été confirmé par celui du 14e avril de la présente année 1708, vient d'opérer ce que les ennemis du suppliant s'en étoient vraisemblablement promis, c'est-à-dire de livrer le suppliant à toute l'insolence des moines révoltés de l'ordre de Cluny, et de le jeter dans le plus cruel embarras où un homme de bien et un fidèle sujet de Votre Majesté puisse jamais se trouver, en le mettant dans la nécessité inévitable ou de violer les lois ecclésiastiques les plus respectées, ou de donner des prétextes aux révoltés de l'accuser de contrevenir à l'arrêt du 30e mars 1705, confirmé par celui du Conseil du 14e avril 1708.

« En conformité de ces arrêts, j'avois indiqué le chapitre général de l'ordre de Cluny au 7e du présent mois d'octobre, et je m'y suis rendu dans la soumission la plus parfaite, l'intention la plus sincère d'exécuter tout ce qui portoit le caractère de votre autorité ; et, pour y parvenir, le définitoire étant assemblé, l'on a commencé par lire l'arrêt du 30e mars 1705, les bulles des Papes que cet arrêt maintient et conserve dans leur vigueur, et les chapitres généraux des années 1676 et 1678, tenus par vos ordres et en présence de vos commissaires, dont le même arrêt ordonne l'exécution. Et, sur ce que la plus grande et la plus saine partie des définiteurs remarquèrent dans ces divers actes des difficultés et des contradictions presque insurmontables, les esprits furent extrêmement agités, et ils regardèrent en ce moment le régime de l'ordre de Cluny comme entièrement détruit par un gouvernement nouveau que cet arrêt sembloit vouloir introduire, et leurs consciences eurent de la peine à s'y réduire.

« Pour moi, Sire, le zèle que je dois avoir, et que, par la grâce de Dieu, j'ai pour les règles ecclésiastiques et pour le maintien de l'ordre que la divine Providence a confié à mes soins depuis vingt-cinq ans que je fus élu, suivant les intentions de Votre Majesté, abbé général de cette première congrégation de l'ordre de Saint-Benoît, et, d'autre part, mon extrême respect et ma soumission pour tout ce qui est émané

1. Joint à la lettre qui précède. — 2. Ainsi écrit à la date et à la souscription.

du pouvoir suprême de Votre Majesté, m'ont fait tenter tous les moyens et chercher tous les tempéraments imaginables pour concilier l'observation des bulles des Papes, la pratique observée dans les chapitres généraux de 1676 et 1678, la conservation du régime de l'ordre et l'exécution des arrêts. L'on en avoit même proposé un si simple et si naturel, qu'il sembloit devoir être embrassé unanimement, et je me rangeai avec plaisir à ce sentiment, qui concilioit tant d'oppositions, et qui passoit à la pluralité des suffrages ; car, de treize définiteurs dont le définitoire étoit composé, un de l'ancienne observance n'ayant pu s'y trouver, et un de la nouvelle étant mort huit jours avant le chapitre, neuf ont été de cet avis, savoir : sept des anciens, et deux de la réforme, et les quatre autres réformés seulement sont restés dans l'opinion contraire, et, par une prétention aussi nouvelle qu'insoutenable, ils ont osé soutenir que toute autorité du chapitre général, accordée par les bulles aux quinze définiteurs et aux abbés, résidoit en leurs quatre personnes. Alors tous les soins, toutes les remontrances, tous les expédients sont devenus inutiles ; raisons, amitiés, condescendances, rien n'a pu fléchir l'obstination et l'endurcissement des révoltés.

« Enfin l'esprit de trouble et de rébellion est parvenu jusqu'à un point que, ne pouvant plus continuer un chapitre si plein de cabales et de dissensions, que, ne voyant plus nul moyen possible de le tenir en conciliant les règles canoniques, les pratiques observées dans les chapitres de 1676 et 1678, et l'intention des arrêts, je me suis vu réduit, par les suffrages de près des trois quarts du définitoire contre la quatrième partie, à la dure nécessité de dissoudre le chapitre et le remettre à un autre temps où l'autorité de Votre Majesté, d'intelligence avec la pontificale, nous ait levé tous nos doutes et décidé les ambiguïtés qui fournissent des prétextes à nos religieux révoltés, en sorte que nous le puissions tenir sans opposition, sans embarras et sans incertitude, tant à l'égard des lois inviolables de l'Église, que de vos volontés souveraines.

« En attendant, pour que les besoins les plus pressants de l'ordre n'en souffrent point de retardement, j'ai permis à dom Ildefonse Sarrazin, mon vicaire général de la nouvelle observance, d'indiquer et de tenir une assemblée ou diète pour y régler leurs affaires les plus urgentes, en donnant de plus à cette même diète pouvoir d'y faire tous les changements qu'ils auroient pu faire dans le chapitre général, s'il s'étoit tenu et terminé avec paix et tranquillité, à la pluralité des voix des quinze définiteurs nouveaux, auquel définitoire l'abbé général préside, ainsi que se sont terminés, et dû terminer, les cinq chapitres généraux auxquels j'ai déjà présidé.

« Votre Majesté peut bien croire que je n'en suis point venu à cette extrémité sans de très puissants motifs de conscience.

« Je sais, Sire, ce qu'un pareil procédé peut avoir de surprenant ; je connois tout ce qu'il peut avoir pour moi de funeste ; je prévois tout ce que, dans mon éloignement et dans mon état de disgrâce, il peut donner occasion à la vivacité et au crédit de mes ennemis, qui ont le bonheur d'être auprès de Votre Majesté, de faire et de dire contre moi. Je ressens depuis huit ans avec respect et soumission tout le poids de l'indignation de Votre Majesté, et, assurément, je n'ai nulle envie de l'irriter de nouveau, pour m'en attirer de nouveaux effets, ni d'ajouter sur ma tête affliction sur affliction. C'est pourquoi, Sire, je supplie très humblement Votre Majesté, mais je la supplie par sa religion, par son amour pour l'Église, par son respect pour les droits de Dieu, de vouloir bien, en cette conjoncture toute ecclésiastique, suspendre son jugement, et avoir la bonté et la patience de se faire lire les procès-verbaux et les actes dont dépend l'instruction de cette affaire, et qui feront évidemment connoître à Votre Majesté que, dans les circonstances où je viens de me trouver, je n'ai pu ni dû agir autrement sans encourir de Dieu, de Votre Majesté et du monde entier la juste répréhension que je serois un pasteur mercenaire qui, par une vaine timidité et par une lâcheté punissable, abandonneroit et laisseroit périr le troupeau confié à mes soins.

« Je ne parle point des traitements injurieux que m'ont faits ces misérables moines, qui n'ont que le nom et l'habit de réformés, pendant la tenue du chapitre, et qu'ils me font encore actuellement que j'ai l'honneur d'écrire ce placet à Votre Majesté. Je néglige ce qui ne regarde que moi, et je ne demande justice à Votre Majesté que de l'indigne abus que ces révoltés osent faire du nom sacré de Votre Majesté et de son autorité respectable.

« Le cardinal de Bouillon,
« doyen du sacré collège, abbé général de Cluny. »

XVI

LES ROUVROY PICARDS ET AUTRES[1].

La multiplicité des localités qui portent le nom de Rouvray, Rouvrois ou Rouvroy sur toute la surface de la France s'explique aisément par l'étymologie latine de ce nom : *Roboretum*, lieu planté de chênes ou rouvres, dont la forme *Rouvroy* est plus spéciale à nos départements actuels du nord et du nord-est, Aisne, Ardennes, Marne, Haute-Marne, Oise, Pas-de-Calais, Somme. Nécessairement, ces localités ont pu donner naissance à autant de familles du même nom sans qu'il y eût aucune attache entre elles, et l'identité d'armes ne prouverait rien non plus tant qu'on ne pourrait bien établir qu'elle existait dès les temps féodaux, puisque le premier soin des familles de nom semblable qui voulurent ensuite se rattacher à l'une à l'autre a été de s'approprier le blason de leurs homonymes. On en peut dire autant des généalogies, puisque ces familles trouvaient toujours des écrivains assez habiles et assez en vogue pour leur fournir une filiation spécieuse et inattaquable en apparence. Tel est le cas des Rouvroy dont notre auteur nous dénonce l'outrecuidante prétention. C'était bien leur nom. Ils paraissaient être originaires du pays de Saint-Quentin ou du Noyonnais[2], avec une noblesse suffisante d'ailleurs, et, selon la plupart des héraldistes, ils portaient les mêmes armes que nos Rouvroy de Saint-Simon. Ces caractères d'identité superficielle, si je puis m'exprimer ainsi, avaient sans doute suffi à des généalogistes tels que Guy Allard et Imhof, puisque le premier, ayant à dresser la filiation des Saint-Vallier ses compatriotes[3], ne se borna pas à affirmer que la famille de la belle comtesse était d'une branche puînée des seigneurs de

1. Ci-dessus, p. 457, note 2.

2. Expilly, *Grand dictionnaire géographique* (1770), tome VI, p. 542 : « On prouve que la branche de Rouvroy établie en Picardie étoit sortie de Normandie, par un acte de partage de l'an 1144 dans lequel Hériberte de Rouvroy, femme d'Oger de Saint-Simon et héritière de la terre de Rouvroy près de Saint-Quentin, reçoit en partage les biens de Picardie, tandis que son frère y est dit héritier de ceux de Normandie, où il se retira. La maison de Rouvroy, la même dont nous venons de parler, finit en la personne de Jean-Auguste, marquis de Rouvroy, qui se trouva mal en se promenant aux Tuileries, à Paris, et mourut une heure après, le 13 janvier 1729, sans enfants, laissant seulement sa veuve grosse, laquelle accoucha d'une fille. Par conséquent, cette maison ne doit pas être confondue avec celle de Saint-Simon, dite de Rouvroy, dont il est parlé à l'article de SAINT-SIMON. Voyez cet article au tome VII de ce *Dictionnaire*. » Le tome VII ne parut jamais.

3. *Histoire généalogique des familles de la Croix de Chevrières, de Poitiers, d'Arzac, de Chissé, de Sayve et de Rouvroy;* Grenoble, 1678, 1682, 1694.

Rouvroy dont les aînés portaient le nom de Saint-Simon, mais reproduisit même toute la filiation de ceux-ci dans son petit volume. Après Allard, l'Allemand Jacques de Imhof en fit tout autant dans son ouvrage sur les principales familles françaises[1]; puis Haudicquer de Blancourt enregistra l'assertion de Guy Allard[2], et il n'en fallut pas davantage pour que le marquis de Rouvroy et ses proches, secondés de l'indulgence des rédacteurs du *Mercure galant*[3], se crussent de bonne foi aussi anciens, et même aussi Vermandois, que le duc notre auteur.

Les généalogies établies dans ce sens rattachaient les premiers ancêtres du marin à Guillaume de Rouvroy, dit *le Gallois*, qui eut la gloire d'être fait prisonnier ou de périr à Azincourt avec son frère aîné Mathieu II, dit *le Borgne* de Rouvroy, seigneur de Saint-Simon[4]; mais elles n'en donnaient pas la preuve[5], et l'on pourrait tout aussi bien faire sortir ce rameau d'un Mathieu, bâtard du fils de Mathieu II, qui fut légitimé en juillet 1450[6]. Cette question d'origine ne serait peut-être pas impossible à élucider à l'aide des très nombreux documents réunis au Cabinet des titres[7], et il serait tout aussi possible de vérifier quelles armes portaient les premiers auteurs de la famille Rouvroy du Puy; mais, en l'état actuel, nous devons nous en tenir aux conclusions de Saint-Simon, d'autant que les principaux généalogistes du siècle dernier ont été d'avis aussi que l'autorité d'un Guy Allard ne suffisait pas pour rattacher à une branche quelconque de la maison ducale ces seigneurs du Grand et du Petit-Puis, près Montdidier, du Grand-Rouy, en Noyonnais, de Gicourt, Aultry, Verderet, etc.[8].

On trouve dans les papiers de Clairambault[9] la preuve que ces Rouvroy n'étaient pas seuls à préoccuper l'orgueil nobiliaire de Saint-Simon. M. Bignon, intendant de la généralité de Paris, adressait cette lettre au généalogiste, le 29 novembre 1714:

« M. le duc de Saint-Simon m'a écrit, Monsieur, qu'on lui avoit donné avis qu'un homme assigné devant moi pour sa noblesse prenoit son nom et ses armes. Il me prie d'avoir attention à cette affaire. Comme ce ne peut être que cet homme de l'élection de Meaux, près

1. *Excellentium familiarum in Gallia genealogiæ;* Nüremberg, 1695; p. 198. Voyez notre tome I, p. 400.
2. *Nobiliaire de Picardie*, 1695, p. 468-469.
3. Août 1719, p. 144; août 1736, p. 1924; juin 1740, p. 1245; juin 1744, p. 1276; avril 1750, p. 211, etc.
4. Notre tome I, p. 417.
5. C'est ce que fait observer l'*Histoire généalogique*, tome IV, p. 397; cependant les Rouvroy se sont servis de cet ouvrage pour leurs preuves à l'ordre de Saint-Lazare.
6. Trésor des chartes, reg. JJ 181, fol. 122 v°.
7. *Dossiers bleus*, vol. 587, dossier 15 453; *Pièces originales*, vol. 2571, dossiers 57 363 et 64.
8. Ces fiefs nobles relevaient de Fransures et de Bonneuil.
9. Ms. 1053, fol. 144.

la Ferté-sous-Jouarre, dont nous avons déjà parlé, et que vous avez pris en communication les titres qu'il a produits, je vous prie de me mettre en état, pour ce qui dépend de vous, de les examiner, et le plus tôt qu'il sera possible. Mandez-moi quand vous serez prêt à y travailler avec moi. » S'agissait-il d'un Rouvroy, ou d'un Saint-Simon?

Quant aux Rouvroy du marin, ils avaient produit, cinquante ans auparavant, des preuves de noblesse remontant jusqu'à l'année 1523, et dont les éléments se retrouvent au Cabinet des titres. Le dossier bleu 15453 du volume 587 renferme (fol. 77), entre autres pièces importantes, cette note écrite de la main même du marquis Jean-Baptiste :

« Les themoignagcs qui se rendoient autrefois dans chaque provinces suffisoient pour la noblesse des maisons et les fesoient recevoir dans tous les ordres de chevallerie et chapitres; mais depuis un siecle ou l'on a tolleré que des gens du nean qui ont fait des fortunnes inouis a qui on a souffert d'achepter les plus belles terres de la noblesse et qui ont eu l'audace den prandre les armes, ce qui confond la veritable noblesse avec tous ses gens la, ainsi j'invitte ceux qui me succederont d'avoir un soin extreme que leurs enfant ne change jamais leurs non et dans les actes quils passeront de rapeller le non de leur pere.

« Je mapelle jean batiste de Rouvroy fils de Pierre de Rouvroy mes armes sont de sable a la croix dargent chargés de cinq coquilles de gueules, mon fils sapelle Jean auguste de rouvroy né 1690 marié le 4 avril 1726 (*note additionnelle au bas de la page* : avec d^{lle} Marie anne Giraud fille mineure de henry giraud escuyer et dame françoise marie de la Croix, sa mere, le contrat passé chez Doyen le jeune et Chevre notaire le 30e mars 1726, mort le 13 novembre 1729, enteré à Paris en leglise de St-Sauveur le 15 9bre) colonel de dragons, don le regiment fut incorporé a la paix dans le regiment despinay dragons. »

Un peu plus loin (fol. 121-136), quelques lettres adressées au marquis prouvent qu'il faisait des recherches chez les gens de sa connaissance en 1708 et en 1709. Le 17 mars de cette dernière année, une de ses parentes paternelles, Mme d'Héméville, née Marie de Rouvroy, lui écrivit celle-ci (fol. 126), qui confirme les dires de notre auteur :

« Votre lettre, Monsieur, me fait connoître que vous doutez des sentiments que je dois avoir.... Je n'ai nullement perdu la mémoire de ce que vous m'avez dit; mais, comme je ne suis pas connue de M. le duc de Saint-Simon, il ne seroit nullement à propos que je lui écrive sans qu'il soit prévenu par quelqu'un que je suis la fille de M. le vicomte de Rouy, que M. le duc de Saint-Simon père de celui-ci se faisoit un plaisir de marquer à feu mon père mille amitiés et offres de services, et le traitoit de son parent. Et comme je ne peux tirer aucun papier de mon beau-frère, je vous prie de donner ce que je vous ai mis ès mains à M. de Fayette, qui vous ira voir, et, par le blason que vous me renvoirez, je voirai la filiation de feu mon père, dont je n'ai aucun souvenir. Et cependant j'en ai un gros besoin.... »

XVII

LES ORIGINES DU NOM DES ROUVROY ET LEURS ARMOIRIES[1].

« Ce seroit ici le lieu d'expliquer mon nom et mes armes, et comment, avec un nom que je ne porte point et la moitié des armes que j'écartèle, c'étoit prétendre en effet être de ma maison. La parenthèse en seroit trop longue ; elle se trouvera mieux parmi les Pièces, pour ne pas interrompre le fil de la narration. »

En relevant ce passage des *Mémoires* dans un temps où il n'était pas encore possible d'approcher des Papiers de Saint-Simon enfermés aux Affaires étrangères, j'avais exprimé la presque certitude que ces pièces se retrouveraient et reprendraient leurs places respectives en regard du passage correspondant à chacune[2]; mon espoir a été déçu déjà en plus d'un cas, et, ici encore, il ne m'est pas possible de produire la notice spéciale que Saint-Simon avait certainement écrite, mais qui se sera égarée, comme bien d'autres, dans la venti.at.on et la classification inopportune du contenu de ses portefeuilles. Du moins, je ne pense pas qu'il ait entendu faire allusion à la notice du duché de Saint-Simon que j'ai connue assez à temps pour l'insérer en tête du tome XX et supplémentaire de l'édition 1873, quoique cette notice débute par une quinzaine de pages sur les origines des Rouvroy, des Vermandois, des Saint-Simon, et sur leurs armoiries[3]; ni davantage à une notice de la « Dernière branche des comtes de Vermandois, » qui n'a pas encore été éditée[4]. D'autre part, dans les papiers restés jadis aux mains de l'évêque d'Agde, puis passés entre celles du général de Saint-Simon, et dont le représentant actuel de celui-ci a bien voulu me donner communication en 1892 et 1893, je ne vois que la généalogie dressée en 1663, pour le père de notre auteur[5], par son bailli général Henri de Maubreul, qui ait quelque rapport avec le sujet dont nous avons à nous occuper ici ; encore ce rapport est-il bien indirect. Je vais citer seulement deux fragments de ce morceau ayant trait aux terres du nom de Rouvroy et aux armoiries de la maison[7].

1. Ci-dessus, p. 460, note 5. — 2. Voyez notre tome I, p. 399, note 2.
3. Éd. 1873, tome XXI, p. 1 et suivantes.
4. Papiers Saint-Simon, vol. 44, aujourd'hui *France* 199.
5. Dédicace du 17 juin 1663. — 6. Voyez notre tome I, p. 390-392.
7. Le manuscrit d'où ces fragments sont tirés a l'épaisseur d'un volume, plus de 180 pages, et peut-être fut-il livré à l'impression; mais je n'en con-

Terres de Rouvroy.

« Il y a plusieurs terres du nom de Rouvroy : l'une, dans le Santerre, de laquelle l'évêque d'Amiens est seigneur; une autre, dans le Vermandois, à demi-lieue de la ville de Saint-Quentin, de laquelle Raoul, qui étoit en 940 et auparavant, étoit seigneur et portoit le nom, lequel il a délaissé à ses descendants, d'entre lesquels Jean de Rouvroy, s'étant établi en la province de Normandie, a donné et laissé son nom à une belle et grande terre, nommée par cette raison de Rouvroy, laquelle appartient aujourd'hui à M. le marquis de Genlis. Il y a une autre maison de Rouvroy au pays de Hainaut, laquelle se dit descendue des anciens Rouveroy de Picardie, d'auprès de Saint-Quentin, combien qu'elle porte vairé et contrevairé d'argent et de gueules, et une autre famille vers Douay, qui se dit encore issue de la même maison, et laquelle porte les mêmes armes de sable à la croix d'argent chargée de cinq coquilles, laquelle portoit ci-devant le nom de Disdecke. Il y a plusieurs autres terres du nom de Rouveray et Rouverel; mais elles sont différentes de celle de Rouveroy. »

Les armoiries de Saint-Simon.

« Il est vrai qu'Oger de Saint-Simon, puîné de Jean, a pris, au voyage qu'il fit en la terre-sainte en 1199, de sable à la croix d'argent chargée de cinq coquilles oreillées de gueules, que ses descendants ont retenu jusques aujourd'hui, sauf que les puînés ont écartelé, brisé et apporté les différences que les règles ont desirées aux blasons et armoiries des cadets. Nous avons un ancien héraut d'armes achevé du temps de Charles-Quint, lequel assigne à la maison de Saint-Simon, d'un côté, l'échiquier de Vermandois, et, d'un autre, de sable à la croix d'argent chargée de cinq coquilles oreillées de gueules, qu'il nomme de Saint-Simon-Rouvroy. Pour montrer que les uns portoient d'une manière, et les autres d'une autre, il en marque d'autres écartelées de Vermandois et de Saint-Simon-Rouvroy, et encore d'autres de Saint-Simon-Rouvroy au canton de Vermandois. Oger de Saint-Simon, à ce que nous apprennent les mémoires de la maison de Saint-Simon et la tradition, prit ces armes sur ce que, revenant un jour du combat, au siège de Constantinople, il présenta à Godefroy de Bouillon le commandant qu'il avoit pris dans la défaite d'une troupe de Sarrasins et un

nais pas d'exemplaire autre que cette copie faite par les soins de l'évêque d'Agde en 1764, sur l'original qui était alors aux mains du comte de Valentinois, et peut être aujourd'hui dans celles de ses héritiers. C'est un texte semblable à celui dont j'ai signalé quelques fragments dans l'Appendice du tome I. Il en faut rapprocher de tous points la très longue lettre adressée au duc Claude par Maubreul, huit ans auparavant (25 août 1655), et qui se trouve actuellement dans les Papiers des Du Chesne, ms. 17, fol. 525-534, la note qui vient ensuite (fol. 534-535) sur les maisons portant des croix dans leurs armes, et un autre mémoire, fol. 547-553.

drapeau plein de fange, de boue et de sang qu'ils avoient pris sur les nôtres. Ce drapeau ainsi regagné ayant été reconnu à la croix blanche, Godefroy de Bouillon, l'ayant loué de cette action, lui dit de garder le drapeau et d'en faire peindre la figure sur son écu d'armes, ce qu'il fit; et par ainsi il prit de sable à la croix d'argent chargée de cinq coquilles oreillées de gueules, qu'il a laissé à ses descendants, lesquelles armes ont été du depuis portées par la plupart des seigneurs et gentilshommes du nom de Rouvroy, avec les différences requises, et de celle-ci principalement, qu'ils n'ont pas porté les coquilles à oreilles comme on a toujours fait en la maison de Saint-Simon-Rouvroy, combien qu'ils ne fussent pas de la maison de Saint-Simon, la coutume de ce temps-là étant que, non pas seulement les parents en ligne masculine, mais aussi les alliés par femmes se joignoient et attachoient les uns aux autres, principalement dans les guerres étrangères, et surtout en celles de la terre-sainte, pour se mieux secourir les uns les autres : ce que témoignent les armes des princes de la maison royale, dont la plupart ont porté de France, et non pas seulement eux, mais aussi leurs alliés. La plupart des Anglois ne portent-ils pas des lions à cause que leur roi en avoit pris pour ses armes, et la plus grande partie des Bretons des hermines, à cause aussi que leurs ducs en portoient? Quoi qu'il en soit, Oger de Saint-Simon a été le premier qui, en ce voyage, prit de sable à la croix d'argent chargée de cinq coquilles oreillées de gueules, et il n'a pas été [le] seul qui a fait ce changement, puisque Godefroy de Bouillon, changeant celles de sa famille, prit les croix que nous appelons de Jérusalem. Le roi d'Acre n'en fit-il pas de même? L'empereur de Constantinople portoit de gueules à la croix d'or cantonnée de quatre frouans[1]. Les maisons de Montmorency et de Laval n'ont-elles pas pris des croix, et celle de Savoie de gueules à la croix d'argent, en quittant l'aigle impérial et de Saxe qu'elle portoit auparavant? L'archevêque de Reims et les évêques de Laon, de Beauvais et de Châlons, tous pairs de France, ont aussi pris des croix, ainsi qu'ont fait les comtes de Senlis, de Candalle l'ancien, de Breteuil. La plupart des seigneurs du Vermandois firent la même chose en ces voyages de la terre-sainte. La maison de Hangest, autrement Genlis, y prit d'or à la croix de gueules chargée de cinq coquilles d'or; celle de Pailly, de sable à la croix d'argent cantonnée de quatre fleurs de lis d'or, et de Rais, d'or à la croix de sable; Bonneval, d'or à la croix de sable chargée de cinq coquilles d'argent; Montpezat, de sable à la croix d'or; Aspremont, de gueules à la croix d'argent; Moriaumé, d'or à la croix de gueules chargée de cinq coquilles d'argent; Raineval, d'or à la croix de sable chargée de cinq coquilles d'argent; Paillart, d'argent à la croix de sable frettée d'or en losange; Morsure, d'argent à la croix de sable

1. Je n'ai trouvé nulle part ce meuble de blason. Certains armoriaux donnent pour armes de l'empereur de Constantinople une croix d'or cantonnée de quatre B ou fusils de même. *Fusils* au sens de briquets. Mais c'est pure fantaisie. Dans l'armorial du héraut Berry, ce sont des annelets.

à cinq frézeaux[1] d'argent; Varenne, de gueules à la croix d'or; le châtelain de Beauvais, d'argent à la croix de sable chargée de cinq coquilles d'or; Montigny, d'azur à la croix d'argent chargée de cinq croissants de gueules; Bours, d'argent à la croix de sable chargée de cinq coquilles d'or. Et ainsi en ont fait plusieurs autres[2].

« Comme ces voyages se faisoient par une grande dévotion et pour témoigner le zèle que l'on avoit pour la gloire de Dieu, l'honneur et l'avantage de la religion que le Sauveur du monde avoit établie par son sang et par sa croix, on tenoit à grande gloire d'en porter les marques par les croix que l'on faisoit peindre ou graver sur les écus, entre lesquelles les blanches, que nos Rois ont choisies pour eux, ont été les plus estimées; et, comme le sable est la couleur la plus triste, il représente la douleur de la Passion, et les cinq coquilles de gueules les marques des cinq principales plaies du Sauveur du monde. »

J'ai voulu relever les armoiries que les familles du nom de Rouvroy portaient à la fin du dix-septième siècle. Philippe de Rouvroy, abbé de Chage, se fit inscrire à l'Armorial de 1696-97, comme portant tout uniment la croix et les coquilles de Saint-Simon, tandis que son frère Jean-Baptiste, le capitaine de vaisseau, écartelait ce blason d'un emmanché ou émanché d'or et d'azur de six pièces et deux demies, les extrémités arrondies[3], rappelant un peu les armoiries que l'on a attribuées aux premiers seigneurs de Saint-Simon : d'argent au chef émanché de sable. D'autres Rouvroy, habitant le doyenné de Cernay-en-Dormois, élection de Reims, portaient d'argent à la fasce de sable, et les seigneurs d'Autry, de même souche, brisaient ce blason d'un lambel de gueules de quatre pièces, comme un certain Michel de Rouvroy vivant en 1326, qui sommait aussi d'un lambel un écu fretté[4].

1. Même observation que pour *frouans.*
2. Comparez l'article très incomplet de la croix en blason dans Geliot et Palliot, *La Vraie et parfaite science des armoiries* (1660), p. 226-243, dans le *Dictionnaire héraldique* de Ch. Grandmaison, (collection Migne, (1861), col. 209-233), ou dans le tome V, publié tout récemment, en 1899, dans le *Dictionnaire des figures héraldiques*, par le comte Th. de Renesse, p. 41-160,
3. Cabinet des titres, *Pièces originales*, vol. 2572, fol. 358.
4. Ms. Clairambault 1140, fol. 15.

XVIII

LES COLLECTIONS DE CLAIRAMBAULT[1].

Ce que la Révolution nous a laissé des collections amassées durant une soixantaine d'années par Clairambault[1] puis par son neveu et successeur, est bien connu maintenant grâce aux mesures que le département des Manuscrits a prises depuis quelque vingt-cinq ans pour en faire l'invéntaire sommaire et pour en faciliter la communication au public. On a pu constater que, pour notre part, nous en faisons usage presque incessamment. En effet, il est peu de fonds qui puissent rendre de plus grands services et fournir des documents plus curieux pour l'histoire du règne de Louis XIV, ou du moins pour son « illustration. » Aussi notre auteur, le sachant très bien, cultivait-il particulièrement l'obligeance de Clairambault, et, en retour, celui-ci devait apprécier la curiosité de Saint-Simon, tout en se rendant un juste compte du mal que ses préjugés et sa passion exclusive pour la dignité ducale feraient à l'histoire et particulièrement à l'histoire généalogique.

L'œuvre des conservateurs du département des Manuscrits gagnerait à être complétée par une étude sur l'ensemble des fonds Clairambault, qui ne guiderait pas seulement les recherches des travailleurs dans les inventaires sommaires mis à leur disposition, mais jetterait la lumière sur les procédés dont le généalogiste des ordres usa pour former une collection incomparable, sur les services qu'il a rendus ainsi à l'histoire, sur les torts aussi qu'il a faits à celle-ci en spoliant sans scrupule de leurs plus belles pièces les archives commises officiellement à sa garde, et sur les pernicieux exemples qu'il a donnés, je dirais qu'il a consacrés, de ce fait. Durant son long exercice, et sous le couvert de ses triples fonctions de commis, d'archiviste et de généalogiste, Clairambault ne cessa pas un instant d'enrichir sa collection personnelle aux dépens des divers dépôts où il avait l'entrée libre et la haute main, Maison du Roi, Marine, Dépôt des ordres, archives privées; agissant à la façon d'un pillard, décomposant sans scrupule un dossier administratif ou un recueil intact de documents diplomatiques pour ajouter quelque pièce curieuse à ses collections biographiques et généalogiques; accumulant ainsi, à côté des épaves des ministères de Colbert, de Seignelay et de Pontchartrain, les plus belles suites que renfermassent les papiers des Brienne, les archives héréditaires des Phélypeaux de Pontchartrain, celles des Montmorency et des Guise du seizième siècle, ou bien les papiers d'un maréchal de l'Hospital et les fameuses collections de son ami Gaignières; puis, de tout ce butin, formant, avec des docu-

1. Ci-dessus, p. 465, note 3.

ments de provenance plus secondaire, une telle multiplicité de séries informes et démembrées, de classements hétérogènes ou incompréhensibles sous leur apparence méthodique, que, d'abord porté à être indulgent pour des indélicatesses qui, en définitive, nous ont conservé tant de documents précieux, on finit par ne plus y voir que des procédés doublement barbares.

Quel était le but final de Clairambault? Avait-il, comme son premier patron Colbert, la prétention de faire de ses milliers de manuscrits un trésor héréditaire transmissible aux héritiers de son nom ou de sa charge, comme seuls capables d'en apprécier la valeur? Entendait-il, au contraire, que l'ordre du Saint-Esprit, ou bien le collège des Ducs et pairs, en bénéficiât au détriment de toutes les archives mises ainsi en pillage réglé? C'est encore un point sur lequel il serait curieux que l'on pût faire plus de lumière.

XIX

LETTRES DE SAINT-SIMON.

I

Lettre à M. le Rebours, premier commis du Contrôle général[1].

« Ce vendredi, 1er [avril] 1707[2].

« M. Douilly[3], persécuté par ses créanciers, Monsieur, me persécute, pour que M. Chamillart ait la bonté de rapporter favorablement son affaire au Roi, et en effet, s'il n'a cette bonté incessamment, ce délai produira les mêmes inconvénients à ce pauvre homme qu'un refus. Ainsi je vous supplie de faire de votre mieux pour que ce soit au premier travail avec le Roi, et vous me ferez amitié véritable, et à lui charité importante.

« M. Chamillart a bien voulu promettre nos quatre mille francs restant des blés de Blaye, argent comptant, pour voiturer Mme de Saint-Simon à Bourbon. Comme ses gens partent le lendemain des fêtes, et elle huit jours après, nous vous serons très obligés de vouloir bien l'en faire souvenir, personne ne vous honorant, Monsieur, plus cordialement que je fais.

« Le duc de Saint-Simon. »

II

Lettre à M. de Bautot[4].

« De Dampierre, ce 12e juillet 1707.

« En passant hier par Versailles pour venir passer cette semaine en ce lieu, je crus, Monsieur, qu'il étoit à propos de parler à M. le Chancelier de ce que vous desirez, et il me promit d'en parler ce matin au Roi. Dans ce moment, M. le Chancelier me mande que S. M. accorde à Monsieur votre fils l'agrément de la charge de président à mortier, et j'en ai une joie d'autant plus sensible que, n'ayant que vingt-cinq ans d'âge et trois de service, et peu de présidents âgés dans le Parlement, cette affaire avoit quelque difficulté[5].

1. Arch. nat., Papiers du Contrôle général, carton G7 543².
2. A cette lettre est jointe la supplique de Douilly, maître des requêtes, à Saint-Simon; la note de M le Rebours, qui y est annexée, et qui annonce un projet d'arrêt favorable pour le suppliant, est datée du 9 avril 1707, et, au dos, une autre annotation indique que l'arrêt fut expédié le 19 avril.
3. Parent maternel de Mme de Saint-Simon : voyez tomes II, p. 265, et III, p. 24.
4. Lettre publiée dans le livre du comte Éd. de Barthélemy : *la Marquise d'Huxelles*. Le destinataire est Louis-Charles Maignard de Bernières, marquis de Bautot, procureur général au parlement de Rouen depuis 1692. Voyez notre tome XIII, p. 203, note 4.
5. Ce fils, titré marquis de Bernières, eut ses provisions le 27 du même mois.

« Vous me faites justice, Monsieur, de compter sur moi comme sur un homme très desireux de vous être bon à quelque chose, qui vous honore infiniment, et Madame la procureuse générale, et qui ne perd point le souvenir de tout ce qu'il vous doit à l'un et à l'autre. Je vous en rends donc mil grâces, et je vous supplie tous les deux d'être bien persuadés, Monsieur, que je vous suis parfaitement dévoué.

« Le duc de Saint-Simon.

« Mme de Saint-Simon, qui est bien, me charge de vous témoigner sa joie et de vous faire à tous deux, et à Madame votre belle-fille, mil très humbles compliments; j'y joins les miens à cette nouvelle présidente. »

III

Lettre à M. de la Mothe[1].

« De Fontainebleau, ce 24 septembre 1707.

« Je vous suis très obligé, Monsieur, du congé que vous avez bien voulu m'envoyer, et qui ne sera délivré qu'en donnant un bon cavalier, lorsque votre compagnie sera arrivée en son quartier d'hiver, et qu'il l'aura jointe. Donnez-moi donc avis dès qu'elle y sera arrivée, qui sera apparemment entre ci et deux mois, et me croyez, Monsieur, parfaitement à vous.

« Le duc de Saint-Simon.

« Mes compliments à Mme de la Mothe. »

IV

Lettre à M. Desmaretz, directeur des finances[2].

« De la Ferté, ce 26 janvier 1708.

« Vous voilà donc encore une fois ondoyé[3], Monsieur, et il ne vous manque plus que le nom suprême[4]. Je ne m'amuserai point à vous faire une belle lettre pour vous témoigner ma joie de l'un, et mon desir de tout ce qui peut vous arriver de plus grand et de plus satisfaisant, pourvu que ce ne soit aux dépens de personne. Il y a trop d'années, et de diverses années, que vous savez ce que je suis pour vous, et que vous me connoissez bien, pour que je n'aie pas droit de recevoir vos compliments, à vous-même, sur ce qui vous peut arriver d'agréable, et la permission d'ajouter aux miens ce *pourvu* que je n'ai

1. Cette lettre, qui a passé dans une vente d'autographes faite par feu Étienne Charavay le 27 février 1888, n° 319 du Catalogue, n'a pas été comprise dans les Suppléments à l'édition de 1873. L'adresse manque; le post-scriptum permet d'y suppléer, mais non de dire qui est M. de la Mothe.

2. Archives nationales, G[7] 543[2].

3. C'est l'expression dont il a dit, p. 376, que le Chancelier se servit pour féliciter Desmaretz fait directeur en 1703.

4. Il s'agit probablement de la nouvelle enregistrée par Dangeau le 21 janvier : ci-dessus, p. 360, note 9.

pu me refuser, et sur lequel je crois pouvoir hardiment compter, en ne m'appuyant même que sur vous. Que j'ai d'impatience de vous voir entrer au Conseil le mercredi aussi bien que le mardi[1], de vous embrasser de tout mon cœur, de vous dérober quelques moments pour causer un peu avec vous, quelque rares qu'ils aillent de plus en plus devenir, et pour vous dire à mon aise que je dispute de joie et de souhaits avec votre propre famille, personne au monde ne vous honorant, Monsieur, et ne vous aimant, permettez-moi le mot, plus que je fais!

« LE DUC DE SAINT-SIMON.

« Trouvez bon que je fasse ici mil et mil très humbles compliments à Mme Desmaretz. »

V

Lettre à M. Desmaretz, contrôleur général.

« Ce mercredi [5 septembre 1708][2].

« Vous êtes assez occupé, Monsieur, pour qu'il ne soit pas étrange que vous soyez souvent enfermé : hier au soir et aujourd'hui sur le midi, deux fois, je n'ai pu avoir l'honneur de vous voir. C'est ce qui m'oblige de vous importuner de ce mot, pour vous demander que notre nouvel intendant d'Alençon[3] sache par vous-même que vous avez la bonté de vous intéresser en moi, de vouloir mettre fin aux mauvais procédés du sieur Bonnel, qui, nonobstant vos ordres et ce que lui dit M. des Fores[4] (*sic*) au milieu de Fontainebleau, continue à se moquer de moi et à garder mon procès, et d'avoir la bonté de me mander si vous avez obtenu de M. de Torcy la permission de courre la poste en breline[5] pour, Mme de Saint-Simon et moi, aller et venir de la Ferté, comme vous avez eu celle de vous en vouloir bien charger. Comme je m'en vais ce soir à Versailles, et samedi à la Ferté, j'ai besoin de cette réponse pour m'arranger là-dessus.

« Pardonnez-moi, s'il vous plaît, Monsieur, ces bagatelles. Vous savez à quel point je vous suis dévoué.

« LE DUC DE SAINT-SIMON. »

VI

Lettre au même.

« De la Ferté, ce 8 octobre 1708[6].

« Le nommé Baron, messager de Mortagne, et bon et honnête

1. Le mardi n'était que jour de finances, le mercredi jour de finances et de guerre.

2. Archives nationales, G[7] 543[2]. — En marge se lit cette annotation du premier commis : « Le 5 septembre, Mgr le marquis de Torcy m'a dit qu'il avoit donné l'ordre pour les chevaux de poste, et qu'il l'avoit dit à M. le duc de Saint-Simon. »

3. M. de Bouville fils.

4. Ce doit être M. le Peletier des Forts.

5. C'est son orthographe, pour *berline*. — 6. Arch. nat., *ibidem*.

homme, étant mort sans avoir payé de polette[1], sa famille a recours à moi, Monsieur, pour vous supplier de la traiter avec bonté par une taxe d'office modique. Je puis vous assurer qu'autant que des gens de cette sorte peuvent se distinguer en probité et à servir utilement et avec honneur le public, ceux-là le sont, et apparemment continueront de l'être en continuant cette sorte de négoce. Il y a tant d'années qu'ils nous servent ici avec fidélité et avec amitié, que je ne puis dire que je ne m'intéresse très véritablement en eux, et que je ne joigne ma reconnoissance à la leur de la bonté que vous aurez pour eux. Je vous le demande donc de tout mon cœur, Monsieur, et de bien compter toujours sur mon dévouement très véritable.

« LE DUC DE SAINT-SIMON. »

VII

Lettre à M. Desmaretz, contrôleur général.

« Ce mardi matin [1708][2].

« Vous avez trouvé bon, Monsieur, que j'eusse l'honneur de vous envoyer le placet ci-joint pour un jeune homme auquel j'ai véritablement raison de m'intéresser, et que vous avez déjà eu la bonté d'employer à la Monnoie, où je puis vous répondre qu'on en a été parfaitement content. Permettez-moi de vous faire souvenir du sieur Béguin, fermier général de la Ferté, pour lequel vous m'avez fait la grâce de me promettre de faire quelque chose de véritablement bon dès qu'il y en aura occasion[3]. J'en aurai une reconnoissance très sensible, et je vous supplie, Monsieur, de compter parfaitement sur mon dévouement très véritable.

« LE DUC DE SAINT-SIMON. »

1. Pour *paulette*.
2. Arch. nat., $G^7 543^2$.
3. Béguin, fermier général de Saint-Simon à la Ferté, sollicitait un intérêt dans divers traités d'affaires extraordinaires et une place de fermier général au prochain renouvellement du bail des fermes.

ADDITIONS ET CORRECTIONS

Page 9, note 3. La lettre qui suit, datée de Paris le 10 septembre, et extraite d'un recueil de la maison de Saint-Cyr qui m'a été récemment communiqué, prouve que Mme d'Espinoy n'était pas seule à tenir, pour Mme de Maintenon, un compte minutieux des faits et gestes de la duchesse de Bourgogne :

« Mme la duchesse de Bourgogne s'est éveillée à onze heures et demie, a travaillé; à midi, elle s'est habillée, a été à la messe; à son retour, a dîné avec la maréchale de Cœuvres, et, à trois heures, M. le duc de Bourgogne a commencé le jeu de billard que l'on appelle *la guerre*, avec toute la jeunesse. Ils ont quitté ce jeu pour aller au salut, et puis ils l'ont repris, et il ne fait que de finir. Pour notre princesse, [elle] est entrée chez vous, Madame, où je l'ai laissée, et m'en suis retournée. La duchesse du Lude. »

Page 16, note 1. Les cures qui dépendaient de Saint-Père dans le voisinage de la Ferté étaient Boissy-le-Sec, la Béhardière, les Ressuintes, Réveillon et Rohaire.

Page 20, lignes 1 et 3. *L'Académie* ne donnait pas cette acception de *marche* au sens d'opération, et elle n'a admis *simulation* qu'en 1762.

Page 26, note 6. Charles, troisième cardinal de Lorraine, né le 1er juillet 1567, eut l'abbaye de Gorze en 1574 et celle de Saint-Victor de Paris en 1578, occupa l'évêché de Metz depuis le 18 juillet 1578 jusqu'à sa mort, 30 novembre 1607, et fut élu en outre évêque de Strasbourg le 9 juin 1592, mais ne garda ce second siège que jusqu'en 1604.

Page 34, note 4. Le correspondant de la *Gazette d'Amsterdam* à Paris rapporte, le 16 décembre 1707 (n° cii), que Colmenero a régalé le prince Eugène au château de Milan et prêté serment de fidélité entre ses mains; mais, ayant refusé un commandement en Espagne ou le gouvernement de Gaëte, Eugène lui a appris alors que l'Empereur lui donnerait une pension de six mille écus à condition de rester neutre, « parce qu'on avoit jeté les yeux sur un autre sujet pour lui succéder dans le commandement du château de Milan. »

Page 36, note 1. Les *Mémoires de Sourches* (tome XII, p. 136) parlent d'une pension de soixante-quinze mille livres de la France, et d'une autre pareille de l'Espagne, mais qui fut supprimée en 1709. Comparez les *Lettres de Louis XIV à M. Amelot*, tome I, p. 204.

Page 49, note 5. Le même recueil de Saint-Cyr indiqué plus haut renferme deux lettres de remerciement de la princesse de Vaudémont à Mme de Maintenon. La première est datée de Paris, 30 mai[1] :

« J'ai attendu jusqu'au dernier moment de mon séjour ici, Madame,

1. Il faut sans doute lire : *avril*, puisque la princesse quitta Paris le 3 mai.

dans l'espoir que tous ces maux qui m'ont molestée sans relâche me permettroient au moins d'aller rendre encore une fois mes très humbles respects au Roi et à Mme la duchesse de Bourgogne, et de vous renouveler, Madame, mes anciennes vénérations; mais ce battement de cœur qui ne me permet pas le moindre mouvement me force à épargner votre compassion, Madame. Toutes vos vertus ont de si grands exercices, qu'il ne reste [qu'] à desirer aux personnes qui vous honorent aussi tendrement que moi qu'elles soutiennent votre précieuse santé et qu'elles vous rendent tous les différents secours que vous en pouvez attendre. Ce sera l'objet de mes vœux, Madame, comme vous le serez toujours de ma parfaite vénération.

« La princesse de Vaudémont. »

« A Commercy, ce 29 août 1707. Tous ces bons succès[1] me sont, s'il se peut, plus sensibles, Madame, depuis que je les regarde comme des remèdes pour votre précieuse santé. Souffrez, Madame, que je vous en témoigne ma joie de celui que nous venons d'apprendre, et de l'espoir que la fièvre vous fera des visites moins fréquentes. J'ai prié Mme de Caylus de m'en dire des nouvelles, Madame. Vous avez renouvelé avec tant de bonté mon ancien penchant de m'attacher à vous, Madame, que j'ai bien de la peine à me retenir, de loin comme de près, à ne pas vous importuner de mes tendres respects et d'une admiration qui me tient fidèle compagnie dans ce séjour, où je voudrois avoir autant de ferveur que de loisir. Vous sentiriez des effets des vœux que je fais, Madame, pour que votre santé soit aussi parfaite que votre mérite, et pour que vous me conserviez un peu de part dans vos bontés.

« La princesse de Vaudémont. »

Page 65, ligne 7. Pour les besoins de sa cause et par ressentiment de son exhérédation, ici comme au début des *Mémoires*, Saint-Simon représente l'aînée des deux filles du marquis de Portes aussi laide, impérieuse, revêche, une vraie mégère, que la cadette, femme du duc Claude, aurait été belle, vertueuse et douce. Au moins pour le moral, ce n'était pas le sentiment de Bussy-Rabutin : quoique Marie-Félice le morigénât sur le chapitre de la galanterie comme une femme qui n'avait jamais été aimée, il la qualifiait couramment de « bonne amie, fille d'une rare vertu et d'un mérite extraordinaire, » et il nous assure que son beau-frère Saint-Simon l'estimait fort (*Correspondance de Bussy*, tomes II, p. 307 et 364, et III, p. 359). De son côté, la demoiselle avait beaucoup d'égards pour les deux époux, puisqu'elle demanda leur approbation avant d'établir dans sa terre de Terrargues un couvent destiné à recueillir les nouvelles converties (Catalogue de vente des autographes ayant appartenu à M. Monmerqué, 30 avril 1884, n° 43)[2].

1. La belle résistance de Toulon, la prise de Dourlach par Villars et Nangis, peut-être même la retraite du duc de Savoie, sue le 26 à Versailles.

2. L'*Histoire de l'édit de Nantes*, par Élie Benoît, dit (tome V, p. 666 et 708) qu'elle travaillait activement aux conversions.

Depuis bien longtemps, dès sa jeunesse, elle avait pris rang parmi les bienfaitrices de l'Hôtel-Dieu de Paris (Arch. nat., Y 199, fol. 54 v°, et Y 214, fol. 146, années 1660 et 1668), et, quelques jours avant sa mort, elle donna encore une somme de trente mille livres pour l'institution charitable des Enfants-Trouvés (Y 262, fol. 132, 4 septembre 1693); mais elle était particulièrement attachée à deux congrégations, les carmélites et les miramionnes. C'est à l'occasion des carmélites et du séjour qu'elle fit dans une de leurs maisons du faubourg Saint-Jacques (notre tome II, p. 181, note 1), ou à propos de son vœu de virginité, que Victor Cousin a parlé d'elle dans ses études sur *Madame de Longueville* et sur *Madame de Sablé*, de même que Faillon dans sa *Vie de M. Ollier*. Aux filles de Mme de Miramion, dont nous connaissons l'établissement du quai de la Tournelle, elle donna, le 5 août 1691, un septième de la somme de cent quarante-quatre mille livres dont Claude de Saint-Simon et la succession de sa femme lui étaient redevables en vertu du contrat de 1657, pour que les deux tiers de la rente qui en viendrait fussent employés à l'apothicairerie de la communauté, et un tiers à la maison de retraite; en retour, on lui fournirait un logement du premier étage, à l'exposition du midi, et, si la communauté venait à disparaître, la somme retournerait aux religieuses hospitalières de Nîmes pour l'entretien de douze petites orphelines nées sur les terres de Portes et de Terrargues (Arch. nat., Y 258, fol. 246 v°). Sans doute son installation chez les miramionnes n'était pas encore faite deux mois plus tard, puisque c'est chez les carmélites que, le 6 octobre 1691, elle dicta le testament qui devait faire tant de bruit par la suite, et que notre auteur qualifie de ridicule. Nous, au contraire, nous trouvons cette pièce très remarquable, et touchante même pour l'abondance et la sagesse des legs pieux qui y sont contenus. On y voit figurer, entre autres, les deux hôpitaux de Portes et de Terrargues, dont elle confiait la direction à M. Daguesseau père, ancien intendant de la province. La donation (art. VIII) à M. et Mme de Conti de tous les biens de Languedoc, avec la créance sur Claude de Saint-Simon et la succession de Mme de Brissac, était faite à charge de donner gratis à des gens de bien les offices de judicature, de payer à la mère de la testatrice une pension de six mille livres, de verser à ses exécuteurs, pour œuvres pies, une somme de douze mille livres en trois ans, et de protéger les religieuses de Terrargues. C'est par un paragraphe spécial qu'elle « supplie LL. AA. SS. de lui faire l'honneur que le sceau de la justice dont on se servira dans l'étendue desdites seigneuries soit mi-parti des armes de Budos avec celles de LL. AA. SS., afin qu'il serve d'un petit souvenir de l'affection avec laquelle elle leur a donné lesdites seigneuries. » Le reliquat des biens devait aller aux Enfants-Trouvés de Paris. Étaient nommés exécuteurs le duc de Beauvillier, dans la piété duquel la testatrice avait toute confiance, et deux autres personnages. C'est dans un codicille que, entre divers legs à des particuliers ou à des communautés, figurent les deux pensions à Mme de

Scudéry et à Mlle de la Chétardye. Par un autre codicille (6 septembre 1693), M. de Beauvillier fut déchargé de l'exécution et remplacé par Mme de Miramion.

Page 70, note 8, ligne 14. J'ai quelques raisons de croire que ce frère Mahony, ou plutôt O'Mahony, est celui qui s'appelait Dermod (*Démétrius*), et qui s'était distingué à Aughrim et à Limerick.

Page 89, note 3. Antérieurement aux notices de l'Ordre, Saint-Simon, dans le *Mémoire sur les légitimés* fait en 1720 (*Écrits inédits*, tome II, p. 24), avait déjà consacré deux pages aux enfants issus du double adultère; il suffira d'en citer le début : « Louis XIV a eu différentes amours.... La marquise de Montespan.... avoit épousé le marquis de Montespan, dont elle avoit déjà eu un fils qui est le duc d'Antin d'aujourd'hui. La passion du Roi l'enleva à son mari, qui, ayant voulu user de ses droits, fut mis à la Bastille et confiné après longtemps en exil, sans avoir pu être gagné par les honneurs et les biens, comme on en a vu depuis d'autres moins difficiles : tellement que, pour donner le tabouret à Mme de Montespan, dont le mari ne voulut jamais rien recevoir du Roi, il fallut la faire surintendante de la maison de la Reine après que les fâcheuses affaires de la comtesse de Soissons l'eurent obligée à se retirer en Flandres, et feindre que cette charge donnoit le tabouret, qui lui est demeuré toute sa vie.... ».

Page 90, note 1. Dans le chapitre consacré à Mme de Montespan, l'auteur du *Drame des poisons* a mis en œuvre avec autant d'habileté que de parfaite conscience les documents recueillis par la Reynie au cours de son instruction, et dont il ressort que la marquise aurait passé une bonne partie du temps de sa faveur, à partir de 1666, en conciliabules quotidiens avec les sorcières, surtout avec la Voisin, et dans la préparation des philtres les plus ignobles. Elle aurait été entraînée dans cette voie par le chevalier de Vanens qui, plus tard, passa pour être allé empoisonner le duc de Savoie. Elle se serait donc prêtée depuis lors à toutes les plus horribles manœuvres, à ces « messes noires » dites sur son propre corps, et pendant lesquelles un enfant était saigné ou même égorgé; et tout cela pour gagner, puis conserver l'amour du Roi. Lors de la séparation passagère de 1675, les opérations magiques et les préparations toxiques auraient redoublé au milieu même de cet effarement de la cour dont Mme de Sévigné nous a laissé un tableau saisissant, et Mme de Montespan se serait vouée au crime avec la même passion furieuse que, plus tard, à la pénitence. N'aurait-elle pas, au temps de Mlle de Fontanges, accepté un plan tendant à faire périr par le poison cette belle rivale et son royal amant, moyennant une prime équivalant à un million et demi d'aujourd'hui! Toute une bande de complices, dans cette longue suite d'années, aurait été au courant de ces monstruosités; mais elles furent dénoncées seulement en 1681, aux magistrats, par les pires des empoisonneurs qui avaient été ramassés dans un immense coup de filet, et il se trouvait une telle concordance entre les témoignages, que Louvois et la Reynie déclarèrent ne pouvoir en contester l'ingénuité et la véracité. — Si positifs que semblent les documents que nous a conservés la Reynie lui-même, et quels que puissent être notre estime pour la mémoire de ce grand magistrat, notre respect pour ses convictions, nous demandons qu'il soit permis de protester contre une telle accumulation de faits dont l'horreur même entraîne toute une série d'invraisemblances, et de ne point nous rallier aux conclusions conformes de M. Funck-Brentano [1].

Ceci n'est qu'une observation incidente, hors-d'œuvre, puisque Saint-Simon ne dit rien des révélations qui se produisirent en un temps où, cependant, il avait déjà cinq ou six ans, et où ses parents durent certainement s'entretenir devant lui des bruits qui couraient sur leur belle cousine. Un dernier mot pourtant : si les dénonciations de la Voisin et de ses coaccusés étaient réellement fondées, comment admettre que Louis XIV, tel que nous le connaissons, ait pu, sinon conserver des restes d'amour, au moins continuer des relations suivies avec la grande pervertie, la maintenir auprès de lui pendant dix ans encore, et lui faire cette brillante existence qui ne prit fin que par une retraite spontanée, en 1691?

Pages 91, note 2. Il est parlé dans les *Mémoires de Sourches*, tome I, p. 223, note 2, de tapis magnifiques que Mme de Montespan faisait fabriquer par ses ouvrières.

Page 97, ligne 6. Voltaire dit, dans l'article CÉRÉMONIES de son *Dictionnaire philosophique* : « Le fauteuil à bras, la chaise à dos, le tabouret, la main droite et la main gauche ont été pendant plusieurs siècles d'importants objets de politique et d'illustres sujets de querelle. Je crois que l'ancienne étiquette concernant les fauteuils vient de ce que, chez nos barbares de grands-pères, il n'y avait qu'un fauteuil, tout au plus, dans une maison. »

Ibidem, note 5. Dans l'inventaire du mobilier d'Oiron publié par P. Clément, on remarque (p. 426) que la chambre de Mme de Montespan ne contenait, comme sièges, que deux fauteuils, six chaises et un tabouret. Sur la tenture des murs, se trouvaient plusieurs portraits de Louis XIV et une miniature de la Reine. Il y avait d'ailleurs, dans ce château, un « appartement du Roi. »

Page 104, note 4. Le texte faussé de Rochebilière fait figurer les deux bâtards au service funèbre, avec un Mortemart, un Sainte-Maure, Berwick, Harcourt, etc. Au contraire, l'acte original n'est signé que des prêtres assistants, et nous savons d'ailleurs que personne n'y assista de la cour.

Ibidem, note 7. Pierre Clément a trop complètement traité tout ce qui concerne Mme de Montespan pour qu'on prétende y ajouter rien de bien important. Voici cependant quelques intitulés de dona-

1. Ce sentiment de doute a été partagé par le R. P. Chérot, dans une critique du livre de M. Funck-Brentano. — Celui-ci me permettra-t-il,

tions que je n'ai pu lui communiquer, les ayant relevés seulement depuis 1870 dans les registres des Insinuations du Châtelet :

14 avril 1683 (Y 244, fol. 93 v°). Don de six cents livres de pension à Marie Chaudron, première femme de chambre du duc du Maine.

14 août 1684 (Y 246, fol. 230 v°). Même don de pension à Marguerite Guérin, veuve d'Étienne Gosse, nourrice du comte de Vexin et femme de chambre du comte de Toulouse.

8 novembre 1686 (Y 250, fol. 344 v°). Don de terrain à Fontainebleau pour l'établissement de la Chambre de travail annexée à l'hôpital de la Charité[1].

15 mars 1702 (Y 275, fol. 254 v°). Don d'une rente de cent cinquante livres à Jean Picot, l'un de ses officiers.

30 novembre 1702 et 6 mai 1704 (Y 276, fol. 21, et 277, fol. 109 v°). Don d'une rente de deux cent soixante-douze livres, puis de l'usufruit de la seigneurie de Terzay ou Terzé, à Marie de Guaribaldi de la Rochesnard.

26 novembre 1704 (Y 277, fol. 203). Donation de rentes viagères de cent livres à Madeleine-Marthe de Greffin, à Henriette-Claude Desmazier et à Marie-Françoise Aubert de Rassay du Petit-Thouars, et de deux cents livres au médecin François Pinard, en augmentation de donations précédentes.

21 janvier 1706 (Y 278, fol. 358 v°). Don de trois cents livres de pension viagère à François François, maître d'hôtel de l'abbesse de Fontevrault, en récompense de services rendus pour l'administration de l'hospice d'Oiron et pour la conservation des titres de la seigneurie.

22 janvier 1706 (Y 278, fol. 358). Don de cent livres de pension à Pierre Caille, chanoine d'Oiron, pour le temps qu'il résidera dans ledit bourg.

Une publication assez récente[2] a révélé l'existence dans l'antique église de Fleury-Saint-Benoît-sur-Loire d'un beau chapelet d'or émaillé que Mme de Montespan avait reçu de la Reine mère.

Pierre Clément n'a pas pu trouver le testament dont parle Saint-Simon, et peut-être est-il bien vrai qu'on l'ait supprimé. C'eût été un document de premier ordre. Nous ne pouvons y suppléer que bien imparfaitement par l'inventaire du mobilier d'Oiron que mon regretté maître a publié d'après une communication faite au Congrès des Sociétés savantes de 1867, et par deux actes inédits que le manque de place ne me permet pas d'insérer ici : 1° le contrat de mariage Gondrin-Noailles, où il est longuement parlé des terres de la grand'mère du

incidemment encore, de relever une erreur de chiffres commise par lui à ce propos, p. 203 ? Jamais la pension de Mme de Montespan ne put être de 10 000 pistoles par mois, ce qui équivaudrait à un demi-million de nos jours ; elle n'était que de 1000 louis, « quel que fût leur cours, » comme nous l'avons vu dans notre tome XIV, p. 246. lorsque le Roi l'a réduite d'un tiers.

1. *Madame de Montespan*, p. 199 et 413-414.

2. *Le Chapelet de Mme de Montespan*..., par le marquis de Fayolle (1895).

marié, de ses pierreries, de l'hôpital d'Oiron, etc. (Arch. nat., Y 279, fol. 319); 2° la donation faite par d'Antin aux serviteurs de sa mère, parmi lesquels une dame de Marsay, qui la servait depuis quatorze ans (Y 280, fol. 22). C'est sans doute à cet acte de largesse que notre auteur a fait allusion ci-dessus, p. 116, ligne 11.

Page 105, note 5. L'inventaire déjà cité des meubles d'Oiron (Clément, *Madame de Montespan*, p. 426-430) présente ceci de particulier que l'on n'y voit que des souvenirs du comte de Toulouse, son portrait en Phaéton, en Neptune, en Amour endormi, le dessin de son lit, et rien du duc du Maine.

Page 106, note 6. Il faut citer aussi cette autre phrase de Mme de Maintenon dans une lettre du 26 juin (recueil Bossange, tome I, p. 142) : « La mort de Mme de Montespan ne m'a point mise hors d'état de vous écrire; mais il est vrai que j'y fus fort sensible, et qu'en aucun temps cette personne-là n'a pu m'être indifférente. »

Page 108, note 3, dernière ligne. Au lieu de *1820*, lisez : *1840*.

Page 109, ligne 7. Mme de Maintenon, dans une lettre de 1716 (éd. 1806, tome V, p. 196), dit que le caractère de M. d'Antin était de « ne se plaindre jamais de personne, de louer tout le monde, et de tout ménager. »

Page 111, note 5. Le *Mercure* d'août 1695 (p. 323) rapporte que Monsieur le Duc, étant de service à la tranchée, y fit distribuer de l'argent aux travailleurs et multiplier les mortiers.

Page 131, note 7. Bien des personnes, aujourd'hui encore, confondent *potage* et *soupe*. Le traité de Callières sur *le Bon et le mauvais usage dans les manières de s'exprimer* (1693 et 1698) condamnait déjà cette confusion. En effet, potage et soupe n'étaient point du tout une même chose.

Le potage, ainsi nommé du vase dans lequel se faisait la cuisson longue et lente, avait pour base un consommé très réduit, amené à l'état de coulis, de toutes sortes de viandes, de volailles et de gibiers, ou bien de légumes, sur lequel le cuisinier dressait, non seulement des soupes, c'est-à-dire des tranches de pain, grillées ou non, et les herbes ou légumes, mais aussi les pièces de viande, par exemple des volailles tout entières, bouillies et faciles à désosser et à découper[1]. Aujourd'hui au contraire, je ne crois pas qu'il reste aucun exemple de ce mélange, si ce n'est dans deux potages que nous avons empruntés, l'un aux Anglais, l'autre aux Provençaux, la soupe à la queue de bœuf, la soupe à la bouillabaisse. Quant à l'acception primitive et exclusive du mot de *soupe*, le souvenir en est absolument perdu; tout au plus nous reste-t-il cette locution d'office ou de campagne : *tailler la soupe*.

Innombrable était la variété des potages; leur seule énumération tient plus de vingt pages dans l'*École parfaite des officiers de bouche*[2],

1. *Dictionnaire œconomique* (1767), tome III, p. 137-138.
2. Éd. 1662, p. 263-284.

et chacun se plaisait à en inventer de nouveaux. Voiture s'extasie sur celui que Balzac vient d'imaginer, et Arnauld d'Andilly fournit à Mme de Sablé une formule qui n'est autre chose qu'un coulis très épais de volaille renforcé de mie de pain[1]. Les potages font bonne figure dans Molière. On en demande quatre grands à l'Avare[2], à savoir : une bisque, un potage de perdrix aux choux verts, un potage de santé et un potage de canards aux navets, à suivre de cinq assiettes d'entrées. Dans *le Bourgeois gentilhomme*[3], c'est Dorante qui parle à M. Jourdain d' « une soupe[4] à bouillon perlé, soutenue d'un jeune gros dindon cantonné de pigeonneaux, et couronnée d'oignons blancs mariés avec la chicorée. » Madame, mère du futur régent, se faisait servir en 1693[5] un de ces trois potages : chapon et jarret de veau, poulets au vermichel, canard aux choux.

Les volailles de toute espèce, coqs, chapons, poulets, pigeons, perdrix, formaient le principal décor de ces plats d'ouverture :

Un coq y paroissoit en pompeux équipage[6].

« Vous aurez le matin un bon potage avec une volaille, écrivait Mme Scarron à son frère[7]; il faut se faire apporter dans un grand plat tout le bouilli, qui est admirable dans ce désordre-là. »

Primitivement, chacun puisait à même dans le plat ou dans la soupière, comme nous le montre Tallemant[8]. Avec le temps, on en arriva à ce que chacun mangeât sur son assiette; mais, quelle que fût la façon de déguster, un potage sans viande par-dessus ou alentour eût été l'indice de la dernière pauvreté[9], et, tel que nous avons indiqué qu'il était à l'ordinaire, la locution « pour tout potage » n'a plus rien d'effrayant. Voilà pourquoi le confesseur conseillait à notre duchesse de Nemours de « manger de bons potages, si elle en avoit le moyen. »

Tous les plus beaux repas du temps de Louis XIV, à la table même de ce roi, comportaient donc une série de potages plus que substantiels, qui, conformément à l'ordonnance diététique, faisaient débuter les convives par des aliments salivaires. Au repas du légat Chigi, d'Ormesson raconte[10] que le premier service, tout entier de potages, fut composé de six grands plats et quatorze assiettes, et, quatre-vingts ans plus tard[11],

1 *Historiettes de Tallemant*, tome III, p. 122; comparez tome IV, p. 384-385.
2. Acte III, sc. 1. — 3. Acte IV, sc. 1. — 4. Remarquez le terme.
5. *Correspondance*, éd. Brunet, tome II, p. 323.
6. Boileau, satire III. — 7. Dans le fameux budget de 1679.
8. *Historiettes*, tomes III, p. 260, et VI, p. 399 et 401-402.
9. *Mémoires de Mademoiselle*, tome IV, p. 111. — 10. *Journal*, tome II, p. 198.
11. Menu de 1744, donné à la suite du *Journal de Barbier*, tome VIII, p. 382 : deux grands potages de deux chapons vieux, pour potage de santé, et quatre perdrix aux choux; deux moyens, de six pigeonneaux pour bisque, et d'une livre de crêtes; quatre petits potages hors-d'œuvre de chapon haché; perdrix aux lentilles, poulets farcis, et chapon pour potage au blanc.

il n'y en avait pas moins sur la table de Louis XV. On peut même dire que rien n'était changé depuis le temps de Louis XIII[1]. Cependant, dans la vie élégante, le potage tendait peu à peu à se simplifier et à se rapprocher de ce que désigne aujourd'hui ce nom générique. Nous le constaterons même dans un passage du récit de l'ambassade de Saint-Simon en Espagne[2] où il dit que le duc d'Alburquerque, trouvant les viandes trop solides pour son estomac, mangea seulement de six potages, puis trempa légèrement des « apprêtes » de pain dans les ragoûts qui passaient à sa portée, et en mangea l'extrémité seule.

Dans le menu d'un repas de cérémonie offert en 1768 à l'hôtel du premier président Nicolay[3], nous ne voyons plus que quatre simples potages : ris d'écrevisses, à la Reine, aux racines nouvelles, et en faubonne, contre seize entrées.

Page 132, note 1. Nous trouvons dans le testament de 1681 que sa maison était ainsi composée : Anne de Monchy, dame de Manerbe, dame d'honneur; Meressa et Anne de la Chaussée-d'Arest, filles; la Martinière, écuyer; un aumônier, non nommé; Anne Ranquinot de Lœil, Anne femme d'Henri Mandy, Françoise Copin et la femme Lafargue, sans qualification; Henri Mandy (*Arismandi* dans la copie) et la Coudrie, valets de chambre; Marotte Marchand et Léonarde, dite *Linotte*, sans qualification; la Haye, « qui étoit ici pour peindre; » un écuyer de cuisine, un chef de fruiterie, un chef de sommerie, des aides de cuisine et d'office, un maître d'hôtel, non nommé, des pages, des laquais, un tailleur, des cochers, des postillons, un secrétaire, nommé Faussar, etc. — On peut comparer une donation de 1694 transcrite dans le registre des Insinuations Y 264, fol. 49.

Ibidem, note 5, avant-dernière ligne. Au lieu de *1861*, lisez : *1681*.

Page 134, note 7. Ajoutez cette fin de note : « Ni le Xaintrailles de Charles VII, ni son frère ne laissèrent de postérité, et leur terre patronymique, en Guyenne (arr. Nérac), passa aux Stuer de Saint-Maigrin. Quant au chevalier dont il est question ici, son père, Jean de Rottelin de Xaintrailles (*sic*), vicomte de Rotton et de la Chapelle-Gaugain ou Xaintrailles, originaire du Vendômois, était chevalier de l'ordre de Saint-Michel, gentilhomme ordinaire du roi Louis XIII et aide de camp dans ses armées. De Marthe Gruyn, il eut, selon les registres paroissiaux de la Chapelle-Gaugain (dép. Sarthe), cinq fils au moins ; Joseph, notre chevalier, fut sans doute le troisième, né entre 1635 et 1636. Ce n'était donc pas un Montesquiou, comme des renseignements erronés l'ont fait croire à l'auteur de l'étude sur le château de Xaintrailles, en Périgord, qui a été publiée en 1874[4]. Du reste, les con-

1. Menu de 1628, dans *Héroard*, tome II, p. 316 : « Potage de chapon et pain bouilli, veau bouilli, potage simple confit, hachis de chapon avec pain émié. »
2. Éd. 1873, tome XVIII, p. 368.
3. *Pièces justificatives pour servir à l'histoire de la maison de Nicolay*, tome I, n° 635.
4. Il y eut en effet des Montesquiou, comme des Saint-Lary de Belle-

temporains (*Lettres de Mme de Sévigné*, tome VIII, p. 135-136; *Sourches*, tome I, p. 144) ne tenaient aucun compte des prétentions des Xaintrailles à descendre du fameux Poton, ou à être de la même origine. Comme le dit le commentateur du Chansonnier (mss. Fr. 12 620, p. 101, et 12 688, p. 259), « nul n'étoit en droit de les empêcher (de changer leur Rotton en Poton et de prendre les armes des anciens Poton : une croix alaisée), que le procureur général du Parlement; mais c'est de quoi ces gens-là ne se soucient point en France; au contraire, comme ils sont tous bourgeois, ils sont ravis que le désordre soit parmi la bonne et ancienne noblesse, pour en profiter. » Un autre commentaire (*Chansonnier Maurepas*, ms. Fr. 12620, p. 101, notes) est ainsi conçu : « Celui (le chevalier) dont il est parlé ici est d'une famille noble de Vendômois appelée Roton, mais que son père, ou son grand-père au plus, trouvant la maison de Poton meilleure que la sienne, effaça dans tous ses titres qui avoient quelque ancienneté la queue de l'*R* qui faisoit *Roton*, de manière que le nom de *Poton* s'y trouva substitué partout. » Et, comme, un jour, le Roi reprochait au prince de Condé de prendre un tel personnage dans son carrosse, Bussy-Rabutin dit : « Je vois bien que S. M. ne croit pas que ce soit ici le sieur de Poton, et je le tiens bien averti. » Jean de Rottelin de Xaintrailles, seigneur de Rotton, avait obtenu en février 1635 des lettres patentes d'érection de sa terre de la Chapelle-Gaugain en vicomté de la Chapelle-Xaintrailles (*sic*) : Arch. nat., X^{1a} 8654, fol. 237 v°. Autrement, sa noblesse était peu de chose, puisque, en 1669, trois fils de ce Jean furent obligés de faire casser par le Conseil une sentence de l'intendant de Tours qui leur avait enlevé les qualités de noble et d'écuyer, quoique se disant issus au troisième degré d'André de Xaintrailles, vicomte de Regnac, chambellan du Roi et chevalier de son ordre, qui s'était établi en Champagne et avait épousé en 1516 Gabrielle de Lenoncourt, fille du baron de Rottelin. C'est donc de cette alliance que datait l'adjonction du nom de Rottelin à celui de Xaintrailles [1].

Christophe, fils d'André et père de Jean, est également qualifié chevalier de l'ordre et chambellan, avec les titres de vicomte de Rotton et de capitaine de cinquante chevau-légers et de deux cents arquebusiers à cheval, dans un arrêt du Conseil dont le bien-fondé n'est point du tout établi (*la Noblesse aux états de Bourgogne de 1350 à 1789*, par MM. Beaune et d'Arbaumont, 1864, p. 328). Un seul des frères du chevalier paraît avoir marqué : c'est François Pothon (*sic*), sieur de Saintrailles ou Xaintrailles, qui fit toute sa carrière au régiment du Sault, en devint major, obtint la croix de Saint-Louis en 1694, et mourut, en février 1699, lieutenant de Roi à Saint-Omer. Dangeau

garde, seigneurs de Xaintrailles; on les peut voir dans l'*Histoire généalogique*.

1. A la même époque, sous François Ier, on trouve un écuyer ordinaire de l'écurie du Roi qui s'appelle Geoffroy Rafin, dit *Poton*.

(tome VII, p. 31) l'appelle la Motte-Xaintrailles. En 1696, il avait fait insérer ses armes (d'argent à la croix alaisée de gueules) à l'Armorial général, ainsi que son fils Pierre ; leur nom est écrit : POTTON DE SAINT-RAILLES, au registre de Tours.

Page 144, note 8. Le duc de Luynes raconte, dans ses *Mémoires*, tome III, p. 233-235, qu'à la mort du roi de Prusse, en 1740, il se crut encore obligé de faire valoir ses droits auprès du gouvernement de Neuchâtel ; mais les puissances n'en tinrent pas plus compte que de ceux de M. de Mailly-Nesle.

Page 152, note 1. M. de Béthune écrivit de Varsovie, le 15 avril 1691, au contrôleur général Pontchartrain, pour lui annoncer le second mariage de sa fille, cette lettre (Arch. nat., G⁷ 552) :

« Je ne répondrois pas à toutes les marques de bonté que vous m'avez données, si je manquois à vous faire part du mariage que je viens de conclure, sous le bon plaisir du Roi, de ma fille la princesse de Radzevil avec le fils de Monsieur Sapia, grand général de Lithuanie. Comme vous savez, Monsieur, la grande autorité et le pouvoir que cette maison a dans ce royaume ici, vous me ferez bien la justice de croire que j'ai plus regardé le service du Roi dans cette alliance que mon propre intérêt, puisque j'ai quitté la tutelle de ma fille et de ses grands biens, dont un homme plus intéressé auroit pu être touché. Si vous desirez présentement tirer de Lithuanie et de Riga plusieurs choses nécessaires à la marine, faites-le moi, s'il vous plaît, savoir, et, en ce cas, vous m'envoiriez une personne intelligente, et le Roi sera servi, et j'aurai un plaisir particulier, Monsieur, de faire quelque chose qui vous soit agréable. Comme deux mariages dans une même année épuiseroient un homme mieux dans ses affaires que je ne suis, j'ose vous supplier de me procurer incessamment le payement de ce qui m'est dû de mes appointements et de mes pensions ; ce sera une nouvelle obligation, et j'en serai plus en état de servir dans des conjonctures où l'on doit plus regarder la Pologne par le mal qu'elle pourroit faire et l'avantage que la maison d'Autriche en pourroit tirer, que pour le bien que l'on s'en promettroit. Cependant il peut arriver bien des temps où l'on la mettroit en quelque usage, si on suivoit ce que j'ai osé souvent représenter, et que l'on ramenât l'esprit de la reine de Pologne par quelque grâce en faveur de son père. La proximité où j'ai l'honneur d'être avec elle ne me permet pas d'appuyer si fortement sur cette matière que sur d'autres ; mais cependant je n'ai rien laissé à me reprocher sur cet article, et sur aucun autre que je sache, et, si les affaires ne succèdent pas toujours selon les intentions du Roi, on me doit la justice de considérer que, sans caractère et sans moyens, c'est beaucoup de soutenir les affaires dans une cour aigrie de longtemps et que celle de Vienne recherche de tout son pouvoir. Je suis insensiblement tombé, Monsieur, dans un plus grand détail que je n'avois résolu ; mais il est bon, comme un ministre éclairé, que vous soyez informé de la véritable situation des affaires de ce pays, et je m'estimerai très heureux si vous y prenez quelque autre intérêt que celui que demande le service, par rapport à l'amitié dont vous voulez bien honorer toute ma maison, puisque l'on ne peut être avec plus d'estime et de respect, Monsieur, votre très humble et bien obéissant serviteur.

« Béthune. »

Page 155, ligne 3. Les lettres de la marquise de Béthune abondent dans les Papiers du Contrôle général, car elle harcelait sans cesse M. Desmaretz pour qu'il la secourût ou aidât la reine de Pologne. En voici une, datée de Paris, le 1er octobre 1712 (Arch. nat., G^7 584) :

« Je vous importune malgré moi, mon cher seigneur; mais la bonté que vous m'avez fait l'honneur de me témoigner me fait espérer que vous ne le trouverez pas mauvais, puisque c'est pour vous faire connoître que je suis dans l'état le plus violent du monde. Tout est en désordre dans mes terres par l'inondation des rivières; il faut ma présence pour essayer d'y remédier : c'est ce qui me fait entreprendre un voyage dans une saison bien avancée. Je l'aurois fait plus tôt, si j'avois eu de l'argent; mais la crainte de vous être à charge me l'a fait différer jusqu'à cette heure, et, comme j'avois cru que peut-être vous pourriez faire ce que vous m'aviez fait l'honneur de me promettre, j'ai fait venir des chevaux de chez moi, qui m'étoient nécessaires pour mon voyage; ils sont ici depuis quelque temps, ils me ruinent par la cherté que vous savez qu'est leur nourriture. J'ai été et envoyé chez tous ceux que vous chargez quelquefois de payer ceux à qui vous pouvez faire cette grâce, et, comme ils m'ont tous dit qu'il n'y avoit point d'ordre pour le payement, j'ai cru que, par l'embarras où vous êtes, vous m'aviez oubliée, et que vous ne trouveriez pas mauvais, par votre bonté ordinaire pour moi, que je vous en fisse souvenir et que je vous dise l'embarras violent où je me trouve. Il n'y a que cette raison, mon cher seigneur, qui me fait avoir recours à vous et vous prier d'entrer un peu dans la peine où je suis. D'ailleurs, le sieur du Pont me persécute à son ordinaire, et mil autres créanciers que j'ai remis sur cet argent. Enfin, mon cher seigneur, j'ai recours à vous, et ne m'abandonnez pas dans l'état où je suis, et faites-moi la grâce d'entrer dans ma peine; je ne m'y serois pas mise sans la confiance que j'ai en l'honneur de votre amitié, dont j'espère cette marque, et vous n'en sauriez avoir pour personne qui vous honore plus que moi, et qui soit, avec plus de vérité que je suis, votre très humble et très obéissante servante.

« La marquise de Béthune d'Arquian. »

Réponse en marge :

« J'ai fait le fonds de l'ordonnance de la reine de Pologne; c'est tout ce que je puis faire présentement. Je verrai par la suite ce que je pourrai faire pour ses autres intérêts. »

Page 155, note 1, ligne 2. Ce duc de Tresmes est François-Joachim-Bernard Potier, né le 29 septembre 1692, premier gentilhomme en survivance en 1716, duc et pair sur la démission de son père en mai 1722, gouverneur de Paris en survivance en novembre 1722, chevalier des ordres en 1728, mort le 19 novembre 1757.

Page 157, note 4. C'est en juin 1676 que l'évêque de Marseille commença à prévenir de la venue prochaine de la reine sous prétexte de soigner une douleur de côté. Avant même que le consentement positif de Louis XIV eût pu parvenir en Pologne, elle partit, vers le 20 juillet, et elle se trouvait assez avancée dans sa route, lorsque M. de Béthune arriva encore à temps pour la faire rebrousser; il était porteur d'un brevet d'assurance de l'érection de la terre de Vouvans en duché pour Sobieski (Affaires étrangères, vol. *Pologne* 50 et 51). En même temps (5 août), la *Gazette*, p. 521, avait annoncé que les ambassadeurs français, voyant passer la saison favorable pour les eaux de Bourbon, avaient persuadé à la reine de remettre son projet au printemps. Comparez deux lettres de Mme de Sévigné, 24 juillet et 11 août 1676.

Page 164, note 5. Voici comment l'aventure du marquis de Girardin-Léry est racontée dans la lettre de Mme Dunoyer (tome II, p. 391-393) : « Nous avons ici Mme la marquise de Girardin, veuve du marquis de Léry.... Puisque je suis en train de parler mariages, il faut que je vous conte de quelle manière se fit le sien; cela est assez particulier. Elle est fille de condition, d'une des meilleures maisons de Lorraine. Le marquis de Léry, qui étoit dans ce pays-là, lui conta ses raisons. Elle fit tout ce qu'elle put pour le bien engager, le trouvant un très bon parti; mais il n'avoit garde de vouloir donner dans le sacrement : la demoiselle n'avoit que sa naissance et son mérite personnel pour toute dot, et il faut autre chose en ménage. Ainsi l'affaire ne se seroit jamais faite, si d'habiles gens ne s'en fussent mêlés. On fit boire le marquis. C'étoit son foible, ou plutôt son fort, car j'ai ouï dire qu'ayant été engagé pour quelque négociation à Cologne, il avoit triomphé des Allemands le verre à la main, qu'on l'avoit déclaré vainqueur des vainqueurs, et que, lui ayant encore proposé, lorsqu'il monta à cheval pour revenir en France, de boire le verre de vin de l'étrier, il n'avoit point refusé de prêter le collet, et avoit dit que le vin de l'étrier devoit se boire dans une botte : on lui en apporta, en même temps, une toute pleine, qu'il vida de la meilleure grâce du monde. On garde encore cette botte dans l'hôtel de ville de Cologne, où on l'a érigée en trophée à l'honneur du marquis de Léry. Ainsi je n'ai pas tort de dire que c'étoit son fort que de boire. Cependant il fut pris par là : sans doute que l'amour aida au vin à remporter cette victoire. Dès que le marquis en eut pris autant qu'on le souhaitoit, et qu'animé par la présence de la dame, on lui eut fait dire qu'il vouloit se marier avec elle, on ne lui laissa plus le temps de s'en dédire. Un prêtre qu'on avoit apporté exprès prononça au plus tôt le fatal *Ego conjungo vos*. Tout cela se fit en présence de bons témoins. On continua ensuite à boire jusques à perdre la raison, et, quand celle du marquis fut tout à fait troublée, on le mit dans un bon lit, où la demoiselle se plaça un moment après.

Il n'eut garde de s'apercevoir de cela, et il dormit tout d'une pièce jusques au matin; mais, quand, à son réveil, et lorsque les fumées du vin furent un peu apaisées, il se vit couché auprès de sa maîtresse, il crut que cela s'étoit fait par enchantement, et lui dit d'un ton de surprise : « Hé! mon Dieu! Mademoiselle, hé! que faites-vous là? — Mon « devoir! » répondit-elle. Le marquis, que cette réponse intriguoit tellement, et qui croyoit qu'elle s'éloignoit, au contraire, de son devoir par une démarche aussi cavalière, la pria de s'expliquer plus clairement, et elle lui dit qu'elle étoit sa femme, et qu'ils s'étoient mariés la veille. Il n'en crut rien; mais cependant les attraits de la belle et l'occasion l'obligèrent d'agir tout comme s'il l'avoit cru, et, par là, il rendit le mariage indissoluble. Les parents de la belle vinrent le féliciter dans la chambre, et ce qu'il avoit regardé comme un jeu se trouva une affaire si sérieuse, qu'il n'a jamais été en son pouvoir de le rompre. On auroit cru qu'après que le vin lui avoit joué un pareil tour, il auroit dû le haïr; mais point du tout! Le marquis n'a point eu de rancune contre lui; il en a bu jusqu'à sa mort, et l'on prétend que le grand usage qu'il en a fait l'a hâtée.... »

Page 176, note 6. Dans une des *Lettres intimes d'Alberoni* publiées par M. Bourgeois, ce compagnon du duc de Vendôme raconte à son correspondant (p. 55-56) que le mouvement de Marlborough a forcé l'armée française de décamper au matin de Gembloux, et qu'après avoir marché deux jours et deux nuits, dans la crainte d'être attaquée, elle est arrivée le 13 près de Mons. « Sans une marche si pénible, il y avoit bien à craindre, dit-il. Enfin il faut toujours dire que notre prince est un grand général. »

Pages 179, note 1, et 183, note 3. Voyant ses États envahis et mis à contribution, la veuve du prince Louis de Bade adressa à Mme de Maintenon cette supplique, dont nous trouvons la copie dans le recueil inédit de Saint-Cyr qui a déjà été cité p. 595 et 596 : « A Baden, ce 2 juillet 1707. Madame, votre zèle pour la justice, et la passion que vous avez pour consoler ceux qui se trouvent dans des afflictions sont trop connus partout pour que je ne prenne pas la liberté de m'adresser à vous, Madame, dans la triste situation où je me trouve, et de vous demander vos bons offices auprès de S. M. dans la très humble prière que je lui fais de m'accorder des diminutions pour les contributions exorbitantes que son armée victorieuse exige d'une petite partie de mon pays qui n'y avoit été soumise jusqu'ici. J'ose joindre à cette lettre la copie du mémoire que j'ai l'honneur d'envoyer à M. Chamillart. J'espère, Madame, que vous serez touchée de mes raisons, et que vous voudrez bien les faire valoir avec cette bonté que tout le monde admire en vous, et moi plus que personne. Je regarderai au moins ceci comme une occasion de vous marquer la considération que j'ai pour vous, Madame, et l'envie que j'aurois d'avoir quelque part dans l'honneur de vos bienveillances, étant très parfaitement, Madame, votre très humble servante. AUGUSTE, M. DE BADE, NÉE D. DE SAXE. »

On voit dans les *Mémoires de Villars*, tome III, p. 236, que ce fut ce maréchal qui, à défaut de la princesse de Soubise ou de la duchesse de Ventadour, se chargea de remettre la lettre.

M. de Vendôme qualifiait durement la conduite du maréchal de Villars, comme le prouve cette lettre qu'il écrivit au ministre Chamillart le 12 juillet (Guerre, vol. 2019, n° 171) : « Pour en Allemagne, c'est folie d'espérer quelque chose depuis que le maréchal de Villars n'a point voulu attaquer l'armée ennemie. Saint-Frémond m'en fait un long détail, et, quoiqu'il ne charge point son général, l'affaire ne laisse pas de paroître au naturel. J'ai plusieurs autres lettres de cette armée, de gens principaux qui ne sont pas si réservés, et qui marquent en propres termes : « Nous ne sommes bons qu'à piller des tartines (?); « n'attendez pas autre chose de nous. En vérité, c'est une pitié de « manquer de pareils coups et de voir le Roi aussi mal servi qu'il « l'est. »... Mon zèle me portera toujours à exposer ma vie pour le bien du service du Roi, ce que le maréchal de Villars ne fera pas, à coup sûr, car il ne songe qu'à jouir en repos, avec sa femme, des richesses immenses qu'il a amassées et des honneurs exorbitants qu'il a reçus depuis quelque temps. » Chamillart répondit, le 15 (*ibidem*, n° 176) : « Sans entrer dans aucun détail avec vous, pas même sur les choses qui pourroient contribuer à sa justification, je vous dirai qu'il a des ennemis et des envieux, et qu'il lui manque encore des parties essentielles pour être aussi grand général que M. de Turenne. Ne le comparez point à vous, ni tous ceux qui servent le Roi. Votre zèle et votre désintéressement sont au-dessus de tout ce que l'on en pourroit dire. M. le maréchal de Villars aime bien Madame sa femme, et un peu l'argent; je lui passerai le dernier de ces défauts pourvu qu'il en fasse beaucoup venir au Roi, comme il donne lieu de l'espérer. »

Le duc de Vendôme répliqua, le 24 (*ibidem*, n° 190) : « Je vous jure, comme si j'étois devant Dieu, que je ne porte envie ni à ses richesses ni à sa gloire.... Je suis persuadé qu'il a des envieux; mais vous pouvez compter que, depuis le premier jusques au dernier de son armée, tout le monde a écrit unanimement qu'il n'avoit pas voulu battre l'armée des ennemis, et, pour faire voir son caractère au naturel, il dit à l'Électeur, étant en Bavière dans le temps qu'il étoit bien avec lui, qu'il avoit une maxime qui lui avoit toujours réussi, qui étoit d'imposer aux ennemis avec l'épée, et à la cour avec la plume.... » Et encore, le 4 octobre (vol. 2020, n° 150) : « Ce qui vient d'arriver au maréchal de Villars est si honteux, que, s'il m'en arrivoit autant, je n'irois à la guerre de ma vie. Le pauvre Vivans l'avoit averti plus d'une fois de lui envoyer des troupes, ou de le retirer de là; mais, quand il est question de sauvegardes, on n'écoute rien. Je ne désespère pas, au bon usage qu'il fait de ses troupes, qu'il n'en demande de cette armée, et, s'il fait tant que de les demander, je suis sûr qu'il les obtiendra. »

Page 211, note 4. M. le duc de Broglie, dans l'introduction de son premier volume de *Frédéric II et Marie-Thérèse*, p. III, a critiqué en ces termes la politique de Fleury : « Rien n'eût été si aisé, à la mort de l'empereur Charles VI, que d'obtenir de sa fille Marie-Thérèse, par la cession de tout ou partie des Pays-Bas, une extension de territoire qui eût fortifié, et peut-être affermi pour jamais la défense de notre frontière du Nord. A cet avantage de fait, certain et tangible, la France préféra l'idée de rétablir l'empire germanique dans sa conception primitive, c'est-à-dire affranchi de la prépondérance et de l'hérédité autrichiennes. »

Page 214, fin de note. Ajoutez : « et l'*Histoire de la maison de Montmorency*, par A. du Chesne, p. 388. »

Page 219, fin de note. Au lieu d'*imprimés*, lisez : *imprimées*.

Page 224, note 2. D'Hozier a inséré dans sa généalogie ANDRAULT le texte d'une lettre différente de Pontchartrain. — On voit, en 1705, dans les *Mémoires de Sourches*, tome IX, p. 397, le Roi lui-même prendre des mains du courrier des nouvelles adressées à Chamillart, si irrégulier que fût ce procédé.

Page 230, note 2. On comprenait sous le nom de royaume de Sicile celui de Naples, et c'est ainsi que Mme de Maintenon écrivait à Madrid, le 28 août 1707 (recueil Bossange, tome I, p. 162-163) : « Nous avons senti comme vous la perte du royaume de Sicile. Il n'est pas possible de tout garder, et il y a du miracle à se soutenir aussi longtemps. Je crains, comme vous, que LL. MM. Cath. ne soient mises encore à de plus rudes épreuves ; mais Celui qui vient de sauver la Provence et qui a aveuglé M. le duc de Savoie dans toute sa conduite protégera, s'il lui plaît, des princes qui lui sont agréables. » La Sicile resta aux Espagnols même en 1708, quoi que fît le cardinal Grimani.

Page 239, note 2. Voici trois des procès-verbaux de Desgranges (mss. Mazarine 2744 et 2745) qui touchent le nouvel ordre de choses inauguré en 1707 au profit des princes du sang :

« Le 15 août 1701, le Roi étant à Marly, le Roi a communié dans la chapelle par les mains de M. le cardinal de Coislin, grand aumônier. S. M. étoit, comme à Versailles, en manteau, avec le collier de l'Ordre, et les huissiers portoient les masses. L'abbé Turgot, aumônier, ayant nommé au Roi M. le maréchal de Duras comme étant seul duc derrière S. M., elle lui a dit de nommer les autres officiers, et S. M., ayant aperçu en même temps M. de Courtenvaux, capitaine des cent-suisses, a dit à M. l'abbé Turgot d'avertir M. de Duras et M. de Courtenvaux pour tenir les coins de la nappe. Comme le marquis de Courtenvaux se mettoit à genoux, et qu'il commençoit à toucher le coin de la nappe, M. le duc d'Aumont, qui, suivant la coutume ordinaire du Roi de nommer des ducs, auroit été choisi, est survenu et a fait retirer M. de Courtenvaux pour prendre le coin de la nappe. Je doute qu'il ait été en droit de le faire, puisque S. M. a fait l'honneur à M. de Courtenvaux de le nommer.... »

« Le 6 février 1701, le Roi a communié en la chapelle du château de Versailles par les mains du cardinal de Janson, grand aumônier. J'ai vu le Roi sortant de son cabinet pour aller à la chapelle parler à Monseigneur, et j'ai su depuis que S. M., voyant Monsieur le Duc, avoit demandé à Monseigneur si ce prince devoit tenir la nappe avec lui, et que Monseigneur avoit répondu qu'il croyoit qu'il tenoit la nappe seul. Quoi qu'il en soit, Monseigneur a tenu seul la nappe à droite du Roi, et le coin à gauche est demeuré vacant quoique Monsieur le Duc fût présent. On est, depuis plusieurs années, dans l'usage de n'appeler personne à cette cérémonie lorsque Monseigneur y est. Je n'en vois point de raison, car ce service est un service non seulement honorable, mais nécessaire : il faut que la nappe soit tenue. Si on veut des exemples..., je trouve encore que Monsieur et le prince de Condé tinrent la nappe lorsque Louis XIII reçut le viatique (*Mercure françois*, vol. XXIV, fol. 1094)[1]. »

« Le 15 août 1707, jour de l'Assomption, le Roi a communié dans la chapelle du château de Versailles, par les mains du cardinal de Janson, grand aumônier de France. M. le duc de Bourbon, prince du sang, y étoit, et plusieurs ducs. Dans le temps ordinaire, M. l'évêque de Metz, premier aumônier, a nommé au Roi les grands qui étoient présents pour tenir la nappe. Il a nommé Monsieur le Duc, M. le duc de la Force et quelques autres ducs. Le Roi lui a dit qu'il ne falloit avertir que Monsieur le Duc. C'est une nouveauté, parce que les ducs ont accoutumé de tenir la nappe avec les princes du sang[2]. J'ignore si le Roi a donné cet ordre exprès ou par inadvertance; j'en fais ici la remarque seulement pour ne rien omettre dans ma ronction, qui consiste particulièrement à observer ce qui se passe dans les cérémonies.... »

Page 255, note 6. Le fils aîné Amelot était né le 1er juin 1680.

Page 278, fin de note. Au lieu d'*au dossier*, lisez : *un dossier*. »

Page 289, note 4. Ajoutez : « et à ses *Alliances directes de seigneurs françois avec des filles du sang de nos Rois*, vol. *France* 199, fol. 63 v°. »

Page 295, ligne 4. Voyez les *Alliances directes*, fol. 62 et 63.

Ibidem, note 7. Au lieu de *p. 612*, lisez : *p. 611*. — *Briser des armoiries*, c'est « ajouter une pièce à l'écu des armes pleines pour distinguer les branches cadettes » (*Académie*, 1718).

Page 295-302. La mise au jour du tome III de *la Maison de Laval* ne s'est pas faite assez à temps pour que je pusse corriger d'après ce volume la chronologie adoptée par les continuateurs du P. Anselme.

Page 314, note 4, ligne 11. Gaignières a consigné cette anecdote dans son recueil d'ana, ms. Nouv. acq. fr. 4529, p. 46 : « 'Le Roi, ne prenant pas plaisir de voir le prince de Talmond si débraillé et faire tant le beau et si peu l'abbé, dit au P. de la Chaise qu'il l'en avertît,

1. Desgranges a ajouté de sa main cette dernière phrase.

2. Ainsi, le 1er novembre 1698, Monsieur le Duc avec le duc de la Trémoïlle; le 25 décembre 1700, le prince de Conti avec ce dernier duc; le 1er novembre 1701, Monsieur le Duc avec notre auteur.

et que, s'il ne vouloit pas faire mieux son métier, qu'il ne se montrât pas devant lui. Le P. de la Chaise vint à Paris, et, ne l'ayant pas vu, il ne lui put dire l'ordre qu'il avoit, de sorte que le prince de Talmond retourna à Versailles comme à son ordinaire. Le Roi, l'ayant aperçu, lui demanda s'il avoit vu le P. de la Chaise. Il répondit que non. « Oh! bien, lui dit le Roi, allez le trouver. » En même temps, on lui fit compliment, croyant que c'étoit quelque grâce qu'il avoit reçue. Il s'y attendoit aussi. Il partit de la main, vint à Paris, et, ne trouvant pas le Père aux Jésuites, il alla le relancer à Montlouis, où il ne lui auroit pas parlé, s'il n'eût dit qu'il venoit de la part du Roi. Il parvint donc jusqu'au Père, qui lui fit part de sa commission, dont il fut fort surpris. Le frère Brunet a conté cela. »

Page 319, fin de note. Voici comment Desgranges a enregistré la concession exceptionnelle faite par le Roi (ms. Mazarine 2745, fol. 123 v°) :

« M. le prince de Talmond, fils puîné de feu M. le prince de Tarente et frère cadet de M. le duc de la Trémoïlle premier gentilhomme de la chambre, étant sur le point d'épouser Mlle de Bullion, a supplié S. M. de donner à sa femme les honneurs du Louvre comme il les a eus. S. M. a bien voulu les lui accorder à condition que cette même grâce ne pourra passer à aucuns de leurs enfants, sans qu'elle puisse jamais être tirée à conséquence, à l'avenir, pour personne. Et S. M., n'ayant voulu, pour cela, lui donner aucun brevet, ni autre expédition, m'a commandé d'en faire mention sur le registre des Cérémonies. Fait à Versailles, le 28 novembre 1707[1].

« Dans mon portefeuille 25, parmi les mémoires de ceux qui prétendent des distinctions, j'ai mis les mémoires qui ont donné lieu à cette grâce obtenue par M. le prince de Talmond. DESGRANGES. »

Page 324, note 3. L'archevêque avait une troupe de musiciens italiens : *Sourches*, tome XII, p. 120.

Page 326, note 6. La correspondance relative à la session que les communautés de Provence tinrent à Lambesc, du 20 au 30 novembre, prouve que Daniel de Cosnac garda presque jusqu'au dernier jour « sa tête entière » et resta « toujours le même » (Arch. nat., G^7 471 et 472). Le 16 novembre, d'Aix, il écrivait à Chamillart :

« Quelque accablé que je sois d'une maladie qui me fait garder la chambre et le lit depuis trois semaines, je ne laisse pas de me préparer pour aller tenir l'assemblée des communautés de Provence le 20e de ce mois, selon l'ordre que vous en avez envoyé à M. le comte de Grignan, qui ne m'a été connu que par le bruit public. Je suis résolu de faire toujours mon devoir et de donner des marques de mon zèle pour le service de S. M. jusqu'au dernier soupir de ma vie.... »

1. Sur une copie de cette pièce, dans le recueil de la Pairie, KK 601, p. 1079, Clairambault a écrit : « On m'a assuré que M. le comte de Pontchartrain, qui a fait rapport de cette affaire au Roi, ne lui [a] lu que le mémoire de M. le prince de Talmond, et non les autres. »

En effet, il présida la séance du 22 novembre où fut voté par acclamation le don gratuit de sept cent mille livres ; il assista ensuite à toutes les séances jusqu'au jour de la clôture, et il rendit compte de tout ce qui s'était passé par une lettre encore signée de sa main, comme celle ci-dessus, le 30 novembre. Cependant, le mois suivant, sa fin fut considérée comme si prochaine, que M. de Mailly, archevêque d'Arles, crut pouvoir demander (19 décembre) le siège d'Aix pour l'évêque de Vence, homme très populaire, ayant gagné tous les cœurs par ses manières nobles, insinuantes, et par sa facile intelligence des affaires, et tout dévoué au service du Roi et des ministres. Dans les derniers jours, M. de Cosnac ou ceux qui l'entouraient firent venir, pour diriger les affaires, son neveu l'évêque de Die. C'est le 21 janvier 1708 qu'il mourut à Aix, entre dix et onze heures du soir, selon la lettre qu'écrivit aussitôt M. de Sabran-Beaudinar, et le contrôleur général répondit à celui-ci : « J'ai fait connoître au Roi l'importance dont il est pour son service que S. M. choisisse, pour remplir l'archevêché d'Aix, un sujet qui ait toutes les qualités nécessaires pour soutenir la religion par son exemple, pour concilier ceux qui sont à la tête des affaires de la province, et, par son savoir et son bon esprit, rétablir l'ordre dans les recouvrements. Je ne doute pas que S. M. ne vous donne un sujet tel que vous le desirez. » Nous savons que ce fut l'évêque de Marseille.

Page 343, note 6. Charles de Saint-Albin, né le 5 avril 1698, mais non reconnu, fut habilité par un bref du Pape pour être promu dans les ordres. Son père le nomma successivement abbé de Saint-Ouen de Rouen (1716), coadjuteur de Saint-Martin-des-Champs (1717) et abbé titulaire (1721), abbé de Saint-Évroul (1721), coadjuteur de l'évêché de Laon (juillet 1721) et évêque titulaire (octobre 1721). Il fut ordonné prêtre à cette dernière occasion, fut transféré à l'archevêché de Cambray en octobre 1723, et mourut le 9 mai 1764.

Page 345, note 3. En 1706 (registre O[1] 367, fol. 237 v°), le prince de Léon avait été tancé pour résistance au capitaine des chasses Catelan à l'occasion de son parc, sans doute celui des Ternes.

Page 365, note 1. D'un bout à l'autre des neuf années que Chamillart passa aux finances, sa correspondance prouve que ce ministre, « doux et amoureux du bien, » comme notre auteur l'a qualifié (tome XIV, p. 334), ne se fit jamais illusion sur son insuffisance, qu'il prédit dès le début de la guerre tous les malheurs contre lesquels il se trouverait impuissant, toutes les conséquences funestes du système d'affaires extraordinaires que la situation lui imposerait, et dont il lui faudrait, quand même, endosser la responsabilité. Cela se voit surtout dans les lettres au premier président Harlay que Depping a jadis publiées (*Correspondance administrative du règne de Louis XIV*, tome III, p. 319, 321, 326 et 327). Dès juin 1700, il lui écrivait : « J'ai été dans un si grand accablement depuis quelque temps, qu'il ne m'a pas été possible de penser à rien de bien par rapport au bien public, mais seulement à procurer quelque secours au Roi par une légère saignée sur les gens d'affaires. » En avril 1701 : « J'ai le malheur de remplir la place de contrôleur général au commencement d'une nouvelle guerre, à la suite d'une autre qui a épuisé tous les moyens nécessaires pour la soutenir. Vous connoissez mon éloignement pour tout ce qui est forcé, et ce qui peut donner de véritables sujets de plaintes. Les fonds sont épuisés. La capitation est un remède ; il y auroit lieu d'espérer de grandes ressources d'un secours aussi puissant que celui qu'elle produira, si les dépenses en temps de paix étoient égales à la recette. » Ailleurs, en 1702 et 1703 : « Ne vous attendez pas à recevoir quelque chose de bon de ma part tant que l'Empereur disputera la succession d'Espagne et qu'il aura pour alliés les Anglois-Hollandois, avec tous les princes de l'Empire. Si, pour leur opposer des forces égales, il n'étoit pas nécessaire de recourir à des moyens extraordinaires d'avoir de l'argent, j'aurois condamné la proposition que je vous fais.... Rien n'a jamais approché en finance de ce que je vois. Je consentirois volontiers, aux dépens de la place de contrôleur général et des appointements considérables qui l'accompagnent, de n'avoir jamais de pareils objets devant les yeux ; mais Dieu ne l'a pas permis. »

Au Roi lui-même, le 23 novembre 1704, il adressait cette protestation désolée[1] : « Le Roi auroit grand sujet de se plaindre de moi, si je n'avois prévu depuis longtemps ce que S. M. verra trop à découvert aujourd'hui. J'ai pris soin d'en avertir S. M. et de lui faire connoître l'impossibilité dans laquelle se trouveroit celui qui est chargé de ses finances de soutenir une dépense qui avoit si peu de proportion avec la recette ; que S. M. verroit arriver un bouleversement général, si elle ne le prévenoit par une paix telle qu'elle peut être. C'est une foible consolation pour moi de n'avoir rien à me reprocher, et d'avoir porté le crédit et le savoir-faire beaucoup au delà de mes espérances, car je ne suis qu'un particulier, et, dans toute l'étendue de ce travail, on y voit un État chancelant, la gloire d'un grand roi à la veille d'être compromise, et un juste sujet d'affliction pour le meilleur maître qui ait jamais été. Tout cela vient de ce que S. M. n'a pas été instruite à fond du véritable état de ses finances, ou que ceux qui en étoient chargés ne lui en ont pas fait sentir les conséquences.... Je suis entré le 8 septembre 1699. Je supplie S. M. de se souvenir qu'elle me dit, lorsque je reçus ses premiers ordres à Fontainebleau, que ses affaires étoient au plus mauvais état qu'elles pouvoient être, et que M. le Chancelier, qui venoit de quitter les finances, l'en avoit assuré lui même. Et en effet le crédit étoit perdu entièrement, tous les revenus de l'année consommés, neuf millions mangés d'avance sur 1700 ; il restoit dû, pour remplir entièrement 1699, cinquante-trois millions ; tous les moyens extraordinaires épuisés, les revenus de Votre Majesté

1. L'autographe a fait partie de la collection Boutron-Charlard, et un fac-similé en a été publié dans l'*Isographie des hommes célèbres*.

diminués de vingt-six millions, la ressource des rentes, qui avoit produit de si grands secours, absolument nulle par la grande quantité que Votre Majesté en avoit créée. Les choses en cet état, j'avois trouvé les moyens de payer le passé, de retirer des droits aliénés. J'ose assurer Votre Majesté qu'elle a dépensé, depuis que je suis chargé de ses finances, plus de quatre cents millions que je lui ai fournis par des moyens extraordinaires au delà de ses revenus. »

Page 380, note 3. On trouvera dans l'appendice XIX plusieurs lettres qu'il écrivit dès la première année à Desmaretz devenu contrôleur général.

Page 381, note 4. Le duc du Maine, dès les premières nouvelles, voulut recommander au successeur de Chamillart un postulant qui sollicitait un emploi, et il joignit à sa lettre celle que le ministre sortant lui avait répondue au même sujet le 25 novembre de l'année précédente, lettre ainsi conçue : « Monseigneur, je reçus hier au soir, sur les dix heures, la lettre que Votre Altesse Sérénissime m'a fait l'honneur de m'écrire à l'occasion de la mort du sieur Bouvart, fermier général. La place qu'il remplissoit par les ordres et sous la protection de Monseigneur étoit en commun entre lui et le sieur Guignonville. son associé dans la ferme de Meudon. Monseigneur m'ayant fait dire qu'il desiroit qu'elle fût conservée au sieur Guignonville, je lui en remis l'ordre hier, à six heures du matin. La vivacité du sieur de Launay[1] ne lui ayant pas donné le loisir de faire réflexion que cette place pourroit être demandée par Monseigneur, il vous a donné la peine de m'écrire. Je reçus, dès le matin, une lettre de M. le marquis de la Vrillière pour le même sujet. Afin de prévenir, à l'avenir, de nouvelles importunités de sa part, je m'expliquerai avec Votre Altesse Sérénissime sur l'arrangement que j'ai fait pour les places qui viendront à vaquer, et vous supplierai de trouver bon que la première soit pour le sieur Ogier, à qui je l'avois promise avant que j'eusse eu l'honneur de vous parler à Marly : il est receveur général de Montauban, il fait la commission de premier commis du Trésor royal de l'exercice de M. Poulletier, il a, par-dessus cela, l'avantage d'avoir travaillé pendant trois mois, sous moi, en 1700, à l'examen des comptes des traités, lorsque le Roi fit rapporter aux gens d'affaires une partie du bénéfice qu'ils avoient fait dans les traités. A quoi j'ajouterai, sans vouloir exiger que Votre Altesse Sérénissime m'en tienne aucun compte, que le respect que j'ai pour elle est la seule cause qui m'a déterminé à changer la règle que je m'étois prescrite, et que j'avois suivie depuis huit ans, de ne recevoir aucunes recommandations pour les places de fermiers généraux, m'en réservant le choix par l'importance dont il est de n'y admettre que des sujets qui y soient propres. Le sieur de Launay aura donc la seconde place, qu'il devra à votre protection, en cas que Votre Altesse Sérénissime veuille bien s'en contenter, et, pour

1. Genest de Launay, celui pour qui le duc renouvelait la sollicitation.

qu'il connoisse l'obligation qu'il vous aura, je déclarerai pour l'avenir que ceux qui auront recours à des sollicitations pour obtenir des préférences en seront exclus pour toujours.... » (Arch. nat., G[7] 541.)

Page 405, note 3. Le vieux château royal élevé par Guillaume le Conquérant, au N. E. de la Cité, ne servait plus que comme prison d'État et arsenal.

Page 426, note 3. C'est à la *Gazette d'Amsterdam*, n° XXXII, que notre *Gazette* emprunta la nouvelle de l'échec. Le correspondant de la feuille hollandaise ajoutait : « Il n'a pas tenu au comte de Forbin que le débarquement n'ait été fait dans la rade d'Édimbourg, et, comme il avoit sagement prévu toutes les difficultés qui pourroient s'y rencontrer, et les traverses et oppositions qu'il auroit à essuyer de la part des ennemis qui le poursuivoient de près, il avoit résolu de faire échouer tous les vaisseaux, après qu'il auroit débarqué les troupes avec les armes, les provisions, les munitions et les agrès, et de se fortifier à terre avec les officiers, matelots et autres gens de marine; mais, les Écossois, apparemment chancelants et craintifs à la vue d'une nombreuse flotte angloise, n'ayant pas répondu aux signaux dont on étoit convenu, le comte de Forbin n'a pas jugé à propos de risquer un débarquement dont le succès étoit incertain tant du côté de la terre que du côté de la mer, et, profitant d'un coup de vent du nord qui le séparoit des ennemis et lui étoit très favorable pour son retour, il a pris le parti de revenir. Cette retraite lui est très glorieuse, et il a fait voir par cette manœuvre toute la sagesse et l'habileté d'un officier le plus expérimenté. Le prétendant roi d'Angleterre est à Saint-Omer, où il attendra l'ouverture de la campagne, qu'il a demandé à faire sous le duc de Vendôme. Le Roi a déclaré le comte de Gacé maréchal de France. On assure que S. M. l'avoit destiné à cette dignité lors de son embarquement pour l'Écosse. »

Page 438, note 4. Anne-Jacques de Bullion, frère cadet de Bonnelles mort devant Turin, de la duchesse d'Uzès et de la princesse de Talmond, naquit le 31 décembre 1679 et s'appela d'abord le chevalier de Bullion, puis le marquis de Bonnelles, avant de relever le titre de son oncle Fervacques (1708). Au bout de trois ans de caravanes à Malte, il passa aux mousquetaires en 1701, eut en 1702 le régiment de Bassigny, celui de Piémont en 1705, la lieutenance de Roi au pays Chartrain en 1706, le grade de brigadier en 1710, le gouvernement du Maine, du Perche et du comté de Laval en 1715, le grade de maréchal de camp en 1719, servit en Italie de 1733 à 1734, fut promu lieutenant général le 1er mars 1738, et mourut le 23 avril 1745.

Page 439, note 1. La lettre suivante de Mme de Gassion à Desmaretz, datée de Pau, sur le mariage de son fils, se trouve dans les Papiers du Contrôle général, G[7] 563, 1er mai 1708; elle vaut la peine qu'on en reproduise fidèlement l'orthographe, comme nous le faisons quelquefois :

« La probasion Monsieur que uous aues donné aus mariage de mon fils est ce qui me fait le plus esperer que jauroy lieu dan estre contante et ce qui oguemante la satisfaccion presante que jan resoas est la bonté auec la quelle uous me faite l'honeur de me temoigner y prendre part et a tout ce qui poura regarder ma famille je la desauoueres Monsieur si elle nantroit dans les sentimant de recognesance datachemant et de respec que je uous dois et auec lesquel je seres toute ma uie uostre tres unble et tres obeisante seruante.

« Colbert de Gassion. »

Page 457, note 4. Les Papiers du Contrôle général renferment plusieurs lettres de Mme de Saint-Vallier, qui était toujours très besogneuse. En voici une (Arch. nat., G[7] 572), de l'année 1710, dont l'orthographe est encore bonne à reproduire textuellement, comme celle de la précédente : « A Grenoble, le 6 feurier. Jay differés monsieur tant qu'il m'a estés possible de uous inportuner de ma missere mr dangeruilliers cest chargés davoir lhonneur de uous randre ma lettre et de uous dire lestat desplorable ou ie suis, soufrés donc monsieur que ie uous demande avec toute linstance possible que uous ayés la bontés de me faire payer de ma pansion qui est de cinq mille livre, le roy ma fait la grace de me la donner en me mariant et c'est toute ma dot, ce que iay a prandre dans la maison de mon fils consiste a un doire tres mesdiocre, ainsy monsieur quant ie suis priués du payement de ma panssion il faut que ie meure de faim, sy uous uouliés bien macorder la grace de me faire payer par mrs feriol et de la mesnardie receueur generaux de cette prouince, cela ne uous ceroit pas fort a charge et uous me randeries par ce secours la uie, ie uous le demande monsieur comme lunique resourse que iaye car ie suis obligés de rester issy et de laisser des affaires importantes que iay a Paris faute dauoir de quoy my rendre, ie uous demande mille pardons de uous inportuner, mais en vesrités cest la pure nessesités qui my oblige, acordés moi donc ie uous suplie un hordre sur messieurs de feriol et de la menardie pour me payer ma pansion de lannés passés en leur remettant mon hordonance ie ne puis assés uous dire monsieur le besoin pressant que iay, que uous me fassiés la grace de me donner cette marque de uostre bontés, ie latant avec toute la reconnoissance imaginable, et uous coniure monsieur destre bien persuadés du profond respec auec lequel iay lhonneur destre et toute la soumission possible monsieur uostre tres humble et tres obeissante seruante.

« Rouuroy de St-Vallier. »

Page 462, note 2. Le marquis de Rouvroy adressa à M. Desmaretz, le 5 mai 1712, cette supplique autographe (Arch. nat., G[7] 583) : « Monsieur, uous aués eu la bonté de me flatter tout cette hyuer que vous nemoubliries pas dans la distributions que uous feries pour le payemens des pentions du tresor royal lorsque uous en auries des fonds permettés moy Monsieur de uous reiterer mes instances et de uous representer la triste situation ou je suis nayan pas le sol pour partir et me rendre au haure ou je sers cette annee comme je ne puis auoir lhonneur de uous representer moy mesme touttes mes petitte raisons souffrés que iayent lhonneur de uous demander la grace de me faire anployer sur la feuille de distribution pour lannée 1711, pour 1500 qui est la pantion que iay, et comme uous aues besoin qu'il reste des fonds au tresor royal de changer cette grace que iay lhonneur de uous demander en celle que lon recoiue au tresor royal la somme de six mil liures scauoir trois mil liures pour les deux années de pention de 1711-1712 avec autre trois mil liures en billes de remonte pention de colonel de dragons prouenan du regim' de mon fils a qui il ma fallu auancer trois mil franc pour pouuoir partir, et que de ces six mil franc je puisse former un contrac sur la tontine auie et apres moy qui reuiendra au denier 20. le placet cy join Monsieur explique la chose par ce moyen je receuray la grace que iay lhonneur de uous demander et il nen coutera pas dargent au roy et je tiendray Monsieur cette grace de uous que je joindray auec touttes celles dont uous maues honoré jusqua present. Je suis auec respect Monsieur Uostre tres hunble et tres obeissant seruiteur.

« M. De Rouuroy. »

Page 468-469, fin de la note 4. Ajoutez : « Suivant une note du P. Léonard (MM 824, fol. 5), les choses se passèrent autrement entre la famille le Camus et un très riche maître des requêtes qui, à son nom primitif de Sébastien Piou (qui était aussi celui de son père, enrichi par le commerce de la boucherie à Tours), avait substitué le nom de le Camus et pris les armes au pélican. Quand ce personnage mourut dans sa maison de la rue Taranne, les le Camus revendiquèrent sa succession, et même ils furent mis en jouissance et y restèrent jusqu'au jour où des héritiers naturels parvinrent à la revendiquer et eurent gain de cause devant le Parlement, en 1693. Mais cette anecdote doit être inexacte, aucun maître des requêtes n'ayant porté les noms donnés par le P. Léonard. »

Page 514, note 3. Il faut remarquer, à l'appui de notre opinion, que, dans la notice Luynes, Saint-Simon avait placé à Seneffe, 11 août 1674, l'action héroïque de M. de Lussan.

Page 584, note 4. Ajoutez : « fol. 50 et verso. »

Page 587, note 2. Dans le mémoire de Maubreul indiqué p. 585, fin de note, il est dit que l'adoption de la croix par les Rouvroy est analogue à ce qui s'est passé dans bien des maisons : Bouillon, Toulouse, Savoie, Montmorency, Laval, Raineval, Capteau, Buche, Flavy, Sancerre, Hangest, Margival, Villequier.

TABLES

I

TABLE DES SOMMAIRES

QUI SONT EN MARGE DU MANUSCRIT AUTOGRAPHE.

Fin de 1707.

II

TABLE ALPHABÉTIQUE

DES NOMS PROPRES

ET DES MOTS OU LOCUTIONS ANNOTÉS DANS LES *MÉMOIRES*

N. B. Nous donnons en italique l'orthographe de Saint-Simon, lorsqu'elle diffère de celle que nous avons adoptée.

Le chiffre de la page où se trouve la note principale relative à chaque mot est marqué d'un astérisque.

L'indication (Add.) renvoie aux Additions et Corrections.

A

B

C.

D

E

F

G

H

I

J

K

L

M

N

O

P

Q

R

S

T

U

V

W

X-Y-Z

III

TABLE DE L'APPENDICE

PREMIÈRE PARTIE

ADDITIONS DE SAINT-SIMON AU *JOURNAL DE DANGEAU*.

(Les chiffres placés entre parenthèses renvoient au passage des *Mémoires* qui correspond à l'Addition.)

SECONDE PARTIE

I

II

III

IV

V

TABLE DES MATIÈRES

CONTENUES DANS LE QUINZIÈME VOLUME.

FIN DU TOME QUINZIÈME.

---

41 455. — Imprimerie LAHURE, 9, rue de Fleurus, à Paris.

www.ingramcontent.com/pod-product-compliance
Ingram Content Group UK Ltd.
Pitfield, Milton Keynes, MK11 3LW, UK
UKHW022317190726
13856UKWH00001B/60